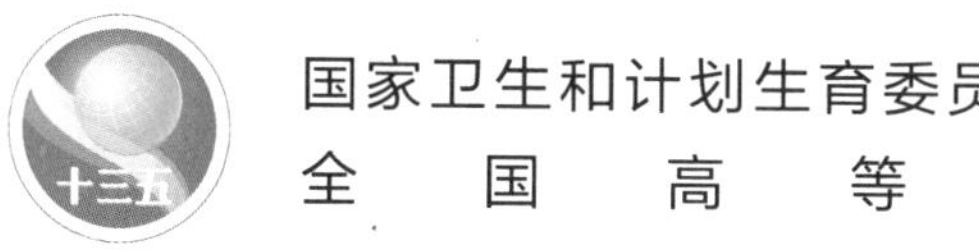

国家卫生和计划生育委员会“十三五”规划教材
全 国 高 等 学 校 教 材

供生物医学工程专业（临床工程方向）用

数字医学概论

主　编　**张绍祥　刘　军**
副主编　**王黎明　钱　庆　方驰华**

编　者（以姓氏笔画为序）

王　凡　四川大学
王洪凯　大连理工大学
王党校　北京航空航天大学机器人研究所
王黎明　南京医科大学附属南京医院
方驰华　南方医科大学珠江医院
孔德兴　浙江大学数学科学学院
刘　军　西安交通大学第一附属医院
李新伟　北京航天总医院
张绍祥　第三军医大学数字医学研究所
张海燕　首都医科大学
陈　华　内蒙古医科大学附属医院
罗雄彪　第三军医大学数字医学研究所
房　斌　重庆大学
钱　庆　中国医学科学院医学信息研究所
谢　叻　上海交通大学
雍俊海　清华大学
谭立文　第三军医大学数字医学研究所

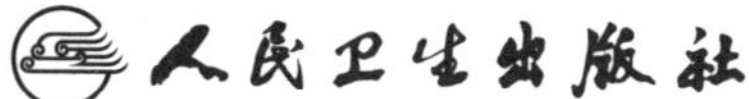

图书在版编目（CIP）数据

数字医学概论 / 张绍祥，刘军主编．—北京：人民卫生出版社，2017

全国高等学校生物医学工程专业（临床工程方向）第一轮规划教材

ISBN 978-7-117-24607-1

Ⅰ.①数…　Ⅱ.①张…②刘…　Ⅲ.①数字技术－应用－医学－高等学校－教材　Ⅳ.①R-39

中国版本图书馆 CIP 数据核字（2017）第 126769 号

数字医学概论

主　　编：张绍祥　刘　军
出版发行：人民卫生出版社（中继线 010-59780011）
地　　址：北京市朝阳区潘家园南里 19 号
邮　　编：100021
E - mail：pmph @ pmph.com
购书热线：010-59787592　010-59787584　010-65264830
印　　刷：三河市潮河印业有限公司
经　　销：新华书店
开　　本：850 × 1168　1/16　　**印张：**37
字　　数：810 千字
版　　次：2017 年 8 月第 1 版　2017 年 8 月第 1 版第 1 次印刷
标准书号：ISBN 978-7-117-24607-1/R · 24608
定　　价：98.00 元
打击盗版举报电话：010-59787491　E-mail：WQ @ pmph.com
（凡属印装质量问题请与本社市场营销中心联系退换）

第一轮规划教材编写说明

生物医学工程专业自20世纪七八十年代开始创办，经过四十多年的不断发展与努力，逐渐形成了自己的专业特色与人才培养目标。生物医学工程是工程技术向生命科学渗透形成的交叉学科，尤其是临床工程方向亚学科的逐渐形成，使其与医疗卫生事业现代化水平和全民健康与生活质量的提高密切相关。它的理论和技术可直接用于医学各个学科，为医学诊断、治疗和科研提供先进的技术和检测手段，是加速医学现代化的前沿科学。生物医学工程已成为现代医学发展的重要支柱。我国现阶段的临床工程教育是生物医学工程教育的重要组成部分，并在教学与工作实践中逐步形成了中国临床工程教育的特点。现代临床工程教育强调“紧密结合临床”的教育理念，临床工程教材的建设与发展始终坚持和围绕这一理念。

2016年5月30日，在全国科技创新大会上习近平总书记指出，我国很多重要专利药物市场绝大多数为国外公司占据，高端医疗装备主要依赖进口，成为看病贵的主要原因之一。先进医疗设备研发体现了多学科交叉融合与系统集成。

2014年8月16日，国家卫生计生委、工业和信息化部联合召开推进国产医疗设备发展应用会议。会上国家卫生计生委李斌主任指出，推动国产医疗设备发展应用，是深化医药卫生体制改革，降低医疗成本的迫切要求，是促进健康服务业发展，支持医药实体经济的有力举措，也是实施创新驱动战略，实现产业跨越式发展的内在需求。并强调，国家卫生计生委要始终把推广应用国产设备、降低医疗成本作为重点工作来抓紧抓实。要加强研发与使用需求的对接，搭建产学研医深度协作的高起点平台，探索建立高水平医疗机构参与国产医疗设备研发、创新和应用机制。工业和信息化部苗圩部长指出，进一步推进国产医疗设备产业转型升级；发展医疗服务新模式；引导激励医疗卫生机构使用国产创新产品，解决不好用和不愿用的问题，提升国产医疗设备的市场比重和配套水平。努力改变产学研医脱节的情况。

综上所述，我国生物医学工程专业尤其是临床工程教育亟待规范与发展，为此2016年初，人民卫生出版社和中华医学会医学工程学分会共同组织召开了教材编写论证会议，将首次以专业规划教材建设为抓手和契机，推动本学科子专业的建设。会上，在充分调研论证的基础上，成立了第一届教材评审委员会，并决定启动首轮全国高等学校生物医学工程专业（临床工程方向）国家卫生和计划生育委员会“十三五”规划教材，同时确定了第一轮规划教材及配套教材的编写品种。

本套教材在坚持教材编写“三基、五性、三特定”的原则下紧密结合专业培养目标、高等医学教育教学改革的需要，借鉴国内外医学教育的经验和成果，努力实现将每一部教材打造成精品的追求，以达到为专业人才的培养贡献力量的目的。

本套教材的编写特点如下：

1. 明确培养目标　生物医学工程专业（临床工程方向）以临床工程为专业特色，培养具备生命科学、电子技术、计算机技术及信息科学有关的基础理论知识以及医学与工程技术相结合的科学研究能力，能在医疗器械、医疗卫生等相关企事业单位从事研究、开发、教学、管理工作，培养具备较强的知识更新能力和创新能力的复合型高级专业人才。本套教材的编撰紧紧围绕培养目标，力图在各部教材中得以体现。

2. 促进医工协同　医工协同是医学发展的动力，工程科学永恒的主题。本套教材创新性地引入临床视角，将医疗器械不单单看作一个产品，而是延伸到其临床有效性、安全性及合理使用，将临床视角作为临床工程的一个重要路径来审视医疗器械，从而希望进一步促进医工协同的发展。

3. 多学科的团队　生物医学工程是多学科融合渗透形成的交叉学科，临床工程继承了这一特点。本套教材的编者来自医疗机构、研究机构、教学单位和企业技术专家，集聚了多个领域的知识和人才。本套教材试图运用多学科的理论和方法，从多学科角度阐述临床工程的理论、方法和实践工作。

4. 多元配套形式　为了适应数字化和立体化教学的实际需求，本套规划教材全部配备大量的融合教材数字资源，还同步启动编写了与理论教材配套的《学习指导与习题集》，形成共 10 部 20 种教材及配套教材的完整体系，以更多样化的表现形式，帮助教师和学生更好地学习本专业知识。

本套规划教材将于 2017 年 7 月陆续出版发行。希望全国广大院校在使用过程中，能够多提供宝贵意见，反馈使用信息，为下一轮教材的修订工作建言献策。

第一轮教材评审委员会

全国高等学校生物医学工程专业（临床工程方向）

第一轮教材目录

理论教材目录

序号	书名	主编	副主编
1	临床工程管理概论	高关心	许　锋　蒋红兵　陈宏文
2	医疗设备原理与临床应用	王　成　钱　英	刘景鑫　冯靖祎　胡兆燕
3	医用材料概论	胡盛寿	奚廷斐　孔德领　王　琳　欧阳晨曦
4	医疗器械技术评价	曹德森	陈真诚　徐金升　孙　欣
5	数字医学概论	张绍祥　刘　军	王黎明　钱　庆　方驰华
6	医疗设备维护概论	王　新	郑　焜　王　溪　钱国华　袁丹江
7	医疗设备质量检测与校准	杨昭鹏	何文胜　刘文丽　刘　刚　郭永新
8	临床工程技术评估与评价	夏慧琳　赵国光	刘胜林　黄　进　李春霞　杨　海
9	医疗器械技术前沿	李　斌　张　锦	金　东　蔡　葵　付海鸿　肖　灵
10	临床工程科研导论	张　强	李迎新　张　旭　魏建新

学习指导与习题集目录

序号	书名	主编
1	临床工程管理概论学习指导与习题集	乔灵爱
2	医疗设备原理与临床应用学习指导与习题集	刘景鑫
3	医用材料概论学习指导与习题集	欧阳晨曦
4	医疗器械技术评价学习指导与习题集	陈真诚
5	数字医学概论学习指导与习题集	钱　庆
6	医疗设备维护概论学习指导与习题集	王　新
7	医疗设备质量检测与校准学习指导与习题集	何文胜
8	临床工程技术评估与评价学习指导与习题集	刘胜林
9	医疗器械技术前沿学习指导与习题集	张　锦　李　斌
10	临床工程科研导论学习指导与习题集	郑　敏

主编简介

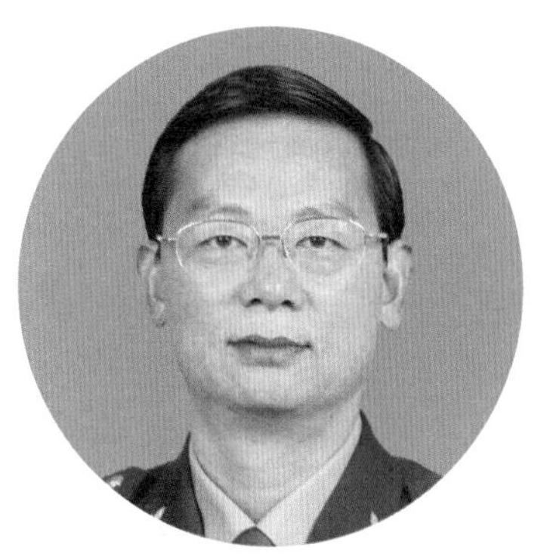

张绍祥

张绍祥，教授、博士生导师、少将军衔，第三军医大学前副校长，现任第三军医大学数字医学研究所所长、国际数字医学学会（ISDM）主席、中国解剖学会理事长、中华医学会数字医学分会主任委员、国务院学科评议组成员、全国人体解剖学与数字解剖学学科首席科学传播专家、重庆市数字医学学会理事长、重庆市人工智能学会理事长。系“国家杰出青年基金”获得者、首批“新世纪百千万人才工程国家级人选”“重庆市学科学术带头人”“第三军医大学学术领军人才”、2 项国家科技进步二等奖第一完成人。现任国际学术期刊 *Digital Medicine* 主编、《局解手术学杂志》主编、《解剖学报》副主编、美国 *Clinical Anatomy*、《解剖学杂志》《中国临床解剖学杂志》等 15 本学术期刊常务编委。

从事教学和科研工作 32 年。近年来，以课题负责人申请获得国家自然科学基金重大课题、科技部“国家重点研发计划”项目、国家支撑计划、863 课题等 19 项国家级课题资助。以第一作者或通讯作者在国内外发表论文 400 余篇，获得国家和省部级科技进步一、二等奖 12 项，主编学术专著和全国统编教材 21 部，招收培养研究生 46 名。带领团队建立了中国数字化人体数据集，并进行了系列研究；牵头创立了我国“数字医学”这一新兴的前沿交叉学科；创建了“数字化人体数字解剖学教学系统”。在数字医学研究领域做出了系统的、开拓性的重大贡献，在同行学术界具有较大影响。

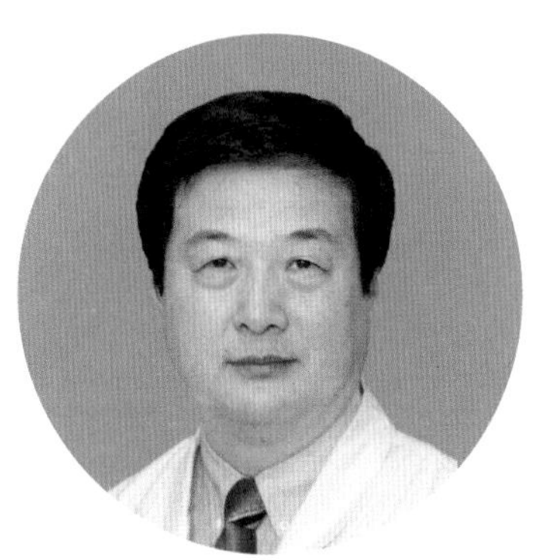

刘　军

刘军，一级主任医师、二级教授、硕士生导师，任中华医学会数字医学分会第二届委员会副主任委员，全国数字化医院建设指导委员会副主任委员，国际数字医学学会委员，中国解剖学会人体解剖学与数字解剖学分会常务委员，中国解剖学会断层影像解剖学分会常务委员，中国解剖学会体质调查工作委员会委员，中国电子工业标准化技术协会数字医疗设备与系统标准工作委员会委员和专家组成员。任《中华解剖与临床杂志》副总编辑，《中国数字医学》副主编，任 *Digital Medicine*、《解剖学报》《解剖学杂志》等十几个期刊的编委。任中华医学会第六、七届陕西省放射学分会委员、陕西省风湿病学分会委员。为西安医学会医疗事故技术鉴定专家库成员。主编专著 2 部，即全国第一部《影像断面解剖学》和全国第一部《软组织病影像诊断学》，副主编及参编专著和教材 21 部。发表论文 200 余篇。曾荣获美国华盛顿 Adventist 医院医学成就奖一项，陕西省政府科技进步三等奖两项，陕西省卫生厅科技进步二等奖一项，西安市政府科技进步二等奖一项，所获奖项均为第一完成人。承担五、七、八年制影像学教学 35 年，具有丰富的教学经验，多次获西安交通大学第一附属医院优秀教师称号。研究领域：数字医学的临床研究、重大疾病的影像学研究、影像断面解剖学研究。擅长骨关节肌肉系统和中枢神经系统影像学诊断与研究。

副主编简介

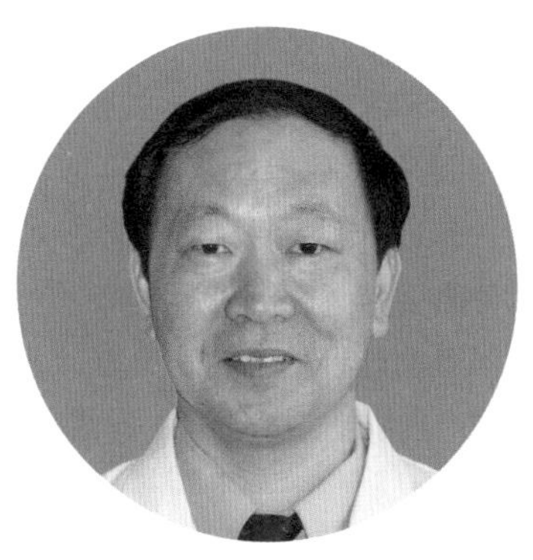

王黎明

王黎明，教授，博士生导师，现任职务：国际数字医学学会（ISDM）副主席、中华医学会数字医学分会常务委员、江苏省数字医学学会主任委员，江苏省卫生法学会副会长、南京骨科学会主任委员、原卫生部内镜培训基地（南京）主任、南京医科大学数字医学研究所所长、南京医科大学附属南京医院骨科研究中心主任、南京医科大学附属南京医院软骨再生中心主任。

目前已培养数十名硕士、博士研究生及 2 名博士后，具备成熟的教学和指导经验。长期从事骨与软骨组织工程和骨关节炎方面的基础研究和临床工作，主持和参与了两项国家自然科学基金面上项目。作为第一作者或通讯作者在 *AFM*、*Tissue Eng Part A*、*J Biomed Mater Res*、*J BiomaterAppl*、*Cell Tissue Res*、*Arthroscopy*、*J MagnReson Imaging* 等期刊上发表和接收 SCI 论著 19 篇，累计影响因子 52 分。曾获江苏省、南京市科技进步奖和新技术引进奖 10 项，是江苏省“333 工程”、南京市“213”培养人才，被评为 2013 年度第十届南京市“十大科技之星”。

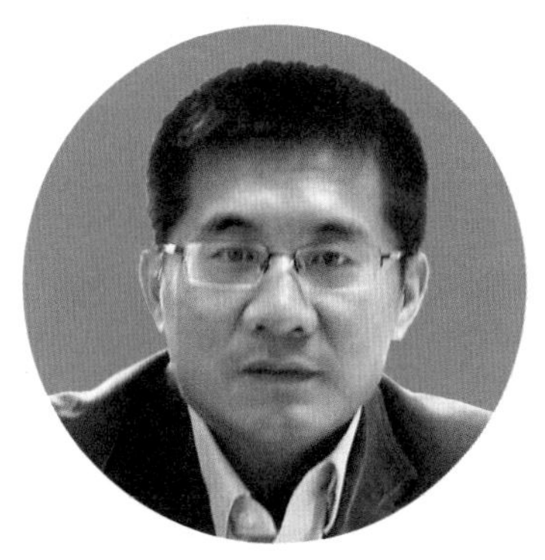

钱　庆

钱庆，研究员，硕士生导师，现任中国医学科学院医学信息研究所副所馆长，兼任中华医学会医学信息学分会候任主任委员、国家人口与健康科学数据共享平台工程技术中心主任、中华中医药学会中医药信息学分会副主任委员、中国科技情报学会信息技术专业委员会委员、全国信息与标准化技术委员会委员、国家卫生计生委信息化领导小组办公室成员，《医学信息学杂志》主编，《中华医学图书情报杂志》副主任委员，*Journal of Information and Data Scicece*、《情报工程》《数据分析与知识发现》等期刊编委。

长期从事医学大数据、医学知识组织和智能信息、网络信息系统研究与实践，取得一批重要研究成果。先后主持完成国家卫生计生委、科技部、工程院、世界卫生组织等资助课题 40 余项，发表论文 70 余篇。

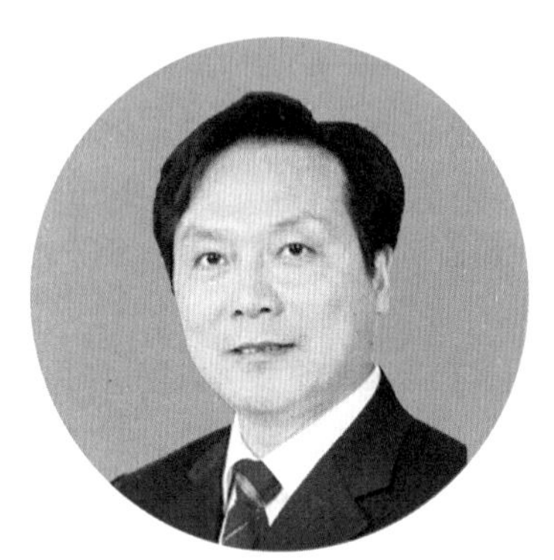

方驰华

方驰华，二级教授，主任医师，博士生导师，博士后合作导师。南方医科大学珠江医院肝胆一科主任，广东省数字医学临床工程技术研究中心主任。中华医学会数字医学分会候任主任委员，中国研究型医院学会数字医学临床外科专业委员会主任委员，中国图学学会第七届常务理事，中华医学会外科学分会胆道外科学组委员，国际肝胆胰协会中国分会委员，广东省医师协会外科医师分会、肝胆外科分会副主任委员。《中国微创外科杂志》副主编，*Digital Medicine* 副主编，《中华外科杂志》等 15 种期刊编委。主编出版了《数字化肝脏外科学》和《数字化胰腺外科学》。

主持国家自然科学基金重大仪器项目、“十一五”“十二五”国家 863 计划项目、“十三五”国家科技部数字化诊疗设备重点专项等。以第一作者获省部级科技进步一、二等奖 4 项。获中国医师奖、全国卫生系统先进个人、广东省劳动模范、广东省丁颖科技奖、广东省高等学校教学名师、广东省“特支计划”教学名师等。

前言

随着计算机科学技术和信息科学技术在各行各业的广泛应用，人类社会已经跨入了信息社会，进入到了数字化时代。人类科学和技术的最新成果，往往最先被应用于军事和医学。数字化高新技术在医学领域的应用已日趋广泛、不断深入，一个数字医学的新时代已经到来！

数字医学是数字化技术与医学相结合，形成以数字化诊疗为主要内涵的新兴前沿交叉学科，它是信息社会发展进程中应运而生的一个“新生事物”。它不仅使临床诊疗向着精准化、微创化、个性化和远程化的方向快速发展，而且研发出越来越多基于数字化、智能化的医疗装备应用于临床医疗实践，加之数字化医院和数字化医疗卫生网络建设的快速推进，使现代医学实现了一个划时代的跨越。

数字医学事业虽然尚处于初创时期，但它代表着现代医学的发展方向，充满着勃勃生机和无限活力，发展前景无可限量。我国数字医学的起步虽稍晚于西方发达国家，但发展迅速，在某些方面发挥后发优势，甚至后来居上，赶超了世界先进水平，经历了一个从跟跑到并跑的过程，现正处于由并跑向领跑发展的阶段。

在我国一批有志于数字医学事业的科学家的积极倡导、热情支持、躬身实践、大力推动下，第 174 次、208 次“香山科学会议”和中国工程院第 11 次“工程前沿——数字医学研讨会”在数年内相继召开，为我国数字医学事业的奠基做出了历史性的重大贡献。2011 年 5 月 21 日，中华医学会数字医学分会正式成立，使我国数字医学事业跨入了一个快速发展的新的历史阶段。2016 年 5 月 18 日，国际数字医学学会（International Society of Digital Medicine，ISDM）在我国科学家牵头倡导下正式成立，使我国在国际数字医学界享有重要的学术地位。

在数字医学快速发展的形势下，不少医学院校已经或正在准备开设《数字医学》课程。人民卫生出版社及时将本书列入国家卫生和计划生育委员会“十三五”规划教材，于 2016 年年初开始遴选全国高校和科研院所从事数字医学研究的知名专家组成编委会，开始本书的编写工作。经过多次论证，专家们一致认为：由于本书是我国数字医学领域的第一本教科书，因此，除了强调教材的“三基”“五性”外，还必须要具有引领性、前沿性、预见性、权威性，以推动我国数字医学事业的发展。引领性：由于数字医学是信息科学与生命科学交叉融合形成的新的学科领域，虽然国内外在该领域的研究正方兴未艾，但总体尚处于该领域研究的初创时期，因此，本书要阐明数字医学的基本概念、学科领域、研究范围与发展方向、已有的基本理论和基本方法，对数字医学的科学研究和人才培养具有引领作用。前沿性：本书要能反映数字医学领域国内外最新的研究进展，编者要站位于本领域的前沿，结合自己的研究工作，在所著章节中反映国内外最新的研究成果和重要进展。预见性：本书要面向未来、预见发展，指出数字医学研究领域的发展方向，前瞻性地预测可能的突破口，对读者从事数字医学的研究和临床应用具有实际的指导意义。权威性：经过全国范围遴选的编者都是在此交叉学科领域具有相当研究积累和较高学术造诣的知名专家，他们大多是中华医学会数字医学分会的现任领导人和国际数字医学学会（ISDM）的现任执委，能体现当前我国在此研究领域的最高学术水平。

书名确定为《数字医学概论》，没有确定为《数字医学》，一是因为数字医学是一门崭新的多学科融合的新兴前沿交叉学科，所涉及的学科领域非常广泛，所涉及的理论知识和技术应用极其纷繁，只能择其概要进行介绍；二是其发展和进步可谓日新月异，新的成果、新的方法、新的知识、新的理论、新的名词、新的概念层出不穷，令人目不暇接，难以定格；三是作为课程教材，受学时制约，篇幅有限。

编写过程中，各位编委反复修改文稿和插图，统一编写内容和风格，多数编委都数易其稿，全体编审人员都付出了极大的热情和心血，谭立文编委同时还承担了本书的统稿工作，在此一并表示谢意！

此教材的正式出版发行，是我国数字医学新学科建立的重要标志之一，但由于是新学科、新教材，没有太多的现存资料可供借鉴，各位编者只能以自己的研究方向和研究成果作为写作源泉，在为数不多的可用资料基础上进行大多为原创性的编撰，编写难度可想而知。虽然本书把引领性、前沿性、预见性、权威性作为编写的目标要求，虽然所有作者在各自的研究领域都堪称有较深造诣的专家，但仍摆脱不了历史和知识结构的局限性，唯恐难以让读者满意，不妥和谬误之处在所难免，恳请广大读者不吝赐教，以期在第 2 版教材的编撰中充实和提高。

张绍祥　刘　军
2017 年 4 月

目录

第十章 数字化医疗设备

第十一章 数字化医院建设

第十二章 区域数字化医疗网络建设

第一章

绪　　论

数字医学是近年来刚刚诞生的一个理、工、医、信交叉融合的新兴学科，本书是我国高等院校本科生数字医学课程的第一本教科书。本章重点阐述数字医学的基本概念、学科内涵、基本特征、学科溯源、发展现状、未来趋势，以期读者对数字医学这一新学科从总体上有一个基本的了解，形成一个轮廓性的概貌，并掌握基本概念和基本特征，为以后各章的学习打下必要的基础。数字医学是一个刚诞生的新学科，其发展速度日新月异。它的基本理论、基本知识、基本方法刚刚成型，并处于高速发展变化之中，所以，要以发展的眼光、前瞻的思维、求是的态度来研读本章乃至全书，才能真正掌握其精髓，明确其要义，展望其未来。

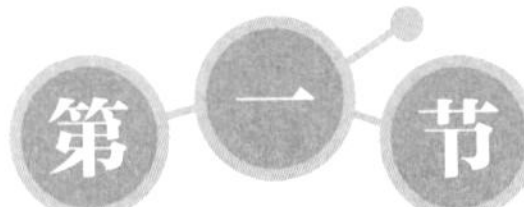

第一节 数字医学的概念与基本内涵

当前，在科学技术前沿的重要领域中，生命科学和信息科学的发展都非常迅速。信息科学尤其是计算机科学与技术的快速发展使得人类社会进入了数字化时代，由计算机和网络技术引发的数字化技术革命，已经深入到各个不同的领域。生命科学运用数字化技术大大加快了自身的发展。这两大前沿科学的有关技术交叉、渗透、融合后，涌现出很多新的学科生长点和热点研究领域。

数字医学（digital medicine）是应用现代数字化技术，解释医学现象、解决医学问题、探讨医学机制、提高生命质量的一门科学。它是现代医学和数字化高新技术相结合，以医学为主体，涵盖了计算机科学、数学、信息学、电子学、机械工程学、生物医学工程学等多学科的一门新兴的前沿交叉学科领域（图 1-1）。数字医学的核心是采用数字化高新技术提高临床诊断和治疗的水平。

以临床医学专家为主体，结合基础医学、预防医学、中医学、计算机科学、数学、物理学、信息学、电子学、机械工程学、生物医学工程学等多学科学者的参与，对数字医学所包含的一系列技术、方法、知识、理论进行研究，并在临床诊断和临床治疗中应用，提高临床诊断和治疗水平，是数字医学的基本内涵。

数字医学的概念有广义和狭义之分，其内涵也有大小之不同。狭义数字医学概念是指运用现代数字化技术，解决临床医学、基础医学、预防医学、中医学等医学范畴内的基础研究和临床应用问题，提高对生命现象和疾病本质的认识，提高诊断和治疗水平的一切理论、知识、技术、方法。广义数字医学概念，除了包含狭义数字医学的内容外，还包含了数字化医疗设备的研发和应用、数字化医院建设及数字化医政管理这两个方面的内容。广义和狭义两个概念之间的关系请见图 1-2。

就狭义数字医学而言，它是近十年来随着计算机科学和技术的发展以及在临床诊疗中越来越广泛的应用而发展起来的。例如，在临床影像诊断中，传统的主要手段是 X 线

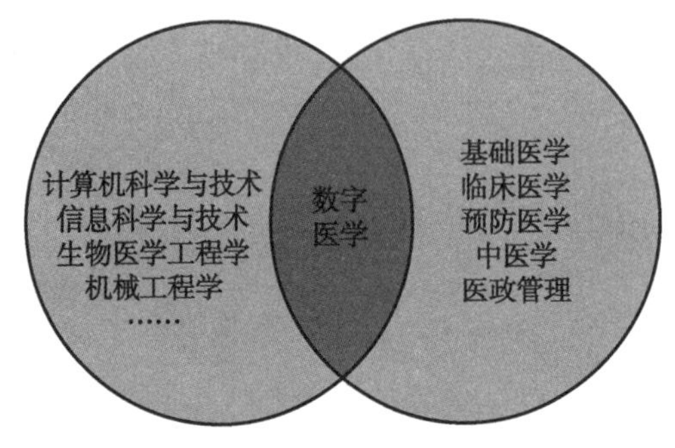

图 1-1 数字医学的产生（学科的交叉与融合）

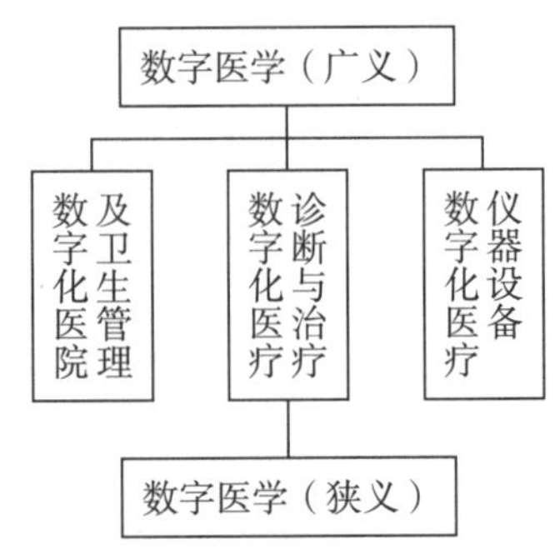

图 1-2 广义数字医学和狭义数字医学的概念

检查，是X射线穿过人体在胶片上曝光后留下的影像，没有数字化的成分。而CT则是在计算机技术出现以后通过对人体进行X射线断层扫描重建出人体断层图像，MRI则是将人体置于外加磁场中使原子核自旋系统受到外界作用引起共振效应，同时释放出微弱的能量，成为射电信号，把这些信号检出，并使之能进行空间分辨，就得到运动中原子核分布图像，经过计算机重建和显示，得到磁共振图像。因此，CT、MRI都是数字图像，需要进行计算机处理，方能为肉眼可见图像，这就含有了数字医学的成分。又如，在临床外科手术中，传统的剖腹探查，即先切开，后观察（cut，then see），没用数字化的成分。而采用CT、MR先行检查，先看到病灶，甚至把病灶三维重建出来看清它与周围解剖结构的关系，然后切开手术（see，then cut），这就属于数字医学的范畴。

就广义数字医学而言，除了包含狭义数字医学的内涵外，一切运用现代数字化技术进行医疗诊断、治疗和康复仪器设备的开发和应用（如PET、手术机器人等），一切运用现代信息技术进行数字化医院建设和医政管理以及区域化医疗卫生网络建设和远程诊断和治疗等，都属于数字医学的范畴。

数字医学的内涵是以数字化技术为核心，以信息技术和通信技术为基础，全方位渗透到基础医学、临床医学、预防医学、康复医学等医学领域的各个学科，多角度辐射到医疗卫生机构、医学科研院校、医疗行政主管部门，基层医疗卫生等单位，深层次覆盖到教学、科研、临床医疗、疾病防控、康复保健等各个专业。

数字化技术，尤其是网络技术，特别是互联网技术和移动互联网技术，已经改变了或正在改变着原有的理论知识、技术方法、工作流程、业务模式和运行机制，甚至人们的思维观念、行为意识和价值取向也在悄然发生着变化。现代数字化条件下创造的新理论、新知识、新技术、新方法和新产品，诸如数字化影像诊断、数字化手术规划与设计、数字化手术模拟与导航、数字化医院、数字化手术室、数字化医疗设备、数字化医学教育、数字化管理等在医学领域深入而又广泛的应用，极大地提高了医疗、科研、教学、管理等各方面的技术水平、工作质量和工作效率，取得了显著的社会效益、管理效益和经济效益。

数字医学是当代医学领域理论、知识、技术和方法创新最活跃、最具代表性的新兴学科，它把计算机科学、信息科学为代表的当代科学的最新理论、最新技术和最新成果应用到医学领域，正在颠覆着一些传统理论、概念、技术和方法以及诊疗模式和诊疗流程。例如，数字化人体对传统医疗、科研、教学的冲击就是其中的一个例子。数字化人体在技术上将人体器官、组织化约为0和1的排列组合之后，就可被计算机认知和处理，并可通过互联网进行广泛的传播；手术机器人的出现，使得外科医师的手不再直接操作手术刀；3D打印和快速成形技术正在使个性化医疗成为现实；数字化影像使诊断由大体形态学为主的阶段，向生理、功能、代谢或基因成像过渡；图像分析由“定性”向“定量”发展；影像诊断模式已经由胶片采集和读片诊断改变为数字采像、电子化传输、个人电脑或手机阅读；介入诊断和治疗正在向实时可视化、立体显示、微无创和无射线方向发展……

数字医学作为一个新兴的多学科交叉领域，在知识结构、学科内涵、研究内容、研究方法、开拓范围、学术体系、发展规律等多个方面与其来源的各个老学科相比，都具有许多的不同点，一旦脱胎出来，更具有全新的发展方向和自身特点。纵观以往新学科的诞生，往往都是从多学科的交叉领域突破的。数字医学虽然仍是医学科学范畴，但它所包含的一系列技术、方法、知识、理论，在医学领域原有各学科中从未有过，有些还是完全改变传统概念、思路、体系、规律的革命性变化。比如，在数字化技术支撑下的手术导航技术、微创外科技术、个性化人工器官（如关节、骨盆等）技术、三维影像诊断技术等等都与原有的临床医学理论、技术操作、业务流程大不相同。如果拘泥于老学科、老知识而仅仅略加一点新技术、新工具，那就必然适应不了数字化时代医学发展的要求。

数字化技术在医学领域的广泛应用，使得临床诊断和治疗的水平大为提高。一些以前诊断不了的疾病现在用数字化技术可以诊断了，以前无法做到的治疗操作现在用数字化技术可以做到了。以影像诊断为例，由 X 线、CT、MRI 的二维图像到三维、四维图像，使影像诊断的准确性和精细性大为提高；以外科手术为例，导航技术和个性化手术计算机设计使得手术的准确性和个体匹配性大为提高……随着数字化技术研究的深入和应用的广泛，外科学乃至整个医学正朝着以“精准化、个性化、微创化和远程化”的方向发展。随着进一步的发展，医学本身的面貌会发生很大变化。我国著名外科学家黄志强教授曾预言“当数字医学发展到一定水平的时候，原来医学基础理论和临床经验都很好的医师和护士，如果不接受和学习数字医学的新知识、新方法，面对数字化工作条件就会不知道怎样操作、怎样运行，就会成为一个落伍的医学工作者。将来的外科医师可能不得不与机器人为伍”，预见了数字医学的重要性。

在医学发展的历史中，医学与工程技术的结合产生了生物医学工程学这一新的学科，现已成为医学门类的一级学科。随着这一学科的发展，又相应产生了医学影像学、放射物理学、临床医学工程等一批新的学科专业。这些新的学科专业的产生反过来又对医学的快速发展起到巨大的推动作用。现在，计算机科学与技术、网络通讯技术、数字化信息技术等正日益广泛而深入地渗透到医学的各个领域，使得原有的学科布局、人才培养、机构设置都需要进行进一步的调整以适应数字医学发展的需要。医学科学技术、医学工程技术、医学数字技术的进一步结合、融合和研究力量的重组，不论是在大学、科研单位还是医院，都已经势在必行。以网络环境下的数字影像技术为例，从临床成像到影像诊断，影像诊断的信息流和工作流已经超越了原来传统的影像科室，而出现了临床科室、影像科室、医学工程、信息工程等科室和部门为了某一项影像学检查同时在同一个数字化技术平台上工作的情况，传统的工作流程和机构设置作相应的改革就已变得很有必要了。

世间万物，永远处于发展变化的历史长河之中。数字医学是一个刚刚诞生的新兴前沿交叉学科，发展变化势如破竹、一日千里。数字医学的概念和基本内涵，现在只是一个初生的面貌，也必将快速地发展和变化。因为当今科学技术的发展日新月异，新的理论和技术层出不穷；人们对计算机科学技术、信息科学技术、现代制造技术等高新科技在医学领域研究与应用的认识、理解和掌握是一个永无穷尽的过程；高新科技在医学领域的实践活动的深入程度、创新程度和研究程度等都在快速发展。因此，数字医学的概念、基本内涵甚至外延都会不断发展和升华，永远不会一成不变。

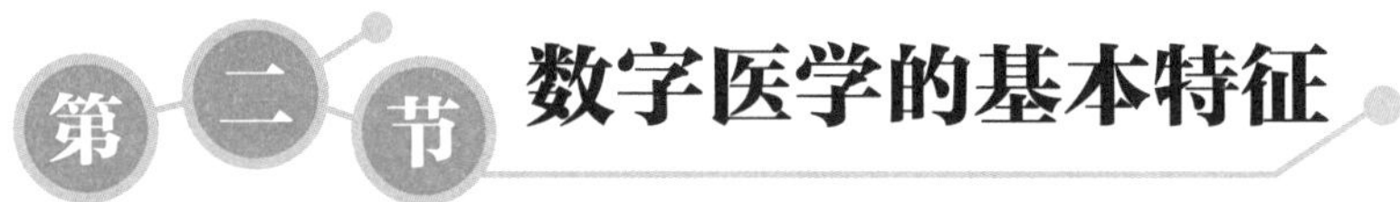

第二节 数字医学的基本特征

数字医学体现了数字化、信息化、网络化的基本特征，即学科之间的交叉性、数字技术应用的广泛性、信息技术渗透的全面性、信息传递的快速性、信息选择的多样性、信息共享的便捷性和研究与实践的同步性等。

一、学科交叉与融合性

数字医学是在计算机科学与技术、信息科学与技术等当今科技快速发展的大背景下，当代医学与这些快速发展的科学与技术交叉融合应运而生的新兴前沿交叉学科。因此，它呈现出多学科相互交叉、相互渗透、高度融合以及系统化、整体化发展的基本特征。实质上，数字医学交叉学科的特征是理论体系和知识体系的融合，是知识、技术、方法的集成，是不同思维、观念、理念的碰撞。目前，数字医学在推动并促进传统医学发展的同时，已经成为医学学科发展的主要驱动力之一。这是由于数字医学不是一项、两项简单技术的组合，而是多学科、多技术、工程最前沿新技术群的“结晶体”。这个“结晶体”的各种成分互相影响，互相补充，相互促进，共同发展。计算机技术最初在医学领域是单机、单系统的简单应用。如今，系统化、数字化、网络化渗透到医学领域各个学科和专业之中，越来越多地与医学其他学科密切联系、高度结合，形成了相互交叉、相互融合的格局，促使新学科、新知识层出不穷。学科的交叉逐渐形成科学上的新理论、新发明的产生和新的工程技术的出现。如数字技术、电子技术与医疗设备交叉，形成了新型的数字医疗设备；数字技术与医学成像技术结合，形成了数字医学影像技术等。数字化渗透到医学领域，促进了基础医学、临床医学、社会医学等学科的飞速发展，无论是科研、教学和临床，还是管理模式、工作流程和运行机制等，都已经或正在发生着革命性的变化，极大地改变了传统医学理论、方法和模式。数字化渗透到医学科研、管理、教育和医疗等各项活动之中，各种医学模式都正在从量变走向质变。这必然会引起人们生活习惯、工作方式、价值观念以及思维方式等诸多方面的深刻变革，加快了医学科学前进的步伐和医疗技术的尖端化，促进了医学领域的全面进步与发展。

交叉与融合是结合的程度之不同，交叉是第一步，结果可能是混合物，融合是更进一步，结果是化合物，孕育出新的学科。当今学科发展相互渗透，用其所长，强强联合，“1+1>2”，已经成为新常态。

二、数字技术应用的广泛性

随着数字技术研究的深入和应用的广泛，从计算机辅助诊断、计算机辅助治疗、计算机辅助设计和制造、手术机器人应用、3D 打印技术个性化制造、智能康复机器人、智能腔囊检测或释药微系统等到网上挂号、手术导航、虚拟教学、远程医疗；从电子处方、电子病历、就医“一卡通”，到数字化手术室、数字化医院等，有线网络、无线网络、卫星网络纵横交错，数字技术、信息技术越来越广泛地应用在医学领域各个层次和角落。

数字技术广泛应用于基础医学、临床医学、预防医学和康复医学等各个学科，并与之结合、交叉、融合，产生了新型的数字医疗检测技术、数字医疗诊断技术、数字医疗治疗技术、数字医疗监控技术、远程医疗技术等，另外，还有数字化医院、虚拟仿真教学与手术操作培训等。数字技术应用的广泛性，极大地改变了传统医学理论、知识、技术和方法，也影响了人们对诊断治疗、疾病预防、康复保健的思维方式，使医疗业务、科研教学、疾病预防、康复保健等各项工作实现了“数字化、可视化、自动化、智能化”，产生了巨大的管理效益、经济效益和社会效益。

三、数字技术渗透的全面性

数字技术全方位渗透到医学领域的各个学科，多角度覆盖到医学科技的各个层次。不仅出现了数字信息技术与医学学科之间、专业之间的相互交叉与相互结合的新趋势，而且出现了跨领域、跨学科和跨专业的理论创新与技术延伸，有不少学科的内容已经从量变开始到了质变。如在数字化技术支持下的手术导航技术、微创外科技术、个性化人工器官（如关节、骨盆等）植入的设计与制造技术、三维影像诊断技术等都与过去的临床医学理论、技术操作、业务流程大不相同，传统医学正在朝着“精准化、微创化、个性化、远程化”为特征的现代医学方向迅猛发展。

四、数据传输的快捷性

数字化技术在医学领域的应用，可以将复杂的医学资料信息转化为文字、图表、图像、语音等数字信号，利用各种网络、电磁波等进行快速传递。如数字医学成像技术的应用（包括超声、CT、MRI 等），以高性能的数字信号处理技术获得高质量图像信息，在局域网、无线网或卫星网中高速传输，理论上讲，可以瞬间传遍全球，不仅保证了诊断的及时性、准确性和有效性，而且在远程会诊、手术导航、实时临床教学等方面展现出了前所未有的优越性。

五、信息选择的多样性

数字化、信息化技术在医学领域的深入研究和广泛应用，开发出了许多适应各学科、各专业管理或业务需求的软件系统。在医学领域应用的信息系统种类繁多，如突发公共卫生事件指挥调度系统、多媒体教学系统、传染病上报系统等。以医院应用的信息系统来说，如手机预约、网上挂号、门诊挂号、排队叫号、电子处方、电子病历、临床检验、药品管理、手术麻醉、重症监护、医学影像传输与存档、输血管理、医疗收费、成本核算、辅助决策等应用系统不断涌现。由于医学领域学科众多、专业不同，需求各不相同，应用系统形式多样。另外，随着人们对信息技术的认识和掌握程度普遍提高，他们结合自身管理或业务的需求也日益旺盛，满足新需求成为系统功能不断改进、不断完善和不断发展的牵引力，成为众多领域信息系统功能向多样化方向发展和延伸的重要因素。

数字医学的优势在于信息选择的多样性，它可从不同层面多个角度反映同一个问题的面貌和本质。在数字化医院，管理者利用相关的信息系统，不仅可以选择医疗、药品、物资、经济等多种信息，还可选择全院、科室或个人等不同属性的信息为管理决策服务；临床医师不仅可以选择同一病人病理、生理检查检验信息，还可选择历次就诊、住院诊疗信息乃至于大数据的统计结果为疾病诊断与治疗服务。

信息选择的多样性促进了信息结构的多样化。信息由过去单一的管理信息、医疗信息、科研信息，发展到综合的绩效考评、Meta 分析、健康状况、保健信息等多种信息；医学教育由单一的长期学术性教育发展到多层次多类型的综合性教育。

信息选择的多样性表现在信息类型的多样化。在信息服务方面，利用信息技术、网络技术，可开展网上预约挂号、社区卫生服务、远程医疗会诊、远程医学教育、专家在线咨询、建立网上医院、开源开放的医疗服务平台等。

六、资源共享的便捷性

资源共享的便捷性主要指不同层次、不同部门信息系统间、医院和医院间、医院和病人间、病人与病人间，信息和信息产品的方便快捷地交流与共用。计算机科学技术在一些领域的应用，不仅为跨部门、跨地区、跨学科、跨专业、多层次之间的信息共享提供了可靠的技术保证，而且纵横交错的互联网平台、移动互联网平台、微博、微信等微平台，为信息共享提供了方便快捷的信息高速公路。

数字技术改变了传统医学教育模式。如多媒体教学、慕课、微课、3D 图谱等，经过数字化的方式，数据、文字、声音和图像等可以综合在一起处理，实现多种媒体的信息传输。生动丰富的画面，美妙动听的声音效果，使得多媒体教学在医学教育领域能够达到人之所想、情之所至的境界，使教学者、教学媒介和教学内容真正达到三位一体，全媒体教学具有其他教学手段无可比拟的优势。同时，使得远程医学教育可为处于不同地域的人群提供同样的医学教育服务。

七、研究与实践的同步性

没有一个学科能像信息学科这样，研究与应用几乎同步发展。新的研究成果很快便见诸于应用，最先进的技术很快便普及开来，信息科学技术成为大众常识和普通人掌中之物。如初期的电子病历，大多采用 word 形式，由医师自行选择习惯的模板，极易复制、粘贴，不易检索、查询、监控和管理，主要用于病历文字的编辑和存储。这个阶段的电子病历质量低下，无法提供电子病历相关信息的服务，无法实现恒记管理或电子签名，无法自动对病历质量进行审查，无法进行前瞻性或回顾性的统计分析，如此等等，充其量只不过是纸张病历的翻版。鉴于此，管理人员总结论证，应用人员实践、完善，研发人员摸索、创新，继而研究、设计、开发出所谓的半结构化、全结构化电子病历。凡此种种，绝大多数的信息系统都是在边研究、边开发、边应用、边修改、边完善的状态下，逐步实现功能强大、性能优越、系统集成、信息共享的电子病历系统。在与时俱进研究、实践的氛围中，具有满足国内外相关标准、行业规范、医学经典，能够辅助临床诊断治疗、辅助检查结构分析、辅助科学合理用药、辅助疗效趋向判断、辅助临床科研教学和辅助规范管理的智能化电子病历，展现在临床第一线。

信息技术在医学领域的研究与应用，加速朝着数字化、网络化、集成化和智能化方向迅速发展。这种发展是在不断探索、不断创新、不断实践和不断完善的过程之中，在促进了自身高速发展的同时，进一步推动着医学科学技术的变革与演化进程，周而复始，形成了信息科技与医学科技的同步创新、同步发展。

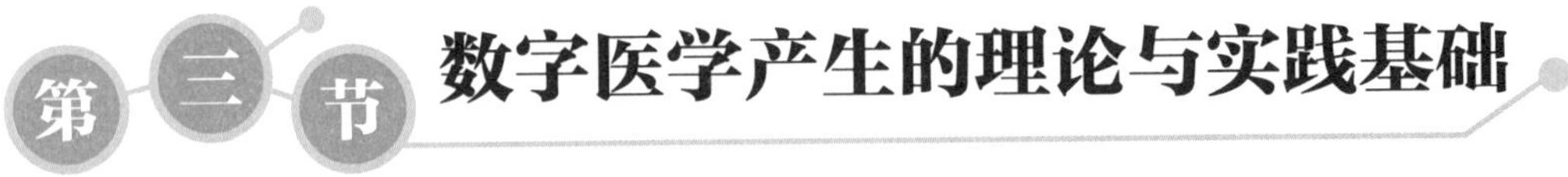

第三节 数字医学产生的理论与实践基础

常理告诉我们，需求牵引和条件具备是一个有用的新生事物产生的两大要素。需求牵引即是时代的要求，条件具备是必要的基础。一门新兴学科的诞生是时代的要求和相应的科学技术发展程度已经具备了必要的条件。数字医学就是在计算机科学、信息科学、数学、物理学、生物医学工程学、机械工程学等多学科的理论和技术快速发展的必要条件下，人们对疾病的诊断和治疗水平、对人体健康的保障水平日益提高的大背景下应运而生的。显而易见，由数字化技术、信息技术、通信技术等高新技术交叉融合于医学领域之中所产生的数字医学，离不开信息社会发展演进的条件与背景，可以说数字医学是数字化时代发展过程中的必然产物。

一、产生数字医学的社会因素

信息化社会，是继工业化社会以后，信息起着主要作用的社会。信息技术广泛地渗透到社会经济各个领域，从根本上改变了社会生产方式和生活方式，从而导致经济形态的重大转变。信息经济在国民经济中占据主导地位，并构成社会信息化的物质基础，信息化水平成为衡量一个国家和地区现代化水平的重要标志。在社会信息化的进程中，数字化技术深刻地影响到社会生活的方方面面，同时也影响到医学领域的各个角落。

（一）数字医学是信息社会发展的产物

20世纪90年代以来，计算机微电子技术革命拉开了信息社会的序幕。随着信息技术的迅猛发展，一场全球范围内的信息革命正在进行，这是人类发展史上继农业革命和工业革命后的第三次产业革命。“信息社会”“信息经济”“互联网”“信息化”“数字化”“网络化”“互联互通”“互联网+”“移动互联网”等，成为人们耳熟能详、使用频率颇高的新名词。信息社会的出现给人类社会带来了一系列变革，这种变革既有一般量的变化，更有部分质的飞跃，涉及人类社会的政治、经济、文化、生活方式和思维方式等各个方面、各个层次的变化。这种变革，正以人们难以预料的速度和难以估量的深度推进着，仿佛只是一夜之间，“数字化生活”从一句信息时代的口号，变成了我们触手可及的现实。

学科发展理论认为，任何一个学科理论的产生都是历史发展的必然，是时代发展的必然产物。数字医学也是如此，数字医学是信息社会进步发展到一定阶段所产生的新兴学科。这是由于信息技术在各个领域全方位的渗透。通信技术从空中到地面多角度延伸，计算机网络纵横交错，发展迅猛，信息化使社会各个领域发生了翻天覆地的变化，展现出信息社会智能化、电子化、全球化和个性化特征。所谓信息社会的智能化，就是知识的生产成为主要的生产形式，知识成了创造财富的主要资源。这种资源可以共享、倍增和“无限制”的创造。这一过程中，知识取代资本，人力资源比货币资本更为重要。所谓电子化，就是光电和网络代替工业时代的机械化生产，人类创造财富的方式不再仅是工厂化的机器作业。所谓全球化，就是信息技术正在取消时间和空间的距离，信息技术及其发展大大加速了全球化的进程；随着因特网的发展和全球通信卫星网的建立，国界概念受到冲击，各网络之间可以不考虑地理上的联系而重新组合在一起，因特网已经将全世界联成了一个地球村。所谓个性化或称非群体化，即在信息时代，信息和信息交换遍及各个地方和各个角落，人们的活动更加个性化；信息交换除了在社会之间、群体之间进行外，个人之间的信息交换日益增加，以至将成为主流。

在信息化社会里，信息技术飞速发展，信息产品日新月异。在工业、农业、商业、国防、科研、教育、文化、卫生等各行各业，互联网、局域网、广域网、卫星网、无线网、广电网、电信网、微信网、微博、微平台、微信群风起云涌，突飞猛进，各种网络改变着人们的生产方式、生活方式和价值观念，不断编织着网络社会的各种链接。信息化不是关于物质和能量的转换过程，而是关于时间和空间的转换过程。在信息化这个新阶段里，人类生存的一切领域，在政治、经济，甚至个人生活中，都是以信息的获取、加工、传递和分配为基础。信息化时代的主要特征之一是谁能获得信息技术和其他前沿技术的优势，谁就能在一日千里的竞争中占据主动，相反，谁不善于技术创新，谁就会被甩在后面，而且差距以惊人的速度被拉大。

今天，信息社会的兴起作为当代社会的一个产物，计算机网络可以说已经成了人们社会生活中不可或缺的重要组成部分，尤其是近一二十年来，随着全球电子技术的迅猛发展和不断普及，原先仅存在于科学家或计算机从业人员之间交流的网络，现在已成为普通人日常交往的一种方式，人们每到一处，首先问有无 WiFi。移动互联网络已经成为当今许多话题的一个重要背景和技术手段。正如蒸汽机带来了工业社会一样，网络也正在带来一个崭新的社会模式，构建出一种新的社会形态——网络社会，其重要特征体现在：经济行为的全球化、组织形式的网络化、工作方式的灵活化、职业结构的两极化、劳动生产的个性化等。网络社会的到来代表了人类经验的一种巨大集聚，尤其是由于网络自身所具有的时空抽离性、互动性、平等性、开放性等特点，为社会生产方式和经济形式的创新提供了丰富的契机，并成为改变和支配我们社会的重要因素。正如信息学专家卡斯泰尔所指出的，作为一种历史趋势，信息时代的支配性功能与过程日益以网络组织起来。网络构建了我们社会新的社会形态，而网络化逻辑的扩散实质性地改变了生产、经验、权力与文化过程中的操作和结果，为社会的整体性变革提供了必要条件。与传统的工业化社会相比，卡斯泰尔认为网络社会的兴起带来了一场前所未有的变革，这种变革主要体现在：一是以新的信息技术和基因工程为基础的新技术范式的出现，并不断地引导出一系列的社会变革和创新，从而在总体上推动社会的整体发展；二是全球化借助于网络而成为一种现实的社会运动，并在全球网络的广度、全球联系的强度、全球流动的速度和全球影响的深度等方面都达到了前所未有的程度；三是互联网将连接个人与群体，并共享多媒体的超文本，而这种超文本构成了新文化的支柱，使其在享有意识形态和技术上自由的同时，得以跨越整个地球和整个人类历史；四是政治、经济、文化与信息的全球网络化，最终或将造成民族国家社会的融合；五是科学知识的发展及其运用将使工业时代以来的文化和自然之间的关系不断得到调整；六是网络社会的社会变革还超出了社会和技术生产关系的范围，从而改变生产、经验、权力与文化过程中的操控和结果。当然，有些观点不能全盘接受。

（二）信息社会催生数字医学的诞生

在信息化社会的推动下，信息技术潮水般涌进医学领域，全方位渗透到基础医学、临床医学、预防医学和康复医学乃至中医学之中，正在变革乃至颠覆着传统的医学理论和方法：数字化医疗设备、数字化医疗技术如雨后春笋般出现，创造了全新的诊疗技术和手段；数字化医院、数字化校园创新了医院管理、科研教学的模式和流程；信息化、数字化、网络化和自动化深深改变着医学领域人们的思维和观念；信息中心、网络中心、影像中心、管理中心、诊断中心、研究中心、3D打印中心、第三方诊断中心等等新的机构不断涌现，一大批数字医学复合型人才脱颖而出；网络环境下的医学新理论、新知识、新技术、新方法俯拾即是；信息化的社会、信息化的时代、信息化的背景、信息化的因素，都成为滋养数字医学的“营养”，诞生数字医学的“孵箱”，生长数字医学的“沃土”，壮大数字医学的“粮仓”，发展数字医学的“推进器”。

20世纪90年代末，网络通信技术的日益成熟及广泛应用，把计算机技术革命、通信技术革命和数字化革命的成果联系并汇集起来，使信息的全球传播和即时共享成为可能，从而在世界范围内出现了从工业社会到信息社会转型的大趋势。以计算机为代表的信息技术产品走入千家万户，互联网以不可思议的速度改变着人们的生活。信息化让人们缩短了距离，你只要轻轻一点触屏，足不出户就可以知天下大事、办天下大事。计算机技术的不断提高和广泛使用，大大提高了人类存储处理信息的能力和办事（生产、生活）的能力。

历史证明，人类社会的最新科技成果，往往最先应用于与人类生命攸关的军事和医学这两个领域。随着对信息技术的需求和对信息技术的创新不断增长，人们纷纷将最新信息技术研究成果投向医疗卫生市场，因而对医学科学的发展产生了深刻、深远的影响，有的是革命性的变化。新的医疗技术不断涌现，新的诊断方法层出不穷，使检查检验、诊断治疗技术呈现出“数字化”的独特优势。

二、产生数字医学的学术因素

数字医学是一门技术含量高、涉及学科多、应用范围广的前沿交叉学科。其应用技术主要涉及信息技术、计算机技术、数字技术、通信技术、电子技术、人工智能、自动化技术等，数字医学是随着这些技术的发展而发展起来的。随着科学技术的迅猛发展，信息技术、数字技术、自动化技术等与医学诊断技术、检测技术、治疗技术紧密联系，相互交叉、渗透与融合，产生了新型的数字医学应用技术，使之成为数字医学领域的重要支柱技术和核心。这些技术的诞生，给传统医学应用技术带来了深远的影响和划时代的变化。

（一）数字技术是形成数字医学的技术基础

数字化技术渗透到医学领域，深刻地影响到医学的各个学科和专业，正在改变着传统医学理论、知识、技术、方法和观念等，赋予了医学科学技术新的内涵和规律。信息化使医学和计算机科学技术的相互渗透与交流日益广泛，医学领域出现了信息化、数字化、网络化、自动化、可视化，一大批基于数字化技术的新理论、新知识、新技术、新方法、新产品应运而生：数字医疗检测技术、数字医疗诊断技术、数字医疗治疗技术、数字医疗监控技术竞相问世；数字化医院、数字化手术室、数字化校园、数字化公共卫生管理等迅速崛起；数字医疗设备、数字医学影像、智能医用机器人、智能胶囊内镜、虚拟实验室等悄然而生；数字医学研究机构、数字医学学术团体如雨后春笋般涌现……信息化、数字化在整个医学领域引起了连锁反应，带来了极其深刻的变化。在信息化浪潮的冲击和信息化时代的推动下，伴随着信息技术的拓展，数字化知识颗粒的凝聚，“信息板块”的重组和学科发展新特点的出现，数字医学新兴学科应运而生，迅速成长。

“数字医学”是数字化的医学，包括医学科学技术的信息化、网络化、智能化、可视化全部过程。数字医学主要技术为“数字化”，基础技术包括：计算机科学技术、信息技术、网络通信技术、虚拟现实技术、3D 打印技术、人工智能技术等，核心技术是数字化技术。数字化技术是以电子计算机软硬件、外围设备、网络通信协议为基础，进行信息离散化表述、定量、感知、传递、存贮、处理、控制与通信的集成技术。数字化技术可达到精确描述对象，获得科学决策的过程和方法，具有描述精确度高、传递速度快、便于存储、转换和集成等特点，从而提供了从定性到定量、从模糊到精确、从经验到科学的工具。数字化技术的重要性主要体现在：①数字化是电子计算机的基础：因为电子计算机的一切运算和功能都是用数字来完成的；②数字化是多媒体技术的基础：数字、文字、图像、语音，包括虚拟现实及可视化的各种信息等，通过采样定理都可以用 0 和 1 来表示，这样数字化以后的 0 和 1 就是各种信息最基本、最简单的表示。用 0 和 1 还可以产生多姿多彩的虚拟环境，以描述千差万别的现实世界；③数字化是软件技术和智能技术的基础：系统软件、工具软件、应用软件等，信号处理技术中的数字滤波、编码、加密、解压缩等都是基于数字化实现的；④数字化是信息社会的技术基础：数字化技术引发了一场范围广泛的产品革命，如数字电视、数字广播、数字电影、DVD 等，现在通信网络也向数字化方向发展。

近年来，随着数字化技术、计算机技术和网络通信技术的快速发展，使得基于信息技术和网络通信技术的数字化医院、数字化手术室、数字化校园等成为现实。

1. 数字化技术在数字化医院建设中的应用 数字化医院是指将先进的网络及数字技术应用于医院及相关医疗工作，实现医院内部医疗和管理信息的数字化采集、存储、传输及后处理，以及各项业务流程数字化运作的医院信息体系，是由数字化医疗设备、计算机网络平台和医院业务软件所组成的三位一体的综合信息系统。

建设数字化医院涉及的关键技术主要包括：数字检测技术、数字诊断技术、数字治疗技术、数字监控技术等。涉及的基础技术是信息技术、计算机技术、通信技术等。涉及的设备、设施和信息系统主要有：数字医疗仪器设备、数字医学影像传输与存档、远程医疗、数字化手术室、数字化教室以及有关管理和医疗业务信息系统等。

2. 数字化手术室 数字化手术室是建立运用数字化技术和计算机技术为基础，同时集成了医院信息系统，将实时数据监测与查询、远程医学影像技术和其他相关技术与设备设施相结合，综合应用于手术室环境建设中，使之具有实用性和先进性。

数字化手术室涉及的关键技术主要包括：信息技术、计算机技术、通信技术、视频技术和自动控制技术等。涉及的基础技术包括：图形信号处理技术、手术影像资料存储与检索技术、多模态成像技术、综合布线技术等。涉及的信息系统主要有：HIS、PACS、LIS、CIS、手术导航、远程会诊与示教系统、手术工作站系统、手术观摩系统、净化空调系统、吊塔装备系统等。涉及的主要设备设施有：相关手术设备、移动监视器、吊臂、调控设备等。

3. 数字化校园 数字化校园是以数字化技术和网络为基础，在计算机和网络技术上建立起来的对教学、科研、管理、技术服务、生活服务等校园信息的收集、处理、整合、存储、传输和应用，使数字资源得到充分优化利用以及虚拟教育环境呈现。

数字化校园主要是利用计算机技术、通信技术、数字化技术，结合微电子技术、数据库技术、多媒体技术和虚拟现实技术等，结合数据仓库技术、数据挖掘技术、中间件技术、构件技术、Web 技术，搭建网络基础设施、基础服务平台、网络应用支撑平台，实现从环境（包括设备、教室等）、资源（如图书、讲义、课件等）到应用（包括教、学、管、服务、办公等）全部数字化，最终实现教育信息化、决策科学化和管理规范化。

4. 数字化医疗设备与系统 将数字化技术注入医疗设备，开发出数字医疗设备器械等新产品，无论从医疗装备和社会的需求都是数字医学发展的牵引。数字化医疗设备可分为三大类，即诊断设备类、治疗设备类及辅助设备类。

（1）数字化诊断设备类：如影像诊断设备、超声诊断设备、功能检查设备、内镜检查设备、核医学设备、实验诊断设备及病理诊断设备。

（2）数字化治疗设备类：如放射治疗设备、机器人手术设备、核医学治疗设备、理化设备、激光设备、急救设备等。

（3）数字化辅助设备类：包括医用数据处理设备、医用录像摄影设备等。

在人体疾病的诊断治疗过程中，涉及许多诊断信息系统，如功能程序化软件、诊断图像处理软件、诊断数据处理软件、影像档案传输与处理系统软件和人体解剖学测量软件等类型。

信息社会是产生数字医学的根本因素。在这个以信息技术的发展为技术特征、以发展信息经济为基础、以社会信息化为标志的信息社会，引起了人类社会全面、深刻的变革，也引起了医学科学技术的深刻变革。以数字技术、信息技术、计算机技术和通信技术为代表的数字化技术，向医学领域全方位渗透、多角度辐射，通过与医学相互结合、交叉或融合的方式，颠覆或改变了传统医学理论、技术和方法，创新或构建了前所未有的数字化条件下新理论、新知识、新技术、新方法和新产品，从而诞生了新兴前沿交叉学科——数字医学。

（二）数字医疗实践是产生数字医学的专业基础

无可置疑，信息技术是信息革命的导因和发展的动力，信息技术的基础是计算机科学技术和网络通信技术，而产生数字医学的基础则是数字化。数字化是人类自发明蒸汽机和电之后最根本性地改变工作方式、思维方式、行为方式和生活方式的技术革命。信息化时代的到来，让信息就像空气一样，无处不在。在医学领域，最早研究发明的数字医学影像成像技术和数字医疗设备制造技术，使影像诊断技术和方法发生了颠覆性的变化；计算机图形图像处理、计算机辅助设计与制造、人工智能、虚拟现实等技术在医学中的应用，成为发展数字医学的核心技术。

1. 数字诊断技术的起点——医学影像成像技术 自从1895年德国物理学家伦琴（Wilhel Conrad Rontgen）发现X线和第一张X线片的诞生，医学影像学经历了从平面照相到数字成像的发展历程，1972年英国工程师豪斯菲尔德（G.N.Hounsfield）研制出世界上第一台用于头部的CT成像装置——计算机X线体层扫描成像装置，使放射学进入了一个以体层成像和电子计算机图像重建为基础的新阶段。1998年多层螺旋CT问世，开创了容积数据成像的新时代。继之，MRI、放射性核素成像、超声成像、数字减影血管造影（DSA）和数字X线成像逐步兴起并应用于临床，医学影像检查技术在相当程度上改变了医学科学尤其是临床医学的进程，为人类的疾病防治作出了巨大的贡献。随着采集数据的三维化，CT、MRI的后处理功能在不断增加，后处理所得到的图像可以是任意面和三维立体的图像等，加快了医学影像检查技术的发展。

2. 数字治疗技术的起源——虚拟现实技术 虚拟现实技术是美国科学家雅龙·拉尼尔于20世纪80年代初提出的，并受到人们的关注。此后，综合集成传感器技术、实时仿真技术、计算机辅助技术、多媒体技术等于一体，才被正式定名为虚拟现实技术。

1986年，Roberts根据太空定位的原理发明了首台神经外科手术导航系统，开了手术导航之先河。如今，基于人工智能的神经外科手术辅助系统——神经外科显微手术导航系统，受到众多神经外科医师们的欢迎。随着医学影像技术和计算机技术的飞速发展，外科手术导航系统把数字影像技术、立体定位外科和显微外科与计算机有机结合起来，广泛应用于外科领域如耳鼻咽喉科、骨科、颅脑外科、神经外科、矫形外科等各类手术，如果把导航系统与计算机网络技术和虚拟现实技术结合起来，还能实现远程手术。达芬奇手术机器人的出现，使得外科手术的精准性和操作方式产生了质的飞跃。

20世纪90年代，虚拟现实技术在众多领域的成功应用，促使其蓬勃发展。用于医学方面的虚拟现实应用程序可以将CT或MRI生成的二维图像与体视图像组合，广泛应用于手术培训、手术预演、临床诊断、远程诊断、医学教学等各个环节；在人体解剖仿真、虚拟实验、虚拟人体、虚拟组织器官等方面的应用，可谓无所不至，从此揭开了数字医学应用技术发展的新篇章。

3. 数字医疗检测技术的出现——临床实验室全自动化系统 1981年，高效、快速的实验室全自动化系统（total laboratory automation，TLA）在日本出现。此后，欧美各国纷纷效仿，大量研究开发各具特色的TLA产品，并投入实验室应用。1999年，推出了全新概念的模块组合生化分析仪。进入21世纪，具有模块组合式的样品前处理系统、样品输送系统和样品后处理系统的临床实验室自动化检验流水线闪亮登场，采用检验申请电子化和条码化，建立了与HIS及LIS数据共享和检验信息自动反馈机制，全面实现了检验信息从申请、检测到报告反馈的自动化管理流程。临床实验室自动化检验流水线，大大提高了工作质量和效率。

如今，随着医学基础学科和新兴学科、边缘学科及计算机科学技术日新月异的发展变化，临床检测新技术、新产品和新方法不断应用于临床，诸如自动血液和体液分析、自动放射免疫分析、自动酶免疫分析、自动微生物分析等，各种具有数字化、智能化、自动化的医疗检测设备，使临床医疗数字检测技术取得了突破性进展，从相对细胞计数到绝对细胞计数、从相对定量到绝对定量分析、从细胞膜成分到细胞内成分分析、从液体可溶性成分的流式细胞分析到基因自动检测实验诊断技术及其应用，给临床数字医疗检测技术的发展带来了新的进步。

4. 数字医疗监控技术的开端——数字监护技术与设备 随着重症病房（ICU）和心脏监护病房（CCU）的出现，床旁连续心电监护仪逐渐从传统的心电监护设备中脱离出来成为监护危重病人的关键设备。早期心电监护仪器在心脏监护病房的使用，成功地将心律失常病人的住院死亡率从39%降低到19%。随着临床监护设备的发展，监护仪器经历了由单参数（心电波形）向多参数、由单机向网络、由单向向双向、从模拟到数字变化的历程。

1933年，从事临床医学的人们开始注意到，通过连续床旁观测病人心率，可以有效判断危重病人的复苏和抢救效果。当时，谁也无法想到在计算机和网络技术的帮助下，21世纪的医护人员可以同时监控上百个危重病人的生命体征信息。20世纪70年代，肺动脉漂浮导管的出现和临床应用，将血流动力学检测（有创血压、心输出量等）引入临床监护范围。1978年，使用电话线路远程传输心电监护信号的监护仪开始投入使用，监护设备首次出现在远程医疗领域中。20世纪80年代，监护设备的硬件平台采用了当时最先进的PC技术，对心电信号的处理能力进一步增强。同时，跨越心电、血氧饱和度等多参数测量的监护仪开始出现。

随着计算机数据存储和处理能力的提高，监护仪器功能更加完善，不但能显示、打印并记录心电波形和数据，还能对人为设置的心率上下限及心律失常自动报警，双导联心电图波形显示及图像冻结功能可供逐帧心电图波形仔细观测分析。

5. 计算机辅助诊断与治疗的助手——专家系统 专家系统是用计算机模拟专家思维和推理过程，于20世纪50年代兴起的一个综合性很强的边缘研究领域。医学诊断、治疗专家系统就是运用专家系统的设计原理与方法，模拟医学专家诊断、治疗疾病的思维过程编制的计算机程序，它可以帮助医师解决复杂的医学问题，作为医师诊断、治疗的辅助工具。

1959年，美国的Ledley等首次将数学模型引入临床医学，提出了可将布尔代数和Bayes定理作为计算机诊断的数学模型，并以此诊断肺癌病例，开创了计算机辅助诊断的先例。1966年，Ledley首次提出了计算机辅助诊断（computer aided diagnosis，CAD）

概念。1976年，美国斯坦福大学的Shortliffe等成功研制了著名的用于鉴别细菌感染及治疗的医学专家系统MYCIN，建立了一整套专家系统的开发理论。随着人工智能和计算机科学技术的发展，专家系统的理论和技术不断创新，应用渗透到医学领域的各个专科。在我国，特别在中医药领域研发出了许多具有中医特色的专家系统，如计算机辅助针灸诊疗专家系统、基于案例推理的中医诊疗专家系统、慢性肾炎中医诊疗专家系统、高血压中医诊疗专家系统、中医专家综合诊疗系统等，在临床应用中再现和模拟专家的诊脉、辨证、处方全过程，传承了名老中医专家的诊断理论和经验方法。还有糖尿病专家诊疗系统、妇科疾病诊断专家系统、医学影像诊断专家系统等智能医学诊断与治疗专家系统，对各种疾病的辅助诊断和治疗发挥了重要作用，这些均属于数字医学的早期临床应用。

6. 数字X线摄影核心部件的诞生——平板探测器 影像设备的数字化是数字医学影像的基础。医疗设备器械产业的发展融合了医学、生物学、电子学、信息科学、材料科学等高技术学科的技术。从20世纪60年代到80年代中期，医疗仪器发展的主要对象是机体组织、器官和系统功能检测。1997年，数字X线摄影系统的核心部件——平板探测器（flat panel detector，FPD）第一次出现在北美放射学年会上，此后各种类型和结构的X线摄影直接成像系统不断出现。数字医学影像核心装备是以计算机可记录的数字形式存储，图像作为输出，用于疾病诊断和治疗，在医院内广泛使用，成为医疗技术进步的重要标志之一。

数字技术在医学影像领域的广泛应用，使医学影像技术进入高速发展的时期，由普通X线摄影技术已进入影像数字化时代，如CT、MR、CR、DR、PACS技术的应用，改变了原有的工作流程和格局，使得有些传统技术已经被逐渐淘汰，如荧光摄影、体层摄影、记波摄影、气管造影、传统的血管造影技术等。

医疗设备的更新换代更多地表现在信息处理技术上的完善，特别是数字信息技术的突出应用使得医疗设备发展速度更加迅速，种类也多种多样。随着计算机科学和信息集成技术的飞速发展，医疗设备器械数字化和信息化已成为时代潮流与发展趋势。医疗设备器械的智能化、控制与辅助诊断功能的复杂化、仪器系统的集成化、外部操作方式的简单化、医学仪器联网信息化，大大提高了临床诊断在时间和空间上的精准性。用各种医学影像装备采集人体解剖学、生理学、病理学和心理学的信息并实现可视化，是医学诊断和治疗可视化必备的手段，也是建设“数字化医院和远程医疗”的主流设施，是产生“数字医学”的重要因素之一。

基础医学、临床医学、预防医学、中医学等各个学科的一批掌握数字化技术的先行者，在各自的医疗、科研、教学工作中，率先应用多种数字化技术，进行了开创性的实践，取得了极其珍贵的原创性资料和先导性实践经验，为数字医学的产生奠定了专业基础。

（三）数字解剖学是数字医学产生的结构基础

医学研究的对象是人体，人体解剖学是现代医学的第一块基石。恩格斯曾经说过，没有解剖学就没有医学。医科大学各专业都必须学习的一门医学基础必修课程就是人体解剖学，即只要走进医学大门，人体解剖学是必备的知识。同理，数字解剖学是数字医学的必备基础。

数字解剖学（digital anatomy）是应用现代数字化技术，将人体形态结构数字化和可视化，研究人体形态结构规律及其与生理功能和临床应用关系的一门科学。

就像传统解剖学研究必须要有人体标本一样，数字解剖学研究的第一步便是构建数字化人体。

数字化人体（digital human，visible human，DH，VH），简称数字人，就是运用现代信息技术，采用人体解剖学和现代影像学等方法获取人体解剖结构数据信息，在计算机上建立起的能被计算机处理的全数字化的人体真实结构的三维模型。

数字化人体是当今医学科学技术、信息科学、计算科学和计算机技术的高度综合，是医学科学研究的最新领域之一，是21世纪医学科学技术从定性描述到定量表达的结果，它将加深对人体系统、器官、结构的认识，深刻地改变未来人体的研究活动和人们的生活方式。为此，2001年11月5日至7日，我国首次举行了以“中国数字化虚拟人体的科技问题”为主题的第174次香山科学会议，与会者覆盖了国内相关领域的30多位专家。经过三天热烈的研讨，与会者达成了一致的意见：早日启动中国数字化人体的重大研究计划。此后，“数字化虚拟人体若干关键技术”项目列入了国家的“863计划”，中国人民解放军第三军医大学和原中国人民解放军第一军医大学分别得到国家自然科学基金和国家“863计划”的资助，开展数字化人体的研究工作。

1996年，美国数字化人体（visible human project，VHP）问世。随之，在世界范围内出现了数字化人体研究和应用研究的热潮。2002年，中国数字化人体（Chinese visible human，CVH）诞生。到目前为止，按在国际学术期刊发表论文的时间，先后有美国数字化人体数据集、中国数字化人体数据集、韩国数字化人体（visible Korean human，VKH）数据集可供签订协议后下载使用。这些早期的研究工作，为数字医学的发展乃至数字医学新学科的诞生打下了重要的基础。

第四节　数字医学研究与发展现状

美、英、日、德、韩等发达国家凭借经济实力和技术优势，在数字医学领域抢占先机，发达国家把数字医疗设备、数字医疗诊断治疗技术作为增强国际竞争力的战略重点，发展态势十分迅猛。目前，高端的医疗影像设备、人工智能产品等大多来自发达国家。近15年来，我国数字医学的研究以中国数字化人体研究为先导，以临床应用研究为特色，发展十分迅速，在众多方面已由跟跑发展到并跑，在部分领域已处于领跑地位。在数字医学基础研究和技术应用方面新成果引人注目，新知识、新理念层出不穷，新技术、新产品日新月异，使产品和技术的更新换代周期不断缩短，临床应用的步伐不断加速。

一、数字化人体的研究

1989 年，美国国立医学图书馆（NLM）意图建立一个医学图像库，以提供生物医学文献的图像检索系统。此项计划称为“可视人计划”（visible human project，VHP），由 Colorado 大学的健康科学中心承担人体断面图像的采集工作。于 1994 年和 1996 年分别获得了一男一女两例包括 CT、MRI 和断面图像的数据集。由于后续 CT 和 MRI 受到断层精度和灰度成像的限制，后续向虚拟人发展的基础框架则以切片图像数据集为主。

1994 年以来，以美国为主导，开展了人体模型、人体信息的数字化计划，相继有可视化人体计划（VHP）、虚拟人计划（virtual human project，VHP II）。后来，美国科学家联盟（FAS）又将人类基因组计划（human genome project，HGP）及人类脑计划（human brain project，HBP）等集成在一起，组成了一个庞大的数字人（digital human）计划。在临床应用中，美国纽约大学复杂头部连体婴儿的成功分离就是数字医学理论、方法和技术在临床实践中应用的结果。由于需求牵引，对数字医学的基础研究和临床应用，发达国家纷纷给予立项资助，包括成立相应的学术组织，并开展了非常活跃的学术活动。

1996 年开始，美国橡树岭国家实验室牵头酝酿虚拟人创新计划（virtual human project initiative，VHPI），其主要设想是将人类基因组计划与可视人计划的研究成果结合起来，完成人体的物理建模，使虚拟人在外界刺激下作出带有科学规律的反应，进一步推动人体信息数字化研究的深入。经过几年的准备和学术研讨，已向国家科学院及国会递交了正式报告，并得到国防部非致命武器委员会的支持。美国华盛顿大学于 1997 年发起生理人计划（physiologic project，PP），提出开发细胞、器官和整体功能的数据库和计算机模型的设想；英美研究机构宣布联合研制计算机化的虚拟人体系统。他们认为目前一种新药从研制成功到投入使用，要经过大量的动物实验和临床试验。如果借助数字化的虚拟人体，模拟药物在人体中产生的作用，测试过程就可以大大加快，成本也可得到降低。利用虚拟人体取代真人进行药物的初期测定，还可避免药物可能对人体造成的损害。此外，美国人类脑计划第二阶段，已成为神经科学研究的重点。

继美国 VHP 之后，韩国亚洲大学医学院提出了可视韩国人（VKH）计划，于 2003 年报道了其中第一例男性尸体的切片工作，其切片间距为 0.2mm，共有 8590 个断面，数据量为 153.7GB。

第一例中国数字化人体（CVH）于 2002 年 10 月完成，并公开发表了论文。到 2005 年 3 月，我国科学家共完成了 4 男 4 女共 8 例人体数据集的采集，建立了“中国数字化人体数据集系列”基础数据平台，总数据量近 3000GB，最薄的全身切片厚度为 0.1mm。针对于各种应用的分割数据集也随之完成。国家自然科学基金重大项目“可交互人体器官数字模型及虚拟手术研究”2011 年立项资助，科技部国家重点研发计划项目“三维可视化精确放疗计划系统集成解决方案研究——可形变的数字化可视人体辐射模型的三维重建”2016 年获得资助。我国数字医学的基础研究和手术导航、手术模型、医学 3D 打印等临床应用成果令同行瞩目。

二、数字医疗设备设计与制造

数十年来，美、英、日、德等经济发达国家利用拥有雄厚的经济实力和技术优势，大力开展数字医学研究，智能化诊断与治疗系统、数字化医疗设备设计与制造等，处于全球领先地位，占据着绝大部分市场。

近年来，国内的大型医疗仪器设备的研发异军突起，国产影像设备已开始占领部分市场，国产聚能超声刀已走向国际市场。

除此以外，数字化、便携式的电子医疗设备发展迅速，广泛应用于临床医疗和预防保健之中，大大改善了医疗电子产品质量和应用范围。如穿带式心脏监测仪和输液泵、电子自动心脏除颤器、植入式起搏器和智能胶囊等，集数字化、智能化、微电子与图像处理、无线传输等技术于一体，进一步拓展了检测、诊断、治疗技术的研究与应用空间。

三、数字医疗技术与应用

在当今学科交叉融合成为普遍共识和发展趋势的形势下，数字医学基础研究和与之相关的数字医疗技术创新已成为世界医学科研活动的重头戏。计算机科学技术和医学科学技术的迅猛发展，尤其是数字化技术在医学领域中的广泛应用，众多智能化、数字化诊疗设备相继投入临床使用，极大地提高了诊断的准确性，增强了治疗的有效性，促使许多学科或专业实现了跨越式的发展。

（一）数字医疗检测技术

发达国家继续主导着临床检测技术快速发展的局面，一些研究开发机构加强其在某一领域的优势，运用数字化技术，开发医疗检测数据管理系统。开发的数字医疗检测装备技术先进，自动化控制程度高。如具有高度的特异性、敏感性和重复性的自动化临床实验室检测系统、全自动微生物鉴定及药敏分析系统、全自动配血系统、全自动机器人分液系统等检测技术和设备的发展十分迅速，不仅能够实现无创、实时、连续的检测，而且操作简便、检测速度快、精度高，大大提高了临床检验质量和工作效率。

（二）数字医疗诊断技术

发达国家努力加大数字化、智能化诊断分析技术与设备的研发应用力度，具有无创伤、无疼痛、无辐射、无造影剂注射的绿色诊断技术快速发展，成果斐然。如临床前成像系统，融合了正电子发射断层扫描（PET）、单光子发射计算机断层扫描（SPECT）和计算机断层扫描（CT）采集系统，集成了多种成像模式，具备了很高的PET分辨率和灵敏度，极大地丰富了形态诊断信息和图像的层次。数字动态功能性早期诊断乳腺癌设备与系统，能够对相关指标进行连续监测和定量分析，可对2mm以上的乳腺癌作出早期诊断，在空间和时间上四维显示肿瘤的病变区域和肿瘤代谢率的变化。

（三）数字医疗治疗技术

国内外许多研究机构和医学高等院校瞄准数字医疗市场，纷纷投入大量资金和人力研究开发高精尖的数字医疗技术和产品，尤其在临床应用的人工智能、微电子、计算机辅助等方面，取得了许多具有很强实用性的研究成果。国际上许多人工智能研究中心，都在投入巨大的力量开展外科手术机器人、手术导航系统与器械、智能微系统胶囊、数字化放疗系统等研究，快速地改变着临床医疗的面貌。

1. 外科手术机器人系统 由于医疗机器人具备了能够替代人类工作和扩展人类能力的特点，可以完成人手很难进行的细微精密的操作，因此，各国竞相研发。“达芬奇”外科手术机器人系统，广泛应用于心脏外科、泌尿外科、妇产科和耳鼻咽喉科等专业，备受推崇。甚至普通外科、肝胆胰外科都已有不少应用报道，截至目前，全球大约已有3200多台达芬奇手术机器人系统，绝大部分在美国，全亚洲仅有350台，主要集中在日本和中国。2007年，加拿大研制的名为“神经手臂”的机器人，将脑外科手术与航天科技结合，内置磁共振成像装置，能够洞悉人体中微小的神经构造，并绘制出清晰的3D图像，可以有效帮助医师完成风险大、难度高的脑外科手术。英国发明了一种“微型机器人”，可在人体胃肠道内检测肿瘤，并实时将结果传到电脑中，医师通过屏幕观察体内情况，还可以让“微型机器人”停在某一位置，对可能出现癌变的组织进行更细致的观察和分析，以便更快捷地决断是否需要手术。

2. 胶囊内镜系统 2001年，以色列Given Imaging公司生产了名为M2A的胶囊式内镜，在全世界引起巨大的反响。之后，许多国家纷纷开始对消化道胶囊式微型诊疗系统的研究开发工作，推动着消化道疾病的诊断和治疗朝着无痛、无创的方向发展。近年来，各类智能胶囊产品纷纷亮相，而且在功能上各有所长。比如，有能在消化道内完成定点给药的“遥控释放胶囊”；还有能在消化道内进行采样的胶囊；韩国的“胶囊式机器人”能在体外遥控下完成药物释放、图像采集、组织活检和治疗等多种功能。

3. 手术导航系统 2008年，德国开发的ZiehmNaviPort 3D系统，代表着用于脊柱和创伤外科手术最先进的X射线导航技术，它将移动式三维C臂与计算机辅助透视三维导航技术结合在一起，不再需要进行术后CT扫描，能够提供细微结构术中三维图像。

该系统可存取实时数据，并可马上用于下一步手术，大大提高了精确导航、实时定位水平。近年，国产手术导航系统已经开始应用于临床。

4. 虚拟现实技术 虚拟现实（VR）技术在外科手术模拟、临床技能培训、人体解剖学教学等多个方面已经得到应用。美国、日本投入巨资从事虚拟细胞（Virtual Cell）的研究。美国能源部还将电子细胞列入继人类基因组计划后最重要的计划之一。建立正常和病理的虚拟细胞模型，不仅可以虚拟细胞的发生、活动和调节的生理机制，而且可以了解和揭示疾病发生发展过程，寻找到有效致病分子和标记分子，进行疾病的预警诊断和治疗，提出防治和干预措施，设计和试验新药物，建立新的医疗保健模式。

5. 数字化放疗技术与产品 适形调强放射治疗系统，综合了计算机断层扫描（CT）成像系统与投影放射治疗技术，提供了更快更精确的放射治疗，同时降低了对周围健康组织的辐射损伤。目前在临床已经广泛应用。

四、数字化医院建设与发展

欧美发达国家从 20 世纪 90 年代初开始探索数字化医院建设问题，如澳大利亚早在 1996 年就已开始建设数字化医院，如今一批初具规模的数字化医院已经建成。

临床医疗信息化程度不断提高。以临床医疗信息化为核心，高度重视临床信息系统功能拓展的研发、多种相关系统的集成、现代化医疗设备与信息系统的整合和区域间医疗信息资源的共享。早期临床医疗信息化的重点放在电子病历、PACS、LIS、重症监护、数字化手术室等方面，特别注重与专家诊疗系统、远程实验室诊断等系统的融合。PACS 是临床管理信息化建设的热点，已在许多医疗机构得到广泛应用，特别是具有技术特色和专科特色的 PACS，受到医疗界的热捧。2009 年 2 月，在美国科学院整形外科医师协会（AAOS）年度会议上介绍了 4 种骨科 PACS 解决方案，特点是包含有庞大的数字化移植物模板库，骨科医师可直接在数字化 X 线影像上进行操作，在对数字化影像进行校准后进行测量与规划，制定手术方案，提高了移植物选择的精确度，精简优化了骨科工作流程。近年来，数字化医院正在向多系统集成、智能化决策与管理的智能化医院方向发展。

第五节 数字医学的发展趋势

数字医学未来发展，前景广阔。随着数字化进程的快速推进，在“互联网 +”的时代，传统医学正朝着以“精准化、个性化、微创化和远程化”为主要特征的现代医学方向发展，因此，数字医学正在成为 21 世纪医学发展的一个重要方向。目前，数字医学正在掀起基础研究和应用研究的热潮，它的快速发展，正从多个方面改变着现代医学的面貌，如外科手术导航、影像立体重建、人工器官的个性化制造、有创诊疗手段的虚拟仿真、3D打印技术的推广应用、远程医疗（包括远程手术）、数字化智能化医政管理的实现等等。

未来几年，我国数字医学事业乘着新学科诞生的东风，必经迎来一个快速发展的时期。具体体现至少在以下几个方面：

一、数字医学的基础理论研究和应用基础研究将会在国家层面受到进一步的重视

数字化技术在医学领域的应用已经带来了医学科学技术的快速进步，而进一步发展的关键驱动之一仍然是数字化技术。随着我国经济社会的发展，人们对健康保障的需求与日俱增，我国又是一个人口大国，医疗卫生需求很大。因此，充分应用数字化高新技术，提高临床诊断技术和治疗水平，保障人民健康，提高全民族的健康水平是国家层面的战略需求。同时，目前高端医疗设备和数字化医疗系统基本来自西方发达国家的状况也亟待改变。因此，国家在数字医学的基础研究和应用开发方面加大投入，今后形成具有我国自主知识产权的技术优势，在此领域形成较强的国际核心竞争力，将会形成共识。国家自然科学基金委重大项目“可交互人体器官数字模型及虚拟手术研究”获得资助，就是一个很好的开端。

二、数字医学的临床应用研究将会掀起前所未有的热潮

数字化技术在临床诊疗中的广泛应用，正在悄然改变着现代医学的面貌，著名外科学家黄志强教授曾预言“将来的外科医师可能不得不与机器人为伍”，预见了数字医学的重要性。数字医学在临床各个学科都有广阔的应用前景，但目前与外科和手术相关学科关系更为直接。例如，外科复杂手术的术前规划，根据病人CT、MRI图像，进行病变部位的三维重建，在立体空间显示病变与周围器官结构的三维关系，制定手术方案；手术组术前进行模拟手术演练，熟悉手术流程，相互协调配合；在术中采用手术导航，实时指导手术进程；在数字技术支撑下的内镜检查和治疗、介入诊断和介入治疗；3D打印技术的发展，使个性化医疗成为现实；手术机器人的应用，改变了传统的手术方式，由医师直接手术变为了间接手术，使手术操作更加精准；通过网络实施的远程手术使资深专家的技术优势在空间上得到大为拓展；在虚拟手术系统上进行外科医师的临床技能培训，可使培训工作更加规范、可控，避免损害病人利益；用三维图像进行医患沟通，等等。临床需求是数字医学研究的主要牵引，临床诊治中发现的问题是数字医学研究选题的重要源泉。

三、数字医疗仪器设备将向着精准化、智能化、人性化、小型化、微无创化、无线网络化方向快速发展

国外 GE、西门子等大公司凭借技术领先和市场垄断的优势，纷纷投入巨资用于新一代数字医疗产品的研发，国产高端大型医疗仪器设备已开始崭露头角，新的医疗仪器设备不断推出，数不胜数；不少国内外的著名大学和研究机构在数字医学的基础研究和应用基础研究方面创新力强劲，并很快能将基础研究的成果转化为能进入市场的产品，新的软硬件产品和集成系统不断涌现。2014 年奥巴马提出“精准医疗”以后，这一本来就存在的现代医学追求的目标更加突出和受到重视；智能化是在数字化基础上的发展和提升，它使新一代医疗仪器设备更加“聪慧”，具备学习功能，操作更加简便，同时减少人为操作的失误；人性化和小型化，更多从病人和使用者方便的角度着眼，更加与人的身体和生活匹配，如可穿戴设备、无线化监护系统就是例子；网络化是指新的医疗设备的检测、监测数据等通过无线网络自动传输、存储、调用、处置等，会使传统的医疗流程产生质的飞跃。

四、数字医学的发展会催生新的学科群和新的医疗机构、新的管理体制的建立

在医学发展的历史中，医学与工程技术的结合产生了生物医学工程学这一新的学科，现已成为医学门类的一级学科。随着这一学科的发展，又相应产生了医学影像学、放射物理学、临床医学工程等一批新的学科专业。这些新的学科专业的产生反过来又对医学的快速发展起到了巨大的推动作用。现在，计算机科学与技术、网络通信技术、数字化信息技术等正日益广泛而深入地渗透到医学的各个领域，使得原有的学科布局、人才培养、机构设置都需要进行进一步的调整以适应数字医学发展的需要。医学科学技术、医学工程技术、医学数字技术的进一步结合、融合和研究力量的重组，不论是在医院、大学还是科研单位都已经势在必行。以网络环境下的数字影像技术为例，从临床成像到影像诊断，影像的信息流和工作流已经超越了原来传统的影像科室，而出现了影像科室、各临床科室、医学工程、信息工程等科室和部门为了某一项影像学检查同时在同一个数字化技术平台上工作的情况，传统的工作流程和机构设置可能随之不得不做相应的改革了。

五、数字化医院、数字化医疗卫生网络建设及远程诊疗将得到很快发展

我国数字化医院的建设主要在部分大医院推行，并且发展很不平衡，建设目标各异，

更无统一标准。在数字化医院建设的早期，这种现象是必然的。但下一步在数字化医院建设的广度和深度上必将快速推进，使更多的医院、更多的病人在数字化建设的推进中获益。数字化医疗卫生网络的建设在试点的基础上会加快推进，这会成为我国医疗卫生改革推进的重要标志之一。结合我国人口众多、医疗卫生资源分布极不平衡的实际情况，远程诊疗的推广和应用会是促进我国优质医疗资源效益最大化和快速提高广大欠发达地区和边远地区医疗卫生水平的重要措施之一。随着“互联网 +”“移动互联网 +”时代的到来以及“医联体”的建立，网上就诊，网上医院将有可能成为新常态，对于健康咨询、部分专家门诊和非手术的一般性疾病诊治，已经有条件在网上进行，并且可以按处方快递药品到家，足不出户轻松就医正在变成现实。同时对大众开源开放的医疗数据网络平台、名医名家信息平台等将会是病人在全国乃至世界范围内选择最适合自己的专家就诊或会诊，专家可很方便地调阅就诊病人的全部就医资料。

六、数字医学的学术队伍和学术组织会快速发展

由于数字医学事业发展的需要，全国学会成立以后，先后已有广东、重庆、湖北、云南、江苏、山东、浙江、湖南、安徽、上海、吉林 11 个省市、自治区成立了地方数字医学学会，其他省、市、自治区都在积极筹划成立各自地区的数字医学学术组织。除了横向的学术组织外，在全国数字医学分会下，还会成立一系列纵向的全国性的专业委员会，以便于小同行之间的更专业的学术交流。数字骨科、妇产科、肝胆胰外科、整形美容科等专业委员会和医学 3D 打印学组等都已经做了大量的前期准备工作，有的以筹备组的形式已经开展了多次学术活动，有的已经进入到了最后的申报程序。

国际数字医学学会（International Society of Digital Medicine，ISDM）已于 2016 年 6 月 18 日正式成立。

本章小结

数字医学是应用现代数字化技术，解释医学现象、解决医学问题、探讨医学机制、提高生命质量的一门科学。它是现代医学和数字化高新技术相结合，以医学为主体，涵盖了计算机科学、数学、信息学、电子学、机械工程学、生物医学工程学等多学科的一门新兴的前沿交叉学科领域。数字医学的核心是采用数字化高新技术提高临床诊断和治疗的水平。狭义数字医学概念是指运用现代数字化技术，解决临床医学、基础医学、预防医学、中医学等医学范畴内的基础研究和临床应用问题，提高对生命现象和疾病本质的认识，提高诊断和治疗的水平的一切理论、知识、技术、方法。广义数字医学概念，除了包含狭义数字医学的内容外，还包含了数字化医疗设备的研发和应用、数字化医院建设和数字化医政管理这两个方面的内容。

数字医学体现了数字化、信息化、网络化的基本特征，即学科之间的交叉性、数字

技术应用的广泛性、信息技术渗透的全面性、信息传递的快速性、信息选择的多样性、信息共享的便捷性和研究与实践的同步性等。数字化医院、数字化医疗卫生网络建设及远程诊疗将得到很快发展。数字医学新学科的诞生具有其社会需求、学术积累、技术进步和结构基础等要素。

数字医学正推动着现代医学朝着“精准化、个性化、微创化和远程化”的方向发展。数字医学的基础理论研究和应用基础研究将会在国家层面受到进一步的重视；数字医学的临床应用研究将会掀起前所未有的热潮；数字医疗仪器设备将向着精准化、智能化、人性化、小型化、微无创化、无线网络化方向快速发展；数字医学将会催生新的学科群和新的医疗机构、新的管理体制的建立；数字医学的学术队伍和学术组织会快速壮大。

（张绍祥）

思考题

1. 何谓数字医学？何谓广义数字医学？何谓狭义数字医学？
2. 数字医学的基本特征是什么？
3. 一个新学科的诞生需要哪些基本条件？
4. 数字医学未来的发展方向如何？

第二章

数字医学的数学基础

数字医学中要涉及各种各样的医学影像，包括X射线、B超、CT、磁共振以及PET、SPET等医学影像，它们在医学研究特别是临床诊疗中起到越来越重要的作用。这些医学影像通过计算机技术进行自动或半自动地处理与分析，为医学工作者诊断疾病或医学研究提供了极大的方便。医学图像不仅种类繁多，而且数据量大，不同的医学图像又有自身的特点，因此医学图像处理与分析的研究内容是丰富多样的，研究方法更是需要不断创新，其中数学方法对医学图像处理起着至关重要的作用。本章将给出医学图像处理与分析中常用到的一些数学知识、理论与方法，并结合具体的医学图像处理任务给出合适的数学建模，使读者初步了解到数学方法如何用于医学图像处理以及它们在医学图像处理中的作用。

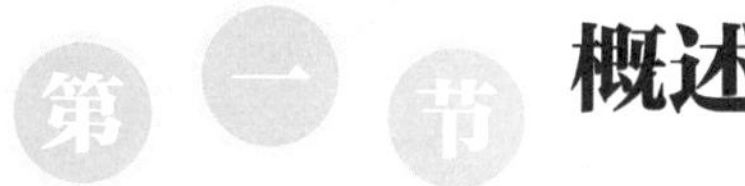

概述

医学影像科学一般包含三个相对独立的部分：信号采集、医学成像和图像分析。医学影像通常需要特定的设备进行采集，如超声图像、CT 图像、磁共振图像等。不同的图像具有不同的成像原理，也就具有不同的特点。医学图像处理不仅和图像类型有关，还和特定的任务有关，譬如是提取肿瘤组织、感兴趣的器官，还是将两幅图像匹配融合。不同的任务需要不同的数学模型和算法，本章将从数学的角度对医学图像处理中的基本任务和建模方法进行介绍。

一、图像处理概述

从数学上来看，图像处理能被看作下面的一个输入 - 输出系统：

$$u_0 \to T \to T[u_0] \quad \text{（式 2-1）}$$

其中 u_0 是已知的输入图像，即要处理的图像，它可能是退化的不清晰的，也可能是需要分割或配准的图像；T 表示一个线性或非线性算子，或者叫处理器，那么 $T[u_0]$ 就是输出的处理好的图像。问题的关键就是根据具体的任务，设计出好的图像处理器，在数学上来讲，就是好的数学模型与算法。

不同的图像处理任务往往需要设计不同的数学模型和算法，那么我们首先需要简单了解一下医学图像处理的具体研究内容，如去噪、分割、配准等。有了明确的任务，就可以结合数学方法，给出合适的算法。

很多医学图像都包含有各种各样的噪声：如 B 超图像中含有斑纹噪声，磁共振图像中存在尖峰噪声等，使得图像中的重要信息变得模糊不清，为后面做分割或其他分析造成困难，因此图像去噪有时就变得十分必要的。而图像去噪最重要的问题就是在去除噪声的同时尽可能多地保留原始图像中的重要结构信息。

医学图像分割一般来说有着明确的目的，或者是提取重要的器官、组织，或者是将肿瘤结构从器官中分离出来，或者是将不同的组织器官分离开来，归根结底都是为医师提供直接可视化的器官或组织，以方便临床诊断和医学研究。

现代医学经常需要将几幅图像结合起来进行分析，以便获得更多的医疗信息。达到这一目的的手段就是图像配准。医学图像配准是指同一区域内不同时段或以不同成像技术所获得的不同图像的坐标的匹配，即对一幅图像寻找一种空间变换，使两幅图像的对应点达到空间位置及解剖结构的完全一致。

通过上述图像去噪、分割和配准等处理，人体器官等结构就可以通过三维可视化技术将其三维直观显示出来，这样临床医师就能够直观地观察到病人的病变组织，并制订出合理的治疗方案。所以，医学图像处理对于现代医学有着至关重要的作用，而数学方法是实现医学图像处理最有用的方法之一。

二、图像处理中的数学方法概述

图像处理的数学方法大概可以分为三类：基于概率统计的方法（又叫随机方法）、基于小波的方法和基于变分偏微分方程的方法。基于概率统计的方法主要指以贝叶斯估计、最大似然法等为基础而建立起来的方法；基于小波的方法包括小波阈值等经典的小波方法和在此基础上发展起来的多尺度几何分析方法；基于变分偏微分方程的方法是以最小化能量泛函和变分法为基础而发展起来的偏微分方程方法，近二十多年来已经得到了广泛的应用和快速的发展。本章后面的章节将会对这些数学方法做一简单介绍，并且以实际的图像处理任务为例子来重点介绍变分偏微分方程方法的应用。

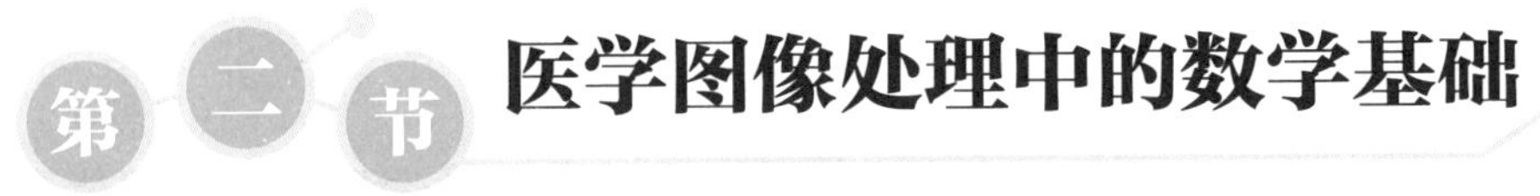

第二节 医学图像处理中的数学基础

一、基本概念

（一）图像的定义

1. 连续性定义 一幅图像可用一连续函数表示：

$$u:\Omega \to R \quad （式 2-2）$$

其中 Ω 是图像的定义域，可以是二维平面上的一个有界闭区域，也可以是三维空间上的一个有界闭区域。如果 Ω 在二维平面内，那么图像 u 就表示一幅平面图像，用 $u(x_1, x_2)$ 来表示，其中 $(x_1, x_2) \in \Omega \subset R^2$ 是平面上图像定义域中的坐标点，$u(x_1, x_2)$ 表示图像位于坐标 (x_1, x_2) 处的灰度值；如果 Ω 在三维空间中，那么图像 u 就表示一三维图像，用 $u(x_1, x_2, x_3)$ 来表示，其中 $(x_1, x_2, x_3) \in \Omega \subset R^3$ 是三维空间中图像定义域上的坐标点，而 $u(x_1, x_2, x_3)$ 表示三维图像位于坐标 (x_1, x_2, x_3) 处的灰度值。例如，医学中计算机断层扫描图像就是数字化的三维图像，三维图像也常称为体数据，其像素点称为体像素。

2. 离散定义 一幅图像可离散化定义为 $u(m, n)$ 或 $u(m, n, l)$，其中 u 为定义在像素点 (m, n) 或 (m, n, l) 处的像素值 . 对于一幅大小为 MN 的平面图像而言，$(m, n) \in \{1, 2, \cdots, M\} \times \{1, 2, \cdots, N\}$. 进一步，平面图像可以用一个 $M \times N$ 的矩阵来表示，即

$$u=\begin{pmatrix} u_{11} & u_{12} & \cdots & u_{1N} \\ u_{21} & u_{22} & \cdots & u_{2N} \\ \vdots & \vdots & \vdots & \vdots \\ u_{M1} & u_{M2} & \cdots & u_{MN} \end{pmatrix} \quad \text{（式 2-3）}$$

将上述矩阵按照列重新排列拉成列向量，则图像 u 也可用一个向量表示为

$$u=(u_{11},u_{21},\cdots,u_{M1},u_{12},\cdots,u_{MN})^T \quad \text{（式 2-4）}$$

（二）图像处理任务的数学描述

这里我们从数学的角度来介绍一下常见的几种图像处理任务。

1. 图像去噪 在图像采集、传输与储存过程中，由于一些内部或外部的因素，医学图像往往带有各种各样的噪声，为进一步分析和识别图像中的重要信息造成障碍。图 2-1 给出了一幅带有噪声的图像 f:

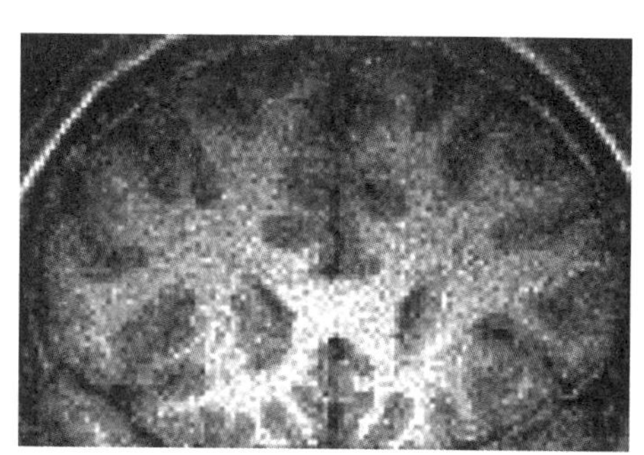

图 2-1 加性噪声图像

$$f(x)=u(x)+n(x),\quad x=(x_1,x_2)\in\Omega \quad \text{（式 2-5）}$$

其中 $n(x)$ 是加性高斯白噪声，u 是理想的“干净”图像。去噪问题就是从带噪图像 f 中复原出理想干净的图像 u，并在去噪的过程中尽可能多地保留图像的细节信息。加性噪声模型经常用于测试去噪模型和算法的性能。

还有一种常见的噪声类型是乘性噪声，超声图像中就经常有这种噪声，即

$$f(x)=u(x)n(x),\quad x=(x_1,x_2)\in\Omega \quad \text{（式 2-6）}$$

与加性噪声不同，乘性噪声和图像信号是相关的，往往随图像信号的变化而变化。乘性噪声类型一般有 Gamma（伽马）噪声和 Rayleigh（瑞利）噪声，它们表现在图像中好像是干净的图像上产生了斑点，因此也叫斑点噪声。其中伽马噪声服从伽马分布，即

$$p(n)=\begin{cases}\dfrac{a^b n^{b-1}}{\Gamma(b)}\exp(-an) & n\geqslant 0,\\ 0 & n<0,\end{cases} \quad \text{（式 2-7）}$$

这里 $\Gamma(\cdot)$ 表示 Gamma 函数 . 当 $a=b=L$ 时，

$$p(n)=\frac{L^L}{\Gamma(L)}n^{L-1}e^{-Ln}\cdot\chi(n\geqslant 0),\qquad \chi(n\geqslant 0)=\begin{cases}1 & n\geqslant 0,\\ 0 & n<0.\end{cases} \quad \text{（式 2-8）}$$

而瑞利噪声服从瑞利分布，即

$$p(n)=\begin{cases}\dfrac{2}{b}(n-2)\exp\left(-\dfrac{(n-a)^2}{b}\right) & n\geqslant a,\\ 0 & n<a.\end{cases} \quad \text{（式 2-9）}$$

图像去噪的目的是从观察到的带噪声图像 f 中近似复原出清晰的图像 u，这对于更好

地完成进一步的图像处理如图像分割等任务有时具有至关重要的作用。

2. 图像分割 图像分割是由图像处理到图像分析的关键步骤，自动化的图像分割技术可以大大减轻医学工作者的负担，从集合的角度我们给出图像分割的数学定义：

令集合 Ω 代表整个图像区域，对 Ω 的分割可看做将 Ω 分成 N 个满足下述条件的非空子集（或子区域）Ω_1，Ω_2，…，Ω_N：

（a）$\bigcup_{i=1}^{N}\Omega_i=\Omega$；

（b）对所有的 i 和 j，$i\neq j$ 时，$\Omega_i\cap\Omega_j=\phi$；

（c）对 $i=1,2,\cdots,N,P(\Omega_i)=TRUE$；

（d）对 $i\neq j$，有 $P(\Omega_i\cap\Omega_j)=FALSE$；

（e）对 $i=1,2,\cdots,N,\Omega_i$ 是连通区域。

这里 $P(\Omega_i)$ 是对所有在集合 Ω_i 中元素的逻辑谓词。条件（a）指出在对一幅图像的分割结果中全部子区域的总和（并集）应能包括图像中所有像素，或者说分割应将图像中的每个像素都分进某个子区域中。条件（b）说明在分割结果中各个子区域是互不重叠的，或者说在分割结果中一个像素不能同时属于两个区域。条件（c）指的是在分割结果中每个子区域都有独特的性质，或者说属于同一个子区域中的像素应该具有某些相同的特性。条件（d）是说再分割结果中不同的子区域具有不同的特性，没有公共元素，或者说属于不同区域的像素应该具有一些不同的特性。条件（e）要求分割结果中同一子区域内的像素应该是连通的。

上述条件不仅定义了分割，而且对分割处理任务也具有指导作用，对图像的分割总是根据一些分割准则进行的，而这些条件就可以作为分割的准则指导分割模型的建立。

3. 图像配准 医学图像配准是指通过寻找某种空间变化，使两幅图像的对应点达到空间位置及解剖结构上的完全一致。可见，图像配准的目的是达到两幅图像的内容在拓扑上的对应和几何上的对齐，即建立两幅图像内容的对应关系，并使相对应的内容在位置上对齐.那么要想进行配准，必须要求要配准的两幅或多幅图像之间有一部分是重叠的，这是实现图像配准的基本条件。

图像之间的配准主要包括两方面的内容：第一，确定足够数量的配准控制点；第二，根据这些配准控制点确定两幅或多幅图像像素之间的坐标对应关系。因此，传统图像配准的一般由这四个步骤组成：①对两幅图像进行特征提取得到特征点；②通过相似性度量找到匹配的特征点；③通过特征点得到图像空间坐标变换参数；④由坐标变换参数进行图像匹配。

图像配准的方法从是否给定坐标系统来看，可以分为相对配准和绝对配准。相对配准是指选择多幅图像中的一张图像作为参考图像，将其他的相关图像与之配准，其坐标系统是任意的；绝对配准是定义一个控制网格，所有的图像相对于这个网格来进行配准，即分别完成各分量图像的而几何校正来实现坐标系的统一。医学图像里大部分进行的都是相对配准。两幅图像的相对配准可具体描述如下：给定两幅待配准的图像 $S(x)$，$T(x)$，

对其中一幅图像 S 作变换，使得变换后的图像与另一幅图像 T 的内容在拓扑上相对应并几何上相对齐，为了实现这个目的，一般需要定义两幅图像之间的度量 D，通过这个度量寻找两幅图像坐标间的几何形变 h，使得 $D(S(h(x))), T(x)=0$。

二、基本数学符号

基于偏微分方程方法的图像处理技术已发展成为目前比较成熟的方法，要想了解这种方法，我们首先需要了解一些常用的微分算子，如梯度算子、散度算子、拉普拉斯算子以及曲率算子等。

梯度和散度算子是常见的一阶微分算子，我们以二维平面图像为例，其中梯度算子定义如下：

$$\nabla u:=(u_x,u_y) \quad \text{（式 2-10）}$$

其中 $u_x=\frac{\partial u}{\partial x}$ 指的是函数 u 关于变量 x 求偏导，$u_y=\frac{\partial u}{\partial y}$ 可相应定义。

散度算子定义如下：对于一向量 $p(x,y)=(p_1(x,y),p_2(x,y))$，有

$$divp:=p_{1x}+p_{2y} \quad \text{（式 2-11）}$$

拉普拉斯算子和曲率算子是二阶微分算子。拉普拉斯算子可看作是梯度和散度算子的复合，定义如下

$$\Delta u:=div(\nabla u)=u_{xx}+u_{yy} \quad \text{（式 2-12）}$$

其中 $u_{xx}=\frac{\partial^2 u}{\partial x^2}$ 指的是函数 u 关于变量 x 求二阶偏导，$u_{yy}=\frac{\partial^2 u}{\partial y^2}$ 可相应定义。

曲率是衡量曲线或曲面弯曲程度的度量。对于平面图像而言，我们经常把它嵌入到三维空间中，即 $(x,y,u(x,y))$ 可看作是空间中的一张曲面，这样我们就可以定义该曲面的单位法向量和切向量分别为：

$$\vec{n}:=\frac{\nabla u}{|\nabla u|} \quad \text{（式 2-13）}$$

$$\vec{\tau}:=-\frac{(u_y,u_x)}{|\nabla u|} \quad \text{（式 2-14）}$$

其中 $|\nabla u|=\sqrt{u_x^2+u_y^2}$. 该曲面的曲率为：

$$curv(u):=div\left(\frac{\nabla u}{|\nabla u|}\right)=\frac{u_y^2u_{xx}+u_x^2u_{yy}-2u_xu_yu_{xy}}{(u_x^2+u_y^2)^{\frac{3}{2}}} \quad \text{（式 2-15）}$$

三、基本数学知识

这里我们要介绍一些图像处理里常用到的一些基本数学知识，包括变分法和梯度下

降流，平面曲线理论及概率统计基本知识。其中变分法和梯度下降流是计算最优化数学模型的有效方法之一，平面曲线理论是学习图像分割模型的理论基础，概率统计中的一些知识在后面的数学建模中也会用到。

（一）变分法和梯度下降流

1. 变分法　能量泛函 E 的极小化问题

$$\min_{u\in X}E(u) \tag{式 2-16}$$

的解通常用变分原理可以求出。

设能量泛函 E 为：

$$E(u)=\int_{\Omega}f(x,u(x),\nabla u(x))dx \tag{式 2-17}$$

其中 f 关于 u 和 $\nabla\iota$ 是连续可导的，记 $\xi=\nabla\iota$，则该泛函的一阶变分为：

$$\frac{\delta E}{\delta u}=\frac{\partial f}{\partial u}(x,u,\nabla u)-\sum_i\frac{\partial}{\partial x_i}\left(\frac{\partial f(x,u(x),\nabla u(x))}{\partial \xi}\right) \tag{式 2-18}$$

事实上，能量泛函 E 的一阶变分又称为它关于 u 的加托导数（Gâteaux derivative）。加托导数是微分学中方向导数概念的推广。

若 E 有加托导数，且极小化问题 $\min\limits_{\nu\in X}E(\nu)$ 有解 u，那么 $E'(u)=0$。反之，若 E 是凸的，那么 $E'(u)=0$ 的解 u 是极小化问题的解。通常称

$$E'(u)=0\text{ 或 }\frac{\delta E}{\delta u}=0 \tag{式 2-19}$$

为欧拉 - 拉格朗日方程（Euler-Lagrange equation），简称 E-L 方程。

2. 梯度下降流　极小化问题

$$\min_{u\in X}E(u) \tag{式 2-20}$$

所对应的梯度下降流（gradient descent flow）为

$$\frac{\partial u}{\partial t}=-\frac{\delta E}{\delta u} \tag{式 2-21}$$

其中 $-\dfrac{\delta E}{\delta u}$ 是能量泛函 E 下降 / 减小的方向 . 求解（式 2-20），即可得到（式 2-21）的极小解。

这是因为

$$E'(u;\nu)=\frac{dE(u+t\nu)}{dt}\Big|_{t=0}=\int_{\Omega}\frac{\delta E}{\delta u}\nu dx \tag{式 2-22}$$

注意到（式 2-22）中 ν 是任意的，不妨设 $\nu=\dfrac{\partial u}{\partial t}$，此时若 $\dfrac{\partial u}{\partial t}=-\dfrac{\delta E}{\delta u}$，则 $E'(u;\nu)<0$，那么 E 是减小的，而且减小的最快 . 因此，沿着 E 减小最快的方向我们就容易得到极小化问题（式 2-20）的解。

下面介绍另外一种计算能量泛函 E 所对应的梯度下降流的方法。

引入时间变量 t，则能量泛函是关于时间变量的函数，即

$$E(u(x,t))=\int_{\Omega}f(x,u(x,t),\nabla u(x,t))dx \qquad \text{（式 2-23）}$$

下面将 $E(u(x,t))$ 简记为 $E(t)$。一般来说，我们需要求能量泛函 E 的极小化问题，那么能量泛函必须随着时间 t 的增加而减小，即需要 $\frac{\partial E}{\partial t}<0$，而

$$\begin{aligned}\frac{\partial E}{\partial t}&=\int_{\Omega}\left(\frac{\partial f}{\partial u}u_t+\frac{\partial f}{\partial \xi}(\nabla u)_t\right)dx\\&=\int_{\Omega}\left(\frac{\partial f}{\partial u}u_t-\sum_i\frac{\partial}{\partial x_i}\left(\frac{\partial f}{\partial \xi}\right)u_t\right)dx+\int_{\partial\Omega}\frac{\partial f}{\partial \nu}u_t dx\\&=\int_{\Omega}\left(\frac{\partial f}{\partial u}-\sum_i\frac{\partial}{\partial x_i}\left(\frac{\partial f}{\partial \xi}\right)\right)u_t dx\end{aligned} \qquad \text{（式 2-24）}$$

上式中第二个等式用到了格林公式，其中 ν 表示 Ω 的边界 $\partial\Omega$ 的外法向量，第三个等式用到了 Neumann 边界条件 $\frac{\partial f}{\partial \nu}=0$。

为了使 $\frac{\partial E}{\partial t}<0$，我们选取

$$\frac{\partial u}{\partial t}=-\left(\frac{\partial f}{\partial u}-\sum_i\frac{\partial}{\partial x_i}\left(\frac{\partial f}{\partial \xi}\right)\right) \qquad \text{（式 2-25）}$$

这与先求 E-L 方程，再通过梯度下降的方法求能量泛函的梯度下降流所得的结果是一致的。这种方法也常常用来求能量泛函极值问题的梯度下降流。

3. 形状导数相关的梯度下降流 本节主要介绍对于下列形式的能量泛函，如何求它的极小化问题的解，即如何求曲线 c 的梯度下降流

$$E(c(t))=\int_{R(c(t))}f(x)dx \qquad \text{（式 2-26）}$$

其中 R 是曲线 c 的内部区域，被积函数 $f(x)$ 不依赖于曲线 c 和时间 t。

对 E 关于时间 t 求导，并将区域积分转化为曲线积分得

$$\frac{dE(c(t))}{dt}=\int_{c(t)}\langle c_t,f(x)N_{out}\rangle ds \qquad \text{（式 2-27）}$$

其中 N_{out} 表示曲线 c 的单位外法向量，s 是曲线的弧长参数．因此，曲线 c 的梯度下降流为

$$\frac{\partial c}{\partial t}=-f(x)N_{out}=f(x)N_{in} \qquad \text{（式 2-28）}$$

其中 N_{in} 表示曲线 c 的单位内法向量。

（二） 平面曲线理论

本节主要介绍平面曲线理论知识，包括用参数表示的曲线和用水平集表示的曲线两

部分内容。它们是学习图像分割模型的基础。

1. 用参数表示的曲线 设 $c(p)=(x(p),y(p))$ 是 R^2 上一条正则有向曲线，其中 $p\in[0,1]$ 为曲线的参数。记曲线在 p 点处的切向量为

$$T(p)=c'(p)=(x'(p),y'(p)) \quad （式 2-29）$$

其单位切向量为

$$T(p)=\frac{c'(p)}{|c'(p)|} \quad （式 2-30）$$

定义与单位切向量 T 构成右手坐标系的单位向量为法向量 N，则相应的内法向量为

$$N(p)=(-y'(p),x'(p)) \quad （式 2-31）$$

其单位内法向量为

$$N(p)=\frac{(-y'(p),x'(p))}{|c'(p)|} \quad （式 2-32）$$

从起点 $p_0=0$ 到 p 点所经过的距离，即曲线的弧长，为

$$s(p)=\int_0^p |c'(r)|dr \quad （式 2-33）$$

显然，成立

$$\frac{ds}{dp}=|c'(p)| \quad （式 2-34）$$

如果用弧长 s 作为曲线的参数，则上式左边为 1，而右边为 $|c'(s)|$，故有

$$|c'(s)|=1 \quad （式 2-35）$$

这就是说，若以弧长 s 作为参数，则切向量总是单位向量，记为

$$T(s)=c'(s) \quad 且 \quad |T(s)|=1 \quad （式 2-36）$$

此时相应的法向量也是单位向量，记为

$$N(s)=(-y'(s),x'(s)) \quad （式 2-37）$$

平面曲线的另一基本概念是曲率（curvature），它反映了曲线的弯曲程度，曲率越大曲线弯曲程度越大，反之越小。由于 $c'(s)$ 为单位向量，它与自身的内积为 1，即

$$\langle c'(s),c'(s)\rangle=|c'(s)|^2=1 \quad （式 2-38）$$

上式两边关于求 s 导可得

$$\langle c'(s),c''(s)\rangle=0 \quad （式 2-39）$$

可见向量 $c''(s)$ 与单位切向量 $c'(s)$（即 T）正交，而单位法向量 N 与单位切向量 T 也正交，因此向量 $c''(s)$ 与 N 共线，故可表示为

$$c''(s)=T'(s)=\kappa N(s) \quad （式 2-40）$$

上式中的比例系数 κ 称为曲率。按惯例规定逆时针绕行方向为闭合曲线绕行方向，于是 N 总是指向闭合曲线的内部，故这里的 N 指的是曲线的单位内法向量，用 N_{in} 表示。

又因为 $c'(s)=c'(p)\dfrac{dp}{ds}=\dfrac{c'(p)}{|c'(p)|}$

$$\kappa N_{in}=c''(s)=\frac{dc'(s)}{dp}\frac{dp}{ds}=\frac{1}{|c'(p)|}\frac{d}{dp}\left(\frac{c'(p)}{|c'(p)|}\right)$$ （式 2-41）

其中曲率在一般参数 p 下的表达式为

$$\kappa=\frac{x'(p)y''(p)-y'(p)x''(p)}{(x'(p)^2+y'(p)^2)^{\frac{3}{2}}}$$ （式 2-42）

2. 用水平集形式表示的曲线 对一平面封闭曲线，我们还可以用如下的隐式方式表示

$$c(s)=\{(x(s),y(s))|u(x(s),y(s))=k\}$$ （式 2-43）

其中 $u(x,y)$ 为某一二维函数，s 为弧长参数。这种用一个嵌入函数 $u=k$ 表示曲线 c 的方法，称之为曲线 c 的水平集表示，函数 u（x，y）称为水平集函数。当常数 $k=0$ 时，上式称之为曲线 c 的零水平集。

那么，曲线 c 的曲率用其水平集函数可表示为

$$\kappa(s)=\frac{u_y^2u_{xx}+u_x^2u_{yy}-2u_xu_yu_{xy}}{(u_x^2+u_y^2)^{\frac{3}{2}}}$$ （式 2-44）

进一步，容易验证

$$\kappa(s)=div\left(\frac{\nabla u}{|\nabla u|}\right)$$ （式 2-45）

曲线 c 的法向量用其水平集函数可表示为

$$N_{out}=\frac{\nabla u}{|\nabla u|}$$ （式 2-46）

这里 N_{out} 指的是曲线 c 的单位外法向量。

注： 由于梯度矢量总是指向 u 值增大的方向，根据（式 2-46），可规定 u（x，y）在水平集内部取小于 k 的值，在水平集外部取大于 k 的值。反之，$N_{out}=-\dfrac{\nabla u}{|\nabla u|}$.

四、统计学基本方法

下面我们介绍两种参数估计的统计学方法，也就是需要预先知道 / 假设样本的分布形式，只是一些参数未知，需要将参数估计出来。

（一）最大似然估计

最大似然估计（maximum likelihood estimation，MLE）用来求一个样本集的相关概率密度函数的参数。

给定一个概率分布 D，假定其概率密度函数（连续分布）或概率聚集函数（离散分布）为 f_D，以及一个分布参数 θ，我们可以从这个分布中抽出一个具有 n 个值的采样：

X_1，…，X_n，通过利用f_D，我们就能计算出其概率：

$$P(x_1,\cdots,x_n)=f_D(x_1,\cdots,x_n|\theta) \quad （式 2-47）$$

但是，我们可能不知道θ的值，尽管我们知道这些采样数据来自于分布D。那么我们如何才能估计出θ呢？一个自然的想法是从这个分布中抽出一个具有n个值的采样X_1，…，X_n，然后用这些采样数据来估计θ.一旦我们获得X_1，…，X_n，我们就能从中找到一个关于θ的估计。最大似然估计会寻找关于θ的最可能的值（即在所有可能的θ取值中，寻找一个值使这个采样的“可能性”最大化）。这种方法正好同一些其他的估计方法不同，如θ的非偏估计，非偏估计未必会输出一个最可能的值，而是会输出一个既不高估也不低估的θ值。

要在数学上实现最大似然估计法，我们首先要定义似然函数

$$L(\theta)=f_D(x_1,\cdots,x_n|\theta) \quad （式 2-48）$$

并且在θ的所有取值上，使这个函数最大化。这个使可能性最大的值θ_{max}即被称为θ的最大似然估计。

（二）最大后验估计

最大后验估计（maximum a posteriori estimation，MAP estimation）是根据经验数据获得对难以观察的量的点估计。它与最大似然估计中的经典方法有密切关系，但是这种方法将被估计量的先验分布融合到其中。所以最大后验估计可以看作是规则化（regularization）的最大似然估计。

假设我们需要根据观察数据x估计没有观察到的总体参数θ，令P作为x的采样分布，这样$P(x|\theta)$就是总体参数为θ时x的概率。假设θ存在一个先验分布，其概率表示为$P(\theta)$，这就允许我们将θ作为贝叶斯统计中的随机变量，这样θ的后验概率就是

$$P(\theta|x)=\frac{P(x|\theta)P(\theta)}{P(x)} \quad （式 2-49）$$

这里主要利用了贝叶斯公式来计算后验概率，其中$P(\theta|x)$是已知x的情况下θ的后验概率；$P(x|\theta)$是已知θ的情况下x的条件概率；$P(\theta)$是先验概率。最大后验估计方法是通过使随机变量的后验分布最大化，估计参数θ。极大化$P(\theta|x)$得到参数θ，即

$$\hat{\theta}=\underset{\theta}{\operatorname{argmax}}\frac{P(x|\theta)P(\theta)}{P(x)}=\underset{\theta}{\operatorname{argmax}}P(x|\theta)P(\theta) \quad （式 2-50）$$

注：先验概率指的是事情还没有发生，要求这件事情发生的可能性的大小。后验概率指的是事情已经发生，要求这件事情发生的原因是由某个因素引起的可能性的大小。

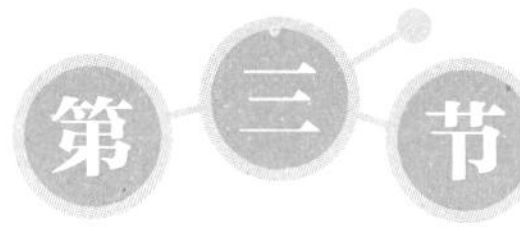

第三节 图像处理的数学方法与建模

一、图像处理的数学方法简介

本节将对图像处理中常用的一些数学方法做个简介。这些数学方法本属于不同的数学学科，然而它们从本质上又是相联系的。要说哪种数学方法会更好，这就要取决于具体的图像处理任务以及图像的类别和特点。

1. 形态学方法 形态学一般是使用二值图像，进行边界提取，骨架提取，孔洞填充，角点提取，图像重建的方法。数学形态学可以用来解决抑制噪声、特征提取、边缘检测、图像分割、形状识别、纹理分析、图像恢复与重建、图像压缩等图像处理问题。

形态学的基本运算有4个：膨胀、腐蚀、开启和闭合。几种算法进行组合，就可以实现一些非常复杂的功能，而且逻辑严密。

在形态学中，结构元素是最重要最基本的概念。结构元素在形态变换中的作用相当于信号处理中的“滤波窗口”。用$B(x)$代表结构元素，或者等价地说是一个局部邻域模板，对工作空间A中的每一点x，腐蚀和膨胀的定义为：

$$E_B(A)=\{x \mid B(x) \subset A\} \quad （式 2-51）$$

$$D_B(A)=\{x \mid B(x) \cap A \neq \phi\} \quad （式 2-52）$$

用$B(x)$对A进行腐蚀的结果就是把结构元素B平移后使B包含于A的所有点构成的集合。用$B(x)$对A进行膨胀的结果就是把结构元素B平移后使B与A的交集非空的点构成的集合。先腐蚀后膨胀的过程称为开运算．它具有消除细小物体，在纤细处分离物体和平滑较大物体边界的作用。先膨胀后腐蚀的过程称为闭运算。它具有填充物体内细小空洞，连接邻近物体和平滑边界的作用。

上述二值形态学变换可以通过它们的水平集自然扩展到一般的灰度图像。令u是一幅灰度图像，对每个灰度水平λ，用

$$F_\lambda(u)=\{x \mid u(x) \geqslant \lambda\} \quad （式 2-53）$$

定义u的λ水平集，则的膨胀版本为$D_B(F_\lambda(u))$，腐蚀为$E_B(F_\lambda(u))$。

2. 傅里叶分析 在经典的信号和图像处理中，傅里叶分析已经成为最强有力和最受欢迎的工具之一。

如果一幅图像u被认为是在标准矩形区域$\Omega=(0,1)\times(0,1)$上定义的一个连续函数，通过周期延拓，u的信息可以完全被编码为它的傅里叶系数：

$$c_n=c_{n_1,n_2}=\int_\Omega u(x)e^{i2\pi nx}dx \quad （式 2-54）$$

其中$i^2=-1$，$n=(n_1, n_2)\in Z^2$，$x=(x_1, x_2)\in\Omega$。

当图像区域为一个有限网格，即 $\Omega=(0:N-1)\times(0:N-1)$ 时，图像 $u=(u_j)=(u_{j_1,j_2})$，$j=(j_1,j_2)\in\Omega$，可以使用离散傅里叶变换（DFT）：

$$c_n=c_{n_1,n_2}=\sum_{j\in\Omega}u_j e^{i\frac{2\pi}{N}(j_1n_1+j_2n_2)} \quad \text{（式 2-55）}$$

离散傅里叶变换允许快速傅里叶变换（FFT）的快速执行，因此，在信号和图像处理中，它对大量的计算任务提供了极大的便利。

傅里叶变换和它的变形（正弦或余弦变换）已经被广泛应用于许多图像处理任务，如滤波器的设计、线性滤波以及经典的图像压缩格式 JPEG 协议。然而，从 20 世纪 80 年代开始，在图像处理中，傅里叶方法已经受到了另一种更强有力的工具——小波分析的极大挑战。

3. 小波方法 小波变换是时间（空间）频率的局部化分析，它通过伸缩平移运算对信号（函数）逐步进行多尺度细化，最终达到高频处时间细分，低频处频率细分，能自动适应时频信号分析的要求，从而可聚焦到信号的任意细节，小波分析在时域和频域同时具有良好的局部化特性，因此可以完成一些傅里叶分析无法解决的信号与图像处理问题。有人把小波变换称为“数学显微镜”。近年来，小波理论与方法已经在许多方面，如信号处理、语音分析、模式识别、数据压缩、图像配准、数据融合等得到了广泛的应用。

小波方法是通过取由不同尺度或分辨率组织的局部化的基，以此来编码图像的小波系数，即对一幅给定的图像 u，其小波系数定义为：

$$c_{j,k}=\langle u(x),\psi_{j,k}(x)\rangle \quad \text{（式 2-56）}$$

其中 $\psi_{j,k}(x)$ 是通过将基本小波经过伸缩和平移变换而得到的，定义为：

$$\psi_{j,k}(x)=2^{\frac{j}{2}}\psi(2^jx-k) \quad \text{（式 2-57）}$$

这里 ψ 为基本小波，常见的有 Harr 小波、Daubechies 小波等。我们也可以通过小波系数和基重构出原始图像，即

$$u(x)=\sum c_{j,k}\psi_{j,k}(x) \quad \text{（式 2-58）}$$

图像处理中常常是对小波系数 $c_{j,k}$ 进行处理，然后再重构出图像，就得到了处理结果。

4. 随机方法 对于具有显著随机特性的图像来说，随机方法比其他确定性方法变得更加合适，有两个主要的来源导致了一幅给定的观察图像 f 的随机特性。

（a）f 通常是某种随机作用 X 与一幅理想图像 u 的组合，$f=F(u, X)$，其中函数 F 可以使确定的或是随机的。例如，$F(u, X)=u+X$ 表示一幅带噪图像，其中 $X=n$ 表示高斯白噪声；

（b）将独立的图像视为某些随机场的典型样本，比如 Gibbs 随机场和 Markov 随机场。

对于带有随机特性的图像来说，随机方法是一种理想的工具。尤其重要的是统计模式理论、学习理论、参数估计的贝叶斯推断理论和随机算法如蒙特卡洛罗模拟、模拟退火和 EM 算法。其中贝叶斯框架由于其基础地位将特别做一介绍。

令 Q 表示一些观察到的数据，F 表示一些嵌入在生成的 Q 中的隐藏特征或模式。F

的贝叶斯推断是最大化一个后验概率（MAP）：

$$P(F|Q)=\frac{P(Q|F)P(F)}{P(Q)} \quad （式 2-59）$$

特征分布概率 P（F）称为先验模型，因为它指定了目标模式中的先验偏差且和数据观察是独立的，条件概率 P（$Q\quad F$）被称为数据模型，因为一旦 F 被确定了，它就描述了观察数据 Q 是如何分布的，分母 P（Q）通常是一个简单的概率归一化常数，没有实质性的作用。

另外，如果没有任何先验知识，那么极大化 P（$Q\quad F$）

$$\hat{F}=\underset{F}{\operatorname{argmax}}P(Q|F) \quad （式 2-60）$$

也可以单独给出一个最优化特征估计，称为极大似然（ML）估计。

5. 变分方法 变分方法在形式上可以被认为对应于贝叶斯框架中的概率由统计学中的 Gibbs 公式给出，如

$$P(F)=\frac{1}{Z}e^{-\beta E[F]} \quad （式 2-61）$$

其中 β 是一个常数，Z 表示归一化的函数，E［F］表示 F 的一个函数。这样，MAP 方法就归结为最小化后验能量：

$$E[F|Q]=E[F]+E[Q|F] \quad （式 2-62）$$

其中一个独立于 F 的加性常数 E［Q］已经被去除了。这个后验能量的最小化自然可以导出一个变分模型，如取 $F=u$，$Q=f$，并且

$$E[F]=\int_{\Omega}|\nabla u|^2dx, E[Q|F]=\int_{\Omega}(u-f)^2dx \quad （式 2-63）$$

这就是 Tikhonov 正则化变分模型。由此可见，变分模型可由随机方法导出。这里 E［F］表示了正则项，E［$Q|F$］表示了数据项。在变分模型中这两项对于图像处理的作用我们后面再进行解释。

6. 偏微分方程方法 偏微分方程在图像处理中的成功应用可以归功于两个主要因素。首先，许多变分问题或它们的正则化逼近通常可以通过它们的欧拉 - 拉格朗日方程来有效地计算。第二，偏微分方程对于描述、建模、模拟许多动态的和平衡的现象是一个强有力的工具。

对于第一点，我们可看如下例子。由变分法，Tikhonov 正则化模型对应的欧拉 - 拉格朗日方程为：

$$\Delta u+\lambda(f-u)=0 \quad （式 2-64）$$

其中 λ 是一参数。我们可以通过求解以下梯度下降流方程来求解：

$$\frac{\partial u}{\partial t}=\Delta u+\lambda(f-u) \quad （式 2-65）$$

当达到稳定状态时，这个方程的解就是（式 2-63）的解。

对于第二点，图像处理中的 PDE 建模不一定总满足一个变分模型，如平均曲率运动（mean curvature motion，MCM）方程：

$$\frac{\partial u}{\partial t}=|\nabla u|div\left(\frac{\nabla u}{|\nabla u|}\right) \qquad （式 2-66）$$

MCM 方程具有扩散和对流双重特征。首先，通过简单地去掉两个$|\nabla u|$，就可以得到热传导方程 $\frac{\partial u}{\partial t}=\Delta u$. 另一方面，定义为 $N=\left(\frac{\nabla u}{|\nabla u|}\right)$为图像水平集曲线 $\{x \mid u(x)=c\}$ 的法向量方向，则 MCM 方程可以重写为

$$\frac{\partial u}{\partial t}=div\left(\frac{\nabla u}{|\nabla u|}\right)N\cdot\nabla u \qquad （式 2-67）$$

由于 $\frac{\partial u}{\partial t}=\nabla u\cdot\frac{dx}{dt}$，那么方程（式 2-66）对应于

$$\frac{dx}{dt}=\kappa N, \quad \kappa=div\left(\frac{\nabla u}{|\nabla u|}\right) \qquad （式 2-68）$$

这个方程描述的是由水平集 $\{x \mid u(x)=c\}$ 所确定的曲线沿着法方向以平均曲率的速率运动的方程。由第二节的平面曲线理论知道，这又对应于方程

$$x_t=x_{ss} \qquad （式 2-69）$$

其中 s 是弧长参数，这本身是由弧长 s 耦合的热传导方程，可以理解为所有水平曲线都趋于变得越来越正则，因此，MCM 方程可以被用于诸如降噪的任务。

二、数学建模的基本原理

图像处理的任务是多种多样的，且处理的图像类别也是各具特点，特别对医学图像，不同的医学图像如 B 超图像、CT 图像、MRI 图像更是具有较大的差别，因此这就要求根据不同的图像及不同的图像处理任务建构不同的数学模型。我们这里仅从通用的角度介绍一下数学模型构建的基本思想，然后通过例子针对不同的图像处理任务来建立数学模型。

从变分模型的角度来讲，大部分模型至少应该具有两项，一项是数据项，一项是正则项，数据项是根据图像处理的任务由图像本身所给出的信息而提炼出来的，而正则项一方面是为了防止问题的不适定性而给出的，另一方面是通过理想处理结果应该满足的一些光滑或不光滑特点而给出的。

我们以图像去噪模型为例来介绍数学建模的基本原理。对于一幅带有加性噪声的图像 $f=u+n$，其中 n 是加性高斯白噪声，u 是理想的“干净”图像。我们的目标是从已知的带有噪声的图像 f 中复原出清晰的图像 u。然而噪声的大部分信息我们是不知道的，仅知道噪声的类型，甚至噪声的类型都不清楚。最简单的办法是利用最小二乘法，即

$$\min_u\int_\Omega|u(x)-f(x)|^2dx \qquad （式 2-70）$$

即使理想图像和原始图像比较相近，通常称这一项为图像保真项。然而这个问题却是不适定的，它的解有很多。为了解决这个问题，数学上一个常用的办法就是引入一个正则项，例如加入一个 Tikhonov 正则项，即

$$\min_{u}\int_{\Omega}|\nabla u|^{2}dx+\lambda\int_{\Omega}|u(x)-f(x)|^{2}dx \quad (式\ 2\text{-}71)$$

其中 λ 是平衡正则项（第一项）和保真项（第二项）的正参数。引入这个正则项，不仅解决了最小二乘法的不适定性，保证了解的存在性，而且使得复原后的图像具有一定的光滑性，因为这个模型的欧拉 - 拉格朗日方程是

$$\Delta u+\lambda(f-u)=0 \quad (式\ 2\text{-}72)$$

拉普拉斯算子作用在一幅图像上相当于高斯卷积，它是一个低通滤波，噪声和图像的边缘一样属于图像中的高频成分，极小化这个正则项，使得图像中的高频成分被削弱，那么噪声自然被去除，同时图像的边缘信息有可能被模糊掉（图 2-2），这也是这个模型的不足。当然，每个数学模型都会有自身的缺陷，这就需要我们不断去改进与创新。

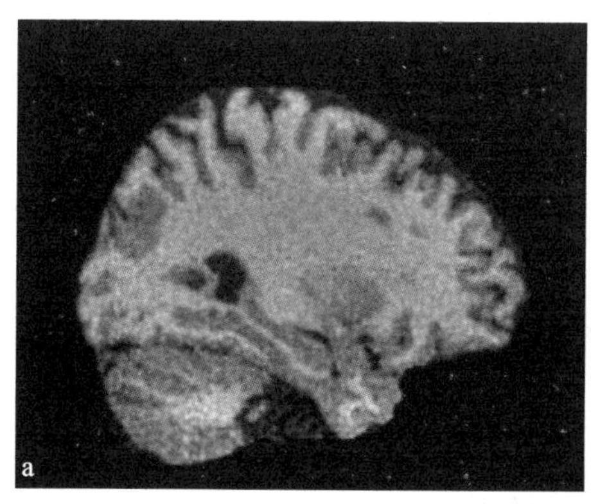

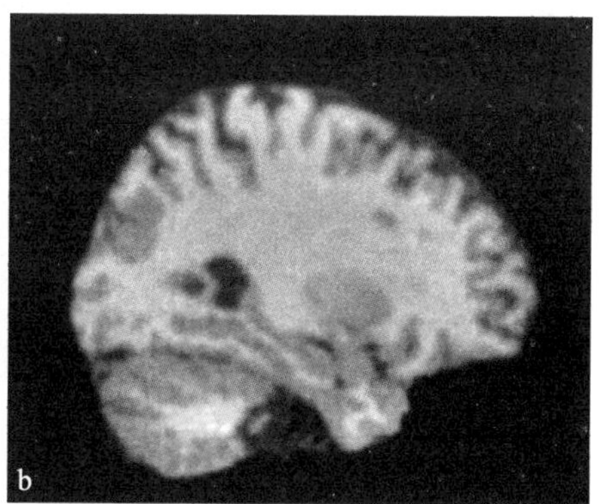

图 2-2 Tikhonov 正则化模型去噪结果

a. 噪声图像；b. 去噪结果

三、图像分割的数学建模

对于医学图像分割，有时候需要把不同的组织或器官分开，有时候需要将感兴趣的区域单独提取出来以进行定性定量分析。因此，针对不同的目的，用到的数学模型也会有所差别。这里我们举两个比较简单的数学模型来说明这两种不同的分割。

（一）基于区域的图像分割：Chan-Vese（CV）模型

基于区域的图像分割是根据图像的亮度信息，按照不同的标准，把亮度、色彩、纹理、形状等一致的部分归在一个区域内 . 这种方法假设图像分割结果的某个子区域一定会有相同的性质，即一致性（灰度、颜色、纹理、形状等），而不同区域的像素则没有共同

的性质。一个非常著名的基于区域的图像分割模型是 Chan-Vese（CV）模型。

1. 模型介绍 我们假设图像只有前景和背景两块区域，并且是近似分片常值的，也即每一个区域内图像的灰度平均值接近于一个常数。这样我们可以用一条闭合曲线 c，将全部图像区域 Ω 划分为内部区域 Ω_1 和外部区域 Ω_2，使得在 Ω_1 内的图像的灰度值与在 Ω_2 内的图像的灰度值恰好反应出对象和背景之间的灰度值的差别，那么这一闭合曲线就可以看作是对象的轮廓。基于这一思想，Chan 和 Vese 提出了如下的能量泛函：

$$E(c,c_1,c_2)=\mu\int_0^1|c'(p)|dp+\lambda\int_{\Omega_1}(u-c_1)^2dx+\lambda\int_{\Omega_2}(u-c_2)^2dx \quad (式2\text{-}73)$$

其中 λ，μ 为非负的常数（参数）。极小化上述泛函就是所谓的 Chan-Vese（C-V）模型。

这个模型的第一项是曲线的长度项，极小化这一项保证了所要的轮廓线是最短的，而且是光滑的，可以理解为正则项；第二项和第三项是数据项，由图像的性质决定，因为我们假设图像只有两块区域，而且是分片常值的，第二项的作用就是要求图像在内部区域内的灰度值接近于常值 c_1，第三项的作用是要求图像在外部区域的灰度值接近于常值 c_2。这里 c_1，c_2 是需要根据活动的轮廓线而优化的。

2. 模型计算 对（式 2-73）直接求变分（其中第一项的变分计算中要用到曲线曲率的相关知识，参见第二节中的平面曲线理论；第二、三项的变分要用到形状导数的相关计算，参见第二节中的形状导数相关的梯度下降流部分）可得到它的 E-L 方程

$$-\mu\kappa N_{in}+\lambda(u-c_2)^2N_{in}-\lambda(u-c_1)^2N_{in}=0 \quad (式\ 2\text{-}74)$$

通过梯度下降的方法，方程（式 2-73）式相应的曲线演化方程为

$$\frac{\partial c}{\partial t}=[\mu\kappa+\lambda(u-c_1)^2-\lambda(u-c_2)^2]N_{in} \quad (式\ 2\text{-}75)$$

为了方便计算机编程实现，可利用变分水平集的方法来计算曲线 c 以及 c_1，c_2，假设

$$\phi(x)\begin{cases}>0, & x\in\Omega_1\\ =0, & x\in c\\ <0, & x\in\Omega_2\end{cases} \quad (式\ 2\text{-}76)$$

引入 Heaviside 函数

$$H(\phi)=\begin{cases}1, & \phi\geqslant 0\\ 0, & \phi<0\end{cases} \quad (式\ 2\text{-}77)$$

将能量泛函（式 2-73）式修改为关于嵌入函数 ϕ 的泛函，即

$$E(\phi,c_1,c_2)=\mu\int_\Omega|\nabla H(\phi)|dx+\lambda\int_\Omega(u-c_1)^2H(\phi)dx+\lambda\int_\Omega(u-c_2)^2(1-H(\phi))dx$$

（式 2-78）

一方面，在函数 ϕ 固定的条件下，分别求关于 c_1，c_2 的变分，容易得到

$$c_1=\frac{\int_\Omega uH(\phi)dx}{\int_\Omega H(\phi)dx} \quad (式\ 2\text{-}79)$$

$$c_2 = \frac{\int_\Omega u(1 - H(\phi))dx}{\int_\Omega (1 - H(\phi))dx} \quad \text{（式 2-80）}$$

另一方面，在固定的情况下，我们求关于 ϕ 的变分。但是 $|\nabla H(\phi)| = \delta(\phi)|\nabla\phi|$，其中 $\delta(\phi)$ 是 Dirac 函数，关于 ϕ 不可导，因此需要对其进行光滑化，令

$$\delta_\varepsilon(\phi) = \frac{\partial H_\varepsilon(\phi)}{\partial\phi} \quad \text{（式 2-81）}$$

其中 $H_\varepsilon(\phi)$ 是 $H(\phi)$ 的光滑化，通常可选取为

$$H_\varepsilon(\phi) = \frac{1}{2}\left(1 + \frac{2}{\pi}\arctan\frac{\phi}{\varepsilon}\right) \quad \text{（式 2-82）}$$

通过变分计算，可得能量泛函 E（ϕ，c_1，c_2）关于 ϕ 所对应的梯度下降流

$$\frac{\partial\phi}{\partial t} = \delta_\varepsilon(\phi)\left[\mu div\left(\frac{\nabla\phi}{|\nabla\phi|}\right) - \lambda\,(u - c_1)^2 + \lambda\,(u - c_2)^2\right] \quad \text{（式 2-83）}$$

这样，通过联立方程式（式 2-79）、（式 2-80）以及（式 2-82），求出其稳态解，找到水平集为零的点，便得到所要的轮廓线和分割结果，如图 2-3 所示。

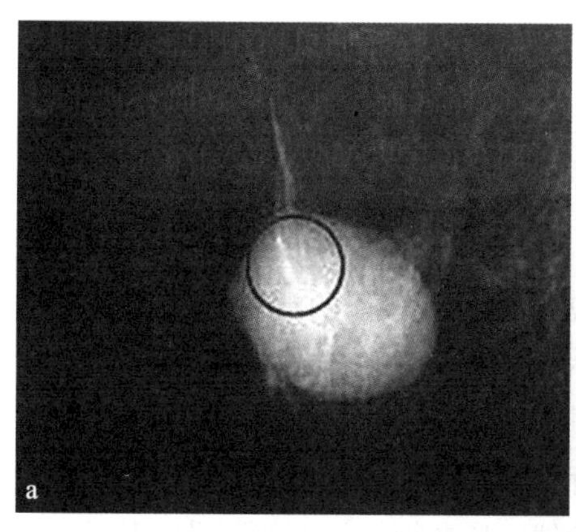

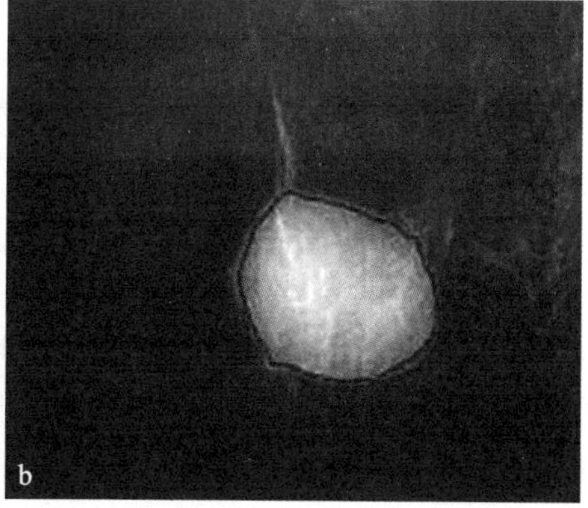

图 2-3　C-V 模型的分割结果

a. 原始图像和初始曲线；b. 分割结果

这个模型也可以推广到多区域的情况，这里不再赘述。

C-V 模型的假设是很强的，但是现实中也确实有一部分图像满足这样的假设。当然，当不满足分片常值的假设时，该模型就不能应用，如图像是分片光滑的，这就需要利用其他的数学模型，Mumford-Shah 模型就是其中之一。

（二）基于边缘的图像分割：测地活动轮廓（GAC）模型

在一幅图像中，各个对象内部的灰度值可能有各种不同的变化，但对象的边界常常

对应于灰度值的急剧变化。灰度值的变化快慢，在数学上可用图像的梯度的模值来度量，并且将梯度的模值达到局部极大值的点定义为图像的边缘位置。另外，在工程上，也常常把图像灰度值的拉普拉斯为零的位置定义为图像的边缘。这样一来，确定物体的边界问题就转化为边缘检测问题。

基于边缘的图像分割方法，仅利用了图像的局部边缘信息，所以对于模糊的边缘或存在离散状边缘的区域，效果就不很理想，这样就需要结合边缘和区域多重信息去进行数学建模，这里我们仅介绍基于边缘的图像分割方法。有了这个基础，就可以根据不同的分割对象的特点进行合适的数学建模。

测地活动轮廓（geodesic active contour，GAC）模型是一个非常著名的基于边缘的图像分割模型，它是通过最小化以下能量泛函来确定活动轮廓的模型：

$$E(c)=\int_0^1 g(|\nabla u(c(p))|)\,|c'(p)|\,dp \qquad （式 2-84）$$

其中函数 $g(|\nabla u|)=\dfrac{1}{1+\beta|\nabla u|^2}$ 称为边缘探测函数，上述泛函实际上可看作带权重的弧长。

最小化（式 2-83）所对应的梯度下降流为

$$\frac{\partial c}{\partial t}=(\kappa g-\langle\nabla g,N_{in}\rangle)N_{in} \qquad （式 2-85）$$

其中 N_{in} 为单位内法向量。

下面我们对 GAC 模型解的行为进行简单的定性分析。注意到（式 2-85），我们有：

（a）在图像的平坦区域，因为 $|\nabla u|\approx 0$，所以有 $g=1$，故而有 $\nabla g\approx 0$。此时方程（式 2-85）中的右端第一项起作用；对于方程（式 2-85）中的右端第一项，当曲率 $\kappa>0$ 时，曲线向里运动；当曲率 $\kappa<0$ 时，曲线向外运动；

（b）在边缘附近区域，因为 $|\nabla u|\gg K$（K 是某一大于零的常数），所以有 $g\approx 0$，方程（式 2-85）中的右端第一项失去作用，此时需要研究第二项的作用。

下面我们主要分析一下方程（式 2-85）中的右端第二项如何使曲线靠近对象的边界。由于梯度模值在边缘处达到局部极大值，从而边缘探测函数 g 达到局部极小值。又由于 ∇g 的方向总是指向 g 增大的方向，故不论曲线 c 是在物体的内部还是在其外部，∇g 总是指向离开边缘的方向。现假定曲线 $c(t)$ 已经运动到对象的边缘附近，按规定 $c(t)$ 的法方向 N 总是指向曲线的内部。于是，如果当前曲线的位置是处在边界的外部，那么 N_{in} 将与 ∇g 方向相反，即 $\langle\nabla g,N_{in}\rangle$ 为负值，因而 $-\langle\nabla g,N_{in}\rangle N_{in}$ 与 N_{in} 方向一致，可见这时第二项的作用是使 $c(t)$ 从边界外部向更靠近边界的方向运动；反之，如果当前曲线的位置是处在边界的内部，那么，N_{in} 将与 ∇g 方向一致，即 $\langle\nabla g,N_{in}\rangle$ 为正值，故 $-\langle\nabla g,N_{in}\rangle N_{in}$ 与 N_{in} 方向相反，此时第二项的作用是使曲线 $c(t)$ 从边界内部向更靠近边界的方向运动。由此可见，方程（式 2-85）中的右端第二项的作用总是将曲线 $c(t)$ 推向 $|\nabla u|$ 的局部极大值。但这种作用只有当 $c(t)$ 已经相当靠近边界时才能发生。

然而，根据以上的分析，不难看出 GAC 模型存在一个严重的缺陷，即 GAC 模型探测不到所考察对象的深度凹陷部分。因为在对象的凹陷部分，曲率$\kappa<0$，若曲线$c(t)$靠近这一部分，它的局部曲率将是负的，这时（式 2-85）中的右端第一项会使曲线向外运动。另一方面，此时$c(t)$的实际位置距离对象的边界还较远，故方程（式 2-85）中的右端的第二项几乎为 0。于是，当$\kappa\approx 0$时，曲线$c(t)$在对象凹陷部分才会停止演化，此时曲线$c(t)$在对象凹陷部分形成一段接近直线的线段。图 2-4 是一个简单的实例，图 2-4a 表示初始曲线的位置，图 2-4b 表示演化达到稳定状态的结果。

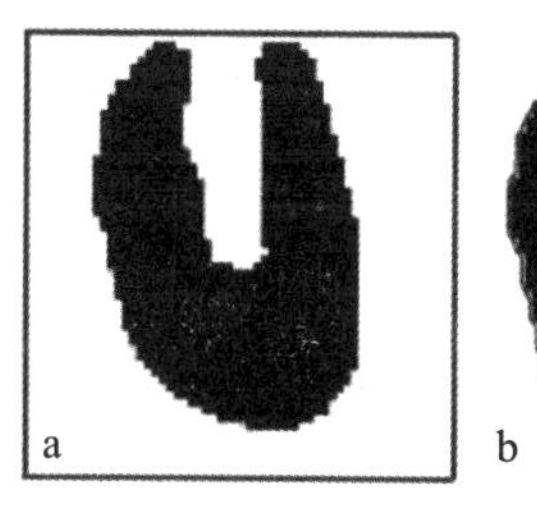
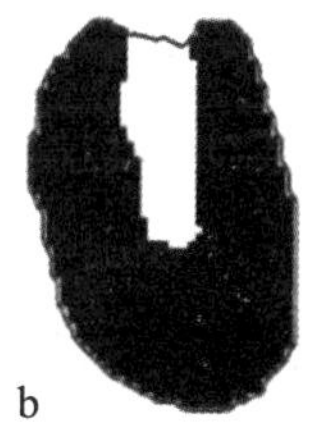

图 2-4　GAC 模型的局部极小值问题
a. 初始曲线的位置；b. 演化达到稳定状态

所以，GAC 模型在对象有较深凹陷部分时，不能实现正确的分割。针对这样的缺陷，可以增加一个“收缩力”进行改进。

从上述 GAC 模型的行为分析我们可以看出，GAC 模型常可以用来分割感兴趣区域：首先，在感兴趣区域附近给出初始轮廓，这不难实现；然后，通过计算机编程 GAC 模型的数值实现，就可以自动找到感兴趣区域的轮廓线。需要提到的是，为了方便数值实现，仍可以采用变分水平集方法。

四、图像配准的数学建模

医学图像配准经常有两种方式，一种是刚性配准，一种是可形变配准。刚性配准（Rigid registration）适用于骨头、由颅骨固定的大脑等刚性组织，而可形变配准（deformable registration）适用于腹部及胸部脏器等软体组织和器官。

1. 刚性配准　刚性配准是使用刚性变换对两幅图像进行配准。令X表示源图像（参考图像）的像素坐标，Y表示目标图像（要配准的图像），刚性变换的一般表达式为

$$Y=\lambda RX+T \qquad \text{（式 2-86）}$$

其中λ表示尺度伸缩，R表示旋转变换矩阵，其行列式值为 1，T表示平移变换。

刚性配准的目的是为了寻找刚性变换中的各个参数，即尺度参数、旋转矩阵中的各参数以及平移参数，使得源图像X通过刚性变换，与目标图像Y在空间位置上达到匹配。

对于三维图像而言，设$X=\begin{pmatrix}x_1\\x_2\\x_3\end{pmatrix},Y=\begin{pmatrix}y_1\\y_2\\y_3\end{pmatrix},T=\begin{pmatrix}t_1\\t_2\\t_3\end{pmatrix}$，则（式 2-86）可写为

$$\begin{pmatrix}y_1\\y_2\\y_3\end{pmatrix}=\lambda R\begin{pmatrix}x_1\\x_2\\x_3\end{pmatrix}+\begin{pmatrix}t_1\\t_2\\t_3\end{pmatrix} \qquad \text{（式 2-87）}$$

其中R是三个旋转矩阵的联合，即

（1）沿着 x 轴旋转

$$R_x(w)=\begin{pmatrix}1 & 0 & 0\\ 0 & \cos w & -\sin w\\ 0 & \sin w & \cos w\end{pmatrix};\qquad（式 2-88）$$

（2）沿着 y 轴旋转

$$R_y(\phi)=\begin{pmatrix}\cos\phi & 0 & \sin\phi\\ 0 & 1 & 0\\ -\sin\phi & 0 & \cos\phi\end{pmatrix};\qquad（式 2-89）$$

（3）沿着 z 轴旋转

$$R_z(k)=\begin{pmatrix}\cos k & -\sin k & 0\\ -\sin k & \cos k & 0\\ 0 & 0 & 1\end{pmatrix}.\qquad（式 2-90）$$

然后将这三个旋转矩阵联合起来，得到

$$R=R_z(k)R_y(\phi)R_x(w).\qquad（式 2-91）$$

二维旋转矩阵可表示为：

$$R=\begin{pmatrix}\cos\theta & -\sin\theta\\ \sin\theta & \cos\theta\end{pmatrix}.\qquad（式 2-92）$$

图 2-5 是二维刚性配准的数值实现结果。

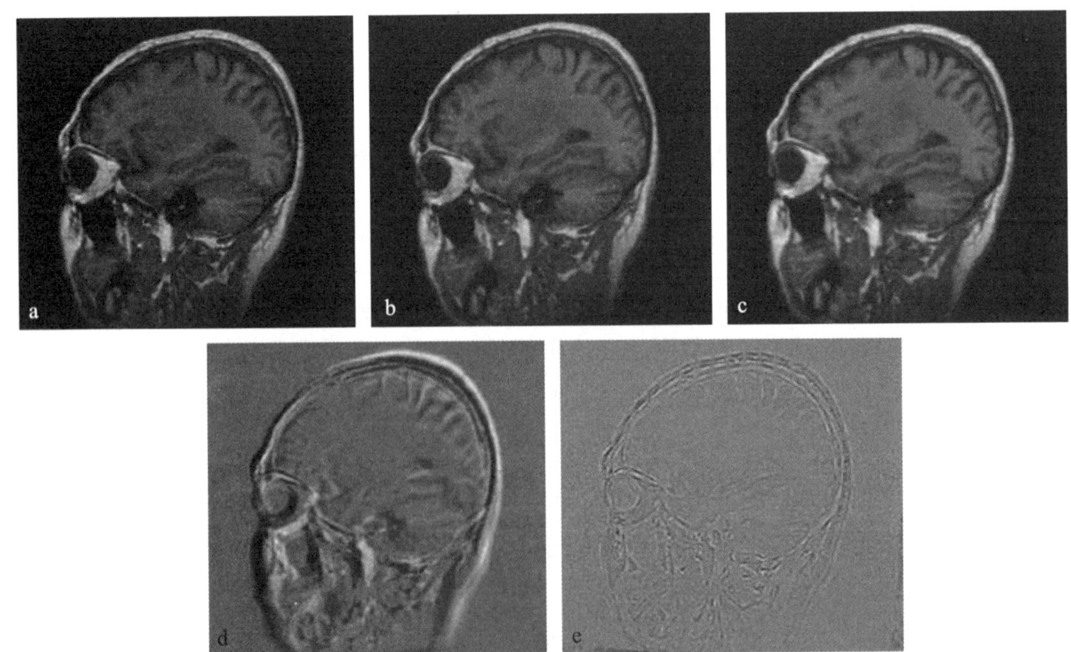

图 2-5　刚性配准的结果

a. Y；b. X；c. $\hat{Y}=\lambda RX+T$；d. $X-Y$；e. $\hat{Y}-Y$

2. 可形变的图像配准 在获取医学图像的过程中，由于病人的呼吸、脏器的蠕动等生理运动或者病人体位的移动造成内部器官和组织的位置、尺寸、形状发生改变，而单纯的刚性配准则只能使部分结构匹配，同时造成其他结构的不匹配，这就需要可形变变换来补偿图像形变。可形变图像配准根据模态来分，又分为单模态和多模态配准．我们仅介绍单模态下的可形变图像配准数学建模。

设给定两幅待配准的图像 $T(x)$ 和 $S(x)$，已知图像 $T(x)$ 是图像 $S(x)$ 的某个函数，即 $T(x)=f(S(x)|\alpha)$，其中参数 α 是未知的．这样，配准问题也就转换为寻找两幅图像坐标间的位移场 $u(x)$ 和参数向量 α 使得：

（a）$u(x)$ 能够尽可能的光滑；

（b）$S(x+u(x))-f(S(x)|\alpha)$ 趋向于 0，或者说是远远小于 1。

这两种表述均是在某种意义下达到的。

对于情况（a），我们通过以前的知识可以知道，其表述的即为正则项，具体的形式可以取为 $\int_\Omega |\nabla u|^2 dx, \int_\Omega |\nabla u| dx$ 等。为了使模型便于求导或者说是便于使用变分的方法来处理，我们可将正则项取为 $\int_\Omega |\nabla u|^2 dx$。

对于情况（b），我们以距离形式表示，可以用最简单的最小二乘形式给出

$$D(S(x+u(x)),T(x)) = \int_\Omega |S(x+u(x)) - T(x)|^2 dx \qquad \text{（式 2-93）}$$

事实上，还可以采用互信息（Mutual Information，MI），互相关（Cross Correlation，CC）等来表述这一项。这样，我们可以得到相应的能量泛函

$$E(u) = \frac{1}{2}\int_\Omega |S(x+u(x)) - T(x)|^2 dx + \lambda\int_\Omega |\nabla u|^2 dx \qquad \text{（式 2-94）}$$

极小化上述能量泛函就是所得的单模态图像配准模型。其中 $\frac{1}{2}$ 是为了变分求导的方便而加入的，λ 是一预先固定的正参数。我们称这种保真项以平方距离函数形式给出的能量泛函为 SSD（sum of squared distance）。

很明显，极小化这样的能量泛函满足先前所给的条件（a）和（b）。然而，此模型配准效果的好坏将依赖于参数 λ 的取值。因此，改进的办法是根据配准的变化来调节 λ 的大小。令 $\frac{\text{Smooth}}{SSD}=\lambda$，其中 Smooth 与 SSD 分别表示正则项和保真项前的系数。刚开始配准的时候，源图像 $S(x)$ 与目标图像 $T(x)$ 还相差较大，也就是说能量泛函中第一项的值比较大，这是图像配准不希望看到的，所以我们赋予 λ 以较大的值，使得光滑项起主要作用。随着配准的进行，源图像与目标图像渐趋接近，这样第一项的值也相应减小，也就是说其保真度增加，那么为了凸显出其重要性，我们就应该赋予 λ 较小的值。此时，λ 的变化与选取是主观的，真正操作时需要多次调节，才能使得 λ

达到最优，非常繁琐。所以我们引进先前讲述的最大似然估计方法来构建保真项，即MLE-SSD方法。

首先，我们假设 $\{S(x+u(x))-T(x),\ x\in\Omega\}$ 独立同分布于 $G(0,\sigma^2)$，因为在样本点足够多且独立的情形下。平均值为0，是因为最理想的配准情形是源图像和目标图像完全吻合（虽然这极不可能发生）；方差为 σ^2，是允许配准有一定的误差。这里的 σ^2 是未知的参量。对应的似然函数为：

$$L=\prod_{x\in\Omega}\frac{1}{\sqrt{2\pi}\sigma}\exp\left(-\frac{(S(x+u(x))-T(x))^2}{2\sigma^2}\right) \quad （式 2-95）$$

欲使得 L 取得最大，这等价于求 $-\log L$ 的最小值。注意到

$$-\log L=\frac{1}{2\sigma^2}\sum_{x\in\Omega}(S(x+u(x))-T(x))^2+|\Omega|\log\sigma+\frac{1}{2}|\Omega|\log 2\pi \quad （式 2-96）$$

中的最后一项为常数项，对求能量泛函的极小值没有任何影响，故而不加考虑。这样，我们可以得出相应的连续状态下的极小能量

$$\min_{u,\sigma}E(u,\sigma)=\frac{\lambda}{2}\int_\Omega|\nabla u|^2dx+\int_\Omega\frac{1}{2\sigma^2}|S(x+u(x))-T(x)|^2dx+|\Omega|\log\sigma \quad （式2-97）$$

这里考虑的是连续状态，所以此处的 $|\Omega|$ 指的是区域面积。

首先考虑 σ 的最优估计

$$0=\frac{\partial E}{\partial\sigma}=-\int_\Omega\frac{1}{\sigma^3}|S(x+u(x))-T(x)|^2dx+\frac{1}{\sigma}|\Omega| \quad （式 2-98）$$

所以，

$$\sigma^2=\frac{1}{|\Omega|}\int_\Omega|S(x+u(x))-T(x)|^2dx \quad （式 2-99）$$

现在我们再来看 $\frac{Smooth}{SSD}=\lambda\sigma^2$。预先给定 λ 的值，因为起初要配准的图像间相差还比较大，那么能量泛函 $E(u,\sigma)$ 中第一项的值就比较大，由 σ 的最优估计得 σ 的值也比较大，从而 $\lambda\sigma^2$ 相应较大，这使得光滑项起主要作用。随着配准的进行，两幅图像间的差别逐渐减小，σ^2 相应变小，这样 $\lambda\sigma^2$ 也变小，从而光滑项的作用变小，保真项起主要作用。可以看出，σ^2 具有自动调节的功能。同时，由于 σ 的存在，给予配准一定的变化空间，相应地减少了配准的时间，使得计算也更加快捷了。

最后，利用变分法求得位移场 u 的演化方程为

$$\frac{\partial u}{\partial t}=\lambda\Delta u(x)+\frac{1}{\sigma^2}(T(x)-S(x+u(x)))\nabla S(x+u(x)) \quad （式 2-100）$$

通过计算机编程实现，我们可以得到位移场 $u(x)$，通过 $S(x+u(x))$ 使得图像 $S(x)$ 配准到图像 $T(x)$ 上去，如图 2-6 所示。

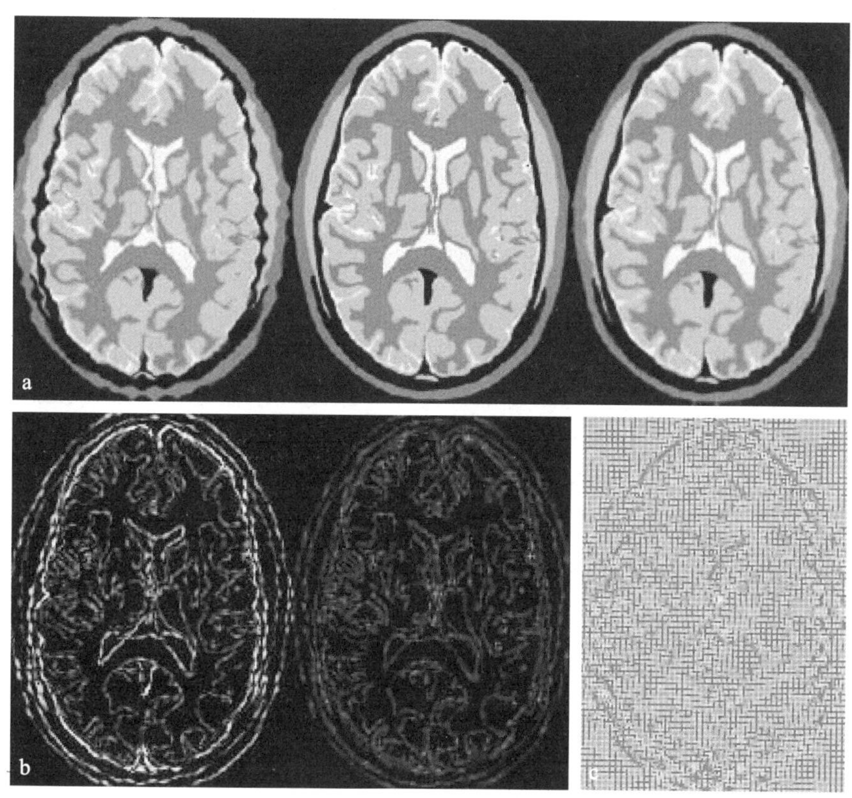

图 2-6　可行变模型配准结果

a. 左：$S(x)$ 中：$T(x)$ 右：$S(x+u(x))$；b. 左：$|S(x)-T(x)|$ 右：$|S(x+u(x))-T(x)|$；c. $u(x)$

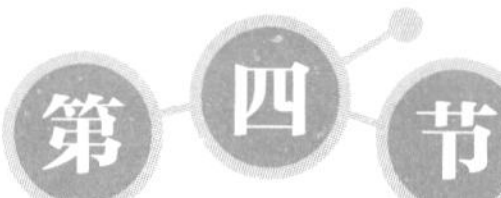

第四节　深度学习理论在医学图像处理中的应用

一、概述

随着医学大数据时代的来临，医学的发展需要多学科的交叉。深度学习在医学研究及临床实践中越来越受到重视。深度学习是机器学习的一个分支，更适合解决大数据问题。因此，其逐渐成为机器学习领域中最热门的研究方向之一，也逐渐渗入到医学图像研究领域。医学图像分析是综合医学影像、数学建模、数字图像处理、人工智能和数值算法等学科的交叉领域。

机器学习方法被广泛用于医学图像分析，通过在给定数据集上训练模型来完成新数据上的特定任务，譬如分类、识别和分割等。常用的算法有支持向量机，隐马尔科夫以及人工神经网络等。然而，这些传统的机器学习算法需要利用先验知识从原始数据中人工提取特征，从而训练模型。由于特征选取难度较大，模型可能存在过拟合问题，泛化能力难以保证。另一方面，传统模型难以适应大规模数据集，模型可扩展性差。因此，基于深度学习的计算机辅助诊断系统的研究受到越来越多的学者们关注。与传统的机器学习算法相比，深度学习算法不需要给定任何的假设前提，也不需要对图像进行复杂的预处理，更不需要人工设计特征、人工提取特征，它能够自动地学习到特征，而且在医学图像分析和诊断方面也能够取得好的结果，这样就降低了对数据质量的要求，可以更客观地分析图像信息，具有更好的普适性。

深度学习（deep learning）是一类可以通过从低级特征到高级特征的训练过程中学习多层次特征的方法。常见的深度学习方法有限制玻尔兹曼机（restricted Boltzmann machines，RBM），深度置信网络（deep belief networks，DNN），自编码（autoencode），回归神经网络（regression neural network，RNN），卷积神经网络（convolutional neural network，CNN）。深度机器学习方法也有有监督学习和无监督学习之分，不同的学习框架下建立的学习模型不同。例如卷积神经网络就是一种深度的监督学习下的机器学习模型，而自编码就是一种无监督学习下的机器学习模型。近些年来，深度学习算法在图像处理方面取得了一些重要成果，这为医学图像处理打开了新的思路。基于深度学习的计算机辅助诊断系统在一些疾病诊断上比传统的机器学习算法取得的结果更优，深度学习在医学图像分割、识别方面的工作也很多。

利用深度学习方法分割医学图像的基本思想就是将分割问题看作一个两分类的分类问题，通过深度学习的方法自动学习感兴趣区域的特征，最后输出相关的分割概率图，根据这个概率图就可以自动标记出感兴趣区域。目前已经有很多关于深度学习方法分割医学图像的研究。

医学图像配准问题一直都是一个难点问题，但也是解决实际问题的关键，例如基于图册的分割问题，手术导航方案的设定，射频消融的进针方案设定等等。常用的配准方法有基于变分原理配准、基于信息论方法的配准、基于统计方法的配准，然而这些配准方法都有各自的使用局限性，尤其对大形变的配准问题，效果不是很好。结合传统方法（统计的方法，变分能量方法，信息论方法等等）和机器学习的方法进行图像配准的研究已经引起关注。基于特征的图像配准首先就需要提取图像信息的特征，然后以这些特征为模型进行配准。常规的做法是先利用机器学习的方法学习出各个器官、组织或者病变区域的形状、位置等，再进行配准。深度学习，尤其是卷积神经网络的广泛应用，已经使一些学者研究基于深度学习方法进行图像配准的问题。

与传统的学习算法相比，深度学习的方法还可以实现完全自动地识别病变区域及其良恶性。它不需要对图像进行一系列的复杂预处理，不需要人工设计一些特征，也不需要利用主成分分析等额外的方法进行特征选择，而且可以针对批量的临床数据进行分类。比如利用深度卷积神经网络识别病变区域，只需以医学图像的图像块作为卷积神经网络的输入，然后通过网络的卷积核就可以自动地学习到对应的特征，而池化、局部正规化作用就相当于对特征进行了选择，最后训练一个 softmax 分类器以分类病变区域。近年来，也有很多利用深度学习的方法处理医学图像中的识别问题的研究工作。

下面我们以甲状腺结节为例，简单介绍一下深度学习理论在医学影像智能诊断方面的应用。

二、基于深度学习的超声甲状腺结节智能诊断

利用预训练的卷积神经网络对甲状腺结节进行良恶性的诊断，与传统的机器学习方法不同的是卷积神经网络方法不需要对图像进行预处理，也不需要人工设计特征与进行特征选择。这是一种数据驱动的学习，具有很吸引人的优势。通过卷积层、池化层和局部正规化作用自动的学习特征，并进行特征选择。卷积神经网络是一类多层的、完全经训练的模型，可以捕捉到输入与输出之间的高度非线性映射。基于 2D 超声图像，我们采用一种混合的卷积神经网络进行甲状腺结节的分类。该方法以甲状腺结节的图像块作为输入，产生相应的特征图作为输出。多个中间层利用卷积核、池化和正规化作用将输入映射到输出，网络包含的数以百万计的可训练的参数经过调整以适应于勾画的甲状腺结节数据。卷积神经网络通过对底层特征到高层特征的建立，自动学习甲状腺结节的层次结构特征，然后利用这些特征训练一个 softmax 分类器识别甲状腺结节。图 2-7 给出了基于卷积神经网络模型分类甲状腺结节的框架：首先，甲状腺结节图像中的感兴趣区域，即甲状腺结节区域，由专家医师粗略地勾画出来；其次，两个具有不同卷积层和全连接层的卷积神经网络分别单独预训练；最后，基于甲状腺结节的图像块重新训练两个网络，并融合由这两个卷积神经网络学习到的特征，训练一个 softmax 分类器以识别甲状腺结节。

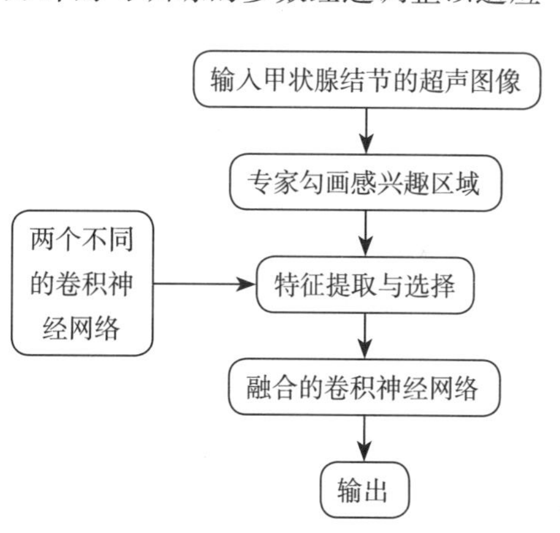

图 2-7 所提出的计算机辅助诊断技术进行甲状腺结节分类的流程图

我们基于两个卷积神经网络结构，设计了一个融合的卷积神经网络架构来诊断甲状腺结节：其中一个卷积神经网络有 3 个卷积层，3 个池化层和 3 个全连接层；另一个卷积神经网络有 5 个卷积层，3 个池化层和 3 个全连接层。且这两个卷积神经网络的具体架构如表 2-1 所示。基于卷积神经网络方法的计算机辅助诊断框架的实现有两个步骤：特征学习和分类。由于不同的卷积神经网络可以学习到不同的特征，所以融合了这两个网络，构成新的网络结构，用来诊断甲状腺结节。具体的融合结构如图 2-8 所示。

表 2-1 卷积神经网络结构

Layer	Input size	CNN1	CNN2
conv1	225×225	7×7，2，96，/2	7×7，2，96，/2
max-pooling1	111×111	3×3，/2	3×3，/2
conv2	55×55	5×5，96，256，/2	5×5，96，256，/2
max-pooling2	27×27	3×3，/2	3×3，/2
conv3	13×13	3×3，256，384，/1	3×3，256，384，/1
conv4	13×13	—	3×3，256，384，/1
conv5	13×13	—	3×3，256，384，/1
max-pooling3	6×6	3×3，/2	3×3，/2
fc1	—	64	4096
fc2	—	64	4096
fc3	—	1	1

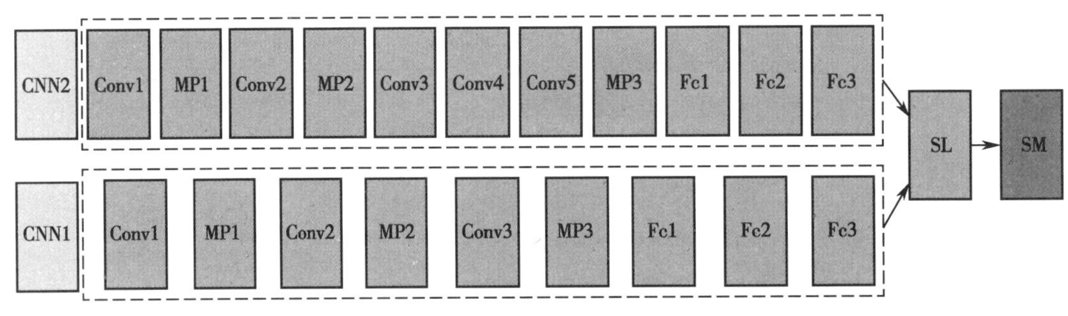

图 2-8 融合的卷积神经网络的结构

Conv：卷积层；MP：最大池化层；Fc：全连接层；SL 求和层；SM：softmax 层

上述两个卷积神经网络结构分别利用 ImageNet 数据集的 130 万张自然图像进行预训练。经过 101 次迭代后的参数用来初始化我们提出的卷积神经网络的参数，然后我们再基于甲状腺结节图像的图像块训练这两个网络。从甲状腺结节图像中随机采样大小为 225×225 图像块作为卷积神经网络模型的输入，它们的中心位于相关的 masks 图内。整个网络通过后向传播进行随机梯度下降调节，与此同时计算出具有区别能力的特征图。最后这些特征图被用来训练一个 softmax 分类器以分类甲状腺结节。为了减少过拟合，我们利用了一种被称为分裂 Dropout（split Dropout，sDropout）的正则化方法，它是 Dropout 的一种新拓展，这种方法将整个网络通过一个随机的向量分裂为两个子网络分别训练，而不是丢掉一半的单元节点，然后这两个子网络被用作后续权重连接和激活值的两个不同的输入。

融合的卷积神经网络的训练基于以上两个卷积神经网络的训练：首先，如上所述的训练方法，具有不同卷积层和全连接层的两个网络被单独训练；其次，我们融合由这两个卷积神经网络的卷积层、池化和正规化作用学习到多层次的特征；最后，softmax 分类器用来诊断甲状腺结节（图 2-9）。

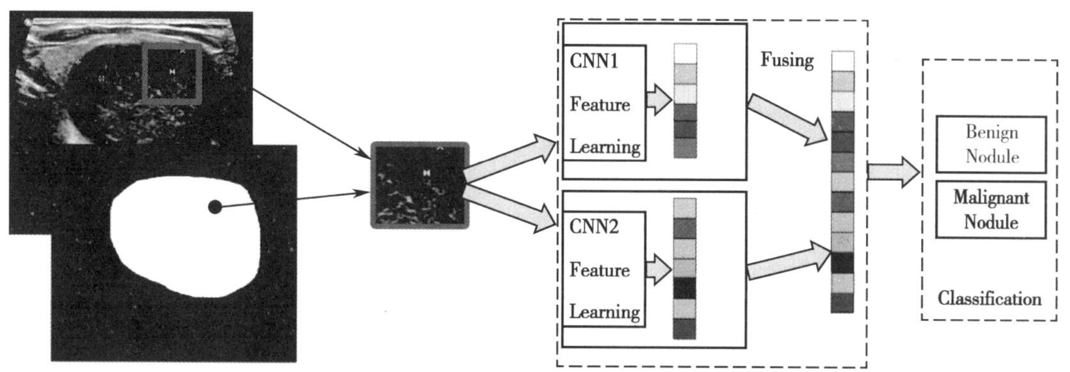

图 2-9　基于两个具有不同卷积层和全连接层的卷积神经网络的融合网络的训练

诊断的性能由准确率、敏感性、特异性和 ROC 曲线评定。敏感性代表良性结节被正确识别为良性的百分比。特异性表示恶性结节被正确识别为恶性的百分比。准确性代表了甲状腺结节诊断正确的百分比。ROC 曲线是一条以 “1-specifity” 为 x 轴，以 “sensitivity” 为 y 轴的 2D 曲线。ROC 曲线下所围区域的面积（area under the ROC curve，AUC）表明了分类器在整个界值点范围内的性能。介于 0.5 和 1 之间的 AUC 值代表正确区分良性结节模式和恶性结节模式的概率。

我们对三种网络方法都采用了 multi-view 策略进行测试，以提高卷积神经网络的性能，采用的是 10 次交叉检验。这三种卷积神经网络方法的分类性能以平均的分类准确率、敏感性和特异性及其标准差的形式给出（表 2-2）。由这些结果可以看出，融合的卷积神经网络方法的预测性能普遍比较高。

表 2-2　基于不同的卷积神经网络模型对甲状腺结节进行分类的性能

方法	Ac（%）	Sn（%）	Sp（%）
CNN1	81.94（1.19）	80.57（1.69）	83.2（2.32）
CNN2	82.34（1.01）	81.94（1.96）	82.82（2.23）
CNN1+2	83.02（0.72）	82.41（1.35）	84.96（1.85）

本章小结

本章从数学的角度介绍了医学图像处理中常用的一些数学理论、方法以及一些具体的数学模型，并简单介绍了目前比较热门的深度学习理论在医学图像处理中的一个应用。

本章首先介绍了医学图像处理中的一些基本数学知识和理论。包括常用的变分法、梯度下降流方法等，这些方法是最基本的数学优化模型求解方法；同时也介绍了用于图像分割的平面曲线理论以及数学建模中常用的最大似然估计和最大后验估计两种统计学方法。此外，本章也简单介绍了其他一些图像处理中常用的数学方法，包括形态学方法、傅里叶分析和小波方法、随机方法、变分方法、偏微分方程方法等。这些数学方法各具特色，并相互联系。基于医学图像处理中的数学建模原理，我们从图像分割和图像配准两个方面介绍了几个简单的数学模型，每个数学模型都有自己的优势和缺陷，这也告诉我们每个数学模型并不是万能的，它们有各自适用的范围，往往需要根据具体的任务建立合适的数学模型。最后，我们简要介绍了深度学习理论在基于医学影像的智能诊断中的应用，并以甲状腺结节为例介绍了深度学习算法在其良恶性诊断中的应用。

（孔德兴）

思考题

1. GAC 模型中当曲线的曲率 <0 时，如何增加“气球力”使得模型能达到图像中凹的边缘？

2. 试利用变分水平集方法求解 GAC 模型。

3. 对于多模态图像配准问题，如何使用数学建模方法设置数据项？

第三章

数字医学图像处理与三维重建

随着医学成像技术的发展与进步，医学图像已经在医学研究与临床医学中得到了广泛的应用。同时随着数字技术的发展，数字技术与传统的光感或热感等成像技术交叉形成了数字医学成像技术。数字医学图像在医学研究与临床诊断中的应用也越来越广泛和深入。相比于传统的光感或热感等医学图像，数字医学图像具有成像手段更丰富、获取效率更高、更易于存储与处理等特点。这使得医学图像的生成、展示、存储、查询、处理和管理变得更加便利和高效。数字医学图像的应用离不开数字医学图像处理技术。数字医学图像处理技术是计算机图像处理、图形学和医学等多个学科交叉的结晶。与传统的医学图像处理技术相比，数字医学图像处理技术可以更加方便地突出在图像中的重要信息或者医学语义特征，从而更方便地帮助医师理解图像信息或更好地辅助医师进行病理诊断。

前面的章节已经从数学的角度介绍了医学图像的基本知识，本章将从医学应用和数字医学图像处理系统的角度进行介绍。本章以数字医学图像为基础，分别介绍预处理、分割处理、配准处理、三维重建、可视化和定量评估等内容。先由一般基本概念着手，结合实际临床示例，不断深入展现这些内容的原理、处理过程、处理结果及应用情况。

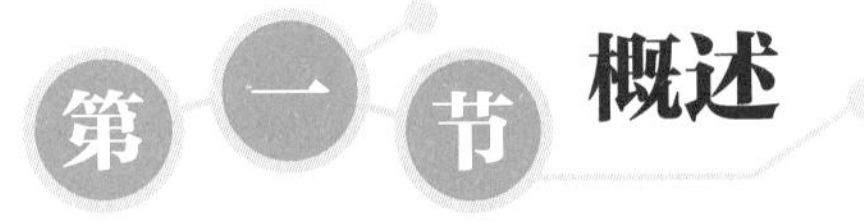

第一节 概述

图 3-1 展示了数字医学图像处理在临床应用中的大致流程以及在这个流程的每个节点中可能的临床应用。数字医学图像通常需要进行预处理，其目标主要是为了剔除在图像中的无关噪声，并为后续的分割与配准等处理做一些准备或进行初步的处理。例如：进行图像校准，从而提高图像序列的前后一致性；或者提升图像的对比度，使得图像变得更加清晰，从而提升临床诊断效率。

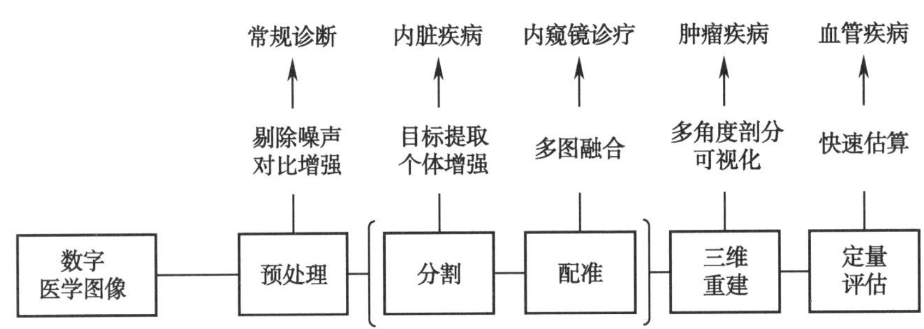

图 3-1 数字医学图像应用过程及效果

在预处理过后，可以根据实际应用需求对图像进行分割处理。临床诊断对分割处理的需求非常多样，不同的临床方向对数字医学图像的关注点不同。数字医学图像分割可以将医学图像分为若干个部分，从而剔除不感兴趣的部分，或增强感兴趣的部分。数字医学图像分割也是后续图像配准以及内脏器官识别等的基础。

配准处理可以为类型相同或不同的多张医学图建立关联关系，从而综合反映病人信息，并以此提高医学诊断和治疗的质量。例如，在肠镜和胃镜等内镜检查中，图像配准处理是内镜定位与路径规划的基础，高质量的图像配准处理可以有效地引导整个检查过程。

三维重建处理首先通常是将采集获得的众多数字医学图像转化为相应的三维模型。三维重建处理离不开图像分割与配准等数字图像处理技术。同时，还可以在重建结果的三维模型上进一步进行三维模型分割，进一步识别出人体的不同的器官或可能存在的肿瘤。三维重建处理的结果可以使得对病人的诊断更加全面，而且可以辅助形成高质量的手术方案，也可以用来检查所设计的手术方案是否存在问题。三维重建处理在远程诊疗和远程手术等应用中也逐渐发挥着越来越重要的作用。

对数字医学图像处理结果或重建的三维模型等进行定量评估，这对提升数字医学图像处理、三维重建处理以及临床诊断和治疗都具有重要的意义。通过定量评估的数值反馈，可以为提升数字医学图像处理和三维重建处理提供改进方向。在临床应用中，通过对肿瘤和冠心病等病变的定量分析，可以提取出肿瘤大小或者血管拥堵程度等数值，从而帮助提升临床诊断和治疗的效率与质量。

综上所述，数字医学图像处理和三维重建处理以及临床诊断的立体定量评估在临床中可以拥有非常广泛的应用，是精准医疗的基础。这种临床应用必将会越来越广泛和深入。因此，熟练掌握数字医学图像处理和三维重建处理以及临床诊断的立体定量评估理论与方法对提升临床诊断和治疗的效率与质量具有非常重要的作用。

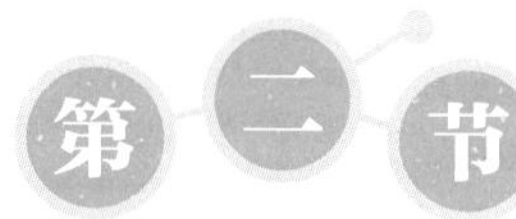

第二节 数字医学图像的基础知识与预处理

本节主要介绍数字医学图像的基础知识与预处理基本方法。首先介绍了医学图像的成像原理及其意义，接着介绍数字医学图像成像原理及其意义，然后介绍图像校准、直方图变换、降噪和锐化等数字医学图像预处理基本方法。图像校准的目标是使得多幅图像具备某种特定的一致性，例如：让多幅图像拥有相同的中心位置或者相同的观察角度等。在预处理中的直方图变换通常通过调整灰度值的分布范围，增加目标区域的对比度，从而使得目标区域显得更加清晰。降噪的目标通常也是提高数字医学图像的清晰度，其本质是降低数字医学图像的失真度。锐化的目标通常是为了使图像的边缘以及相关细节变得更加清晰。

一、数字医学图像

（一）医学图像

医学图像是指通过各种医学成像设备，借助于成像方法，采集到目标脏器或组织等相关部位的电磁波或者声波等信号，并设法将这些信号转化形成具有可视效果的图像。这些图像集中包含了目标脏器或组织等相关部位的重要信息，能够直观展现目标脏器或组织正常或病变的状态，从而为医师提供临床诊断和治疗的依据。

医学图像的获取原理一般通过单个或多个方向的射线或波，发射到目标空间内，并捕获相关反馈的模拟信号，然后成像为图像或采样量化为数字图像。随着医学影像学的快速发展，X 射线成像、CT 成像、磁共振成像、B 超成像等基础成像技术已经成为临床诊断的基本工具。从诊断目标进行区分，医学图像可以分为解剖型图像和功能型图像两大类，分别如表 3-1 和表 3-2 所示。

表 3-1　常用的解剖型图像

常用名称	英文全称及缩写
CT 图像	computed tomography images，CT
X 光图像	X-ray image
MRI 图像	magnetic resonance imaging，MRI
B 超成像	B-mode ultrasound image
DSA 成像	digital subtraction angiography，DSA
CT 血管造型	computed tomography angiography，CTA
MRI 血管造影	magnetic resonance angiography，MRA

表 3-2　常用的功能型图像

常用名称	英文全称及缩写
功能型 MRI 图像	functional magnetic resonance imaging，FMRI
PET 图像	positron emission tomography，PET
SPECT 图像	single-photon emission computed tomography，SPECT
脑磁图	magnetoencephalogram，MEG
脑电图	electroencephalogram，EEG

解剖型医学图像为目标脏器或组织提供解剖学结构信息，侧重于目标结构的静态信息，通常较难反映目标脏器或组织的运行功能情况。与之相对比，功能型医学图像可以提供目标脏器或组织的运行功能信息，通过颜色等可视化手段展现其运行状态。功能型医学图像的分辨率通常比解剖型医学图像低，解剖型医学图像通常可以提供更加丰富的解剖细节信息。在实际临床应用中通常将两者结合起来，共同作为诊断和治疗依据。

（二）数字医学图像

随着数字技术的发展，越来越多的医学成像设备可以将采集到的信号通过采样技术存储为数字医学图像。另外，通过扫描仪或者拍摄也可以将传统非数字的医学图像转化成为数字医学图像。如图 3-2 所示，从传统非数字的医学图像到数字医学图像的转化过程通常都要经历采样与量化的过程。采样分辨率通常是可以设置的。采样分辨率越高则结果图像越精细，能够反映出来的细节也有可能会越多，但同时需要更大的存储空间。因为目前数字设备的存储空间都是有限的，所以通常需要均衡所用的采样分辨率，通常采用在保证满足应用需求条件下的最低分辨率就可以了。二维的采样分辨率可以用像素数 × 像素数来表示。每个采样点在数字医学图像中对应一个像素。每个像素的值通常是颜色值。因为在数字医学图像中颜色的取值范围也是有限的，所以对采样结果进行量化也是必需的。如果颜色的取值范围只能是 0 和 1，则称这样的数字医学图像是不含灰度值的黑白图像或者二值图像；如果在黑色与白色之间还允许多种灰度值存在，则称这样的数字医学图像是灰度图像；颜色值更加丰富的数字医学图像是彩色图像。彩色图像常用 RGB 来表示颜色值，其中 R 表示是颜色的红色分量，G 表示是颜色的绿色分量，B 表示是颜色的蓝色分量。这三种颜色分量可以组成丰富多彩的颜色。

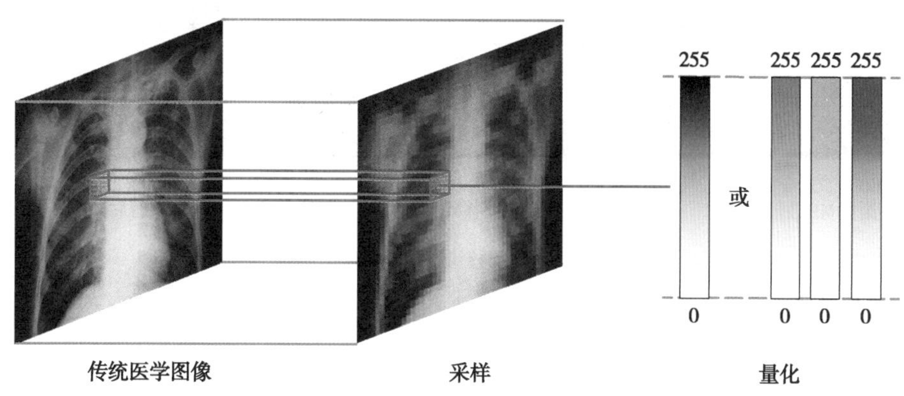

图 3-2　从传统医学图像到数字医学图像

二、数字医学图像预处理

（一）图像校准

对数字医学图像进行校准处理的主要原因在于，不同的成像设备在成像过程中所处的采集环境不同，通过校准处理可使不同成像环境下采集的同类图像满足一致性。针对数字医学图像的校准处理一般是指对图像进行几何校准。

几何校准包含对数字医学图像尺寸和位置等的校准，有助于矫正因成像距离和目标姿势变化造成的尺寸差异、目标位移和角度倾斜。具体包括尺寸校准、中心校准和角度校准等。尺寸校准是针对数字医学图像分辨率或者尺寸大小的校准。对于相同尺寸的采样目标，采样分辨率越高，则数字医学图像的像素个数越多，图像尺寸越大，图像的缩放比例越大。因此，尺寸校准通常是让多幅图像拥有相同的分辨率。从分辨率高的图像变为分辨率低的图像相对容易一些；从分辨率低的图像变为分辨率高的图像相对难度大一些，需要对缺失的像素进行插值等填充处理。中心校准是对图像中主体内容位置的校准，校准后的图像所表示的主体内容几乎在图像正中间。其常用的方法是通过对图像中有效像素的位置统计来进行校准。如果采样目标的实际尺寸不同，还可以对图像进行裁剪，从而保证图像表达的是相同的采样目标并且采样位置也相同。

图 3-3 给出了几何校准的示例，输入为较高分辨率的 MRI 图像。首先通过尺寸缩放变为 1700×1360 分辨率图像；然后通过中心校准使主体部分位于图像中央，通过红色虚线和黄色实线的比对，可以看出在校准后 MRI 图像的主体部分几乎位于图像中央；最后通过裁剪获得目标分辨率图像，完成校准，红色斜杠区域为被裁剪部分。

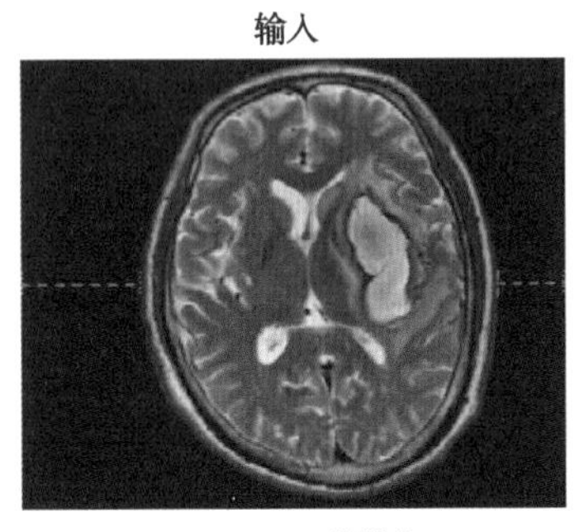

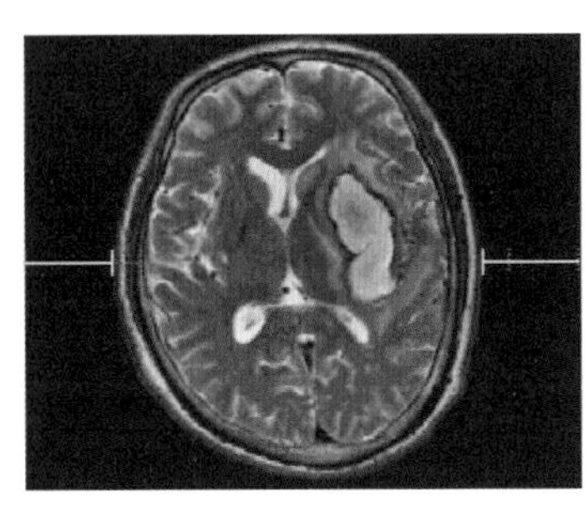

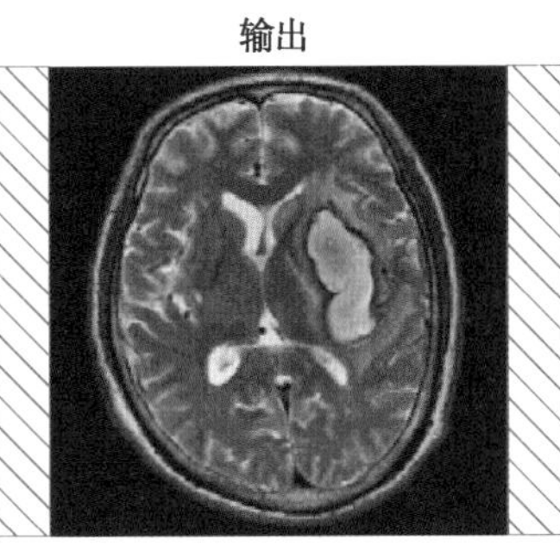

图 3-3　MRI 图像几何校准示例

（二）直方图变换

数字医学图像的直方图变换在指定颜色通道内对图像内容进行的分布统计，并依据统计进行图像变换。根据医学成像的特点，图像所表示的核心内容通常会在直方图的特定值区间内集中，使图像在该值区间内的区域缺乏明显的对比，从而影响医师的诊断。这种情况可以通过对图像的颜色直方图进行均衡化解决。

数字医学图像的颜色直方图反映了图像在该颜色通道内的概率分布。直方图不包含任何位置信息，图像中目标内容所在位置并不影响直方图，使得完全不同的医学图像也可能具有相近的颜色直方图。以常用的灰度医学图像为例，较暗图像的灰度直方图会在灰度值低的一侧集中，反之较亮的图像的灰度直方图会在灰度值高的一侧集中。灰度值集中的部分如果在图像中位置相邻，就会难以进行区分，如果待诊断的目标区域的灰度值在该灰度范围内就会影响诊断。而直方图均衡化就是使图像的灰度值均匀分布在全部可能的灰度级，从而使图像具有较高的对比度，利于诊断。

如图 3-4 所示，左侧为原 MRI 图像，图像整体偏暗。右侧为直方图均衡化后 MRI 图像，整体对比度有了明显的改善，利于对目标组织和脏器进行区分。该示例是对数字医学图像整体进行直方图均衡化，但在实际应用中，根据诊断需求，需要结合医学图像的内容特征，对目标区域进行直方图变换。该过程通过对诊断目标进行选定，以目标的直方图信息为参考，完成非均匀的直方图变换。通过选定目标的参考，数字医学图像的直方图会在特定灰度范围内均衡，而非在所有灰度范围内均衡。并压缩该范围外的灰度分布，从而最大程度的提升目标的灰度差异。通过调整灰度值的分布范围，增加目标区域的对比度，使目标区域具有较大的反差细节，利于进行诊断区分。

如图 3-5 所示，左侧为输入的数字 X 光图像，红色区域为选定的诊断区域，区域细

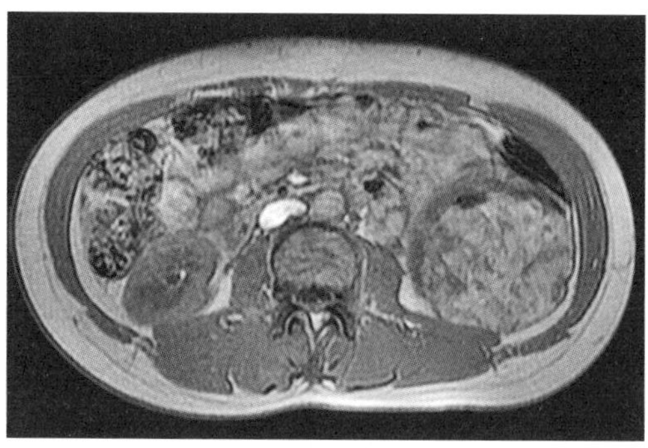

原 MRI 图像

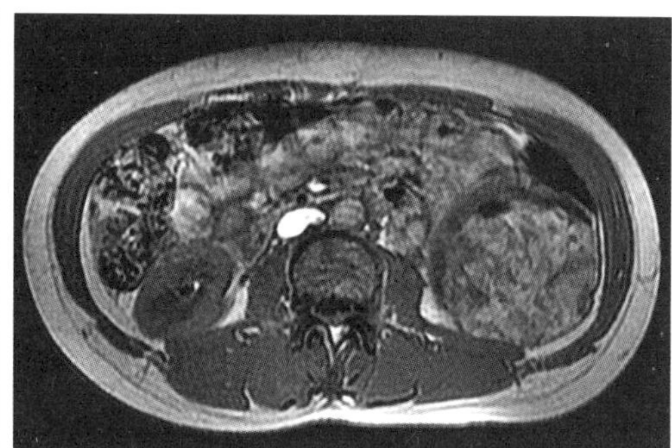

直方图均衡化后的 MRI 图像

图 3-4　直方图均衡 MRI 图像对比

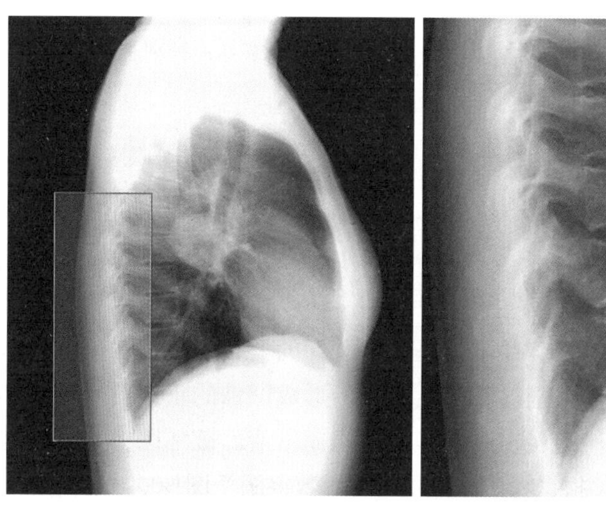

原 X 光图像及目标细节放大

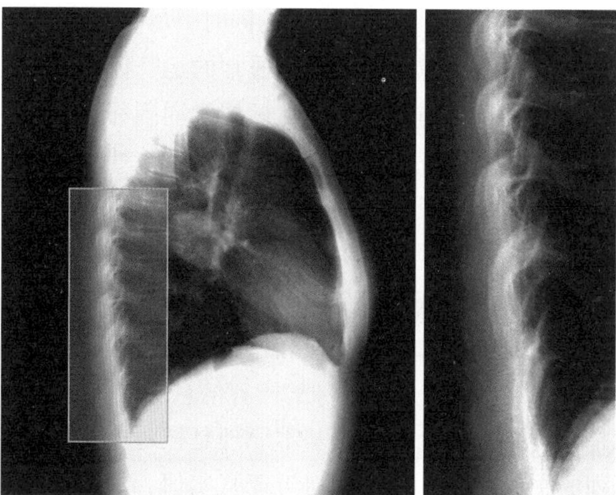

直方图调整后 X 光图像及目标细节放大

图 3-5　局部直方图均衡 X 光图像对比

节图在原图右侧展示。右侧为进行直方图变换后的图像，红色区域为选定的诊断区域。通过细节对比可以看出，直方图变换使得目标区域的细节更为清晰。

由此可以看出，直方图变换是数字医学图像预处理过程中最常用的方法之一。无论是针对整体的直方图均衡化，还是以局部为参考的直方图变换，都是目标医学图像在颜色通道内，运用值的分布变换来实现对图像的对比度增强。使原有在颜色区间上频率较大的图像区域中的细节按均衡频率展开，合并灰度频率较小的区域，使医学图像更为清晰。

（三）降噪

在数字医学图像成像的过程中，会因为各种原因不可避免地产生噪声。根据噪声的产生原因分为加性噪声、乘性噪声和量化噪声，如表 3-3 所示。

表 3-3　数字医学图像噪声类别

分类	与数字医学图像相关性	常见噪声源
加性噪声	无关	成像感光噪声
乘性噪声	有关	扫描过程的相干噪声或成像的颗粒噪声
量化噪声	无关	由模拟转化为数字过程的量化误差

数字医学图像的噪声并不仅是人眼看到的失真，有些噪声虽然不影响人眼观察，但会对某个具体的图像处理过程产生影响。形成图像的正常信号往往和噪声交织在一起，如果处理不当就会使边界、线条等变得模糊不清而破坏图像本身的细节，从而影响数字医学图像的准确性。根据噪声产生的原因，数字医学图像的噪声通常具有一定的随机性，常常具有大小和分布不规则的特点。降噪处理就是针对数字医学图像进行消除噪声或降低噪声影响的处理操作，其目的是为了在降噪的同时，尽量保持原有图像的有效细节。

均值滤波降噪是常用的线性滤波处理。其通常的运算模式是在医学图像上对目标像素套用一个给定的模板。该模板同时覆盖了目标像素周围邻近的像素。然后，用被模板覆盖了的全体像素的平均值来代替原来的目标像素值。该处理过程相当于将图像的内容信息平均化，只能在一定程度上淡化噪声，并使图像变得模糊，通常会影响原有的图像细节。

高斯滤波降噪是均值滤波的扩展，在对应的模板上采用了高斯函数平滑而非直接取平均值，用被模板覆盖了的全体像素的高斯加权平均值来代替原目标像素值，该处理过程能够很好应对高斯噪声，但同样是将图像的内容信息平均化，会使图像变得模糊。

中值滤波降噪是非线性滤波处理，其基本原理是把对应模板点的值用该点的模板邻域中各点值排序序列的中值代替，使其值接近于真实值，从而消除孤立的噪声点。与线性的均值滤波和高斯滤波不同，中值滤波后的图像不会变得模糊，但有时会出现锯齿现象。

除去上述基于模板的降噪处理，还可以将数字医学图像转化为一组正交积上的频域系数表示，并在频域范围内完成图像的降噪。此类降噪方式包括小波降噪和同态滤波等。相比于基于模板的滤波方式，在频域处理过程中即可以实现对于噪声的屏蔽，同时也可以完成细节的锐化，以实现图像的增强。

（四）锐化

在基于模板的线性噪声处理过程中，虽然可以有效减少造成的影响，但是一般会使图像的边缘变得模糊。数字医学图像锐化处理的目的是为了使图像的边缘以及表示细节变的清晰，经过降噪的图像变得模糊的根本原因是线性模板对图像进行了平均化的积分，因此通过对其进行逆运算可使图像变得清晰，因此考虑基于微分运算的锐化过程。

常用的微分模板包括表示一阶微分的梯度模板以及表示二阶微分的拉普拉斯模板，其整体执行过程与基于模板的滤波方法相似，只是在模板范围内采用相反的微分操作。就实际应用效果而言，梯度模板处理通常会产生较宽的边缘，而拉普拉斯模板处理得到的边缘则更细，对比度更高；但拉普拉斯模板处理对细节有较强的响应，会产生细线或孤立点；在大多数实际应用中，对图像锐化来说，采用拉普拉斯模板锐化比梯度模板锐化好，锐化后图像的细节更为丰富。

除去基于图像空间域的微分模板方法，对图像频域的滤波方法也可以对数字医学图像进行锐化。高通滤波是最常用的频域锐化滤波方法，该方法将数字医学图像转化为频域表示，增强频率的高频部分以完成图像的锐化处理。高通滤波处理的图像需要具备较高的信噪比，对带有噪声的图像进行高通滤波会对噪声产生加强，影响对象效果。因此，一般都在降噪处理后，在执行高通滤波处理。

同态滤波是在频域中同时增强图像对比度并压缩图像灰度范围的特殊滤波方法。同态滤波器能够抑制低频并且增加高频，从而能减少变化并锐化边缘细节。同态滤波技术的依据是在图像获取过程中的反射成像原理，该原理旨在对图像灰度范围进行调整，以保证在很好地保护细节的同时，去除信号中的噪声。

第三节 数字医学图像的分割

医学图像分割是医学图像处理领域最重要的技术之一。医学图像的分割，其应用十分广泛，比如解剖结构的体积测量、表面积计算、血管的夹角测量、肿瘤的内部像素值统计、放疗计划的靶区划定等。对于不同的分割对象，可以采用不同的医学图像分割算法。当所需分割的物体与周围背景的灰度对比度较大、边界较为清晰时，图像分割的难度较小（比如 CT 中的骨组织）。但是，临床上经常会需要分割对比度较差、边缘模糊的物体（比如血管树末端的细小分支），从而给图像分割带来了困难。迄今为止，医学图像分割仍是一个很活跃的研究领域，仍有很多有难度的问题有待解决。

一、医学图像分割的基本概念及表达方式

如图 3-6 所示，所谓图像分割，是指将图像划分成若干个子区域。对于医学图像，分割的区域通常对应特定的解剖结构，如大脑、心脏和脊椎等。因此，医学图像分割也可以看作是从图像中提取出感兴趣的解剖结构。图像分割所得的子区域数目由所需分割的物体数目所决定，如果只需要分割出一个物体，那么子区域数目为 2，包括物体区域（也称前景区域）和背景区域；如果需要分割出 n 个物体（比如从脑部核磁图像中划分多个脑区），则子区域数目为 n+1，其中 n 个区域对应 n 个物体，第 n+1 个区域对应背景。

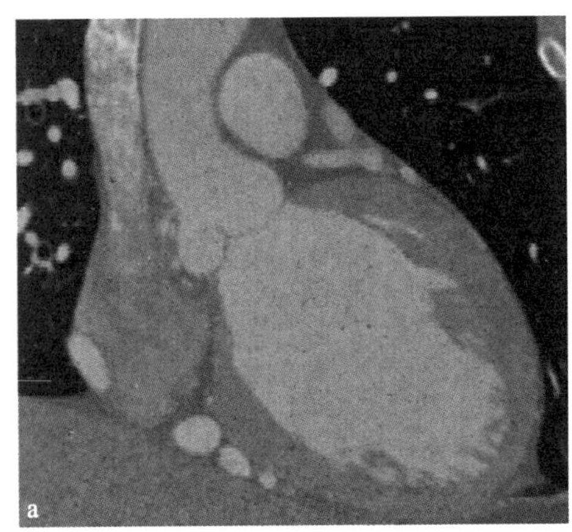

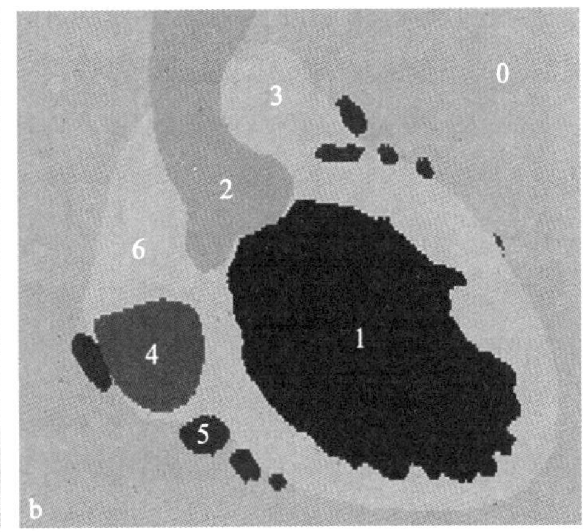

图 3-6　图像分割的定义

a. 待分割的图像；b. 图像分割是将图像划分为若干子区域

在图像分割的概念里，如何定义和表示图像中的区域是一个基本问题。目前基本上有两种表示方法，基于区域的表示法和基于边界的表示法。如图 3-7 所示，图 3-7a 为基于区域的表示法，该方法将每个像素被赋予其所属区域的标签（图中每个小方格代表一个像素）。图 3-7b 为基于边界的表示法，该方法通过定义区域的边界来表示被分割的区域。

基于区域的表示方法会为图像中每一个像素赋予一个标签，标签相同的像素属于同一个物体。假设图像被分割成了 n+1 个区域，则一共需要 n+1 个标记，通常用整数 0，1，…，n 来表示，其中 0 代表背景区域，其他整数代表不同的前景区域。由于每个像素都有自己的标签值，因此我们可以定义一个标签图像，其像素数目和图像的长宽与原图像相同，但是像素值不是原图中的灰度值，而是每个像素的标签值。这个标记图像可以作为最终的分割结果输出，后续的所有基于图像分割的测量和分析都可以依赖这些标记来进行。例如我们想统计第 i 个区域的体积，只需要计算标签图像中值为 i 的像素数目 k，再用 k 乘以每个像素的体积即可。

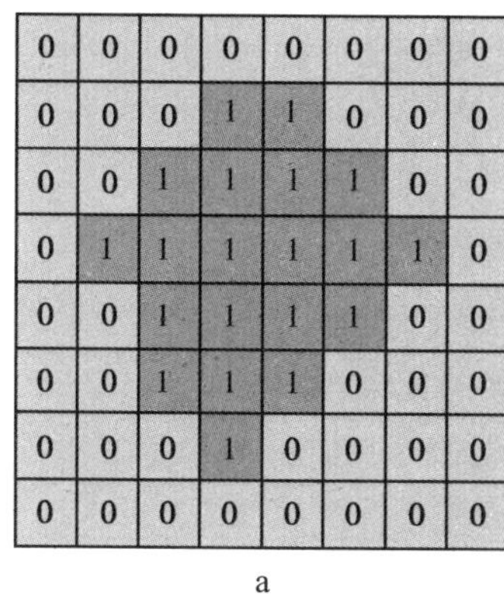

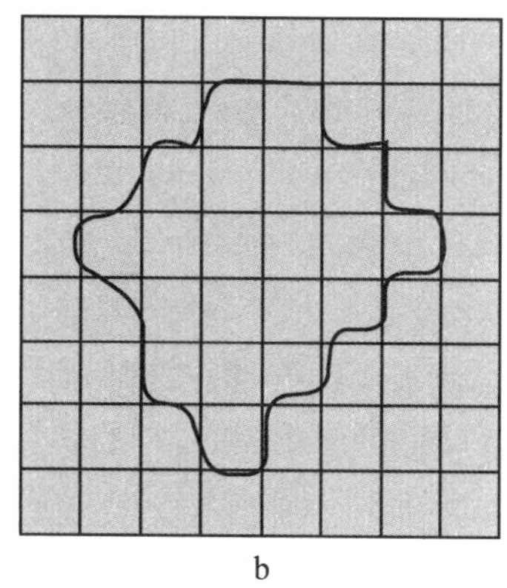

图 3-7　图像分割的两种基本表示方法

a. 基于区域的表示法；b. 基于边界的表示法

基于边界的表示方法是设法获取区域的边界上各点的位置，然后默认这个边界所围成的区域是目标物体的区域。这种方法要求边界必须是闭合的，我们只需要知道物体的边界在哪里，不需要知道图像中每个像素属于哪个区域。对于二维图像的分割，需要知道区域边界曲线的位置；对于三维图像的分割，则需要知道边界曲面的位置。在计算机图形学中，曲线由平面上离散的点连接而成，曲面则是由三维空间中离散的点相互连接构成（参见本章第 5 节关于面绘制的介绍），因此确定边界的过程位置实际上是在确定这些离散点的位置。基于边界的表达方式适用于基于边界的图像分割方法，比如边缘追踪、活动轮廓等方法，这类分割算法输出的是边界曲线或曲面，而不是每个像素的区域标记。

基于区域的表示方法与基于边界的表示方法是可以互相转化的。如果已知图像中每个像素的标记值，则可以很方便找到区域边界的像素，再根据这些边界像素来确定边界曲线或曲面。对于二维图像，边界曲线可以通过简单地连接区域边界像素的中心获得（也可用更加复杂准确的方法）；对于三维图像，则需要根据边界像素来计算多边形网格曲面的位置，比较常用的方法有移动立方体算法等（参见本章第 5 节关于面绘制的介绍）。反过来，如果已知图像的边界曲线或曲面，想进一步获知图像中哪些像素是处于边界内部，则需要判断每个像素点是否被边界围在里面。对于二维图像，判断平面上的点是否位于多边形边界内部比较容易，而对于三维图像，判断空间中的点是否位于多面体网格曲面内部则需要较为复杂的算法。

二、常用医学图像分割方法

（一）区域分割

在数字医学图像分割领域，区域分割（region-based segmentation）方法是重要且常用的医学图像分割方法之一。该方法主要利用图像的空间性质，以像素点之间的相似性为依据，根据不同的分割准则进行图像分割。下面将简要介绍阈值分割、区域生长、分裂合并和分水岭变换等区域分割方法。

1. 阈值法 阈值法（thresholding）是最简单并且有效的区域分割方法。该方法定义为在选择一个最优的阈值后把输入的彩色或灰度图像转换为二进制图像，其处理流程如图 3-8 所示。阈值分割法的目的是将图像二进制化，以此勾画出图像中目标与背景区域。一般来说，阈值分割方法的理论基础在于对灰度图像的一种假设：目标区域或背景区域内部的像素灰度值是近似相等的，但目标区域与背景区域之间的像素灰度值有一定差异。

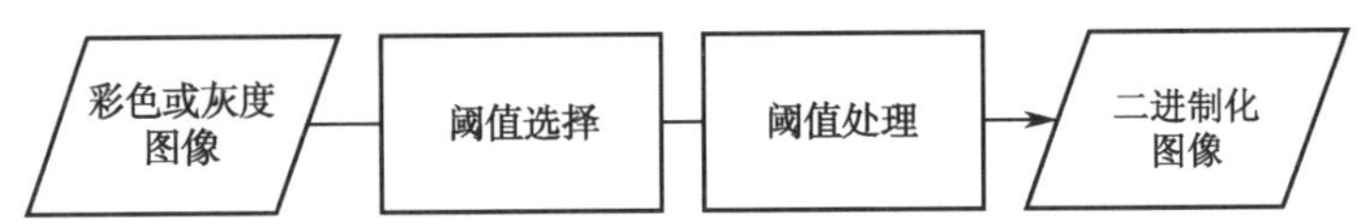

图 3-8 阈值法处理流程图

阈值分割法的数学描述：假设输入的灰度图像为 $I(x, y)$，(x, y) 表示像素的空间坐标值，$I(x, y)$ 为该像素的灰度值，图像中灰度级数集合为 $G=\{0, 1, 2, \cdots, g-1\}$，通常 $g=256$，Z 为阈值且 $Z \in G$，阈值化的输出图像 $I(x, y)=\{M(x, y), B(x, y)\}$，$M(x, y)$ 为目标区域，$B(x, y)$ 为背景区域，那么阈值分割方法可用以下数学式表示：

$$T(x,y)=\begin{cases}M(x,y), & if\ I(x,y)\geqslant Z\\ B(x,y), & if\ I(x,y)<Z\end{cases}$$

阈值分割方法分类：从作用区域来说，可以分为全局阈值法（global thresholding）和局部阈值法（local thresholding）。从选择阈值的个数来说，它又可以分为单峰阈值，双峰阈值方法和多峰阈值方法。当然，如何选择合适的阈值是基于阈值分割方法的关键与难点所在。在全局阈值分割方法中，确定阈值的算法主要有图像直方图法和自动选取等方法。基于阈值分割法的理论假设，图像直方图是选择分割阈值的最常见方法，这是因为在图像直方图上，不同目标和背景对应着不同的分布波峰，如图 3-9 所示，选取的

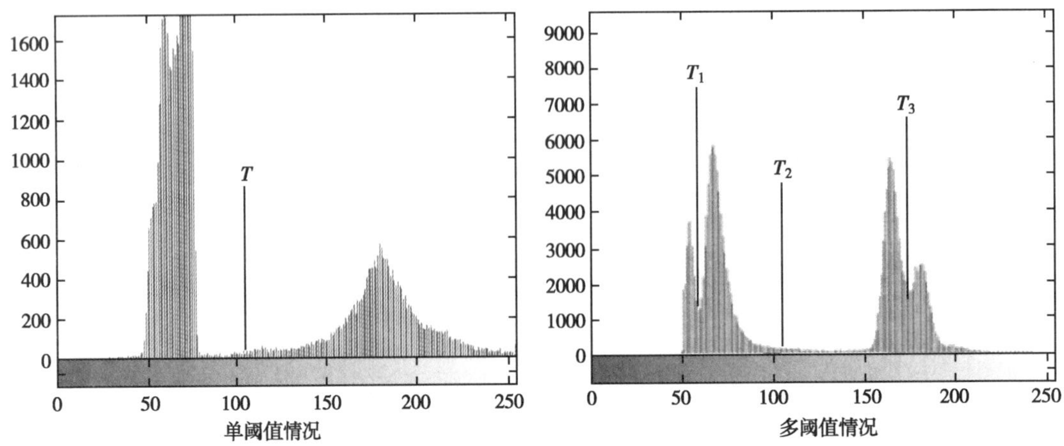

图 3-9 图像直方图及阈值的选择

阈值应位于两个波峰之间的波谷，将各个波峰分开从而使目标与背景分开。

典型的阈值自动选取算法包括 Otsu 方法和最大熵原则等。N.Otsu 等人在 1978 年提出了利用图像像素平均值与方差信息，对图像进行判别分析从而获得全局阈值。基于最大熵原则的阈值自动选取方法是 T. Pun 等人于 1980 年首先提出来的。此方法的关键在于将图像的灰度直方图分成两个或多个独立的类，选择合适的阈值使得各类熵的总值或信息量最大。局部阈值分割方法先将图像分成多个区域，然后利用图像直方图或阈值自动选取算法，对于每个区域进行全局阈值分割。这种方法会导致图像边界分割的不连续性，利用图像平滑技术，可消除不连续边界。

阈值分割方法优缺点：其优点在于实现相对简单高效，对于不同类别的目标灰度值相差较大时，能很有效的对图像进行目标与背景分割。它的缺点表现在不能直接适用于多通道图像和灰度值相差不大的图像，难以准确分割图像中不存在明显灰度差异的物体或各目标的灰度值范围有较大重叠的区域，同时由于它仅仅考虑了图像的灰度信息而不考虑图像的空间信息，对图像噪声和灰度不均匀较为敏感。

总的来说，阈值分割方法通常作为数字医学图像分割的初值，然后利用其他更为精确的分割方法进行后续处理。另外，对于评价一个基于阈值分割方法的有效性，其关键在于它在能否保留图像中逻辑与语义信息，比如图像中目标边缘的完整性等等。

2. 区域生长 阈值分割法是典型的基于像素点边缘特性的图像分割方法，而区域分割方法是将输入图像直接分成不同区域，以表达图像中不同物体或目标。它的核心思想是图像中同一目标上的像素点应该属于同一个区域，并假设同一物体上的像素点应该具有相似的灰度值。从理论上来说，区域分割方法的输出结果应该满足以下一些条件：

（1）完整性：$U_{i=1}^{n}R_i(x, y)=I(x, y)$，即所有的区域组成整幅图像。

（2）连通性：每个区域 $R_i(x, y)$ 必须是可连通的。

（3）排斥性：$R_i(x, y) \cap R_j(x, y)=\varnothing$，即任意两个区域不存在公共的像素点。

（4）均一性：任何区域满足一定的均一性条件，即同一区域内的像素点之间的灰度值差异较小或灰度值的变化较缓慢。

（5）不可分割性：区域间存在灰度差异性，即任何两个区域不能合并成一个区域。

区域生长法是典型的且较为简单的窜行区域分割方法，它的核心思想是：基于预设的种子点与生长规则，将具有相似性质的像素或子区域集合起来构成完整区域。该方法大体上有两个步骤：①种子点选取：一般选择在某个特定或设定灰度值区间的像素点；②区域增长：利用特定的生长规则，比如像素差异性、灰度纹理、颜色信息等规则，从种子点开始生长到每个方向上所有的毗邻像素，直到该方向上的像素点不满足生长规则为止，如图 3-10 所示。因此，区域生长方法的关键点在于：①种子点合理选择，②区域增长规则的设计。这些关键点直接影响区域生长法的高效性与精确性。

区域生长分割法优点在于能够较为精确分割具有相同或相似灰度值的区域，算法执行简单，可实现交互式分割和引入多规则增长方法。其缺点有：①计算量较大，运行速度较慢；②局部而非全局分割，导致区域的不连续性；③增长方式对噪声敏感，导致抽

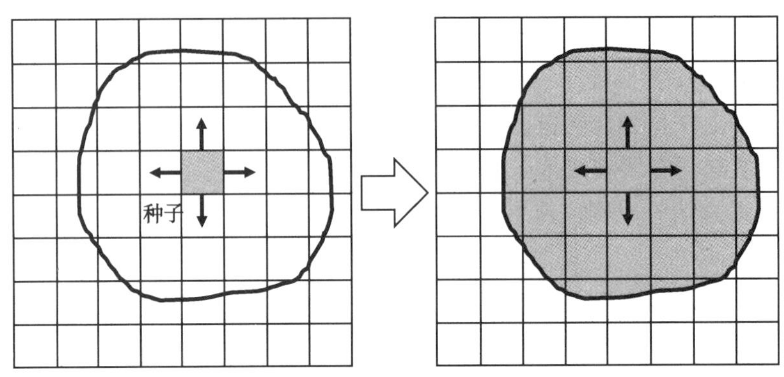

图 3-10　区域生长过程

取出的区域有空洞或者在局部体效应的情况下将分开的区域连接起来。

总而言之，与阈值分割类似，区域生长分割法也较少单独使用，往往是与其他分割方法联合使用，特别适用于分割小的器官结构，比如支气管，如图 3-11 所示。

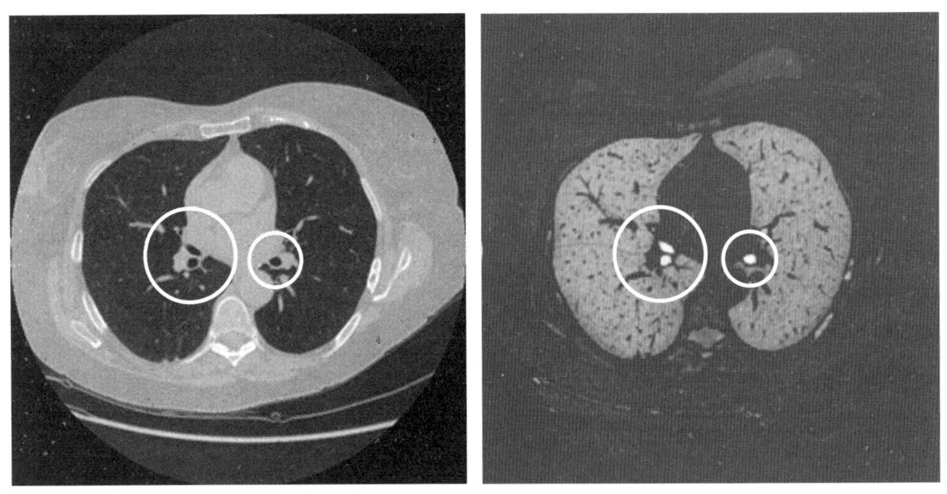

图 3-11　区域生长分割实例：支气管树区域分割

3. 区域分裂合并　区域生长法从一系列选取好的种子点开始进行分割，而区域分裂（region splitting & merging）是将整幅图像首先看成单一区域开始，分割成不同的子区域，直到所有子区域：①满足区域分割的完整性、连通性与排斥性条件；②不满足区域分割的均一性条件。

区域合并是区域分裂的逆过程，主要为了解决其他分割方法（例如阈值分割或区域分裂）所带来的目标边界不明确与伪区域等问题。因此，区域分裂与区域合并一般联合使用，以达到区域精确分割目的。区域合并首先开始满足均一性条件的某个区域，合并毗邻像素或灰度相似的区域，直满足区域不可分割性条件。区域分裂合并算法过程如图 3-12 所示。

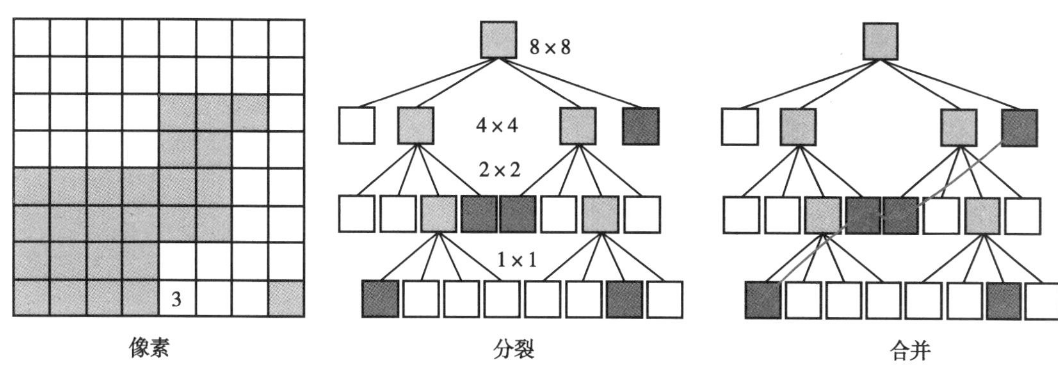

图 3-12　区域分裂合并过程

4. 分水岭分割　分水岭分割（watershed segmentation）是基于拓扑理论的一种图像分割方法，它的核心思想来源于水流通过不同地形地貌起伏的自然现象，其基本原理概括如下：把一副图像看作是测地学上的拓扑地貌，图像中每一点像素的灰度值表示该点的海拔高度，利用像素的海拔高度分布特征，对每个符合特征的地貌区域进行划分，每个地貌区域包含局部像素最小值的称为集水盆，而集水盆区域的边界则形成分水岭。因此，分水岭分割法的关键在于如何生成或计算分水岭，从而把图像分成不同目标或物体区域。

计算分水岭是一个迭代标记过程，主要的方法包括数学形态学、灌水模拟法及漏水模拟法等。灌水模拟法是由 L. Vincent 提出的较为经典的计算分水岭算法。在该算法中，计算分水岭过程的主要分为两个步骤：①灰度值排序：对整幅图像所有像素的灰度值进行从低到高排序；②区域灌水过程：从每一个区域像素最小值地方开始进行灌水，随着灌入的加深，每一个像素最小值的影响域慢慢向外扩展，在两个集水盆汇合处构筑大坝，即形成分水岭。计算或形成分水岭的过程也称为分水岭变换。

分水岭分割方法优点在于简单高效，易于并行计算，能够较好地响应图像中微弱边界像素，从而分割出较为完成的区域边界，避免了连接边界等后续处理。其缺点在于难以准确响应目标区域细微的灰度变化，无法检测出低对比度的边界。另外，该算法对噪声较为敏感，使得精确计算分水岭变得困难，从而局部明显改变分割结果。这些缺点都会导致对图像的过度分割现象，需要使用一些图像预处理或后续处理来消除过度分割。总的来说，分水岭算法越来越广泛应用于数字医学图像分割研究领域。

（二）边缘算子

在某些数字图像中，直线、曲线、环形及圆弧等地方的局部像素值不连续特性与突变信息，有时往往比局部区域内信息更加直观有效，这符合人类生理视觉系统对图像信息的响应规律。因此，图像边缘是指图像局部像素不连续或突变信息，这种突变性反映在灰度值、颜色及纹理结构等信息变化。根据边缘响应函数的形状，边缘大致分为阶跃形和屋顶形等两种边缘。如何检测或提取图像边缘信息在数字医学图像分割领域扮演着重要的角色。下面介绍在医学图像分割领域中比较常用的几种边缘算子。

1. 罗伯茨算子 罗伯茨算子（Roberts kernels）是所有边缘检测方法中最简单的边缘算子。它的基本原理是根据任意一对互相垂直方向上的差分来估算像素（x，y）的梯度幅值 G（x，y），以提取图像 I（x，y）边缘：

$$G(x,y)=\sqrt{(I(x+1,y+1)-I(x,y))^2+(I(x,y+1)-I(x+1,y))^2}$$

在图像边缘检测之前，先设定边缘阈值 T，若 G（x，y）$>T$，则判定该像素点为边缘。

如图 3-13 所示，罗伯茨边缘算子采用是一个 2×2 的模板，计算对角方向相邻的两个像素灰度值之差，其实质是利用这两个模块对图像进行卷积。罗伯茨算子的优点在于简单快速，易于提取图像中垂直方向上的边缘信息，并且边缘定位精度较高；其缺点是对噪声较为敏感，无法抑制噪声的影响，同时对于图像斜向边缘响应不够，难以准确检测。

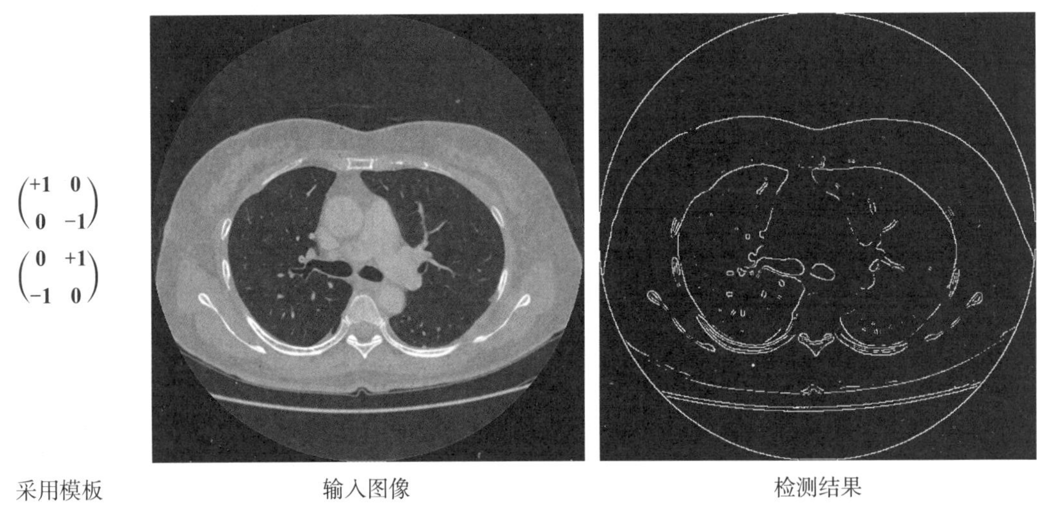

图 3-13 罗伯茨算子所采用的模板及其检测结果

2. 普鲁伊特算子 普鲁伊特边缘算子（Prewitt kernels）基本思想是利用中心差分，即像素点上下左右邻点的灰度差值来近似该点梯度值，以判定该像素点是否为边缘：

$$G(x)=|(I(x-1,y-1)+I(x-1,y)+I(x-1,y+1))-(I(x+1,y-1)+I(x+1,y)+I(x+1,y+1))|$$

$$G(y)=|(I(x-1,y+1)+I(x,y+1)+I(x+1,y+1))-(I(x-1,y-1)+I(x,y-1)+I(x+1,y-1))|$$

$$G(x,y)=G(x)+G(y)$$

该边缘算子的基本检测原理是在图像中利用水平边缘与垂直边缘等两个方向检测模板与图像进行邻域卷积，从而实现边缘提取的，其使用的 3×3 检测模板，如图 3-14 所示。它的优点在通过像素平均（相当于图像低通滤波）可抑制平滑图像噪声，能够消除部分伪边缘；但是由于普鲁伊特边缘算子利用使用了像素平均，这相当于对输入图像进行了低通滤波，所以该算子会模糊边缘，从而使其边缘定位不如罗伯茨算子准确。

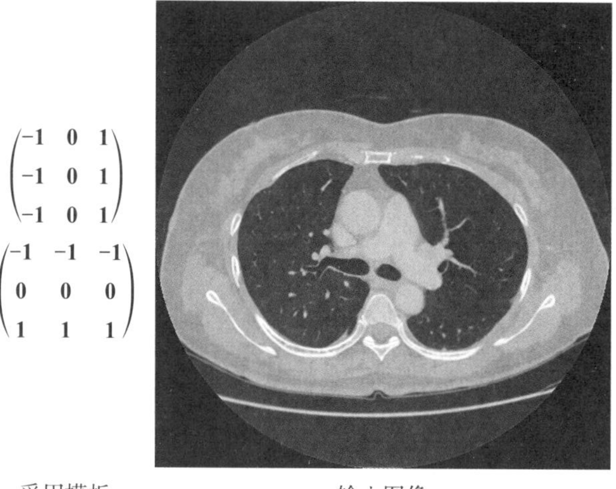

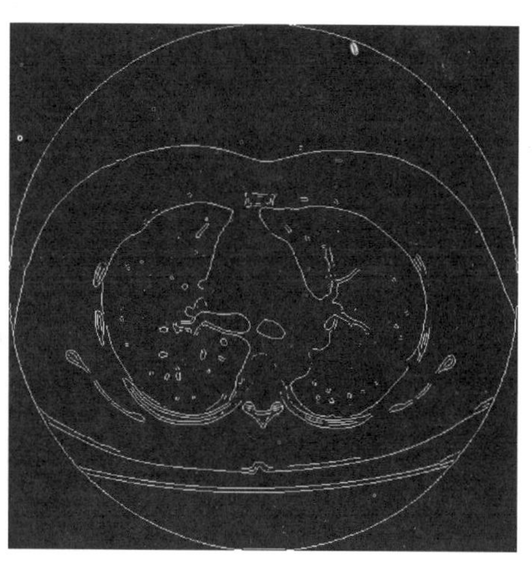

采用模板　　输入图像　　检测结果

图 3-14　普鲁伊特算子所采用的模板及其检测结果

3. **索贝尔算子**　与普鲁伊特算子相类似，索贝尔算子（Sobel kernels）也是利用局部像素平均加权，来近似中心像素的梯度值。普鲁伊特算子与索贝尔算子区别在于：后者认为局部区域各个邻域像素对中心像素的影响权值不是等价的，离中心像素越远的邻域像素，其对应的权值应该越小。因此，索贝尔算子是利用中心像素与邻域像素之间距离来计算加权平均值的，它使用的水平与垂直边缘检测 3×3 模板，如图 3-15 所示，这两个模板体现了近距离大权值的原则。

一般而言，索贝尔算子边缘检测效果优于罗伯茨算子和普鲁伊特算子，其主要缺点在于难以精确提取图像主体轮廓边缘信息，无法严格区分图像中主体目标与背景区域，这是由于索贝尔算子检测过程无法模拟人类生理视觉系统对图像主体信息的响应。

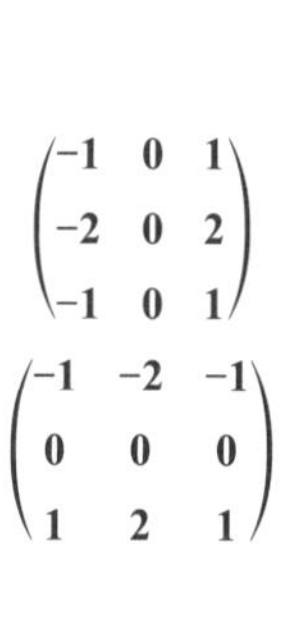

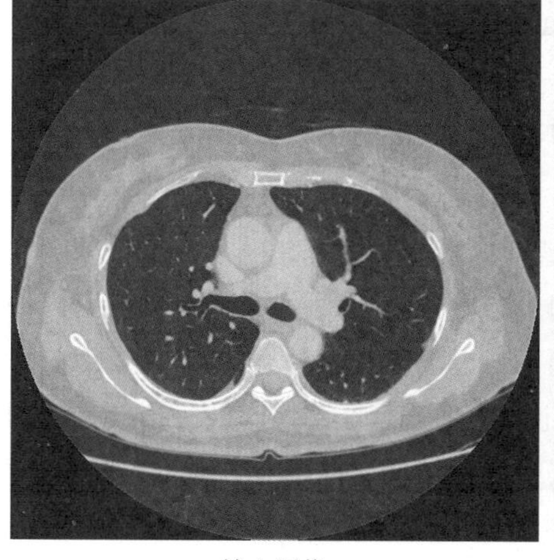
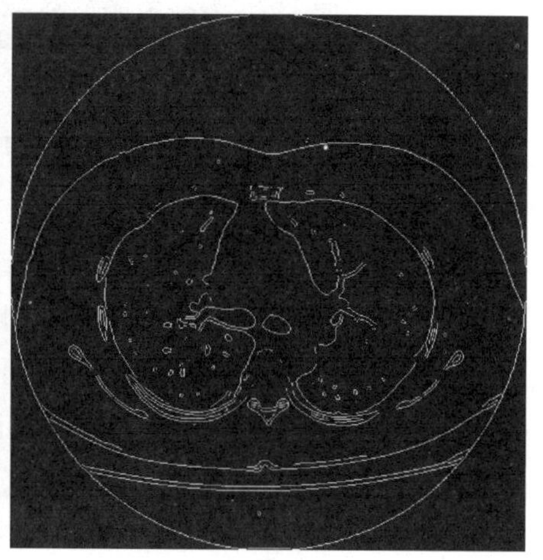

采用模板　　输入图像　　检测结果

图 3-15　索贝尔算子所采用的模板及其检测结果

4. 拉普拉斯算子 以上所述算子都是基于一阶微分或导数信息的边缘检测算子。一阶微分所含信息只有当前像素点的梯度大小与其某个方向上变化率。若需处理当前像素的方向信息，则要引入二阶微分运算。拉普拉斯算子（Laplacian operators）是最简单的各向同性二阶微分边缘检测算子。

对于一幅图像 $I(x, y)$ 的拉普拉斯变换是一个二阶微分导数，定义为：

$$\nabla^2 I(x,y)=\frac{\partial^2 I}{\partial x^2}+\frac{\partial^2 I}{\partial y^2}=\sum_{(i,j)\in R}(I(i,j)-I(x,y))$$

其中 R 代表以像素点 (x, y) 为中心的邻域，它可以是一个 8 邻域的点集合。

拉普拉斯算子也可以表示成模板形式，其使用最为普遍的是一个 3×3 检测模板，如图 3-16 所示。其模式形式可表示为：

$$\frac{\partial^2 I}{\partial x^2}=I(x+1,y)-2I(x,y)+I(x-1,y),\quad \frac{\partial^2 I}{\partial y^2}=I(x,y+1)-2I(x,y)+I(x,y-1)$$

值得注意的是，定义模板形式的拉普拉斯算子要求模板内所有系数之和必为 0。

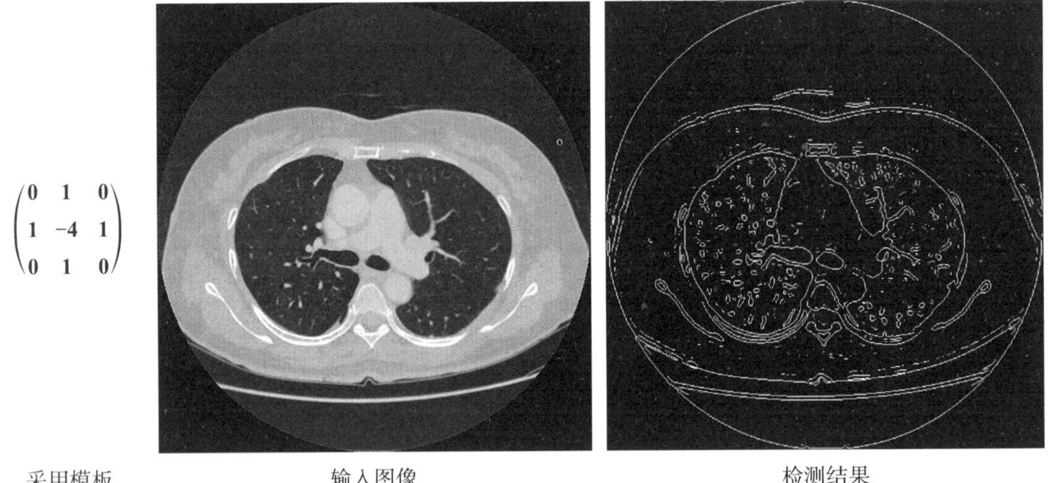

图 3-16 拉普拉斯算子所采用的模板及其检测结果

与其他边缘检测算子相比较，拉普拉斯算子具有非常明显自身优缺点：

（1）旋转不变性：即与图像空间坐标轴方向无关，坐标轴旋转后计算梯度值不变。

（2）对于只检测边缘点的位置而不考虑周围像素差异的边缘检测是很有效的：即它的作用在于零交叉性质边缘定位与确定当前像素是在边缘暗的一边还是亮的一边。

（3）对噪声非常敏感，同时无法检测边缘的方向信息，这都是拉普拉斯算子的主要缺点。因此，拉普拉斯算子一般不直接处理原始数字图像，而是先对图像进行除噪声预处理，以减少其对噪声的敏感性。所以，它一般与图像平滑滤波等除噪技术结合使用。

（4）由于拉普拉斯算子对噪声的高度敏感性，在实际的应用中，一般使用高斯拉普拉斯算子（Laplacian of Gaussian）来进行数字图像中的边缘检测。高斯拉普拉斯算子主要特点首先利用高斯函数与输入图像进行卷积，以实现噪声平滑预处理，减少因拉普拉斯算子二阶微分引起的逐渐增加的噪声敏感性。

5. 坎尼边缘检测 坎尼边缘算子（Canny detector）是目前数字图像处理邻域内最为成功的边缘提取算法，其功能与检测效果整体优于前面所述几种边缘检测算子。坎尼边缘算子是集图像平滑滤波、边缘差分检测、边缘增强及伪边缘消除等多阶段处理于一体的优化边缘检测方法。

一般而言，坎尼边缘检测算子的基本原理主要包括以下几个处理方法步骤：

（1）原始输入图像平滑预处理，消除噪声：大部分的边缘检测算子都对图像噪声较为敏感，因此，对图像进行除噪处理是十分有必要的。坎尼算子利用高斯滤波器与输入图像进行卷积处理，获得平滑除噪后图像：

$$H(x,y)=\frac{1}{2\pi\sigma^2}e^{\left(-\frac{x^2+y^2}{2\sigma^2}\right)} * I(x,y)$$

其中，符号 * 表示卷积操作，高斯核参数 σ 尺寸大小会直接影响后续边缘检测的性能。另外，需要指出的是，图像平滑处理和精确边缘检测是相互矛盾的概念：从一方面来说，平滑处理抑制噪声的同时会模糊图像边缘信息，增加了边缘检测的不确定性；从另一方面来说，若要提到边缘检测的精确度，不希望过度平滑图像，这又增加了对噪声的敏感性。选择高斯滤波器的主要原因是高斯核函数能够平衡坎尼算子的抗噪声稳健性和边缘检测精确定位之间的矛盾，从而提供了一个较好的折衷方案。

（2）利用一阶偏导的有限差分，计算当前像素点的梯度幅值 $G(x, y)$ 及方向 φ：

$$G_x \approx H(x+1,y)-H(x,y)+H(x+1,y+1)-H(x,y+1)$$

$$G_y \approx H(x,y+1)-H(x,y)+H(x+1,y+1)-H(x+1,y)$$

$$G(x,y)=\sqrt{G_x^2+G_y^2}, \quad \varphi=arctan(G_y/G_x)$$

（3）引入非极大值抑制（non-maximum suppression）过程，增强步骤（2）检测到边缘：步骤（2）仅仅获得图像全局像素的梯度大小，无法准确定位边缘。为此，需要抑制梯度非极大值的像素点。非极大值抑制方法的目的主要细化或消除图像中梯度幅值较小的边缘，保留图像中局部梯度幅值变化最大的像素点。该方法利用当前像素点的梯度方向信息，把梯度角度 φ 变化减少到圆周的四个扇区之一，以判定是否将 $G(x, y)$ 设为 0。

（4）采用双阈值算法（double threshold）消除伪边缘，同时连接最终检测到边缘：经过步骤（3）处理以后，已经获得相对精确的边缘检测结果，但由于仍然受到噪声与图像颜色信息多变性，会产生一些虚假的边缘信息。双阈值算法就是为了消除或减少图像中伪边缘的数量，进一步精确定位边缘。该算法选择两个阈值的原因在于：若单阈值选取得太小，则容易产生伪边缘；单阈值选得太大，容易导致图像中部分轮廓丢失。

双阈值算法的基本工作原理如下：

（1）根据经验知识，选择一个高阈值和一个低阈值，高阈值约等于 2 倍的低阈值。

（2）若当前像素点的梯度值大于高阈值，那么该点标记为强边缘点，从而得到高阈值边缘图像，并保留此图像边缘信息。

（3）若当前像素点的梯度值小于高阈值但大于低阈值，那么该点标记为较强边缘点，从而得到较强边缘图像，并保留此图像边缘信息。

（4）若当前像素点的梯度值小于低阈值，那么该点标记为伪边缘点，从而得到伪边缘图像，消除该伪边缘图像。

（5）在高阈值边缘图像中，一般把强边缘连接成轮廓，但当到达轮廓的端点时会出现断点不连续性，此双阈值算法会在该端点像素的 8 邻域点中寻找满足低阈值的像素点，再根据此像素点搜索新的边缘信息，直到整个图像轮廓边缘闭合为止。

总之，坎尼边缘检测算子数字图像处理中应用最为广泛的边缘检测方法。使用该边缘算法，对图像进行处理的结果如图 3-17 所示。很明显该方法优于以上其他方法。

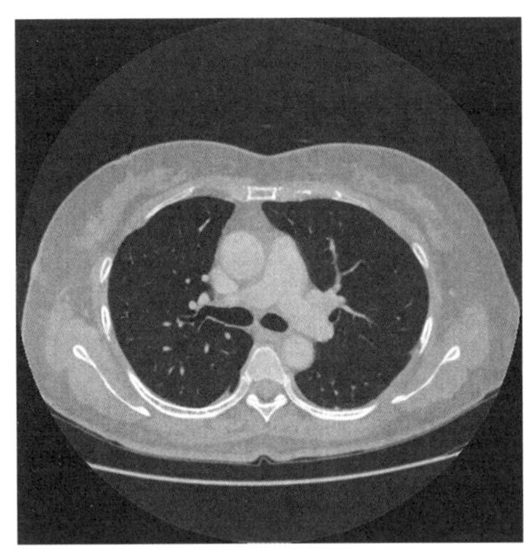

输入图像

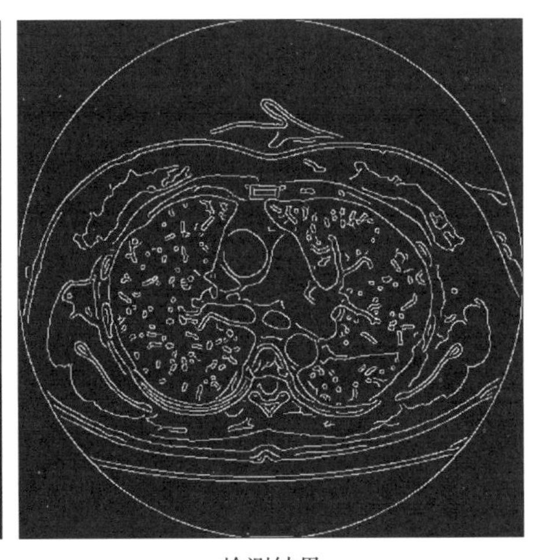

检测结果

图 3-17　坎尼边缘算子检测结果

表 3-4　各种边缘算子特点及其应用

边缘检测算子	特点	适用图像
罗伯茨算子	较高准确边缘定位， 噪声较敏感性强	低噪声图像
普鲁伊特算子	采用平均滤波，边缘精确定位较难，不连续边缘较多	灰度渐变、低噪声图像
索贝尔算子	采用加权滤波，边缘精确定位较难，不连续边缘较多	灰度渐变、低噪声图像
拉普拉斯算子	具有各向同性及旋转不变性，对细线和孤立点边缘检测效果较好；对噪声较敏感	零交叉性质图像边缘检测
坎尼边缘算子	多步骤融合优化检测算子，边缘定位精确，抗噪声干扰强，能消除伪边缘	高噪声图像

至此，本节已经介绍了 5 种边缘检测方法，表 3-4 总结与对比这些边缘检测算子。对于评价一个图像边缘检测算法优劣，可以检验其结果能否满足三个条件：①低边缘误检率，同时能够把图像中绝大部分的边缘轮廓检测出来；②精确检测边缘所在位置，能够准确把边缘点定位于边缘的中心处；③高效抑制噪声影响，每个边缘只能被检测一次，能够消除噪声带来伪边缘。

总而言之，边缘检测在医学图像处理中发挥越来越重要作用，对解决数字医学中人体器官组织识别、特征提取、多模态图像配准等问题有着重要意义。

（三）数学形态学

数学形态学（mathematical morphology）是分析处理几何结构的理论与技术方法，是建立在集合论、格论、拓扑学及随机函数等基础上描述几何形状的一门学科。该学科的理论基础是由法国巴黎矿业学院科学家 Georges Matheron 及其博士生 Jean Serra 于 1964 年共同奠定的，他们在铁矿核的定量岩石学分析及预测其开采价值的研究工作中，首次提出击中 / 击不中变换概念，并从理论层次上第一次引入了形态学的数学表达式。1982 年出版的经典专著《图像分析与数学形态学》（*Image Analysis and Mathematical Morphology*）是数学形态学的发展与应用的重要里程碑，奠定了此学科在数字图像处理领域的重要地位。目前，数学形态学图像处理方法已在计算机视觉和医学图像分析等领域得到了极为广泛的应用。

1. 数学形态学的定义和分类 数学形态学是由一些形态学的代数操作子或运算子所构成的。它的基本思想是利用这些运算子（或者它们的组合）和具有一定形态的结构元素，去检测和提取图像中的对应形状物体，以达到对图像分割、识别、特征抽取和边缘检测等方面的目的。

数学形态学一般包括四个基本运算子：腐蚀（erosion）、膨胀（dilation）、开启（opening）和闭合（closing）。基于这些基本运算操作，可推导和组合成多种数学形态学图像分割算法。使用这些算法可在低维数据空间表达数字图像，抽取与保留它们基本的形状轮廓，并除去图像中冗余的结构信息。数学形态学方法大体上分为三类：二值形态学；灰度数学形态学；模糊数学形态学（一类把模糊集合论应用于数学形态学中而形成的图像分析方法）。本节简单介绍前面两种数学形态学分析方法的基本操作定义；它们一般用于处理二值图像中和灰度图像，各有各自的数学运算特点。

2. 二值数学形态学图像分析方法 二值形态学方法（binary morphology）是利用输入图像中目标物体或形状的集合与预先定义的结构元素间的相互作用从而提取特定轮廓或形状信息。因此，二值形态学方法所能分割出的形状特征完全取决于预先定义的结构元素的形状信息。一般而言，它的基本形态运算子有：

（1）腐蚀与膨胀操作：假设结构元素为 $S(i, j)$，对于图像 $I(x, y)$ 中每个像素点，其形态数学腐蚀$\ominus$与膨胀$\oplus$运算分别定义为：

$$I(x,y)\ominus S(i,j)=\{(x,y)\mid\forall(i,j)\in S(i,j),(x,y)+(i,j)\in I(x,y)\}$$

$$I(x,y)\oplus S(i,j)=\{(x,y)+(i,j)\mid(x,y)\in I(x,y)\wedge(i,j)\in S(i,j)\}$$

腐蚀操作⊖的实质就是将结构元素 $S(i,j)$ 平移后并使 $S(i,j)$ 包含于 $I(x,y)$ 的所有像素点构成的集合，而膨胀操作⊕的实质就是将结构元素 $S(i,j)$ 平移后并使 $S(i,j)$ 与 $I(x,y)$ 的交集非空的像素点所构成的集合。

（2）开启与闭合操作：先腐蚀后膨胀的组合运算过程称为开启操作；先膨胀后腐蚀的组合运算过程称为闭合操作，它们的数学形式可表示如下：

$$I(x,y)\odot S(i,j)=(I(x,y)\ominus S(i,j))\oplus S(i,j)$$

$$I(x,y)\bigcirc S(i,j)=(I(x,y)\oplus S(i,j))\ominus S(i,j)$$

开启操作用于消除图像中微小目标物体，能够分离目标和平滑较大区域轮廓；而闭合操作用于连接图像毗邻目标物体和平滑目标轮廓边界，同时填充物体区域内微小空洞。

由此可见，二值形态学膨胀与腐蚀操作方法其实就是集合论中的逻辑运算。它们特点在于简单高效，易于实现，适合并行计算，对于二值图像中目标物体的分割、细化、抽取骨架、边缘提取、形状分析等处理是非常有效的。

3. 灰度数学形态学图像分析方法 灰度形态学方法（grayscale morphology）是由二值形态学方法从二值图像推广到灰度图像而形成的分割算法。只是灰度数学形态学处理的对象不再是 0 与 1 的二值像素点，而是所有 0~255 灰度级像素点。它的基本操作也包括腐蚀与膨胀运算，数学形式表达如下：

$$I(x,y)\ominus S(i,j)=\min_{(i,j)\in S(i,j)} I(x+i,y+j)$$

灰度数学形态学像的膨胀和腐蚀操作对图像处理结果有以下特点：①与输入图像相比，处理后的图像要么变亮要么变暗，这取决于正的或是负的结构元素值；②输入图像中暗（或亮）细节的像素点在运算中或被消减或被完全消除，这取决于这些像素点所表达的形状与结构元素的关系。与在二值数学形态学中开启和闭合操作的定义一致，灰度数学形态学中开启和闭合操作也是腐蚀与膨胀的组合运算。

由上述分析可知，不管是二值图像还是灰度图像的数学形态学分析方法，它们的两个核心问题就是形态学操作运算子和结构元素选择。由于数学形态学运算规则已明确定义，所以形态学图像处理算法的性能与效果就主要取决于如何选择结构元素，换句话说，结构元素大小与形状决定着数学形态学算法的分割目的和性能。因此，如何自适应地优化与合理选择结构元素，是形态学算法的稳健性与精确性的关键难点所在。另外，从数字图像处理来看，数学形态学实际上可以认为是一种图像滤波技术，所以也称它为数字形态学滤波。因此，从图像滤波角度可这样理解数学形态学图像处理算法：结构元素相当于数字滤波器中的核函数，结构元素与核函数的大小与形状相互对等。

总而言之，数学形态学图像处理方法在计算机视觉、模式识别、医学图像分析中有着非常广泛的应用，比如可解决抑制噪声、特征提取、边缘检测、图像分割、图像恢复与重建形状识别、纹理分析及图像压缩等各种数字图像分析问题。

三、医学图像分割在临床和医学研究中的应用

下面举例介绍图像分割在临床和医学研究中的应用。在实际的临床操作中，图像分割的应用范围要比这些例子更加广泛。

（一）骨组织的分割

CT 图像中的骨骼组织与周围的软组织有着很好的灰度对比度，分割起来相对容易，如果对分割精度要求不高，只需简单的阈值分割即可将骨骼与软组织区分开。骨骼的分割在骨科的手术规划中应用广泛，如骨骼形态学参数的测量、骨量的统计等，骨骼的生物力学有限元仿真也需要以准确的分割为基础。

然而，即便是这种看似容易的分割任务，实际上也充满了难点。虽然骨骼与软组织的区分比较容易，但是不同骨组织之间的区分则相对困难。在 CT 图像中，松质骨与皮质骨之间的界限往往不够清晰，软骨与周围的软组织的灰度差异也比较小。如果我们使用单一的阈值，往往只能得到硬骨和皮质骨。即便是只分割硬骨，病人体内高硬度物质（金属植入物、骨钉、胃内的高密度杂质）也会被阈值法错误地分割进来，如果这些干扰物恰好与骨骼相邻（如骨钉），则很难将二者分开。这些高密度的干扰物还容易造成 CT 的射线硬化伪影，影响最终分割的质量。在临床应用的很多场合，还需要划分不同的骨骼，比如每个脊椎、每块脚趾骨、每根腿骨，而这些骨骼之间的边界往往不是截然分开的，从而给骨骼的细分带来挑战。对于骨折的情况，有时需要分割出每一块碎骨，则难度更大。

因为上述困难的存在，目前还不存在自动化的算法可以应对所有困难情况，往往需要人工操作来修正算法所得到的结果，或是采用半自动的分割算法来实现交互式的分割。图 3-18 展示了采用基于标记点的交互式分水岭算法得到每块脊椎的分割结果。左上、右上、右下分别为三维 CT 图像的横截面、矢状面和冠状面，其中被分割的不同骨骼区域分别以不同颜色标记；左下为分割结果的三维面绘制。此外，还有许多研究人员针对某一具体的骨骼分割问题开发了专门的算法，比如基于形变模型的脊椎分割、股骨头和髋臼的分离等，但是这些处于研究阶段的算法尚未在临床上普及。

在核磁影像中，骨骼的像素灰度较低，与周围组织的对比度比 CT 差，因此是比较困难的分割任务。在最新的 PET/MR 一体机设备中，需要对核磁图像的骨骼组织进行较为精确的划分，以辅助对 PET 图像的衰减矫正，这已成为一个很受关注的图像分割问题。在核医学影像中，如果所用的示踪剂是对骨骼有显影的，则可以进行骨骼的分割，由于很多示踪剂在骨髓中的代谢比较强，因此可以用来分割骨髓区域。但是，由于核医学影像的像素分辨率较差，分割精度会受到影响。

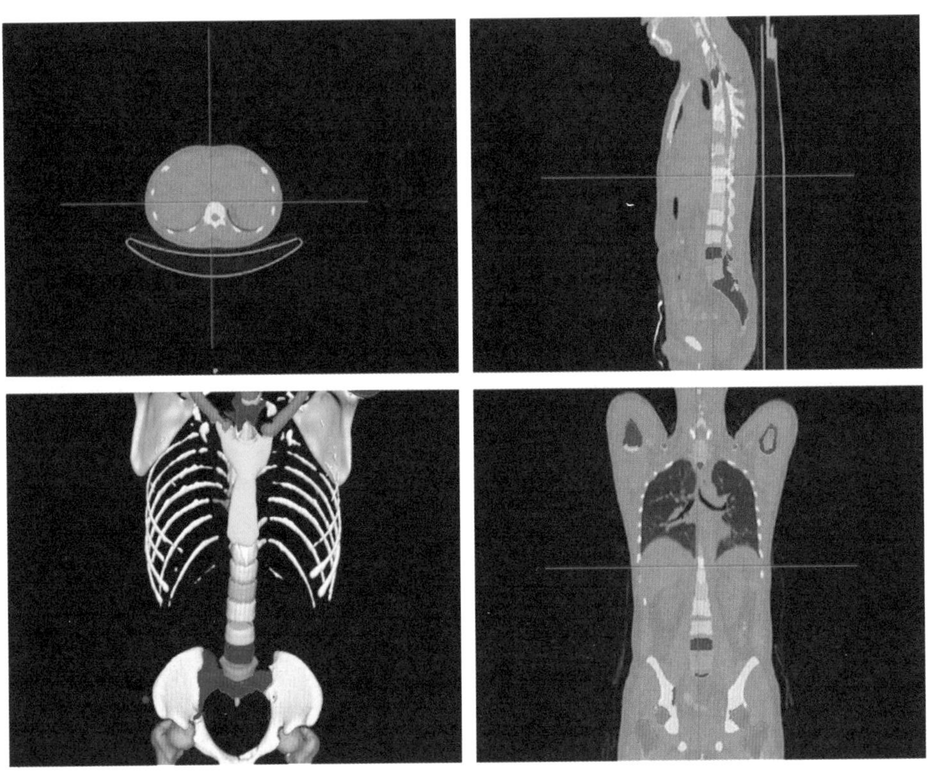

图 3-18　躯干部位 CT 图像的骨骼细致分割

（二）血管的分割

血管的分割是医学图像分割领域的重要研究方向，临床上常见的血管分割应用包括心脏的冠状动脉分割、头颈部血管分割、肝脏的动、静脉分割、肺部血管树分割等。血管的分割对于血管形态的测量、狭窄的检测、血流动力学建模、血管中线的提取、血管与肿瘤的位置关系评估、外科手术计划的制订等应用具有重要的意义。图 3-19 给出了一幅脑部血管图像分割的示例。上、右上、左下分别为三维脑 CT 图像的横截面、矢状面和冠状面，其中被分割的血管、肿瘤、头骨区域分别以红色、绿色、白色轮廓圈出；右下为分割结果的三维面绘制。

由于血管本身属于软组织，与周围软组织的灰度对比度偏低，往往需要借助血管造影来使其变得突出，从而方便分割。X 光、CT、核磁、超声等不同的影像模式均有相对应的血管造影成像（angiography）技术，通常是通过静脉注射造影剂使血管在图像中变得高亮。除了灰度对比度外，血管分割还要求图像的分辨率要足够好，可以清晰地呈现比较细的血管。临床上 CT 血管造影（computed tomography angiography，CTA）通常要比核磁血管造影（magnetic resonance angiography，MRA）的像素分辨率要好，这是因为核磁图像的采集过程比较慢，为了加快采集速度，操作人员倾向于对核磁影像采集较少的断层，造成核磁影像的层间距比较大，也就是层间分辨率较低；而对于 CTA，临床常

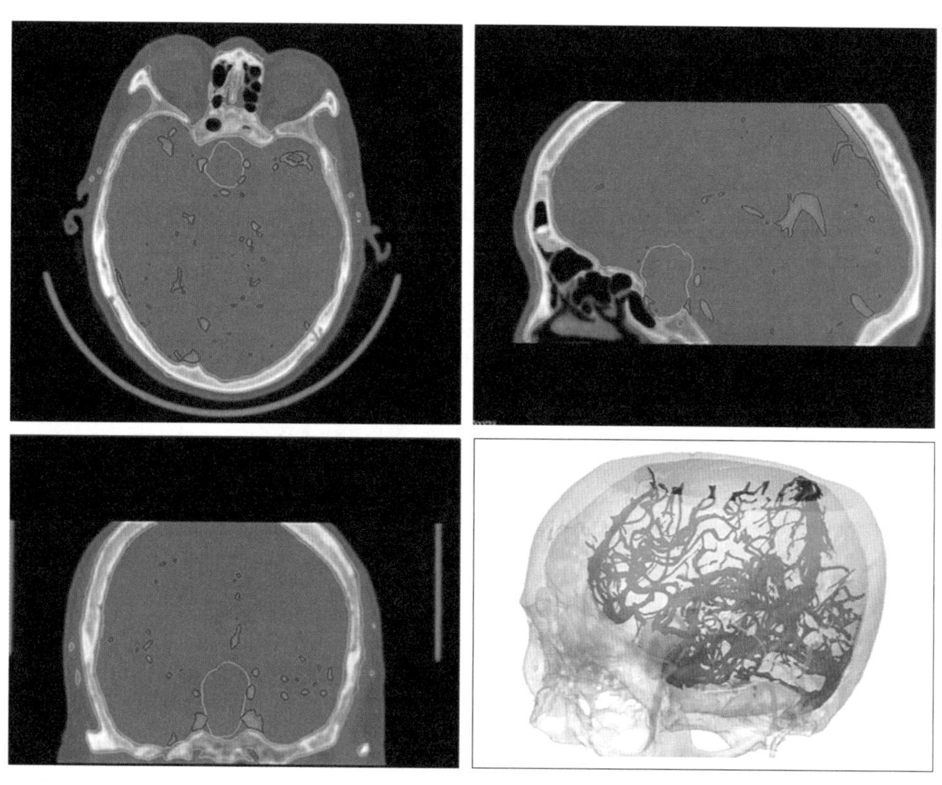

图 3-19 脑部血管图像分割的示例

用的螺旋 CT 设备可以快速采集多层断层影像，层间距较小。正因为这些原因，各个器官的血管分割主要在 CTA 中进行；但是 CTA 也有自身的缺点，就是其中的骨骼和血管都是高亮组织，如果二者相邻（比如头部大血管与头骨），则很难将它们分开。

目前临床软件中对血管造影图像的分割多采用区域生长算法，由用户人工选择生长算法的起始种子点或终止点，并不断手动调整分割的阈值来实现对血管的追踪分割。这种方法有时得到的血管不够光滑，对于低对比度的小血管难以提取，主要适用于分割心脏冠状动脉、脑部大血管、肝脏动静脉和门静脉等大血管，并且要求图像的噪声较低才能提取出光滑的血管。为了确保分割结果的光滑度，一些科研用软件（如 VMTK）采用水平集算法实现血管的提取。科研人员还专门开发了针对管状结构的图像分割算法，比较主流的方法包括基于 Hessian 滤波的血管增强方法，基于圆柱模型血管拟合算法等。这些算法在某些专门的血管分割软件中已得到应用，但是由于专利保护、运算耗时、鲁棒性不足等原因未能大规模普及到临床。

血管分割的下一步往往是血管形态的分析与建模，包括血管中线的提取和血管树的建立。如果分割已经完成，则血管中线的提取可以通过形态学的算法比较容易实现，但是在血管分叉、交叉的地方容易出现错误，需要特殊的算法来辅助。有的血管分割算法在分割的过程中同时提取了中线，节省了后续的运算。血管树的构建常用于肺部、肝脏的血管网络功能测量、血流状态评估，需要对多段血管建立连接关系，采用图论中的二叉树或多叉树来描述血管树的结构，对前期的血管分割完整性要求较高。对于像肺脏、肝脏这样的组织，动静脉血管树会密集地交织在一起，需要较好地分开二者，以实现动静脉血管树的正确构建。

以上所提到的血管分割、中线提取和血管树构建，大多是基于 CTA 或 MRA 图像完成的。在超声成像领域，血管内超声可以清晰地观察到血管内部的状况，每帧超声图片都是一个血管断面，其中血管断面分割可以采用活动轮廓、边界追踪等基于边界的分割算法，然后再将多个断面的分割结果在三维空间中重建成血管段。在视网膜的光学成像领域，眼底图像的血管分割对于视网膜病变的诊断有重要意义，上面提到的基于 Hessian 滤波的血管增强方法对视网膜图像的血管分割效果较好。近年来，多角度的 X 光血管造影平片也被用来重建三维的血管结构，可以在手术中实现快速、低辐射剂量（因为投影角度比 CT 少）的血管三维成像，其运算流程是先分割每个视角下的二维投影血管，再根据多个视角在三维空间中的相对位置关系反投影重建出三维的血管结构。

（三）肝胆外科的图像分割

肝胆外科的图像分割主要用于肝脏切除、肝移植等手术的术前规划和术后评估，需要分割出肝脏及其内部的动脉、肝静脉、门静脉，下腔静脉、胆管、肿瘤等结构，必要时还需要分割肝脏周围的胆囊、胰腺、胃、肾、骨骼等组织，并对分割结果进行三维重建，以便医师了解各个结构之间的相对为位置关系，规划手术方案。有时候，还需要将肝脏分割成不同的肝区，用来评估切除风险。图 3-20 给出了一幅肝胆外科分割的实例。左上、右上、左下分别为三维肝脏 CT 图像的横截面、矢状面和冠状面，其中被分割的肝脏和血管区域分别以不同颜色标记；右下为分割结果的三维面绘制。

目前肝胆外科的图像分割主要在 CT 或 CTA 图像上进行。CT 中的肝脏本身的分割是具有一定难度的。肝脏周围的组织器官众多，有些邻近组织与肝脏之间的边界模糊（如肋间肌、胆囊等）。2007 年国际医学影像计算及计算机辅助介入（Medical Image Computing and Computer Assisted Intervention，MICCAI）大会组织了 CT 图像中的肝脏分割大赛，全球 16 个参赛组分别使用了包括统计形状模型（statistical shape models）、图谱配准（atlas registration）、水平集（level-sets）、图割（graph-cuts）等在内的多种分割方法，其结果是基于人工交互类的算法的精度普遍优于全自动的方法，在全自动方法中基于统计形状模型的方法表现最优。统计形状模型的方法采用大量已分割的肝脏作为训练样本，通过统计学习的方法得到肝脏在不同人类个体之间的变形规律，从而得到可以变形的肝脏模型，在分割的时候通过最优化算法将模型不断变形直到较好地拟合被分割肝脏的边缘。然而，正如竞赛的结果指出，全自动的方法不能对所有图像得到完美的分割结果，通常需要人工干预来纠正算法的错误。

除了肝脏本身的分割，肝脏内部各种血管的分割也是肝胆外科应用的需求。肝内血管的分割可以采用上一节介绍的各种血管分割算法，如区域生长法、基于 Hessian 滤波的血管增强算法等。有些外科应用还需要建立血管网络的树状结构，测量不同部位的血

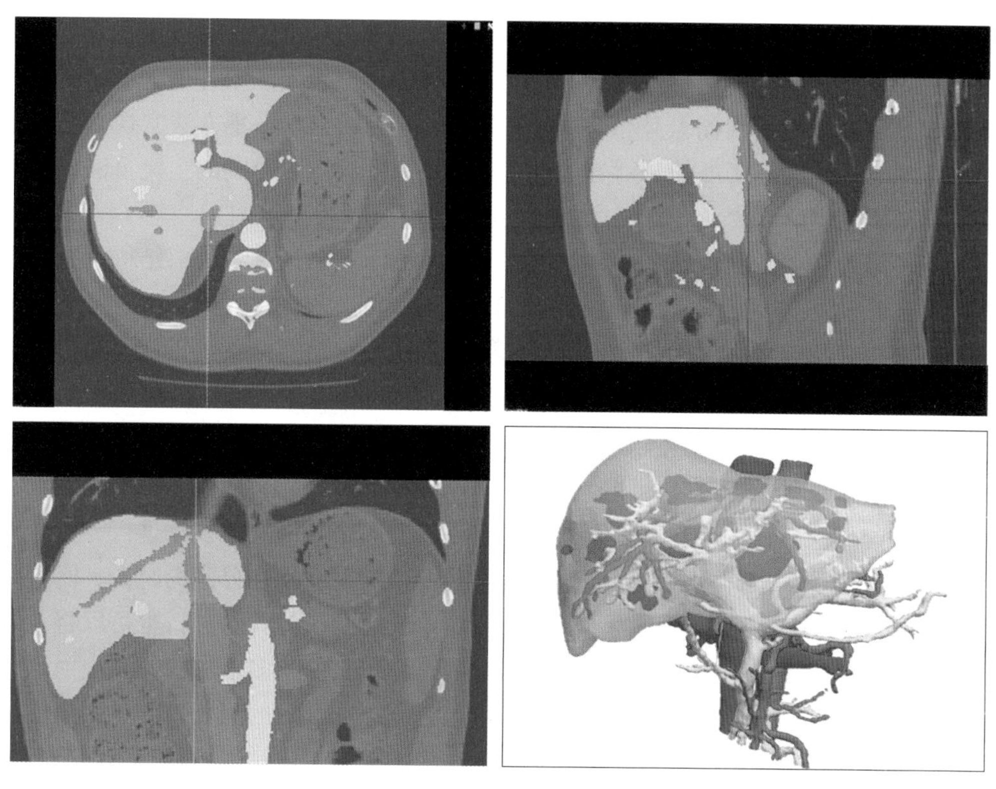

图 3-20 肝胆外科图像分割的示例

管半径，国内外在这一领域的研究颇多。对于肝脏周围的邻近器官，胆囊、胰腺的形状不规则且边界清晰度差，可以采用半自动的分割算法（如图割）来分割。肝脏内部的肝区划分也是重要的研究课题，传统的方法通过解剖学的定义来划分肝区，近年来也有通过血管网络的覆盖范围来定义肝区的方法。

目前国内外已经有多款比较成熟的商业肝胆外科图像分割建模软件，推动了肝胆外科的数字化进展，我国在这方面的研究和产业转化也已位于世界前列。肝胆外科的图像分割还促进了肝脏手术 3D 打印技术的发展，图像分割的结果可以被转化成数字模型文件，输入给 3D 打印机制作出实物肝脏模型（塑料材质），对于手术操作演练和病患沟通起到了积极的作用。

（四）脑部影像的图像分割

在神经外科，脑部影像的图像分割对手术规划的制订也起到了积极的作用。神经外科手术所需要分割的组织结构众多，包括脑部的血管、肿瘤、头骨、神经束以及脑组织的细分（灰质、白质、脑脊液、小脑、脑干）等，其中血管、肿瘤、头骨在 CTA 图像中有较为清晰的显像，但是神经束以及细分的脑组织则需要借助核磁影像来完成，可能还需要借助图像配准的手段来融合 CT 与核磁影像，以实现所有组织的分割和融合。从图像分割方法的角度，CTA 图像中的血管、头骨可以借助前面提到的血管和骨骼分割方法，肿瘤的分割可以采用区域生长法或水平集方法，当肿瘤边界不清晰时可以采用半自动人工交互的算法（如图割、交互式的活动轮廓算法等）。核磁图像中各个脑组织的划分可以采用模式分类算法（模糊 C 均值聚类、EM 聚类等）结合水平集方法实现光滑的脑组织分割，基于脑部图谱配准的分割方法也是核磁图像中脑组织分割的主流算法。脑部神经束的分割则要借助弥散张量成像（diffusion weighted imaging，DTI）来实现。

由于核磁影像中的结构像（T_1 加权像、T_2 加权像、FLAIR）对脑部结构就有较好的辨识度，而核磁影像中的功能像（functional MR Imaging，fMRI）对大脑的血氧代谢活动有较好的反映，因此核磁影像成为了研究脑部疾病和脑功能的重要影像模式。基于核磁影像的脑组织分割已成为了一个专门的学科方向，其中基于脑图谱的分割方法成为了当前的主流算法。研究人员制作出了多种脑部图谱，从最早的 Talairach 和 MNI 脑部坐标系到现在多种多样的脑部核磁图谱，包括不同年龄段（婴幼儿、成人）、不同性别、不同地域人种、不同疾病的大量脑部图谱。这些图谱大多是对已有的核磁进行专家分割制作而成，通过图像配准的方式将它们映射到共同的坐标空间。在分割的时候，图谱会首先与个体脑影像进行配准，配准的过程可以将图谱映射到个体大脑中，也可以将个体图像映射到图谱的空间中。配准完成之后，图谱中事先定义好的多个脑区会被映射到个体图像中，形成对个体大脑的划分，这种划分可以达到十分细致的程度，因为图谱中可以包含十几、几十甚至上百个脑区。在此基础上，如果想进一步实现更精确的划分，可以在配准的脑区基础上进行进一步精细分割。近年来兴起的多图谱分割技术，就是将多个脑图谱与个体图像配准，综合对比每个图谱在每个像素处与个体图像的相似程度，从而决定个体图像中每个像素的分区标记，最终可以达到较高的分割精度。图 3-21 展示了脑部图谱与个体脑部核磁图像配准后的分区效果。

（五）核医学影像的图像分割

核医学影像主要包括 γ 相机、正电子发射断层成像（positron emission tomography，PET）、单光子发射断层成像（single photon emission computed tomography，SPECT）。近年来，随着 PET 和 SPECT 影像在临床中的普及，相关的图像分割算法也得到了重视。临床上常用的核医学影像图像分割包括肿瘤病灶的分割，对于肿瘤的病情诊断以及疗效评估具有关键意义。肿瘤分割普遍采用区域生长法，PET 图像中常以肿瘤内最大标准摄取值（standard uptake value，SUV）的 30%、40% 或 50% 等作为阈值范围分割肿瘤的代谢体积（metabolic tumor volume，MTV）。有时候，临床软件中也用简单的手动椭圆拟合或边界勾勒来分割肿瘤区域，肿瘤的分割也分为单层二维断层的分割和三维空间中的分割，许多研究已经证明三维空间中的体积分割更有利于肿瘤的诊断和评估。

除了肿瘤分割外，核医学影像也可以用于主要脏器的分割。被分割的器官一般具有较高的代谢水平，在图像中的像素灰度较亮，与周围组织的对比度较好。典型的例子有 SPECT 心肌显像中的心室壁分割，PET 影像中的脊髓、肝脏分割等。由于这些器官的对比度较好，通常用区域生长法即可获得较好的效果。因为核医学影像属于功能学影像，

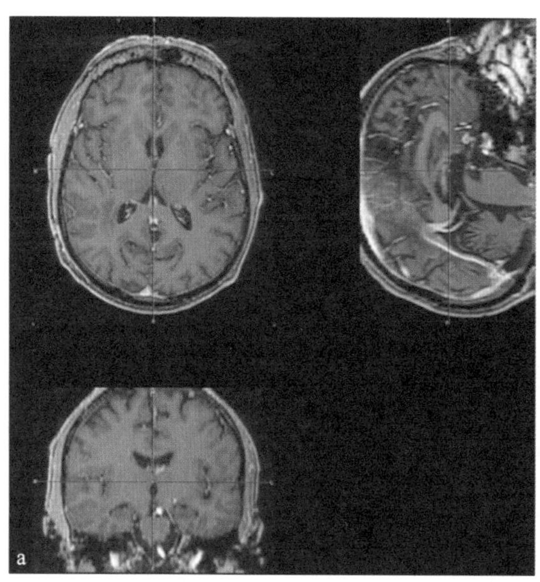
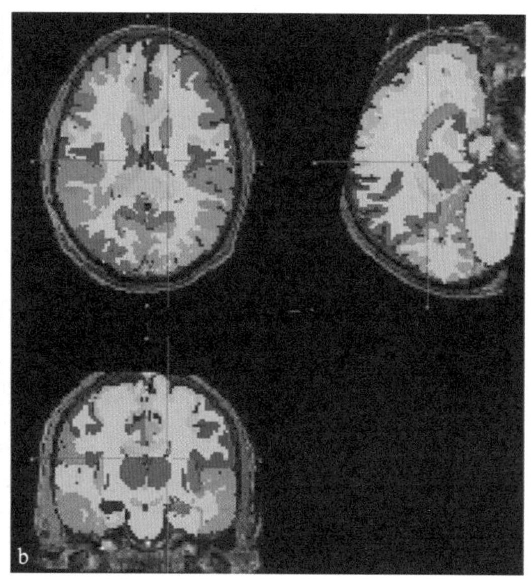

图 3-21　基于图谱的脑部核磁图像分割示例

a. 待分割的脑部核磁图像；b. 基于脑图谱配准再分割的结果

图像中显像的器官实际上是器官中代谢较旺盛的部分，这样分割出的区域代表了器官的够“功能 4 体积”，而不一定是器官的全部体积。

由于核医学影像的分辨率比较低（PET 分辨率约 3mm，SPECT 分辨率约 3~6mm），图像中存在较严重的部分容积效应，高亮组织的灰度会向周围的暗区扩散，给边缘的精确定位带来了困难。图像分割时所取的阈值不同，会使分割结果有较大的差别，因此核医学影像分割中对重要组织的分割（如肿瘤）有着严格的阈值标准。图 3-22 展示了不同阈值所造成的不同的肿瘤分割边界。

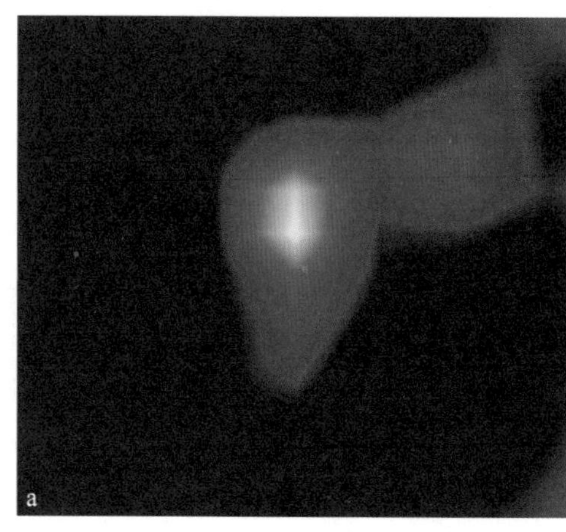
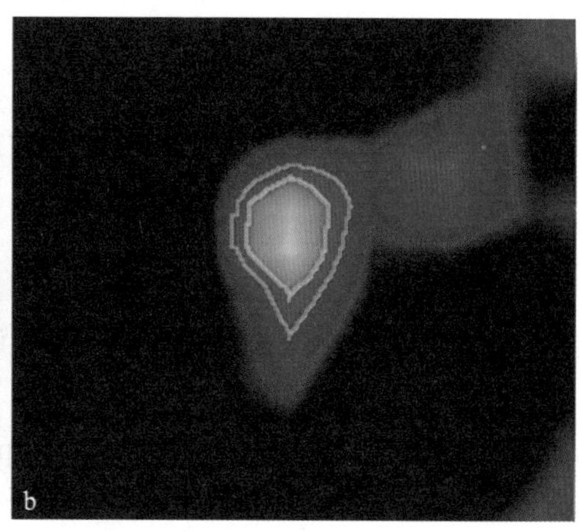

图 3-22　不同阈值对同一 PET 图像肿瘤的分割示例

a. PET 图像中待分割的肿瘤；b. 肿瘤最大灰度值 50% 和 30% 为阈值得到了两个不同的分割结果

由于核医学影像分割的不准确性，在 PET/CT、SPECT/CT、PET/MR 这些多模态一体成像设备中，许多器官的分割都是在解剖学影像（CT 或 MR）中完成的，只有在解剖学影像无法看清、或是需要分割组织的功能体积时才在核医学影像中进行分割。

（六）X 光平片中的图像分割

X 光投影成像属于二维影像，无法通过分割结果来计算器官的体积。但是，X 光投影图像的分割对于肺部结节的早期检测、心胸比的计算、骨量计算、骨折程度的评估都具有积极的意义。在胸部 X 光投影头像中，通过形变模型的方法可以较好地提取肺部、心脏区域；近年来基于纹理特征或是卷积神经网络的机器学习算法也在胸片和乳腺钼靶影像中的肿瘤病灶检测取得了良好的结果。另外，对于血管造影 X 光投影图像，通过剪影技术可以获得血管的凸显影像，再结合血管分割算法可以得到血管二维投影的分割结果。

（七）光学显微镜影像的图像分割

基于光学显微镜的组织活检是临床上经常进行的检查。当前的光学显微镜分辨率高，每张病理切片可以达到 50GB，给读片医师造成了繁重的工作负担，基于计算机的辅助读片软件成为了临床的迫切需求。图像分割是计算机辅助的读片软件中的重要技术环节，需要实现病灶组织甚至单个细胞的精确分割。由于目标区域数量众多，人工分割已经十分困难，目前比较成功的方法是先用分水岭等初级的图像分割算法将图像分裂成若干个小区域，以每个区域为叶子节点建立多层级的树状图结构，然后对树状图的各层进行分裂或合并，最终形成正确的分割。这个过程的每一个环节均可以用更好的新方法来代替，比如第一步的图像分区，除了使用分水岭算法外，还可以借助最近兴起的卷积神经网络来估算每个像素属于细胞内部和细胞边缘的概率，从而实现更准确的划分；针对树状结构的分裂合并过程，有多家研究机构开发出了便于用户交互的软件系统，通过尽量少的用户干预实现准确的分割。

第四节　数字医学图像配准

医学影像技术越来越广泛地应用于疾病诊断及监控、手术治疗计划及引导等临床诊疗过程中，同时也为现代数字医学发展奠定了基础并提供了极其重要的保证。随着现代医学图像的多模态化发展，比如 CT（computed tomography）图像、磁共振（magnetic resonance，MR）图像、超声图像和正电子发射型计算机断层显像（positron emission computed tomography，PET）等，使得获取人体内部信息手段越来越多样化。一般而言，一种模态图像只提供一种特定人体信息，例如 CT 或 MR 图像只提供人体解剖结构形态信息，而 PET 图像提供人体功能信息（比如人体代谢功能信息）。另外，医学图像的多样性还表现在同一模态图像在不同时间采集的与多模态多时间点所采集。

虽然多模态多时段采集到的医学图像给临床医师带来诊断的便利并提高了疾病诊断率，但是同时也给医师带来了大量图像阅读的负担，更为重要是如何使各模态或不同时间段采集的图像信息在同一个图像坐标空间融合显示出来从而提供更为精确的诊疗方案。医学图像配准技术就是用来满足这样的临床需求，是医学图像分析领域非常关键的技术方法以及融合不同医学图像信息的必要手段。也是现代数字医学发展的重要方面。本节将主要介绍医学图像配准的一些基本概念、工作原理与方法分类等各个方面。

一、医学图像配准基本概念

（一）图像类型

不同类型的医学图像是为了满足不同临床诊疗应用需求。如图 3-23 所示，根据物理成像机制，常见的医学图像种类大致可以分为以下几种：

1. 放射成像最常见就是 CT 图像与 X 光图像，广泛用于肺部与腹部检查。
2. 核磁成像磁共振图像主要用于脑部疾病与骨头等诊断。
3. 核素成像以 PET/SPECT 图像为代表，用于人体器官功能检查。
4. 光学成像例如临床手术过程中内镜视频图像与病理分析的显微镜图像。
5. 超声成像利用超声波的一种实时成像技术，能检测人体器官的运动与变形。

根据成像的实时性及采集的时间，又可以分为术前、术中与术后图像，比如 CT 与 MR 图像可作为术前与术后图像，而内镜视频图像和超声图像为术中图像等等。从理论上来说，对于同一人体的多时段的采集到图像信息，不管它们是何种类型的医学图像，医学图像配准技术是可以把它们融合到同一图像坐标空间中进行观察。

（二）图像表达

一般而言，一幅数字医学图像是测量到一些物理特性（比如 X 光图像上的光子密度）的连续信号的离散表达。世界坐标系是用来定义在连续领域内的目标或物体的某一特定位置，而图像坐标系是用来表示 2D 图像上像素点（pixel）或者 3D 图像上体素点（voxel）的位置并且每个位置点的灰度值是确定的。

因此，医学人体结构图像例如 CT 或 MR 图像的每个体素可表示为 $(x, y, z; I(x, y, z))$，医学彩色图像例如手术内镜视频图像可表示成由 R（红）、G（绿）、B（蓝）三个颜色分量构成的矢量 $(x, y; I_i(x, y), i \in \{R, G, B\}]$；超声图像可表示为 $(x, y; I(x, y))$，若在考虑视频图像的时序性，则超声图像可表示为 $(x, y; I(x, y); t)$。总的来说，数字医学图像都可表达成在图像坐标系下的位置、灰度级数及时间等信息的标量或矢量函数。

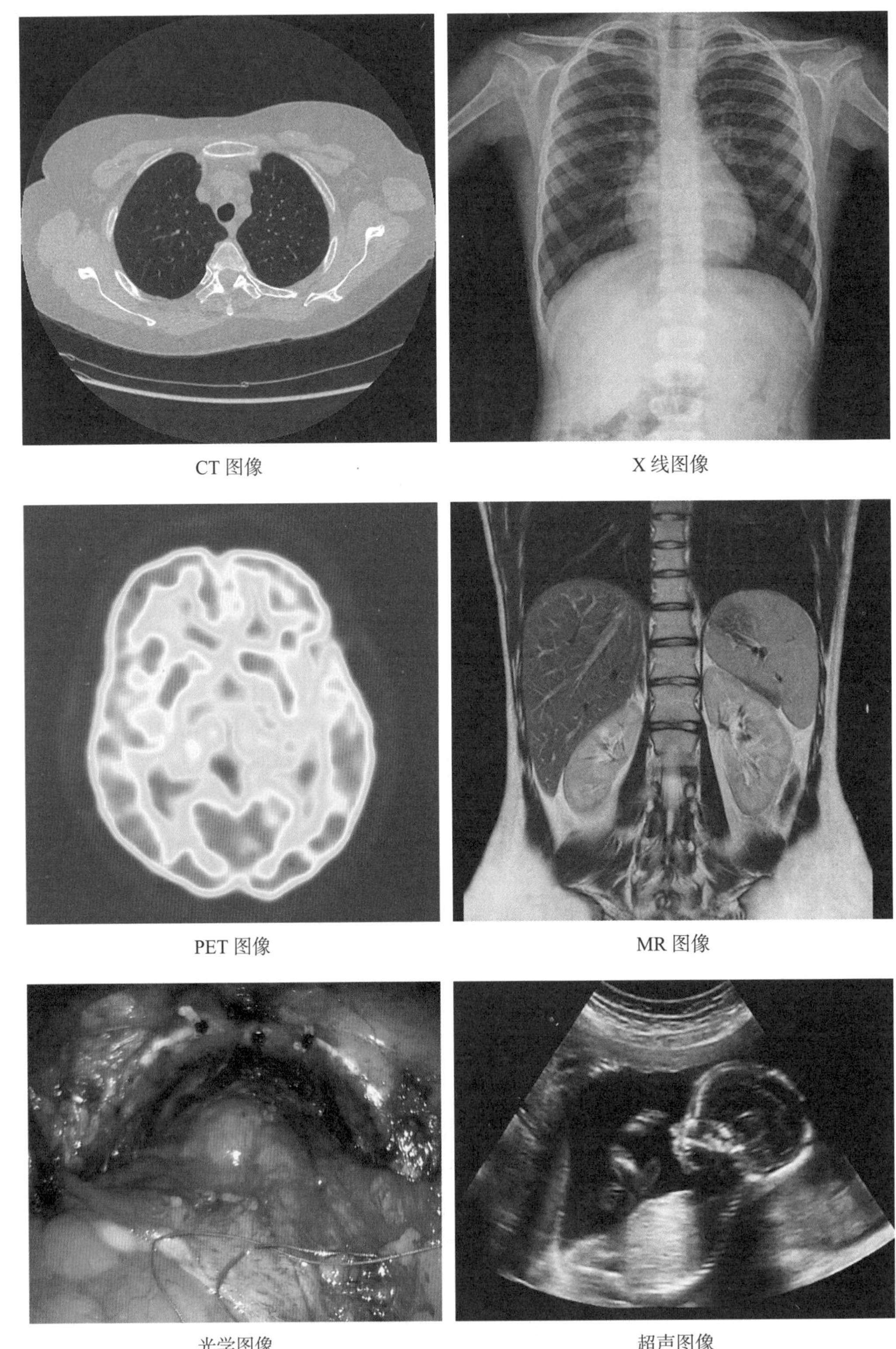

图 3-23　各类医学图像实例

（三）医学配准概念

一般来说，医学配准概念有广义与狭义之分。从广义上来说，它是指对于一幅或一种模态的医学图像寻求一个或者多个的空间变换矩阵，使它（们）与来自同一人体的另一幅或另一种模态医学图像上的对应点达到空间上的重合匹配。从广义上来说，它是指多模态多时段多人体采集到的各种医学图像在同一坐标空间下的高度融合，并且它的概念已延伸到在临床手术中校准图像空间与手术工具定位空间的变换关系。

另外，医学配准的概念有两层稍微不同的基本涵义：①图像像素点位置对应：求解两个点集在不同坐标系下的空间位置变换关系；②图像点位置对应且其灰度值对应：求解到的空间变换要能够同时解决位置及灰度精确对应关系。下面将简要地介绍医学图像配准的基本原理和一些常用的方法。

二、医学图像配准基本原理

（一）数学定义与描述

从医学图像配准概念出发，在数学上可这样定义与描述配准过程：假设保持不动的图像即参考图像为 $I_c(x, y)$，作变换的图像亦即目标图像为 $I_m(x, y)$，T 代表所要求解的空间变换关系式，那么医学图像配准可以转化定义为一最大值或最小值优化问题：

$$T_* = arg \max_T F(I_c(x,y), T(I_m(x,y)))$$

$$T_* = arg \min_T F(I_c(x,y), T(I_m(x,y)))$$

其中，$F(\cdot)$ 是代价函数，若其定义为图像间的相似度量，则医学图像配准是一个最大值优化问题；反之，若其定义为图像间的差异度量，则它是最小值优化过程。

在初始化空间变换关系式 T 后，选择特定优化算法，通过一定迭代次数使以上优化方程收敛到达最优的空间变换关系式 T。当然，求解过程的收敛性能包括迭代速度与空间变换精度取决于这三个方面：代价函数准确定义、空间变换模型（包含图像重采样算法）以及优化算法合理选择。下面将对医学图像配准这几个方面的内容进行介绍。

（二）核心框架及步骤

一般来说，求解以上医学图像配准问题所建立的最大值或最小化优化方程的核心框架包括空间变换模型、代价或目标函数、迭代优化方法和重采样或插值等四个方面的内容，如图 3-24 所示，这也就对应图像配准过程中以下几个主要核心步骤：

1. 空间变换函数 空间变换函数（spatial transformation function）是利用参考图像和目标图像相互响应的点集来预测这两幅图像的几何关系，以变换目标图像到参考图像

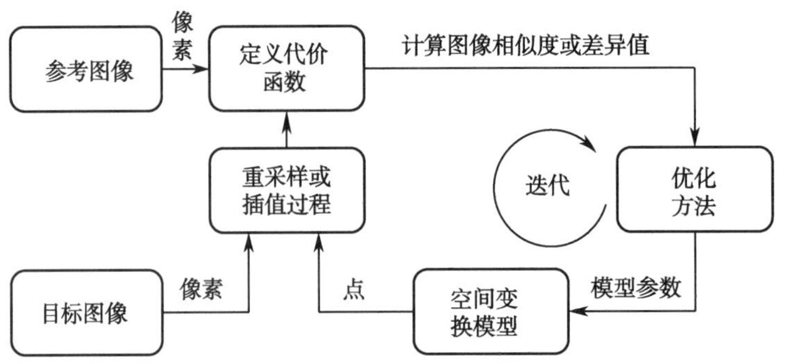

图 3-24　医学图像配准核心框架及步骤

几何空间从而使它们匹配一致。对于任何一种医学图像配准方法，空间变换模型的选择是非常重要的。由于空间变换的自由度数目决定了图像配准优化迭代过程所求解参数的个数，所以如何选择空间变换模型，不但直接影响优化过程运算时间，而且影响求解到的变换式是否能精确地描述两幅图像的变换关系。

空间变换函数基本上分为两类刚性（或线性、全局）变换和弹性（或非刚性、非线性、局部、可变形、自适应）变换。下面介绍几种常用的 2D 空间变换模型。

（1）全局变换一般用于描述参考图像与目标图像之间只发生平移与旋转变换，并且两幅图像上的像素点间距离或线间角度是保持不变的，其数学表达式如下：

$$I_c(x,y)=\underbrace{\begin{pmatrix}1&0&t_x\\0&1&t_y\\0&0&1\end{pmatrix}\begin{pmatrix}\cos\psi&-\sin\psi&0\\\sin\psi&\cos\psi&0\\0&0&1\end{pmatrix}}_{T}I_m(x,y)$$

其中，t_x，t_y 表示它们在图像两个坐标方向上平移分量，ψ 表示两幅图像之间的旋转角度。

（2）仿射变换是除了描述平移旋转变换以外，同时描述了两幅图像之间发生的尺度变换与剪切形变，综合这四种变化，其数字表达式如下：

$$I_c(x,y)=\underbrace{\begin{pmatrix}1&0&t_x\\0&1&t_y\\0&0&1\end{pmatrix}\begin{pmatrix}\cos\psi&-\sin\psi&0\\\sin\psi&\cos\psi&0\\0&0&1\end{pmatrix}\begin{pmatrix}s&0&0\\0&s&0\\0&0&1\end{pmatrix}\begin{pmatrix}1&\alpha&0\\\beta&1&0\\0&0&1\end{pmatrix}}_{T}I_m(x,y)$$

其中，s 是尺度因子，α，β 表示图像两个坐标方向上的剪切形变因子；所以放射变换包含了 6 个参数，亦即 6 个自由度，需要在配准迭代过程中进行优化。

（3）透视或投影变换是能够真实反映图像成像几何关系，它描述平面场景的两幅图像中对应的像素点的变换几何关系；在透视空间变换情形下，平面场景中的直线物体在图像也保持直线形状，这种变换的数学表达式如下：

$$I_c(x,y)=\underbrace{\begin{pmatrix}\alpha_1 & \alpha_2 & \alpha_3\\ \alpha_4 & \alpha_5 & \alpha_6\\ \alpha_7 & \alpha_8 & 1\end{pmatrix}}_{T}I_m(x,y)$$

由这个数学表达式可转化成两个线性方程式，包含了透视变换的 8 个参数。因此需要预测这 8 个参数，在理论上需要在参考图像与目标图像上提取 4 对响应像素点位置信息，构建成 8 个线性方程从而求解透视变换所包含的未知参数。

2. 定义代价函数图像配准 代价函数（cost functions）是描述参考图像与目标图像之间在灰度级上的相关性或不相关性的度量。根据此定义，代价函数一般包括两种：相似度量（similarity measures）和差异度量（dissimilarity measures）。下面简单介绍一下这两种图像度量。

相似度量是用来刻画图像间的像素点灰度级上相似程度，它一般定义于使用最大值优化迭代算法的医学图像配准方法中。若变换后的目标图像与参考图像的相似度越高，那么优化迭代过程所求得的空间变换模型的参数就越精确。对于如何选择一个相似度量函数 $F(I_c(x, y), I_m(x, y))$，一般来说，需要满足以下几个基本条件：

（1）有限性：$F(I_c(x, y), I_m(x, y))<F_z$，亦即相似度函数有最大值 F_z。

（2）自反性：$F(I_c(x, y), I_m(x, y))=F_z$，当且仅当 $I_c(x, y)=I_m(x, y)$。

（3）对称性：$F(I_c(x, y), I_m(x, y))=F(I_m(x, y), I_c(x, y))$。

（4）三角不等性，其中 $I_n(x, y)$ 代表一幅数字图像：

$$F(I_c(x,y),I_m(x,y))\leqslant\frac{F(I_m(x,y),I_n(x,y))F(I_c(x,y),I_n(x,y))}{F(I_m(x,y),I_n(x,y))-F(I_c(x,y),I_n(x,y))}。$$

在医学图像配准技术中，常用的相似度量有归一化互相关函数（normalized cross correlation，NCC）和互信息函数（mutual information，MI）。

归一化互相关函数 $NCC(I_c(x, y), I_m(x, y))$ 的可以数学定义如下：

$$NCC(I_c(x,y),I_m(x,y))=\frac{\sum_{x,y}(I_c(x,y)-\overline{I_c})(I_m(x,y)-\overline{I_m})}{\sqrt{\sum_{x,y}(I_c(x,y)-\overline{I_c})^2\sum_{x,y}(I_m(x,y)-\overline{I_m})^2}}$$

其中 $\overline{I_c}$ 和 $\overline{I_m}$ 分别是参考图像与目标图像的像素灰度的平均值。

互信息函数是基于图像熵信息而定义的，它的数学表达式为：

$$MI(I_c(x,y),I_m(x,y))=\sum_{(i,j)\subseteq I_c}\sum_{(u,v)\subseteq I_m}p(I_c(i,j),I_m(u,v))\log\frac{p(I_c(i,j),I_m(u,v))}{p(I_c(i,j))p(I_m(u,v))}$$

其中，$p(I_c(i,j),I_m(u,v))$ 表示两图像的联合概率分布，$p(I_c(i,j))$ 和 $p(I_m(u,v))$ 分别是参考图像与目标图像的边缘概率分布。

与相似度量相反，差异度量是描述图像间的像素点灰度级上差异程度，因此它一般使用在基于最小值优化迭代算法的医学图像配准方法中。同理，对于如何选择一个差异

度量函数 $D(I_c(x,y),I_m(x,y))$，一般来说，也需要满足以下几个基本条件：

（1）非负性：$D(I_c(x,y),I_m(x,y))\geqslant 0$。

（2）自反性：$D(I_c(x,y),I_m(x,y))=0$，当且仅当 $I_c(x,y)=I_m(x,y)$。

（3）对称性：$D(I_c(x,y),I_m(x,y))=D(I_m(x,y),I_c(x,y))$。

（4）三角不等性，其中 $I_n(x,y)$ 代表一幅数字图像：

$$D(I_c(x,y),I_m(x,y))+D(I_m(x,y),I_n(x,y))\geqslant D(I_c(x,y),I_n(x,y))。$$

常用的差异度量函数有像素灰度均方误差（mean squared error，MSE）与零均值差方和（zero mean sum of squared differences，ZMSSD），分别定义如下：

$$MSE(I_c(x,y),I_m(x,y))=\sum_N (I_c(x,y)-I_m(x,y))^2$$

$$ZMSSD(I_c(x,y),I_m(x,y))=\sum_N ((I_c(x,y)-\overline{I_c})-(I_m(x,y)-\overline{I_m}))^2$$

其中，N 表示图像中像素点的总数目。

总的来说，合理选择医学图像配准代价函数是非常重要的。一般来说，所选择的或者定义的代价函数要有些优点，比如对图像的噪声、光照条件、模糊运动、模态特性、成像视角、区域尺寸大小等质量方面具备不敏感性，从而可准确计算配准代价度量值。

3. 选择优化方法图像配准 优化过程是根据已定义好的代价函数搜索最优的空间变换参数，以精确实现参考图像与目标图像之间的匹配一致性。当然，优化方法也会影响到图像配准结果。

一般来说，优化方法大致分为两大类：连续优化算法与离散优化算法。比较常见的连续优化算法包括梯度下降法（Gradient Descent）、Quasi-Newton 法、Levenberg-Marquardt 法与 Powell 法等；离散优化算法主要包括基于图论的优化方法（graph-based methods）、置信度传播算法（belief propagation）与动态规划算法（dynamic programming）等，这些优化算法各有优缺点。至于这些算法的工作原理，可参考相关书籍，这里不再赘述。

4. 重采样过程 在图像配准方法的优化过程中，每一步迭代都出结算出一个变换模型 T，从而利用 T 对目标图像进行空间变换。一般而言，空间几何变换对数字图作了假设即是数字图像是连续的像素平面或是体素空间。然而，变换后的目标图像不满足这个假设，亦即变换后的目标图像不是连续的，这会直接影响图像配准的精确度。为了在变换后的目标图像的离散像素位置获得连续的像素点，需要对变换后的目标图像进行重采样处理，亦即对目标图像进行插值（interpolation）运算。

目前，较为流行的重采样算法或插值方法包括最近邻插值、双线性插值与双三次样条插值，它们的数学上的定义分别简要地描述如下。

（1）最近邻插值（nearest-neighbor interpolation）：最简单的插值方法。顾名思义，它在当前像素点（x，y）插入最近邻的点以保持像素连续性。一般而言，目标图像上的像素点在空间变换后，其像素坐标是浮点型数值，因此可先定义像素点 $(u,v)=(\lfloor x \rfloor,\lfloor y \rfloor)$，其中 $\lfloor\cdot\rfloor$ 表示四舍五入操作，那么插值后，当前像素点新坐标位置（x，y）可以这样计算：

$$x=\begin{cases}u, & x-u<0.5\\ u+1, & x-u\geqslant 0.5\end{cases},\quad y=\begin{cases}v, & y-u<0.5\\ v+1, & y-u\geqslant 0.5\end{cases}$$

最近邻插值简单高效，能够图像灰度级数不变，亦即图像差值前后的灰度直方图是非常相似的，同时这种插值法不模糊图像的边缘信息，它典型的缺点是会产生锯齿效应。

（2）双线性插值（bilinear interpolation）：利用当前像素点（x，y）四邻域进行加权线性插值，而不是简单地进行四舍五入操作。该法插值后当前像素点新坐标位置（x，y）的计算如下：

$$I(x,y)=\omega_1 I(u,v)+\omega_2 I(u+1,v)+\omega_3 I(u,v+1)+\omega_4 I(u+1,v+1)$$

其中，各个权值系数 ω_1、ω_2、ω_3、ω_4 可计算如下：

$$\omega_1=(u+1-x)(v+1-y),\quad \omega_2=(x-u)(v+1-y)$$

$$\omega_3=(u+1-x)(y-v),\quad \omega_4=(u-x)(y-v)$$

双线性插值法优点是具有抗锯齿效应，但是以模糊图像边缘为代价的。另外，它会改变图像灰度级数，从而改变图像的直方图信息。

（3）双三次样条插值（bicubic spline interpolation）：是基于三次 B 样条函数与当前像素点（x，y）的 4×4 领域信息进行插值或重采样从而保持像素点的连续性，它的数学描述表达式为：

$$I(x,y)=\sum_{i=-1}^{2}\sum_{j=-1}^{2}\lambda^3(x-u-i)\lambda^3(y-v-j)I(u+i,v+j)$$

其中，三次 B 样条函数 λ^3（z）的基本定义为：

$$\lambda^3(z)=\begin{cases}\frac{1}{6}(4-6|z|^2+3|z|^3), & |u|\leqslant 1\\ \frac{1}{6}(2-|u|)^3, & 1<|u|\leqslant 2\\ 0, & |u|>2\end{cases}$$

双三次样条插值算法在插值精度上整体由于前面两种插值方法，既不产生图像锯齿效应，也不会平滑图像边缘信息，但是它的计算时间约为最近邻插值方法的 10 倍左右。

至此，介绍了医学图像配准技术的核心内容及步骤，下面将介绍一些配准基本方法。

三、医学图像配准基本方法

本节将介绍一些目前数字医学图像配准技术的一些基本方法及其分类，同时也简要地阐述一下如何评价一种医学图像配准技术的一些指标。

（一）医学配准方法分类

在数字医学和临床诊疗过程中，准确来说，医学图像配准方法分类没特定或统一的标准。但是根据配准技术的不同的特征或用途等标准，配准方法大致有如下几种分类：

1. 根据配准的医学图像的人体来源，可以将配准方法分成三大类：

（1）同一人体的配准（intra-subject）：需配准的医学图像来源于同一人体器官，但采集的时间点不一样，主要用于临床上的对比、从而监视疾病的发展及治疗过程。

（2）不同人体之间的配准（inter-subject）：需配准的医学图像来源于不同的人体或病人。这个方法通常用于两种情况：正常人体相同部位的参考图像与被试者的图像与的图像进行配准对比，以确诊人体器官是否正常；若属于异常，再进行已确诊的典型疾病的人体图像与病人人体器官图像之间的对比，进而确定病人是否属于同类疾病。

（3）基于图谱的配准（atlas-based）：需配准的医学图像来源于两个方面：基于图谱的参考图像与人体病人的目标图像。由于不同人体在生理上存在内在差异性，同一器官结构包括形状、大小与位置等信息都会不大相同，这就导致了不同人体之间的图像配准问题在医学图像分析领域中变得异常地困难。因此，在对比和分析不同人体病人的医学图像时，很难精确找出对应的解剖。基于图谱的配准方法的基本思路：首先根据医师手工标定会勾画的多个正常人体或病人图像库，以产生“标准”的图谱，这种图谱最大程度上表达不同人体图像的共性；然后利用弹性配准技术使之与人体病人目标图像进行匹配，从而达到对疾病临床精确诊断或分类的目的。

2. 按医学图像模态，医学图像配准技术大体可分为三大类：

（1）单模态配准：是指成像机制相同的图像之间的匹配技术。这种单模态的配准方法，一般应用在治疗前后的对比、肿瘤变化监控与减剂量成像等临床诊疗过程中。

（2）多模态配准：是指不同成像机制的图像之间的匹配技术。它一般包括不同模态的解剖结构图像配准和不同模态的解剖结构图像与功能图像之间的配准。前者主要融合不同模态图像以显示不同的组织形态学特征，比如 CT 与 MR 图像配准、CT 与超声图像配准等等。后者主要是想确认人体器官解剖结构图像的空间位置与其功能图像的新陈代谢之间的关联性，比如 PET 与 CT 图像配准、PET 与超声图像配准等等。

（3）人体到模型配准：是手术过程中必要的匹配技术。一般来说，不管哪种模态图像，都可以对它进行分割与三维重建等处理从而生成一个虚拟的三维模型，把手术中人体信息与该三维模型配准起来，可实现精准手术。由于在引导外科系统和立体定向手术计划系统中，需要求出从三维模型空间到人体病人手术空间的三维刚体坐标变换，所以该配准技术主要应用在临床计算机辅助放射治疗和计算机辅助微创手术的术中定位。

3. 按照医学图像配准的基本特征信息，可分为标记与无标记配准方法。

（1）基于标记的配准技术：利用人体内部自然标记点或外部的人工标记点为基准信息，从而使得参考图像与目标图像完成准确匹配。一般来说，这些标记点要在图像上有明显的特征（比如灰度值很高）且解剖位置便于勾画识别，同时易于自动分割出来。这种技术相对简单高效，适用于求解刚体变换的图像配准过程中。

（2）无标记点配准技术：利用图像自身的基本信息即所有像素点的灰度信息，定义合适的配准代价函数进行优化迭代，以实现参考图像与目标图像之间的重合匹配。从这一点上来说，无标记点配准技术也称为基于灰度值或相似度函数的配准方法。该配准技术一般包括归一化互相关算法、互信息的最大化算法、灰度方差最小化算法等等。它技术特点在于无需对医学图像进行分割和特征提取，比其他两种方法的配准精度要高。

4. 按照医学图像的空间维数，是最为简单的。它可以分为：

（1）2D-2D：指医学图像两个断层面之间的配准，较为简单。

（2）2D-3D：指一张视频图像或一个单独的断层面图像与一个立体空间图像的配准。

（3）3D-3D：指两个立体空间图像值间的配准，比较复杂。

总而言之，医学图像配准方法及其分类的主要依据在于它们的自身技术特点以及不同临床诊断用途而定义与划分的。

（二）配准精度评价

准确评价一种医学图像配准方法是非常困难的，目前没有一个统一或确切评价标准。一般而言，医学图像配准技术评价大致包括以下几个方面：

1. 配准精确度　评价配准精度的原因有两个方面，一是为了确认是否配准算法充分满足了某特定临床应用精度需求，而是为了确认是否配准算法充分满足了某特定人体病人配准精度的需求。最简单的精度评价方法就是可视化评价，亦即把配准的图像融合在同一坐标空间直接进行观察，从而判断配准的精确度。另外，图像基准点配准误差（fiducial registration error）与目标点配准误差（target registration error）也是医学图像配准技术定量评价的重要手段，它们的定义可参考相关图像分析书籍，这里不再赘述。

2. 配准鲁棒性　主要当图像质量低下时候，当碰到比如噪声大、模糊严重、空间与时间上分辨率差等这些问题时，配准算法还能否获得精度较高的空间变换关系，这对于任何一种图像配准技术也是非常重要的方面。

3. 配准复杂性　主要指是配准算法运算时间。配准技术对术前手术规划中配准过程的实时性要求并不高，但是对手术过程中的配准有实时性的要求。配准复杂性一般取决于空降变换模型所包含预测未知参数的数目与优化迭代算法收敛性能。

4. 配准可靠性　主要是在相对合理医学图像，配准算法应该能够按照预期的要求对图像进行正确的匹配，换句话说，就是不会出现意料之外的图像配准结果。

5. 临床实用性　医学图像配准技术当然主要是应用于临床诊疗过程中。因此，医学图像配准方法的实用性或有效性需要得到临床验证，亦即需判定这种技术方法是否切实满足了临床的实际需求包括精确度、鲁棒性、复杂性等方面。

从理想情况来说，期望任何一种医学图像配准方法都能够满足以上评价标准。但是实际情况上，每一种配准技术有其自身的优缺点，无法全面满足这些评价条件。因此，在临床应用上，一般根据不同临床需求来选择各种医学图像配准方法。

四、医学图像配准应用实例

在数字医学领域计算机辅助导航手术中，需要对病人人体进行手术空间准确定位。这种导航手术过程中，一般包括术前CT图像或者MR图像与术中实时视频图像等信息。因此，手术定位可以通过三维CT图像与二维视频图像融合来实现，亦即实现人体（二维视频图像由内镜相机采集）到模型（三维CT图像建立的）配准，以引导手术过程，如图3-25所示是一套计算机辅助支气管镜手术导航系统，右侧图为系统界面：左上窗口为实时视频图像；右上窗口为三维支气管树状模型，以实时显示支气管镜在运动轨迹；左下窗口显示虚拟内镜图像，与实时视频图像相对应匹配；右下窗口实时显示支气管镜在CT图像中位置信息；左侧图为已配准好的三维CT产生的虚拟图像与二维视频图像。该系统的核心就是精确实现支气管镜相机视频图像与三维CT图像之间的配准。

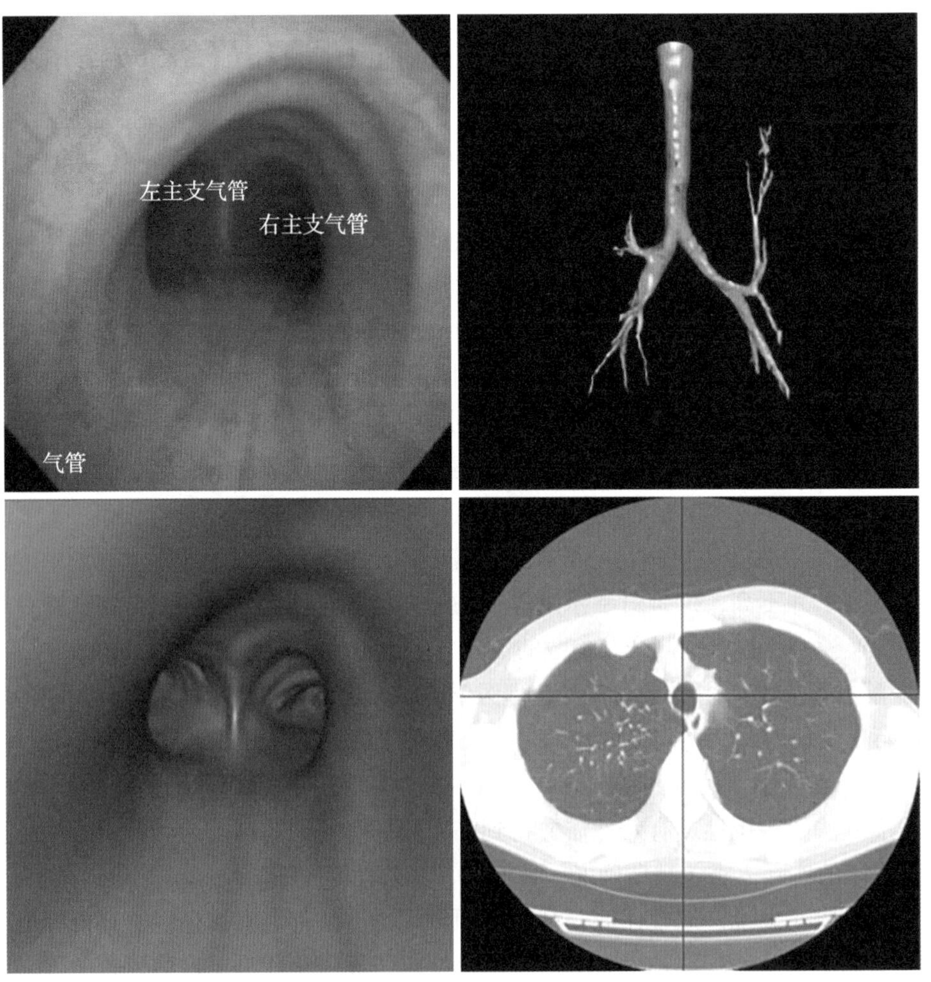

图3-25 医学图像配准应用实例：计算辅助手术导航系统

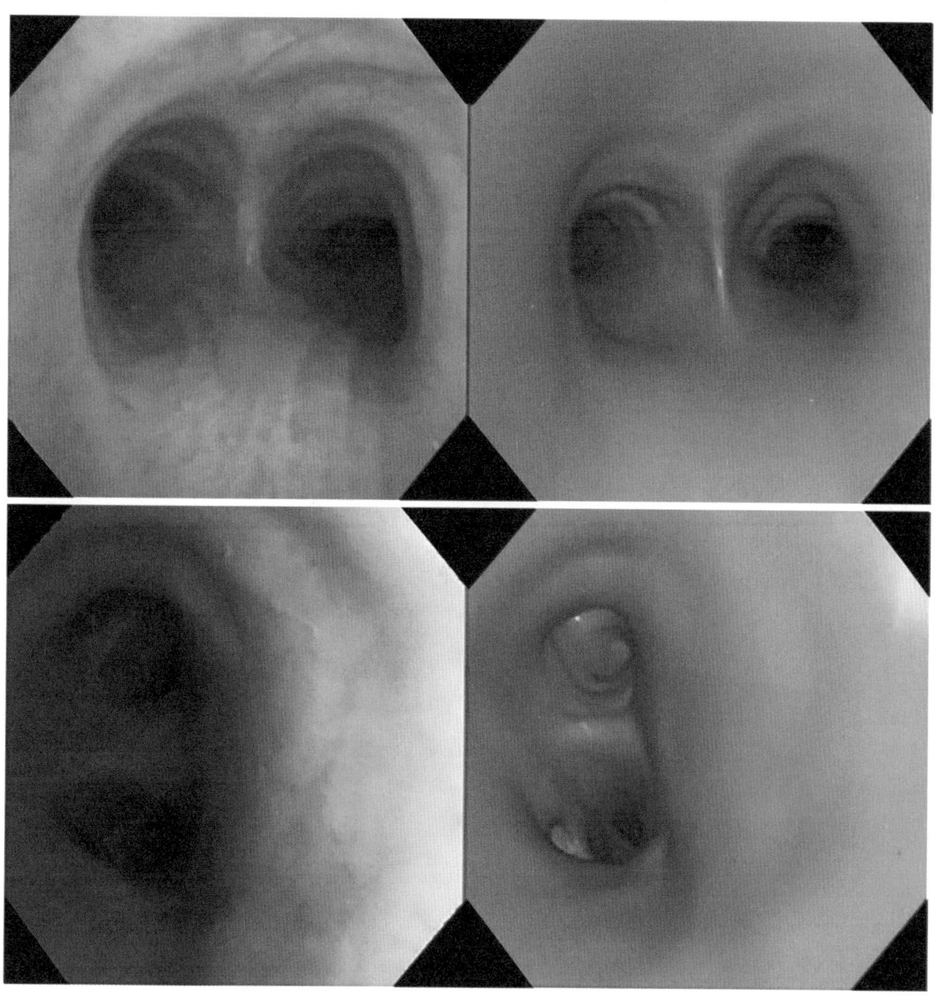

图 3-25（续）

第五节 数字医学图像的三维重建与可视化

医学图像的三维可视化技术，是指将多层的断层影像重建成三维空间中的立体图像，从而用计算机绘制出组织和病灶的三维可视化影像。三维可视化技术使得一些原本在二维断层影像中难以观察的结构变得一目了然，因此在科研和临床上都有重要的应用。近年来随着医学成像设备的进步，断层影像的层厚和层间距不断缩小，层内的像素分辨率逐步提高，使得我们能够获得越来越清晰的三维可视化效果，加之计算机设备的持续进步，三维可视化的速度也变得更快，使其应用范围更加广泛。

一、数字医学图像的三维重建

（一）三维重建的概念

目前临床上所使用的医学成像设备所生成的图像大多是二维的断层影像，比如 CT、核磁、PET、SPECT、B 型超声等。这些多个层面的二维影像在三维空间中可以“堆叠”成三维的“立方体”图像。由多张二维断层影像组成三维图像的过程被称为三维图像矩阵的重建，如图 3-26 所示。这里所指的“二维”和“三维”是指在图像在空间中所占的维度的数目，二维图像只有长和宽两个维度，三维图像则有长、宽、高三个维度。

当多层二维图像被重建成一个三维图像后，我们得到了一个三维的“立方体矩阵”。如果把组成二维图像的基本单元称作“像素”（pixel），那么组成三维图像的基本单元则称作“体素”（voxel）。如图 3-27 所示，像素是平面内的矩形格子，而体素是三维

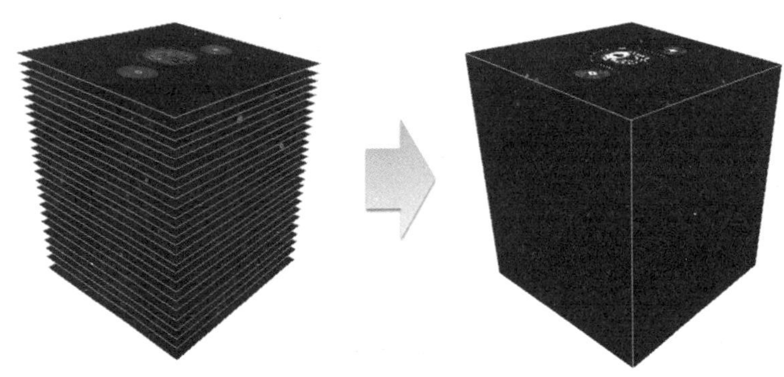

图 3-26　数字医学图像的三维重建

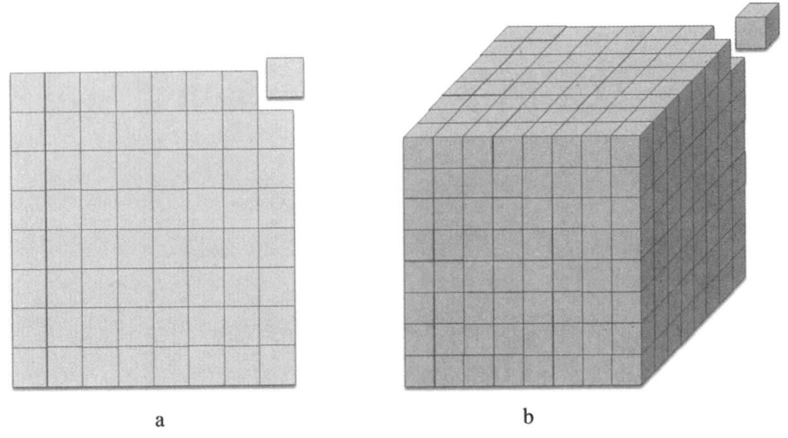

图 3-27　像素与体素

a. 二维平面图像由像素组成；b. 三维图像由体素组成

空间中的小立方体。三维图像是由多个体素在长、宽、高三个方向排列组成，就像用方砖堆砌成一个立方体。作为数字图像的基本单元，像素和体素都是不可再细分的空间单位，其内部的灰度或色彩是均一的，也就是每一个像素或体素都有自己对应的灰度值或色彩值。

需要指出的是，近年来“重建”（reconstruction）这个概念在医学影像领域被学术界、医师和企业用到了多个不同方面，造成一定的混淆，需要做出澄清。在医学图像的成像过程中，“图像重建”（image reconstruction）是指从设备采集的原始数据（如 X 射线的投影数据、磁共振的线圈感应信号等）经过计算机运算生成图像的过程；在医学图像的后处理和三维显示阶段，“三维重建”（3D reconstruction）是指由多个二维断层图像重构成三维图像的过程；在医学图像的三维可视化过程中，有些医师和技术人员也把体绘制与面绘制画面的生成过程称为“重建”。生物医学工程领域的专业人员需要了解“重建”这一概念的多义性，以方便和不同领域的专家、医师沟通。在本节中，“重建”特指的是由多个二维断层图像堆重构成三维图像的过程。

（二）三维图像重建的应用

从二维图像到三维图像，不仅仅是空间维度的简单增加，在医疗应用上，它为我们开辟了图像观察、分析、测量的新思路。

从图像所表达的内容方面，二维医学图像里面通常是包含了人体（或动物体）的一个断面的信息，而三维医学图像则包含了一个三维区域内部的信息。举个例子，我们将全身 CT 扫描的多张断层影像重建成三维图像，那么三维图像中则包含了整个人体；人体中任一空间位置的影像信息都被位于该处的体素所记录。假设一张 CT 二维断层影像的长和宽都是 512 个像素，则其中包含 512 × 512=262 144 个像素；如果一个三维 CT 图像由 300 层这样的断层影像组成，则整个三维图像包含了 512 × 512 × 300=78 643 200 个体素，达到了千万体素级别。随着影像设备分辨率的进步，今后的三维影像很可能包含上亿体素，信息量是非常大的。

从图像观察的角度来讲，三维图像为我们带来了许多新的观察方式。如图 3-28（a）所示，在三维重建出现之前，传统的断层影像观察方式是将多个断层影像并列到一个画面中，所有断层的切片方向都是相互平行的，如果医师想观察其他方向的切片则不可能。在三维重建出现之后，可以通过计算机软件对立方体图像进行任意方向的切片，使医师可以观察多角度的切片信息，当然最常用的切片方向是横截面、冠状面和矢状面图 3-28（b）所示，左上为横截面，右上为矢状面，左下为冠状面，右下为以上三个切面在三维空间中的位置。这种对三维图像进行任意方向重新切片的过程叫做多平面重组。另外，还可以用计算机模拟光线穿过立体图像的过程，使医师仿佛观察到了半透明的人体，这种技术称作最大密度投影和三维图像的体绘制，其所提供的三维诊断信息是二维平面观察不能比拟的。如果对三维图像进行图像分割，提取出三维的解剖结构，并通过计算机图形学技术绘制解剖结构的三维表面，则可观察到器官组织的三维形态信息，

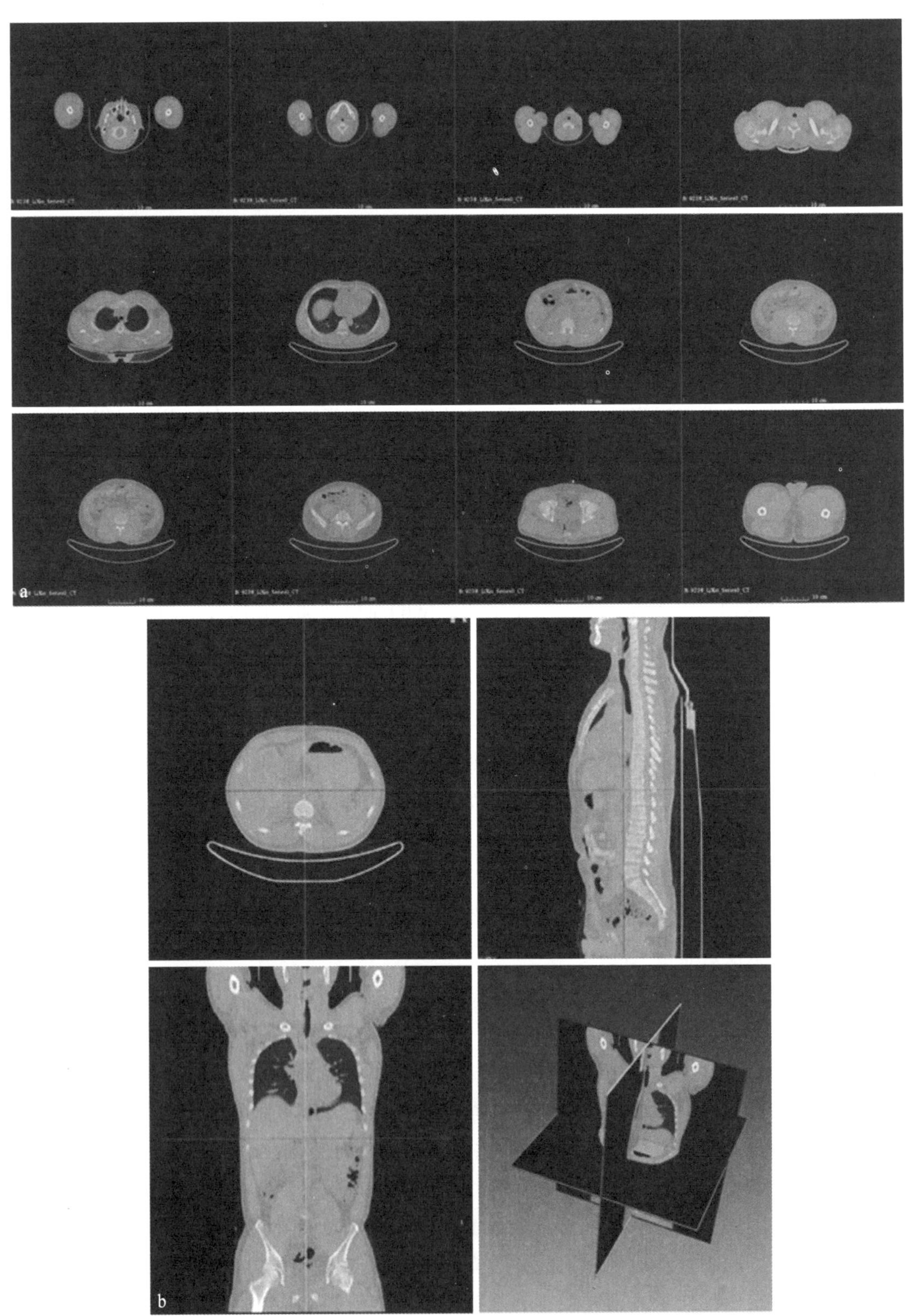

图 3-28　三维图像带来了新的观察方式
a. 二维平面图像由像素组成；b. 三维图像由体素组成

这个过程叫做医学图像的三维面绘制。以上各种基于三维图像的观察方式极大地促进了临床影像的读片诊断，我们将在后续章节中对这些技术做更详细的介绍。

除了读片观察，三维重建技术还促成了医学图像处理分析方面的变革。如前所述，通过图像分割可以从三维图像中提取出器官组织的三维结构，使得三维的形态学测量变为可能，如器官的体积、组织在任意方向上的厚度、血管的三维走向、不同组织在三维空间中的夹角以及血流的流量等。近年来快速兴起的医学 3D 打印技术也正是利用了三维医学图像所提取的三维组织结构信息、并结合计算机图形学和快速成型技术制造出人体组织的实物模型。在生物力学方面，从三维医学影像中提取的组织三维模型为进一步的三维有限元仿真提供了形态学数据。

（三）三维医学图像重建的技术要点

与自然图像（如生活照片）不同，医学影像对于像素或体素的空间分辨率有着严格的规定，这是因为医学影像需要准确反映出物体的尺寸大小。所谓空间分辨率，是指图像的基本单元（像素或体素）在空间的各个维度上所占的尺寸；对于二维图像，空间分辨率是指一个像素在长和宽两个方向上的长度；对于三维图像，则是指一个体素在长宽高三个方向上的长度。例如，如果一张二维 CT 断层影像的空间分辨率为（1.5，1.5） mm，则表示一个像素的长和宽均是 1.5mm；一幅三维图像的空间分辨率是（1.5，1.5，3.0）mm，表示体素的长宽高分别为 1.5mm、1.5mm、3.0mm。由于三维图像是由二维断层图像堆叠而成的，相邻二维断层之间的层间距一般作为体素的高，现阶段体素的高度一般大于长和宽，也就是层间距要大于层内分辨率。

需要说明的是，组成三维图像的二维断层影像之间的层间距并不一定等于每张断层影像的层厚，如图 3-29 所示。每张断层的厚度，是指成像设备在获取一层断层影像时所扫描的人体断层的厚度；而层间距是指相邻两层的间距。显然，如果层间距大于层厚，则相邻两层之间会有部分人体没被扫描到，即出现了漏扫。实际临床操作过程中，层间距一般设置为与层厚相等，以免出现漏扫的情况。在三维重建的过程中，一旦出现层间距大于层厚的情况，通常是以层间距作为体素的高度分辨率，只是这时体素内的灰度值并没有完整记录其分辨率所覆盖的范围的信息。

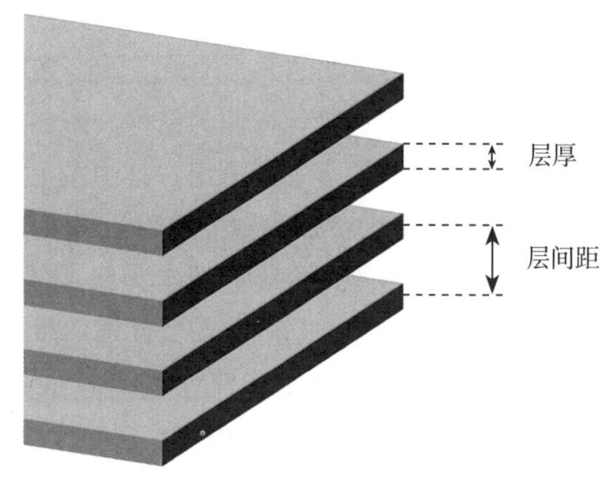

图 3-29　层间距与层厚

三维重建得到的图像覆盖了空间中的一个立方体的范围，为了表示这个立方体里各点的坐标，需要定义相应的三维空间坐标系，这个坐标系称作图像坐标系，其原点一般选在立方体的某一个角，x、y、z 轴分别平行于立方体的长宽高方向。除了图像坐标系，成像设备还定义了一个病人坐标系，用于定位成像时病人的安置位置和方向。病人坐标系的 x 轴从人体右侧指向左侧，y 轴从前侧指向后侧，z 轴从脚底指向头部，原点定义在身体中心。图像坐标系与病人坐标系之间通常不一致，二者的原点不重合，坐标轴方向也可能存在夹角。为此，有必要了解图像坐标系与病人坐标系之间的相对位移和坐标轴夹角，以便定位图像立方体在病人坐标系中的位置。特别地，当我们对同一成像设备中的同一病人进行多次扫描、且每次扫描的角度和位置都不相同时（如局部的核磁扫描、或 PET/CT 多模态成像），更有必要借助每幅图像坐标系与全局病人坐标系之间的关系，来确定多次扫描图像之间的相对位置关系，以便将多次扫描图像拼接融合在同一个显示画面中。

在 DICOM3.0 医学图像文件格式规范中，以上提到的像素分辨率、图像尺寸、图像坐标系与病人坐标系相对位置关系等一系列信息，均保存在 DICOM 头文件的标签信息 C.7-10 中，即图像平面模块属性（image plane module attributes）中。

二、数字医学图像的三维可视化

三维医学图像重建为我们带来了多种全新的观察医学影像的方式，我们把基于三维医学图像观察方式称作医学图像的三维可视化。下面将逐一介绍各种三维医学图像可视化的特点和应用。

（一）三维图像的多平面重组

多平面重组（multi-planar reconstruction，MPR），是指对三维图像矩阵进行任意方向的重切，并将所得切面上的图像绘制到二维平面画面上的技术。这里所谓的重切，即包括沿着人体横截面、冠状面、水平面等方向的“正切”，也包括沿着倾斜于人体坐标轴方向的“斜切”，甚至还包括沿着曲线路径的“曲切”。无论切面的方向是平行于还是倾斜于人体坐标轴，也无论切面是平面还是曲面，都需要把切面上的画面展开映射到二维平面上，以便用户观察。

在上述各种重切的方式中，“斜切”多用于观察心脏等倾斜于人体坐标轴的器官，“曲切”多用于观察血管等弯曲的结构。图 3-30 展示了各种多平面重组的例子，图 3-30a 表示不同方向切片的多平面重组，其中左上为横截面，右上为矢状面，左下为冠状面，右下为斜切面；图 3-30b 表示上述四个切面在三维空间的位置。

为了掌握多平面重组的技术要点，需要了解图像插值技术。因为切面上的图像最终会被映射为二维画面，因此需要知道二维画面中每一个像素在三维图像中所对应位置的灰度值，图 3-30 展示了这种对应关系。假设 p 为映射后二维画面中的一个像素，它在三维图像中对应的位置是 q。由于重切的切面未必正好经过三维图像中每一个体素的中心，因此 q 也未必正好处于三维图像的某个体素的中心位置，很可能位于相邻的几个体素中心之间的某个位置。对于这种情况，我们需要通过 q 周围的若干个体素（图 3-31 中灰色

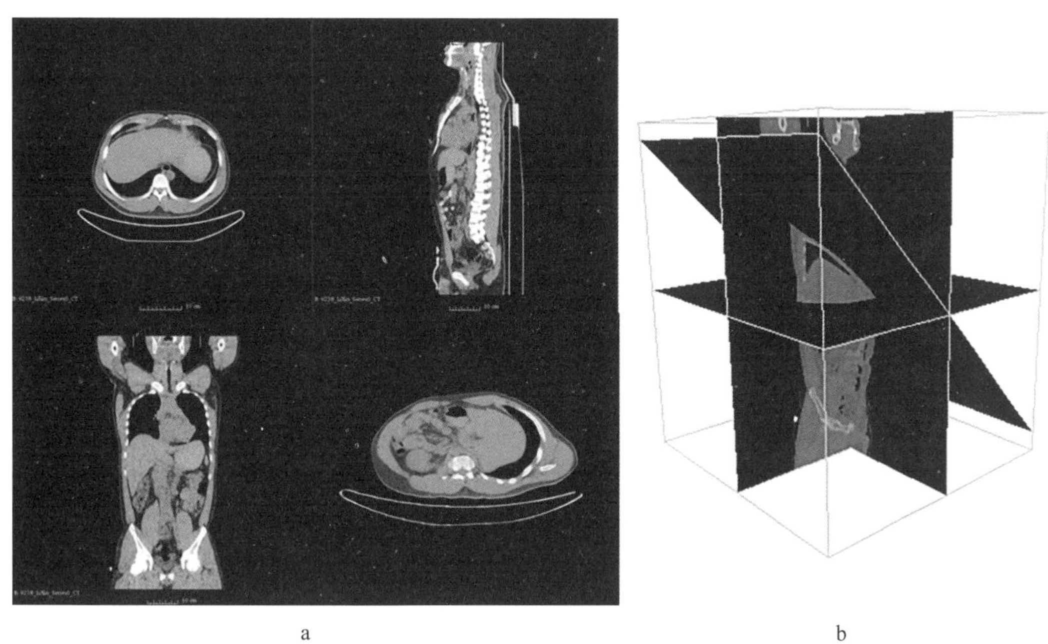

图 3-30　三维医学图像的多平面重组

a. 不同方向切片的多平面重组；b. a 图中四个切面在三维空间中的位置

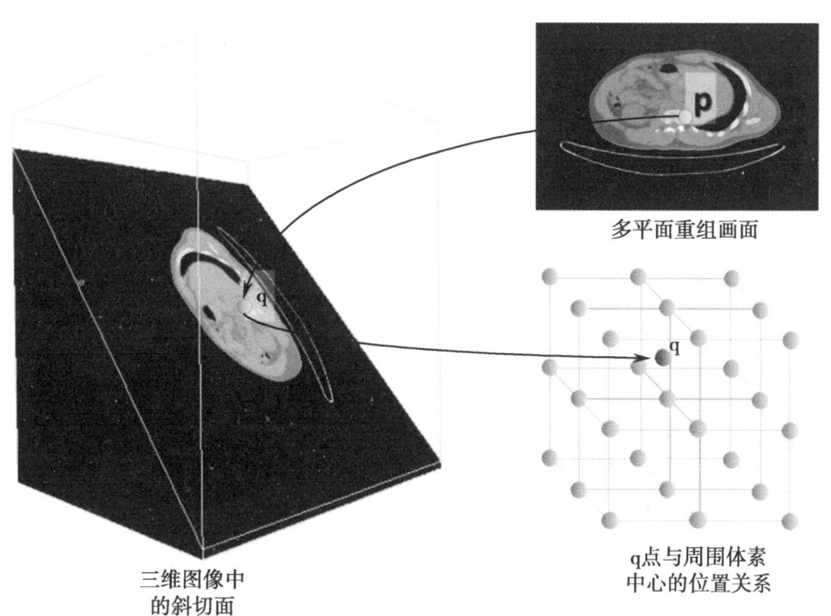

图 3-31　多平面重组中的像素插值技术

的体素）的灰度值，来估计 q 所在位置的灰度值 I（q），并将 I（q）作为二维画面的像素 p 的像素值。这个估计的过程称作图像差值，I（q）一般取 q 周围的若干个体素灰度值的加权平均值，距离 q 越近的体素的权重越大。图像插值的算法分为最邻近插值、线性插值、非线性插值三大类。

（二）三维医学图像的最大密度投影

最大密度投影（maximum intensity projection，MIP）是常用的医学图像三维可视化方式之一。最大密度投影是用计算机模拟光线穿过三维影像的立方体区域并最终投射到二维画面上的过程，用户最终观察到的是投影在二维画面上的图像，如图 3-32。二维画面上的每一个像素对应一条投影线，该像素的灰度值就是投影线在三维图像中所经过路径上的最大灰度值。这里的最大灰度也就是所谓的最大密度，因为在英文中像素的灰度值（pixel gray value）也称为密度值（pixel intensity）。从用户的角度来讲，当他观察投影画面时，仿佛望穿了眼前的三维图像，看到了三维图像内部那些灰度最大的点。如果我们连续变换投影的角度，可以实现不同角度的最大密度投影，看上去好像是被观察的三维物体在眼前转动。最大密度投影是许多具有三维医学影像浏览软件所必备的可视化功能，其连续转动的投影画面也经常被保存为视频文件。

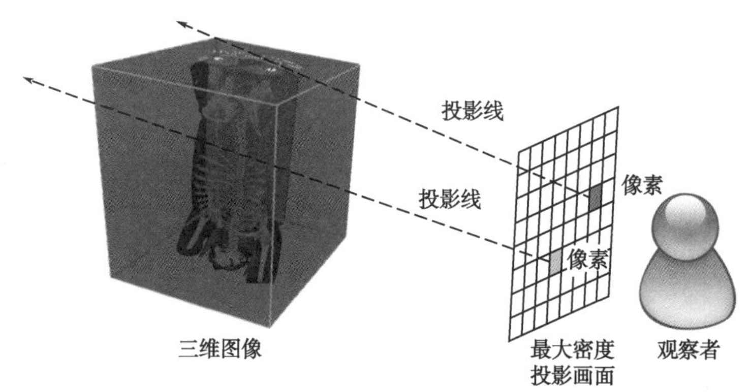

图 3-32　最大密度投影原理图

最大密度投影在临床上应用广泛。对于血管造影图像，充盈着造影剂的血管往往是图像中灰度最大的部分，通过最大密度投影医师可以清楚地看到血管在三维空间中的形态，迅速找到血管的狭窄处。对于核医学影像，如 PET 和 SPECT，肿瘤往往是图像中灰度最大的部分，通过最大密度投影可以快速地找到肿瘤病灶的位置。图 3-33 给出了最大密度投影的示例。

（三）三维图像的体绘制

三维医学图像的体绘制（volume rendering）与最大密度投影的成像原理有相通之处，

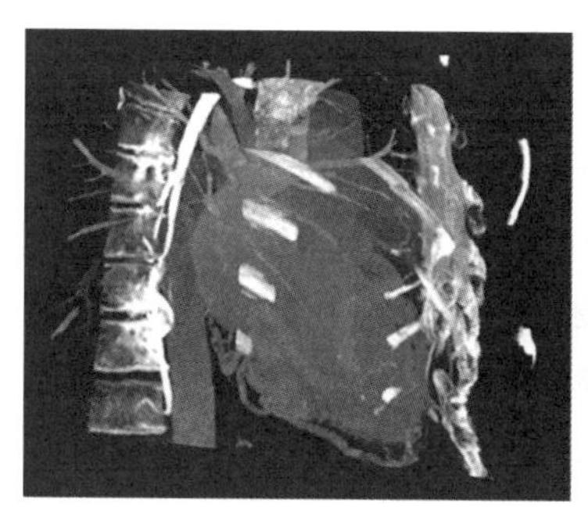
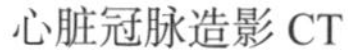
心脏冠脉造影 CT

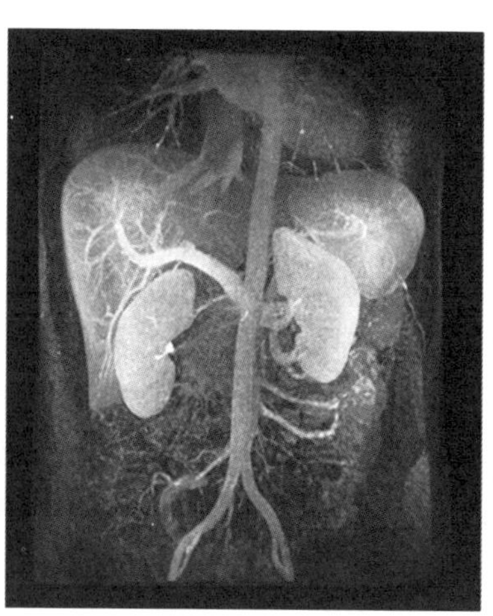
腹腔磁共振血管造影

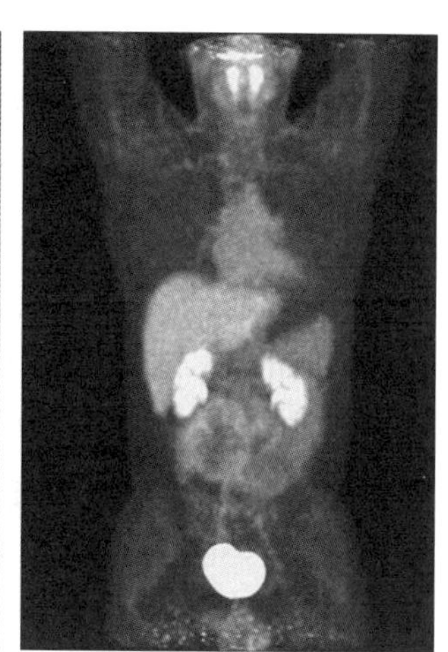
躯干 PET 影像

图 3-33　最大密度投影示例

也是模拟光线穿过三维影像的立方体区域并最终投射到二维画面上的过程。与最大密度投影不同，投影画面上的像素值并不是光线路径上的最大灰度值，而是以更加逼真的方式模拟了光线在传播过程中所经历的衰减和色彩的渲染。如图 3-34 所示，为了实现体绘制，需要首先给三维图像中的每一个体素赋予独特的光学参数，包括体素的颜色和光线透过率等；当光线一路走来穿过多个体素时，会在每个体素内发生强度的衰减和色彩的渲染；投影画面上的像素值是其所对应的投影光线在多个体素中一路衰减和渲染的综合结果。

以上所介绍的体绘制方法称作光线投影算法（ray casting），是最常用的体绘制方法，但是这种方法计算量较大，耗时较长，需要较高的计算机配置或通过显卡加速来实现快速绘制。为了改进体绘制算法的速度以及绘制质量，后来又提出了错切变形法（shear

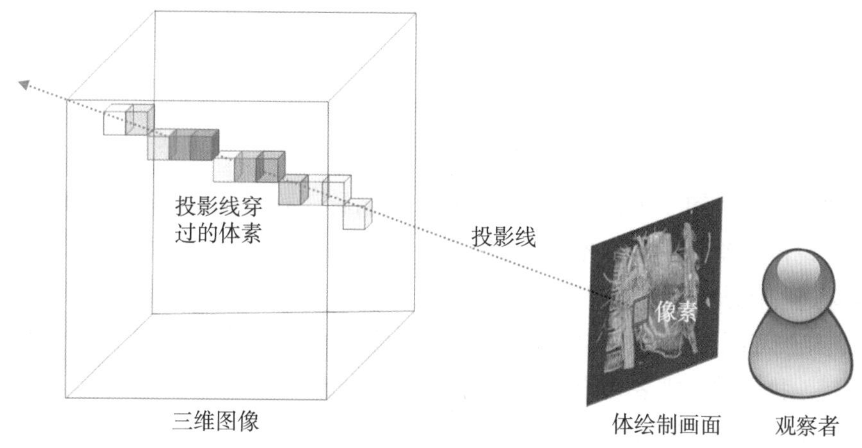

图 3-34　体绘制原理图

wrap）和抛雪球法（splatting）等，这里虽不作详细介绍，建议读者记住这些算法的英文名称，因为它们在实际操作的软件中可能会出现。

体绘制的最终效果取决于我们给三维图像中的各个像素赋予什么光线参数。光学参数包括每个体素对光线的透过率和每个体素的色彩。一般地，我们根据体素的灰度值来决定对其赋予什么样的光学参数。各级灰度与光线参数之间的对应关系称作传递函数（transfer function），也称作“色谱”或“颜色表”，通常以查找表的形式保存在软件中。举个例子，在CT图像中，对于灰度值接近空气的像素（–1000~–500），对其赋予接近于1的透过率，表示这部分像素对光线基本是透明的；对于软组织的灰度范围（0~500），赋予0.5左右的透过率和红色，表示软组织是半透明的红色；对于骨组织的灰度范围（>1000），赋予0透过率和黄白色。这样，我们就看到了一个具有半透明红色软组织和黄白色不透明骨骼的人体。不同的传递函数决定了不同的体绘制效果，如果想观察肌肉，则可以在传递函数中把肌肉设置为不透明的。一个具有体绘制功能的软件通常保存了多个传递函数供用户选择，还可以让用户手动调整传递函数的映射曲线形状，以适应对不同影像模式（CT、核磁、超声、核医学影像等）、不同组织器官的显示要求。好的传递函数可以带来清晰、美观、便于诊断的视觉效果。传递函数的设计是众多三维医学影像可视化软件的竞争点之一，近年来有些软件通过优化传递函数的设计，可以模拟出真实血肉骨骼的逼真效果，但这种效果未在诊断上未必是最清晰的。

除了根据像素灰度值来映射光学参数的方法，实际操作中还经常用到根据像素的梯度值（gradient value）来映射光学的透过率。由于图像中物体边缘处的像素梯度值较大，可以给较大的梯度赋予较小的透过率，从而使物体边缘显得更加突出，改善视觉效果。图3-35展示了对同一幅躯干部位CT图像采用三种不同传递函数的体绘制效果，由于三幅图分别将皮肤、肌肉和骨骼的灰度范围设置为不透明，我们分别看到了表皮、肌肉和骨骼组织。图3-35b展示了使用同样的传递函数生成的同一幅心脏冠脉造影CT图像的两幅不同体绘制，左侧的效果是没有加梯度不透明化处理的，右侧是进行了梯度不透明化处理的（即对梯度较大的像素赋予较小的光线透过率），显然右边的效果更加清晰。

（四）多边形网格曲面的面绘制

对比“体绘制”和“面绘制”这两个概念的名称，我们发现二者的差别在于绘制的对象。如果说体绘制是在模拟光线穿透三维立方体图像所生成的画面，那么面绘制就是模拟光线穿过物体表面所生成的画面。图3-36给出了面绘制的示意图，其过程与体绘制相似，区别在于光线在仅在物体表面发生衰减和色彩的渲染，因此其计算量小于体绘制。对于面绘制，我们并不需要知道物体内部的体素值的大小，只需要知道物体表面上各点的光学参数（颜色及其对光线的透过率）。物体表面的光学参数可以由用户随意指定，并不需要体绘制所用到的传递函数。

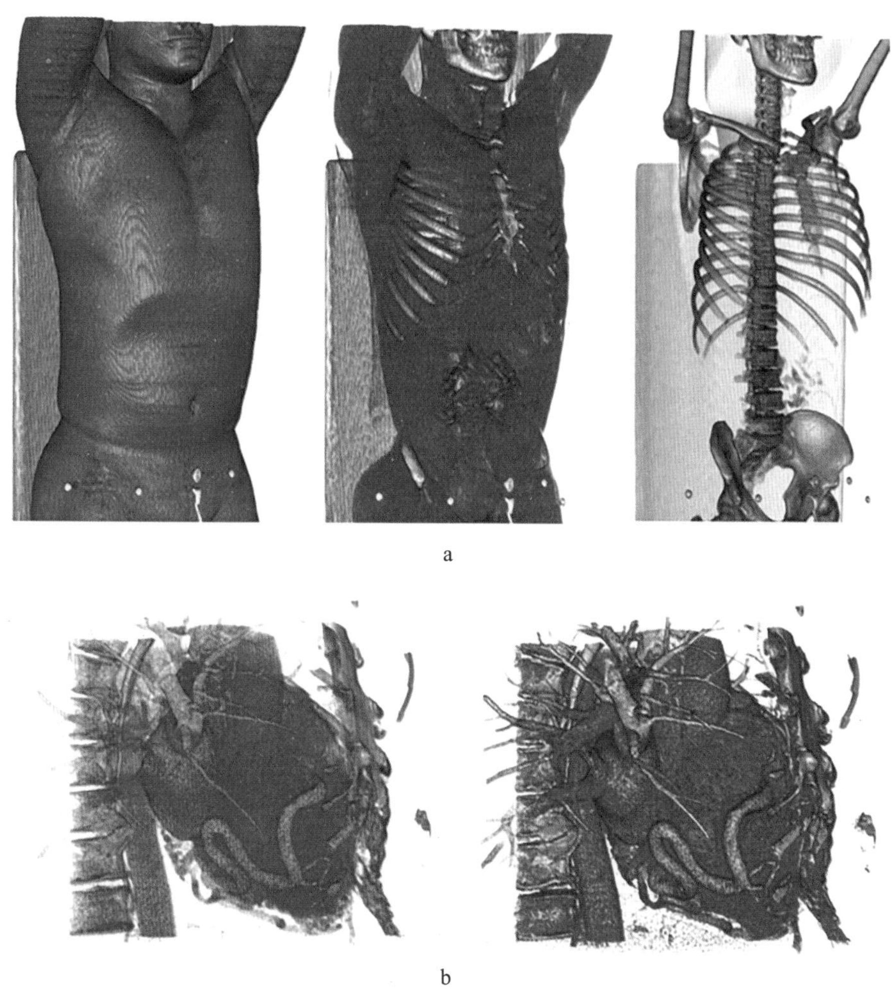

图 3-35　三维医学图像体绘制示例

a. 同一幅躯干部位 CT 图像采用三种不同传递函数的体绘制效果；b. 心脏冠脉造影 CT 图像体绘制，左侧为没有加梯度不透明化处理的，右侧为进行了梯度不透明化处理

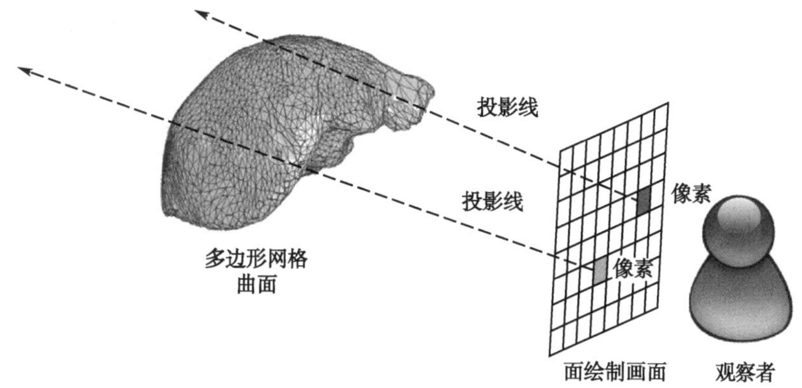

图 3-36　面绘制原理图

面绘制关键的问题是如何获得三维物体的表面数据。在计算机图形学领域，许多三维表面数据都是艺术家通过三维建模软件绘制的。为了表示三维空间中的曲面，往往用多边形网格结构来逼近一个三维表面。这种多边形网格结构被大量用于三维动画的制作。多边形网格曲面是由三维空间中多个相互连接的定点构成，相邻的顶点可以相互连接构成一个多边形面片，整个曲面是由多个多边形面片拼接而成。如图 3-36 中的肝脏表明就由三角形（即三边形）网格构成的。除了三角形网格结构，常见的表面网格结构还有 NURBS（non-uniform rational B-spline）曲面，即非均匀有理 B 样条曲面等。网格曲面上顶点的密度决定了所表达形状的精细度，顶点越稀疏所表达的形状越粗糙，反之则越精细。顶点越细密，多边形网格越多，面绘制的计算量越大。对于比较稀疏的网格曲面（1 万点以下），目前普通的个人计算机即可实现实时的面绘制，当用户通过鼠标操作改变面绘制的投影角度或距离时，还可以看到物体实时旋转和缩放的效果。在大型三维动画电影中，为了达到逼真的视觉效果，需要生成十分细密的多边形网格结构，用大型的计算机集群进行长期连续面绘制，才能生成一部影片所需要的所有帧的画面。

在医学影像领域，需要首先用图像分割技术从三维图像中提取出感兴趣组织的三维区域，从而知道哪些体素位于物体的表面，然后基于这些体素的位置生成覆盖整个物体表面的多边形网格曲面。由图像分割到多边形网格曲面的转化过程称为表面网格化，它不属于面绘制的技术流程，但是却为面绘制提供了赖以显示的曲面数据。移动立方体算法（marching cubes）是最常用的表面网格化算法，得到的每个多边形面片都是三角形。移动立方体算法具有运算速度快、方法简单的优点，但是生成的三角形网格结构密度不均，对于复杂形体容易生产生交叉面片和孔洞，因此后来又出现了许多改进型的算法，却因为复杂度和稳定性等原因均没能在临床应用上取代移动立方体算法。

在临床应用方面，面绘制多用于观察三维图像分割的结果。面绘制在骨科方面应用较多，因为 CT 中的骨骼是最容易分割的物体之一，图 3-37 展示了足骨骨折 CT 图像经图像分割后的面绘制。面绘制还被用显示肿瘤占位与周围组织、血管、神经之间的位置关系医疗。3D 打印所需的数字化形态模型也是通过面绘制的方式显示出来，这些数字模型大多是三角形网格曲面结构。

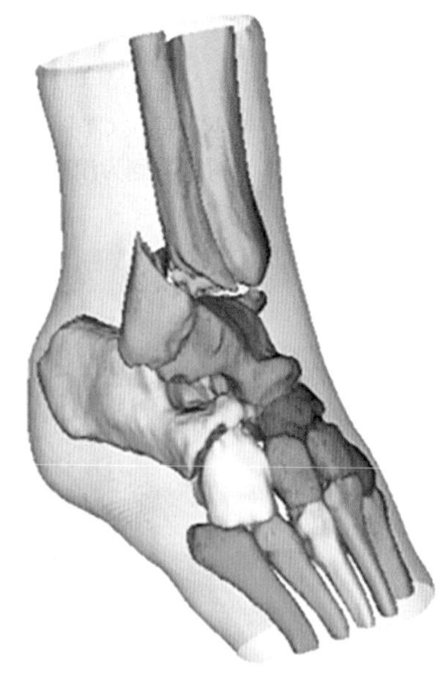

图 3-37　足骨骨折 CT 图像经分割后的面绘制

这里需要着重强调一个概念，就是医学图像的面绘制必须依赖于前期的图像分割。如果我们看到某个软件可以显示复杂器官的面绘制，说明该软件可以分割出这个复杂的器官，代表了该软件的技术水平比较高。而体绘制并不需要前期的图像分割，只要图像质量好、传递函数选取合适即可得到复杂器官的体绘制，但这并不代表软件有分割该器官的能力。当我们看到一个复杂器官的三维绘制时，需要首先区分这是面绘制还是体绘制，进而推断软件是否具有分割该器官的技术能力。图 3-38 对比了同一器官的面绘制和体绘制效果。通常情况下，面绘制的效果类似于彩色塑料模型的视觉效果，物体的色彩层次变化单一；而体绘制中物体的色彩层次比较丰富。但有，如果对面绘制的表面色彩设置得比较丰富，也可以得到和体绘制相似的视觉效果。在运算时间方面，面绘制通常远快于体绘制，不过如果网格面片太多（百万以上），或是前期的图像分割耗时太长，则可能比体绘制还慢。

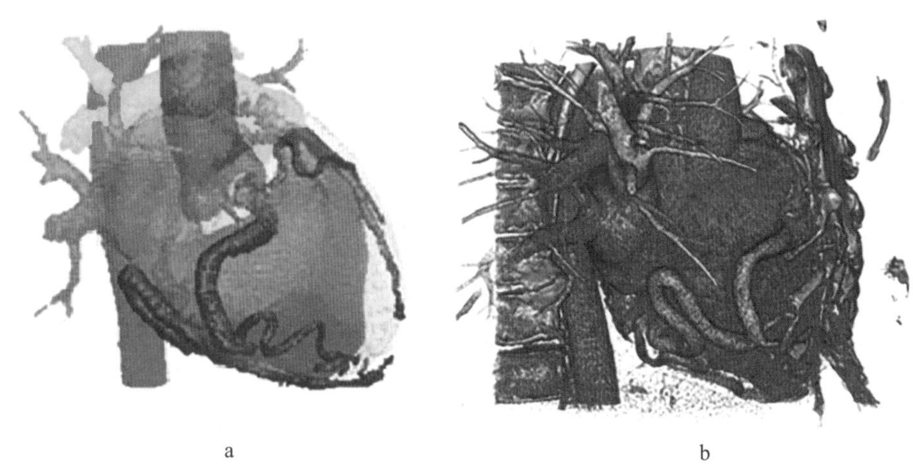

图 3-38　同一器官的面绘制（a）和体绘制（b）效果对比

（五）基于网络的三维可视化

随着网络技术的发展和计算机运算能力的进步，医学图像的三维可视化逐步走向云端，出现了基于网络的三维可视化技术。这种技术将三维医学影像保存在云端的服务器，在客户端的显示设备上实现各种三维可视化，显示种类包括上面提到的多平面重组、最大密度投影、体绘制和面绘制等。显示的终端包括个人电脑或移动终端（平板电脑或手机）。当终端设备的计算能力和内存空间都较好时，可以将图像下载到终端再进行绘制；当终端设备的计算能力和内存空间都较弱时（比如手机和平板电脑），则无法完成运算量较大的绘制（如体绘制和面片较多的面绘制），这时需要在强大云端的服务器上先生成绘制画面，再通过网络将每帧画面传递给移动终端来显示，在网速较好的情况下可以实现实时绘制，这是目前比较前沿的技术应用。

基于网络的三维可视化技术可以通过软件的方式、或者网页三维绘制方式来实现。软件的方式是指在终端设备上安装专门的软件来实现与云端的数据交互，如在个人计算机上的 exe 软件和移动端的 APP 软件。基于网页的三维绘制则是通过支持三维绘制的网页程序来实现，用网页浏览器打开显示界面，在网页中观察三维可视化效果。目前主流的网页三维可视化绘制方法是 WebGL 绘图标准，它可以通过 JavaScript 编程在 HTML5 网页的 Canvas 元素中实现三维可视化绘制，包括面绘制和体绘制，并可以调动显卡处理单元 GPU 来实现三维绘制的加速。基于网页的方式的优点是兼容各种操作系统平台，但是目前只对面绘制有较好的支持，体绘制的效果还难以媲美基于软件的方式。

在临床应用方面，基于网络的三维可视化技术迎合了医疗大数据、远程医疗、云端医疗等发展趋势，可以让医师观察到云端数据的三维可视化效果，在手术室、家里甚至远隔千里进行观察诊断，促进了医疗方式和医疗体系的变革。

（六）虚拟现实与增强现实的三维可视化

近年来虚拟现实（virtual reality，VR）与增强现实（augmented reality，AR）成为了新兴的技术热点。这些技术通过特殊的显示方式（比如安置在眼镜上的显示屏）来改变输入到用户双眼的画面，使人看到现实场景中不存在的物体。虚拟现实与增强显示的区别在于：虚拟现实完全用虚拟的画面取代了进入人眼的自然画面，使人只看到虚拟的场景，仿佛置身于另外一个虚拟世界，这种技术在电影、游戏等领域已开始迅速普及；增强现实则是将虚拟的画面叠加在真实场景的画面中，使人感觉到虚拟物体与真实世界融在一起（如真实桌面上出现了虚拟的怪兽、真实的物体旁出现了虚拟的文字标注、真实的道路上叠加了虚拟的导航画面），实现了对现实世界的增强显示。增强现实的技术难度要大于虚拟现实，目前仍没有很好地普及到消费产品市场，但是其未来应用前景和对人类生产生活所带来的潜在变革更加深远。

为了实现虚拟现实和增强现实的显示效果，往往需要用户佩戴特殊的眼镜。考虑到三维图像的可视化运算量较大，这些眼镜还要连接许多计算装置，因此显得比较笨重，通常将所有计算硬件集成到头盔中供用户佩戴，有些头盔还要连接个人电脑来满足运算量需求。这些因素造成了当前的虚拟现实和增强现实设备比较笨重，不能实现真正的便携化，但是随着计算机技术和无线显示器技术的发展，这些问题将被逐步解决。

在医学可视化领域，虚拟现实和增强现实技术均以得到初步的尝试。虚拟现实技术可以将人体三维模型的面绘制真实地呈现在用户眼前，让人仿佛看到了实体的模型，如果进一步结合力反馈系统，则可以模拟训练人体解剖的过程。从 20 世纪 90 年代以来，一直有多个研究组通过增强现实技术将三维面绘制与病人的身体相融合，让医师透过病人的皮肤看到了腹中的胎儿、乳房中的肿块、手臂里的断骨，用以辅助超声检查和外科手术。虽然目前这些尝试都处于科研阶段，但是有理由相信在不远的未来它们会成为行之有效的医疗方法。

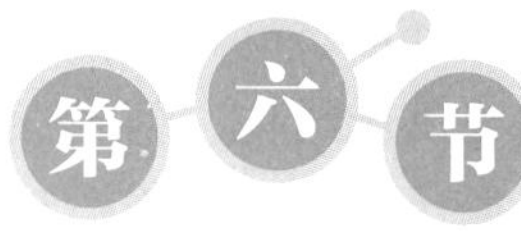

第六节 临床诊断的立体定量评估

客观准确的定量评估可提供有价值的临床诊疗指标。随着临床诊疗科技的发展，从简单的心率、呼吸、血压，到血常规、尿常规、大便常规，以及各种生化指标和电生理的检查结果，基于数字化测量的定量评估在临床诊疗中得到了广泛应用。在影像学中，可通过图像分割等技术，对超声、CT、MRI 等数字化影像进行二维、三维的测量分析，计算器官、组织及病灶的直径、面积、体积及重量等多个特性指标。本小节介绍了立体定量评估的常用计算方法，并以冠状动脉为例，通过对血管进行骨架化、重构及切面重建等图像处理技术，精确提取冠状动脉的长度、管径等立体定量评估参数。

一、定量评估对临床诊断的指导意义

影像学是医学客观检查的一个重要信息来源，其包含的信息量巨大，可从中挖掘出病人疾病的大量诊断信息。下面列举定量评估在临床诊断中的作用：

（一）肝脏及肝脏肿瘤的定量分析

肝脏是肿瘤高发脏器，手术治疗是肝脏肿瘤治疗的重要手段。而在实施手术治疗肝脏肿瘤之前必须准确的测量残肝体积，以确保剩下的肝脏能够维持病人基本的生存需求。肝脏分割以及肝脏内部的血管肿瘤分割一直是算法上的难点，但借由算法粗分割结合人工再处理的方法现在可以得到肝脏及内部组织的精确分割结果。根据分割结果可以判断病人能否接受手术治疗，以及手术方式，对外科手术有重要的指导作用。

肝血管拓扑学分析同样对肝癌手术规划有重要的指导意义，高精度 CT 影像结合计算机图形图像等技术，能够准确的根据血管的供血和回流区域对肝脏进行更为精准的解剖分区。该技术可以更精确的定位肝脏切除范围，缩小切除的肝组织体积，从而使一些原本不能进行手术的病人可以接受手术治疗，同时也能改善手术病人的预后。

（二）心脏及冠状动脉的定量分析

心血管疾病已成为全球性的重大公共卫生问题。我国心血管病的发病率和死亡率已超过许多发达国家。随着我国经济水平的发展、人民生活水平的提高、饮食结构的改变及人口迅速老龄化，心血管病的发病率和死亡率呈上升趋势，是全球上升较快的国家。心血管疾病中冠状动脉和心腔的是当前图形算法研究的重点。心腔容积计算是计算机辅助 CT 技术中的基础，该方法能够得到心脏各腔室的准确容积，该方法较传统 B 超或 CT 测心腔最长径的方法精度大幅提高，能够更准确地提供心腔变化的数据为心衰等疾病的诊断提供依据。左室射血分数，即 LVEF（left ventricular ejection fractions），是指：每搏输出量占心室舒张末期容积量的百分比。计算机辅助图形学算法同样能够准确地提供 LVEF 的数据，该数据亦能体现心功能情况。冠状动脉是心脏的重要供血结构，其病变导致冠状动脉心脏病，是最危险的心血管疾病之一。在冠心病的诊断中冠脉狭窄定位和狭窄处的狭窄比例的定性定量分析都是重要的证据，同时也是制订治疗方案的重要参考依据。

（三）细胞学定量分析

在生物细胞结构和形态变化的研究中最重要最困难的是生物细胞图像中细胞形态的识别和分割，需要对细胞内各细胞器结构变化及大分子分布变化进行量化分析与处理，另外生物细胞之间信号传输机制、能量交换、信息处理原理的探讨和病理学各种疾病发展的诊断研究中，同样需要这种量化分析，其主要手段之一就是生物细胞图像的分割，这是生物研究逐步由定性描述走向定量研究的主要手段。生物细胞图像分割技术一般利用生物细胞图像特有的统计特性、图像中细胞及细胞器的轮廓边缘和纹理等视觉特性进行分割。

（四）常规电、生化检查定量分析

在常规检查方面计算机技术也为定量分析提供了非常多的技术手段，最常见需要用到计算机辅助技术分析的电生理数据就是 24 小时动态心电图（holter）。动态心电图能够长时间监控病人的心电图情况，能够捕捉一些短时间突发的心电变化，为一些心脏疾病提供诊断依据。但由于心电图记录的时间长度太长，人工分析如此大量的数据十分困难，所以依赖计算机辅助定位异常的心电图位置是常用的方法。自动心电图分析算法能够定量的统计病人心电图异常的时长，发病频率等数据，能为心脏疾病提供辅助诊断依据。

二、定量评估的基础知识

（一）定量评估的基础知识

医学图像中常用的是 DICOM 图像，而我们在处理及显示中，由于常用的计算机不能直接处理 DICOM 图像，因此涉及将 DICOM 数据转换到其他文件格式，如 BMP、JPEG 等常用格式。

1. BMP 文件格式 BMP（bitmap）是 Windows 操作系统中的标准图像文件格式，它采用位映射存储格式，除了图像深度可选以外，不采用其他任何压缩，因此，BMP 文件所占用的空间很大。BMP 文件的图像深度可选 1 位（bit）、8bit 及 24bit。这里的 bit 指的是二进制位。1bit 数据的数值范围是 0 和 1。8bit 数据的数值范围是从 0 到 255。BMP 文件存储数据时，图像的扫描方式是按从左到右、从下到上的顺序。由于 BMP 文件格式是 Windows 环境中交换与图有关的数据的一种标准，因此在 Windows 环境中运行的图形图像软件都支持 BMP 图像格式。

数字图像根据灰度级数的差异可分为：二值图像、灰度图像和彩色图像。二值图像中的每个像素只能是黑或白，没有中间的过渡，故又称为黑白图像。二值图像的像素值为 0 或 1，图像色深可为 1bit。图 3-39 给出了一个二值图像及其对应数值的示例。

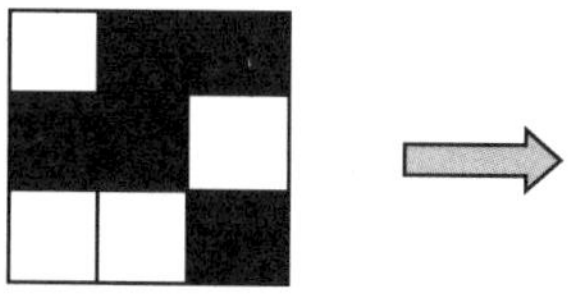

$$I=\begin{bmatrix}1 & 0 & 0\\ 0 & 0 & 1\\ 1 & 1 & 0\end{bmatrix}$$

图 3-39　二值图像及其对应的数值示例

灰度图像是指灰度级数大于 2 的图像。但它不包含彩色信息，图像色深通常为 8bit，即一个图像像素的值可为 0~255，0 代表黑色，255 代表白色。图 3-40 给出了一个灰度图像及其对应数值的示例。

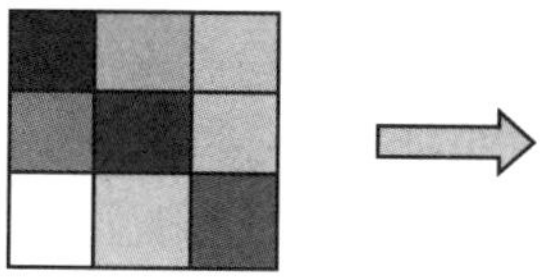

$$I=\begin{bmatrix}0 & 150 & 200\\ 120 & 50 & 180\\ 250 & 220 & 100\end{bmatrix}$$

图 3-40　灰度图像及其对应的数值示例

彩色图像是指每个像素由 R（红）、G（绿）、B（蓝）分量构成的图像，其中 R、G、B 由不同的灰度级来描述，每个分量色深为 8bit，一共 24bit。例如红色的像素值为（255，0，0），黄色的像素值为（255，255，0）。图 3-41 给出了一个彩色图像及其对应数值的示例。

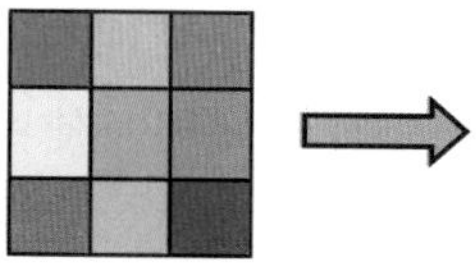

$$R=\begin{bmatrix}255 & 240 & 240\\ 255 & 0 & 80\\ 255 & 0 & 0\end{bmatrix}\quad G=\begin{bmatrix}0 & 160 & 80\\ 255 & 255 & 160\\ 0 & 255 & 0\end{bmatrix}\quad B=\begin{bmatrix}0 & 80 & 160\\ 0 & 0 & 240\\ 255 & 255 & 255\end{bmatrix}$$

图 3-41　彩色图像及其对应的数值示例

2. JPEG 文件格式　JPEG 是联合图像专家组（joint photographic experts group）的缩写，文件后辍名为“. jpg”或“. jpeg”，是最常用的图像文件格式，由一个软件开发联合会组织制定，是一种有损压缩格式，能够将图像压缩在很小的储存空间，图像中重复或不重要的资料会被丢失，因此容易造成图像数据的损伤。尤其是使用过高的压缩比例，将使最终解压缩后恢复的图像质量明显降低，如果追求高品质图像，不宜采用过高压缩比例。但是 JPEG 压缩技术十分先进，它用有损压缩方式去除冗余的图像数据，在获得极高的压缩率的同时能展现十分丰富生动的图像，换句话说，就是可以用最少的磁盘空间得到较好的图像品质。而且 JPEG 是一种很灵活的格式，具有调节图像质量的功能，允许用不同的压缩比例对文件进行压缩，支持多种压缩级别，压缩比率通常在 10：1 到 40：1 之间，压缩比越大，品质就越低；相反地，压缩比越小，品质就越好。比如可以把 1.37Mb 的 BMP 位图文件压缩至 20.3kB。当然也可以在图像质量和文件尺寸之间找到平衡点。JPEG 格式压缩的主要是高频信息，对色彩的信息保留较好，适合应用于互联网，可减少图像的传输时间，可以支持 24bit 真彩色，也普遍应用于需要连续色调的图像。JPEG 在计算机中，需要解码成 BMP 图像，才能显示和处理。

3. DICOM 文件格式 医学应用中，常用的是 DICOM 图像，DICOM 是规范医学图像与通信的定义，被广泛应用在医学成像设备中，它是由国家电气制造协会（National Electrical Manufactures Association，NEMA）与美国放射学会（American College of Radiology，ACR）共同拟定的关于医学图像信息的国际标准（ISO 12052），全称为医学数字成像和传输（Digital Imaging and Communications in Medicine，DICOM）。

目前医院里所采用的放射诊疗设备，如 X 射线、B 超、MRI（磁共振）等，都是使用 DICOM 标准成像，完全替代了早期的 X 胶片，全程数字化工作彻底改变了临床医学图像的面貌。DICOM 标准的不断完善和广泛采纳，使医学影像设备生产商都统一了各自设备的接口，使不同医院之间的数字影像设备能交换传输图像资料，不仅方便了临床医师对病人不同部位的诊断，同时也扩大了病人的就医地域范围，因为 DICOM 统一了所有医学图像标准。DICOM 图像数据存储方式与现在主流的图像格式如 BMP、PNG、JPG 等不同，它所包含的信息全面，图像清晰度高，图像标准严格和复杂。就标准而言，里面就涵盖了各种类型医学图像诊断分析及医学报告等信息的数据集、在网络环境开放式系统互联模型（open system interconnect，OSI）、传输控制/因特网（transmission control protocol/internet protocol，TCP/IP）等主流通信协议里提供传输服务支持、定义医学图像数字信息采集、查询、存储、显示等信息交换协议、定义了传输过程中命令交换规则和相应标准。随着网络信息化时代的发展和 DIOCM 标准的普及，推动了医疗信息系统（hospital information system，HIS）的集成、促进了图像档案管理与网络传输系统（picture archiving and communication systems，PACS）的研究与发展、使医疗领域实现无纸化办公成为可能。

DICOM 图像不同于 BMP 图像，其单通道的灰度值通常不低于 12bit，即有 2^{12} 种灰阶，每个像素的值在 0~4096 之间。图 3-42 给出了一个 DICOM 图像及其对应数值的示例。

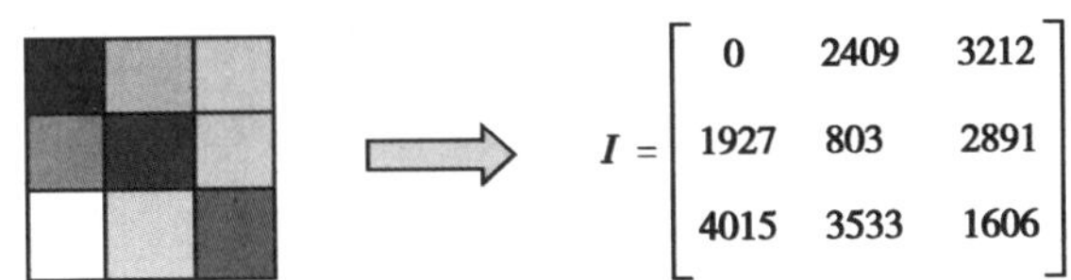

$$I=\begin{bmatrix}0 & 2409 & 3212\\ 1927 & 803 & 2891\\ 4015 & 3533 & 1606\end{bmatrix}$$

图 3-42　DICOM 图像

4. 文件格式的转换 由于医学图像数据动态范围大（像素深度通常不低于 4096 个灰度级），因此一般显示器很难提供如此高的动态范围，在图像的处理中一般都是先选择一个操作者感兴趣的灰度空间，然后将该灰度空间区域的图像信息映射到显示器能显示的整个数据范围（8Bit，256 灰阶），这样就增加了该区域的图像信息的对比度，同时在大部分的图像处理中，都采用 8 位色深的图像格式。这个过程 DICOM 标准中称之为调窗。

调窗机制是将色深高于 255 的图像转变为 0~255 范围。该机制包含两个参数：窗宽和窗位，窗宽表示图像所显示的灰度级范围，即用户自定义范围，范围越大，图像灰度级越多，图像细节的对比度越大；窗位表示需要突出显示区域的像素值的范围。调窗计算公式如下：

$$BmpData=\begin{cases}0, & DicomData<C-\dfrac{W}{2}\\ \dfrac{255}{W}\left(DicomData+\dfrac{W}{2}-C\right), & C-\dfrac{W}{2}\leqslant DicomData\leqslant C-\dfrac{W}{2}\\ 0, & DicomData\geqslant C-\dfrac{W}{2}\end{cases}$$

其中，BMPData 为调整后的 8 位图像，DicomData 为原始的 DIcom 图像，W 代表窗宽，C 代表窗位，255 代表显示的最大像素值。调窗显示效果示例如图 3-43 所示，调窗将原始 DICOM 图像中像素值为 177 到 404 的部分映射为 0 到 255，像素值低于 177 的变为 0，像素值高于 404 的，变成了 255。

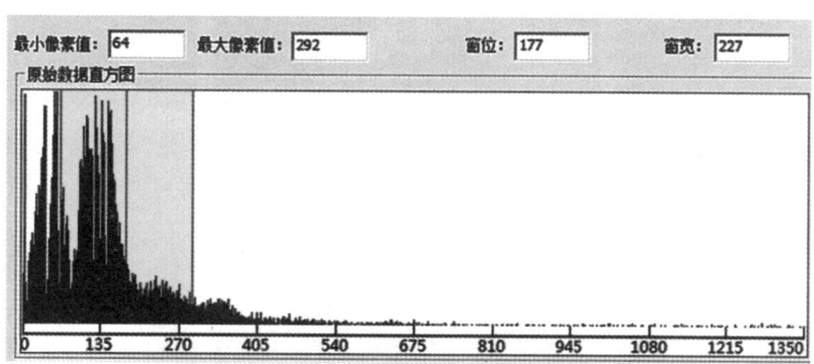

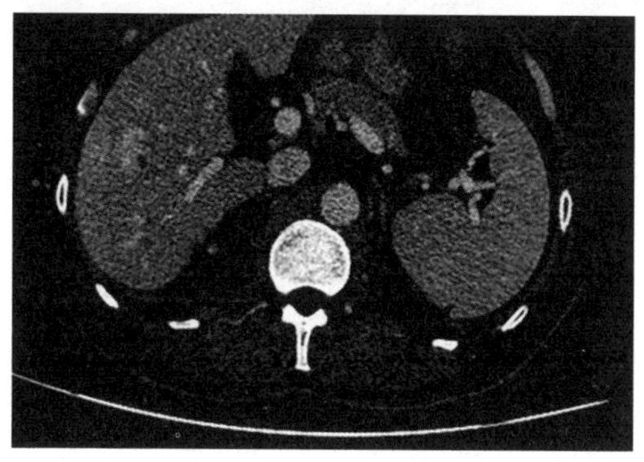

图 3-43 DICOM 图像显示示例

（二）图像定量评估的基本方法

1. 图像的分割 阈值分割法通过将灰度图像变换为只有背景和前景的二值图像达到分割目的。阈值分割法的过程是选取一个灰度值，称为“阈值”，用以区分不同的类。将小于阈值的所有像素归为一类，灰度值大于阈值的所有像素归为另一类。

阈值分割法计算简单，对于前景和背景的灰度差别较大的图像分割效果较好，因此常用于对成像清晰，组织对象间粘连度小且对处理实时性要求较高的图像进行分割。阈值分割的关键在于阈值的确定，选择不同阈值，得到的最终分割结果差异较大。目前较为常用的阈值分割法有 Otsu 法（最大类间方差）、直方图分析法、最大熵法等。

设二维数字图像 $f(x, y)$，即在（x，y）坐标点上的像素灰度值为 $f(x, y)$，假设 G_0，G_1 分别表示某个灰度值。给定一个阈值 t，对待处理图像作如下公式处理，即可把图像分成两部分。

$$f(x,y)=\begin{cases}G_0, & f(x,y)<t \\ G_1, & f(x,y)\geqslant t\end{cases}$$

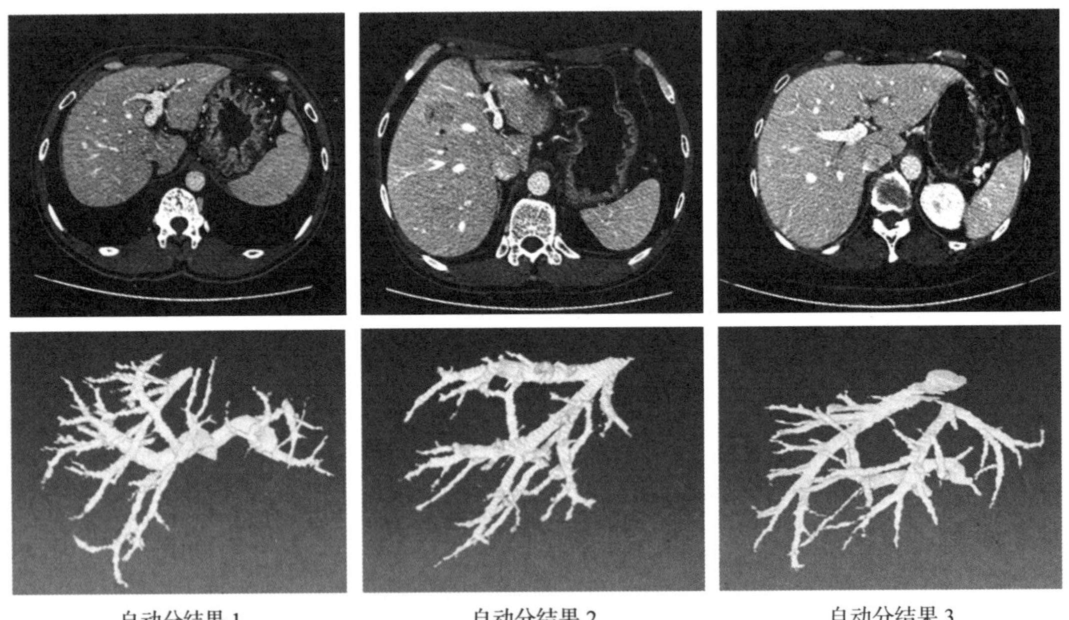

自动分结果 1　　自动分结果 2　　自动分结果 3

图 3-44　图像的二值分割

由图 3-44 可见，通过人工设定阈值，进行阈值分割，可较好的将血管从腹部 CT 中分割出来。阈值分割法虽然简单却非常有效，特别是当不同目标之间有很强对比度的时候，可以取得很好的效果。阈值法通常是交互式的。因为阈值法能够实现实时操作，所以它更能够建立在用户视觉估计的基础上。阈值法常常被应用于一系列图像处理过程中的第一步处理。

2. 距离计算 距离测量可通过精确的确定两点的空间测量距离，用以评估某些结构的直径、是否有足够的空间分离、或者安全的手术操作空间。对于三维图像或者模型中的距离计算，可以借助于两个二维断层（水平面，x-y 面），首先在初始二维断层基础上找到起始点 p_1，系统记录该点坐标为（x_1，y_1，z_1），单位为体素点。然后移动断层，在目标断层上找到结束点 p_2，得到进而得到坐标（x_2，y_2，z_2）通过公式精确计算两点的直线距离

$$d(p_1,p_2)=\sqrt{\nu_x^2\,(x_1-x_2)^2+\nu_y^2(y_1-y_2)^2+\nu_z^2(z_1-z_2)^2}$$

其中 ν_x，ν_y，ν_z 是从 DICOM 文件头中获取的各分量的像素对应物理实际尺寸。

3. 角度测量 角度是线或矢量之间的夹角。在临床诊疗中，角度测量常用于细长结构方向的判断，获取解剖结构或者病理结构之间的夹角参数、血管分支的分析等方面的计算。角度在骨科中应用较广泛，可以用于骨折严重程度的评估，骨折后固定装置的设计与安装。角度测量的方法与直线的方法类似，由三个点 A（x_1，y_1，z_1），B（x_2，y_2，z_2），C（x_3，y_3，z_3）点，可以确定由向量 $\overrightarrow{AB}$，$\overrightarrow{AC}$ 确定的夹角 θ：

$$\cos\theta=\frac{\overrightarrow{AB}\cdot\overrightarrow{AC}}{|\overrightarrow{AB}|\,|\overrightarrow{AC}|}=\frac{(x_1-x_2)(x_1-x_3)+(y_1-y_2)(y_1-y_3)+(z_1-z_2)(z_1-z_3)}{\sqrt{(x_1-x_2)^2+(y_1-y_2)^2+(z_1-z_2)^2}\sqrt{(x_1-x_3)^2+(y_1-y_3)^2+(z_1-z_3)^2}}$$

通过以上公式，可计算夹角。

4. 面积计算 面积的测量对于距离来说，由于增加了一个维度，人工测量较为不便。但是数字图像处理技术为人体组织结构的面积计算提供了较多的方法，可以用来测量断层图像上目标结构的面积，如断层图像上肝脏的面积，肿瘤的面积，以便进行病理评估。面积的计算，通常采用图像分割方法，对断层上的待测量的面积，进行分割，并标记为 1，而其他的像素标记为 0，这样，只需要统计平面中为 1 的像素个数，就可以计算出面积。

在图 3-45 中，图像（b）为图像（a）采用分割算法分割好的肝脏的二值图，记为 I，图像 I 长为 m，宽为 n，图中白色部分像素值为 1，黑色部分像素值为 0，则面积计算公式为：

$$S=\sum_{i=1}^{n}\sum_{j=1}^{m}I(i,j)\nu_x\nu_y$$

采用这种方法计算面积，严重依赖于截面的位置，如果被测组织和截面正交，那么计算出来的面积较为准确。但血管这类管状物，和常用的冠状截面，轴状截面和水平截面往往不正交，因此计算出来的面积是不准确的，这个时候就需要采用斜切面精确的截取器官轮廓。

5. 体积的计算 体积的计算方法和面积计算方法类似，也可以通过对器官的序列影像进行分割后，在整个序列图中统计像素值为 1 的点即可，令分割好的肝脏的二值序列图为 I，图像长为 m，宽为 n，图像序列数量为 h，图中白色部分像素值为 1，黑色部分像素值为 0，计算公式为：

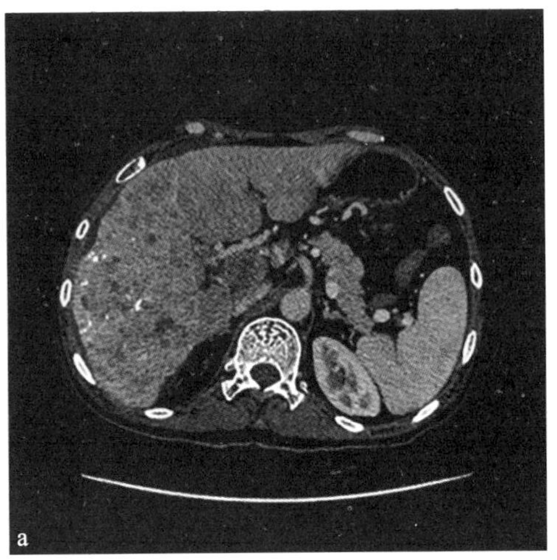
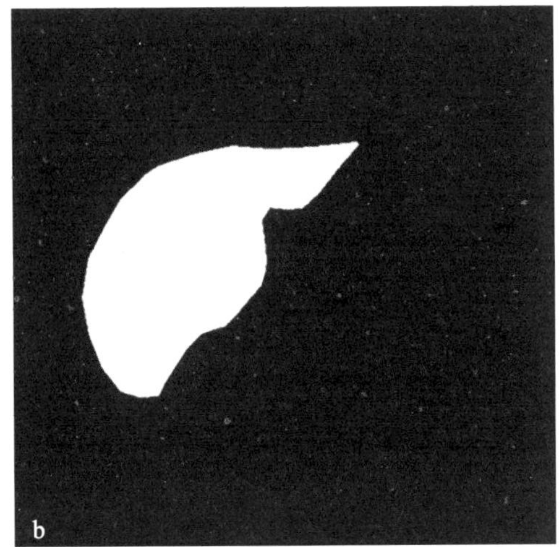

图 3-45　用于面积计算的二值图

a. 原始肝脏图；b. 肝脏的二值图

$$V=\sum_{k=1}^{h}\sum_{i=1}^{n}\sum_{j=1}^{m}I(i,j,k)\nu_x\nu_y\nu_z$$

其中 ν_x，ν_y，ν_z 是从 DICOM 文件头中获取的各分量的像素对应物理实际尺寸。

（三）分割算法的评估

对于器官及组织影像，分割结果的准确性直接影响定量评估的精度，因此如何去综合评价分割算法的好坏，是医学图像中重要的问题。

对分割算法进行评估，首先我们需要一个由专家分割的参考结果，称为参考集。而对同一套数据采用算法得到的结果，称为分割集。对每一个分割结果对比参考结果会得到一个分数，最大的分数为 100 分，这个分数只在参考集和分割集完全一样的时候才能获得。

在每一个测试用例上获得的分数，是五项分数的平均分，这五项分数都在 0~100 之间。这五个分数是受以下五个不同的评估措施影响：

1. 体积重叠值（volumetric overlap）　是在分割集和参考集交集中的像素的个数除以在分割集和参考集并集中的像素数目。

2. 相对体积差的绝对值（relative absolute volume difference）　分割集的总体积除以参考集的总体积。

3. 平均对称表面绝对距离值（average symmetric absolute surface distance）　按毫米计算。该项由分割集和参考集的边界体素共同决定。边界定义为其 26 邻域至少有一个体素不属于内部的体素。对于分割集或者参考集边界集合中的每一个体素，最近体素使用欧式距离和现实世界中的距离确定（考虑了不同扫描设备和在不同方向的不同的精度值）。从分割集和参考集的边界像素出发的所有距离都会保存下来。所有这些距离取平均得到了对称平均表面距离。

4. **对称表面距离均方值（symmetric RMS surface distance）** 按毫米计算。该测量与前一个测量类似，但是存储的是两个边界像素集合的平方距离。对于所有这些平方距离求和取平均，再进行一个开方运算就得到了对称表面距离。

5. **最大对称表面绝对距离值（maximum symmetric absolute surface distance）** 按毫米计算。该测量与前两个类似，但是只有最大的体素距离会被考虑，而不是取平均。

算法的总分通常是在所有测试用例上的得分的平均分。

三、立体定量评估

最常见的立体定量评估就是计算器官及组织的体积等，但是血管、气管等管状组织，在诊断过程中其管径等参数，对医师有较大的参考作用，而由于血管横截面往往与常用轴、矢、冠等截面不平行，因此无法进行精确的参数计算。对血管的管径等参数计算需要在三维的情况下，利用立体定量评估的技术进行计算。本书以冠状动脉为例，详细描述如何进行三维的参数计算及立体定量评估。

本章的算法处理流程如图 3-46 所示：①对分割好的冠脉血管 CT 原图像进行细化操作，得到冠脉的骨架结构。在骨架化的作用下，得到血管脉络信息，去除了大部分的无用像素，方便后面的计算处理；②为保证切向量的准确性，对血管骨架进行平滑操作，通过平滑后的像素坐标信息，计算切向量的数值；③计算得到的切向量就是剖面的法向量，通过指定一个切割方向，将法向量映射到剖面上，便可选取合适的切面坐标系，得到沿坐标系的偏移；④前面已知剖面的中心点坐标和沿坐标系的偏移，便可以将截平面坐标向三维坐标映射，从而得到截平面的像素点的坐标值，进而取得对应的像素值。

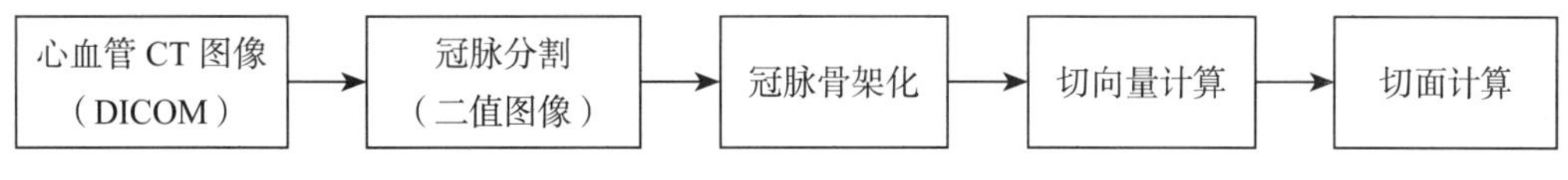
心血管 CT 图像
（DICOM）
冠脉分割
（二值图像）
冠脉骨架化
切向量计算
切面计算

图 3-46　处理流程图

（一）血管的骨架化

血管骨架化，就是提取血管的中心线，是定量评估的重要方法，在三维图像中，得到三维图像的骨骼部分，进而保留了冠脉血管的主体框架。这是由于三维对象往往包含较多的体素，如果直接对体素进行索引，需要将整个医学图像序列载到内存中，占用高达数百 MB 甚至数 G 内存空间，因而考虑利用三维细化算法，提取对象的骨骼线作为特征点，这样一个含有上万个体素的对像可以仅用几百个特征点表示。可通过模板消除法，通过三维模板不断迭代操作，在保留原有结构的拓扑性质和连通结构的前提下，将无用的“简单点”去除，最后得出血管的中轴线。

1. 血管的骨架的提取 一幅三维二值图像 P 可以用一个四元组 $P=(Z^3, m, n, F)$ 定义，这里 Z^3 表示三维数字空间，m 表示前景对象点的邻接关系，n 表示背景点的邻接关系，F 为前景对象点集。Z^3 空间中的 P 的每一个元素，称为一个点或体素。属于点集 $F\subseteq Z^3$ 的点称为黑点，属于点集 $Z^3\backslash F$ 的点称为白点。将每个黑点赋值为 1，白点赋值为 0。

令 $x=(x_1, x_2, x_3)$ 和 $y=(y_1, y_2, y_3)$ 是三维空间 Z^3 中有整数坐标的两个点。这两个点之间的欧几里得距离是 $\| x-y \| = \sqrt{\sum_{i=1}^{3}(x_i - y_i)^2}$。如果 $\| x-y \| \leqslant 1$，则 x 和 y 为 6- 邻接，如果 $\| x-y \| \leqslant \sqrt{2}$，则 x 和 y 为 18- 邻接，如果 $\| x-y \| \leqslant \sqrt{3}$，则 x 和 y 为 26- 邻接。用 $N_j(p)$ 表示点 p 的 j- 邻接点集，j=6，18，26。如图 3-47 所示，属于 $N_6(p)$ 的点被标记为 U、N、E、S、W 和 D；属于 $N_{18}(p)/N_6(p)$ 的点被标记为“●”；属于 $N_{26}(p)/N_{18}(p)$ 的点被标记为“○”。

如果一个黑点 6 邻接与至少一个白点，则这个黑点被定义为一个边界点（border point）。如图 3-47 所示，如果标有 U 的位置匹配一个白点，则点 p 称为 U 边界点，同理有 N 边界点、E 边界点、S 边界点、W 边界点和 D 边界点。

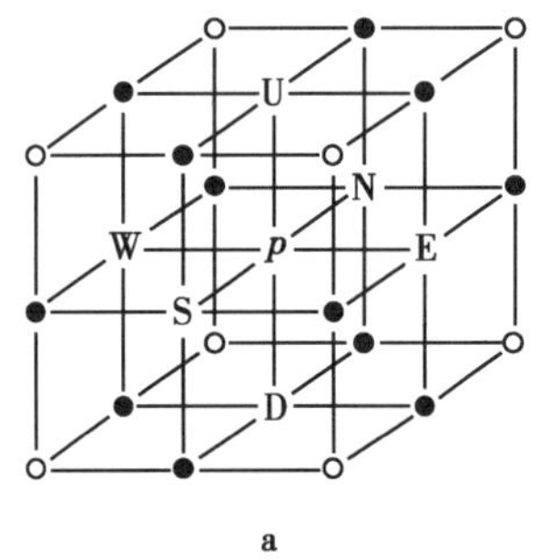

a

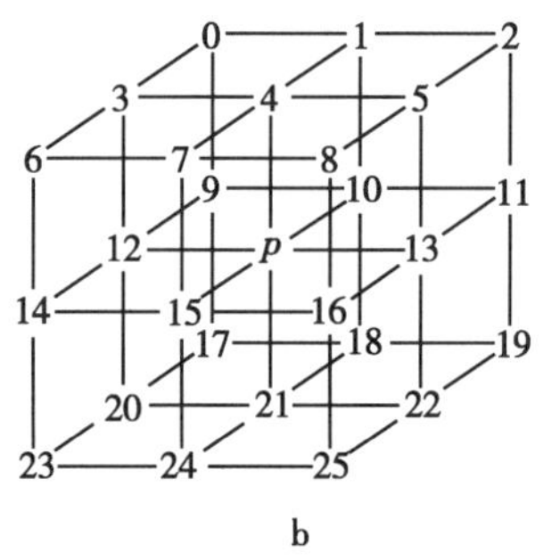

b

图 3-47 三维细化模板图

细化算法通过迭代删去物体表面的简单点（simple point）来得到中心线。简单点是指删去后不会影响物体的拓扑结构的点。令点 p 表示一幅三维图像 $P=(Z^3, m, n, F)$ 中的一个黑点，当且仅当点 p 满足如下条件时为简单点：点 p 与 $N_{26}(p)\cap(F\backslash\{p\})$ 为 m 邻接；点 p 与 $N_{26}(p)\backslash F$ 为 n 邻接；$(Z^3,m,n,F\cap N_{26}(p))$ 与 $(Z^3,m,n,(F\backslash\{p\})\cap N_{26}(p))$ 的欧拉示性数相等。

为了在 3×3×3 范围内判定简单点，有如下的判定方法。令点 p 表示一幅三维图像 $P=(Z^3,26,6,F)$ 中的一个黑点，当且仅当点 p 满足如下条件时为简单点：点集 $(B\backslash\{p\})\cap N_{26}(p)$ 仅包含一个 26 邻接点；点集 $(Z^3\backslash B)\cap N_6(p)$ 非空；点集 $(Z^3\backslash B)\cap N_6(p)$ 中的任意两个点在点集 $(Z^3\backslash B)\cap N_{18}(p)$ 中为 6 邻接。

将上述方法运用到血管的骨架化中，通过不断迭代，直至所有的简单点被删除，可得到血管的骨架。图 3-48a 是采用上面方法分割出来的三维冠脉血管，图 3-48（b）是采用其他方法得到的结果。从图中以看出，骨架化的结果基本上符合原血管的分支特性和

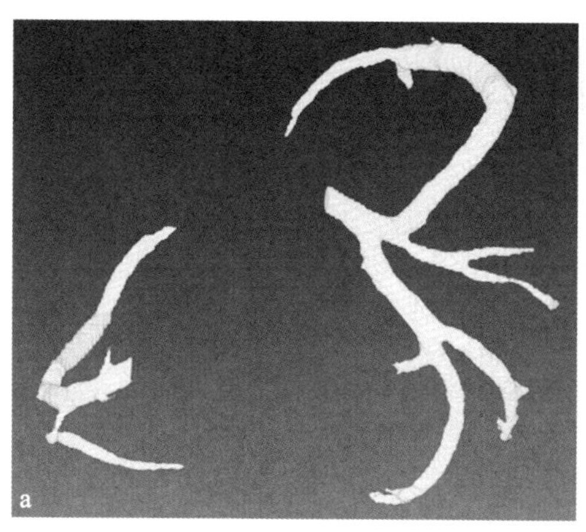
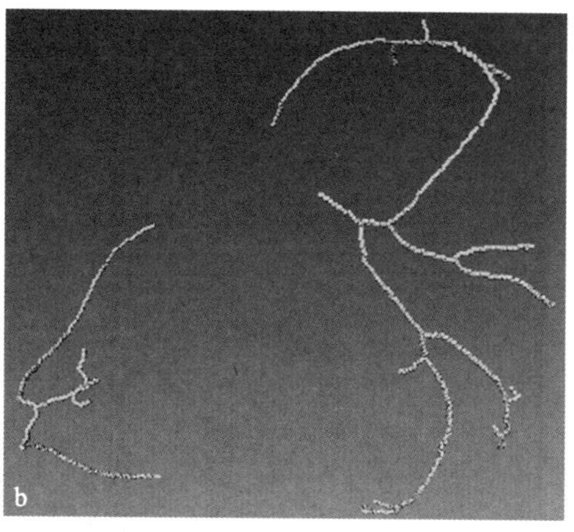

图 3-48　冠脉血管图细化结果

脉络结构。

2. 骨架平滑　从上图可以看出，由于不能保证血管的粗细一直保持平滑地延伸，而且由于造影不均的缘故，血管某些地方总是有部分凹陷和突出。因此，得到的骨架会有些许扭曲，在这样的基础上计算截面的话，得到的剖面会有很大的误差，血管的长度、曲率等相关参数的计算准确性较差。

在本节中，统计了所有骨架点的坐标信息并作为输入。之后，使用了具有 C^1 连续性质的 Catmull-Rom 插值算法来对骨架进行平滑操作。通过等间距选择，将骨架上的点作为控制点来计算拟合曲线，为保证结果的准确性，间距的选择可以很自由。计算出拟合曲线后，可以等间距地选择曲线上的点对原有点进行替换，从而祛除骨架上的不平滑点，达到平滑的效果。

假设选定四个控制点 P_0、P_1、P_2 和 P_3，T 是参数矩阵，M 是系数矩阵，P 为坐标分量矩阵，则拟合式如下所示。

$$\mathrm{B}(t) = T \times \mathrm{M} \times \mathrm{P}/2, \quad t \in [0,1]$$

其中 $T=[t^3 \quad t^2 \quad t^1 \quad 1]$，$t \in [0,1]$，$M=\begin{bmatrix} -1 & 3 & -3 & 1 \\ 2 & -5 & 4 & -1 \\ -1 & 0 & 1 & 0 \\ 0 & 2 & 0 & 0 \end{bmatrix}$，$P=\begin{bmatrix} p_0 \\ p_1 \\ p_2 \\ p_3 \end{bmatrix}$。

将其应用到冠状动脉，可以得到如图 3-49 所示的结果。

从图 3-49 可以看出，在不改变原有结构的前提下，骨架的锯齿信息得到很大的消除，骨架点不再杂乱地分布，而是平滑稳定地进行延伸。

（二）血管的结构化

对于提取的血管，可对其进行骨架化，将血管拓扑化为计算机能够理解的结构。通

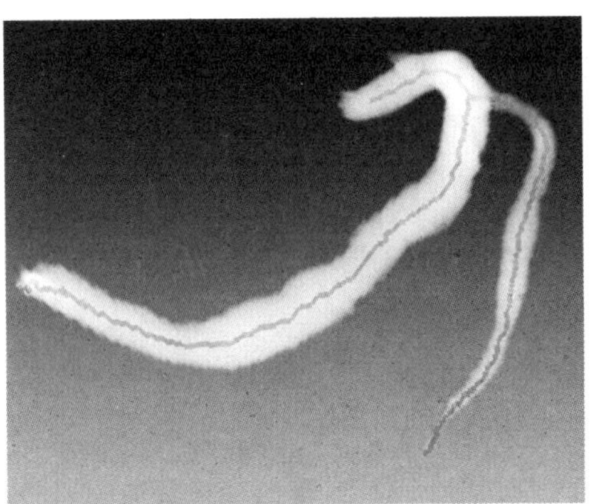
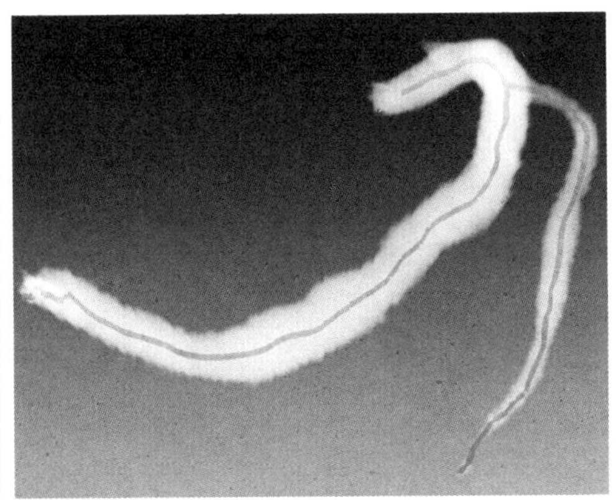

图 3-49　骨架平滑结果

过骨架化后，可以将骨架血管分解为三种点：端点、分叉点和分支点。端点即为血管的末梢点，分叉点是血管分支分开的地方，而分支点则为一段血管中的点，这样就可以将血管用拓扑结构进行描述，将血管树分解为计算机可以理解的逻辑结构。

骨架树结构化可知，假设当前骨架线段（分叉点到分叉点之间的中间点序段）为 $B_{s,x}$，那么它的各个孩子骨架线段按照平均管径由大到小依次编码为 $B_{s,10x+i}$，其中 i 为从 1 到孩子节点个数 n。根段编码为 $B_{s,1}$。图 3-50a 所示为一棵已标记的带根段的子骨架线以及相应的分叉点。

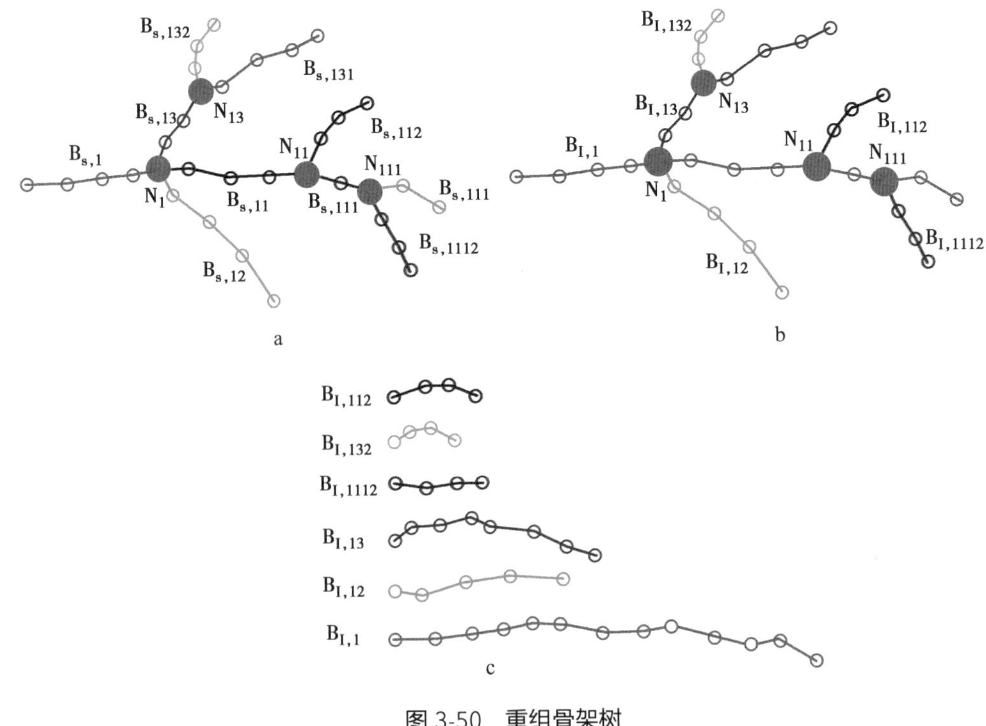

图 3-50　重组骨架树

a. 分级骨架；b. 重组骨架；c. 重组骨架分解

所谓单分支就是从根段出发点开始或者从任意分叉点开始，连续后缀为 1 的孩子骨架段所构成的主分支。将已分级骨架线重组为由各条单分支构成的多叉树。具体做法就是：从任一分叉点（根段顶点作为第一个分叉点）开始，选择编号后缀不为 1 的段（根段例外）作为开始段，逐级往下找出所有以该编号为前缀的并且后缀连续为 1 的段，然后把这些段按前后顺序合并为一个段，这个段就是单分支。如图 3-50b 和图 3-50c 所示，这棵血管子骨架线由 6 条单分支构成，其中单分支 $B_{I,\ 1}$ 是由图 3-50a 中的所有连续后缀为 1 的段 $B_{s,\ 1}$，$B_{s,\ 11}$ 和 $B_{s,\ 111}$ 构成；$B_{I,\ 13}$ 由 $B_{s,\ 13}$ 和 $B_{s,\ 131}$ 构成；$B_{I,\ 12}$、$B_{I,\ 132}$、$B_{I,\ 112}$ 和 $B_{I,\ 1112}$ 分别是 $B_{s,\ 12}$、$B_{s,\ 132}$、$B_{s,\ 112}$ 和 $B_{s,\ 1112}$ 本身不变。

由图 3-51 可见，通过对血管中骨架树的重组，拓扑化后的血管，能够很好的描述冠状动脉。

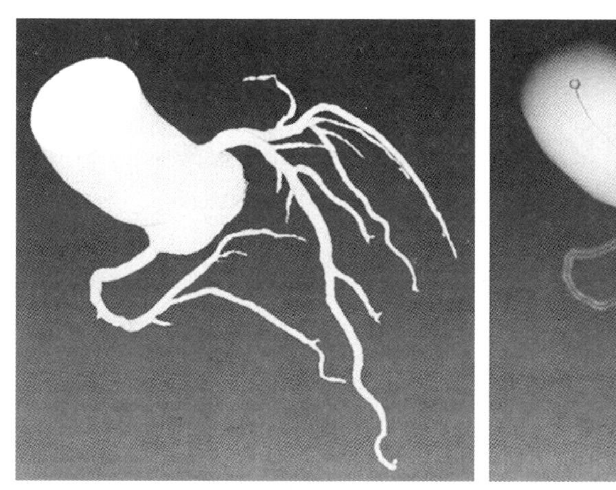
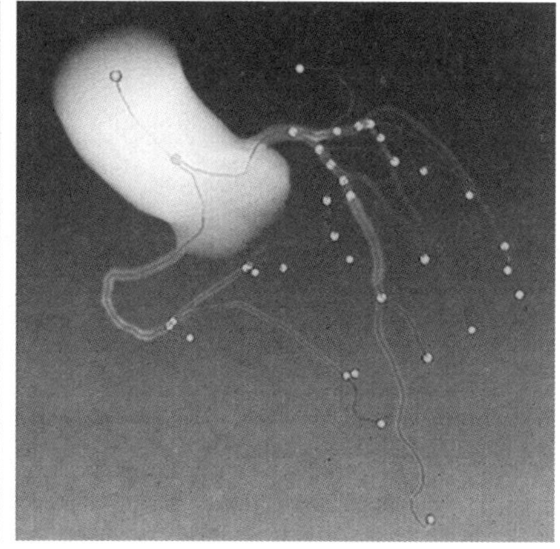

图 3-51　冠状动脉拓扑化后的结果

（三）血管参数计算

1. 长度计算　在未经过结构化的情况下，由于血管是曲折的，无法精确的计算血管长度，对血管进行结构化后，血管长度的计算较为方便，可搜索需要计算的血管树，并得到所有的体素点，构成一条路径 $\langle \nu_1, \nu_2, \cdots, \nu_n \rangle$。

只需要按照距离公式

$$d(\nu_1,\nu_2)=\sqrt{s_x^2\ (x_1-x_2)^2+s_y^2\ (y_1-y_2)^2+s_z^2\ (z_1-z_2)^2}$$

逐一计算点与点的距离，得到血管的精确长度 l，公式如下：

$$l=\sum_{i=1}^{n-1} d(\nu_i,\nu_{i+1})$$

2. 切向量计算　在利用 DICOM 图像对血管提取的过程中，由于是用的阈值分割，因此就避免不了过度依赖阈值，造成管径测量不精确，分割结果不准确。可以考虑利用经过拟合光滑的骨架线，计算每个骨架点在拟合参数的偏导数（三维（x，y，z）），得到每个骨架点的切矢量，再利用切向量计算法平面，并与血管相切，得到断面图像，最后将断面图像映射到原始 CT 图像中，利用椭圆拟合算法进行椭圆拟合，得到椭圆的长半轴和短半轴，进而计算管径。

设骨架上的点为 A_n，坐标为（x_n，y_n，z_n），在以 A_n 为中心的邻域内取四个点（A_{n-2}、A_{n-1}、A_{n+1} 和 A_{n+2}）血管的切向量（切平面的法向量）可以由下式给出：

$$\vec{n}=\begin{pmatrix}\dfrac{(x_{n+2}+x_{n+1}+x_n)-(x_{n-2}+x_{n-1}+x_n)}{3}\\\dfrac{(y_{n+2}+y_{n+1}+y_n)-(y_{n-2}+y_{n-1}+y_n)}{3}\\\dfrac{(z_{n+2}+z_{n+1}+z_n)-(z_{n-2}+z_{n-1}+z_n)}{3}\end{pmatrix}$$

3. 正交截面计算 血管的正交截面就是垂直于血管延伸方向切割得到的横截面。上节得到的切向量就是图中 P 点处剖面的法向量。已知平面上一点和其法向量，规定合适的坐标系，有多种方法可以得到平面上所有点的坐标。图 3-52 所示的矩形区域可以看成医学图像数据构成的三维部分。图中切面就是 P 点处的剖面，可以看出剖面图会因为切割位置和方向的不同而得出不同的图像。

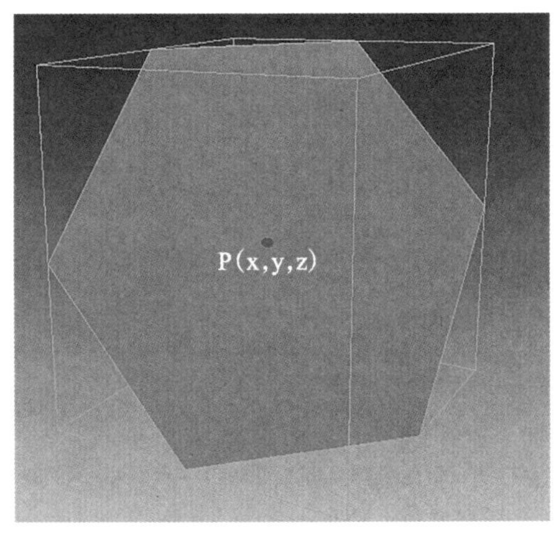

图 3-52 剖面示意图

对于坐标转换，普遍的方法是通过三维旋转矩阵实现。由于任何旋转变换都可以表示为若干个沿着坐标轴旋转的组合，通过 3D 变换矩阵，可以将原始坐标系下的数据换算到旋转后的坐标。本节考虑到 CT 图像的规则性，未采用三维旋转操作，根据已知的参数以及它们之间的映射关系，实现了剖面点集的获取。

本节中的实验数据是 CT 造影图像序列，其三维模型中的坐标系是由互相垂直的三个坐标轴构成的，横截面平面坐标系方向无法确定的话，平面上的点无法规范地表示。因此本节选取截平面上与 X-Z 平面平行的直线方向作为截平面上的 x 轴方向。设法向量 $\vec{N}$ 为（NormX，NormY，NormZ），需求得截面内坐标 D（w，h）由空间中法向量 N（NormX，NormY，NormZ）和中心点 P（x，y，z）的表达式。首先需要计算 h，w 单位位移在空间中的映射 Dx（w_x，w_y，w_y）和 Dy（h_x，h_y，h_y）。

Dx 和 Dy 为截平面中一组正交基，且都正交于平面法向量 N，有：

$$Dx \times Dy = 0$$
$$Dx \times \mathrm{N} = 0$$
$$Dy \times \mathrm{N} = 0$$

由于平面基为 1，可得到 $|Dx|=1$，$|Dy|=1$，截平面中的正交基可在平面中任意旋转，故无法获得唯一解，为了求解同时为例简化算法，规定 w_ y=0。联立上式可解得：

$$\mathrm{w\_}x = NormZ/\sqrt{NormZ \times NormZ + NormX \times NormX};$$
$$\mathrm{w\_}y = 0;$$
$$\mathrm{w\_}z = -Normx/\sqrt{NormZ \times NormZ + NormX \times NormX};$$

$$\mathrm{h\_}x = \frac{-\mathrm{NormY} \times \mathrm{NormX}}{\sqrt{(\mathrm{NormY} \times \mathrm{NormX})^2 + (\mathrm{NormX} \times \mathrm{NormX} + \mathrm{NormZ} \times \mathrm{NormZ})^2 + (\mathrm{NormY} \times \mathrm{NormZ})^2}};$$

$$\mathrm{h\_}y = \frac{\mathrm{NormX} \times \mathrm{NormX} + \mathrm{NormZ} \times \mathrm{NormZ}}{\sqrt{(\mathrm{NormY} \times \mathrm{NormX})^2 + (\mathrm{NormX} \times \mathrm{NormX} + \mathrm{NormZ} \times \mathrm{NormZ})^2 + (\mathrm{NormY} \times \mathrm{NormZ})^2}};$$

$$\mathrm{h\_}z = \frac{-\mathrm{NormY} \times \mathrm{NormZ}}{\sqrt{(\mathrm{NormY} \times \mathrm{NormX})^2 + (\mathrm{NormX} \times \mathrm{NormX} + \mathrm{NormZ} \times \mathrm{NormZ})^2 + (\mathrm{NormY} \times \mathrm{NormZ})^2}};$$

平面原点为空间原点（0，0，0）时，截平面上任意一点（w，h）在空间上的坐标为：

$$D3\_x = \mathrm{w\_}x \times h + \mathrm{h\_}x \times w;$$
$$D3\_y = \mathrm{h\_}y \times w;$$
$$D3\_z = \mathrm{w\_}z \times h + \mathrm{h\_}z \times w;$$

加入截平面在空间原点的位移量（x'，y'，z'）得：D_r=（$x+x'$，$y+y'$，$z+z'$）；选取合适的图像大小，通过循环遍历，便可得到完整的血管横截面。实际的冠状动脉血管剖面如图 3-53 所示。

4. 血管剖面管径计算 由于剖面提取是以骨架点为中心，获取特定范围内像素值得到的。因此，根据血管剖面图，从图像中心点向邻近区域发散，可以探索到有效的血管区域，从而进行后续的管径计算。

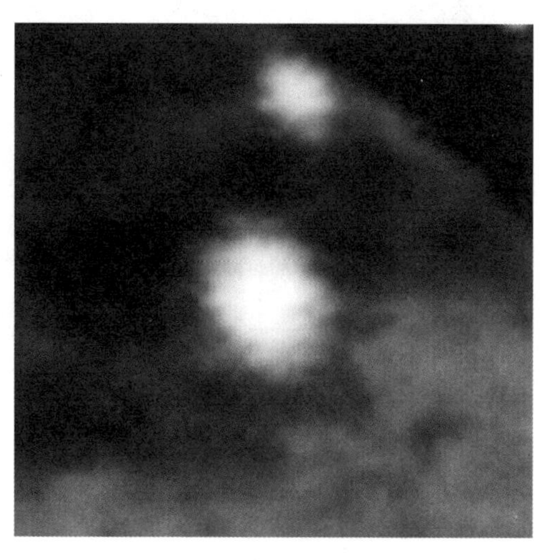

图 3-53 冠状动脉血管剖面图

二值图像的切面图像，通过拟合可以较好的表现出血管的管径，但是受到二值化等因素影响，仍不能较好的精确还原血管信息，这是由于阈值分割会造成不准确，阈值取小了会将管壁计算为血管管径，取大了血管管径又过小。

因此可对原始 CT 图像进行插值切面后，在原始灰度断面进行参数计算，可利用梯度信息，用一种可以精确的平滑的逼近边缘的亚像素方法去精确计算血管边缘。

对生成的原始血管截面，可采基于水平集的活动轮廓法进行分割。基于水平集的活动轮廓法是医学图像分割中一种广泛应用的算法。通过建立模型的能量函数，在模型内部控制力和外部图像力的共同作用下使曲线演化，并使该能量函数最小化，从而收敛到待分割区域的边缘。采用水平集方法分割的曲线闭合且光滑，并具有亚像素精度。

对分割好的图像进行二值化，在利用椭圆拟合算法进行椭圆拟合，得到椭圆的长半轴和短半轴，计算出管径，如图 3-54 所示。在图中，圆圈包含的范围就是血管的覆盖区域。从图像可以看出，在提出的血管剖面图序列中，反映了血管延伸方向的变化情况。从中也可根据剖面的像素信息，判断血管分支的准确性。根据得到的血管剖面，可以计算血管的管径、长度、体积以及管壁的厚度。同时，根据连续剖面序列的管径变化情况，可以预测出软硬斑的存在。

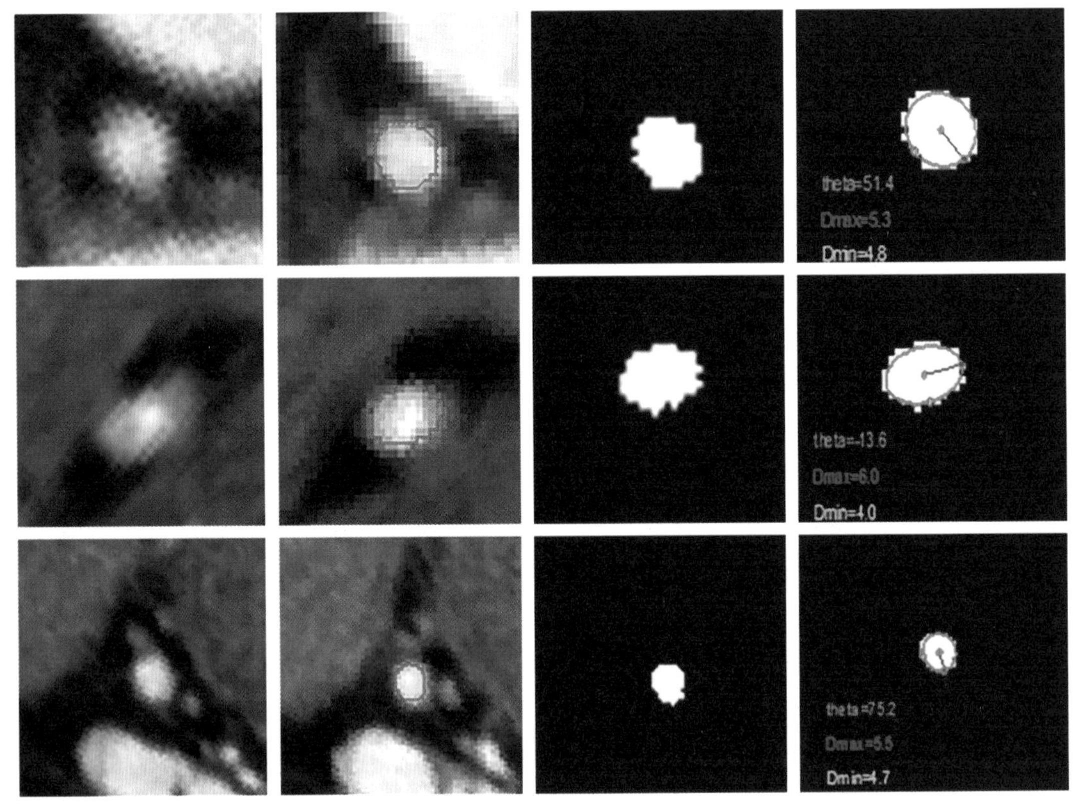

图 3-54　血管剖面管径计算

本章小结

本章从医学应用和数字医学图像处理系统的角度，结合实际的临床示例，介绍了数字医学图像的预处理、分割处理、配准处理、三维重建、可视化和定量评估等内容。数字医学图像处理和三维重建处理以及临床诊断的立体定量评估是图像处理、图形学、信号处理和医学等多个学科交叉的产物，其应用需要较高的技巧。熟练掌握本章知识，并在临床中反复应用与思考，可以不断提高数字医学图像处理和三维重建的效果，并在临床中发挥越来越有效的作用。同时，数字医学图像处理系统的实现难度大，实现的周期通常较长。而且随着这些技术在临床应用中的不断普及与深入，临床医师会不断地对这些技术提出新的需求。这些技术目前的发展也非常迅猛。可以预见，未来的数字医学图像处理和三维重建处理以及临床诊断的立体定量评估能力将会越来越强，处理的速度将会更快，处理结果的精度将会更高，处理后的结果将会更加容易理解，辅助临床诊断和治疗的手段也会将越来越丰富，其智能化程度也将会不断得到提升，能够适用的临床应用范围也将越来越广。

（王洪凯　罗雄彪　房　斌　雍俊海）

思考题

1. 请结合具体的临床诊疗应用思考数字医学图像噪声的来源，分析其特征，并给出可能的解决方案。

2. 请结合具体的临床诊疗应用思考并比较各种常用医学图像分割的意义、基本原理和优缺点。

3. 请思考医学图像配准的难点和注意事项以及如何改进医学图像配准精度。

4. 医学图像的三维可视化技术与医学 3D 打印技术都可以将人体组织和病灶的三维结构呈现出来，请思考并讨论二者之间的联系与区别以及各自的优势与不足。

5. 本章给出了器官的体积计算方法，如何计算器官的重量？

6. 如何采用本章介绍的立体定量评估方法对肺气管进行的立体定量评估？

第四章

数字化虚拟仿真技术及其在医学中的应用

随着计算机科学、传感器技术、自动化技术的发展，数字化仿真技术和医学应用的结合成为数字医学的一个重要研究领域，呈现出蓬勃发展的势头。本章首先介绍了数字化虚拟仿真技术的基本概念、医学数字化虚拟仿真的必要性、发展历史和趋势。然后，系统介绍了数字化虚拟仿真的关键技术，包括数字化模型构建、硬件装置、仿真算法和软件系统、系统集成技术、评价技术等。最后，介绍了数字化虚拟仿真在医学培训、诊断和治疗领域中的应用。

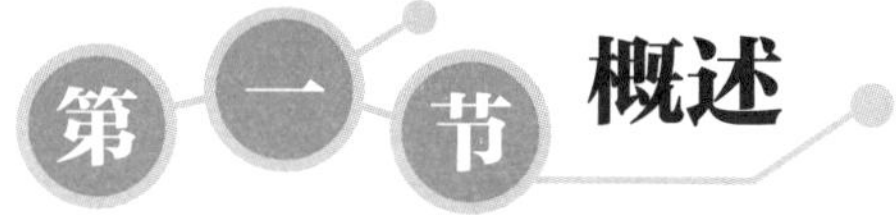

第一节 概述

一、数字化虚拟仿真的概念

数字化虚拟仿真意同虚拟现实(virtual reality),是以计算机技术为核心,结合心理学、机械电子学、自动控制等相关科学技术，生成与真实环境在视、听、触感等方面高度近似的数字化环境；用户借助必要的装备与数字化环境中的对象进行交互作用、相互影响，可以产生身临其境的感受和体验。

通过虚拟仿真技术，可建立一个具有逼真性和实时性的虚拟系统，其实质为可创建和体验虚拟世界（virtual world）的计算机系统。这种虚拟世界由计算机生成，实时反映实体对象间的变化与相互作用，既可以是现实世界的再现，也可以是构想中的世界。通过专门的交互装置（如立体眼镜、头盔显示器、力反馈设备和数据手套等），用户可借助多种感觉通道（视、听、触、味、嗅等）与虚拟世界进行交互，使用人的自然技能对虚拟世界中的实体对象进行考察或操作，直接参与其中的事件，“沉浸”于虚拟世界中。

1965 年，Ivan Sutherland 在《终极的显示》中提出虚拟现实系统应具有的三个基本属性：沉浸感、交互性、想象性。

沉浸感（immersion）是指用户作为角色在虚拟环境中感受到的环境真实程度。理想情况下的虚拟环境应该达到使用户难以分辨真假的程度，使用户有身临其境的感觉。理想的虚拟现实环境应该提供一切人所具有的多种感受的逼真模拟效果。在计算机图形技术所生成的视觉感知方面,模拟环境应生成具有双视点的、实时动态的三维立体逼真图像。除视觉之外，虚拟环境还应具有听觉、触觉、力觉、运动等感知模拟，甚至还包括嗅觉和味觉等。

交互性（interaction）是指用户对虚拟环境内物体的可操作程度和从环境得到反馈的自然程度（包括实时性）。例如，用户可以用手去直接抓取虚拟环境中的物体，这时有手握着东西的感觉，并可以感觉物体的重量，而场景中被抓的物体也随着手的移动而移动。又例如可视场景的内容应随着用户视点的变化而动态变化。影响交互性的一个关键性能是虚拟环境模拟的实时性，是指计算机能对用户的输入（如肢体运动、口头命令等）作出实时响应，并分别反馈到用户的五官和肢体，使用户成为该虚拟环境的内部参与者，有身临其境的感觉，并可与该环境中的其他参与者进行交流。

想象性（imagination），指用户沉浸在多维信息空间中，依靠自己的感知和认知能力全方位地获取知识，发挥主观能动性，寻求答案，形成新的观念。虚拟环境下，用户可根据所获取的多种信息和自身在系统中的行为，通过逻辑判断、推理和联想等思维过程，随着系统运行状态的变化而对其未来进展进行想象。以产品设计为例，借助于力反馈设备，开发者可以直接通过虚拟工具在虚拟世界中进行产品的设计，同时获得逼真的力觉感受，极大地方便了设计工作。对适当的应用对象加上数字化仿真的创意和想象力，可以大幅度提高生产效率、减轻劳动强度、提高产品开发质量。

现代科学技术的发展越来越体现多门学科的交叉和渗透，医疗数字化虚拟仿真是虚拟仿真技术在医学领域的一个重要应用。医疗数字化虚拟仿真作为正在发展起来的研究方向，是集现代医学、计算机图形学、微电子和传感测量技术、计算机触觉、生物力学、材料学、机器人等诸多学科为一体的新型交叉研究领域。多种高新技术都在医疗数字化虚拟仿真中得到了不同程度的应用，例如计算机图形学和基于视觉生理学和视觉心理学的立体显示技术用于构建真实的图形环境，极大地提高了虚拟环境的沉浸感；计算机触觉仿真技术用于计算软组织的真实形变和反作用于手术器械的虚拟力，为用户提供了逼真的力反馈；微电子和传感测量技术用于测量手术器械的运动和姿态变化。

医疗数字化虚拟仿真的理想目标是在细胞、组织、器官、系统、个体等多个层次上开展人体形态和功能的数字化仿真，建立能够全面刻画人体形态特性、物理特性和生理特性的数字模型，逼真地模拟人体组织在手术器械的交互力作用下的各种变形，并通过视觉显示、听觉显示、力反馈系统以及其他各种可能的感官形式，给用户提供真实的手术现场的感觉。医疗数字化虚拟仿真系统不仅可以作为手术培训的模拟器，而且可用于分析验证手术方案的可行性，通过预演手术过程来尽早的发现问题，其对推动医学教育、医学研究、临床诊疗、医疗器械等有关医学领域的创新发展具有重大意义。

二、数字化虚拟仿真的必要性

（一）传统医疗培训中存在的问题

随着临床医学的进步，越来越多的手术操作需要处理更加复杂和陌生的病况。在有限的手术临床时间内完成愈加复杂的手术操作，极大的考验着医师的手术操作技能。

以目前流行的腹腔镜微创手术（laparoscopic minimally invasive surgery）为例，这种手术通过在病人腹部开孔，将手术器械和摄像头深入到腹腔内，医师从电脑屏幕上观察腹腔状况并操作手术器械，能够极大限度地减小创口，减轻病人的痛苦，缩短病人的康复时间。然而在微创手术中医师必须面对显示器进行操作，不能够直接观察病灶部位，所以对医师的手眼协调能力提出了巨大的挑战，医师必须经过充足的训练才能胜任手术任务。

传统的医疗培训和手术训练通常是在尸体（或离体组织）、动物或者人工合成物（如硅胶）上进行的。这些方式都存在不同程度的局限：尸体能够提供一个真实的解剖结果，但是来源稀少，并且跟活体相比，对手术器械表现出的响应有所不同；动物活体能够表现出真实的响应，但费用昂贵，并且在医学伦理道德上越来越受到限制；人工合成物价格便宜，但是不能很好地反映软组织的特性。

（二）数字化虚拟仿真的优势

基于虚拟现实技术的手术模拟作为一种全新的培训手段，对医学教学的发展有着极为重要的意义。对 CT 或 MRI 等图像数据进行三维可视化技术处理，构建出医疗手术的视觉环境，可以让手术过程有明确的可视性并真实地显示出来，方便学生立体的从各个角度观察和学习，了解细节操作特征；配合力反馈设备和力觉渲染算法，不仅可以在虚拟的医学模型上进行手术训练，节省训练材料，还可以获得更加真实的力触觉体验，提升训练效果。如表 4-1 给出了手术模拟器使用普及的推动因素。

表 4-1　手术模拟器使用普及的推动因素

手术操作复杂性的增加	医疗压力：需要确保临床治疗的有效性
动物模型的使用限制	财政压力：需要高性价比的医学治疗
获取病人原材料的难度增加	

在医疗教育领域，相对传统的训练途径，虚拟仿真技术具有显著的优势：

1. 降低了医疗训练的成本和风险　传统的手术操作训练一般使用尸体（或离体组织）、动物或者人工合成物（如硅胶）等，训练成本高，且资源稀少、不可重复利用。虚拟手术仿真能够减少医师培训教学中对动物和尸体的依赖，医师借助虚拟手术模拟器进行手术训练及手术规划，可降低手术训练以及治疗的成本，同时避免了实习医师在病人身体上直接学习受训给病人带来的风险；

2. 提供精准系统化的操作技能训练工具　缩短了医师训练的时间，虚拟手术仿真系统能提供一个较真实的手术环境，具有手术环境及器械响应可控、可重复演练等多项优点，受训者可以根据自己的训练目的重复进行一项手术实验，直至达到手术操作的标准。依靠虚拟仿真系统中的传感器进行实时测量，手术过程的器械运动和操作力等数据可以全程记录，便于回放分析和客观评价，及时发现技能学习中的瓶颈环节，实现有针对性的个性化精准训练；

3. 模拟稀有病例　虚拟现实系统的突出优势在于可以模拟临床中少见的病例或复杂病例，为教授复杂操作的诊断和治疗技能提供了灵活的工具，解决了传统教学中稀有病例教学困难的问题；

4. 解决了师资不足的问题　在传统的临床教学中，熟练的临床专家一次只能指导有限数量的学生，而虚拟手术仿真系统可以集成手术专家的经验知识，为受训者提供手术指导，从而扩大了培训范围，有助于解决高水平医护人员数量不足的困境，节约了培训医务人员的费用和时间。同时可以利用专家学者的手术经验和实例对年轻医师，特别是小医院、边远地区医院的医师进行远程培训，这对提高医学教育与训练的效率和质量以及改善我国医学手术水平发展不平衡的现状有着重大的意义。

此外，虚拟仿真技术在手术规划、手术方式创新、医疗器械研发等方面，也具有明显优势。例如在进行复杂疑难手术前，可以通过 CT 等设备获得病人病变组织数据，医师可以在虚拟环境中进行各类复杂手术的预演，对比不同手术方案的优劣，寻找更加合理的手术流程和操作，规避手术风险，提高手术成功率。通过虚拟仿真技术，医师可以尝试新的手术方法，在虚拟环境中观察病人的治疗情况，以此发明新的手术方式，以及对比不同的医疗器械与病理组织的作用效果差异，以提高临床医学诊断和治疗的精度，达到减轻病人的治疗痛苦、缩短滞院时间、降低医疗支出的目标。

（三）开展数字化医学虚拟仿真的必要性

虚拟手术及医疗模拟器的研究与开发，对推动信息技术和现代诊疗技术的进步，不仅具有极其重要和深远的学术价值和科学意义，而且具有现实的社会意义和广阔的应用前景。

在我国，虚拟医疗仿真存在着重要的社会需求。我国高水平医疗人才严重短缺，地区差异巨大。据统计，我国每万人拥有医师数量只有 14 位，不及发达国家平均水平的 50%。以北京为例，2013 年北京常住人口 2114 万，医院 608 所；临床医师日接诊量平均超过 30 人次，远大于行业内 8 人次的标准。与庞大的人口基数相比，每年新上岗的外科医师数量严重不足。另外，每年有近 1/3 的医务工作者因动手能力不合格无法通过职业医师考试。虚拟手术仿真能极大降低外科医师的培训周期和成本，进而有效的解决“看病难，看病贵”的问题。随着可以模拟稀有病例的虚拟仿真技术的问世，新手医师可以通过虚拟手术系统观察学习专家手术过程，并在数字人身上反复进行演练、学习，避免不必要的医疗事故与损伤。这样就可以避免在病人身上积累经验的过程，有助于构建和谐的医患关系。

此外，虚拟医疗仿真也存在着巨大的市场价值。以泌尿科为例，每年我国进行外科医师手术培训的费用就达到 25 亿人民币。因此仅虚拟手术培训就已经具有非常巨大的产值空间。

三、数字化虚拟仿真的历史沿革

（一）数字化虚拟仿真的出现

虚拟现实技术最早可追溯到 20 世纪 50 年代的立体电影及各种宽银幕、环幕、球幕电影，通过电影图像加上声响的配合，使观众沉浸于屏幕上的情节场景中。

1965 年，Sutherland 在《终极的显示》这篇论文中首次提出了虚拟现实系统的基本思想，它应当具有交互图形显示、力反馈设备以及声音提示。从此，开始了人类对虚拟现实系统的研究探索历程。1966 年，美国 MIT 的林肯实验室正式开始头盔式显示器的研制工作。1971 年，Frederick Brooks 研制了具有力反馈的原型系统 Grope-Ⅱ，用户通过操纵机械手来控制屏幕中的图形手去“抓取”一个立体图像表示的物体，而且能感觉到它的重量。20 世纪 80 年代初，美国人 Jaron Lanier 正式提出 Virtual Reality 一词。

在20世纪80年代后期，图形显示技术和液晶显示技术的发展推动了VR技术的加速发展。1984年，美宇航局Ames研究中心虚拟行星探测实验室的M. McGreevy和J. Humphries博士组织开发了用于火星探测的虚拟环境视觉显示器，将发回的数据输入计算机，为地面研究人员构造了火星表面的三维虚拟环境。1985年，Scot Fisher加入到了NASA科学家的研究行列，并在1986年用VIVED系统做实验，研制成功了第一套基于HMD及数据手套的虚拟交互环境工作站，这是世界上第一个较为完整的多用途、多感知的VR系统。

20世纪90年代，迅速发展的计算机硬件技术与不断改进的计算机软件系统相匹配，使基于大型数据集合的声音和图像的实时动画制作成为可能；人机交互系统的设计不断创新，新颖、实用的输入输出设备不断进入市场，为虚拟现实系统的发展打下了基础。1992年，Carolina Crua-Neira等建立了大型的VR系统CAVE，标志着这一技术已经登上了高新技术的舞台。

我国自20世纪90年代中后期开始虚拟现实系统的探索研究，起步较晚，相对于欧美、日本等发达国家还有相当的距离。根据我国的国情，政府有关部门制定了开展虚拟仿真技术研究的计划。在《国家中长期科学和技术发展规划纲要（2006—2020年）》中，虚拟现实技术被列入信息技术领域需要重点发展的3项前沿技术之一。此外，虚拟现实技术也受到863计划、国家自然科学基金的重点支持。

当前，我国从事虚拟现实技术研究的团队主要有北京航空航天大学虚拟现实技术与系统国家重点实验室、浙江大学计算机辅助设计与图形学国家重点实验室、北京理工大学北京市混合现实与新型显示工程技术研究中心、北京师范大学虚拟现实与可视化技术研究所、中国科学院软件研究所人机交互技术与智能信息处理实验室、北京大学智能科学系视觉信息处理研究室、中国科学院计算技术研究所虚拟现实技术实验室等。

我国虚拟现实科研相关的学术组织包括国际数字医学学会、中国仿真学会、中国计算机学会虚拟现实专业委员会和中国图形图像学会虚拟现实专业委员会。同时还定期举办中国虚拟现实大会等虚拟仿真会议，通过国内外研究者的交流推动我国虚拟现实技术发展和进步。

（二）数字化医学虚拟仿真的发展历史

虚拟现实技术和现代医学的飞速发展和交叉融合使得医学仿真系统越来越受到研究人员的关注。由于生命活动又是全世界人们关注的重点，每一种新技术的发现基本上都会应用到医学领域，从1965年Sutherland在《终极的显示》的论文中首次提出虚拟现实系统的基本思想开始，虚拟现实技术和医学的结合就成为研究的重点。图4-1给出了数字化医学虚拟仿真的发展历史中的一些里程碑事件。

1985年，美国国立医学图书馆就开始人体解剖图像数字化的研究，并由美国科罗拉多州立医学院将一具男性尸体和女性尸体分别做了1mm和0.33mm间距的CT和MR扫描，所得图像数据经压缩后，建立了“可视人”，并于1995年出版发行了CD盘片。学生可以在计算机屏幕上对“可视人”进行冠状面和矢状面等不同角度的解剖，并可把局

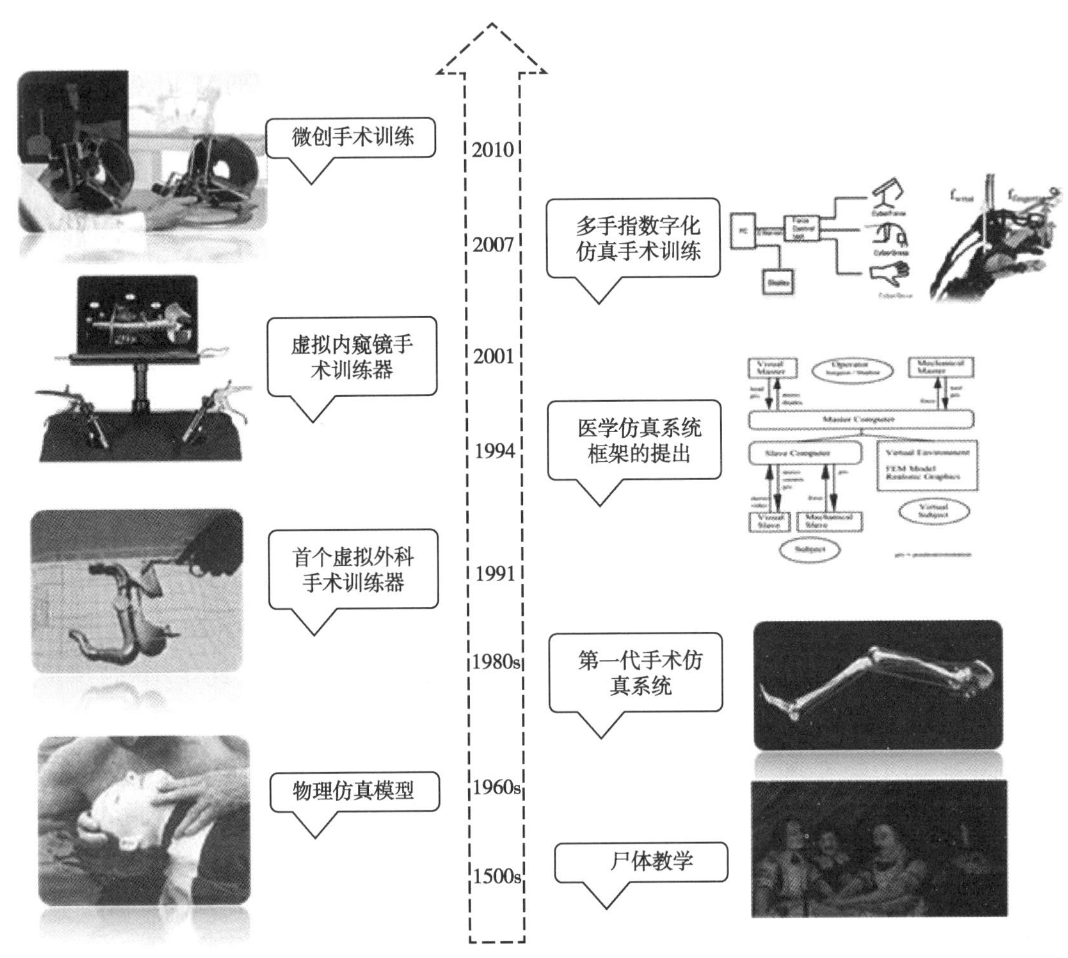

图 4-1 数字化医学虚拟仿真的发展里程碑事件

部的图像进行缩放。这一举措对解剖学的教学来说有着非同一般的意义。北卡罗来纳大学在 1992 年进行超声图像与虚拟现实相结合的研究，把实时的超声扫描图像经信号变换传输到医师所戴的头盔显示器的屏幕上，医师依赖于头盔的“看穿”能力，能看到超声图像叠加于病人身体上。1995 年，在 Internet 上出现了“虚拟青蛙解剖”：“实验者”在网络上相互交流，发表自己的见解，甚至可以在屏幕上亲自动手进行解剖，用虚拟手术刀一层一层的分离青蛙，观察它的肌肉和骨骼组织。

在手术数字化仿真方面，Delp 和 Rosen 在 20 世纪 80 年代研发了第一个具有国际影响力的手术仿真系统，主要应用于观察关节移植手术的过程与结果。同样是在 90 年代，Pieper 及 Satava 等研究者基于两个 SGI 图形工作站建立了首个虚拟外科手术训练器，用于腿部及腹部外科手术模拟。虚拟的环境包括虚拟的手术台与手术灯、虚拟的外科工具（如手术刀、注射器、手术钳等）、虚拟的人体模型与器官等；借助于头盔显示器和力觉设备，用户可以对虚拟的人体模型进行手术。它的结果虽然和真实感与交互性的要求相差甚远，但却提供了在组织周围漫游来观察组织并使用虚拟的手术器械来进行手术动作的手段。

在 1994 年，Satava 提出了医学仿真系统框架的概念。

2001 年，Kuhnapfel 研制了虚拟内镜手术训练装置，可以用带有力触觉的机械手模拟控制手术刀进行虚拟的人体组织切割、变形、流血等现象。2007 年日本学者 Kuroda 等人利用 CyberForce 开发了多手指虚拟手术交互系统，训练在内脏手术中避开无疾病器官的技能。2010 年，Konietschke 等人利用自行研制的手控器研制开发了微创外科手术多模式训练平台，开创了微创手术训练的新时代。2011 年，Tobergte 等人利用 Sigma.7 开发了双手操作的手术训练平台，用于控制微创手术机器人实现微创手术的训练。瑞士苏黎世理工学院（ETH）计算机视觉实验室的虚拟子宫镜系统，致力于子宫微创手术的训练仿真，并且设计了一组并行化的易扩展的软件系统架构。法国 INRIA 科研机构的 N.Ayache 和 S.Cotin 开发了虚拟肝脏切割手术系统等。

与国外的研究相比，国内虚拟手术的研究工作开展较晚，但研究发展迅速。2001 年，国防科大和解放军总医院合作研制了具有触力觉反馈功能的鼻腔镜和膝关节镜系统。2003 年，北京航空航天大学和北京大学口腔医学院合作研究开发了牙科手术模拟系统，针对牙面探查、牙体预备开展了力觉交互设备、力觉渲染算法等研究工作，进行了牙体接触交互的实验，利用触觉交互装置 Omega 与装置 Phantom 一起作为硬件平台建立双通道的触觉交互系统。东南大学利用 Omni 作为力反馈交互设备，开展双通道力触觉交互的虚拟肺手术仿真系统研究。2006 年，天津大学将力反馈技术应用于声带肿物切除仿真方法研究。2008 年，上海交通大学采用 Phantom 手柄作为力反馈交互设备，开展腹腔镜虚拟训练手术的研究。2010 年哈尔滨工程大学采用 Phantom 手柄作为力反馈交互设备，研究虚拟手术中软组织实时变形的算法。上海交通大学与复旦大学眼耳鼻咽喉科医院合作对虚拟耳显微手术进行了研究，并研制了具有力反馈的二维和五维虚拟手术器械。中科院自动化所研制了一种力采集装置手术刀，能够同时采集手术刀刃上的受力，刀的位置信息以及运动速度信息。

2012 年，北京航空航天大学虚拟现实技术与系统国家重点实验室和多所高校联合申请了国家自然科学基金重大项目“可交互人体器官数字模型及虚拟手术研究”，对虚拟手术仿真从几何建模、物理和生理建模、手术仿真和评价、真实感图形绘制等方面开展了较为全面系统的研究，并以心血管介入手术为对象，研制了视听触融合的手术模拟器。

总结上述发展，数字化虚拟仿真技术在医学中的应用可以归纳为三个阶段。虚拟现实技术中的漫游和沉浸技术应用于三维的医学解剖人体数据集，产生了第一代医学仿真系统。第一代医学仿真系统着重于人体器官的几何信息，提供了更加直观、感性的培训环境，在教学和医护人员培训中发挥着非常重要的作用。随着技术的发展，第二代医学仿真系统在建模时加入了人体器官作为生物体组织的物理特性，如对生物体软组织的变形仿真研究，考虑在几何模型的基础上构造合适的物理模型来反映软组织在外力（如手术器械）作用下的变形，增强了系统的真实感。第三代医学仿真系统则加入了人体作为一个生物有机体的生物属性及器官的官能本质。如考虑对某一器官的操作进而对其它器官的影响，它是最接近于真实人体构造和功能的仿真，是医学仿真系统的未来研究目标。

（三）数字化医学虚拟仿真的发展趋势

展望未来，虚拟仿真技术在医学领域的应用发展趋势大致包括：

1. 教学 以可视化的方式辅助医学院学生认识人体的解剖结构，以及病变组织形态等；以触觉反馈和力反馈的方式帮助学生在虚拟病人身上体验手术操作中的触觉力觉感受和手眼协调等精细操作的手术技能学习。

2. 培训 为新手医师学习复杂手术操作提供训练平台，帮助其了解手术中涉及的复杂操作流程、手术器械在人体组织狭小空间内的精细运动和精确力控制、模拟意外突发情况等。

3. 考核 作为医师能力资质认证的标准化考核工具，提供客观的数据以供参考。

4. 预演 基于个性化手术仿真技术，在实际手术前构建针对特定病人的虚拟仿真环境，供医师进行会诊和手术操作过程预演，熟悉关键手术操作动作和器械运动路径，模拟术中可能出现的意外情况等。

5. 规划 针对特定病人的复杂和稀有病例，开展不同手术方案的规划，并开展操作效果的模拟操作，基于操作结果进行方案的对比论证和优选；乃至探讨新的手术方式和新型治疗技术的前沿研究。

为满足上述要求，有待进一步研究的数字化医学仿真技术包括：人体在体器官组织物理（力学）特性建模、多生理系统耦合的数学建模与计算机模拟、客观的技能评价规范、个性化建模和模拟、高逼真组织器官立体显示、逼真触觉反馈、特殊病例模拟、与虚拟仿真配套的课程设计和考核工具等。

随着数字化虚拟仿真技术的发展，现有的虚拟医学手术仿真系统在组织器官建模、实时图形显示、碰撞检测与定位和力觉反馈等方面已经取得了一定的进展，并已有多个成型系统研制成功。但距离临床上对手术模拟器的要求标准相差还很远。临床上一般认为，一个理想的虚拟手术模拟器应该满足以下要求：①实时三维在体解剖结构显示；②常用手术器具，如手术钳、血管导管等的虚拟实时显示；③病人生理特性建模（流血、组织变形等）；④可实现重复训练和手术预演，特别是对异常和紧急手术事件的模拟；⑤手术真实力学触觉实时反馈。而现有系统并未完全满足上述要求。例如，现有的实时触觉力反馈系统，是在对离体组织的力学特性研究的基础上建立的。而离体组织与在体组织在力学特性上存在很大差异，这必然导致虚拟训练中触觉和真实手术触觉的偏差。现有系统对病人生理特性建模时通常只考虑了手术局部解剖生理特性，而没有将手术部位作为人体整体生理环境的一部分进行考虑。此外，现有的系统尚不具备对临床异常及紧急情况的模拟功能。

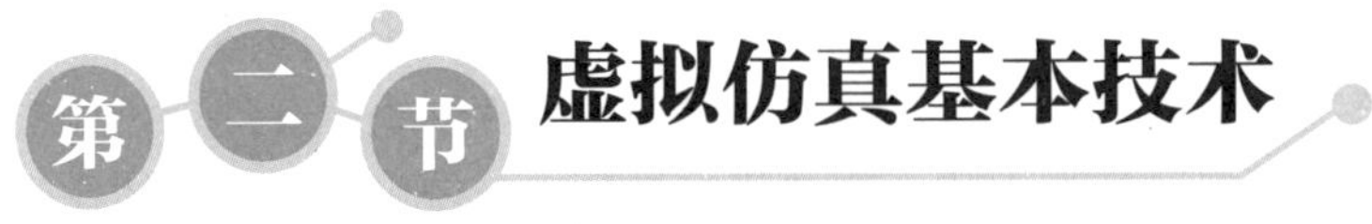

第二节 虚拟仿真基本技术

医学虚拟仿真系统的总体组成如图 4-2 所示，包括受训医师、虚拟病人、交互接

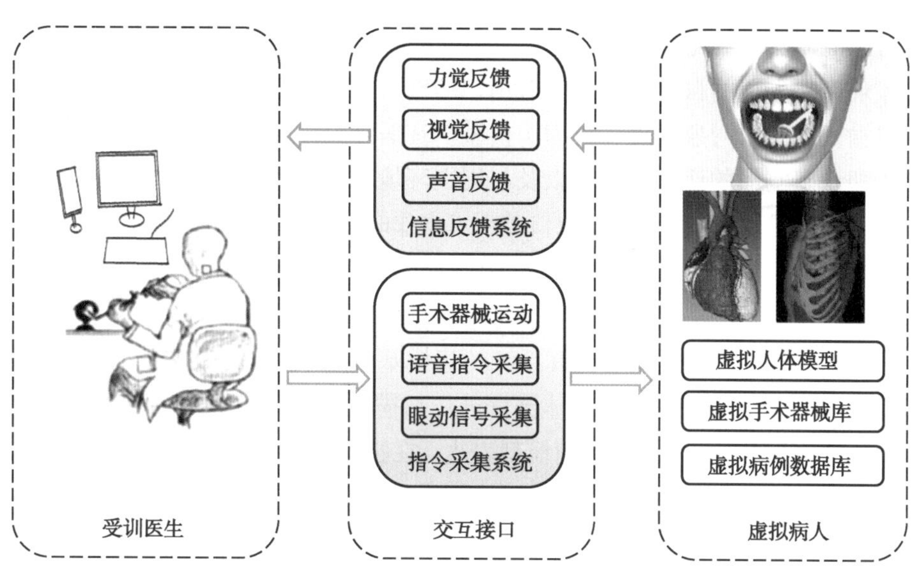

图 4-2　医学虚拟仿真系统的总体组成

口三个子系统。受训医师子系统包括医师和手持的手术器械；虚拟病人子系统包括数字化虚拟人体模型、虚拟手术器械库和虚拟病例数据库；交互接口子系统包括实时指令采集模块（包含手术器械运动跟踪装置、医师语音指令采集装置、医师眼动信号采集装置）和多通道信息反馈模块（包含视觉、声音、触觉反馈硬件装置及相应软件系统）。

为实现高性能的医学虚拟仿真系统，涉及如下关键技术：数字化虚拟仿真模型构建技术、数字化虚拟仿真硬件装置、数字化虚拟仿真算法和软件、数字化虚拟仿真系统集成技术以及数字化虚拟仿真系统评价技术和规范。本节将针对这五个方面展开。

一、数字化虚拟仿真模型构建

虚拟仿真模型的构建是应用计算机技术生成虚拟世界的基础，是虚拟现实技术的核心内容。为创建一个能够使用户沉浸其中的虚拟环境，需要创建一个逼真的虚拟场景。构建虚拟仿真模型的目的是根据应用需求，将真实世界的对象物体在相应的三维虚拟世界中重构，并根据系统需求保存部分物理属性和生理（行为）特征，从而建立起相应的虚拟环境。

数字化虚拟仿真模型的构建经历了从几何模型、物理模型到生理模型（行为建模）的发展进程。几何模型是数字化虚拟仿真模型构建的基础，是真实世界的对象物体在三维虚拟世界中的视觉重构，用于描述虚拟对象的形状以及外观。与几何模型相比，物理模型综合体现对象的物理特性，如质量、重量、惯性、表面纹理、光滑或粗糙、硬度、形状等；在模拟切割、钻削以及软组织的变形等操作时，需要考虑对象的物理属性的影响，因此需要构建物理模型。几何模型与物理模型相结合，可以构造一个能够逼真地模拟现实世界的虚拟环境，实现“看起来真实、动起来真实”的特征。

为体现虚拟环境的自主性，除了对用户的输入进行多感知通道的反馈外，还可以建立与用户输入无关的对象生理（行为）模型。在医疗数字化虚拟仿真中，虚拟环境自主性的特性即动态实体的活动、变化以及与周围环境和其他动态实体间的动态关系应当符合人体的生理运动规律。例如在模拟口腔手术操作时，虚拟口腔会不受控制的自主闭合，并且进行唾液的分泌。为构造更加逼真地医疗仿真系统，还需要根据病人的生理特征构建生理模型。

如图 4-3 所示为数字化医学仿真系统的建模基本流水线。在几何模型构建方面，医师通过几何数据采集装置对真实人体器官进行扫描或测量，获得几何数据，通过三维重构算法和软件，获得一定格式的几何模型表达。在物理模型构建方面，医师通过物理数据采集装置，对病人器官进行扫描或测量，获得物理数据，通过数学建模，获得被操作组织器官的物理模型表达。此外，还需要构建生理模型、病理模型，以及手术器械模型等。

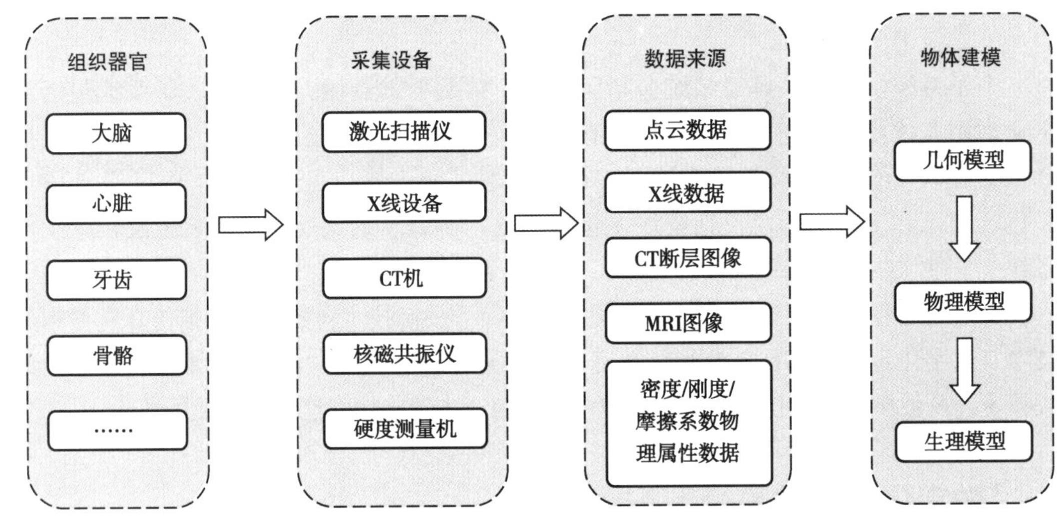

图 4-3　数字化医学仿真建模基本流水线

（一）人体组织和手术器械的几何模型

虚拟环境中的几何模型是物体几何信息的表示，用来描述物体在三维空间中的视觉信息，包含构成物体形状的点、线、面、体等几何元素，以及物体的表面纹理、颜色、光照系数等外观信息。在手术临床操作中，医师获取的信息中有很大比例都是通过视觉获取的三维信息，所以人体组织和手术器械几何模型的构建就处于非常核心和基础的地位，是医疗数字化虚拟仿真模型构建的基础。

获取原始几何数据的方法包括激光扫描、X 光照片、CT、MRI 等。采集到的数据经过预处理和三维重建，得到不同类型的几何表达模型。在虚拟手术模拟中，获取人体组织和手术器械几何模型的常用方法有边界表示法、分解表示法和结构实体表示法等。边界表示法通过低一维的边界来表示高维空间的表面，如通过平面三角面片的拼接表示三维实体，常用的三角面网格模型就是通过边界表示法获取的；分解表示法通过将空间分割成一系列的单元获取几何模型，如体素模型和实体网格模型；结构实体表示法则通过一系列基本实体单元（如长方体、球体、圆柱体、圆锥体、圆环体）按照一定顺序的几何运算来获得几何模型。

1. 三角面网格模型 网格模型是应用最早也是最广泛的几何模型。在虚拟仿真中，研究者通过采用点、棱、面这三种几何元素，以及它们之间的拓扑关系来表示虚拟物体。网格模型的优点主要在于表面网格细腻、有很好的显示效果，可以逼真的显示人体组织和手术器械。在多边形网格中，最常用于图形渲染的是顶点三角片网格模型。在得到模型的顶点法线后，加上灯光和材料属性以及贴图，可以获得十分真实的显示效果。三角片网格模型如图 4-4 所示。

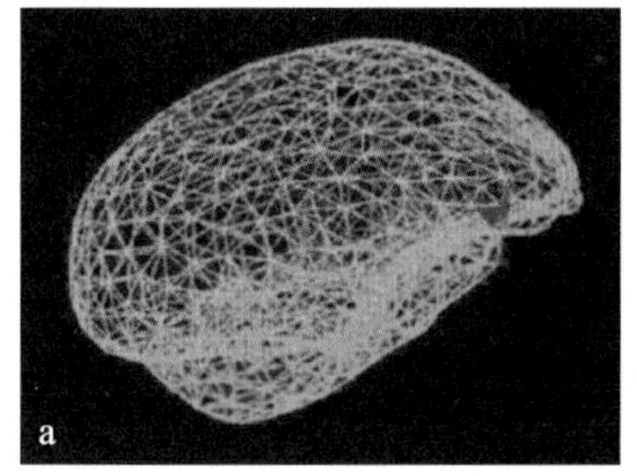

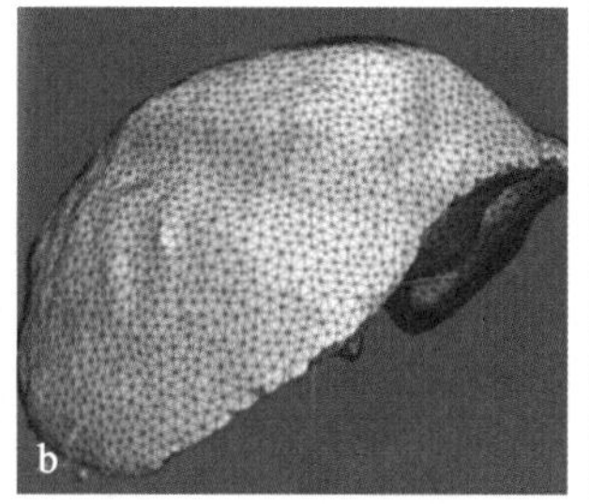

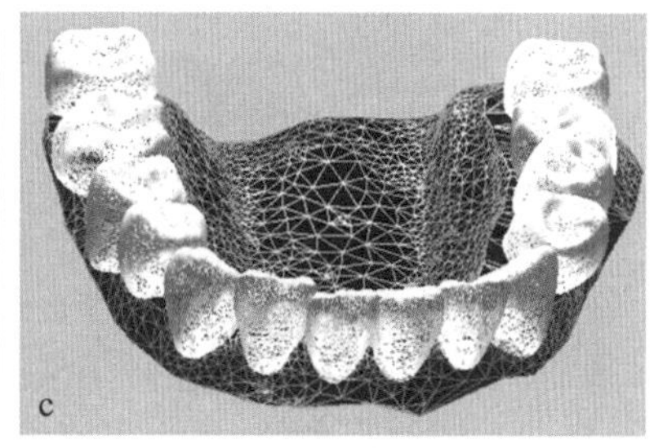

图 4-4 三角网格模型：肝脏线框模式（a）、肝脏实体模式（b）、牙齿牙龈（c）

尽管使用多边形网格模型可以获得很好的显示效果，但是网格模型极易导致穿透效应，可能造成错误的视觉反馈和力反馈效果。同时，多边形网格模型碰撞检测的计算效率低。以三角片网格模型为例，任意三角面片 - 三角面片模型之间的接触，在每一个接触区域的接触类型都十分复杂。此外，在模拟材料去除（如牙齿钻削）时，网络模型需在面片级别进行几何关系的测试，并构造新的表面，类似的计算较为复杂。当工具或者物体三角面片数量增多时，无疑增加了碰撞检测求解的复杂性，无法满足视觉交互和触觉交互的更新频率要求。

2. 球树（Sphere-tree）模型 球树模型最早是于 1996 年由 Hubbard 提出的，其核心思想是用尽可能少的球去逼近一个三角面片模型，同时让球有一个层次化的结构，越往下一层，对于三角面片模型越逼近，这样就可以利用球的层次化结构进行碰撞检测。当执行交互任务时，根据任务所允许的交互时间来确定碰撞检测所深入的层级，实现基于时间任务的碰撞检测方法。

在如何利用尽可能少的球对一个物体进行逼近方面，Hubbard 提出了基于中轴线的理论。这种理论的核心思想是找到任意空间物体的中轴，可以理解为物体的骨架，以物体骨架上的点为球心建立的球树可以很好的逼近这个物体。以口腔手术模拟的牙科探针和牙齿为例，利用中轴理论对口腔探针进行了逼近。如图 4-5，图 4-6 所示，采用三层八

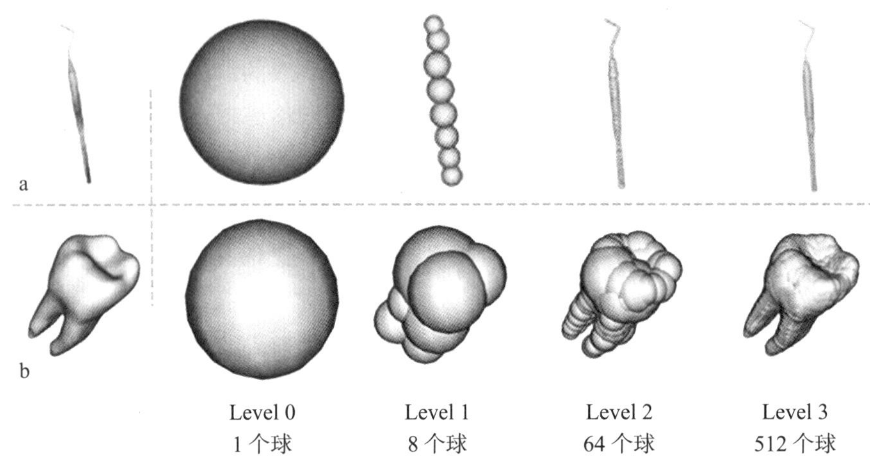

图 4-5 三角网格模型和层次球树模型对比实例：牙科探针（a）和牙齿（b）

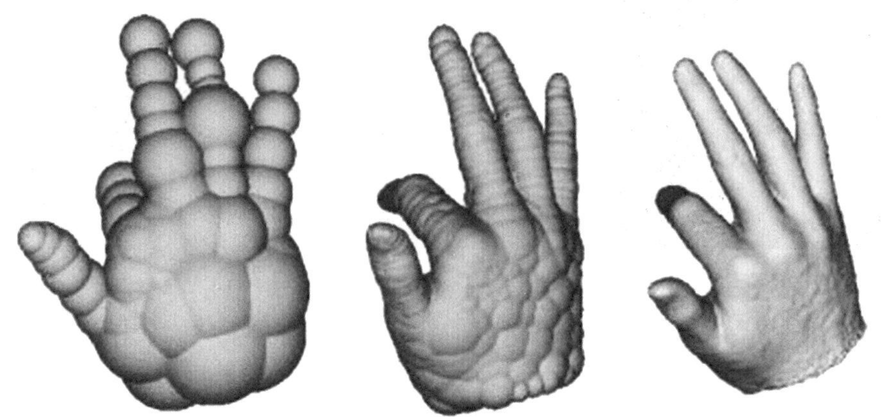

图 4-6 层次球树模型表达的虚拟手建模实例

叉树层次结构的球树模型，对于牙齿和探针的形状逼近得到了一个较为理想的结果，说明这种方法的有效性。

同多边形网格相比，球树模型具有各项均匀的性质，这使得碰撞检测计算简单，可以直接在接触的两个物体各自的球对之间建立约束，只需要让两球球心距离大于半径之和即可保证两个物体不发生互相嵌入；而且球树模型自带层次化结构，利用这个结构很容易实现多分辨率的碰撞检测算法设计。

3. 体素模型 体素模型是将整个空间完全分割成相同尺寸和姿态且相互不重叠的立方体（称为体素）。物体的几何信息由一个三维的数组表示：数组的下标对应着坐标关系；数组的值表示该体素的属性，如位于物体边界内还是边界外。该表示方法不仅可以方便地表示物体的几何属性，也能扩展到表示其他属性，例如颜色、密度等物理属性，这些仅仅只需要增加一组数组的属性。图 4-7 给出了一个由体素表示的物体的实例。

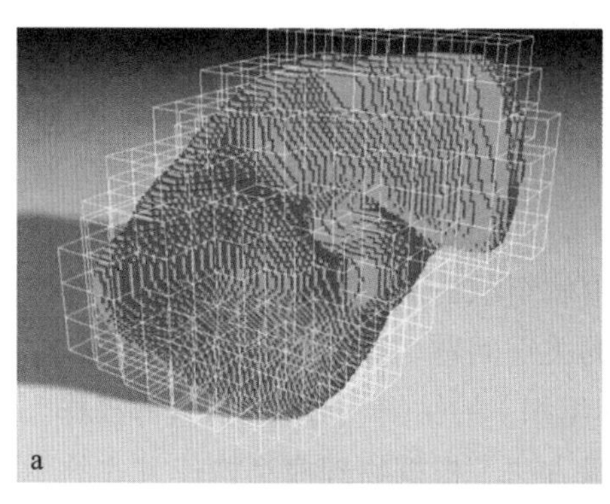

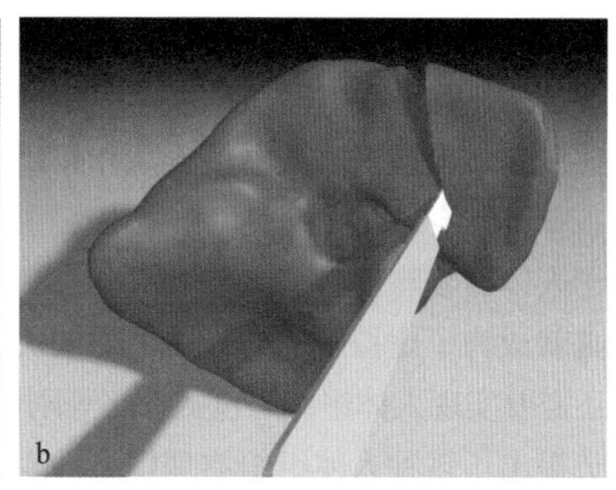

图 4-7　虚拟肝脏切割模拟采用的体素模型（a）和三角网格模型（b）

体素模型求交测试的运算量小，只需要检测对应的坐标位置的数值即可。使得对于小的场景（内存不是系统瓶颈的应用场合），采用体素模型表示十分合适。但同时，体素模型的内存消耗大，用 256 的分辨率表示一个物体，至少需要 16M（$256^3/1024^2$ 位）的存储空间。因此为了适应复杂的手术场景，往往需要对体素模型做一些改进，例如只存储物体表面上（或表面附近几层）的体素。

4. 样条曲线　样条曲线模型通过调节控制点或控制网格，可以改变物体的形状以产生变形效果，如 B 样条曲线（B-splines）等，常用于几何设计。样条曲线模型特点是计算高效、易于实现变形控制，常得到对快速性有要求的系统的青睐。

（二）人体组织的物理模型

因为虚拟手术的仿真通常涉及人体内部组织的动态特征（如钻削、切割、软组织变形等）的描述，所以虚拟环境中的对象不仅需要在外观上具有逼真感，在行为上也需要表现出一定的逼真感。在表示虚拟物体时，除了表示物体的几何性质外，还要表示虚拟物体的物理特性。因此除构建人体组织和手术器械的几何模型外，还需要构建人体组织和手术器械的物理模型，作为使用物理方法驱动几何模型运动的"骨架"，带动几何模型变化。

在构建人体组织（和手术器械）的物理模型时，既要保证组织器官动态特征的逼真性，也要保证虚拟现实系统的实时性。逼真性和实时性具有一定的对偶性：使用精确的物理模型可以保证组织器官运动的真实性，但付出的代价就是计算时间的增加。一个实时的虚拟现实系统在视觉方面要求提供不低于 24 帧 / 秒的刷新速度，也就是两帧间隔的时间不能超过 40ms，计算时间太长会影响视觉的连贯性；触、力觉渲染则要求系统保证不低于 1000Hz 的刷新频率，低于这个频率就会出现输出力不连续、力反馈设备震动等问题。因此，构建近似保持物理精确又能保证实时性的物理模型，在虚拟手术仿真中具有理论价值和实用意义。

构件物理模型时需要考虑对象的质量、重量、惯性、表面粗糙度等物理属性，从而表现出对象物体的物理特性，使其在虚拟环境中的行为遵循一定的运动学、动力学规律。

为构建物理模型，一般通过物理数据采集装置（包括采用力传感器和运动测量传感器构建测量平台），测量手术器械和人体组织作用时的交互力和相应的人体组织变形等动态响应，通过数学模型来表述器械运动和作用力之间的动力学关系。显而易见，在活体上测量存在安全风险，因此大多工作集中在组织器官替代模型、动物器官等进行。

由于人体器官除了骨骼之外大部分都是由软组织构成，因此对软组织的物理建模及实时仿真就成为了虚拟手术仿真中需要解决的关键问题。除软组织的变形外，虚拟手术仿真中还需要实现人体组织（包括骨骼等刚体组织）的钻削、切割、探查等操作。为此，研究人员提出了多种人体组织物理模型的表示方法。根据物理模型构建方式的不同，物理模型和几何模型的耦合也有多种方法，在此我们列出了其中的代表性工作。

1. 质点弹簧模型 质点弹簧模型（mass-spring model）具有简单、求解速度快的特点，常被用于软组织或柔性对象的变形仿真。模型由一组粒子（即质点）构成，每个粒子保存各自的质量、位置和速度，相邻的粒子通过一根弹簧连接，这些弹簧将模型中所有粒子组成一个网络，如图 4-8 所示。每根弹簧被认为是无重量的，并遵循胡克定律（Hooke's Law）。仿真时，对每个粒子计算外力和由弹簧产生的弹力、拉力的合力，并通过牛顿第二定律计算粒子的加速度，最终得到粒子的位置改变量和新位置。

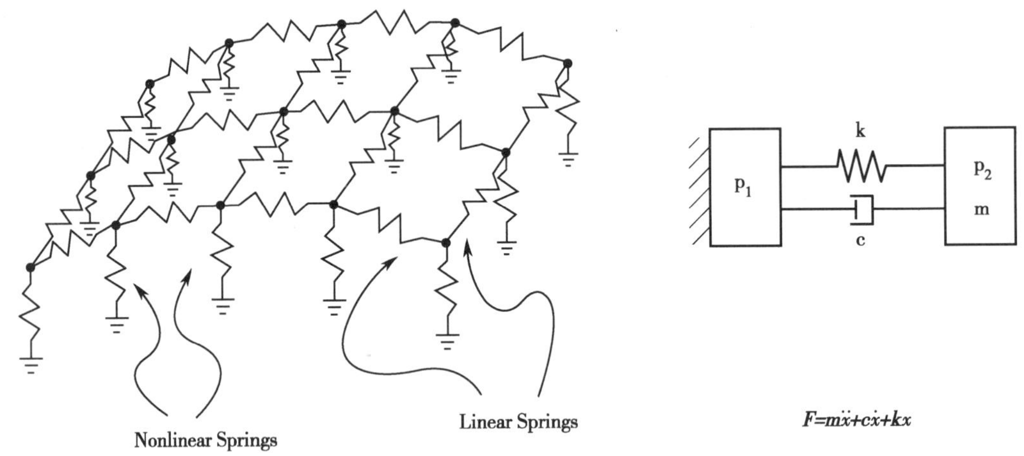

图 4-8 质点弹簧模型

质点弹簧模型由于物理精度不高、系统稳定性差、变形受网格结构影响大的缺点而受到诟病。质点弹簧模型的最大问题是不具有体保持效果，使软组织变形缺乏物理真实性。并且质点弹簧模型的刚度系数不易设定，为系统调整到一个合适的状态需要花费大量精力。

2. 有限元模型 有限元模型将软组织看作一块连续介质，并使用有限元方法（finite element method，FEM）对连续介质求解关于运动的偏微分方程组，进而得到软组织的位置。FEM 的计算步骤包括前处理、物理求解器、后处理。前处理对待模拟的组织器官进行网格划分、边界条件设定等。常用网格单元包括四面体单元、八面体单元等。在物理求解器中，有限元模型将软组织离散化到微小的单元格中，分别对每个单元格求解其应力（stress）和应变（strain），应力度量单元格在各个方向上的力，应变描述单元格中顶点的位置改变，其位置改变的基准是静止状态时的位置。在后处理环节，将计算的应力和应变等结果以彩色云图等方式直观呈现。

使用有限元模型模拟物理变形具有更高的物理真实性。自 2000 年以来，越来越多的研究人员使用有限元模型模拟软组织变形。2009 年，Jeřábková 等使用扩展有限元模型（extended finite element method）模拟软组织变形，并解决了大形变的问题。图 4-9 是采用 FEM 模拟手部缝合手术的场景实例。

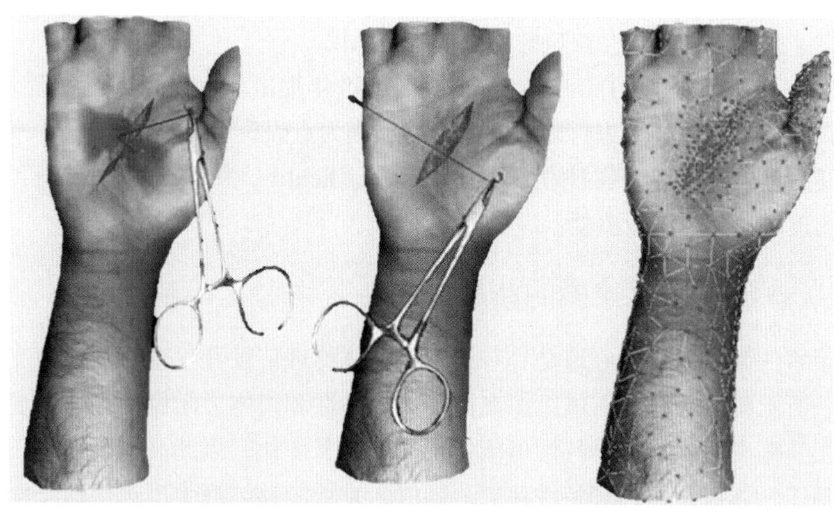

图 4-9　采用 FEM 模拟手部缝合手术的场景实例

有限元的优点是计算精度高，但缺点是算法效率难以满足实时仿真的要求，需要特殊的算法设计或高性能的计算机硬件支持。随着计算机硬件水平的提高，使用图形处理器（graphics processing unit，GPU）并行计算物理变形得到广泛应用。GPU 多核心、多线程、支持浮点计算的特点十分适合对有限元方法进行加速，以处理大计算量的问题。

3. 无网格模型　在无网格模型中，各个粒子之间没有固定的邻接关系，粒子的位置由当前状态紧邻的粒子决定。无网格模型能解决拓扑改变和大形变的问题，但计算量比有限元模型更大。

无网格模型能处理拓扑改变和大形变的情况，基于这个特性，有学者提出混合使用有限元模型和无网格模型模拟软组织变形与切割的方法。这种方法在相同材质的部位使用有限元模型进行模拟，在不同材质连接的部位使用无网格模型。

4. 位置动力学模型　位置动力学模型（position based dynamics）的原型来自 2001 年 Jakobsen 设计的物理引擎 Fysix。2006 年，Müller 等在文献中正式提出位置动力学模型，并包括拉伸约束、弯曲约束、自碰撞约束等用于模拟布料的几何约束。图 4-10 所示为使用位置动力学模型的肝脏变形仿真效果。位置动力学模型解决了质点弹簧模型过度调整

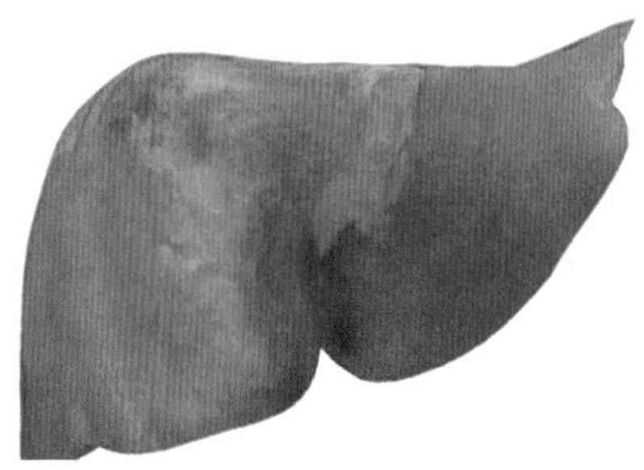
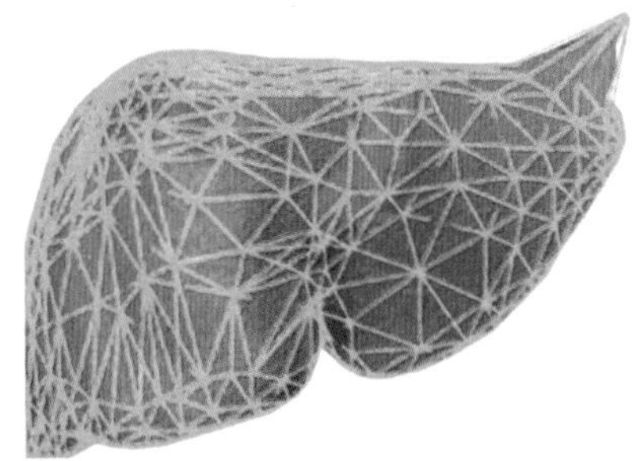

图 4-10　基于位置动力学模型的肝脏拖拽变形效果

的问题，由于其稳定、简单、快速的特点被广泛采用。

5. 点壳 - 距离场模型　Barbic 和 James 在 2008 年提出基于点壳 - 距离场模型来模拟变形物体，刚体用距离场来进行建模，变形物体则为点壳模型。他们将 VPS 模型中的体素模型改变为记录了浮点型数据的距离场（distance field），并对点壳模型进行了层次化，以提高力的连续性和时间敏感度。

（三）医学数字化建模的新趋势

虚拟手术的高度逼真，应该是具有组织在活体物理特性和生理活动规律支配下的视觉、触觉、听觉等的仿真。人体组织在活体力学特性和离体力学特性存在明显差异，尤其是组织发生病变时，其力学特性可能发生非常显著变化，因此高逼真度的人体器官数字模型需基于活体组织的物理特性建立。同时，是否能够体现生理规律的支配作用应成为判断虚拟手术逼真度的高标准。

作为面向未来虚拟手术的物理和生理建模，需针对虚拟手术的特殊需求，为高逼真度的手术模拟、术中异常及紧急情况模拟、个性化手术预演等奠定基础，并在模型的真实性（简化程度）、可实现性、可靠性和实时性等方面进行平衡。

近年来，由于虚拟手术等需求的推动，生物组织的复杂力觉交互行为的模拟成为研究热点，包括人体组织器官非线性非均质物理属性建模、刚性手术器械与骨骼肌肉脏器等刚柔混合组织的多点接力触觉合成、复杂交互行为如腹腔镜手术的切割打结缝合等力觉交互仿真；无穷多自由度柔性手术器械（如心脏介入手术导管）和人体血管壁和内部血液流体的流固耦合对象的接触交互、个性化病变组织（如牙石和牙龈发炎后细腻力觉感受的模拟等）等。

为达到上述目标，需要深入认识待模拟物体的几何结构、物理及生理特性。为保证生物组织特性的细节感知和可信渲染，需要着重研究如何提高生理建模的精细度和准确性，以及适应未来手术规划的个性化建模方法。

活体人体器官组织的物理（力学）特性和重要生理系统及其相互作用关系是人体器官数字模型和虚拟手术的逼真度的重要内容。多生理系统耦合建模研究是未来的一个发展趋势。高逼真度（high-fidelity）的虚拟手术，除能够仿真机体的局部变化外，还应能够仿真机体整体性的变化，特别是对重要生理系统和重要生命体征产生的影响。由于心血管系统及与其密切相关的呼吸系统能提供重要的生命体征参数，因此，虚拟手术中需建立反映心血管全局及局部特征，并且能够与呼吸、神经等生理系统耦合的模型。

生理系统的建模，往往是针对特定目的开展的，在抓住系统的主要特征和主要影响因素的同时，需要对生理系统进行合理简化。针对不同的目标和不同的研究目的，模型的侧重点、复杂程度、参数数量等均可能不同。作为高逼真度虚拟手术的重要基础和支撑的生理系统物理和生理建模，需要针对虚拟手术的特殊需求，在模型的真实性（简化程度）、可实现性、可靠性和实时性等方面进行平衡。

在人体器官数字模型表示方法和个性化建模方面，随着信息技术和现代医学技术的发展，科普性或原理示意性的手术模拟仿真已经难以满足临床的实际需要。为了保证手术成功、提高手术质量、减少手术创伤，人们开始尝试将个性化手术仿真用于真实手术方案的术前模拟。其中，荷兰的屯特大学已获得 433 万欧元的基金，用于其在 2010 年到 2014 年期间研究个性化仿真模型驱动的肌肉 - 骨骼外科手术导航系统。如图 4-11 所示，ADINA 公司采用 D. Tang 的相关研究成果，将心室视为由各向异性的超弹性、物理属性具有时变性的不可压缩的材料构成，通过结合几何形态学模型和耦合流固模型的弹性物理模型，并结合活体心脏磁共振成像实现了心脏的个性化虚拟手术的仿真建模。此外，W. Willaert 将个性化的手术仿真用于动脉支架手术方案规划。

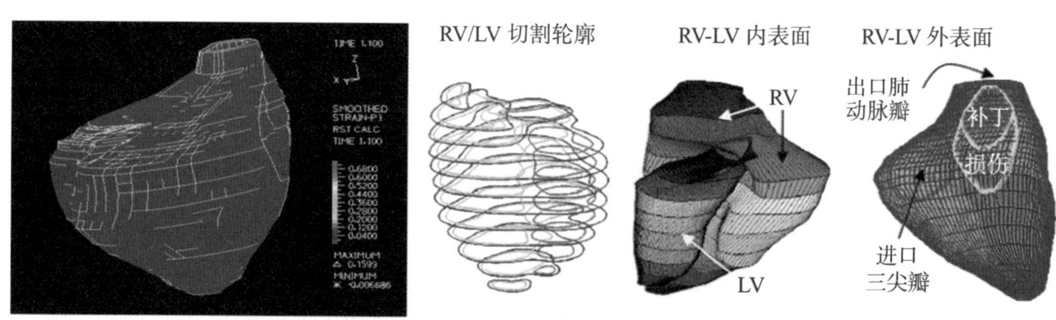

图 4-11　ADINA 公司的个性化心脏手术仿真计算模型

综上所述，个性化的手术建模和仿真技术，已逐步成为先期验证相关手术方案的假设条件是否成立、评估以经验为主的临床手术风险高低程度的科学手段，也逐渐成为手术仿真领域最为重要的研究热点之一。相关文献资料显示，该方面的研究目前国际上总体仍处于起步阶段。个性化仿真模型的研究内容仍属于物理模型的范畴，个性化的数据源种类相对较少，多源数据融合表示模型对联动更新与映射访问的要求还不是很高。因此，如何同时将生理数据纳入个性化建模的考虑范畴，并提供高效的多源数据融合表示模型，是将个性化手术建模仿真进一步推向临床所必须解决的关键科学问题，同时对于将手术建模仿真从物理人阶段推进到生理人阶段也具有开创性的意义。

二、数字化虚拟仿真硬件装置

人机交互是用户在虚拟环境中操作各种虚拟对象、获得逼真感知的必要条件，主要涉及人与虚拟环境之间互相作用和互相影响的信息交换方式与硬件装置。本节依据虚拟仿真系统的交互需求和典型应用，分析数字化虚拟仿真硬件装置的技术现状和发展趋势。立足于虚拟仿真系统具有的可定位、可感知、可操作的特点，重点介绍虚拟仿真中的手术器械运动跟踪装置、视觉信息反馈设备以及力触觉反馈装置。

（一）手术器械跟踪设备

在数字化虚拟仿真中，手术器械跟踪设备通过实时地获得手术器械的方位，来连接操作空间和虚拟环境。当用户手持手术器械在操作空间快速移动时，器械跟踪设备能快速的计算出手术器械的位置和方位，提供动态的、实时的测量位置和方位角度。在虚拟医疗仿真中，通过手术器械跟踪设备获得的位置和方位，可用于碰撞检测，以判断虚拟环境中的手术器械和人体组织器官的交互状态；进而做出实时响应，进行视觉绘制（如工具的移动、组织变形等）和力的输出。

在虚拟手术仿真中，手术器械的跟踪设备通常集成在用户手持工具上，因此需要考虑跟踪设备的大小和价格等因素；为使操作者获得连续的视觉体验（>40Hz）和力觉感受（>1000Hz），还对器械跟踪设备的位姿跟踪精度和频率提出了严格的要求。目前常用的手术器械跟踪设备主要有四类：机械跟踪、光学跟踪、电磁跟踪和惯性跟踪。

1. 机械跟踪 机械跟踪通过精密的机械连接结构测量指定点的位置和方位，是虚拟医学仿真中最常见的手术器械的跟踪方式。在具有力反馈的虚拟手术仿真系统中，手术器械跟踪设备通常集成在力反馈设备中：力反馈设备由体积较小的机械臂组成，编码器等跟踪设备分别和各个机械臂连接，从而将复杂的运动用简单的平动和转动组合表示。

机械跟踪系统性能可靠、延时短、无潜在干扰源，尽管也存在系统比较笨重、工作空间有限等不足，但是在虚拟手术仿真等特殊场合还是得到了广泛的应用。例如英国雷丁大学开发了模拟牙体预备和牙齿钻削操作的 hapTEL 系统，该系统在 Falcon 力反馈设备的移动平台上端通过球副连接真实的牙科手机，实现三维转动，并通过编码器测量牙科手机的角度。

2. 光学跟踪 光学跟踪利用空间环境光或者由跟踪器控制的光源发出的光，根据图像的投影面上随不同方位而产生的投影变化计算被跟踪对象的方位。光学跟踪定位技术用到的感光设备式样繁多，从普通摄像机到光敏二极管等；光源也有多种选择，如环境光、跟踪器控制发光等。

光学跟踪具有高的数据更新率和较低的延迟，但是光学跟踪易受视线阻挡的限制，如果目标被其他物体挡住，光学系统就无法工作；此外它不能提供角度的信息，并且由于价格昂贵，一般在数字化医学仿真中较少使用。图 4-12 所示的 DentSim 系统由仿

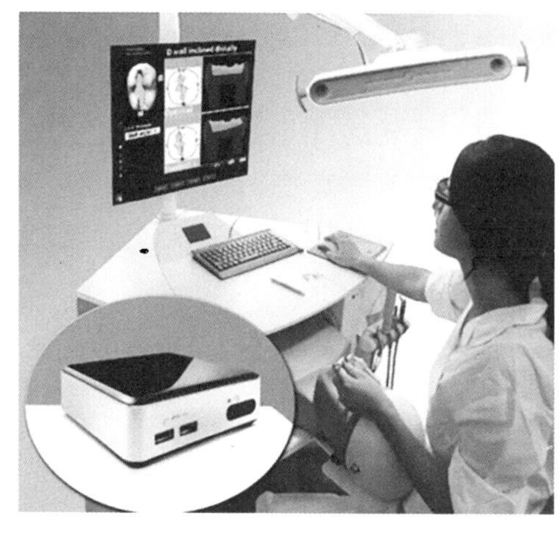

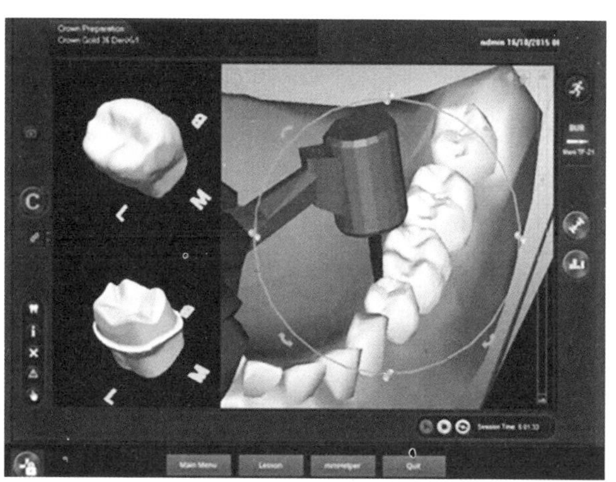

图 4-12　DentSim 系统中的光学跟踪设备

真头模、牙齿和手机追踪器以及红外光捕捉器等硬件组成，利用虚拟现实技术，全三维数字化真实重建制备过程中车针在口腔内的切削过程，为口腔学生提供临床前动手实践平台。

3. **电磁跟踪**　电磁跟踪系统一般由磁场发射源、磁场接收单元、数据采集计算单元三部分组成。采用三轴线圈作为发射源，向其中通入交流或直流脉冲信号，线圈周围会感应出磁场。利用磁传感器探测空间位置磁场变化，反映出传感器与磁场发射源的相对位置和方向的变化。然后将采集信号根据磁场耦合关系计算处理得出目标的位置和方位。

电磁跟踪系统的优点是不受视线阻挡；缺点是空间中的金属物质会对其测量精度产生影响，同时因为磁场强度会随着距离增加而减弱，所以只能适合小范围的工作。在虚拟手术仿真中，电磁跟踪还广泛应用于头部跟踪、三维数字化建模等器械跟踪以外的领域。

图 4-13 为静脉穿刺虚拟手术训练系统：当用户进行操作时，电磁跟踪系统可以自主采集针头的位置和方位，实现硬件操作与计算机三维画面实时同步，模拟导管置入并做

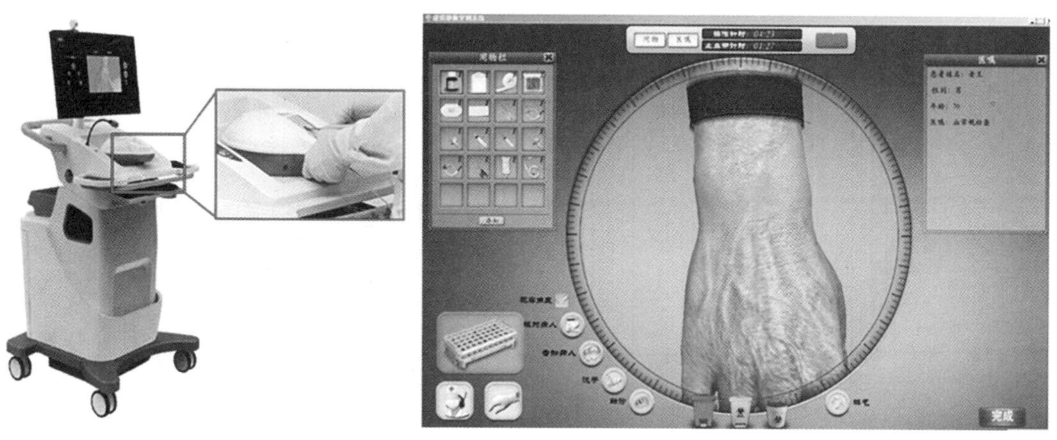

图 4-13　静脉穿刺虚拟手术训练系统中的电磁跟踪装置

出相应的反馈。整个操作过程的所有操作程序都列入了练习和考核范围，电磁跟踪测得的数据可以用于同标准的操作手法进行比较，使用户的操作水平接近或达到正规水平。

4. 惯性跟踪 惯性跟踪利用陀螺仪测量被跟踪物体三个转动自由度的角度变化，加速度计测量平移速度的变化，利用测量的方位信息与加速度值，就可以计算出世界坐标系中的加速度，再根据已知的初始位置，将被跟踪物体的加速度对时间二重积分，就能计算出被跟踪物体三个位置自由度的位移。

惯性跟踪器具有设备轻便、价格低、不怕遮挡、低延迟等显著优点，其最大的优点是无需发射源、操作范围较大；缺点是对陀螺仪测量的角度信息作积分时，测量误差会一直累积，故需要其他传感器做补偿校正测量。

（二）视觉显示设备

视觉系统是虚拟手术仿真中最重要的感知通道，人获取的信息 70%~80% 来自视觉。虚拟场景的可视化是用户在虚拟环境中进行人机交互的先决条件，所以视觉显示设备是虚拟仿真系统中人机交互的基本组成部分。在构建虚拟仿真系统时，可以通过多种视觉显示设备使用户产生真实感很强的视觉感知，观察到虚拟环境中具有一定形状的物体或现象，如 CRT 显示器、大屏幕投影、多方位电子墙、头盔显示器等是虚拟现实系统中常见的显示设备。

1. 头盔显示器 自头盔式显示系统问世以来，虚拟仿真系统就经常使用头盔式显示方式为用户呈现三维虚拟场景。如图 4-14 所示，非透视式头盔显示系统将两个显示器安装于头盔内部靠近眼睛的位置，头盔显示器随头部的运动而运动，其内置的位置跟踪器可以实时检测头部的位置和方向，计算机根据头部位置和方向在头盔显示器上绘制当前视点下的场景。由于用户只能看到非透视式显示器上计算机生成的三维场景，容易产生沉浸感，但也存在容易引起眼睛疲劳、眩晕等问题。

2. 桌面显示系统 桌面是许多用户习惯和需要的一类工作环境。桌面式显示系统将虚拟环境的场景图像投影到水平放置的显示设备上，使用户能够在工作台的水平面上完

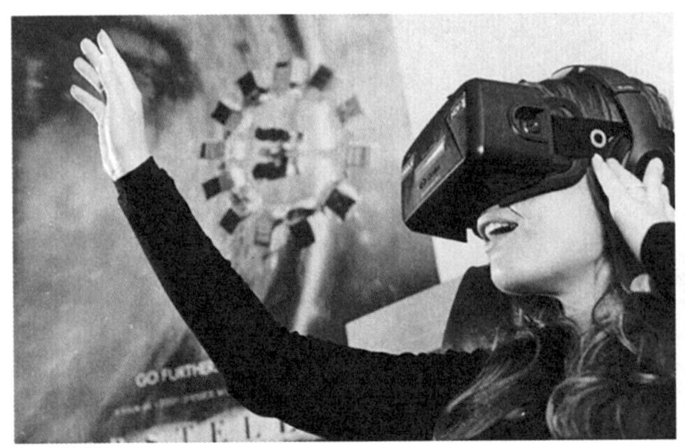

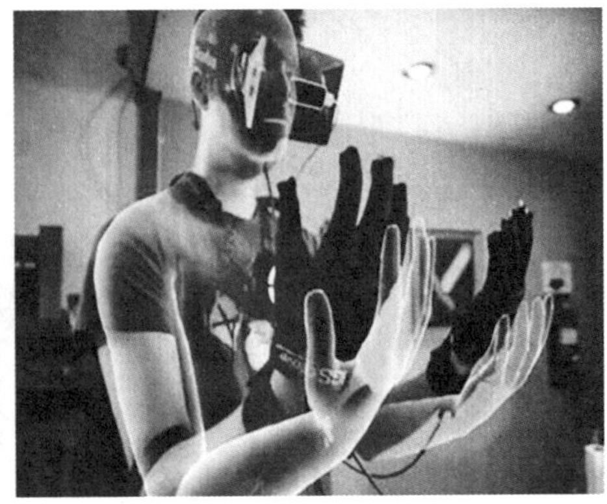

图 4-14 具有位置跟踪功能的头盔式显示设备

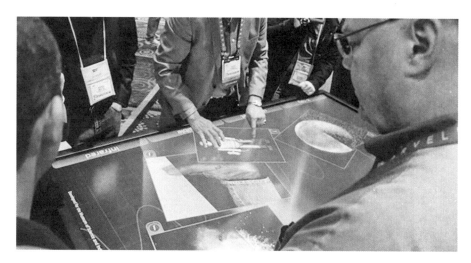

图 4-15　大幅度桌面式视觉显示装置

成交互操作。桌面显示系统主要由工作台、投影机和计算机组成。如图 4-15 所示，工作台包括反射镜和桌面显示屏，投影机将计算机生成的场景图像投射到反射镜，反射镜再将场景图像反射到显示屏。显示屏的场景图像既可以表现三维虚拟对象，也可以呈现可操作的系统工具和界面菜单。

借助于立体眼镜，多个用户可以同时感知虚拟环境的立体三维场景，并且桌面显示系统的跟踪设备可以确定用户的视点位置和方向。从显示特点和应用效果来看，桌面显示系统比较适用于教师操作虚拟对象进行讲解和示范，因此在虚拟手术仿真系统中得到了广泛的应用。但是桌面显示系统产生的三维虚拟场景沉浸感不强。

3. 投影式显示　投影式显示系统（cave automatic virtual environment）是一种典型多面投影的虚拟场景显示系统，可以容纳多个用户同时感受逼真的立体虚拟场景。投影式显示系统将多个投影显示屏作为虚拟场景在不同方位的显示“面”，利用 3 个以上、彼此相连的显示“面”构成“洞穴”形状的立方体，如图所示，立方体的边长一般大于 3m，显示“面”可以包括天花板、地板和多个墙体。投影仪一般安装在“面”的外部。能够将计算机生成的虚拟场景图像投影到各个“面”的屏幕上，如图 4-16 所示。投影式显示系统可以为用户呈现前、左、右、上、下方向的立体虚拟场景，能够使用户获得逼真的视觉感知、“沉浸”于虚拟环境，但是系统的应用和普及经常受到高价格、大场地等因素的限制。

4. 自由立体显示　无论头盔显示、桌面显示还是投影显示方式，都需要借助必要的立体显示设备（如立体眼镜）使用户获得虚拟场景的立体感知。由于用户佩戴这些立体显示设备时总是会有一些不适的感觉，因此人们开始研究多种“自由”立体显示方式及其设备，使用户不需要佩戴任何器具直接感受虚拟场景的立体效果。目前，基于激光全息计算的立体显示技术、用激光束直接在视网膜上成像的全系显示屏已经出现，但尚未在虚拟手术仿真中出现类似的应用。

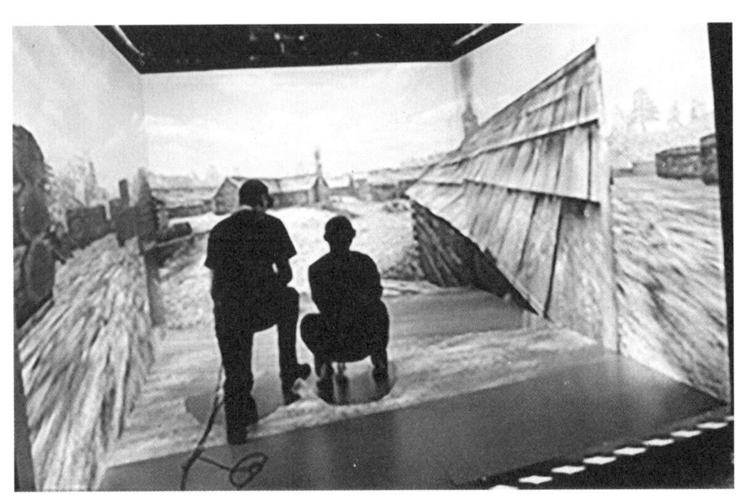

图 4-16　投影式显示系统

（三）力反馈设备

能否让参与者产生“沉浸”感的关键因素之一是用户在操纵虚拟物体的同时，感受到虚拟物体的反作用力，从而产生触觉和力觉感知。例如，当操纵虚拟的口腔探针在虚拟环境中的牙齿上滑动时，应该能感受到牙齿表面的沟槽等细节特征和通过操纵杆作用于人手的反馈力。在医疗仿真系统中，力觉感知主要由计算机通过力反馈设备、数据手套对用户的肢体（如手指）产生运动阻尼从而使用户感受到作用力的方向和大小。

如果没有力觉反馈，当虚拟手术器械接触到虚拟组织器官时容易穿过组织；但由于人的力觉感知非常敏感，一般精度的力反馈设备无法满足要求，而研制高精度力反馈装置又相当困难和昂贵。这是医疗仿真中面临的难题之一。解决这种问题的有效方法是在用户的交互设备中引入触觉反馈。触觉反馈主要是基于视觉、气压感、震动触感、电子触感和神经肌肉模拟等方法来实现的。向皮肤反馈可变电脉冲的电子触感反馈和直接刺激皮层的神经肌肉模拟反馈都不太安全，相对而言，气压式和震动触感式是较为安全的触觉反馈方法。

1. 桌面式力反馈设备　近年来，随着计算机、传感器、机器人等技术的飞速发展，涌现出大量的力觉交互设备。

力觉交互设备是连接操作者和虚拟环境的纽带，其性能优劣程度决定了交互系统是否能够成功完成预期的仿真任务，根据 Salisbury 给出的评价交互设备性能的定性标准，研究人员总结出了定量评价力反馈设备性能的六项关键指标，即自由度、工作空间、位姿分辨率、输出力 / 力矩、反向驱动性能和可模拟刚度。按照机械结构进行划分，力觉交互设备可分为串联机构和并联机构。按照控制方式，力觉交互设备可分为阻抗再现式和导纳再现式。

尽管商用力反馈设备的型号多样，就虚拟手术仿真而言，其关键性能（可模拟刚度、工作空间、末端等效质量等）难以满足特定手术操作中精细操作手感训练的要求。在大部分虚拟手术仿真系统中，力反馈装置已成为制约现有手术仿真系统性能提升的瓶颈问题。为此，需要结合手术操作的特点，研制面向特定手术操作的力反馈装置的功能和性能指标。Sigma.7 就是为满足 MiroSurge 对力觉仿真的需求，由德国宇航中心和 Force Dimension 公司联合开发的力反馈设备。

目前国外陆续推出了部分力反馈设备原型机，美国 SENSABLE 推出的 PHANTOM 力反馈系列产品，具有 6 自由度的运动能力和 3/6 个自由度的力反馈能力，世界上许多研究力反馈技术的科研机构的设备都来源于 SENSABLE 公司，用户操作方式是以手拖动操作杆，可以实时给出操作杆空间位姿和力反馈，可以模拟手术缝、手术刀的动作，但不能模拟手术剪、夹的动作。瑞士 Force Dimension 公司研发了 Delta-6-DOF 系统，该系统采用并联机械结构，可以持续施加 20N 的反馈力，已被应用在内镜和腹腔镜手术训练系统中；但该系统没有杆状手柄，不具备实际手术工具剪、夹的功能。

与心血管介入手术相关的研究近年来也有较快的发展，Bradford E.Bailey 开发了一种微创手术虚拟训练系统。利用该系统可以模拟导管在手术切口的插入和进退动作，并能提供导管进退时轴向的反馈力，该系统的缺点是不能操作导管沿周向旋转，因此不能得到导管周向旋转力反馈信息。CorradoCusano 开发的介入虚拟手术系统，其导管夹紧部分采取了电磁加紧机构，能适应不同直径的导管的夹紧，但刚性的操作器械与心血管介入手术有差别。Fredrik Ohlssion 开发了一种介入虚拟手术系统，该系统的核心部分是多个运载单元，运载单元按次序放置在导轨上，并可在电机带动下沿导轨运动。运载单元用于接收、锁定模拟手术用的导管，可以检测导管的运动学信息，并能提供力反馈；但运载单元惯性大，影响力觉精度。尽管这些力反馈装置都能实现在一定工作空间内一定自由度的交互运动和力反馈功能，但都有着各自的局限性或者针对特定应用领域而设计，而且普遍价格昂贵。

国内也自主开展了适用于医学数字化仿真的力反馈装置的研究。

图4-17所示为北京航空航天大学研制的面向精细操作技能训练的桌面式力反馈设备，通过三自由度和六自由度串并联机构，使用笔式操作杆，可模拟虚拟手术器械与人体组织接触时的作用力。中科院自动化研制了具有力反馈的虚拟手术刀，模拟反馈手术刀在切割方向的力。上海交通大学与复旦大学眼耳鼻咽喉科医院合作对虚拟耳显微手术进行了研究，并研制了具有力反馈的二维和五维虚拟手术器械。在柔性手术器械方面，哈尔滨工业大学开发了一种脑血管介入手术仿真训练系统。训练者操作导管运动带动信号采集球的转动，采用摩擦材料块发生形变产生反馈力，采用摩擦传递运动和力，容易产生打滑现象，影响了力反馈精度。

2. 穿戴式力反馈数据手套 数据手套是一种多模式的虚拟现实硬件，通过软件编程，可进行虚拟场景中物体的抓取、移动、旋转等动作，也可以利用它的多模式性，

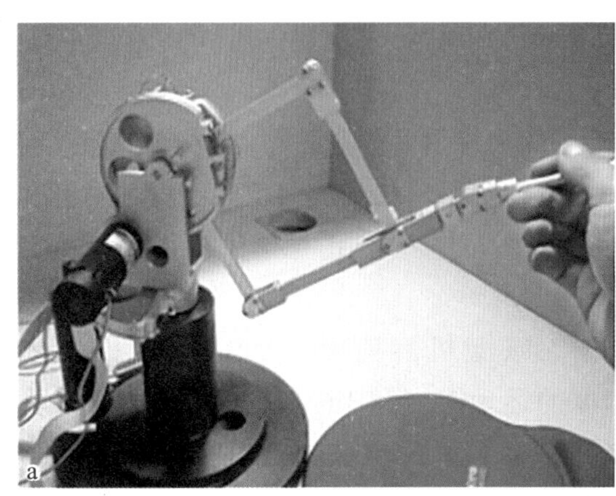
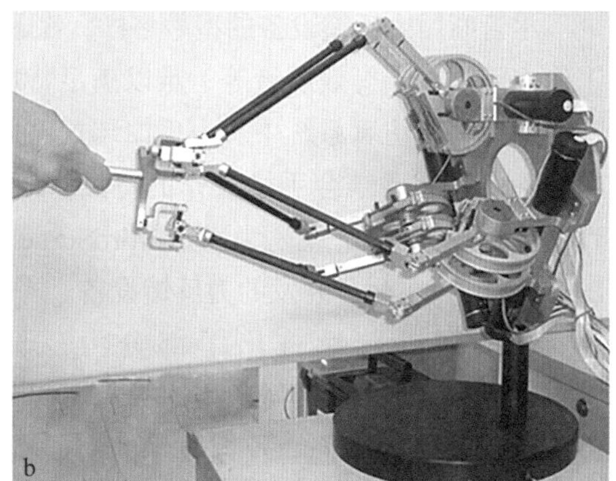

图 4-17　面向精细技能训练的三自由度（a）和六自由度（b）桌面式力反馈设备

用作一种控制场景漫游的工具。数据手套的出现，为虚拟现实系统提供了一种全新的交互手段，目前的产品已经能够检测手指的弯曲，并利用磁定位传感器来精确地定位出手在三维空间中的位置。这种结合手指弯曲度测试和空间定位测试的数据手套被称为“真实手套”，可以为用户提供一种自然的三维交互手段。借助数据手套的触觉反馈功能，用户能够用双手亲自“触碰”虚拟世界，并在与计算机制作的三维物体进行互动的过程中真实感受到物体的振动。触觉反馈能够营造出更为逼真的使用环境，让用户真实感触到物体的移动和反应。此外，系统也可用于数据可视化领域，能够探测与出地面密度、水含量、磁场强度、危害相似度、或光照强度相对应的振动强度。

典型的虚拟现实数据手套包括 5DT、CyberGlove、Measurand、DGTech、Fakespace、CyberGrasp 等数据手套。其中 CyberGrasp 是一款设计轻巧而且有力反馈功能的装置，可以作为力反应外骨骼佩戴在 CyberGlove 数据手套（有线型）上使用，能够为每根手指添加阻力反馈。使用 CyberGrasp 力反馈系统，用户能够真实感受到虚拟世界中电脑 3D 物体的真实尺寸和形状。接触 3D 虚拟物体所产生的感应信号会通过 CyberGrasp 特殊的机械装置而产生了真实的接触力，让使用者的手不会因为穿透虚拟的物件而破坏了虚拟环境的真实感。

使用者手部用力时，力量会通过外骨骼传导至与指尖相连的肌腱。一共有五个驱动器，每根手指一个，分别进行单独设置，可避免使用者手指触摸不到虚拟物体或对虚拟物体造成损坏。高带宽驱动器位于小型驱动器模块内，可放置在桌面上使用。此外，由于 CyberGrasp 系统不提供接地力，所以驱动器模块可以与 GrapPack 连接使用，具有良好的便携性，扩大了有效工作区。该装置施加遍及运动范围的大约垂直于指尖的抓取力和可以单独指定的力。CyberGrasp 系统可使手部在整个运动范围内运动。该装置是可调的，其设计的目的是适应各种各样的手。

在用力过程中，设备发力始终与手指垂直，而且每根手指的力均可以单独设定。

CyberGrasp 系统可以完成整手的全方位动作，不会影响佩戴者的运动。CyberGrasp 最初是为了美国海军的远程机器人专项合同进行研发的（图 4-18，图 4-19），可以对远处的机械手臂进行控制，并真实地感觉到被触碰的物体。

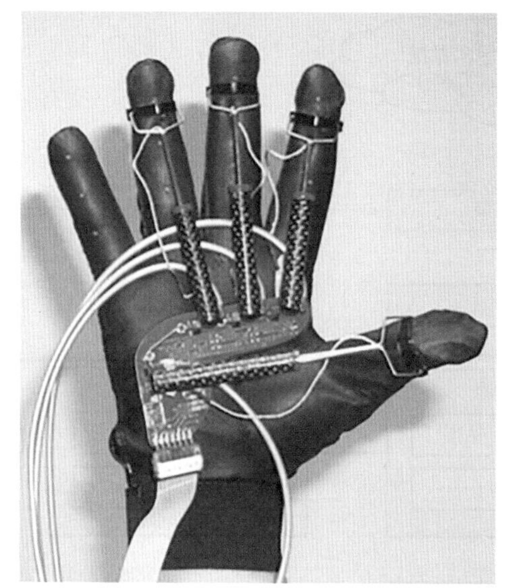
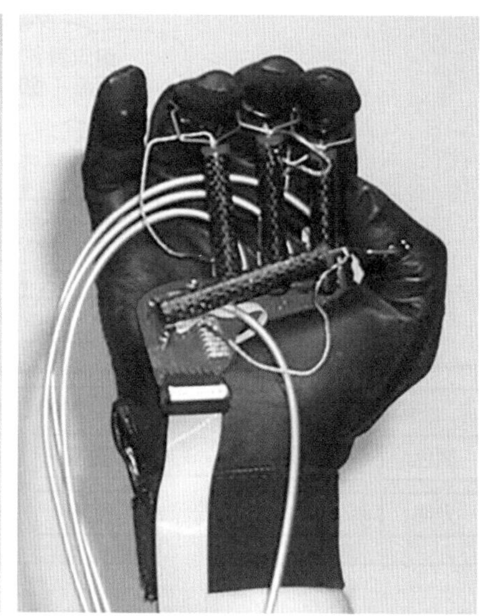

图 4-18　面向手部康复训练的穿戴式力反馈设备

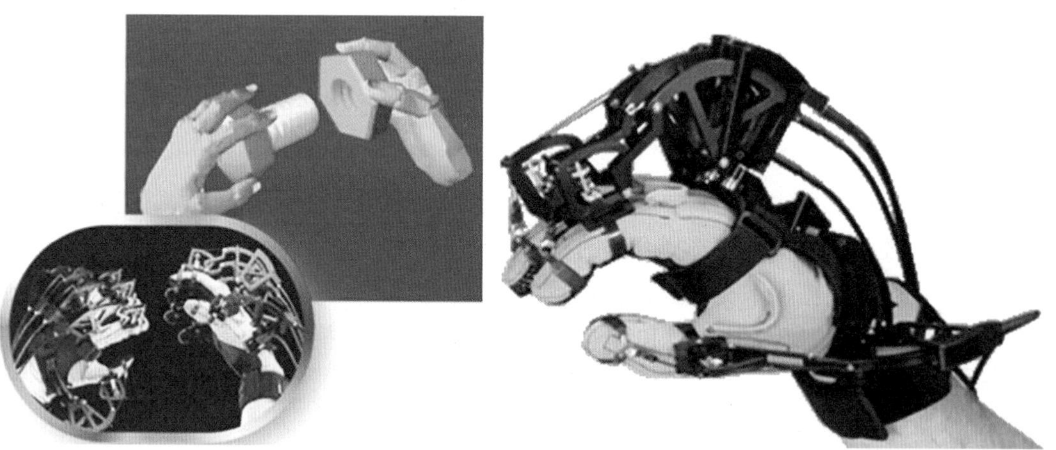

图 4-19　CyberGrasp 力反馈数据手套

三、数字化虚拟仿真算法和软件

数字化虚拟仿真算法和软件系统的任务是接受硬件装置采集的医师操作指令，驱动虚拟场景的虚拟手术器械同步运动，然后通过实时碰撞检测算法计算器械和组织器官的接触信息，实时出计算器械和人体组织器官之间的作用力，以及器官的变形等动态响应，并把计算结果通过多感知通道（视 - 听 - 触）的实时反馈技术和仿真硬件呈现给医师。如图 4-20 是数字化虚拟仿真算法和软件系统的系统组成。本节将对各组成部分进行介绍。

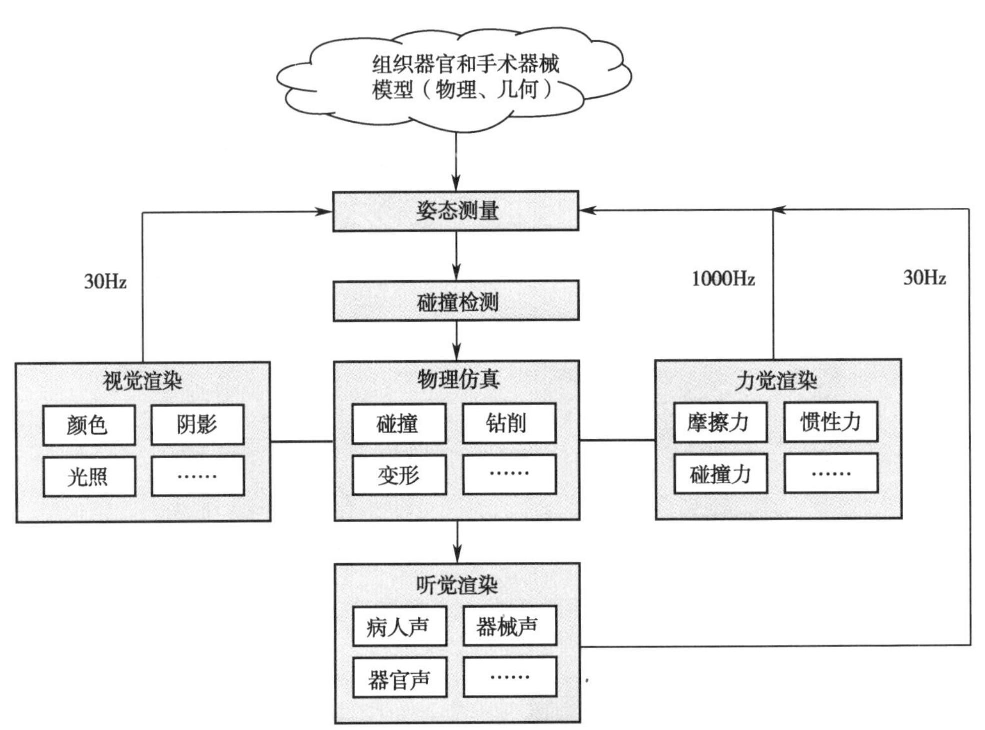

图 4-20　数字化虚拟仿真算法和软件系统的系统组成

虚拟手术仿真算法首先需要对人体器官进行几何建模，生成器官组织的形状；其次根据器官的种类和手术类型选择合适的物理变形方法，物理变形方法用于驱动几何模型计算变形；然后根据手术类型设计手术操作算法，如夹取、切割、缝合、灼烧等；最后通过显示器和力反馈设备从视觉和触觉上输出软组织的几何模型。

（一）碰撞检测

在现实环境中，任何两个不同的物体都处在两个不同的空间之中，不可能发生相互嵌入的现象。但是在虚拟环境中，虚拟物体是用虚拟空间中的点以及其位置坐标表示出来，两个虚拟物体可以发生相互嵌入。例如在肝脏手术模拟中，当虚拟手术钳向肝脏运动时，如果没有碰撞检测或碰撞检测的不及时，不能在两个物体接触的瞬间立刻检测出碰撞的发生，就会导致手术钳与肝脏间的穿透现象，引起视觉上的错误。

在手术仿真中，碰撞主要为虚拟手术器械间的相互碰撞、虚拟手术器械和人体器官之间的碰撞、人体器官间的自碰撞。在虚拟手术仿真训练中，碰撞检测（collision detection）算法需要实时检测上述各种类型的碰撞是否存在。如果虚拟环境中的物体间存在接触，碰撞检测算法还需要记录物体间接触点的位置、接触方向、接触面积、穿透深度和穿透体积等参数，以便为后续碰撞响应计算提供准确的接触状态信息。以肝脏切割手术为例，手术钳碰到肝脏后的碰撞响应为阻止手术钳继续前进、力反馈装置产生阻力、肝脏受力产生形变等真实环境中会出现的情况。为保障虚拟仿真系统的逼真性和实现，设计的碰撞检测算法必须权衡碰撞检测的精度和速度，具备快速、准确、稳定可靠、可以用于物理模型的仿真等特性。

碰撞检测难点是适应不同凹凸复杂几何形状，要求元素级（例如面片级）精确检测，是保证 1kHz 刷新频率的关键所在。此外，由于虚拟工具的运动受用户实时控制，其运动速度和运动方向事先不可预测，由交互设备实时采集得到，碰撞检测要避免工具快速运动的误检测，尤其是针对薄壁物体或物体上的细微几何细节操作时，容易出现工具穿透现象。

碰撞检测可以分为接近度检测和穿透量检测。按照精度要求可以分为离散和连续碰撞检测。为加快计算效率，一般采用粗检测和精检测两个阶段。前者是采用物体的包围盒与运动工具进行检测，后者要定位到物体上的元素级精度。

对存在拓扑结构的物体，例如由多边形网格表示的物体，网格面片之间的拓扑信息用来表示邻接关系，这些信息可以用来加速检测。建模中得到的网格也有可能没有拓扑信息（polygon soup），每个面片都是独立的，这样的物体的碰撞检测则无法利用邻接关系来加速。层次包围盒是对物体的组成单元进行空间划分，从而加快碰撞检测的最有效的方法之一。通常需要在预处理阶段对目标物体模型建立层次包围盒（一般为树形结构），按照空间距离对物体的组成单元（例如网格面片）递归地划分，直到每个包围盒只包含一个基本单元为止。有了这些信息后，工具和物体分别从各自的层次化包围盒的顶层开始递归式遍历。若工具包围盒与物体包围盒有交集，则算法递归至二者的子包围盒继续检测；若无交集，则该包围盒的子节点不需要遍历。这样就避免了很多不必要的基本单元之间的测试。包围盒的选择是此类方法的重点，根据包围盒的紧密性、时间消耗以及动态更新的不同，典型的层次化包围盒有包围球、轴向包围盒（axis-aligned bounding box，AABB）、方向包围盒（oriented bounding box，OBB）、k-dop（discrete orientation polytopes）包围盒、凸包包围体（convex hulls）等。

图 4-21 是各种三维物体包围盒的二维投影示意图。

AABB 包围盒重叠测试比较简单，但其紧凑性不好，但由于其更新比较容易，所以也可用于变形物体的碰撞检测。OBB 包围盒的紧密性较好，但是重叠测试的代价比较大；OBB 包围盒的更新比较复杂，所以不适合变形物体的碰撞检测。k-dop 包围盒的紧密性在这些包围盒中是最好的，其更新也比较容易，所以也适用于变形物体间碰撞检测。此外通过对包含物体的空间进行分割，可以获得物体的体模型，如八叉树、BSP 树等，其碰撞检测只需判断对应的网格空间是否包含体素，可以大大提升碰撞检测的速度。

除层次包围盒外，空间网格划分法也是碰撞检测的常用方法。空间分割法对包含物

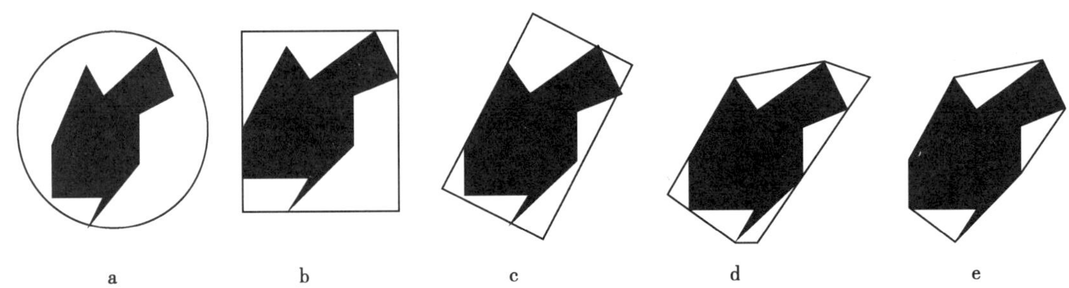

图 4-21　三维物体包围盒的二维投影示意图

a. 包围球；b. AAB 包围盒；c. OBB 包围盒 d. 6-dop 包围体；e. 凸包包围体

体的空间进行单元划分，碰撞检测只需判断虚拟环境中各个物体的网格空间是否包含空间单元，其优点是可有效地提高检测效率和速度，缺点是检测的相对精度不高。因此，可用于对速度有很高要求的模型检测中。

有一些共享软件开发包可用于力觉生成的碰撞检测，包括 PQP（proximity query package）、SWIFT++ 等。PQP 功能包括狭义的碰撞检测，最近距离计算，距离阈值验证。SWIFT++ 功能包括狭义的碰撞检测，距离阈值验证，近似和精确最小距离计算，碰撞验证。其他开源工具还有 SOLID、COLDET 等。此外，FAST 支持刚体的连续碰撞检测，即给定刚体的起止位形，FAST 能计算出碰撞第一次发生的时刻，以及该时刻的具体的碰撞几何信息。C2A 支持刚体的连续碰撞检测，不要求拓扑结构信息。这些碰撞检测算法大多基于网格模型，而且适用场合、计算效率各异。

为协调对象复杂度和碰撞检测技术效率的矛盾，基于多分辨率模型的碰撞检测方法得到广泛研究。典型方法是层次细节（level-of-detail，LOD）简化技术，其方法有两种：静态构造离线 LOD 模型以及动态构造连续 LOD 模型，后者一般采用渐进式网格来实现。ElSana 等人将多分辨率用于力觉渲染，在探针附近区域采用精细网格，在其余区域采用粗网格。Otaduy 基于人对细节的感知开发了针对凸面片的网格简化方法并对下牙列模型构建了多分辨率模型，如图 4-22 所示。该方法实现了实时稳定的力觉渲染。

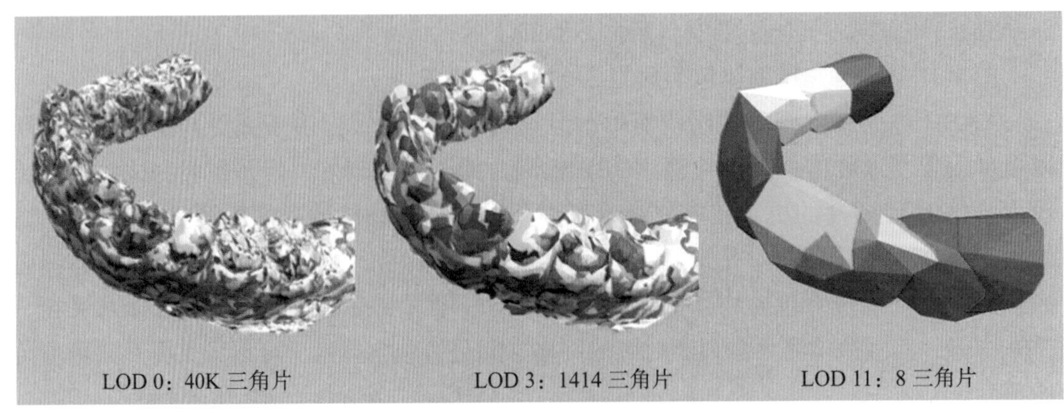

图 4-22　基于网格的多分辨率层级模型

（二）物理仿真算法

在复杂物理模型的高效计算方面，人体心血管系统涉及的物理仿真模型计算量非常大，如有限元方法虽然准确度高，但计算量非常大，计算复杂度与物理计算单元数的平方成正比，当物体的材料连续性被破坏时，还需要重新计算刚度矩阵并更新力学控制方程，因此如何建立高效的物理计算模型成为物理仿真应用领域急需解决的问题之一。

目前，平衡物理模型精度和计算实时性的方法主要包括并行计算的方法、快速的物理数据存取方法、常量部分预计算的方法等，如 P.Goswamiy 通过基于 Z-index 和并行排序的方法来建立物理单元计算数据的并行存储结构，实现了物理单元及其邻域部分的快速存取。M. Ihmsen 提出了最优化规则化网格，实现了高效的领域并行查询。Y.Y. Wei 在求解血液栓塞实时交互模型时，先将物理方程的扩散矩阵、拉普拉斯矩阵分解为稀疏三角矩阵后，再使用多线程版本的稀疏的对称不定矩阵求解器计算物理方程。C. Dick 将物体划分成规则的六面体，并利用旋转不变公式实现了一种多重网格有限元计算方法，该方法的优点是有限元生成和预处理较为简单，并且存储较为统一，从而可以简化存储，充分利用 GPU 的带宽。H. Courtecuisse 分析了显式积分的缺点，并指出在软组织器官大尺度变形中更适合利用隐式积分，在具体计算中，为每一个四面体单元开辟一个单独的线程，在计算出每一个单元所受应力之后，将其独立存储，并再为每一个顶点开辟一个单独的线程，累加计算每一个顶点的受力，因此，在每一次迭代完成之后，只需要向 CPU 中传输两个标量数值判断其是否满足收敛条件，从而降低了 CPU 与 GPU 之间的通信量。

从上面的分析可以看出，为了加速模型计算，国内外学者在如何利用 CUDA 框架进行并行化算法设计，如何设计数据搜索及查询管理方法来尽量减少 GPU 与 CPU 间的数据通信负载，以及如何对物体进行有限元剖分来提高有限元动态更新和数据存储效率等方面都进行了有益的尝试，但是，这些方法大部分都是只针对某一特殊的应用，难以直接集成和移植推广。而对高精度虚拟手术而言，如何融合微分方程求解原理分析、硬件并行计算以及基于数据高效组织的预计算等策略为一体，来实现普适性较强的中大规模有限元模型的加速求解，满足虚拟手术实时性要求，仍是一个亟待突破的关键技术问题。

（三）图形渲染算法和软件

真实感图形实时绘制是实现虚拟环境视觉感知的最重要手段，是构造虚拟环境的一项核心技术。真实感和实时性是虚拟仿真系统沉浸感及交互性的重要保障，也是一对突出的矛盾。虚拟手术仿真中的图形算法大都是围绕提高真实感和实时性展开的。

在虚拟手术仿真中，图形仿真的主要研究方向有真实感光照计算、纹理映射和自然景物绘制等。对于使用多边形表示的场景，为了加速绘制，很多研究者开展了网格化简和并行绘制的研究。在虚拟手术仿真中，为增强虚拟环境的真实感，会采用立体显示技术。

通常做法是使用户的左、右眼看到有视差的两副平面图像，并在大脑中将它们合成而产生立体视觉感知。

图形仿真的关键技术包括真实感光照计算、复杂纹理映射、自然景物的绘制、网格化简技术、并行绘制方法、立体显示技术等。如图 4-23~ 图 4-26 所示的手术针穿刺腹腔脏器的逼真图形渲染，所示的腹腔镜手术打结缝合力反馈模拟的图形渲染，脑组织的细节几何结构图形渲染效果，典型的人体固态和液态组织在不同光照条件下绘制效果，以及采用粒子效果的流血视觉仿真，以及内镜电灼烧的烟雾效果。

高精度个性化数据驱动的器官体纹理合成和映射方法，目前的虚拟手术系统中的器官纹理绘制大多是基于面模型，采用表面纹理映射的方法实现。但在基于物理的虚拟手术仿真过程中，除了要表现器官的外观表面外，还需要逼真的展示器官和组织的内部结构。此外，当使用虚拟手术器械对人体器官软组织进行切割、撕裂等交互操作时，会形成新的剖面并导致三维模型的拓扑关系发生动态变化，进而破坏掉三维模型原来的“三维顶点到二维贴图”的参数化映射关系，这使得表面纹理映射难以胜任虚拟手术场景逼真绘

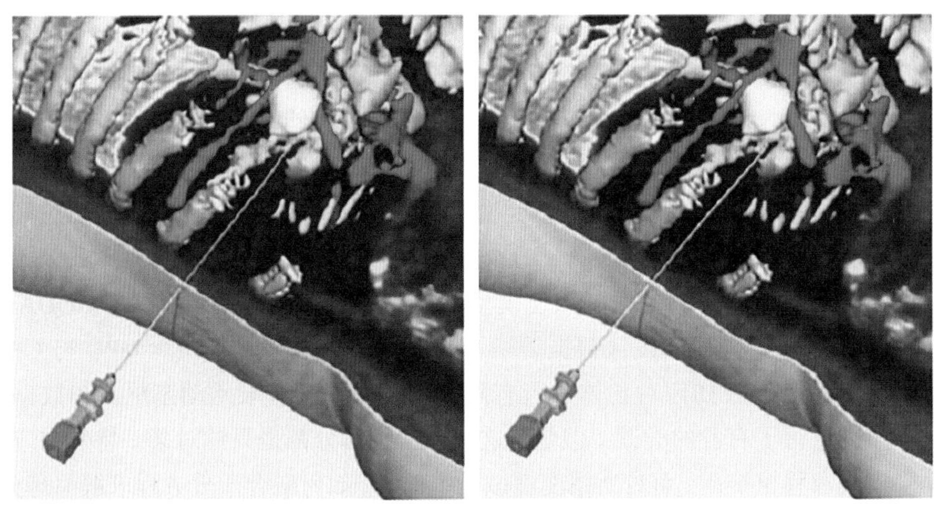

图 4-23　手术针穿刺腹腔脏器的逼真图形渲染

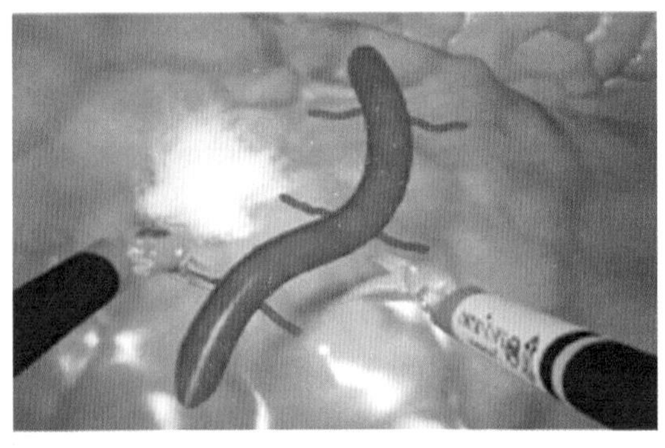

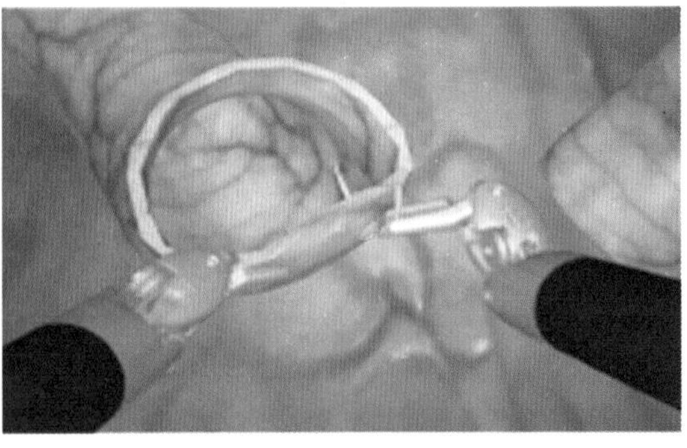

图 4-24　腹腔镜手术打结缝合力反馈模拟的图形渲染

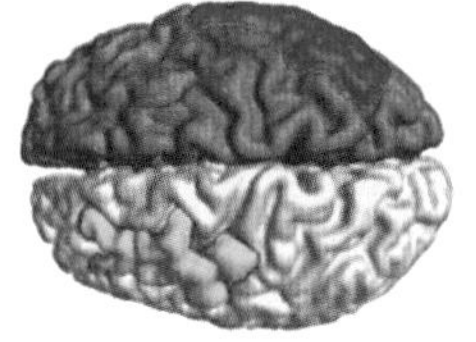
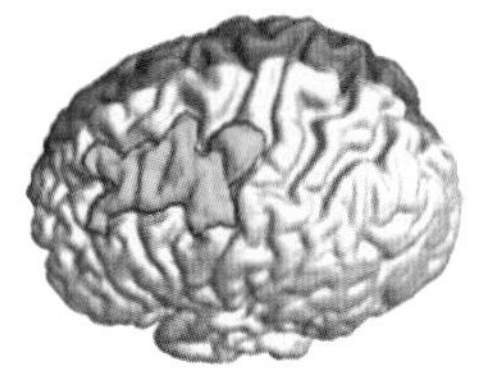
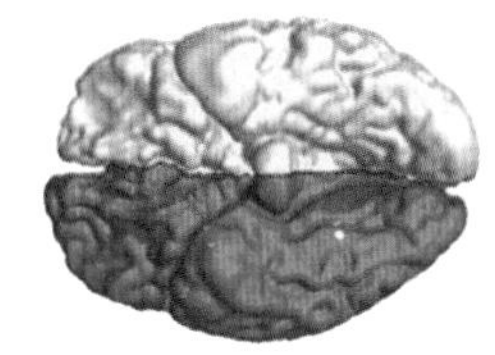
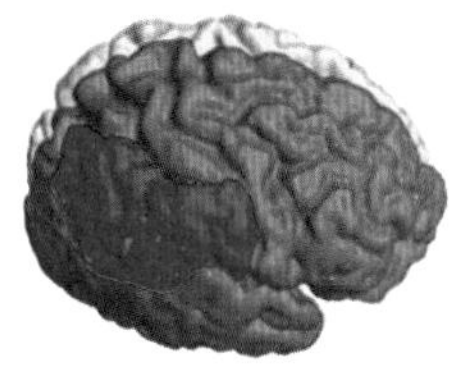

图 4-25　人脑组织的细节几何结构图形渲染效果

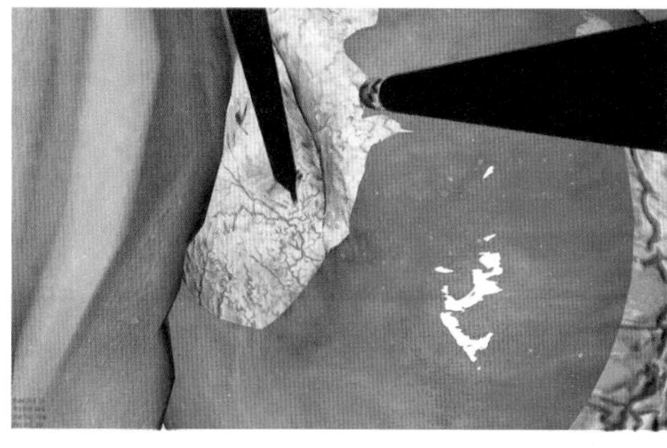
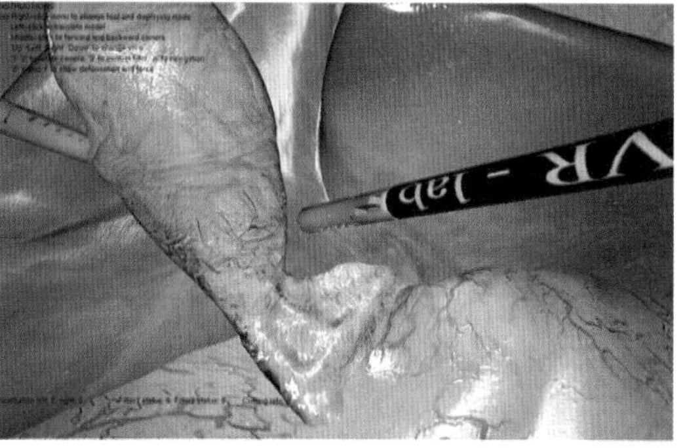

图 4-26　典型的人体固态和液态组织在不同光照条件下绘制效果

制的需要。因此，为提高手术仿真的逼真性，需采用体纹理映射来对器官组织的结构细节进行增强表现。

基于生理数据的手术紧急复杂情况实时逼真表现方法，主要需要表现的对象是手术场景中的流体，迄今为止，虚拟手术的研究主要集中在几何建模和物理建模上，对手术场景中流体的逼真绘制研究较少，主要采用流体仿真领域中的主流方法，大致分为两类：非物理方法和基于物理的方法。非物理方法主要采用纹理动画、视频捕捉、直接绘制等方法，这类方法的优点是算法复杂度相对较低，可以做到实时绘制，缺点是不能根据个性场景合理改变流体运动状态，交互实现困难。基于物理的方法则主要采用简化的Navier-Stokes 方程，利用光滑粒子流体动力学（smoothed paticle hydrodynamics，SPH）方法进行流体仿真。由于 SPH 方法计算开销大、速度慢，于是研究者提出基于 GPU 的硬件加速绘制方法。目前针对流血现象的仿真没有一个通用的模型，因此有必要建立统一的手术流血模型，以生理数据为基础，实现各种流血状态的模拟。总的来说，尽管人们对虚拟手术中的流体模拟进行了一些研究与实验，但是在运动状态及逼真绘制方面都远不能达到物理真实和视觉真实的效果，交互操作更是少有涉及，这在很大程度上影响了虚拟手术的真实感和沉浸感。

由上述国内外相关的研究状况可以看出，对于医学数据具有真实感的可视化渲染仍是一个重要的研究方向。由于医学数据量大，结构复杂，并且对于科技含量较高的手术来说对于处理精度和速度的要求越来越高，所以利用 GPU 技术进行加速的方法也成为研究热点。此外，自由立体显示硬件水平的逐步提升和方便的立体效果呈现，使得研究人员对其在医学领域的应用展开了相关研究。

（四）触力觉渲染算法和软件

触觉被称为感觉之母，是人类与外界交流的重要通道之一。温度、硬度、形状、表面纹理等信息，都必须通过触摸来感知。目前的 VR 系统大多具有很强的视听觉显示功能，而在触力觉方面的显示能力不足，导致系统的交互性不够。触力觉人机交互对于保证虚拟仿真系统的 3I 特性具有不可或缺的地位，其作用在于通过视听触多感觉融合增强沉浸感、通过人与虚拟环境的双向交流增强交互性、通过“所见即所触”提供更加丰富多彩的仿真应用。正如计算机图形学（computer graphics）在 20 世纪 60 年代的孕育和发展一样，计算机触觉（computer haptics）正在 VR 系统中扮演越来越重要的角色。

触觉和力觉是人类感觉器官的重要组成部分。如果虚拟手术系统缺少触觉力觉反馈，医师操纵的虚拟手术器械虽然可以正确地对器官组织进行各种手术，但是医师没有接触器官组织的那种实际的感觉，这与医师的实际经验是不符的。医学手术典型交互动作分为：接触探查、挤压和牵拉变形、切割断裂、钻削、打结、缝合、剪切等。需要计算在不同器械运动速度下的交互力幅值和方向、人体组织的几何与物理属性变化（动态响应）等。

触力觉人机交互系统由三部分组成：操作者、触力觉设备、触力觉生成算法。触力觉人机交互是操作者通过交互设备向虚拟环境输入力或运动信号，虚拟环境以视、听、力或运动信号的形式反馈给操作者的过程。触力觉生成算法（haptic rendering）是计算和生成人与虚拟物体交互力的过程，是触力觉人机交互技术的软件核心，是使人感受到虚拟环境丰富多彩的关键。

触力觉（haptic）包括了人体两类感受器，位于皮肤真皮层和表皮层的触觉感受器（tactile receptor），相应诱发的感受称为触觉反馈，位于关节和韧带内的感受器（kinesthetic receptor），相应诱发的感受称为力觉反馈。为模拟这两类感受，相应的生成方法分别称为力觉生成（force rendering）和触觉生成（tactile rendering）方法。

触力觉生成与图形绘制渲染的区别在于：实时图形渲染的刷新频率为 30Hz，而实时触力觉渲染要求刷新频率至少在 1kHz 以上；图形显示是计算机呈现给人的单向的信号流动，而触力觉是人机之间的闭环信号和能量交互，因此图形渲染只需要保证视觉逼真性即可，而触力觉渲染对计算模型在稳定性和逼真性都提出了更严格的要求。力觉交互系统属于人在回路中的闭环控制系统，操作者通过操作一个机械电子系统（力觉交互设备）与虚拟环境产生信息流和能量流的双向交换。不正确的计算模型会导致虚拟环境的输出信号与力觉交互设备的力学特性不匹配，不仅会导致用户的触觉体验不真实，甚至会导致触力觉反馈设备出现剧烈震动、噪声等失稳现象，严重时导致设备损坏乃至伤害操作者。因此，力觉渲染算法的设计首先必须考虑稳定性要求，同时必须满足逼真性、稳定性和实时性的折衷。因为力觉显示只有符合物体交互的物理规律，才能够给操作者的触力觉感受器以真实的刺激。因此，如何建立具有真实感的力学模型，又能够保证稳定性和计算快速性，是力觉生成和渲染方法面临的挑战。

在虚拟手术仿真中，力觉表现需要借助触力觉设备：当用户操纵触力觉设备时，碰撞检测算法检测与虚拟对象的碰撞情况；如果发生碰撞，就通过力觉仿真算法求解碰撞响应信息，提供虚拟对象（人体组织和手术工具）的运动信息和交互力信息。由于人的触觉感受器的高灵敏度，力觉绘制至少需要1000Hz的刷新频率才能给人以真实感，即需要在1毫秒内完成虚拟手术器械和人体组织的碰撞检测、碰撞响应以及力的输出，否则用户将感觉不真实。

尽管一些经典的力学模型，例如有限元和弹簧模型等，都已经被广泛地应用于手术的虚拟仿真中，但这些算法的局限性制约着高质量的手术仿真的实现，有些缺乏实时运算能力，有些则缺乏精确的表达能力。研发更为有效的复合力学模型是虚拟仿真的一个技术难题，有待开展深入的科学研究。碰撞检测和响应是虚拟仿真中人机交互的关键技术，目前的算法在效率上还无法满足大数据量、大场景的复杂虚拟手术训练的实时性需求。针对碰撞检测和响应的精确性和实时性的研究是相关领域的重要研究方向。

在医疗仿真的力反馈模拟中，有两种经常使用的力和力矩计算架构，即基于虚拟匹配架构的虚拟匹配力计算模型和基于直接合成架构的惩罚力计算模型。在基于直接合成架构的惩罚力计算模型中，计算机直接将惩罚力作为反馈力输出给交互设备，这种方式算法实现容易，但难以保证力觉交互的稳定性，因为接触点位置或法线的跳变往往会带来力和力矩的跳变，在多点接触交互中，这种跳变更容易出现。

针对基于直接合成架构的惩罚力计算模型存在的问题，研究人员提出了采用了虚拟匹配来计算发送给设备的反馈力的思想，并引入了一个线性化接触模型实现动力学仿真和碰撞检测的解耦，来保证力觉合成的高刷新频率。这种方法尽管保证了系统的稳定性，但却牺牲了逼真性。

变形计算通过对弹性体进行建模计算改变物体的形状，以产生变形效果，其难点在于力传递过程太过复杂，导致计算繁琐进而影响变形的运算效率。Baraff D等人提出了基于单点接触的几何变形建模计算方法，通过调节控制点或控制网格来改变物体的形状以产生变形效果。几何变形建模计算方法的优点是计算效率相对较高，变形方式完全取决于设计者，因此灵活性强；缺点是由于模型简单，显示效果稍差。因此，该方法更适用于强调快速性的变形计算过程。Delingette H和Subsol G等人提出了基于隐式积分的物理建模计算方法，并应用于模拟手术仿真系统。物理变形计算指物体的变形遵从牛顿动力学定律等物理规律，其优点是可以根据不同物体的物理性质对变形进行真实模拟，因此可以实现更加逼真的变形效果；缺点是物理变形方法如有限元变形方法的计算量大、实时性较差，而且积分方法的选取会极大地影响变形的效果。因此物理变形计算方法更适用于强调逼真性的变形计算过程。王党校等人提出了基于弹簧阻尼-骨架球树模型的变形体模拟方法（图4-27），该方法可以稳定模拟交互工具和刚体及弹性体等混合组织的多区域接触，力觉交互过程如图4-28所示，该方法的计算效率可以保持在1kHz以上。

当交互的形式涉及物体的内部结构（如切割、钻削）时，基于几何的力计算很难做

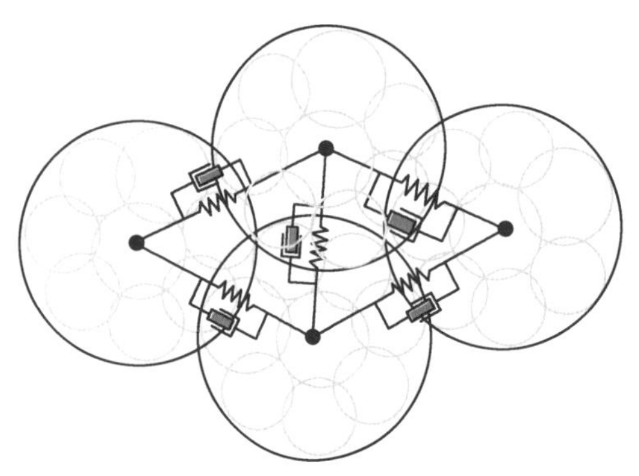
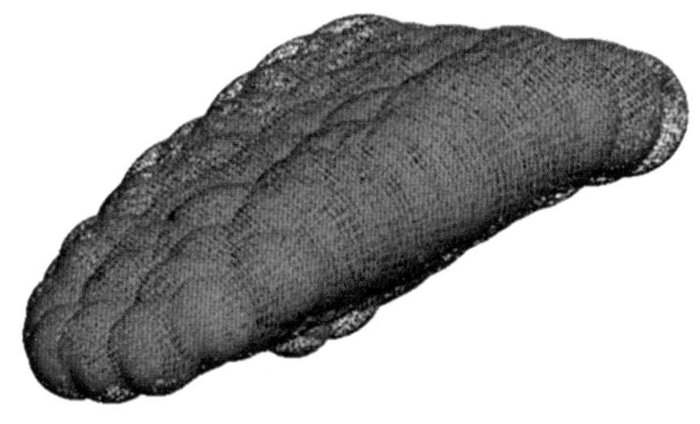

图 4-27　基于弹簧阻尼 - 骨架球树模型的变形体模拟

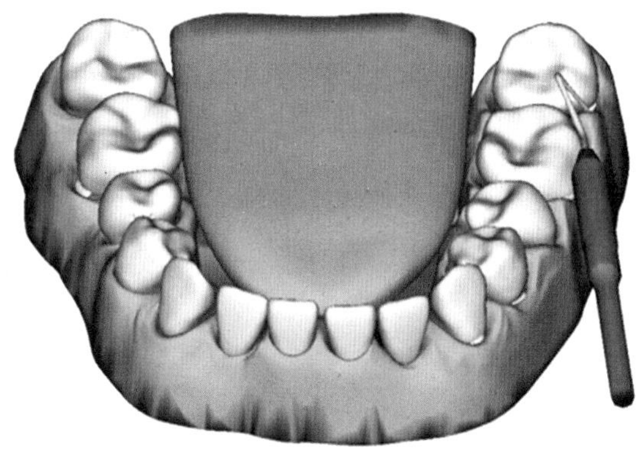

图 4-28　工具与刚体和弹性体同时接触的力觉合成

出令人满意的逼真效果（图 4-29），这样的情形下，必须在一定程度上考虑物理规律。最初的思路是借鉴于图形学研究中常用的模型驱动的思路，即从交互所处的学科中寻找到相应的理论模型，对其进行改良（主要是考虑计算快速性），然后通过实验调整模型的参数，从而应用到实时交互的系统中去。在对近似刚性的生理组织（如骨骼、牙齿等）的钻削和切割模拟方面，Agus 等提出了一种基于腐蚀的材料去除模型，结合这种材料去除模型，采用基于嵌入体积的方式进行反馈力的计算，并通过测量系统对该方法所计算的力的逼真性进行了验证。针对牙体预备中的力计算，Liu 等设计了测量装置，用于采集医师在加工离体牙时牙体所受到的力，从而得出了一个近似的力计算模型。在弹性体的探查以及包括切割

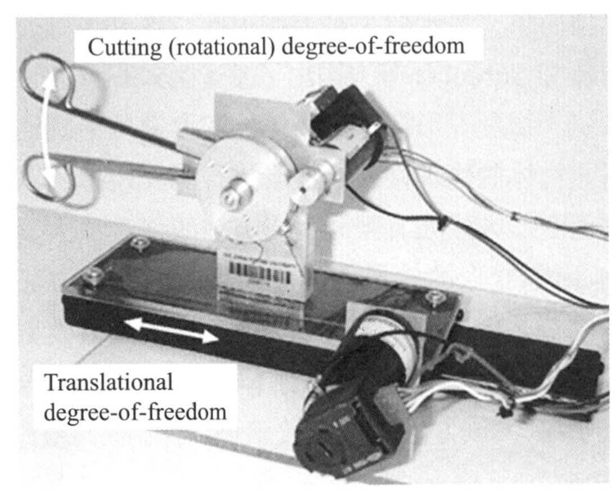

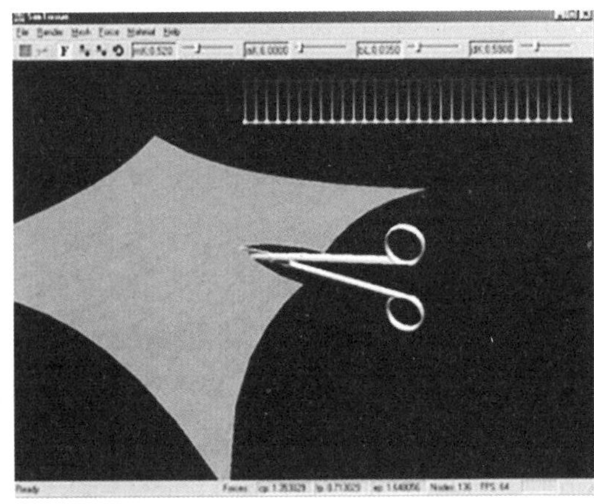

图 4-29　虚拟剪切手术力反馈设备及仿真软件界面

的模拟方面，Pai 等提出了通过测量来进行力觉渲染的思想，提出了模型选择、测量、参数估计、实时渲染四个步骤的物理建模思路，并设计了带位置和力传感器的机械臂对真实变形物体的物理属性（变形与受力的关系）进行扫描式测量。Okamura 等采用一个自由度的机械臂带动针对动物肝脏进行穿刺操作，通过机械臂的载荷计算受力，CT 图像估算操作速度，从而建立针在生理组织里的手术力模型；并采用类似方法建立了手术剪刀进行剪切时的力模型。瑞士 ETH 的 Raphael Hover 等人介绍了数据驱动的力觉生成方法，采集了刚性探针和黏弹性刚体以及黏性流体交互时的力 / 位移数据，基于多个弹簧和阻尼并联的 Maxwell 模型构建了力觉计算的插值域维度，包括工具位置、运动速度、速度的低通滤波值以及工具尖端的减速度。基于这四类参数采用多重调和样条作为径向基函数进行力场插值计算的交互力可以模拟材料应力释放等瞬态效应。

目前手术作业中的切割模拟的研究主要集中在网格重建的实时性和稳定性的研究上，高质量的动态网格维护和更新的研究为切割模拟的有效开展奠定了基础。针对手术作业中的缝合模拟的研究主流是控制点跟踪（follow the leader，FTL）的方法。Paul M. 等人在 FTL 的控制点中间的部分插入了弹簧，结合了刚体与弹性体的特点，形变上感觉更真实，同时也可以描绘力，对打结操作也有处理，对于表面张力、摩擦力等均有处理，相对比较完善。但是该方法没有模拟打结过程，这个也是现有 FTL 方法中的一种缺陷。而且 FTL 方法没有表现各种受力，如重力、摩擦力、拉力等。插入弹簧也仅仅能计算两个控制点之间的力，而不能描述缝合线作为一个整体的受力情况，缝合针头的受力更接近于局部的弹簧产生的力而非缝合交互中将组织缝到一起的拉力，这样计算出来的反馈力没有物理基础也就无法评价其真实性。

（五）声音合成算法和软件

在虚拟手术仿真过程中，虚拟环境的声音效果，可以弥补视觉效果的不足，增强环境逼真度。虚拟医疗仿真中需要模拟的声音类型包括：病人的反应例如疼痛声音、器械的声音例如牙科涡轮机头发出的声音、手术器械与人体作用时声音的细腻变化等。

当用户在体验虚拟仿真环境时，声音效果的真实与否，直接影响到虚拟现实的感受，甚至会干扰和破坏视觉效果带来的虚拟现实体验。VR 音频中所采用的虚拟声技术能在真实空间中模拟声场，让用户感觉声音不是从耳机里传来的，而是从房间的四面八方传过来的。而且两只耳朵听到的声音是不一样的，当用户转动头部，声音也会随之产生变化。

声音合成的典型方法包括录制播放以及声音合成。录制播放方法的基本思想是录制实际手术中不同操作工况下的声音信号，在仿真系统中根据操作任务的变化播放相应的声音，并对音量等参数进行简易控制。声音合成的技术原理是采用语音信号技术，最简单的方法是基于傅里叶分析的原理，将不同频率和振幅的谐波信号进行叠加，生成所需的声音信号。

在虚拟现实系统中，目前声学合成的一个研究热点是如何营造出逼真的 360 度音场效果，关键在于声音的录制、合成和重放技术。虚拟声的录制可以通过人工头录音方式实现，也可以通过计算机人工合成实现。人工头录音（binaural recording）方式通过把两个微型全指向性话筒安置在一个仿真人头的耳道内，模拟人耳听到声音的整个过程，这样两个话筒录制到的信号就相当于一个在仿真人头所在位置的真人的双耳所听到的声音。通过计算机人工合成虚拟声的方法称为双耳信号合成（binaural synthesis）。一个点声源通过人的身体躯干、头部和耳郭等身体部位反射或折射后，进入人的双耳。这里可以把这一物理过程看作是一个线性时不变（linear time invariant，LTI）的声滤波系统。这一物理过程的特性可以由其传输函数——头相关传输函数（head related transfer function，HRTF）来描述。双耳信号合成一般通过将测量的头相关传输函数 HRTF 与声源信号在频域相乘（或者时域卷积）得到。

虚拟声重放（virtual auditory display）系统可分为耳机重放和扬声器重放两类。采用扬声器重放时会产生交叉串音的干扰（左扬声器的声音不但传输到左耳朵，还会传输到右耳朵）；消除交叉串音的处理比较繁琐，而耳机提供了完全隔开的通道，其更符合虚拟声的处理思路。因此，耳机重放在虚拟声重放领域中被广泛应用。

四、数字化虚拟仿真系统集成技术

（一）系统集成的内容和难点

为高效率地构建对应于不同科室不同类型医疗手术的各种虚拟手术系统，需要抽取虚拟手术中的共性支撑技术，建立虚拟手术集成系统和支撑平台。这些共性支撑技术通常包括人体器官模型表示方法、个性化建模方法、复杂物理和生理模型的高效计算方法、力觉交互技术及评价方法等。

数字化虚拟医学仿真系统中包括多种硬件装置和多个软件子系统，因此需要设计合适的系统集成技术，保证所有硬件平台能够互相通信，使各个模块统一运作。系统集成技术对于保证仿真系统的逼真度、实时性等性能指标起着至关重要的作用。

系统集成的难点在于兼容不同生产厂家的硬件设备，例如视觉反馈设备和触觉反馈设备可能来自于不同设备供应商，其驱动方式和通信方式有别，需要保证硬件系统的互相通信和兼容，使得不同设备能在同一个仿真平台上运行。此外，系统集成的难点在于软件系统的体系架构和接口规范，例如视觉渲染算法每秒刷新 30~60 帧即可，而触觉渲染算法需要每秒刷新 500~1000 帧，因此需要有时间同步技术能够保证不同类型的反馈信息的时空一致性呈现。此外，系统集成的难点在于系统的可扩展性，好的系统设计架构应该能够允许扩充和接入新的硬件设备，以及便于医师使用和增加功能模块等。

系统集成的核心是构建虚拟现实仿真引擎。所谓引擎，是借用了机器工业的同名术语，表明其在整个系统中的核心地位。可以把它称之为“支持应用的底层函数集”，或是对特定应用的一种抽象。引擎最大的特点就是具有“驱动性”，即引擎仅仅在功能上支持某个方面的应用，但具体的实现细节则依赖于应用本身。其次，引擎具有“完整性”的特点，即引擎是能完整实现某个方面功能的函数集。第三，引擎还具有“独立性”的特点，即引擎可以不依赖于具体的应用而独立存在。好的虚拟现实引擎系统应该具有以下特质：可视化管理界面、二次开发能力、数据兼容性、图形运算能力、外围设备的接口控制能力、海量数据的处理能力等。

在虚拟现实领域，目前国内市场的主流的有引擎有 UE4 引擎、Cryengine 3、Unity 3D、Cocos 3D 等。Unreal（unreal engine）是目前世界最知名授权最广的顶尖游戏引擎，占有全球商用游戏引擎 80% 的市场份额。UE4 由于渲染效果强大以及采用 pbr 物理材质系统，所以它的实时渲染效果可达到类似 vray 静帧的效果。Unity3D 是由 Unity Technologies 开发的一个让开发人员轻松创建诸如三维视频游戏、建筑可视化、实时三维动画等类型互动内容的多平台的综合型游戏开发工具，是一个全面整合的专业游戏引擎。Unity 利用交互的图型化开发环境为首要方式，其编辑器运行在 Windows 和 Mac OS X 下，可发布游戏至 Windows、Mac、Wii、iPhone、WebGL（需要 HTML5）、Windows phone 8 和 Android 平台。Cryengine 是德国的 CRYTEK 公司出品一款对应最新技术 DirectX 11 的游戏引擎。Cryengine 是一个兼容 PS3、360、MMO、DX9 和 DX10 的次世代游戏引擎。与其他的竞争者不同，CryENGINE 不需要第三方软件的支持就能处理物理效果、声音及动画。

（二）典型的手术模拟器系统集成平台

目前，数字化虚拟医学仿真系统的系统集成尚处于探索阶段，缺乏国际标准和一致认可的规范。在虚拟手术支撑平台方面，国外已有一些基于可交互人体器官数字模型的虚拟手术系统的研究，以色列的 Simbionix 公司、瑞典的 Mentice 公司、挪威的 Simsurgery 公司以及美国的 Immersion Medical 公司等已开发了相关的商业产品并投放市场。但是这些研究和产品主要针对特定的手术设计，没有针对虚拟手术的共性特点提出一种虚拟手术支撑平台的设计规范和标准化框架。

法国 INRIA 的 Alcove 小组开展了虚拟手术支撑平台研制的尝试工作，开发了面向医疗仿真的开源软件平台 SOFA，旨在发展成为医学虚拟现实系统的仿真引擎和通用平台。该平台系统采用多模型表达和映射机制，可以实现不同算法集成和互换，例如集成不同的碰撞检测算法、不同的变形体仿真算法、不同的数值积分方法等。SOFA 采用场景图实现场景管理，采用 XML 编程环境实现灵活的场景构建。SOFA 是具有平台特点的支撑性基础软件系统，但在高精度物理生理建模、精细触觉感受的生成模拟等方面仍处于研发和改进阶段。

五、数字化虚拟仿真系统评价技术和规范

在数字化虚拟仿真系统的交互真实感评价方面，主要有两种思路，一是基于使用者主观感受的评价方法，二是基于传感器测量数据的客观评价方法。

（一）主观评价技术

基于用户主观感受的性能评价一般通过用户试用、调查分卷、分数统计处理等环节构成。通过医师主观打分来进行主观评价，需要定义评价指标体系，包括仿真系统的不同性能指标、用户体验和操作绩效等。

在手术模拟领域，代表性的手术模拟器评价研究工作围绕微小创伤手术（minimum invasive surgery，MIS）的模拟展开。Mentice 公司的 MIST-VR（minimally invasive surgery trainer）是这些系统的代表，该系统是一个商用的腹腔镜手术训练系统。该系统针对 MIS 手术中的核心技能训练而设计，包括手术器械的移动和缝合。系统所模拟的手术操作包括 12 个单独的任务，例如器械的操纵、缝合、透热疗法（diathermy）等。S. N. Kothari 等人将该系统和 Yale Laparoscopic Skills Course 的训练效果相比较，验证了该系统针对不同操作任务训练的差异。需要指出的是该系统只有图形视觉反馈而没有触力觉反馈，没有评价触力觉反馈对操作任务的影响。美国伊利诺伊大学开发了针对牙周科手术操作的系统 PerioSim，可以模拟牙周诊治中典型的操作，并开展了一定规模的医师评价实验。通过设计调查问卷，将用户对系统的感受分为七个等级进行打分，经过统计分析获得每个关注指标的置信区间。北京航空航天大学的王党校等人针对牙科手术模拟的牙周袋深度探诊、牙石探查和去除等操作，通过对比医学院医师和学生的实验，结合结构效度的评价思想对系统的可用性进行评价，采用 construct validity 准则，定量地考核手术模拟器对于触力觉感受的模拟效果。

（二）客观评价技术

客观评价技术指的是依靠传感器测量实际手术或动物手术中的数据（图 4-30）作为评价基准，对比虚拟仿真的数据与该数据之间的差异。

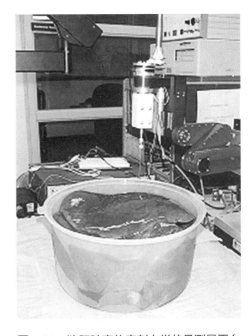

图 4-30　猪肝脏离体穿刺力觉信号测量平台

在手术仿真的力觉反馈模拟真实感评价方面，国内外学者开展了初步的研究。E. Ruffaldi 用真实三自由度探查方法得到真实力、位置和一条探查路径，将路径向力的反方向平移一个嵌入深度，得到一个路径输入给碰撞响应算法的路径，碰撞响应输出的力和位置与真实力和位置相比较，差距较小者力觉渲染更真实。该方法局限性在于对尖锐部分的连续探查要进行一定的路径处理才能输入给力觉渲染算法。由于输入给碰撞响应算法的路径嵌入三维模型表面，当输入工具已经越过尖点时图形工具不能连续的跟随，这时要做一个路径的处理，这种处理后的方法不能评价尖锐特征的力觉渲染。此外，该方法只对三自由度的单点探查力渲染进行了评价，并没有对六自由度多点问题进行评价。D.K. Pai 提供了扫描三维物体表面物理特征的方法，能够探查物体表面任一点的变形和材质，并能记录表面接触的声音，这样在碰撞响应中，不仅能输出渲染力，还能输出物体表面属性，且有声音反馈。K.J. Kuchenbecker 制作了一个物体触觉图片（haptography），对应每个接触点划过时会产生不同的震动效果，以模拟物体表面纹理和材质，重现物体表面特性装置就附加在 Phantom Omni 上。R. Hoever 测定了黏弹性物体的物理属性，利用这一物理属性进行工具与黏弹性物质的力觉渲染。

（三）评测效度

评价一个仿真系统性能的重要指标是效度（validity），即有效性，它是指测量工具或手段能够准确测出所需测量的事物的程度。效度是指所测量到的结果反映所想要考察内容的程度，测量结果与要考察的内容越吻合，则效度越高；反之，则效度越低。典型指标包括内容效度（content validity）、表面效度（face validity）、建构效度（construct validity）、效标效度（criterion validity）。

内容效度指的是测验题目对有关内容或行为取样的适用性，从而确定测验是否是所欲测量的行为领域的代表性取样。建构效度指测验能够测量到理论上的构想或特质的程度，即测验的结果是否能证实或解释某一理论的假设、术语或构想，解释的程度如何。效标效度又称实证效度，反映的是测验预测个体在某种情境下行为表现的有效性程度。表面效度是由外行对测验作表面上的检查确定的，它不反映测验实际测量的东西，只是指测验表面上看来好像是测量所要测的东西；内容效度是由够资格的判断者（专家）详尽地、系统地对测验作评价而建立的。

从内容效度到准则效度，再到建构效度，可视为一种累进，即建构效度需要比准则效度更多的信息，准则效度需要比内容效度更多的信息。效度比信度有更高的要求，信度是效度的必要条件，没有信度的测量工具就谈不上具有效度，但信度高的测量工具未必具有高的效度。针对不同的医学数字化仿真需求，需要根据具体情况采用合适的评测效度。

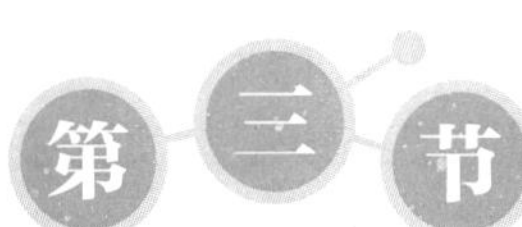

第三节 虚拟仿真技术在医学实践中的应用

虚拟现实在医学上的应用起源于医务人员对复杂的三维医学解剖体数据的可视化需求，进而发展到能对可视化的数据进行实时操作，从而建立可供手术前规划使用的虚拟环境。在医学手术教学和仿真训练等方面，虚拟现实技术有着不可替代和令人鼓舞的应用前景。

目前，数字化虚拟仿真在医疗中的应用领域包括基于数字人体的解剖结构可视化、基于视听触融合反馈的手术操作技能模拟培训、基于光学导航的手术技能教学等。其中虚拟手术仿真是数字化虚拟仿真在医疗领域最突出的应用。随着科学技术的发展，已经研发出了不同科室的虚拟仿真系统，覆盖了腹腔镜微创手术、口腔、心脏介入手术、神经外科和骨科等多个科室。本节重点介绍基于医学数字化仿真的手术模拟器系统和基于数字化仿真的医学诊断和治疗系统。

一、基于医学数字化仿真的手术模拟器系统

（一）虚拟手术仿真系统的应用分类

虚拟手术的概念最早提出于1989年，距今已有近30年的历史。在这期间，医疗数字化虚拟仿真仿真迅速，出现了多款商用的虚拟仿真系统。当前商用的虚拟手术仿真系统，侧重于研究内镜手术的执行训练，例如Procedius MIST、LapSim、EndoTower和LAP Mentor等。这些系统的训练重点是手眼合作和特定任务的必需运动技能，例如抓取、缝合等技能，它们大量应用于手术过程中。

一般而言，虚拟手术系统的主要用途包括以下三方面：手术方案规划、手术教学训练和术中导航与监护等。

虚拟手术系统可协助建立手术方案，帮助医师合理、定量地定制手术方案，辅助选择最佳手术途径、减少手术损伤、减少对组织损害、提高病灶定位精度，以便执行复杂外科手术和提高手术成功率等；可以预演手术的整个过程以便事先发现手术中可能出现的问题，使医师能够依靠术前获得的医学影像信息，建立三维模型，在计算机建立的虚拟环境中设计手术过程、切口部位、角度，提高手术的成功率。

虚拟手术系统还可应用于手术训练及教学，临床上大多数的手术失误是人为因素引起的，所以手术训练极其重要。以往在病人身上积累开刀经验“练手艺”的过程，现在可通过虚拟手术系统观察学习专家手术过程，在数字人身上反复进行演练、学习，避免不必要的医疗事故与损伤。虚拟手术系统可为操作者提供一个极具真实感和沉浸感的训练环境，还能够给出一次手术练习的评价。

介入治疗是在手术过程中进行荧光透视法、超声、MR，在图像的引导下进行定位。而虚拟手术的手术导航无须在介入环境下进行，而是将计算机处理的三维模型与实际手术进行定位匹配，使得医师看到的图像既有实际图像，又叠加了图形，属于计算机增强现实。如果手术使用了第二种成像手段，例如内镜，则将实时观测的图像与术前CT或MR工进匹配定位融合，对齐两个坐标系并显示为图形，引导医师进行手术。

（二）口腔虚拟手术仿真和临床技能模拟培训

口腔手术模拟是医学数字化仿真的一个典型应用领域，国内外多个单位研制了口腔

手术模拟器，例如 iDental 口腔手术模拟器由北京航空航天大学虚拟现实技术与系统国家重点实验室和北京大学口腔医学院合作研制，可实现视 - 听 - 触融合反馈的口腔虚拟手术仿真和临床技能模拟培训。该系统突破了手术模拟的多个关键技术包括多点接触六自由度力觉合成方法、变形体力觉模拟、全口腔复杂环境模拟和力觉 - 视觉的空间配准方法等。在 iDental 的迭代更新过程中，已先后推出了三代样机，研发出牙齿钻削、牙周探诊和洁治、龋坏探查和拔牙等多个典型操作，并开展了样机的教学评估试验，经过数百位口腔医学专家和研究生试用，对于系统功能和性能提出了大量改进建议。

iDental 系统的主要硬件构成为视觉 - 触觉融合的配准平台，内置用于建立虚拟环境的液晶显示器，实现双手协同控制的两台 Phantom Omni 设备和主机，并连有实现触屏控制的大显示器。除硬件放置外，建立视觉 - 触觉融合平台的根本目的在于实现视觉空间和触觉空间的配准，增强用户的沉浸感。为了满足口腔临床操作需要，iDental 还加入了支点和脚踏板等元素。

如图 4-31 所示为 iDental 的硬件平台：操作者透过观察窗口（2）观察虚拟环境，可以避免外界的视觉干扰，增加沉浸感；经过镜面反射后操作者看到的是倒立的全口腔环境，更加符合口腔临床的实际体验。为适应口腔手术器械的使用特点，真实的口腔工具手柄和力反馈设备相结合，设计出具有真实感的操作手柄（3）。为了满足多科室操作的需求，末端操作手柄还可进行更换（4），有效的训练了学生对真实口腔手术工具的掌握能力。

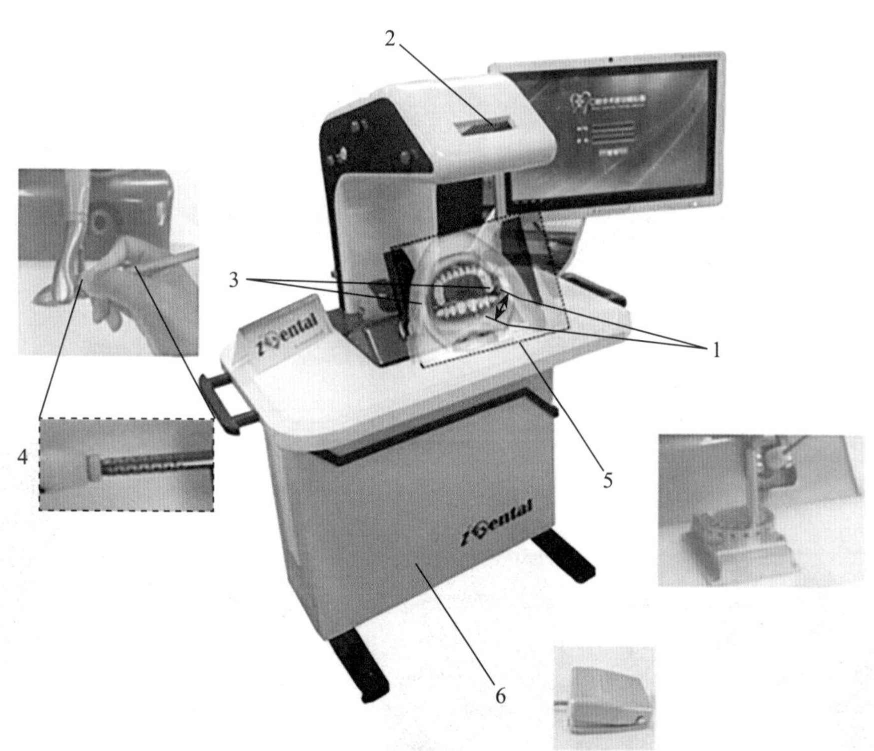

图 4-31　iDental 口腔手术模拟器硬件平台

1. 虚拟环境；2. 观察窗口；3. 左右手力反馈设备；4. 握持手柄；5. 手指支点；6. 脚踏板

如图 4-32~ 图 4-36 所示，iDental 的特色在于搭建了真实比例的全口腔环境，并且可以实现全口腔范围内对任意组织的操作，包括硬质牙齿和可变形软组织如舌头、牙龈。舌头和牙龈的变形对学生的训练具有重要的意义：舌头的变形可帮助学生训练双手协调操作，牙龈的精细变形及力感则可用于牙周袋深度探测和龈下牙石刮治的训练。除此外，iDental 的虚拟环境满足的各项真实感指标如下：

1. 建立了带有力反馈的 1∶1 口腔空间，可通过脸颊限制工具的运动，训练学生在狭小空间内进行精细操作的能力。

2. 双手操作的模拟。iDental 可实现双手力反馈，即操作者进行双手协调操作时左右手工具可同时提供力反馈。此外，iDental 的左手口镜工具还具有反射作用，可以增强操作者的视野，进行背面遮挡牙石的剔除等进阶训练。

3. 多点接触的模拟。工具和物体可进行多点接触，如口腔探针同时接触牙齿和牙龈，可以获得触碰软组织和硬组织的混合力感。

iDental 是一套功能完备的口腔手术模拟器，除模拟口腔临床操作中的若干科室，包括牙周科、修复科、口腔外科等典型操作外，还借助力反馈技术训练学生的力觉感知、

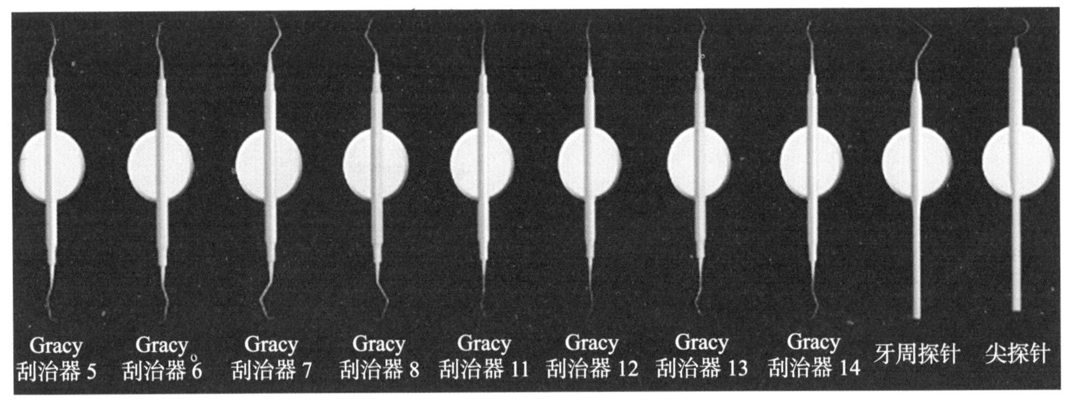

图 4-32　各类口腔手术器械虚拟模型

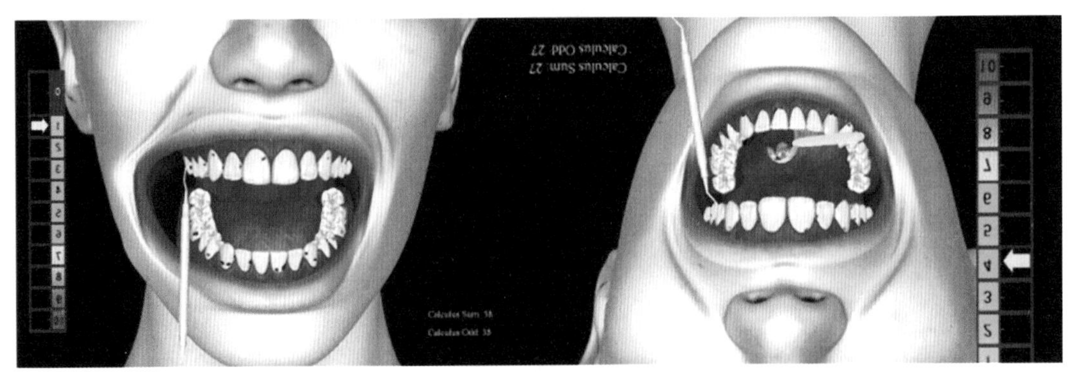

图 4-33　全口腔环境下的软组织变形及双手协同牙周袋深度探诊

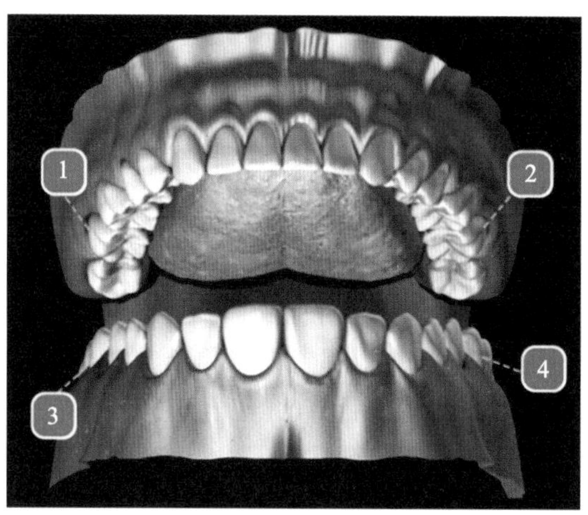

图 4-34　四颗指数牙的牙周袋深度探诊测试界面

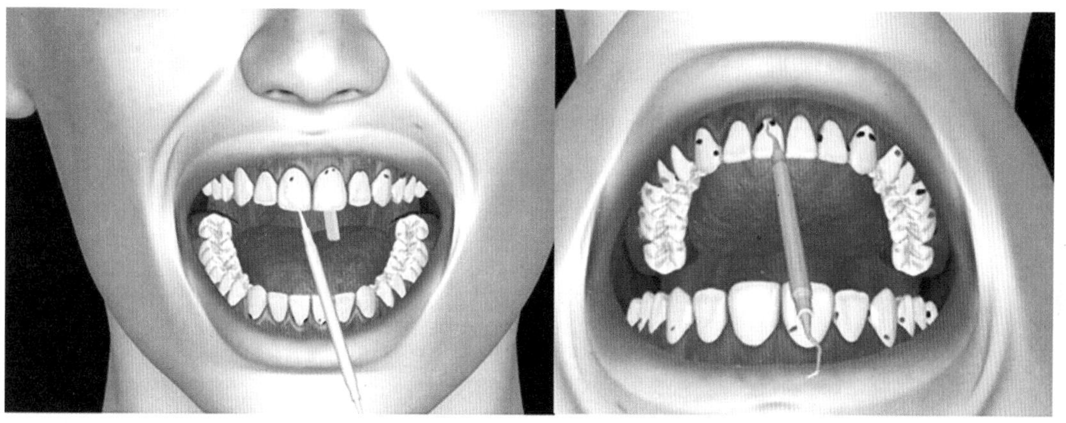

图 4-35　不同视角下的龈上牙石洁治操作模拟界面

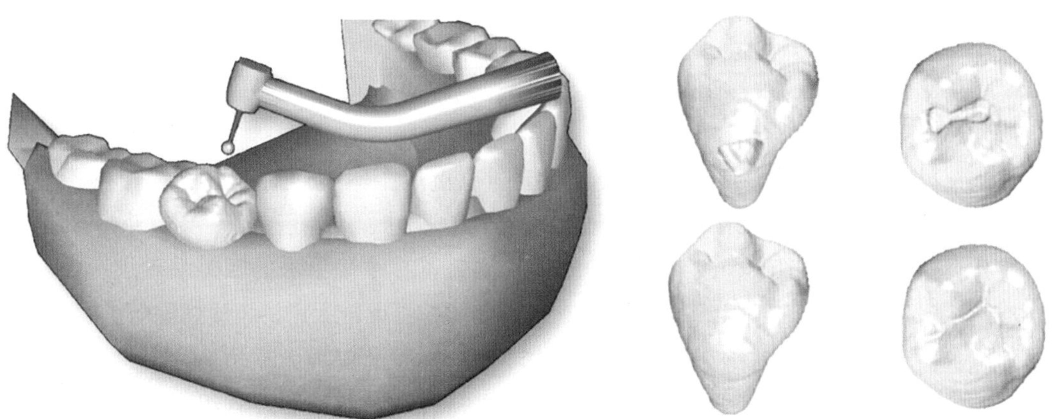

图 4-36　牙齿钻削模拟仿真界面及钻削前后牙齿形状对比

工具姿态控制和牙体认知等基本技能，帮助学生由浅到深，逐渐掌握高级的口腔手术操作技能。此外，该系统还自带数据记录和技能考核功能，可以帮助老师及时地考察学生对理论知识和操作要领的掌握情况，进行教学反馈。iDental 的软件系统包括各个医师基本功的培训模块、手术临床培训模块、数据记录和考核程序等。

在口腔这种狭小操作环境下，众多的口腔组织都比较脆弱，而牙科手术器械一般都比较锋利尖锐。因此，在接触正常科室训练前，学生接触正常教学模块前，先对其进行一些最基本的力度控制能力的训练，后期能更好适应模拟教学。iDental 模拟器重视学生的基本功的训练。针对每项科室操作，都会设置单独的 demo 进行强化训练。待学生的技能要素达标后，临床技能的训练可以达到事半功倍的效果。

基本技能主要包括牙体认知、牙齿雕刻、25g 力感知和位姿引导等。其中牙体认知通过 3D 触控全方位的认识牙齿外部结构、内部结构以及病变牙齿特征，帮助学生熟悉关于牙齿的基本理论技能；牙齿雕刻要求学生在力觉和视觉提示下，将一个虚拟的蜡块雕刻成牙齿的形状，考察学生对牙齿精细结构的认识；25g 是指学生借助力反馈设备，通过反复的肌肉记忆训练，能够精确保证牙周袋探查时需要满足的 25g 左右的输出力条件；位姿引导则是练习探查不同牙周袋的姿态特征，帮助学生适应狭小的口腔操作环境。此外，为满足口腔基础教学的需求，还设计了牙体认知模块，借助 iDental 的触屏显示器帮助学生认识牙体外形、牙体内形以及病变牙齿的 3D 结构，巩固学生的理论知识。

在使用过程中，iDental 可以为每个使用者创建一个单独的数据库，并且在操作前需要登录。iDental 可以记录每位学生的操作信息，具体分为两部分：

1. 被动记录学生在使用过程中，需要根据提示进行数据录入。如学生在探测完牙周袋的深度后，需要将测得的个点位深度输入到下图界面中去。

2. 主动记录系统自带的数据库会记录学生的操作时间、误操作（探针尖端扎到舌头）信息，为老师的评价提供依据。

系统会根据学生的操作信息，将重要的操作信息以图表的形式展示出来，帮助学生更直观的获得操作反馈。本着公平公正的思想，系统自带的后台数据库只对老师开放，可以方便老师获得学生的操作数据，进行评分和指导。

（三）腹腔镜微创手术模拟器

北京航空航天大学虚拟现实技术与系统国家重点实验室研制了腹腔镜手术模拟器（图 4-37），能对腹腔镜手术中基本技能和各类典型病例（消化道外科、肝胆外科，妇科、泌尿外科）进行操作训练。该系统的功能模块涵盖了腹腔镜手术的四类基础训练（移动微小物体、剪切、缝合和结扎等），以及直肠癌切除、胃束带手术、胆囊切除等典型课时。该系统具有如下特色：支持腹腔镜手术操作流程全过程的三维力觉仿真、支持多种典型病例的腹腔镜手术环境的实时三维逼真绘制、支持各类腹腔脏器及软组织的物理变形仿真与材质参数耦合、支持各类微创手术器械：抓钳、手术剪、电凝器、施夹器等的操作模拟，支持腹腔镜手术辅助设备脚踏板等的仿真操作，支持手术中各类视觉、听觉的仿

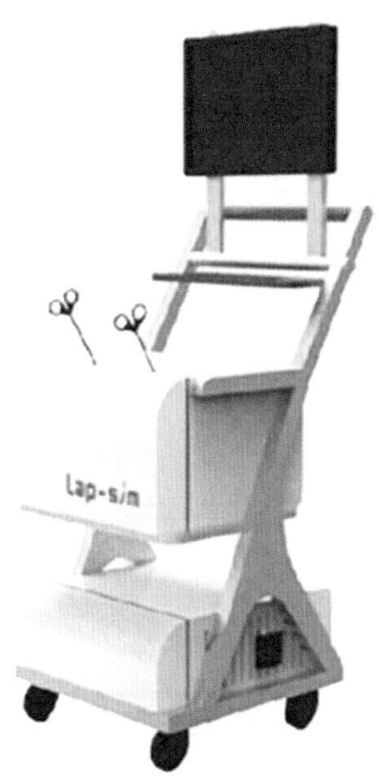

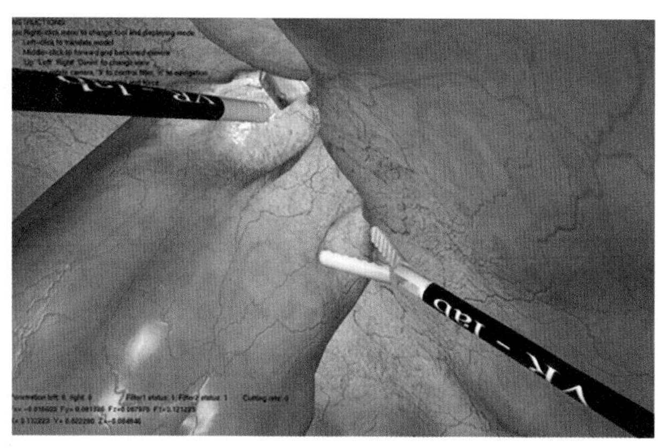

图 4-37　虚拟腹腔镜手术模拟器硬件平台及软件界面

真特效，如烟雾，流血，电声等。

虚拟腹腔镜手术模拟器中的关键技术包括基于多源数据的医学影像分割及重建技术、基于元球模型的物理建模及快速变形算法、基于元球模型的切割撕裂等复杂手术操作的模拟、高性能碰撞检测理论研究及算法优化等。

（四）心血管介入手术模拟器

经皮冠状动脉成形术（PCI 手术）模拟训练原型系统是用来训练医院的实习生模拟心血管介入手术操作能力的一种模拟训练设备。该模拟器具备心血管系统几何与物理建模、心血管系统实时物理形变仿真、介入导管和导丝物理行为交互仿真、X 光模拟成像、力触觉反馈、三维逼真绘制、术前临床影像数据即时动态关联、生理参数仿真等特色功能。可以满足导丝和导管介入、支架释放、造影剂注射、X 光成像、紧急情况模拟处置等 PCI 手术操作的仿真需要，保证了 PCI 手术仿真的物理、视觉、触力觉的真实感。

图 4-38 所示为心血管介入手术模拟器的软件系统，模拟器的用户交互界面包括了显示虚拟 X 光图像的窗口、显示虚拟三维场景的窗口，控制不同仿真参数的面板以及显示用户生理数据的面板。交互界面也连接到了力触觉反馈硬件的接口，它将受训者的操作传输到仿真系统当中，接收系统给硬件的力觉响应，并将这些力通过力感应设备反馈给受训者。

图 4-39 为心血管介入虚拟手术训练系统的硬件结构，主要包括 3 大功能模块：导引导管模块（guiding catheter module）、成像导丝模块（imaging guidewire module）和病变导丝和球囊导管（lesion guidewire & balloon catheter module）。导引导管模块能够检测导管运动的位移和转角，并对其提供反馈力和力矩；成像导丝模块能够检测导丝运动的位移和转角，并对其提供反馈力和力矩；病变导丝和球囊导管能够检测球囊导管和病变导丝运动的位移和转角，并为其提供反馈力和力矩。图 4-40 为心脏介入手术柔性导管和人

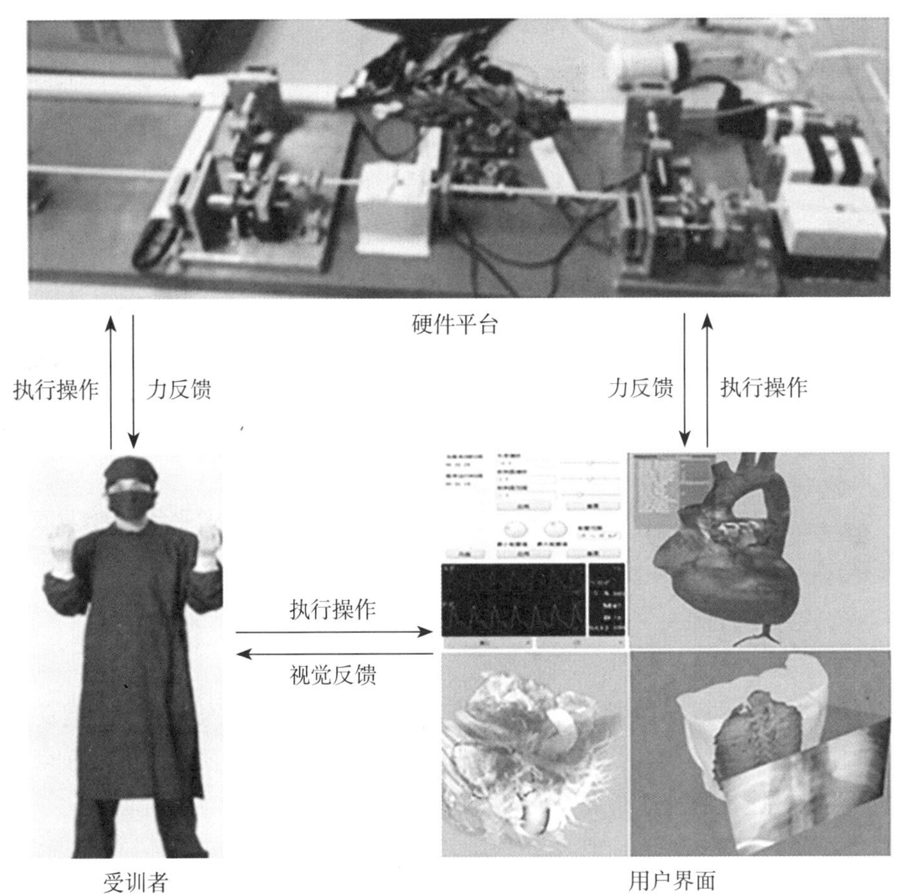

图 4-38　心血管介入手术模拟器总体结构示意图

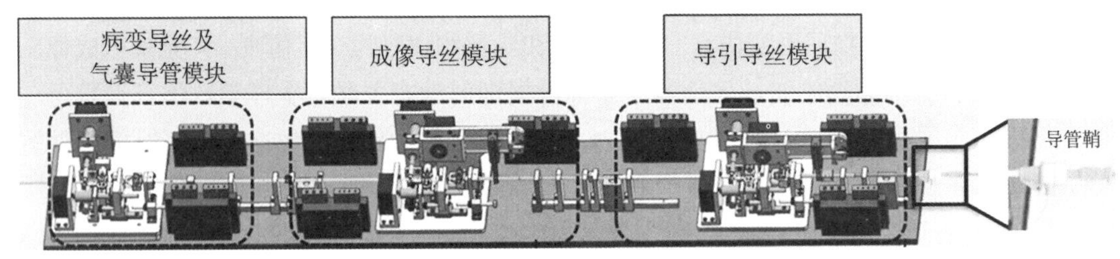

图 4-39　心血管介入虚拟手术训练系统组成

体血管交互的图形渲染界面。

二、基于数字化仿真的医学诊断和治疗系统

（一）基于数字人的解剖教学和辅助诊断

数字人是生命科学与信息科学的结合的一个新的研究领域，即通过信息技术、计算

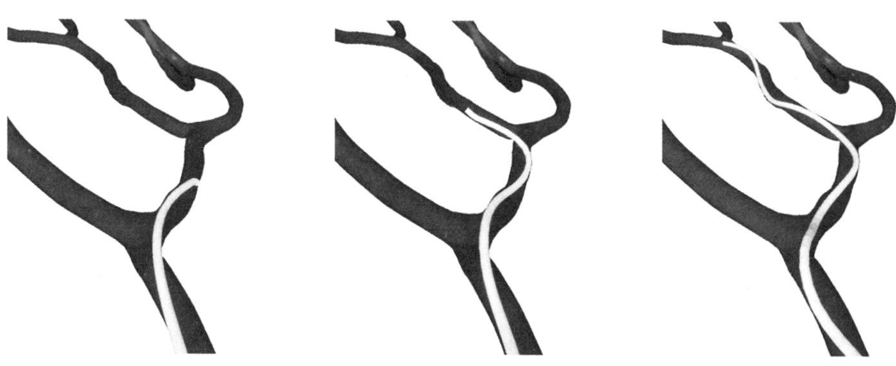

图 4-40 心脏介入手术柔性导管和人体血管交互的图形渲染界面

机技术，将人体结构数字化，经过三维重建和虚拟现实技术的处理，得到可以看得见的、能够调控的虚拟仿真人体模型。用户可以通过人机交互对人体模型进行浏览，在模型内部“漫游”，能够非常直观、轻松地了解人体的解剖结构。

数字人研究可概括的划分为 4 个阶段：数字化可视人、数字化物理人、数字化生理人、数字化智能人。目前，国际上的研究已经从物理人阶段步入了生理人阶段，而中国主要处于可视人这一基础研究阶段。

在虚拟人体模型上，可以开展各种无法在真人身上进行的诊断与治疗研究，使诊断和治疗个性化，最终能够预测人体对新的治疗方法的响应。虚拟技术还能变定性为定量，使医院诊断治疗达到直观化、可视化、精确化的效果。例如传统医学诊断主要靠医师的学识和经验，但医师也有“吃不准”的时候，这就会导致误诊。虚拟手术系统将所有人体信息收集储存在电脑里，诊断前医师先将药物影响数据输入电脑，系统协助医师作出判断。

（二）虚拟实验室

许多医学教育中的实验、临床相关实验以及药学实验都可以在虚拟实验室中进行。英国 PA 咨询公司与美国菲西奥姆科学公司联合研制的虚拟人体系统，便是借助数字化人体，模拟药物在人体中代谢动力学的作用，一种药品从研制成功到投入应用，要经过大量实验室或临床试验，而利用虚拟药学实验不仅可以加快测试过程，降低成本，还可以避免药物可能对人体造成的损害。

美国北卡罗来纳大学研制的应用技术进行复杂分子合成实验，研究人员在境界中控制药物分子模型，通过所模拟分子的分子力反馈测试出把该药物分子安放在其他分子的结合基上的最佳方向，即所谓的“分子人位”。利用计算机生成的分子模型，把所有相关类型的药物连接在一起，并将其锁定在病原体上，从而解除病原体的致病能力。

（三）虚拟仿真在核医学和辐射防护中的应用

在医学领域，放射性药物治疗过程中，病灶部位接受的辐射剂量要尽可能最大，而其他非病灶部位要限制在一个的范围内，尽可能低。但实施过程中，放射药物并不是在目标器官均匀分布，通过对整个器官的平均剂量计算会高估或者低估能量沉积，这就需要对辐射进行微观计量学评估。在实际应用中，基于物理实验的直接测量方法往往过于危险。从 1966 年人们开始用蒙特卡洛方法来模拟人体各器官的辐射剂量，并开发了各种计算模型。代表性的模型有美国橡树岭国家实验室开发的人体程式化数学模型）、英国国家辐射防护部构建的基于 MRI 图像的模型，NORMAN 以及美国伦斯勒理工大学的徐榭等基于 VHP 解剖图像数据建立的目前最为精细的 VIP-MAN 辐射计算模型，可用于多粒子外源、内源放射计量。

另外在军事医学方面，可以用虚拟人来试验核武器的威力。现在的核爆炸试验都是利用动物进行，试验前在距离核爆中心的不同位置放置动物，核爆后再把动物收回进行检验。有了虚拟人体就可以直接在计算机上模拟核爆炸对人体的影响。

（四）虚拟仿真在神经心理学方面的应用

虚拟现实暴露疗法是行为疗法的转化形式，治疗过程中，在治疗师的监控下，病人按照指导逐步使自己沉浸于引起焦虑的虚拟环境中，在忧虑减少后，被鼓励采取继续引起更强的忧虑，以此，病人得到渐进和最佳的暴露疗法。

虚拟现实暴露疗法对特定恐怖症和其他焦虑障碍有较好的疗效。飞行恐惧不管对于发生这种状况的飞行人员自身，还是对军事和民用的飞行机构来说都可能是一个严重的问题，虚拟现实暴露疗法相对于读书疗法、认知行为疗法治疗飞行恐惧，坐在虚拟飞机的客舱中，体验空中飞行的视觉、声音和身体的反应，治疗结束后愿意乘机飞行的病人数量增加。对患幽闭恐怖症的病人进行虚拟现实暴露治疗，治疗前教授病人积极应对和松弛技能，治疗中给病人渐进呈现电梯、隧道或其他封闭的空间，结果显示病人的焦虑和回避也有所减少。

虚拟现实暴露在治疗创伤后应激障碍方面也取得了很好的成绩。“9·11”恐怖袭击的幸存者患急性创伤后应激障碍，采用传统的想像暴露治疗没有获得成功，于是采用虚拟现实暴露疗法对病人进行治疗。在 6 次时常 1 小时的虚拟现实暴露治疗期，病人渐进暴露在虚拟的飞机飞向世界贸易中心，飞机撞向世界贸易中心伴随激烈的爆炸和声音效应，虚拟人从燃烧的建筑物上跳下死亡，以及双子塔倒塌，扬起尘云的场景。采用抑郁自评量表显示抑郁大幅度减少（83%），采用临床医师使用的创伤后应激障碍量表显示创伤后应激障碍症状大幅度减少（90%）。

可以预期，在未来几年虚拟现实技术将会成为数字医学最主要的应用工具之一。和发达国家研究相比，中国在此方面的研究仍处于起步阶段，这不仅需要国家在此方面加大投入力度，也需要相关研究人员的加倍努力。

本章小结

本章首先介绍了数字化虚拟仿真技术的基本概念、医学数字化虚拟仿真的必要性、发展历史和趋势。首先从数字化虚拟仿真技术的三个基本特征出发，通过剖析传统医学教学和诊断治疗手段的局限，引出了医学数字化仿真研究的必要性，并介绍了其发展历史和未来趋势。

其次，系统介绍了数字化虚拟仿真的关键技术，包括数字化模型构建、硬件装置、仿真算法和软件系统、系统集成技术、评价技术等。

最后，介绍了数字化虚拟仿真在若干典型医学培训、诊断和治疗领域中的应用。

（王党校）

思考题

1. 结合自身的医学背景，思考发展医学数字化仿真的必要性，以及发展过程中可能遇到的瓶颈？

2. 请问你在学习和工作过程中是否曾经接触过医疗数字化仿真设备，你认为当前的医疗数字化仿真产品存在哪些方面的不足？

3. 你认为视觉、触觉、听觉中三种不同的感知通道中，哪种通道对医师技能水平的影响较大？就医学数字化仿真而言，应当更加侧重何种通道的训练？

第五章

数字化人体与数字解剖学

医学研究的对象是人体，人体解剖学是现代医学的第一块基石。恩格斯曾经说过，没有解剖学就没有医学。人体解剖学是医学专业学生必修的一门医学基础课程，也是其他医学课程的基础课程。常规的解剖学是用刀剪等器械对实体人体标本进行解剖操作，以获取人体形态结构的解剖学知识。随着数字化技术的发展，可以对实体的人体进行数字化，构建三维的数字模型，并可利用虚拟现实技术对人体三维数字模型进行虚拟的解剖操作，以获取人体的解剖学知识，突破了传统解剖学的技术手段，并能获得更系统、更全面的形态学信息。

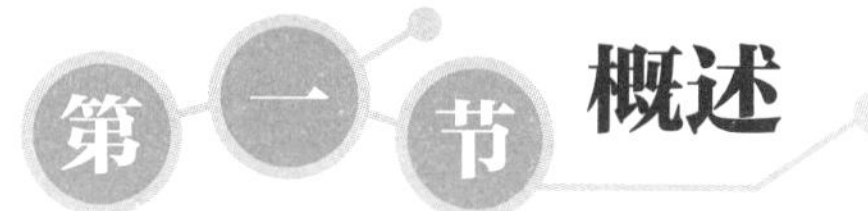

第一节 概述

数字解剖学（digital anatomy）是应用现代数字化技术，将人体形态结构和解剖学知识数字化和可视化，研究人体形态结构规律及其与生理功能和临床应用的一门科学。它旨在运用数字化手段，阐明人体系统、器官、组织、细胞等尺度空间的形态结构规律及其与功能的关系，是融合传统解剖学、信息学、计算机科学、数学、工程学以及虚拟现实与仿真技术等而发展起来的。

数字解剖学研究的必要条件是数字化人体，就像传统解剖学研究必须要有人体标本一样，数字解剖学研究的第一步便是构建数字化人体。数字化人体（digital human body）就是运用现代信息技术，利用断层技术，如冰冻铣切技术、断层影像技术，以及数学建模等技术和方法来获取生物体的形态、结构，利用图像处理、三维可视化、虚拟仿真等技术构建的能被计算机处理的数字化人体三维模型，该模型即为数字可视人，或称数字解剖标本（digital specimen），或数字解剖模型（digital anatomical model）；利用虚拟现实技术的仿真工具对建立的数字可视人模型进行虚拟操作，如切割、显示与隐藏等，即为数字解剖或虚拟解剖。对所建模型的要求不同，其建模的方法和步骤也不同。制作步骤主要包括获取数据、图像预处理、图像配准、图像分割、重采样、三维重建、三维可视化、数字解剖等。数字化人体是当今医学科学技术、信息科学、计算科学和计算机技术的高度综合，是医学科学技术的最新领域，是21世纪医学科学技术从定性描述到定量表达的结果，它将加深对人体系统、器官、结构的认识，深刻地改变未来人体的研究活动和人们的生活方式。

一、数字解剖学的特点与优势

常规的解剖学技术可制作、展示人体局部或器官的形态学特征，其制作周期长、显示范围有限，无法形成完整、系统的解剖学教学体系，且所制作的标本无法复制到其他需要的地方，是一种无法重复的工作。利用数字化人体的技术可开发基于三维交互式的数字解剖学教学系统，构建数字化的三维解剖模型，用真实的人体组织颜色对模型进行渲染，使模型具有真实感，同时对模型赋予相关组织结构的知识体系，该解剖模型具有解剖教学中所需的空间形态和抽象的符号知识（如肌肉收缩、血供、神经支配等），可使学生采用主动式的学习方法来学习解剖学知识。同时，具有知识的数字模型还可应用于临床的诊断和手术计划等。

通过数字解剖学技术，可将制作的三维人体数字模型进行有机、系统地整合，形成具有特定用途和教学需求的教学系统。与传统教学比较，数字解剖学教学具有如下优势：

可实时、动态、全方位观察解剖结构的三维形态及其空间毗邻关系；三维数字模型相对于解剖图谱具有真实、完整、三维立体的特点；可实现任意解剖结构的虚拟解剖（显示、隐藏、旋转、缩放、剖切等操作），可实现多层次、多结构的组合显示，充分体现解剖结构的三维空间毗邻关系；具有立体感、沉浸感，可近似实物标本的观察；可无损、无限次使用，节约尸体和标本，降低教学成本；不受时间和地点的限制；恐惧感小，具有较强的新颖性和趣味性，可自主学习。

解剖学既是医学的基础课程，在临床诊断与治疗过程中也同样离不开解剖学知识的指导。随着数字解剖学技术的发展，结合临床应用需求可有效推动临床辅助诊断、临床技能仿真培训系统的研发，从而提高临床诊断的准确性、缩短培训时间、提高培训效果。

在临床应用中，美国纽约大学复杂头部连体婴儿的成功分离就是数字化理论、技术和方法在临床实践中应用的典型案例。德国 Voxel-Man 虚拟解剖教学系统中结合虚拟现实技术开发了牙科模拟器，有效培养了牙科医师的手术技能和解决实际问题的能力。我国也针对一些临床应用进行了辅助诊断、仿真治疗、临床技能培训系统等方面的研究。如重庆西南医院利用数字化人体数据与临床超声图像进行对比显示，有效培养了年轻医师。一些针对临床技能培训的仿真系统正在研发中。

我国虽拥有高质量的数字化可视人体数据集，但在虚拟现实、可视化系统集成等方面与国外尚有较大差距，数字解剖学在临床上的应用研究还有待提高。

二、数字解剖学的发展

美国国家医学图书馆（National Library of Medicine，NLM）于 1985 年开始讨论发展数字化人体相关研究的长期规划，1988 年 NLM 召开了关于“生物医学图像库建立和传播方面的科技问题”的会议，会议针对开发完整人体（男性、女性）图像数据库的可视人计划（visible human project，VHP）项目方面达成了共识。1991 年 8 月，科罗拉多大学的 VictocSpitszer 研究团队承担了该项任务。在获取尸体标本的 CT、MRI 图像后，将人体标本低温冰冻后，用工业数控铣床逐层铣切、逐层照相，以获取人体连续横断面的数字图像，然后利用计算机三维重建技术重构人体的三维形态结构。于 1994 年和 1996 年分别完成了 1 例男性和 1 例女性数据集的采集，层间距分别为 1.0mm 和 0.33mm，使得人体器官级别的解剖结构的三维重建得以实现，为数字解剖学的研究和发展提供了必备的研究数据。美国可视人计划的成功实施在全球引起了巨大反响，许多研究机构或大学利用 VHP 的连续断面图像已经或正在开发新的计算机人体模拟系统和使用产品。如华盛顿大学开发的数字解剖学家、哈佛大学开发的全脑图谱及外科手术规划系统、德国汉堡大学开发的 Voxel-Man 系统等等。目前，韩国、日本、德国、澳大利亚等国纷纷启动了数字人的相关研究。韩国 Ajou 大学医学院相继开展了韩国可视人（visible Korean human，VKH）项目，并于 2001 年 3 月获得了第一例韩国可视人体数据集，标本为 65 岁的男性脑瘤病人，层间距为 0.2mm，断面分辨率为 630 万（3040×2048）像素。2001

年 11 月 5 日至 7 日，我国首次举行了以“中国数字化虚拟人体的科技问题”为主题的第 174 次香山科学会议，正式启动了中国数字化可视人（chinese visible human，CVH）的研究。南方医科大学（原第一军医大学）和第三军医大学在国家“863 计划”和国家自然科学基金委的大力支持下，于 2002 年获得了基于国人的数字化可视人体数据集。在这些数据集的基础上，一些国家、企业开发了一批适合医学生教学所需的数字解剖教学系统。

自 1994 年以来，以美国为主导，实施了人体模型、人体信息的数字化计划，相继有可视人计划（VHP）、虚拟人计划（virtual human project，VHP）。后来，美国科学家联盟（FAS）又将人类基因组计划（Human Genome Project，HGP）及人类脑计划（Human Brain Project，HBP）等概括在一起，组成了庞大的数字人计划（the digital human）、虚拟生理人计划（physiomeproject）。由于需求因素的扩张、较好的基础理论研究和临床实践应用，使发达国家纷纷给予立项资助，继而成立了相应的学术组织，并开展了非常活跃的学术活动。

2001 年美国科学家联盟（FAS）提出数字人体计划，这样的人体计算机仿真包括三个级别：微观（纳米、分子、基因、细胞）、中观（组织、器官）、宏观（全身）。2001 年 4 月在纪念诺贝尔奖颁发 100 周年科技报告会上，一批诺贝尔奖得主提出从虚拟人探索 21 世纪科技边缘的主张。2003 人类基因组计划的发起人 DeLice 教授鼓励开展分布式虚拟人研究，认为这是 100 年的计划。2003 年 NIH 和美国国会正式采用数字人名称。

三、数字解剖学研究的几项关键技术

（一）数字化与数字化技术

数字化技术（digital technology）指的是运用“0”和“1”的编码，通过电子计算机、光缆、通信卫星等设备，来表达、传输和处理所有信息的技术、算法。数字化技术一般包括数字编码、数字压缩、数字传输、数字调制与解调等技术，是实现信息数字化的技术手段，能将客观世界中的事物转换为计算机唯一能识别的机器语言。

数字化（digitization）就是将许多复杂多变的信息转变为可以度量的数字、数据，再以这些数字、数据建立起适当的数字化模型，把它们转变为一系列二进制代码，引入计算机内部，进行统一处理，这就是数字化的基本过程。数字化体现的是一个将模拟信号、符号信息转换为数字数据的过程，就是将任何连续变化的输入，如图画的线条、声音信号转化为一串分离的单元，在计算机中用“0”和“1”表示，这通常用模数转换器来执行这个转换。数字化包含了采样、量化、编码等基本过程，可以对图像、声音、文字等信息进行数字化。

数字解剖学的主体是人体内部形态结构的数字化，起源于数字化人体研究项目的启动及可视化人体数据集的建立，数字解剖学的研究进展体现在数字化人体的研究进展及其应用研究。主要包括人体形态结构及其相关功能与知识的数字化、数字化人体建模、人体结构与功能信息的可视化、医学图像的分割与识别，以及基于数字化人体模型的模拟与仿真等。

人体数字化包括人体结构和人体知识的数字化。人体结构的数字化是构建数字化人体模型的基础，分三级：微观（纳米、分子、基因、细胞）、中观（组织、器官）、宏观（全身）。狭义的数字化人体模型通常指的是中观和宏观两个级别，是对人体解剖学结构的数字化与可视化。人体知识的数字化是指除了人体形态结构相关的解剖学知识外，还包括生理、病理、物理特性等相关知识的数字化，并将数字化的结果以特定的数据结构和逻辑关系来表示，借助计算机推理可进行知识的逻辑和推理运算。

1. 人体形态结构的数字化 1917 年 Radon 提出 Radon 变换，从理论上解决了基于投影数据重建图像的问题，此后出现了实用的、精确的投影数据重建图像的算法，为医学图像的数字化奠定了理论基础。20 世纪 70 年代，英国科学家 Ambrose 利用电子计算机 X 线断层扫描技术（computed tomography，CT）获得了第一幅人体脑部的数字断层图像。20 世纪 90 年代，美国人 Spitszer 利用冰冻铣切断层技术获得首例可视人（visible human）数据集，开创了数字化人体与数字解剖学的研究。21 世纪初由第三军医大学和南方医科大学共同完成的“中国数字化人体数据集的建立”项目 2007 年获得国家科技进步二等奖，奠定了我国数字化人体研究的基础。20 世纪末出现的功能磁共振成像（functional magnetic resonance imaging，FMRI）技术可获得与人脑结构有关的脑区功能定位与功能信息，正电子发射计算机断层（positron emission tomography，PET）可获得人体代谢及功能的数字化信息。随着 CT、MRI 等临床影像技术的发展，为医学临床诊断提供形象而精准的诊断依据，同时也为人体形态结构和相关功能的研究提供大量的数字解剖信息，也是数字解剖模型的数据来源之一。

人体内不同尺度空间形态结构的数字化所采用的技术方法也不同，针对宏观结构的数字化主要有冰冻铣切断层技术和影像学技术（CT、MRI 等），微观结构的数字化主要有组织切片、激光共聚焦等技术。通常一种数字化技术只对一些敏感的结构成像，如冰冻断层铣切技术获得的是可见光下断层表面组织结构的形态学信息，CT 数据反映人体组织密度的差异，MRI 数据表现的是组织内 H^+ 浓度的差异，超声图像反映超声波在人体组织内衰减信息，荧光图像指示特定荧光标记物的空间信息等。在上述数字化技术中，来自光学成像的图像信息更丰富，能反映更多的结构信息，是目前人体形态结构数字化技术的主要发展方向之一。如脑内源信号光学成像能反映皮层生理结构所决定的信号特征；光学相干断层成像（OCT）的分辨率能够达到 10μm，可以清晰地显示活体血管的图像信息，提供血管壁形态、斑块性质、管径，以及血管狭窄的情况，以及透明组织的形态学特征；光学功能成像是应用多种光学技术来探测组织对光的反射、散射及吸收，通过组织内基本光学性质的定量测量来反映组织的生物化学、形态学、组织结构等特征。此外，一些多光谱的成像系统可特异性地获得组织内部的结构信息。在临床影像学方面，一些新的成像设备、新的扫描序列在不断研发，以获得人体内部组织更多、更全面的形态与功能的信息。如MRI设备的场强由不到1个数量级，逐步提升到7个数量级（Tesla）；CT设备也由单排、16排，到目前常用的64排、128排、320排扫描阵列，由单源CT发展到双源CT；针对人体组织结构的形态和功能特征，研发了展示人体内特定组织结构和功能的扫描序列，如弥散张量成像（DTI）技术可清楚显示脑内白质纤维的位置和走行，磁敏感成像（SWI）技术可清楚显示颅内脑静脉的形态结构。

2. 人体解剖学知识的数字化 人体的组织、器官具有各自的形态学特征、参数、物理特性和生理功能，在数字化人体的构建、数字解剖学的研究与应用中，需要合理、有效地组织、管理、存储、处理相关图形、图像、文本、数值、逻辑关系、过程等信息，这就涉及与人体组织结构有关的物理、生理等特性及其关系的数字化与知识表示。

德国Voxel-Man研究项目利用人工智能技术进行了从数字人的数字模型到符号模型的相关研究，已建立了一套基于3D图谱的可视化的人体解剖语义网络模型。他们在模型中利用语义网络设计了一个"智能体素"，该"智能体素"包含了原始的断层资料、CT与MRI、分割数据、各组织结构的相关知识等信息，并就几何模型和符号模型进行了可视化。美国华盛顿大学的Rosse课题组还利用人工智能的原理和技术建立了一个解剖学基础模型（foundational model of anatomy，FMA），构建了共享的解剖学知识本体，使得基于人体解剖学结构知识的符号信息，能被计算机系统处理、分析和理解，为数字化研究提供了新的途径。意大利科学家利用统一医学语言系统（UMLS）对可视化人体数据集（VHD）进行整合，并进行解剖学知识表示的研究，在研究中仅对连续断层数据进行可视化、进行解剖学术语的语义浏览，对图像数据进行交互式语义查询。美国密西根大学的数字化人体研究项目在二维、三维数字化人体展示的基础上，拟从分子、生化、基因、细胞到系统层面集成相关形态、文字等信息，并开展数字化生理人的研究。

（二）虚拟现实

虚拟现实（virtual reality）是利用计算机模拟产生一个三维空间的虚拟世界，提供使用者关于视觉、听觉、触觉等感官的模拟，让使用者如同身临其境一般，可以实时、任意观察三维空间内的虚拟事物。使用者进行位置移动时，计算机可以通过实时运算，将精确的3D世界影像传回，并产生临场感。虚拟现实技术集成了计算机图形（CG）技术、计算机仿真技术、人工智能、传感技术、显示技术、网络并行处理等技术的最新发展成果，是一种由计算机技术辅助生成的高技术模拟系统，对教育、人类生活将产生巨大的影响。

数字解剖学是数字医学的基础，是在数字化人体研究的基础上结合传统解剖学的特点而发展起来的，是社会需求与科学技术发展相结合的产物。经历了从二维的生物医学电子图谱到三维的可视化图谱，从立体解剖图像到虚拟解剖的过程和从形态学的可视化到知识可视化的整合过程。高性能计算、先进的图像处理和高逼真度渲染能力将会促进数字解剖学仿真具有完全沉浸感、实时的真实感觉，并逐步实现在数字人体模型上进行具有真实感的虚拟解剖（virtual dissection）。虚拟解剖的逼真度、实用性取决于虚拟现实技术、虚拟仿真交互技术的发展。

虚拟解剖的核心对象是数字化的人体模型，特别是可进行交互操作的人体数字模型。在数字人体模型的基础上融合虚拟的解剖场景将有助于增加虚拟解剖的感知。自20世纪80年代后期以来，美国、韩国、德国、中国等国家相继研发可视化的数字人体模型，并应用于解剖学的教学中，美国密西根大学还开展了虚拟解剖场景的研究。实现虚拟解剖的关键技术包括三维图形生成技术、立体显示与传感器技术、应用系统开发与系统集成等。三维图形的生成技术已经较为成熟，其关键是如何实现“实时”生成人体组织的模型，特别是人体组织器官的形态复杂、解剖细节丰富、模型复杂度较高、计算量大、高精度人体组织器官模型的实时生成具有较高难度。虚拟解剖操作的重点是交互能力，这主要依赖于立体显示和传感器技术的发展，如头盔、数据手套、力反馈器、手柄等设备，但与现实中的解剖操作尚有较大差距。目前，国内外的一些研究机构和企业在应用系统的开发与系统集成方面进行了广泛的研究，形成了一些开发平台（如VTK、OpenInventor等）和应用系统。在数字化可视人的基础上，结合解剖学的知识开发了多个数字解剖学教学系统，并应用于解剖学的教学中，如Visible Body、Digital anatomy、Elsevier’s 3D Interactive Anatomy、BioDigital Human、Voxel-man等国外的数字解剖学系统，国内的基于中国数字化可视人体开发的数字化系统解剖学系统、数字化局部解剖学教学系统等用于教学。

（三）图像分割与医学图像识别

构建数字化人体模型的数据来源主要是断层影像数据，需要从原始断层图像上提取不同组织、器官的形态学信息来构建三维模型。由于人体形态结构的多样性、复杂性，以及不同数字化方式的多模态、不同尺度范围的空间与时间的变化等因素，图像分割与形态结构的识别成为医学图像处理、数字解剖学的永恒话题，是数字解剖学研究和应用系统研发的瓶颈。图像分割的目的是为了将感兴趣区域提取出来，为结构分类做准备，并为定量、定性分析提供基础。图像分割主要依据图像的特征信息来进行，如图像灰度、颜色、纹理、局部统计特征和频谱特征等。经典的图像分割算法包括阈值分割、区域生长技术、边缘检测方法、基于小波变换的边缘检测方法、基于神经网络的分割方法和基于水平集（level set）的分割方法等。一种特定的图像分割算法通常只对某个特殊的特征信息有效，除人工识别分割外，没有一种图像分割算法适用于所有的医学图像，一些图像分割与可视化软件系统通常提供了多种分割算法和分割策略，以确保能提取更丰富的形态学信息。随着人们对医学图像特征信息的分析和认识的深入，特别是众多图像分割算法的出现与改进，使得一些看似无法用计算机识别的形态信息得以识别和提取。

（四）可视化

可视化（visualization）包括知识可视化、科学可视化、信息可视化，是数字解剖学的核心技术，可将人体的形态结构、知识、数据以图形、图像或动画等视觉的形式展示出来，其目的是从原始数据中抽取可视知识，传递认知的信息。利用可视化技术可使人能够在三维图形世界中直接对具有形体的信息进行操作，与计算机直接交流；可赋予人们一种仿真的、三维的，并且具有实时交互的能力，这样人们可以在三维图形世界中用以前不可想象的手段来获取信息或发挥自己创造性的思维。可视化技术使得人们能利用计算机来观察人体内部的解剖结构，并因此出现了一大批虚拟解剖教学系统；医师可以从病人的三维扫描图像分析病人的病灶，使得临床数字化医疗设备得到快速发展。通过可视化技术可以将图像中的隐含信息以直观、可视的方式传递给人们。

可视化技术是计算机图形学的范畴，在计算机领域更关注可视化的基本原理、技术，而数字解剖学领域更关注可视化技术在解剖学中应用，即软件系统、系统开发平台和系统集成。比较常用的医学三维重建与可视化软件系统有 mimics、Amira 等。可视化系统开发平台主要是一些针对图形、图像的开发库，如 VTK、MITK、OpenGL、OpenInventor、Unity3D 等，这些图形开发库是虚拟解剖教学系统开发的基本工具。构建数字解剖模型的核心技术是计算机三维重建技术，主要包括体绘制和面绘制两大类技术。人体内部形态结构的数据来源通常是一系列连续的低维（如二维的 CT 连续断层图像、一维的人体生长等）的医学数据，采用一定的三维重建算法可还原成数据源本身的形态，以进行定性、定量分析，并以视觉的方式展示其形态结构。可视化具有交互性、多维性和可视性的特点，这些特点的具体体现和良好展示正是可视化技术发展的重点，也是数字解剖学发展的基础。

四、数字解剖学在医学教育中的应用

人体解剖学是现代医学的基石，人体解剖学是医学以及医学相关专业的基础必修课程。

随着医学教育理念的深入探讨和教育改革，人体解剖学教学理念和方式也发生了变化，最主要的变化是如何灵活学习和掌握人体解剖学知识，并将其很好地应用于临床医疗以及相关工作中。为达到这目的，数字解剖学和医学虚拟仿真等一系列新的教育方式得到了应用。

医学课程的整合成为当今各国医学教育的趋势，数字解剖学教学系统和虚拟仿真解剖学的开发应顺应这一趋势，依据解剖学教学理念以及学科的特点进行开发。现代计算机技术和信息技术的发展给医学课程整合提供极好的手段，如何将数字解剖学系统融入医学课程整合值得重视。

运用数字化技术将人体结构构建数字化的三维解剖模型——数字可视人，用真实的人体组织色彩对数字人模型进行渲染，使模型具有真实感，同时赋予相关组织结构的知识体系，该数字人具有解剖教学中所需的空间形态和抽象的符号知识（如肌收缩、血供、神经支配等）。在这基础上，可开发出基于三维交互式的数字解剖学教学系统和虚拟仿真解剖学。目前，数字解剖学系统已涵盖系统解剖学、局部解剖学和断层解剖学教学。

计算机辅助解剖教学属于数字解剖学教学的范畴。计算机辅助解剖教学是指将传统解剖学教学与虚拟现实技术以及多媒体计算机相结合的解剖学教学活动。

常规计算机辅助教学是指在计算机辅助下进行的教学，如利用计算资源进行相关知识的讲解、练习、个别指导、对话等，应用模式分为近程和远程。该教学系统与书籍和传统的多媒体软件具有显著的区别，可以将解剖结构的名称、描述等信息与三维解剖模型相关联，可按照学习者的意愿对三维模型进行实时、动态地交互操作，并在计算机屏幕上直接访问解剖学术语，或三维解剖模型的相关解剖学知识，而无需像书籍那样为了解一个知识点和这个知识点的其他相关知识而需要查阅书籍的多个章节或多本参考书。

计算机辅助解剖教学通过综合应用多媒体、超文本、人工智能、知识库和虚拟现实等计算机技术，为学生提供一个良好的个性化学习环境，克服了传统教学方式单一、片面的缺点。其优点有：从教学形式上更生动形象的展示解剖结构，避免学生面对尸体标本时产生恐惧感而影响对基本形态知识的掌握，有了感性认识之后在实际解剖操作时才能有的放矢；从教学辅助软件的组织形式上，将不同层次的知识组成系统，便于学生对所有解剖知识有系统的认识，能有效地缩短学习时间、提高教学质量和教学效率，实现最优化的教学目标；还可以解决解剖教学中标本不足的问题，减少标本的正常损耗。

运用动画技术、虚拟内镜可以对人体结构如中耳、内耳以及胃肠道结构进行三维立体显示。在虚拟解剖过程中，学生可以反复进行复习和训练。由于多媒体网络的运用，学生们还可以随时运用个人电脑进行简单的虚拟解剖，减少或无需到解剖学实验室进行学习，节约了尸体标本，也可以减少器械消耗。

数字解剖学教学不仅在解剖学教学中具有独特的优势，在临床上也有用武之地，临床诊断与治疗过程中离不开解剖学知识的指导。数字解剖学的发展将有效推动临床辅助诊断、临床技能仿真培训系统的研发，从而提高临床诊断的准确性、缩短培训时间、提高培训效果。

传统的解剖学教学手段有课堂讲授、解剖标本观察、基于问题的讨论、尸体解剖等。标本观察和尸体解剖被认为是解剖学教学中的最重要手段，具有形象、直观的特点，易获得解剖结构的形态和空间位置关系的感性认识。随着现代医学教育模式的转变，解剖学教学时数的缩减、尸体标本的匮乏，以及伦理学的影响，尸体解剖和实物标本学习的时间和规模逐渐缩小。同时尸体解剖和标本观察受到场地的影响，并伴有异味，学生学习的积极性受到影响。

与传统教学比较，数字解剖学教学具有如下优势：可实时、动态、全方位观察解剖结构的三维形态及其空间毗邻关系；三维数字模型相对于解剖图谱具有真实、完整、三维立体的特点；可实现任意解剖结构的虚拟解剖（显示、隐藏、旋转、缩放、剖切等操作），可实现多层次、多结构的组合显示，充分体现解剖结构的三维空间毗邻关系；具有立体感、沉浸感，可近似实物标本的观察；可无损、无限次使用，节约尸体和标本，降低教学成本；不受时间和地点的限制；恐惧感小，具有较强的新颖性和趣味性，可自主学习。

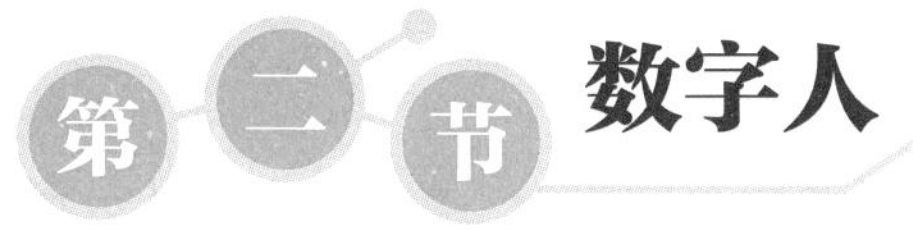

第二节 数字人

数字人是数字解剖学的核心和基础数据，数字解剖学的研究与应用都是在数字人数据的基础上进行的。完整、高精度的数字人模型可逼真地展示人体内部组织、器官的形态结构，合理、可操作的数据结构与数据处理方法可增强人与数字人体模型的交互操作，以便充分发挥数字化人体模型的优势和特点。

一、概述

数字化人体是用断层技术，如冰冻铣切技术、断层影像技术，以及数学建模等技术和方法来获取生物体的形态、结构，并建立三维形态结构的数学模型，该模型即为数字可视人，或称数字解剖标本，或数字解剖模型；利用虚拟仿真的工具对建立的模型进行虚拟操作，如切割、显示与隐藏等，即为数字解剖或虚拟解剖。对所建模型的要求不同，其建模的方法和步骤也不同。制作步骤主要包括获取数据、图像预处理、图像配准、图像分割、重采样、三维重建、三维可视化、数字解剖等。

数字化人体通常指人体形态结构数字化、可视化这个阶段，是数字人的核心部分。数字人（digital human）是应用现代信息技术和数字化手段构建人体形态结构及其功能和知识的数字模型，是一个在计算机上建立的可视、可控的人体结构与功能的数字化系统，该模型是对人体形态结构及其功能和解剖学知识的数字化建模，包括构成人体的系统、器官、组织、细胞、基因、分子等各个层面以及与解剖结构有关的术语、定义、形态参数、功能和关系等符号信息的集合体，是进行关于人体的定量分析计算和精确模拟的基础。通常采用解剖断层、组织切片和影像学的技术和方法来获取人体内部组织结构的形态学数据，经数字化、三维建模后构建成三维数字模型；采用人工智能的理论和方法来获得人体生物学的参数、知识等符号信息，并通过语义表达整合到形态学的数字模型，使之成为能被计算机模拟仿真、模拟计算和智能推理的数字模型。

数字人为数字解剖学乃至数字医学的基础研究与临床应用提供必需的基础平台。数字解剖学的核心是数字化人体数据集，以及在此基础上研发的数字人体模型。数据集结合数字断层技术可实现人体的任意面剖切、动态连续观察，在此基础上结合分割数据和解剖结构的定义、关系可实现断层解剖学的研究和教学；按系统层次组合数字解剖模型，结合人体解剖学知识的表示可实现数字化的系统解剖学教学；按局部层次组合数字解剖模型，并结合解剖学知识的表示可实现数字化的局部解剖学教学；同时，数字解剖模型还可用于与人体有关的研究，如仿真模拟、仿真计算等。

二、数字人的发展阶段

根据数字人的特点和功能可将其分为四个阶段：数字化可视人、数字化物理人、数字化生理人和数字化智能人（图 5-1）。涉及从人体的形态特征到物理特性、再到生理特性，从单一的可视模型到具有知识表示的符号模型，从宏观的器官到微观的组织、细胞、基因等多层次、多方面的知识和信息。数字人的数据信息除从连续断层图像（大体冰冻断层、组织切片等）、临床的 CT 和 MRI 资料外，还包括来自组织学、细胞学、生理学、病理学、遗传学等与人体形态、功能、生理、病理等相关的多方位信息集成（图 5-2），将这些信息的数字化结果以特定的数据结构和逻辑关系来表示，借助计算机推理可进行知识的逻辑和推理运算。

可视人是从几何角度定量描绘人体结构，属于“数字解剖人”。如果其中加入人体组织的力学特性和形变等物理特性，就是第二代的数字物理人；而研究人体微观结构及生物化学特性的则属于更高级的数字生理人，它是真正能从宏观到微观、从表象到本质全方位反映人体的交互式数字化虚拟人体；数字智能人能够根据用户的要求，智能化地做出各种反应，按照一定的策略提供信息给用户，并辅以形象的动作、图像图形显示。随着数学、物理、机械工程和计算机技术与生物医学领域的不断交叉与融合，目前许多国家都开展了数字人方面的研究。

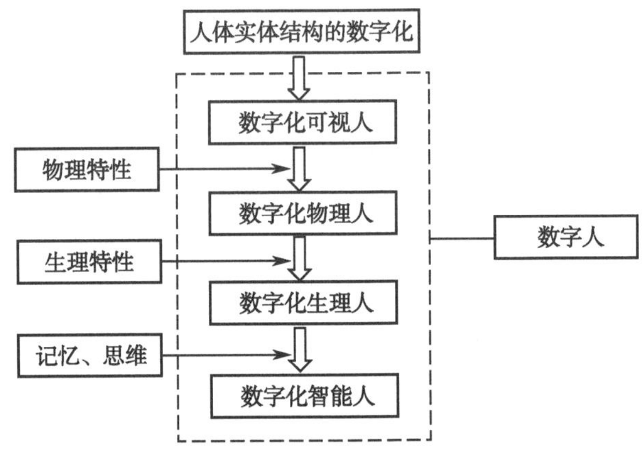

图 5-1　数字人的发展阶段

数字化人体模型是人体仿真实验、数字医疗、临床技能仿真培训等与人体虚拟仿真实验有关的一个基础数据平台。数字解剖学是数字人最直接、最有效的应用，随着数字解剖学研究和应用的发展，必将丰富和完善数字人的数字解剖信息。在标准数字人体模型的基础上，根据人体发生、发育规律构建可变形的发育数字解剖模型，使其逐步

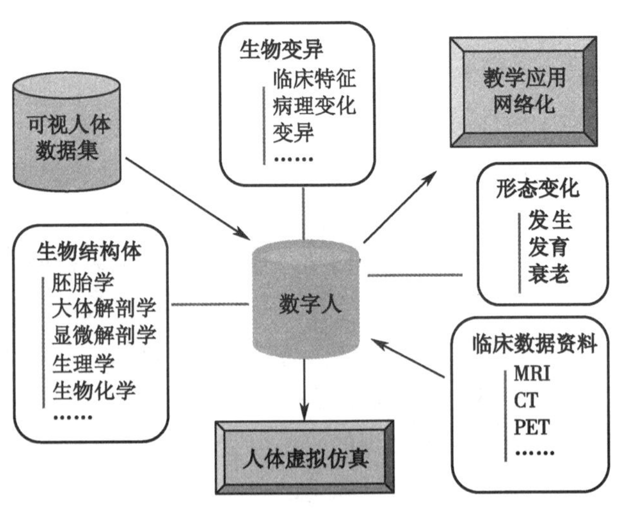

图 5-2　数字人框架示意图

完善成为具有知识体系的和语义规范的数字解剖框架体系。该体系经过虚拟仿真技术的处理后，在医学教育、临床技能仿真培训、航天航空、体育竞技、影视虚拟、国防建设、人体工效学等与人体活动有关的领域具有广阔的应用前景。

将人体组织和器官的物理特性与相应三维数字模型进行融合可建立数字物理人，利用数字物理人可以进行人体运动学和动力学仿真、人体在外载荷或运动载荷下的生物力学行为特性研究，还可以进行虚拟手术软件开发、新术式评估、内植入体的设计评估、外固定系统设计评估、康复辅助系统设计评估及人机工效学评估等。在数字可视人的基础上可进一步建立数字生理人，模拟人体的新陈代谢、生长发育、病理生理变化等。此外，数字可视人还可以耦合多种数学模型和知识推理使其成为数字智能人，具有决策能力和自我评估能力，输入特定参数，可以进行任务的仿真和评估。

（一）数字可视人

数字化可视人（digital visible human）又称可视人，是采用数字化技术对人体形态结构进行数字化采样，将采样的数据信息进行图像处理与识别、计算机三维重建，构建的数字化的三维模型，是构建数字人的基础数据，是数字人研究的初级阶段，是人体形态结构数字化的载体和对真实人体形态结构的虚拟再现，并可在计算机上进行任意方位和角度的观察与测量和立体再现。数字化可视人构成人体形态学信息研究的实验平台，为医学、生命科学等的研究和应用提供基础与技术支撑。其主要体现人体结构的形态特征及其毗邻关系，是构成数字解剖学的基本要素，可广泛应用于数字解剖学教学、人体科普知识系统的研发。

数字化可视人的基本要素是一种可见的数据，这些数据来源于数字化的数据集，进行加工、处理后，具有特定空间结构关系的、且能以可见信息展示的数据，该数据包含人体组织器官形态结构的空间参数、精确坐标体系等信息。这些数据也可称为数字解剖模型，利用可视化软件系统可对这些数字解剖模型进行观察、测量、虚拟切割等操作。随着虚拟现实技术的进步，对数字解剖模型的观察可达到逼真、身临其境的感觉，对模型的观感、操作达到以假乱真的地步。

1. 数字化可视人体的核心数据 数字化可视人的数据来源有断层解剖（特别是冰冻铣切断层）、影像学资料（CT、MRI、PET 等）、域扫描（激光扫描、逆向工程等）、有限元分析或数值模拟，以及数学建模等方法获得的数据。

（1）断层解剖数据：是通过冰冻铣切、组织切片的方法获取包括细胞、组织、器官、完整人体的连续断层图像，具有分辨率高、层距小、可见光色彩自然等特点，较完整地体现了不同组织结构的纹理、密度、质地、颜色、形状等解剖信息，是建立数字化可视化人的主要数据来源。

（2）影像学数据：主要来自 CT、MRI、PET 等提供的断层扫描图像，分别以不同的媒介作用于人体，并进行断层扫描、计算机辅助识别获得的断层图像，不同媒介分别反映的是组织密度、信号强度、能量场的不同信息，间接反映该断面的形态、分子或代谢变化。随着CT、MRI扫描设备技术的提高，特别是多排螺旋CT和7.0Tesla磁共振成像（MRI）设备的出现，极大地提高了影像数据质量和运算速度，可广泛、快速、重复的应用于活体检查和三维重建。

（3）域扫描数据：主要用于解剖结构外表轮廓的形态参数。

（4）有限元分析或数值模拟：得到的数据是一些间接的数据参数，可补充和纠正数字模型的参数。

（5）数学建模可生成有规律的，能用数学公式表示的形态结构，如在断层上难以识别的神经、小血管等。

2. 数字化可视人体的数据特点 经解剖断层或影像学断层、图像采集得到连续的数字断层图像，断层图像经预处理、配准、分割等步骤生成立体的三维数字人体模型。根据模型生成时采用的方法和用途的不同，将三维数字人体模型分为体素模型和几何模型两种。采用体绘制技术生成的模型称为体素模型，该模型为实体模型，模型中每一个空间坐标位置均含有实体信息，可包含分割信息，也可不含分割信息，常用于虚拟断层解剖的教学与研究。面绘制技术生成的模型称为几何模型。几何模型重点描述分割类结构的空间外形轮廓，其内腔可以不含任何数据信息，是虚拟仿真解剖的基础。

（二）数字化物理人

数字化物理人（digital physics）又称物理人，是在数字化可视人的基础上，结合人体内组织结构的物理特性构建的具有组织结构物理特性和参数的数字模型，是数字化人体研究的第二个阶段，研究的重点是对人体组织物理特性的表达和模拟，其数据内容除包含数字化可视人的形态学参数外，还包含组织结构的物理学参数，如组织的硬度、密度、弹性模量、张力和辐射特性等。根据不同的应用需求，数字化物理人集成的物理参数也不一样。其综合了人体组织和器官的物理特性，将人体组织器官的生物力学、电磁学特性进行了表现和虚拟展示。

数字化物理人应用于航天航空、体育竞技、影视虚拟、国防建设、舞蹈编排、服装设计、家具设计、驾驶室设计、医学教育和科研等领域。在数字化可视人数据框架上赋予组织或器官对失重变化和宇宙辐射敏感的性能，可模拟计算宇航员在太空中的失重情况和辐射吸收分布，为宇航员的保障、防护提供对策和依据。结合运动员的运动特点，可在数字化物理人上进行运动分析与仿真，为教练员提供科学的训练方案，提高运动员的运动成绩。借助力学设备，可在数字化物理人基础上进行临床技能的模拟训练、手术方案的设计和虚拟导航手术，如内镜手术仿真培训、个性化骨关节假体的设计与手术预案。可以用来模拟人体在跌、打、碰撞、高空坠落等情况下人体组织致伤的机制。

（三）数字化生理人

数字化生理人（digital physiological human）又称虚拟生理人（virtual physiological human）或生理人（physiological human，physiome），是在数字化可视人和数字化物理

人基础上将人类和其他真核细胞生物学知识整合，构建的包括人体形态、结构、发育、物理、生理和生物化学的数字模型。该模型是具有各种生理功能的数字化人体，能在计算机上模拟各种生命活动的框架系统，用于研究和仿真从基因调控网络、蛋白质途径、细胞生物学，到组织、器官、完整有机体的结构与生理功能的关系。该框架系统具有描述性、整合性（综合性）、可推导性（预测）、可计算的特点。

数字化生理人的核心数据集解剖学、生理学、生物学、病理学和生物化学等知识为一体。这些数据来自实验室、临床医疗中人体的科研数据和观察资料，经合理的数字化处理、知识表达后，并按照一定的逻辑关系进行多尺度数据整合，从而形成一个可计算、可推理的知识框架。其数据类型除包括具有精确的人体形态学参数、物理和生理学指标外，还包括人体解剖学、生理学、病理学方面的描述性知识以及知识的描述规则、逻辑关系和知识的推理机等。科学、合理的数字化生理人数据框架可构建人体结构与功能分析的专家系统，并在该框架系统下对一些合理的假设进行逻辑推理与验证。在该框架的基础上可结合不同个体或特定病人的数据，根据需求分析对生理、病理过程进行模拟计算，或进行形态结构、生理过程、病理变化的模拟推演。对人体形态结构、生理功能、病理特征进行多尺度建模，可避免单一尺度（完整人体、器官、组织、细胞等）或单一科学方法（生物学、生理学、生物物理学、生物化学、分子生物学以及生物工程学等）的局限性和不完整性。

数字化生理人的优势主要表现在提供个性化医疗方案、减少动物实验的需求、对药物进行更全面的分析、为人体提供更合理、更科学的疾病预防方案。

（四）数字化智能人

数字化智能人（digital intelligent human），又称智能人，是一个能将人类的记忆、思维和行为进行数字化表达，又可被计算机识别、计算、推演的数据、规则和方法等各种信息的数字集合体。其目的是探讨人类记忆、思维、行为方式等意识形态的机制和物质基础，为人类认识自我，提供必要的研究手段和沟通方式。为必须依靠人类思维去决策而真人无法参与的场景提供必要的替身。

数字化智能人是数字人的最高阶段，其内涵包括正常人体的解剖、生理和病理等相关基础数据、知识和规则等信息。还涵盖了与人类记忆、思维和行为方式相关的知识、规则等信息。数字化智能人是真实人体的虚拟再现。由于对人类的记忆、思维、意识等方面认识的不足，总体尚处于未知阶段，只能依据人类的心理表现、行为方式等信息去模拟人类的一些思维活动，主要体现在人工智能的研究领域。

三、人体形态结构的数字化

数字解剖学的主体是人体内部形态结构的数字化，随着冰冻断层解剖技术、临床影像技术的发展，人体结构数字化的研究也得到快速发展。可视化人体数据集是数字化人体、数字解剖学、数字医学发展的基础，数据集的完整性、采样精度决定了后期数字化人体模型构建的完整性和精度，是后期关于人体模拟和仿真的基础数据。最早建立的可视化人体数据集是美国科罗拉多大学的 Spitszer 研究小组于 1994 年完成的可视人体项目（visible human project，VHP）（表 5-1），其后韩国亚洲大学医学院（2001 年）、中国第三军医大学和中国南方医科大学（原第一军医大学）（2002 年）相继建立可视化人体数据集。这些数据集均是采用冰冻铣切技术获得尸体标本的光学彩色断层图像，除此之外，还有一些基于活体标本得到的 CT、MRI 数据集，由于其组织分辨率较低，能识别的结构较少，多用于一些仿真模型的构建，如欧洲、日本构建的辐射仿真计算人体模型。

（一）数字化数据的来源

高精度的数据来源主要是采用断层技术获得的薄层连续断层图像。采用断层技术获得的图像资料包含了断面上可见组织的彩色信息，经数字化后能获得在可见光或特定光源下的、指定解析度的组织结构信息。利用数控铣切技术可以将断层间距缩小到指定的范围，从而获得解析度较高的组织空间数据信息，是理想的数字人体建模的数据来源，是在现有技术条件下所能获得的精度最高、质量最好的数字人体数据源。由于数控铣切技术是铣切一层，数字化一层图像，铣切后无实物标本作对照或进一步进行组织染色，仅适合在肉眼下或体视显微镜下可见的组织结构，难以获得亚组织、细胞等结构的形态学数据。连续切片技术是在保留一定厚度的断层切片的基础上对组织切片进行染色后，在光学放大设备（如显微镜）下进行数字化处理来获得组织结构的数字图像。根据要突出显示的组织、细胞的要求不同，可选用石蜡切片、冰冻切片、火棉胶切片等技术，并根据组织、细胞种类的不同选用不同的染色方法，以突出显示这些组织结构。因此连续组织切片技术适合于组织、细胞层面的模型的建立。

临床影像学数据是构建个性化人体模型的主要来源，特别是 CT、MRI 数据能获得较高空间分辨率的人体结构信息，对于一些特定的组织、器官具有良好的信息展示。

（二）冰冻铣切数据

冰冻铣切断层技术是数字化人体研究的起源和核心技术，对数字化人体的研究与应用具有划时代的影响。冰冻铣切断层技术的技术思路是将人体标本进行冰冻，使得人体各向异性的不同组织在低温冰冻状态具有近似的切割特性，并使用高精度的数控铣床对冰冻的人体标本进行面铣切，获得一定间隔的、连续的、相互平行的断面图像，对每个断面上形态学图像进行数字化，构建数字化可视人体数据集，该数据集是进行三维重建、虚拟解剖操作的基础数据。

冰冻断层铣切技术自 1994 年美国公布第一例男性可视化人体数据集以来，在国际上形成巨大的反响，全球众多研究机构、企业围绕数字化人体数据的产生、数据处理、三维可视化、虚拟解剖等不同阶段的研究特点进行了广泛的研究。由于冰冻断层铣切技术的特殊性，制约了许多研究团队进行大规模的研究和实施。除开展冰冻断层铣切技术外，依据数字化人体构建的理念，许多研究机构利用临床影像学技术（如CT、MRI）来获取人体内部组织结构的形态学数据，并进行三维可视化研究。

1. 标本选择 人体标本遴选的要点，是保证构建的数字化人体数据集应具有较高的质量和价值，在身高、体型、重量等方面具有广泛的代表性。冰冻铣切断层技术难度大、制作周期长，所选取人体标本最重要的原则是要具有较为广泛的代表性，其体型、器官的形态学参数应处于合理的正常范围，具有最普遍的解剖学特征，尽可能覆盖所选标本所在的人群特性。

2. 尸体标本的预处理 尸体标本在获取的第一时间应进行预处理。生物体死亡后，机体的代谢活动如血液循环已经停止，细胞逐渐死亡，细胞内的水解酶会使蛋白质分解为氨基酸渗出细胞，致细胞溶解破坏，发生组织自溶现象，使组织变形。肠道中的食物残渣仍会在微生物的作用下腐败，产生大量的气体，巨大的扩充压力，也将造成标本形态变形失真。所以获取标本后应尽快完成定型、灌注固定以及CT及MRI图像采集工作。

尸体标本在冰冻包埋前应进行一系列预处理，通常的处理步骤为：尸体标本收集、标本定型、标本灌注固定、影像学图像采集、血管填充、标本预冷冻等六个步骤进行，之后进行标本包埋程序。

3. 冰冻包埋技术 人体组织具有各向异性的特点，骨、肌、肌腱、韧带、血管、脑等组织的硬度、切割特性差异性较大，不适合直接进行铣床加工或切片机切片，需要将人体组织进行冰冻包埋处理，尽量使其具有相同或相似的切割特性，有利于断层或切片加工。通常的做法是利用一种介质渗透到标本的组织间隙中，并将人体或组织块包埋在一种介质中，最后使介质固化，便于切割，这种方法就是组织包埋技术。依据包埋剂和包埋技术的差异，其包埋介质和包埋方式也不同，主要有石蜡包埋技术、火棉胶包埋技术、冰冻包埋技术等技术方法。这3种方法在组织切片中非常常用，同时，冰冻包埋技术是数字化人体制作中的核心技术。

4. 数控加工技术 数字化人体数据的核心是获取人体内部解剖结构的形态学信息，并对获取的信息进行三维重构，从而形成完整的三维人体结构。最直接的方法是每间隔一定的间距采集一个人体断面上的结构信息，即采用断层解剖的技术来获取连续断面的图像信息。铣切加工就是切削一定厚度的人体组织，也就是利用数控铣床的面铣功能对冰冻包埋体进行加工处理。标本铣切加工后，其铣切面需要移动到照相的位置，数字化成像后又需要移动到铣切位置，冰冻包埋体的移动，包括进位、铣切面的移动、照相位的移动均需要严格控制，其移动均由机床进行数字控制，其移动精度应不大于0.001mm。其断层厚度依据项目的需求而设定。

在数控加工过程中，影响断面加工质量的因素除载物台移动精度外，与铣刀的选择有密切的关系。人体组织中最硬的组织是牙，最难以切削的软组织是肌腱、韧带，这些组织对铣刀的选择具有较大影响。铣刀太锋利，在切割到硬组织时易造成刀刃的崩裂；铣刀太钝，对软组织的切割面不够光洁，特别是肌腱、韧带等致密组织不易切割，会在断面上形成纤维丝，对断面图像形成较大影响。所以，在铣刀的选择上，宜选择较锋利的铣刀，并在发现断面光洁度有变化时及时更换铣刀，每次更换均应完整更换所有的刀片。

每个断面铣切后，均会残留一部分冰屑，影响断面图像的质量，需要清洁和清洗每个铣切断面，清洗剂通常选择无水乙醇。

（三）冰冻断层结构的数字化

1. 数码成像系统 数码成像系统是数字化成像的核心装备，该系统的合理性对成像效果具有直接的影响。美国、韩国数字化人体的铣切加工是在常温环境中，其成像装置就在常温环境下，对相机、光照等设备的要求较低；中国数字化人体数据的铣切加工是在低温环境下，其环境温度对相机、光照的正常工作具有一定的影响，需要添置一些额外的辅助装置，以确保成像质量。

数码成像系统通常包括数码相机、镜头、光照等设备。数码成像系统的空间解析度越高、图像识别的锐度越好，其成像的质量也越高，能识别的组织结构也越细小，所获得断面信息也越丰富。所以，应选择专业级别的数码成像系统。

2. 图像采集 图像的采集是通过数码相机或扫描仪，将每一个切削断层的图像存储进计算机，最后构成一个完整的数字化人体数据集。在数字化人体数据采集过程中，每铣切一个断层层面，需要获取该断层图像，铣切后的断层呈粉末状，无实物留存，铣切后的断面标本是无法还原的，因此，每一个断层的图像采集均至关重要，数据的丢失，或数字化图像采集质量不高都会影响整个数据集的质量和完整性。

数码相机一般通过一个专门设计制作的装置安装在机床的附近，可与铣头平行，也放置在载物台的侧面（成像时需要旋转载物台），或固定在铣头的移动台上。每次照相是需确保断面到镜头的距离是恒定的，即需要通过机床的位移平台来确保每次的成像距离是相同的，这些位移均由数控机床的控制系统来完成。数码相机通过数据线（如 1394 数据线）与冷库外的计算机相连，通过数码相机自带的图像采集软件采集断层图像。断层数据采集工作流程为：机床操作人员示意已获得新的断层时，图像采集人员先要检查数码相机参数设置是否正确，有无变动，然后点击图像采集软件的触发键驱动相机拍摄，当电脑屏幕上出现采集到的断层图像时，图像采集人员应仔细观察图像的质量，然后再检查比色板和计数器是否清晰，图像文件名是否与计数器读数一致，确认无误后存储图像，并提示开始新的断层铣切。

（四）数字化可视人体数据集

可视化人体数据集（visible human data set）又称数字化可视人体数据集，是描述人体形态结构的数字化数据集合体，该集合体主要包括断层解剖（特别是冰冻铣切断层）、影像资料（CT、MRI、PET 等）、域扫描（激光扫描、逆向工程等）、有限元分析或数值模拟以及数学建模等方法获得的数据，核心是将人体内的组织、器官进行数字化，获得具有特定规则的数字化信息，这些数字化信息要有利于后期的计算机三维重建。

1. 可视化人体数据集的特点 所构建的数字化人体数据集应满足以下的数据特点：

（1）二维图像成系列：人体结构三维重建，尤其是体素重建，都是在成系列的二维图像基础上进行的。成系列是指相同来源或技术获得的同一样本的连续二维图像数据，具有明确的空间位置信息。断层解剖数据来源于可见光下的光谱图像，影像数据来源于在物理、化学等条件下获得的人体内部组织的特征信号，如X线、磁共振等不同模态的二维图像，不同来源的图像之间不能直接进行三维重建。

（2）二维图像为连续断面：用于三维重建的二维断面图像，要求为连续断面图像。如果断面有缺失，则会造成缺失部位解剖信息的丢失，重建的图像就会有缺损。其次，还要求二维断面图像必须有一定的量，如果二维图像的层数太少，为三维图像提供的信息就少，重建出的三维图像逼真度就差。在单位长度内，二维断面的层数越多（即断层越薄），信息量就越大，重建出的图像就越逼真。随着层数的增加，数据量则增加，对计算成本的消耗就越大。因此，用于三维重建的系列断层的厚薄度应根据所要显示的解剖结构的精细程度和研究的目的来确定，选择合适的断面间距。

（3）二维图像有明确的标记信息：三维图像可简单理解为二维图像的重叠，定标点至关重要，特别是解剖断层图像，因为它是进行三维对位重建的基准点。在连续二维断面相互平行的情况下，最少需要2个标记信息（即定标点）。

（4）图像清晰度高：若为体素重建，重建后图像的清晰度完全取决于二维图像的清晰度。若为表面重建，二维图像的清晰度需要达到足以使图像分割者能判断出解剖结构的边界。否则，会影响重建图像的真实性。除以上基本要素外，不同的研究目的还可有其他的要求，如标尺、色谱带等。

（5）所需重建的对象应具有足够的断层数据量，特别是空间信息量比较丰富的对象。所要表达的对象应至少在3个连续断面上能识别。

2. 美国VHP数据集 1991年8月，美国国立医学图书馆（NLM）与科罗拉多大学健康科学中心（Health Sciences Center）签署协议，正式启动美国可视化人体项目（VHP），于1994年和1996年分别完成了1例男性和1例女性数据集的采集，层间距分别为1.0mm和0.33mm。该数据集由一例男性尸体的MR、CT和断层图像组成，其数据量为15GB。科罗拉多大学采用的方法是在获取尸体标本的CT、MRI图像后，将人体标本进行低温冰冻，用工业数控铣床对冰冻体进行逐层铣切、逐层照相，以获取人体连续横断面的数字图像，然后利用计算机三维重建技术重构人体的三维形态结构，使得人体器官级别的解剖结构的三维重建得以实现。VHP男女数据集的获取是数字解剖学的第一个开创性成果，对以后数字解剖学和数字人在各个领域的蓬勃发展有重大推动作用（表5-1）。

表5-1 VHP基本数据参数

开始时间（年）	性别	身高（m）	年龄（y）	层间距（mm）	断面数量（层）	分辨率（pixels）	数据容量（G）
1991	男	1.82	38	1.0	1878	2048×1216	15
1994	女	1.54	59	0.33	5189	2048×1216	43

3. 韩国可视化人体数据集 韩国是继美国之后在世界上第二个进行可视化人体研究的国家，于 2001 年 2 月获取了第一例完整的可视化人体数据集，该数据为男性，死于脑瘤，体型偏瘦，为一实验的数据集。韩国于 2001~2003 年期间正式进行韩国可视化人体数据集的采集工作，该例标本为 1 男性，33 岁，具有标准的韩国人体型，死于白血病，其解剖结构无明显器质性病变，于 2004 年 8 月完成可视化人体数据集的采集。针对所构建的数据集进行图像分割、三维建模，以及解剖教学系统的开发。

4. 中国可视化人体数据集 2001 年 11 月，第 174 次香山科学会议以《中国数字化虚拟人体的若干关键技术问题》开启了中国研究数字化人体的大门，42 位来自美国、韩国和我国有关高等院校、科研院所的中外专家学者出席了讨论会。第 174 次香山科学会议认为，虽然美国已有了世界上第一套人体结构数据，但具有明显的缺点：一是数据来源于白种人，不完全适合于中国人的结构特点；二是 VHP 将尸体截为 4 段，造成了交接处的数据缺损；三是断层间距为 1.0mm 和 0.33mm，仍然不够细致。会议认为，中国作为一个具有 13 亿人口的大国，不能没有自己的可视化人体，而且，以我们现有的技术，可以克服上述三个缺点，并能运用我国特有的血管灌注技术进行血管系统的标识，使我们的数字化人体数据集在先进性和准确性上可以超过美国的 VHP 和韩国的 VKH。中国科学家提出的构建“数字化虚拟中国人”计划，得到了当时的国家领导人和科技主管部门的支持。原第一军医大学（现南方医科大学）国家 863 计划课题组和第三军医大学国家自然基金课题组，随之相继开展中国数字人数据的采集工作，并分别于 2002 年构建了首例中国男、女性数据集，使我国成为继美国和韩国之后第三个掌握数字人技术的国家。同年，中国科学家又为数字人的开发应用举行了第 208 次香山科学会议，与会专家对数字人在传统医学、现代医学、工业设计、人体运动仿真等领域的应用做了介绍，一致认为虚拟人必将在上述领域和其他领域发挥更大的作用。仅经历短短的一年，中国数字人研究由要不要做和怎么做的探索阶段，进入到能不能用和怎么用的应用阶段。迄今，我国共获得八套不同性别、不同年龄、不同切片厚度的系列中国数字人整体数据集和数十套局部和器官数据集（表 5-2）。

表 5-2 中国数字化人体系列数据集主要参数

	年龄（y）	身高（mm）	体重（kg）	层厚（mm）	总片数	摄影分辨率（万像素）	图片大小 MB	总数据量 G	完成时间
男-1	35	1700	65	0.1，0.5，1.0	2518	630	36	90.7	2002.10
男-2	21	1820	66	0.1	18 398	1100	62.9	1157.2	2003.04
男-3	24	1760	68.5	0.2	9232	610	18	161.6	2003.05
女-1	22	1620	54	0.25，0.5	3640	630	36	131.0	2003.02

续表

	年龄（y）	身高（mm）	体重（kg）	层厚(mm)	总片数	摄影分辨率（万像素）	图片大小 MB	总数据量 G	完成时间
女-2	19	1550	46	0.2	8556	610	17.5	149.7	2003.02
女-3	25	1620	57.5	0.25，0.5，1.0	3020	1100	62.9	189.9	2003.07
女-4	25	1700	59	0.2	8510	1100	62.9	535.0	2003.10
男-4	24	1680	62	0.2	9320	2200	63.5	560.0	2005.03
女-5	足月	392	3.2	0.1	4265	1200	34.7	148	2003.11

（五）可视化人体数据集的数据表达

根据可视化人体数据集的数据表达形式的不同分为体数据和分割数据。

1. 体数据 医学数字图像通常表现为一幅断层图像或代表被扫描身体部位的一幅图像，并表示为描述数据元素颜色或亮度的二维阵列，这些元素称为像素，是图像元素的简称。这些像素按照二维网格的形式排列，在医学图像中，两个像素之间的距离在两个方向上是相同的，即在图像的水平（x）和垂直（y）方向上的距离相同，称为像素距离，或像素大小，是衡量图像数字化精度的重要参数。根据 X 和 y 方向上像素距离的特点，可以依据像素所在图像上的索引值来计算两个特定像素点之间的距离。如 i 表示坐标系中水平方向 x 的索引，j 表示垂直方向 y 的索引，则像素 $P_{i,j}$ 的位置即可确定（图 5-3）。

体数据（volume data）是在一系列二维图像的基础上按照一定规则组织而成的三维数据网格（图 5-4），是一个三维数据体，是离散的三维形体数据体的总称。

一个三维体可以用一个具有相应值的三维阵列来描述，这些值就是体元素，简称体素（voxel），体素是组成体数据的最基本单位。这些体素都位于三维网格点上（图 5-4），除包含二维图像中的水平（x）和垂直（y）两个方向上的维度外，还包含深度（z）方向的维度，共计 3 个维度，每个方向上相邻像素之间的距离都称为像素距离。在医学图像中，深度（z）方向上的像素距离与 xy 平面的断层图像上的像素距离不同，其数值通常大于 xy 平面上的像素距离，数字化的精度相对较低。两个相邻图像之间的距离称为层间距，是深度（z）方向上的解析度。在体素的表示中，可以将体素看成具有一定大小的小长方体，或是三维空间中没有大小的一个点。三维体数据可以看成是由许多个体素组成的，当某一维取值固定就可以得到一幅二维图像，称为断层图像（sectional image）。在图形学中，一个长 × 宽 × 高的三维形体以离散的形式存储，其中长宽高分

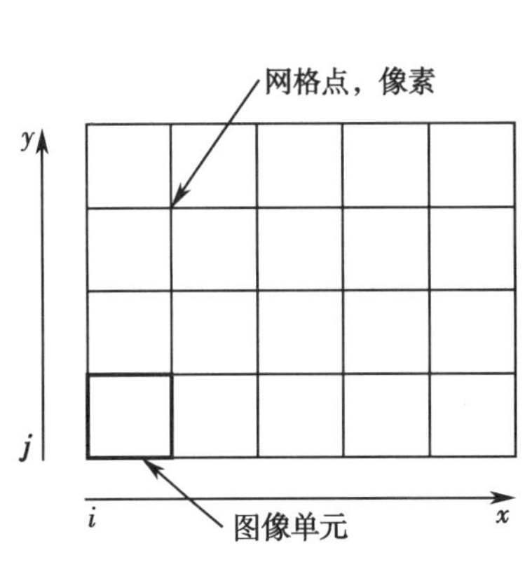

图 5-3　二维图像像素排列

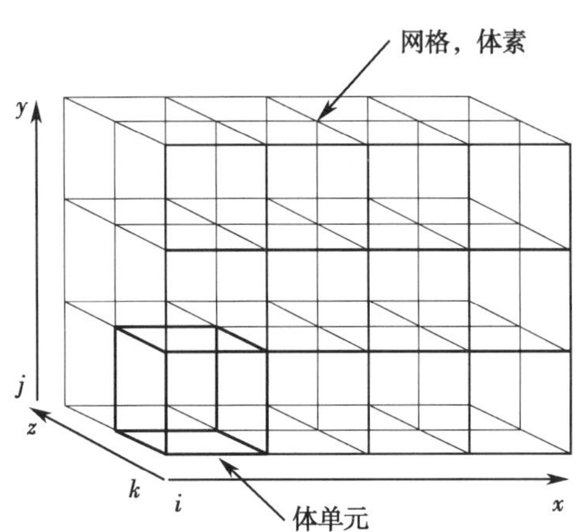

图 5-4　三维网格的体素排列

别是三维形体在三个方向上的分辨率，这样一个离散化的数据形式是体数据的基本特征。同二维断层图像一样，一个给定的体素 $V_{i,\ j,\ k}$ 可依据像素距离、层间距和与之相关的 xyz 坐标方向的索引 i、j、k 来确定（图 5-5），相邻 8 个体素围成一个体单元。

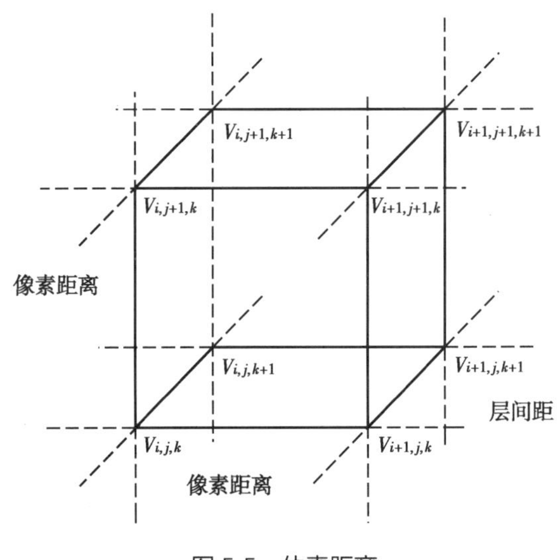

图 5-5　体素距离

体数据可以看成是在有限空间中对一种或多种物理属性的一组离散采样，因此它是以有限个采样值来描述场空间，可以表示成：$\{f(x), x \in R^n\}$。$\{x\}$ 是 n 维空间采样点（sampling point）的集合，因此，也把体数据看作数据集（dataset）。

体数据类型：

（1）按采样空间的维数：当空间维数 n=3 时，称 $f(x)$ 为三维体数据（3D volume data）；当 n>3 时，则称 $f(x)$ 为高维体数据（high-dimensional volume data）。

（2）按采样值的个数：当采样值是单值时，得到的是标量体数据；当采样值是多值时，得到的是向量体数据，如 CT 设备产生是标量体数据，采样值反映物质对 X 线的吸收程度；磁共振设备产生的是向量体数据，每个采样点上有 3 个采样值，它们分别代表质子密度、弛豫时间 T_1 和 T_2。

（3）按拓扑结构：可分成有结构的（structured）体数据和无结构的（unstructured）体数据。有结构的体数据，按其采样点之间的几何位置关系，可进一步分为笛卡尔型（Cartesian type）、规则型（regular type）、整齐型（rectilinear type）和曲线型（curvilinear type）4 种类型。无结构的体数据，采样点之间不存在邻接关系，不同的三角剖分算法将产生不同的邻接关系。

（4）按其采样点之间的几何关系：可分为规则型（regular type）、非规则型（irregular type）、混合型（hybrid type）和弯曲型（curved type）4种类型。

人体连续断层图像进行图像配准后，各断层图像具有统一的坐标体系，按一定的数据结构可将连续断层数据组合成人体的体数据，断层图像的长、宽为体数据的x、y平面，与断层垂直的方向为体数据的z轴（图5-6）。

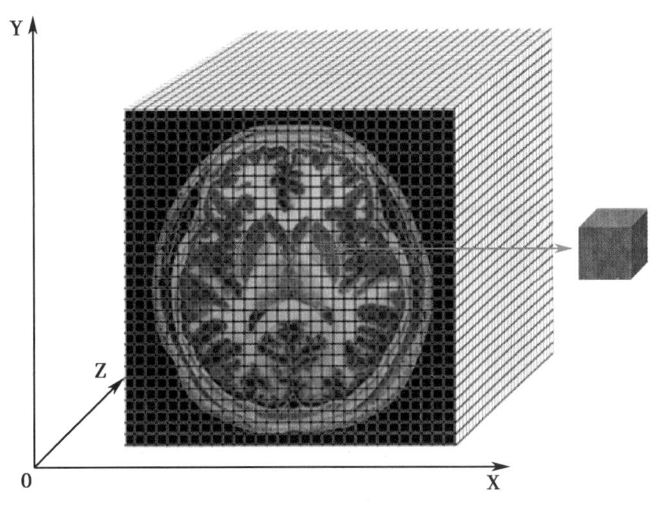

图5-6　数字化人体的体数据示意图

2. 分割数据　直接通过断层图像数字化生成体数据，称为实体体数据；经图像分割后生成的体数据，为分割体数据。分割后的数据具有明确的区域，是计算机进行识别、处理的核心数据和定量分析的依据。对体数据进行体绘制三维重建生成的模型称为体素模型（voxel model），该模型为实体模型，模型中每一个空间坐标位置均含有实体信息，可包含分割信息，也可不含分割信息，常用于虚拟断层解剖的教学与研究。在临床影像数据的三维重建中，常采用体绘制的算法来建立体素模型，并对体素模型赋予特定材质，使重建的模型具有较强的质感。每个体素的数据代表了在某种成像原理作用下人体成像的采样值。

通过断层技术或影像设备可获得人体内部组织的结构信息，这些信息常以图像的形式呈现，与人体有关的图像称为医学图像，经图像配准、归一化处理后的连续断层图像数据称为数据集。原始医学图像具有丰富的人体结构信息，表现为灰度或彩色信息。为使图像更易理解、分析和后处理，通常需对医学图像进行分割处理，即按照人体特定的分类规则将图像分成若干特定的、具有独特性质的区域，从而简化或改变图像原有的表现形式，这样形成的数据称为分割数据。分割数据（segmentaion data）是在医学数字图像的基础上，通过人工识别、特征值提取等手段来将图像上的信息划分感兴趣区域或不同结构的子区域，使这些区域具有特定标记。其分割方法主要有手工分割、自动分割、半自动分割方法。分割数据包含多个具有特殊含义的不同分割区域的子集，是数字化人体建模的必备和关键数据，是人体模拟仿真和模拟计算的基础数据平台。只有在分割数据的基础上才能对目标进行有效的分析和参数测量，才能进行更高层的图像分析和理解。

分割数据的数据特点：①经图像分割后所得到的区域总和应覆盖整个图像；②各个区域之间互不重叠；③同一区域的像元应具有某种共同特征，这些特征可以是像元值、颜色、纹理、形状、规则等；④同一目标可以对应于一个区域，也可以对应于多个区域；⑤不同分割规则具有不同分割区域。

根据分割数据的表现形式分为灰度分割数据、彩色分割数据、数据数组和矢量数据四类。

（1）灰度分割数据：通常用每个采样像素 8 位的非线性尺度来保存，可得到 256 级灰度的数据集合体，最多能表示 256 个分割标识类。该类数据的表现形式为 8 位灰度图像，通过阈值提取，能直接在医学三维重建与可视化软件中进行数据分析与三维建模。

（2）彩色分割数据：基于图像中红 - 绿 - 蓝 3 个颜色通道的变化以及它们相互之间的叠加得到不同颜色的彩色图像，且每个颜色通道都是 1 个二维数组，然后利用融合算法对根据 3 个频谱子集的二维数组分割的图像进行合成的数据集合体。该数据集能表达 1600 余万个独立的分类标识，能满足人体组织结构的分类标识数量，是图像分割过程中最常用的分割数据表现形式。特别是在图像分割处理过程中，人眼对颜色的敏感度远远超过对灰度的反应，丰富的彩色信息可为人眼识别和验证组织分类提供了更高的识别率，在一定程度上可减少或降低图像分割的误差（图 5-7，图 5-8）。

（3）数据数组：以三维数组的形式来表示人体组织的分类标识。前二维表示断层图像的分割数据，后一维表示不同的断层数据，数据集的空间解析度等参数可存储在文件

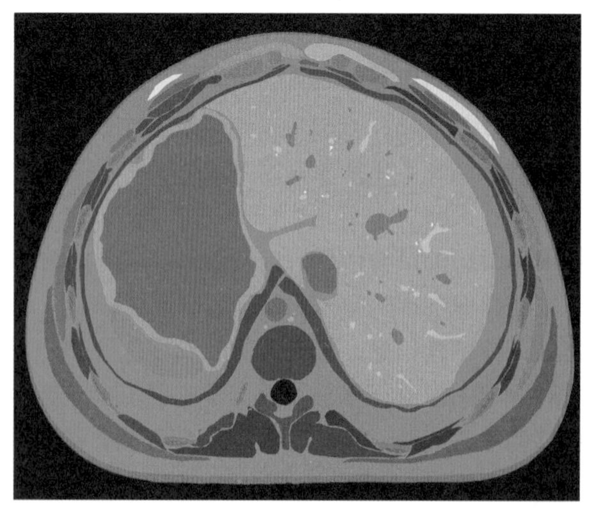

图 5-7　上腹部完整彩色分割断面

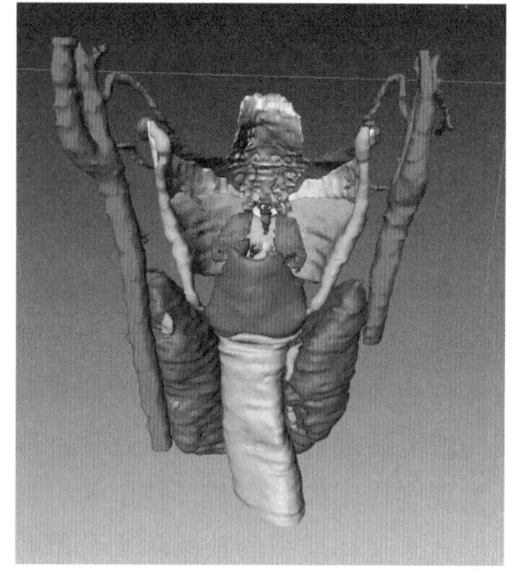

图 5-8　以喉区结构的彩色分割数据集为基础的三维模型

头或独立的文件中。采用数组的表现形式表达任意多个分割标识类，其表现形式较灵活，通常用于计算机三维建模、电磁辐射剂量的模拟计算等。

（4）矢量数据：采用矢量数据的表现形式来描述分割结构的边界信息，如可缩放矢量图形（scalable vector graphics，SVG）。矢量数据具有放大、缩小不失真的特点，常用于多模态数据源分割数据的配准与融合。

前三类数据类型主要描述分割类中的每个像素或体素，可精确各种形态的组织结构；后一类数据类型描述分割类的边界信息，对于相对独立的结构具有较好的描述，在缩放过程中不丢失组织结构的原有形态特征，但对于有空洞的结构、包含关系类的表示尚缺乏合理的表达形式。

四、解剖学知识的数字化与建模

人体内部的组织结构具有各自的形态学特征、参数、物理特性和生理功能，在数字化人体的构建，以及数字解剖学的研究与应用中，需要合理、有效地组织、管理、存储、处理相关的图形、图像、文本、数值、逻辑关系、过程等信息，这就需要对与人体组织结构有关的物理、生理等特性，及其关系进行数字化与知识表示。

德国 Voxel-Man 研究项目利用人工智能技术进行了从数字人的数字模型到符号模型的相关研究，已建立了一套基于 3D 图谱的可视化的人体解剖语义网络模型。他们在模型中利用语义网络设计了一个“智能体素”，该“智能体素”包含了原始的断层资料、CT 与 MRI、分割数据、各组织结构的相关知识等信息，并就几何模型和符号模型进行了可视化。美国华盛顿大学的 Rosse 课题组还利用人工智能的原理和技术建立了一个解剖学基础模型（foundational model of anatomy，FMA），构建了解剖学知识表示的基本体系，使得基于人体解剖学结构知识的符号信息，能被计算机系统处理、分析和理解，为数字化研究提供了新的途径。意大利的科学家利用统一医学语言系统（UMLS）对可视化人体数据集进行整合，并进行解剖学知识表示的研究，他们对连续断层数据进行了可视化，实现了解剖学术语的语义浏览，对图像数据可进行交互式语义查询。美国密西根大学的数字化人体研究项目在二维、三维数字化人体展示的基础上，拟从分子、生化、基因、细胞到系统层面集成相关形态、文字等信息，并开展数字化生理人的研究。

（一）知识表示

解剖学知识是解剖学家经过长期解剖学研究总结、凝练出来的知识，包括解剖学名词，及其含义、形态特征等信息，以及与名词相关的关系、生理属性的众多知识信息，为使计算机能自动处理这些信息，需要有机地将这些知识进行合理地编排、存储、管理，以及基于知识的抽象，而这是一项复杂而艰巨的任务。在人们学习解剖学知识时，是通过人脑进行组织、存储，但其存储量、存储时间是有限的，利用知识表示则可将这些零散的、大量的、存在隐含关系的解剖学知识进行有机地存储、管理、查询、推理等操作，可使人们能轻松、快速、准确地获取需要的解剖学知识。

知识表示（knowledge representation）是人工智能研究中最基本的问题之一，是指把知识客体中的知识因子与知识关联起来，便于计算机能识别和理解知识，是对知识的一种描述，或者说是对知识的一组约定，是一种计算机可以接受的用于描述知识的数据结构。知识表示是知识组织的前提和基础，任何知识组织方法都是要建立在知识表示的基础上。知识表示有主观知识表示和客观知识表示两种。在知识处理中总要问到：如何表示知识，怎样使机器能懂这些知识，能对之进行处理，并能以一种人类能理解的方式将处理结果告诉人们。

知识表示方法是研究用机器表示知识的可行性、有效性的一般方法，是一种数据结构与控制结构的统一体，既考虑知识的存储又考虑知识的使用。知识表示可看成是一组事物的约定，以把人类知识表示成机器能处理的数据结构。就某种意义上讲，表示可视为数据结构及其处理机制的综合：知识表示 = 数据结构 + 处理机制。

知识表示方法主要有直接表示、逻辑表示、产生式规则表示法、语义网络表示法、框架表示法、脚本方法、过程表示、混合型知识表示方法、面向对象的表示方法、本体表示法等。

（二）本体

本体（ontology）是一个形式化的、共享的、明确化的、概念化的规范。本体能够以一种显式、形式化的方式来表示语义，提高异构系统之间的互操作性，促进知识共享。因此，最近几年，本体被广泛用于知识表示领域。用本体来表示知识的目的是统一应用领域的概念，并构建本体层级体系，表示概念之间的语义关系，实现人类、计算机对知识的共享和重复使用。本体层级体系包含五个基本的建模元语，这些元语分别为：类（Classes）、关系、函数、公理和实例。通常也把 Classes 写成 Concepts。将本体引入知识库的知识建模，建立领域本体知识库，可以用概念对知识进行表示，同时揭示这些知识之间内在的关系。领域本体知识库中的知识，不仅通过纵向类属分类，而且通过本体的语义关联进行组织和关联，推理机再利用这些知识进行推理，从而提高检索的查全率和查准率。常用的本体编辑工具有：OntoEdit、OILed、Protégé 等。

目前基于本体技术研发了非常多的项目，在医学领域比较著名的有 Gene Ontology、解剖学基础模型（Foundational Model of Anatomy Ontology，FMA）、CellML 等本体项目。Gene Ontology 是针对基因序列的处理工具，其目的是尽最大的努力去满足不同数据库中的基因持续信息描述的需求；FMA 是依据解剖学实体和关系所构成的空间结构本体，是对生物体典型的表现型结构的符号表达形式；CellML 是一种基于 XML 的标记语言描述的数学模型，包含了从亚细胞到生物体的多个尺度空间的生物学信息。

（三）解剖学知识表示

解剖学本体是指用符号信息来表达人体结构的解剖知识点，并能模拟、推导各知识点关系的解剖术语、关系、规则的集合。就是以计算机系统可表达、理解、推演的形式来表达人对解剖学知识理解的形式，是解剖学领域知识的参考本体，是对人体解剖学知识的符号表达形式。

1. 解剖学本体的特征 解剖学本体必须具有以下 4 个特征：

（1）概念模型：即通过抽象出客观世界中一些现象的相关概念而得到的模型，其表示的含义独立于具体的环境状态。

（2）明确：所使用的概念及使用这些概念的约束都有明确的定义。

（3）形式化：解剖学本体是计算机可读的。

（4）共享：解剖学本体中体现的是共同认可的知识，反映的是解剖学领域中公认的概念集，它所针对的是团体而不是个体。解剖学本体的目标是捕获解剖学领域的知识，提供对该领域知识的共同理解，确定该领域内共同认可的词汇，并从不同层次的形式化模式上给出这些词汇（术语）和词汇之间相互关系的明确定义。

2. 解剖学本体的组成 在美国的 FMA 项目中，将解剖学本体分成以下 4 个部分：

（1）解剖学概念：解剖学上有明确定义的概念构成各个实体。

（2）解剖结构之间的关系：指定在解剖学各实体之间存在的各种关系。

（3）解剖形态变换模型；解剖学术语的发生、发育、衰老过程中的形态学变化。

（4）元知识：表示类、关系等知识的原则、规则和定义。根据分类规则的不同，可对解剖学本体的组成部分进行适当调整，并在规则库、元数据中进行解析或说明。

3. 构建解剖学本体的基本方法和工具 构建解剖学本体的常用工具有 protégé、OntoWiki 等。所构建的解剖学本体需要满足下列要求：

（1）解剖学本体的对象需限于解剖学，最广义地说，本体被定义为概念系统的明确规定。

（2）解剖学本体首先必须对组成人体的物理实体实现概念化，然后才能把状态、过程、行为等概念与物理解剖学实体联系起来，因而限定本体于物理解剖学实体的静态。

（3）本体必须对经典解剖学实现模型化并为知识库提供合适于组织实例解剖学数据的方法。

（4）本体首先必须定义构成解剖学物理单元，即为机体物理结构建模。虽然本体限定在结构的宏观层次，但构成宏观实体的物理单元必须同时在微观层次定义。

（5）存在于物理结构的宏观和微观单元之间的一般的、部分的和某种空间关系必须被定义。

（6）解剖学本体不仅仅是宏观解剖学，还应包括其他解剖学领域，如胚胎学、发育生物学、微观解剖学、细胞生物学和神经解剖学。

（7）解剖学实体的表达必须有机器语法分析性，而在人类阅读方面，专家和初学者均能充分理解。

（8）解剖学本体必须包括所有宏观可辨的按某种层次结构排列的解剖学实体，因此，层次结构中的类或子类的属性的定义必须运用解剖学属性的术语，这些属性可由类或子类的成员继承下来。与此类似，类或子类成员之间的差异也必须运用解剖学属性的术语来定义。

（9）符号模型必须根据描述整个机体物理结构的被定义的各种关系重新构成解剖学本体的各种实体。

（10）为了保证分类的一致性，便于解剖学教师和学生对本体的评估，赋予术语的约定必须以人类可读性文本形式格式化定义，并译写成逻辑记法。

4. 解剖学本体的用途 解剖学本体是对解剖学知识的无偏描述，是对解剖学知识的抽象和概括，是解剖学知识表达和共享的基础（图 5-9），可广泛应用数字解剖学教学系统的研发、数字医学中数据共享的约束和统一，可以为教育、临床医学、电子健康记录、生物医学研究和卫生保健等领域提供一个一致性的共享知识模型。已出现的解剖学本体模型中比较著名的是由华盛顿大学于 1990 年开发的具有解剖学知识表示的解剖学基础模型（foundational model of anatomy，FMA），并不断更新完善。FMA 是一部由解剖学实体和关系所构成的空间结构本体，是解剖学领域的一种新类型的知识资源。FMA 不同于传统的解剖信息资源，例如图集、教科书、字典、辞典或术语清单等。图集和教科书是为特殊的用户群出版的，例如为护理和医学学生，或外科和放射学家。即便是出版的名词呈现有相同信息，但是来自不同视角和粒度层次的。与之对照的是，FMA 提供了任何用户群所需的和可从任何相应视角调节的解剖信息。

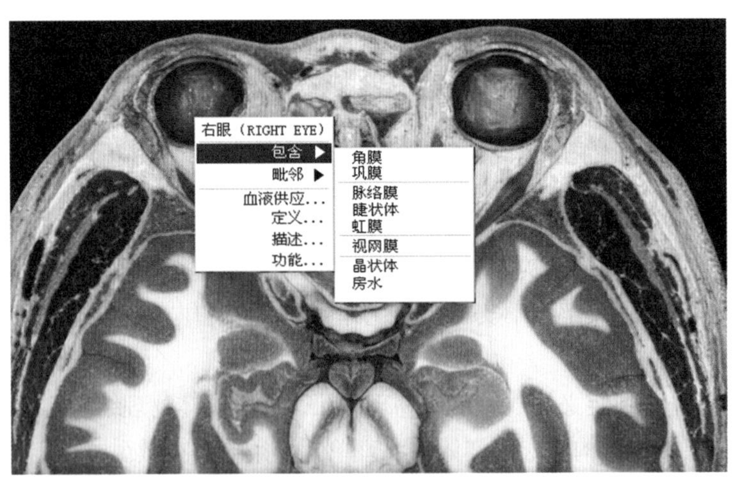

图 5-9　右眼的本体表示示意图

五、数字解剖模型

（一）数字解剖学模型的定义

数字解剖学模型是表达人体器官形态结构的数字化可视人体模型，又称数字解剖标本，或数字人体模型，是数字解剖学教学系统研发的基础数据。数字解剖学标本制作和模拟的步骤主要包括数据的获取、图像预处理、图像配准、图像分割、重采样、三维重建、三维可视化、虚拟解剖等。数据获取是建立数字解剖模型的第一步，以构建建立数字解剖学模型所需的数字人体数据集。根据数据源的类型、规模和对数字模型的要求不同，在数据获取与三维重建之间的处理步骤和顺序也有所不同。如影像断层数据可经过分割后直接建立三维数据模型。

数字解剖标本为虚拟的数据模型，该模型可不断完善，逐渐逼近真实的解剖标本。其具有可编辑、修改、重复使用、成本低等特点，还可对数字模型进行任意操作，是未来解剖学标本的主要来源之一。目前，数字解剖已经从单纯的人体切片数据集构建、三维几何信息提取向实际应用发展，其研究重点集中在以下几个方向：应用于教学的解剖模型软件开发、应用于临床的个性化解剖模型构建和数据融合、数字化人体二次数据库的构建及数据共享等。数字人和数字解剖学的研究和迅速发展将为医学临床应用提供当代前沿的新技术、新方法、新理论和新平台，同时也推动传统医学向数字医学的转型，正向个性化、精准化、远程化、微创化、集成化的方向快速发展。

（二）数字解剖学模型的分类

按标本模型的精细度，可将数字人体模型分为简单数字模型和精细数字模型；按模型的复杂度，可分为单一模型和复合模型；按模型的完整性，可分为整体数字模型和局部数字模型。根据用途的不同，对所建模型的要求各异。作为概念性描述解剖知识时，只需建立简单的数字模型，或局部器官的单一数字模型；如需进行虚拟解剖或力学分析时，则需建立精细的复合模型。如下图所示，骨、软骨、动脉、神经和肌等器官结构分别以不同的伪彩色标注显示，既可清楚地观察分割重建的三维数字解剖模型，又可展示各模型的空间毗邻关系（图 5-10）。

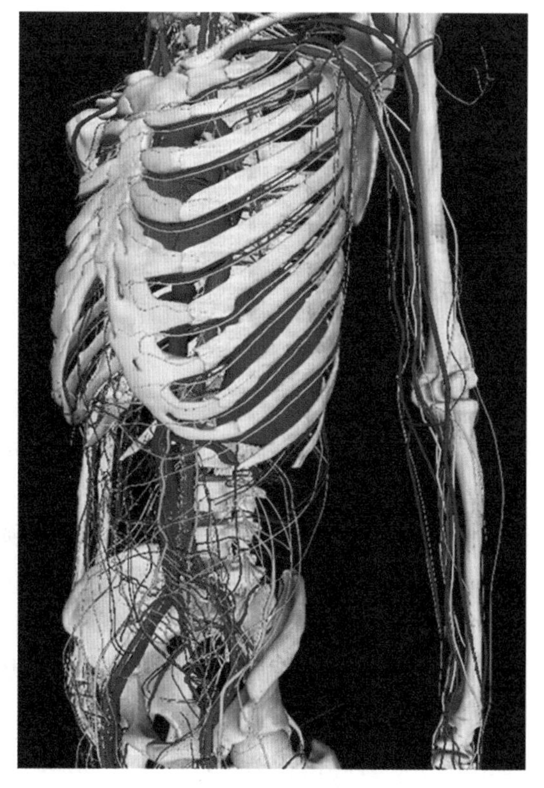

图 5-10　躯干骨骼、血管、神经数字解剖学模型

根据模型生成时采用的方法和用途的不同，将数字解剖模型分为体素模型和表面模型两种。通常将采用体绘制技术生成的模型称为体素模型，该模型为实体模型，模型中每一个空间坐标位置均含有实体信息，可包含或不含分割信息。常用于虚拟断层解剖的教学与研究。根据解剖学研究

和学习的不同需求，数字解剖模型可分为虚拟断层标本、仿真计算模型、几何模型、体素模型、有限元模型、符号模型等。

1. 虚拟断层标本 在原始数据集的基础上采用虚拟数字切割技术可对数据集进行任意方位的数据重采样，可实现在同一数字人体标本上的多方位虚拟断层解剖（virtual sectional anatomy），为临床诊断提供更翔实、更丰富的形态学资料，为不同解剖结构提供可任意显示的断层图像，同时便于细小结构的追踪识别。最常见的虚拟断层标本图像是一个方位的连续断层图像生成与之垂直的正交连续断层图像，如从水平连续断层图像生成矢状位和冠状位图像。利用图像插值技术，可生成任意方位的斜切面或沿着解剖结构生成曲面图像，以最佳方式展示需要显示的形态结构。

2. 仿真计算模型 在人体几何模型的基础上，对几何模型进行网格化或实体化，并添加相应组织结构的物理、生理等参数，利用合适的算法进行模拟计算，以求解人体在特定环境下的运动、生理活动等状态的组织特性，如利用有限元分析方法来研究人体组织在运动中的力学特性，利用有限差分算法来求解人体在复杂电磁环境下组织对电磁辐射的吸收剂量等。

3. 几何模型 建立数字化人体几何模型的原始数据主要来自冰冻断层、CT、MRI等医学影像数据，通过数字图像处理技术，对CT、MRI和冷冻切片等医学图像数据进行坐标定义、分割、轮廓提取等操作，从二维医学图像数据中精确提取出目标组织轮廓线，在这些提取出的二维曲线数据基础上，进一步进行目标组织的三维几何重建。

几何模型（geometric model）是指以面绘制技术生成的，以点、线、面、体等几何元素来描述人体器官、组织、细胞等形态结构的数字模型。几何建模为应用数学和计算机几何学的分支，为物体形态的数学描述。

几何模型重点描述分割类结构的空间外形轮廓，其内腔可以不含任何数据信息，是虚拟仿真解剖的基础。这些模型通常是在分割后数据集的基础上进行计算机三维重建的结果。对分割数据采用面绘制或体绘制技术生成不同分割数据的三维形态结构，利用可视化技术的显示、隐藏、透明、旋转、缩放等功能对重建的数字模型进行虚拟操作，模拟解剖标本的观察。

几何模型既与用算法隐式定义形状的过程模型和面向对象模型不同，也与数字图像和立体模型不同，还与用隐模型表示的数学模型如任意多项式的零集也有所不同。但区别经常变得不太明显：例如，几何形状可以用面向对象编程中的对象来表示；数字图像也可以解释为一组正方形颜色的组合；像圆这样的几何形状也可以用数学方程来表示。另外分形物体的建模经常要同时使用几何模型与过程模型技术。几何模型形态大多为二维或者三维模型，二维几何模型多用于人体器官、组织、细胞等形态结构的边界信息，可作为二维分割数据的表达；三维模型是数字化人体的核心数据，在医学图像的三维重建中通常采用三维的几何概念来描述人体内部结构的空间结构。几何模型广泛用于计算机图形学、计算机辅助设计、计算机辅助制造、医疗图像处理、机械工业、建筑及地质等应用领域。

4. 体素模型 体素模型（voxel model）是指以大量足够小的体素（或足够小的四面体、六面体）组合成需要表达的三维物体。由于体素单元足够小，可以认为每个体素具有单一的属性。这种模型可以用来表达非均质的组织。体素（voxel），又称体元或立体像素，是体积像素的简称。体素是数字资料在三维空间分割上的最小单位。在人体的真三维空间结构中，用以进行空间信息的数据记录、处理、表示等所采用的最小体积单元。如同像素，体素本身并不含有空间中位置的数据（即坐标），然而却可以从它们相对于其他体素的位置来计算，即它们在构成体积影像的数据结构中的位置。

在三维体素填充模型中，使用最多的是等边长的正方体体元。它是二维中的栅格模型在三维中的推广，称为三维栅格模型。这种模型的优势是数据结构和算法简单，对体内的不均一性具有很好的表达能力，易于实现模型中数据的叠加分析、缓冲区分析。运用三维栅格模型原理，将研究对象（如器官）划分成若干个体素，空间位置以 x 轴、y 轴和 z 轴表示，在 x 轴上分割成 m 个单元，在 y 轴上分割成 n 个单元，在 z 轴上分割成 k 个单元。研究对象可用 $m \times n \times k$ 个体素来表示，这些体素按照自身的空间位置组合即构成研究对象的三维形态。空间上每一个体素均具有某一类属性值（如密度、磁性、化学成分含量等），并以数值型数据来表示。构建体素模型的基本步骤是体素化（voxelization），即将物体的几何表示形式转换成最接近该人体组织的体素表示形式，产生体数据集，其不仅包含模型的表面信息，而且能描述模型的内部属性。表示模型的空间体素与表示图像的二维像素比较相似，只是从二维的点扩展到三维的立方体单元。

体素模型的优点：①容易用体素化算法将复杂几何模型离散，得到可进行组织属性参数赋值的单元节点；②模型的体素单元分层存储，后续的分层切片工作将变得非常容易；③每一个体素单元相互独立，可单独对单一体素单元进行操作；④用体素表示模型，很容易计算模型的其他物理特性；⑤可提供良好的体数据集；⑥可以用许多成熟的插值算法，估算非体素单元节点处的各组织特性。体素模型应用于医学影像、流体力学、碰撞检测及机械零件造型和制造等领域。

5. 有限元模型 将人体器官组织结构的几何模型划分为有限个具有分割特性的几何单元，适用于有限元分析法（finite element analysis，FEA）的数字模型称为有限元模型（finite element model）。最基本的二维单元为三角形或四边形单元，最普遍的三维单元为四面体或六面体单元。有限元分析法将复杂问题的求解域视为由许多称为有限元的小的互连子域组成，对每一单元假定一个合适的（较简单的）近似解，然后推导这个求解域总的满足条件（如结构的平衡条件），从而得到问题的解。这个解并非准确解，而是近似解，近似解的准确度依赖于合理、有效的有限元模型和算法。由于大多数实际问题难以得到准确解，而有限元不仅计算精度高，而且能适应各种复杂形状，因而成为行之有效的工程分析手段。主要应用于固体力学、流体力学、热传导、电磁学、声学和生物力学等领域。早期的有限元模型主要关注于某个专业领域，如应用于应力或疲劳分析。物理现象都不是单独存在的，例如，只要运动就会产生热，而热反过来又影响一些材料属性，如电导率、化学反应速率、流体的黏性等等。这种物理系统的耦合就是所说的多物理场，分析起来比单独分析一个物理场复杂得多。20 世纪 90 年代以前，由于计算机资源的缺乏，多物理场模拟仅停留在理论阶段，有限元建模也局限于对单个物理场的模拟，最常见的是对力学、传热、流体以及电磁场的模拟。计算机科学的发展使得对多物理场的有限元模拟成为可能。

6. 数字辐射模型 以人体的三维结构数据集为基础，构建的可用于辐射剂量模拟计算的三维数字模型称为数字辐射模型（digital radiation model）。

数字辐射模型能够实现X线、中子、质子、微波、无线电波等多粒子多能级的仿真计算，为放射治疗规划、核医药、核辐射防护设计、手机辐射模拟计算等提供量化参考，包括电离辐射模型和非电离辐射模型。自然界中的一切物体，只要温度在绝对温度零度以上，都以电磁波的形式时刻不停地向外传送能量，即辐射。日常生活中的电磁辐射源有雷达系统、电视和广播发射系统、射频感应及介质加热设备、射频及微波医疗设备、放疗设备、各种电加工设备、通信发射台站、卫星地球通信站、大型电力发电站、输变电设备、高压及超高压输电线、地铁列车及电气火车以及大多数家用电器。当电磁辐射强度超过国家标准（GB 8702-2014），就会产生负面效应，危害人体，称为电磁辐射污染。不同控制策略或设计变量对人体或动物体的影响，最好是能在试验对象身上进行实验，但由于伦理道德、实验条件、实验时间及实验稳定性等因素使得这些常难以可行。构建辐射的计算模型对于测量和评估辐射剂量大小以及其对人体的影响具有重要意义。

7. 符号模型 符号模型（symbolic model）是指用计算机所能识别的语言，全面准确地解释和表达所有解剖学名词概念及其关系的模型。它既是描述有联系的对象相对性数学表达，又是用一系列名词概念统一表达事物的模型，是解剖学本体的具体体现。

符号模型是多种人体解剖信息的高度概括和抽象，在美国的 FMA 中将人体解剖信息分为 4 类：

（1）按解剖学实体结构分类：按照实体共享和相互可区别的特征将解剖学实体加以分类。

（2）按解剖结构的抽象分类：指定在解剖学实体中表现的实体之间存在的关系。解剖结构的抽象由维度分类、物理性质分类、边界网络、分体网络和空间联合网络构成，用于描述解剖学实体的所有属性。

（3）按生命周期中解剖形态变化的抽象分类：指定在解剖学实体中表现的实体在出生前的发育和出生后的生命周期期间的形态学变换。

（4）元知识：遵循在前三部分中已经表示类和关系所指定的原则、规则和定义。

所构建的人体符号模型应具备以下特点：①抽象性：将解剖学概念通过知识表示的方式转化为计算机语言，是一个由具体到抽象的过程；②共享性：通过计算机技术和网络技术，符号模型可以进行无限制的传播；③可拓展性：表现在两个方面，一是符号模型建立后不是一成不变的，可以不断添加和修改，进一步完善；二是符号模型的构架不仅可用于解剖学领域，同样可用于生命科学领域甚至其他领域；④可推导性：依据先验知识、逻辑关系、约束条件、规则等可在符号模型上进行推导，推测、归纳新的知识。

德国 Voxel-Man 研究项目利用人工智能技术进行了关于符号模型的相关研究，于

1990 年建立了一套基于 3D 图谱的可视化的人体解剖语义网络模型。他们在模型中利用语义网络设计了一个“智能体素”，并就几何模型和符号模型进行了可视化。美国华盛顿大学利用人工智能的原理和技术建立了一个具有解剖学知识表示的解剖学基础模型（FMA），是关于人体结构相关类和关系的符号模型，能被基于机器的系统处理、分析和理解。

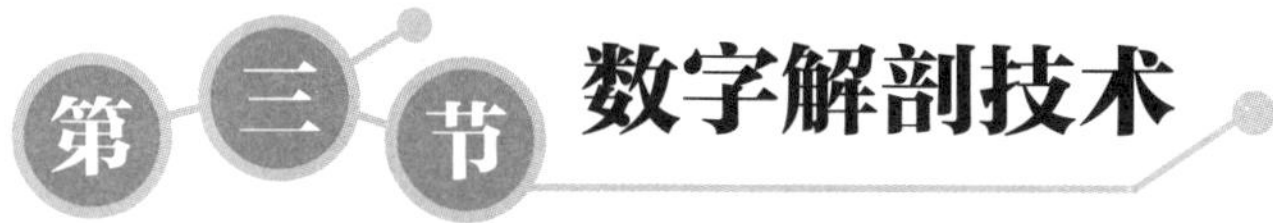

第三节 数字解剖技术

数字解剖（digital dissection）是指应用计算机图形图像学、可视化等技术，依据实地解剖的方式对数字解剖模型所进行的数字化操作，又称虚拟解剖（virtual dissection）。实地解剖是用刀、剪、镊、锯等工具对标本进行剖切操作，并借助肉眼或显微镜来观察标本的形态结构；数字解剖则是借助图像学的算法对数字解剖模型进行操作，并将操作的结果显示在屏幕上，以观测标本的形态结构。数字解剖操作的对象是标本的数字化数据，而非实物标本；采用的工具是一系列数学算法；解剖的结果是数字化的数据，且可恢复原有的状态，是无损的解剖操作。

数字解剖是数字解剖教学系统研发和数字解剖学研究中人机交互的核心，其性能和操作模式直接关系到系统研发的成败。针对不同的目的和用途，所采用的技术和操作模式也不一样，如断层解剖学研究更关注不同方位、不同位置的断层图像，这需要进行断层图像的重采样；需要观察深部解剖结构时，需要将浅层结构隐藏或半透明化。

一、数字解剖断层

断层图像是临床影像诊断的基础，不同位置、不同方位的断层图像能提供不同的解剖学和病理学信息（图 5-11）。尸体标本的断层是破坏性的，同一例标本只能一次性、一个方位的断层图像，CT 的初始断层图像也为横断位的图像。在医学成像中，经常通过连续获取人体某个方向的一系列截面图像（如断层扫描、冰冻断层、组织切面等）来构建三维图像数据体，这个方向称为断层获取方向。将获得的连续断层图像（如 CT、MRI、标本断层等）进行图像预处理、图像配准，将连续断层图像进行归一化处理，使连续断层图像在三维空间中具有各向同性，最好是在 x、y、z 这 3 个方向具有相同的图像解析度，最低限度应是断层图像的 xy 平面具有相同的解析度，并且在 xy 平面上具有相同空间位置关系。经归一化处理后的连续断层图像具有相同的坐标体系，即可将此系列图像看成是一个数据体。通过重采样技术，来获得同一例标本的任意方位的数字断层图像。通过将这些一个方位的连续断层图像重组为三维体数据，并从一个特定的方位对该体数据进行体素重采样，即提取位于该平面上的所有体素，并利用插值算法弥补体素经剖切后差值，重组体数据在平面上图像的过程，称为数字解剖断层，简称数字断

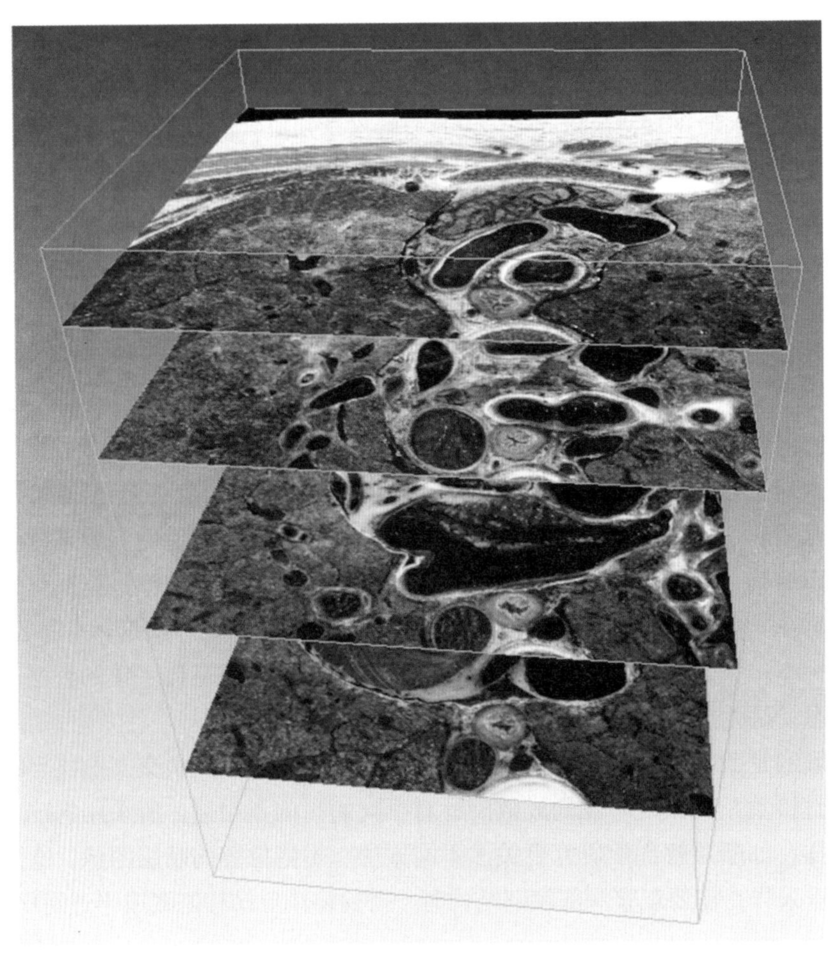

图 5-11 连续断层图像

层（digital section），又称虚拟断层或体数据重组。

虚拟解剖断层技术有别于标本在物理上的断层切割。通过对建立的体数据集进行数字断层有利于在不同方位对同一解剖结构进行追踪观察，为解剖学教学和临床辅助诊断与治疗提供更详实可靠的形态学资料，为断层解剖学的教学和研究提供更丰富的形态学资源。

根据切面生成方向和方式的不同，将数字断层分为正交切面、斜切面和曲线切面 3 种基本方式。

二、虚拟解剖操作

数字解剖的核心是数学算法，不同的数据类型、不同的操作方式需要不同的算法，方法分 4 类：

（1）显示与隐藏：是在构建的数字解剖模型基础上，根据用户的需求决定是否将选择的模型数据以图形或图像的形式显示在屏幕上，或从显示存储区内将模型数据删除，从而实现特定解剖结构或一组解剖结构的观察。

（2）旋转和缩放：是根据用户的视点方位和距离对模型数据的几何坐标进行几何变换，以适应用户对解剖模型在任意方位和位置的解剖学观察。

（3）透明化：是通过调整显示模型数据的透明度，使其浅表的结构呈现一定的透明度，有助于观察浅层和深层结构的空间关系。

（4）剖切：是根据虚拟切面的方位、深度来修改模型数据的拓扑结构，将原有模型从剖切面分离开，实现剖面结构或遮盖解剖结构的观察。数字解剖是数字解剖学的基本技术和手段，是实现解剖结构观察和测量的核心操作步骤，广泛应用于数字解剖学的教学、虚拟手术仿真等领域。

人体是一个连续的复杂生物体，同一部位或器官组织可在不同尺度空间进行数字化建模，这些模型具有不同的空间位置关系，为便于更直观、更有效地理解、识别所构建的三维解剖结构的空间形态和相互位置关系，以及对构建的模型进行虚拟解剖或手术仿真操作，需要对构建的三维模型进行多种交互操作。概括起来，这些对三维模型的交互操作方式主要有显示、隐藏、缩放、旋转、分离、碰撞、游览（内窥）、切割、牵拉、挤压等。所操作的对象可以是刚性结构，也可是柔性结构。人体组织结构大多是柔性结构，在实际的解剖或手术操作中，这些结构在外力的作用下会产生不同程度的形变，而目前计算机图形学对这些柔性结构的仿真操作的逼真度还有一定差距，所以目前对三维人体结构模型的操作大多基于刚性结构，或将柔性的解剖结构当成刚性结构来处理。

对医学体数据、三维几何模型最基本、最核心的操作是结构的可视化，即将部分数据从可视化场景中显示出来或去除。在医学教育、临床手术规划中，所关注的对象是有限的，是整个体数据中感兴趣的结构或区域，这就需要限定可供显示的范围，或特定的结构对象，并能控制该指定区域或结构，其基本技术主要有裁剪、虚拟切除等手段。

第四节 数字解剖的典型应用

临床医学与计算机技术的结合已有30多年的历史，经历了三维重建技术（3-dimensional reconstruction）、计算机辅助设计技术（computer assisted design，CAD）、计算机辅助制造技术（computer assisted manufacture，CAM）、导航技术（computer navigation）、手术辅助机器人技术（robotic assisted surgery，RAS）、虚拟手术仿真、3D打印技术等阶段的尝试。计算机领域的不断发展和进步，新的算法层出不穷，计算速度和精度不断提高；随着交叉学科的发展，专门针对临床医学特点的计算机辅助设计软件和导航软件、硬件应运而生。将数字化技术与临床工作结合——体现图像数字化的真正内涵，三维可视化模型的立体特性与相关计算机软硬件技术相结合，定量分析、时间轴概念、三维立体描述等方面应用于临床，以及多学科领域技术的合作，必将产生多种辅助医疗的新技术。

数字化技术逐渐深入临床应用，可帮助医师完成术前精确诊断、制定合理手术方案、评估手术风险、个性化选择手术入路，为多学科交流及医患沟通提供良好媒介；术前虚拟仿真和术中计算机辅助导航，实现手术盲区的可视化，减少手术过程中对毗邻组织结构的损伤，降低并发症的发生率，使手术更加精准，增强手术的安全性。并且可使医师更加容易理解由于病变侵蚀、挤压造成的空间结构改变，从而既尽可能多切除病变组织、又可保护功能组织，神经和血管，减少不必要的手术损伤，更符合现代外科的“微创”理念。

数字解剖学技术和数字解剖模型在展示人体形态结构方面具有广泛的用途，并在教学、科研、临床应用中取得了很好的应用效果。下面简要介绍脑、肝的数字化及其应用。

一、数字化脑

（一）数字化脑的临床应用

由于人体大脑解剖结构精细复杂，相关疾病种类多，各结构间缺乏鲜明的轮廓和边界，并受二维CT、MRI图像清晰度等因素的限制，临床医师需要结合相关解剖结构和临床经验，进行空间结构及位置关系的分析，这样常给判断病变的结构及毗邻关系和立体定位带来困难。

对颅脑内部结构的准确认识，是研究大脑生理活动及治疗颅脑疾病的基础。采用传统的图谱和尸体解剖学获得相关知识，用于临床非常有限。目前，数字化医学在神经外科和立体定向神经外科领域已得到了广泛的应用。将数字化立体模式的解剖图像应用于临床研究，多方位、多角度、任意方向旋转观察，对手术有重要的指导意义。

三维重建是将二维图像转换成三维数字模型。临床上二维图像的获取多来源于CT、MRI、三维超声、PET、SPECT等。不同的检查方法具有组织特异性，要获得各个组织的最佳显示效果，通过一种方式很难获得，常需要两种或两种以上的图像获取方式。CT获取骨组织数据最佳，MRI获取软组织、肿瘤边界最佳，血管神经可通过加强CT或MRI获得。病灶小，影像学边界不易识别的，可通过PET或SPET协助诊断。不同来源数据的原始坐标不同，需要通过坐标系的匹配，使其共同显示在同一坐标系下生成数字化大脑，才能最大程度反映真实解剖结构（图5-12）。

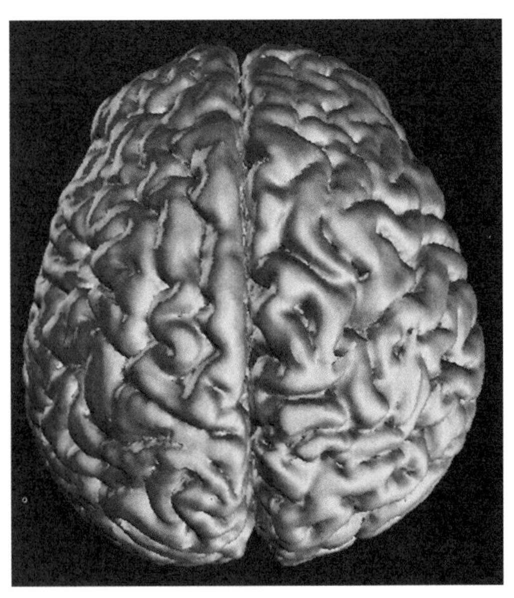

图5-12　脑皮质面绘制模型

对大脑横断面图像，进行轮廓线提取，

再进行离散、重新填充和分类，形成三维数据场，用移动立方体算法，抽取等值面，经简单平滑算法和条带显示处理，对大脑主要结构脑灰质、白质、基底核团、海马、侧脑室前角、后角、下角及体部，和第三脑室间连通的室间孔等进行表面三维重建。三维模型可单独显示、任意搭配或总体显示。可在空间绕任意轴、任意角度旋转，还可将感兴趣的图像结构缩放或透明显示（图 5-13，图 5-14）。

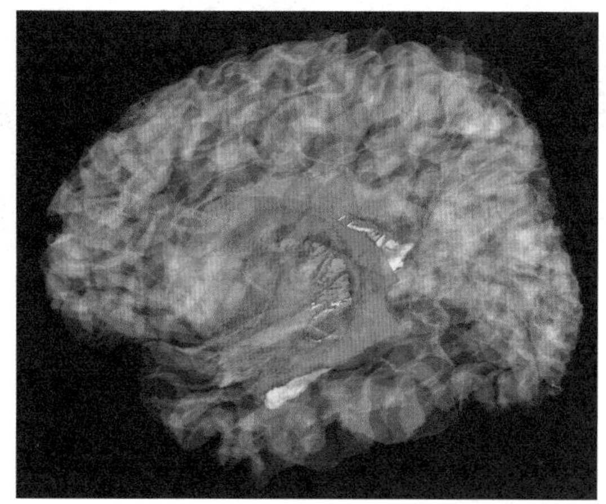

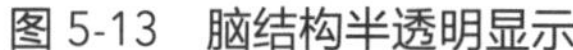
图 5-13　脑结构半透明显示

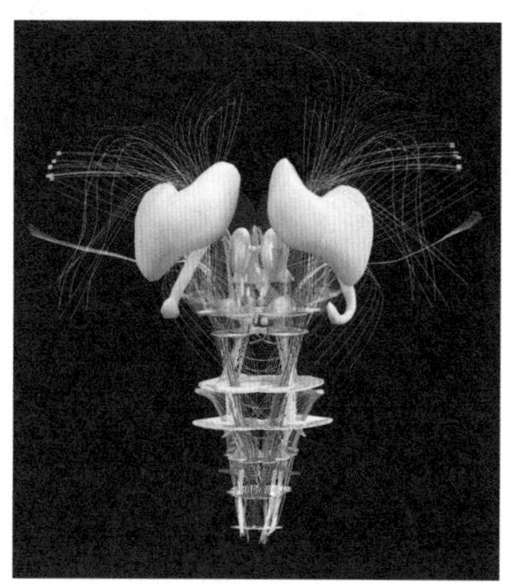

图 5-14　脑纤维束

利用体绘制三维重建的大脑模型，可从冠状位、矢状位及任意方向进行剖切，显示断面结构，能够以真色彩的形式显示大脑及主要结构的空间位置关系及与周围结构的毗邻关系。再将表面重建与体绘制重建相结合（图 5-15），分割后的图像进行体绘制重建，选取感兴趣的图像。既能单独显示，也能任意搭配显示大脑结构的三维立体模型，可任意缩放、旋转；同时清晰显示已经分割的具有伪彩的大脑结构与周围未分割的真色彩的颅骨、脑干、小脑及血管神经等结构的毗邻关系，克服了面绘制缺乏内部解剖信息，过于模式化的缺点。

特定的脑表面沟回区域支配相应的神经功能，但脑表面沟回结构迂曲，个体差异大，有时脑组织被病灶挤压变形，给临床定位诊断带来难度（图 5-16，图 5-17）。利用可视化技术对大脑表面进行三维重建，对二维图像解剖较难区分的额上回、额中回、额下回、额上沟、额下沟等结构进行三维重建图像分析，

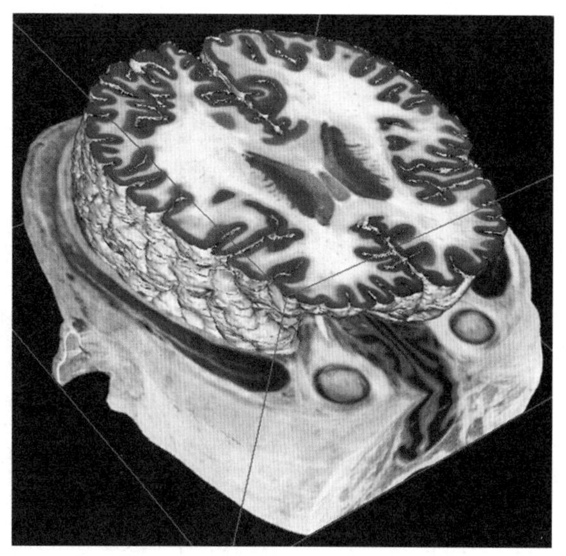

图 5-15　面绘制、体绘制模型组合显示

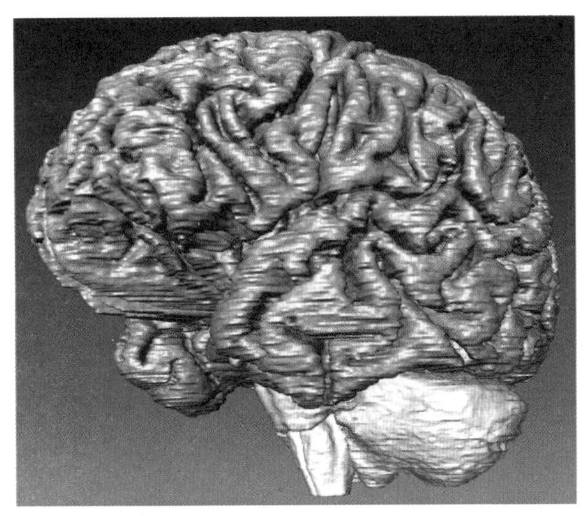

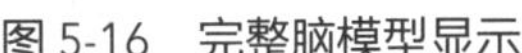

图 5-16 完整脑模型显示

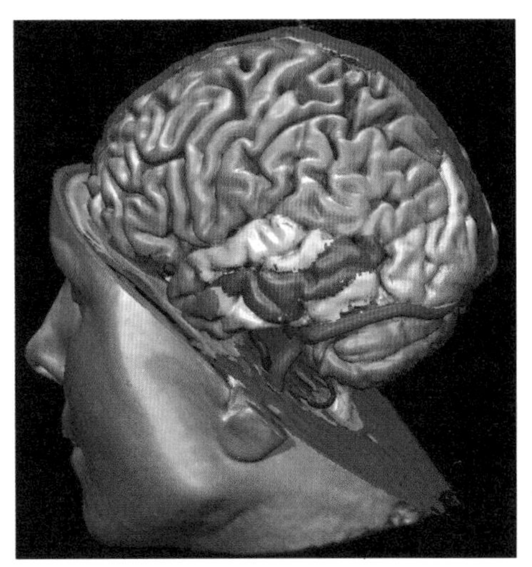

图 5-17 脑功能区模型显示

准确判断病灶位置及与脑沟回的关系，进行精准定位诊断。通过对丘脑底核核团的三维重建研究，重建结构真实逼真，为脑部立体定向手术计划的制订和手术的安全实施提供解剖学依据和可靠的保障。

（二）图像分割技术在数字化脑的临床应用

通过可视化技术，可清晰获得显示脑组织结构、血管、肌肉、骨组织的数字化模型，将特定的组织（如肿瘤等病灶组织）与周围组织进行分割的过程，就是图像分割。按照分割方式分为自动分割、半自动分割和手动分割；按照算法分为基于阈值或灰度值分割、基于纹理分割和图割法。

图像分割技术重点就是获得病灶组织及周围血管、骨骼、软组织等独立数据，分割病灶组织是关键。但病灶组织的灰度值和纹理不规则，完全自动图像分割难以完成；半自动和手动分割是目前提取病灶组织最常用的方式。手动分割是指医师需要手工描记病灶组织边界，对算法要求极低，完全由操作者控制分割结果，精度和可重复性差，分割数据阶梯感明显，耗时长。但临床上仍保留手工描记，因为病灶组织边界的判定与医师临床经验等有关，并且对于一些体积微小，边界模糊的病灶组织，其灰度值和纹理与周围组织差异很小，依靠计算机很难对边界进行自动识别和提取。

为克服手动分割的缺点，进行了优化，由医师和计算机共同参与完成分割的方式，称为“交互式分割”。交互式分割的要点是由计算机软件分析人为勾画的区域信息，提取阈值、纹理等图像信息，再利用该信息自动寻找特征相近或相同的区域。Mimics、Surgicase、Osirix 等软件均可提供区域增长（growing region）工具，医师利用软件能够分析标记区域的灰度值特征，然后自动将这一特征“增长”至全部区域。尤其对于组织对比度比较大的，如骨组织、增强 CT 中的血管等。而软组织中的肿瘤等灰度值与正常软组织处于同一灰度值区间，不适合采用区域增长方式进行分割。

图割法是不同于灰度值分割的全新分割算法，也是通过交互过程完成。由医师在典型层面上分别标记病灶和正常组织，然后计算机软件分析不同区域的特征，建立八叉树模型，对在边界算子的区域归属采用最小能量原则进行判断。图割法的要点是将图像学中像素的归属问题转化为最小能量，这种算法简化了计算流程，运算速度快，重复性好，分割结果稳定。整个分割过程，最大程度的结合医师和计算机软件的优势。

图像分割后，将不同的组织如病灶组织、血管、神经、骨等用不同颜色标注，这样可清晰显示病灶组织与毗邻组织结构的空间立体关系。清晰、立体、直观的数字化头颅模型对选择手术入路、明确切除病灶范围、评估手术风险、术后预测疗效都有重要的指导意义。同时还可作为年轻医师培训，或与合作科室进行术前讨论，与病人及家属交代病情的媒介平台。

利用重建的颅脑可视化模型，进行虚拟手术的各种三维参数测量、手术设计、手术方式的研究，具有直接临床指导意义。利用图像数据，协助医师合理、定量地制定手术方案，选择最佳手术路径、减少手术过程中对毗邻组织结构的损伤；在虚拟环境中，可预演手术的整个过程，从而事先发现术中问题；医师还可进行手术过程的设计、模拟进刀部位、角度和切除等操作。通过虚拟手术环境为今后进行手术模拟、手术导航、手术定位等提供客观、准确、直观、科学的手段，最终实现应用机器人手术刀、机器手臂操纵手术器械，使操作更为稳定和精细，从而更大程度上减少与术前模拟预测结果的误差，提高手术的安全性和准确性。

总之，对颅脑解剖结构进行定量分析和动态模拟，使形态学从定性研究向量化发展，对三维重建的颅脑模型中的脑组织结构、血管、神经空间立体结构的观察，进行术前手术模拟、制定合理手术方案，采用较小的手术切口，就可获得理想的观察角度，增加手术效率，减少手术创伤。对颅内疾病的诊断、治疗等具有重要的参考价值，具有广泛的应用前景，为医学科学研究、教育及临床工作开辟新途径。但目前虚拟现实技术还不能模拟术中脑组织受牵拉而改变形状、术中出血及脑脊液流动等情况。

二、数字化肝

肝作为人体最大的实质性器官，解剖结构复杂且具有重要的生理功能，应用可视化人体数据集建立肝数字化三维模型，对掌握肝特别是肝内解剖结构的复杂性，提高肝病的诊断率，开展计算机辅助肝外科手术以及临床教学和训练具有重要的基础研究意义。

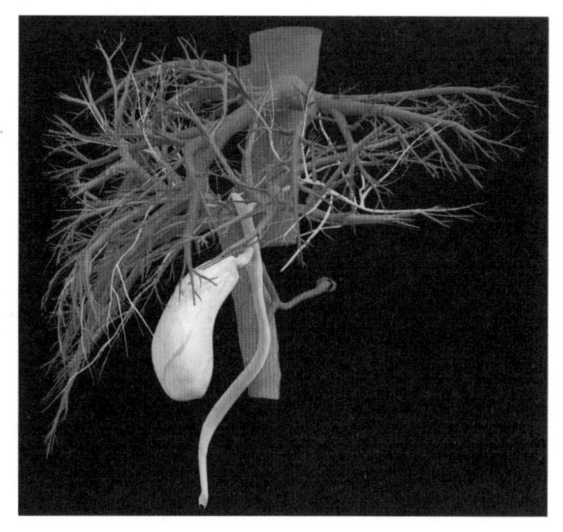

图 5-18　肝内管道三维模型

数字化肝（digital liver）是肝数字化三维模型，亦称数字虚拟肝（图 5-18），它是结合人体解剖学、影像学、计算机信息学等学科，在获取可视化人体肝数据集基础上重建获得的三维数字化解剖模型。

（一）数字化肝的构建

构建数字化肝有三种方式。

1. 基于薄层断面数据的三维建模 根据人体薄层断面资料，用三维重建软件重组构建的数字化肝。步骤如下：

（1）正常人体肝数据采集：选择离体正常解剖结构的肝，排除解剖结构变异和器质性病变。肝血管灌注，使在肝脏断面图像上，动、静脉血管因颜色不同容易区分，有利于后期图像血管结构的识别分割和三维重建。

（2）肝冰冻和低温铣切：在低温实验室，对冰冻的肝铣切，获得断面图像数据。

（3）肝断面图像数据获取：采用相匹配的高分辨率数码相机摄取，确保图像质量。

（4）肝数据储存及管理：建立宽带局域网络进行数据传输，磁盘阵列机进行数据储存，网络数据服务器进行数据的共享与交流，以及高配置的网络电脑终端进行肝脏数据后期处理。

（5）肝三维重建：包括肝外形、肝段和肝内管道系的三维重建。运用面数据和体数据重建法，完成对肝轮廓或体积的三维重建，在此基础上，依据不同的肝段划分法进行肝段的分割和重建。应用肝内管道灌注法和自动或半自动图像识别软件，对肝内管道进行分割，并完成三维重建和可视化，立体显示肝内管道系统的空间结构。

该方法构建的数字化肝显示效果直观逼真，细节丰富，更接近于人体真实情况。亦可通过人体断层资料构建数字化肝。

2. 基于临床影像数据的三维建模 利用人体影像数据进行肝图像数据的识别、分割、提取和肝可视化模型的创建，实现数字化肝计算机三维重建。该构建方式具有数据来源广泛，采集方便，重建迅速等优点，但图像为灰度影像，分辨率低是其缺陷。

3. 手工绘制 肝的三维数字模型也可参照肝的解剖结构利用软件绘制而成。一般是凭借经典的 Couinaud 肝段划分方法或者是常规的肝五叶八段法，由计算机绘图人员参照肝的解剖和肝的模型利用计算机软件绘制而成的，这种数字化肝模型需要专业人员精心指导构建，否则会与实际情况有较大出入，实际应用效果受到限制。

（二）数字化肝的应用

1. 肝病的影像诊断与治疗 结合数字化肝模型，利用横、冠、矢状面的肝断层图像以及三维成像结果相对照研究，可为影像诊断、肝肿瘤的介入手术以及放疗计划的制订提供形态学参考。

张绍祥等人在中国可视化人 1- 5 （Chines visible human CVH1-5）数据集的基础上，通过转换、裁切、重采样等处理，对重要结构进行有效分割；然后进行表面重建与体素重建，建立数字虚拟肝系统，赋予其任意放大缩小、移动旋转、切除或切取，以及多种测量等功能。

2. 术前规划 数字化肝可以清晰地显示肝的组织结构，各种管道的走向，能够准确地确定病灶位置和切除范围，或应用数字化肝进行肝容积测定可以制定最佳手术方案。Endo 等利用数字虚拟肝对 20 名胆管癌病人进行术前规划，术后对比显示有效地提高了切除率；Saito 等利用数字虚拟肝对门静脉灌注面积进行计算分析，使病灶范围和边界更加清晰，并且能够找到病灶的主要供应血管，取得了较好的手术效果；方驰华等利用数字化肝对 11 例肝癌病人进行术前规划、肝容积测定，选择了最佳手术方案，增加了手术成功率。

3. 模拟手术 现代肝外科的理念要做到“精准手术”，彻底切除病灶，尽可能地减少肝出血和肝损伤，以病人的最佳预后为目标，数字化肝提供了技术支持的基础。医师可以在虚拟手术平台上对数字化肝模拟手术操作，辅助力反馈系统结合模拟实际手术的视觉和触觉，术前体验手术操作感受，可极大地提高手术成功率。目前，国内已经将数字虚拟肝模拟手术技术运用到肝外科的实际工作中，效果明显。

4. 在超声诊断中的应用 数字化肝能精确显示肝内各种管道的解剖结构、空间位置，不仅可以清晰地显示肝及肝内血管的断面结构，而且可以显示门静脉系统、肝静脉系统的三维空间结构，并能够对肝进行任意方位的实时模拟切割，显示出超声切面上肝的叶间裂和段间裂的位置，为肝超声影像学提供了一个很好的学习平台。

5. 可视化研究 在数字化肝的可视化模型的基础上，建立运用三维测量软件对其结构的二维和三维数据进行量化，建立肝三维数据库。除了加强计算机三维重建软件系统对连续二维图像断面结构的智能识别研究之外，更重要的是提供一套适合于计算机自动或半自动识别的连续断层图像数据集，准确地完成连续断层解剖结构的分割、提取和三维可视化。

6. 解剖教学应用 数字化肝可为人体解剖学提供数字化特征描述，克服了传统解剖教学实地尸体解剖教学中，解剖资源匮乏问题，为肝解剖学提供新的教学平台。此外，还可模拟 CT、MRI 和超声等影像学，为诊断各种肝病提供任意方位的解剖对照，在肝病的术前诊断、术中监控和术后随访中发挥重要的临床价值。通过仿真工具的接入，建立一个基于 PC 机的虚拟医学环境，并模拟各种医学操作，为肝介入和外科手术技能培训提供全数字化的三维平台。

第五节 数字解剖学教学

人体解剖学是研究人体形态和构造的科学，是临床医学课程的桥梁。医学生对人体解剖学知识掌握得如何，对后续的其他基础医学和临床医学课程的学习有着举足轻重的影响。然而尸体标本来源匮乏，学生动手参与操作尸体解剖的机会逐渐减少，不利于学生理解和掌握人体的空间结构，更加影响了学生实践操作能力的培养和锻炼，严重影响教学效果。如何调动学生学习的积极性、主动性，培养学生的创新能力和动手操作能力成为现代解剖教学过程中的一个急需解决的问题。三维数字虚拟人体解剖软件的应用，是医学与信息技术、计算机技术相结合的成果。为医学、生命科学等的研究和应用提供了基础与技术支撑，为人体解剖学的教学课程设计提供了新的思路。

常用的解剖学教学手段有解剖标本观察、课堂讲授、基于问题的讨论、尸体解剖等，尸体解剖和标本观察被认为是解剖学教学中的最重要手段，具有形象、直观的特点，易获得解剖结构的形态和空间位置关系的感性认识。随着现代医学教育模式的转变，受解剖学教学时数的限制，尸体标本的匮乏，以及伦理学的影响，导致尸体解剖和实物标本学习的规模逐渐缩小。同时尸体解剖和标本观察受到场地的影响，并伴有不良气味。

医学研究和教育最主要的变化是如何表示和理解人体解剖学。近年来，像活体解剖学和虚拟仿真等一系列新教学方式的应用引起了广泛的争论，如何评估与传统解剖学教学的优缺点，如何改进教学手段和方式和改善教学模具是当前解剖学教学面临的重要问题之一。同样，如何缓解和解决由于尸体解剖的减少而带来的教学质量的下降，也成为当前解剖学教学模式和教学手段变革的重要因素。

多媒体和 Web3D 的技术在很大程度上增强了解剖学教学效果，对于基于网络的 3D 解剖学教学模式能增强解剖教学效果，特别是 3D 数字模型在远程解剖学教学系统的应用，同时运用尸体解剖和计算机辅助教学手段所取得的教学效果比单一方式的教学效果要显著。构建虚拟教学环境，特别是人体精确数字模型的数据量通常较庞大，大多数的虚拟现实软件系统只能在较高硬件配置的本机上获得实时交互效果，难以通过网络获得实时现实和交互操作的效果，既浪费教育资源，又难以适应远程教育的需要。

虚拟现实仿真教学系统与传统教学模型相比的优点：①节约解剖标本。教学标本在教学中损坏程度较大，使用次数有限，尸体解剖则是一次性的，无法重复使用。通过数字化技术建立的数字模型则可以无数次使用，降低尸体标本和教学标本的需求量。②教学内容不受时间和空间的限制。传统的解剖学教学过程中，学生必须在解剖实验室才能进行解剖标本的观察，尸体标本的解剖操作等知识的学习。虚拟仿真教学系统则可在异地通过网络来学习解剖学教学内容，在本地计算机上模拟显示解剖学教学标本的形态和知识点，模拟实地的解剖操作等。

主要缺点是虚拟解剖和数字模型不能替代尸体解剖和实物标本，无法使医学生获得像实地解剖那样的感性认识。其次，构建精确的解剖学模型需要大量的时间和精力，所建三维模型是对人体真实结构的概括，所获得的细节层次和特征对于教学来说不是精确的科学，或多或少存在不合适的信息；目前的虚拟现实仿真技术和数字人体模型还有待进一步提高和完善，使解剖学的虚拟仿真教学更接近真实环境的感觉，提高教学效果。在尸体标本缺乏时，可作为解剖学教学的重要补充手段。

一、数字解剖学教学系统的基本组成

数字解剖学的最重要应用领域之一是虚拟的解剖学教学，为此，许多国家的研究机构、企业开发了一大批应用于解剖学教学的虚拟解剖教学系统。这些教学系统有针对局部器官的、有针对完整人体器官的，有的适用于系统解剖学的教学，有的适合针对局部解剖学，或断层影像解剖学的教学，有的是为临床医师开发的培训系统。数字解剖教学系统与书籍和传统的多媒体软件具有显著的区别，可以将解剖结构的名称、描述等信息与三维解剖模型相关联，可按照学习者的意愿对三维模型进行实时、动态地交互操作，并在计算机屏幕上直接访问解剖学术语，或三维解剖模型的相关解剖学知识，而无需像书籍那样为了解一个知识点和这个知识点的其他相关知识需要查阅书籍的多个章节或多本参考书。

运用数字解剖学教学首要任务是构建数字解剖学教学系统，教学系统有三个重要的组成部分：①数字人模型；②计算机程序编写的基于三维交互式的软件；③根据解剖学教学特点编辑和创作的美术和文字资源。

数字化解剖教学系统应具备以下特征：①保证科学性和权威性；②涵盖解剖学所属学科分支；③实用性和可操作性强。

理想而完善的数字解剖学系统应涵盖解剖学教学所有的科目，如系统解剖学、局部解剖学，断层解剖学和临床解剖学等，此外还应根据用户对象（教师和学生）和场景（教室或实验室）不同，有针对性地开发相应的教学软件。

为了达到以上目标，数字解剖学教学系统应做到：①与教材紧密结合，贴近教学大纲，更具实用性；②与解剖学所属学科分支（如系统解剖学、局部解剖学和断层解剖学）联系紧密，软件设计要充分考虑学科分支特殊性，使其学科特点明显，专业更强；③根据解剖学特点开发相应的教学软件，如教学版、实验版和移动版；④一些重要而难以掌握的知识点可以用多种形式（如视频）进行表现，做到生动形象，便于学习和掌握。

构建理想而完善的数字解剖学系统并非易事，需要从事一线解剖学教学的专家教授会同美术师和软件工程师精诚合作才能完成。

二、数字解剖学教学理念及其特点

数字解剖学教学系统是基于数字解剖模型而构建的虚拟仿真教学系统，其教学内容的媒体形式与操作方式与传统的解剖学教学有着本质的区别。尽管在实际的解剖学教学中，数字解剖学教学系统作为传统解剖学教学的辅助手段，但其独特的特点使其在实际的解剖学教学中起到了越来越重要的作用，特别是一些非临床医学专业学生解剖学课程的学习已逐渐被数字解剖学的教学模式所替代。与传统解剖学教学模式相比较，数字解剖学教学系统的教学模型具有一些突出的优势。

1. 标本量充足、结构丰富，为教师的教学和学生的学习提供了完整的教学资源。数字解剖学教学系统通常是基于一套完整的数字化人体数据集而进行开发的，包括了完整、精准的解剖学图片库、器官结构的三维模型库，以及许多在实际解剖标本示教中难以观察到的解剖结构。

2. 解剖模型是数字化的，可无限次重复使用，节约了教学资源。传统解剖教学中的教学标本、解剖的尸体标本均是易损性的，教学标本经多人触碰后易造成损坏，尸体标本一经解剖就不可能还原。而数字解剖标本是数字化的，可反复生成相同的数字模型，也可利用虚拟的解剖刀对其进行切割，并能还原成原始的数字模型，是永不损坏的标本，可永久使用，节约了教学资源。

3. 观察简单、灵活、直观，易于掌握其形态学知识构建的三维数字解剖学模型。可单独观察、也可选择需要组合显示的模型进行多器官结构联合观察，易于理解结构之间的空间位置关系；一些复杂的宏观、微观解剖结构也可生动地展示给学生，有助于学生在头脑中构建复杂的人体结构信息。

4. 突破了教学时间和场所的显示，实现了自主开放性教学。传统教学是在某一段时间内，在固定的地点，集中进行授课。这不仅受时间和空间的限制，且就某一次授课内容而言，无法重复和再现。该软件教学则不同，它可通过校园网，将授课内容与校园其他计算机联网共享。只要有一台计算机，学生们即可随时随地地进行学习，打破了传统教学的时空限制。通过这种“人机对话”的学习方式，学生可直观地、立体地和动态地学习知识，从而加深记忆，充分发挥学生自主学习的积极性。

5. 可实现多学科、多知识结构的有机整合。作为解剖学的教学平台，软件将大体解剖学、断层解剖学、局部解剖学、系统解剖学、表面解剖学等有机结合起来，也可整合生理学、病理学、临床学科知识，即可方便地根据主题词及其关系进行知识点的关联，通过知识点进行多学科知识体系的整合，从而使学习更具有连贯性、关联性。

6. 展现方式多样、趣味性强。利用虚拟显示系统（如头盔显示器）、虚拟交互设备（如数据手套、手柄、位置跟踪仪等），可让学习者有身临其境的感觉，对虚拟的人体结构可进行良好的交互。一些配备了虚拟现实设备的数字解剖教学系统已展示出了良好的趣味性，对人体解剖结构的展示方式和交互方式也越来越多，随着虚拟现实技术和设备的更新与发展，数字解剖教学呈现出取代部分实地解剖学习的态势。

三、主要的数字解剖学教学系统

数字化可视化人体展示系统是20世纪末才兴起的一类崭新的虚拟仿真教学系统（virtual simulation teaching system），是一系列综合性信息技术应用的产物，它融合了数字图像处理、计算机图形学、多媒体技术、传感器技术等多种信息技术。通过创建出的三维人体结构，利用三维立体的视觉环境与立体感知，借助人机交互装置，实现了解剖学教学的虚拟化及自然交互性的要求，可实现人体三维结构的虚拟展示。

VH Dissector可视化虚拟人体解剖学软件是基于VHP数据开发的解剖学教学软件，由美国科罗拉多州大学的专家组与美国Touch of Life公司共同设计完成。软件囊括了断层解剖学、大体解剖学、临床解剖学、表面解剖学、局部解剖学和外科解剖学的内容，通过人体结构的计算机三维重建及软件工程的设计，实现了解剖学教学以及相关实验的人机交互与虚拟可视化。该系统包含2000多个解剖结构，以断层、三维模型的形式展示，具有良好的展示效果和友好的交互性能，适用于不同层次的教师、学生和研究人员。

Voxel-man 是由德国汉堡大学基于局部 MRI、CT 和 VHP 数据开发的人体器官虚拟仿真系统，展示了人体脑、内脏、上肢等部位的数字解剖学模型，同时在可视化展示系统中整合了解剖、生理功能、影像学特性等知识，其形态结构的渲染具有高逼真度的色彩，对解剖结构及其知识具有全新的可视化展示效果。结合虚拟现实技术开发了牙科模拟器，有效培养了牙科医师的手术技能和解决问题的能力。

中国数字化人体解剖教学系统是在中国数字化可视人体数据集的基础上开发而来，包含断层解剖学、系统解剖学、局部解剖学虚拟解剖学教学内容，包含2000多个解剖结构，具有三维形态模型、解剖学术语及其定义和关系，具有较高的逼真度、有好的交互性能、良好的展示效果，适用于不同层次的教师、学生和研究人员。

人卫 3D 解剖学系统是四川大学华西基础医学与法医学院专家团队全程参与和指导下，依据解剖学实物以及图谱，以及《中国人体质调查》资料，3D 图形图像设计师使用次世代数字建模技术，历时 5 年精雕细琢制作完成男女“数字人”各一套，力争人体每个结构模型表现真实、准确、美观，避免了个体化差异。该系统提供人卫出版的“十三五”规划教材一致的目录结构，每个章节都匹配有所学知识点对应的高精度 3D 模型（可任意 360 度放大、旋转观看）、图片、难点知识讲解动画。配合使用软件中提供的多种辅助教学工具，可极大提升授课老师解剖学教学的质量和效率。

四、数字解剖实验室

传统的解剖学实验室所采用的解剖方式是对尸体标本进行解剖学操作，采用的方法是以课堂教学为主，再结合挂图、模型、标本、人体等辅助教学工具进行教学，并配以尸体解剖来加深学生的理解。尸体标本进行解剖是传统人体解剖学教学必不可少的条件。由于各个院校的招生规模不断扩大，尸体来源日趋紧张，严重影响到了解剖学实验课的开展。虚拟现实技术的产生能使学生在虚拟的人体标本上进行解剖观察和学习，可缓解尸体标本缺乏的状态，降低教学成本，提高教学质量，弥补教学条件的不足。

虚拟现实也称为视觉模拟，是一门跨学科的综合集成技术。它以计算机技术为主，综合利用计算机三维图形技术、模拟技术、传感技术、人机界面技术、显示技术等，来生成一个逼真的三维视觉、触觉以及嗅觉等感觉世界，让用户可以从自己的视点出发，利用自身的功能和设备，对所产生的虚拟世界这一客体进行浏览和交互式考察。虚拟现实有三大特点：浸沉感、交互性和构想性。由于三者英文名称的第一个字母均为“I”，故又称为“3I”特性。①浸沉感：指的是人浸沉在虚拟环境中，具有和在真实环境中一样的感觉；②交互性：指在虚拟环境中体验者不是被动的感受，而可以通过自己的动作改变感受的内容；③构想性：指虚拟的环境是人构想出来的，因而可用以实现一定目标的用途。虚拟现实技术利用 3DMAX、Virtools Dev 等软件创建的局部解剖虚拟实验室系统，为学习者提供一个直观、逼真、形象、方便和可重复操作的实验环境，开辟了解剖学实验教学新模式。即利用虚拟现实技术进行解剖学操作和解剖学教学的实验室。是数字解剖实验运行的载体，是数字解剖实验的运行环境，利用虚拟现实技术可为学习者提供一个直观、逼真、形象、方便和可重复操作的实验环境。

2015 年 6 月，中国解剖学会颁布了《数字解剖实验室建设规范（试行）》通知。对数字解剖实验室的软件和硬件、网络化建设以及实验室的管理都提出一些具体要求。随着信息技术和计算机技术的发展，数字解剖实验室的建设也越来越受到重视。

数字解剖实验室（digital anatomy laboratory）的组成主要包含硬件和软件两个部分。①硬件：主要是高性能的计算机与周边设备的组合关系，表现在更大存储容量的数据存储设备、数据中央处理设备、图像输入输出设备和人 - 机交互设备等，各组成部分有机地结合起来组成协调的运行系统，以完成虚拟仿真功能；②软件：包括开发平台软件、虚拟现实投影显示软件和系统应用软件。虚拟解剖环境构建完成后，可以为人体解剖学教学提供直观、逼真、形象、方便的实验环境，学生可以在组织、器官的三维动态人体解剖学几何模型上利用特殊的虚拟解剖手术器械，依据计算机图像进行精确定位，同时用专业的力反馈器械和系统来模拟解剖操作的各种动作，并给予模拟解剖操作中的力回馈，使学生可以感受到人体组织的不同质感，还可以选择任一人体组织结构的三维模型，并将其从数字化虚拟人体中独立出来，再对其进行更精细的观察。

数字解剖实验室的配置可以依据具体的教学任务来构建（图 5-19），如果重点需要考虑实地解剖操作，则采用虚实结合的实验配置，即在教室内既配备数字解剖操作系统，也同时放置尸体解剖台，在进行尸体的实地解剖操作时，可利用旁边的虚拟解剖教学系统提供实时参考，此类实验室的教学对象大多为临床医学专业的学生；如果不需要进行

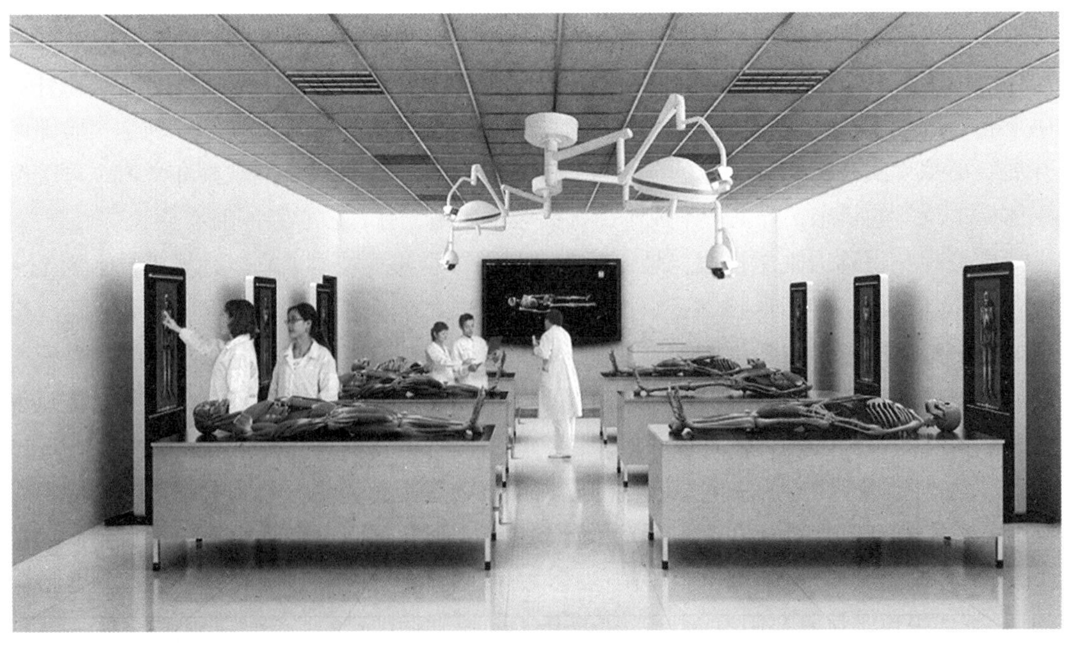

图 5-19　数字解剖实验室模式图

尸体解剖，在数字解剖实验室内仅需配置虚拟解剖教学系统，实验室可按照洁净的机房来布置，此类实验室可广泛应用于非临床医学专业的学生、或需要查询解剖知识的其他人员。

数字解剖实验室以虚实结合形式来建设。传统的解剖尸体标本仍唱主角，同时配置相应的解剖学系统软件。为人体解剖学教学提供直观、逼真、形象、方便的实验环境。学生在观察和解剖标本时所产生的疑惑和问题及时通过查看软件得到解答。

数字解剖实验室网络建设十分重要，通过网络，可以使实验室成为一个开放的教室，满足网络化传输和学生互动。满足远程教学、教学效果评估和学生自我选课的需要。

除医学院校外，医院也可参考数字解剖实验室建设方案，构建数字临床解剖学实验室，除实物标本外，重要的是要配置与临床相关的解剖学软件。为此，与临床外科手术相关的解剖软件开发显得尤其重要。

虚实结合构建的数字解剖实验室有以下优点：①充分激发学生的学习兴趣，帮助学生对传统的解剖学实验教学中的重点、难点知识进行深入的理解；②节约标本。教学标本在教学中损坏程度较大，使用次数有限，且尸体解剖是一次性的，无法重复使用。通过数字化技术建立的数字模型则可以无数次使用，降低尸体标本和教学标本的需求量。

本章小结

数字人与数字解剖学是数字化技术、虚拟现实技术发展的产物，也是人体解剖学研究与临床应用需求的必然结果。随着人体形态结构与符号知识数字化、建模等技术和数据资源的完善，通过虚拟仿真的技术手段将可实现接近真实感的人体解剖操作。

数字人是一个综合性的数据框架，是以人体的形态学数据和解剖学知识为核心的数据框架，该框架内除了有基础数据外，还包含了数据之间的关系，以及处理、分析这些数据的方法。早起的数字人多集中在形态学建模与仿真方面，也是数字解剖学目前最关注的对象，特别是数字解剖教学系统研发、临床外科技能仿真迫切需要的数据。随着数字化技术的发展和应用需求的增加，对于人体知识、功能、病理的数字化及其建模将成为数字人研究的重点，可为疾病的演变、智能医疗提供基础数据和推理方法。

（谭立文　王凡　陈华）

思考题

1. 数字解剖学研究有哪几项关键技术？
2. 数字人的发展有哪些阶段？
3. 为何说数字解剖学是数字医学的核心部分？
4. 数字化器官（如肝、脑）的意义是什么？
5. 通过学习，谈谈你对数字解剖学的认识。

第六章

数字化影像诊断

医学影像学技术源于X线成像技术，起源于1895年11月8日德国物理学家威廉姆.卡特.伦琴（Wilhelm Conrad Röntgen,1845-1923）发明了X射线以后。在X线成像技术经历了120余年的今天，医学影像学技术已全面进入了计算机数字化时代。数字医学首先开始于医学影像诊断学的X线计算机断层成像（x-ray computed tomography,CT），它是计算机与X线断层摄影系统相结合的产物。数字化影像学技术主要包括：数字化X线摄影（digital radiography, DR）系统、数字减影血管造影（digital subtraction angiography, DSA）、数字化介入放射学(interventional radiology)、X线计算机断层成像（x-ray computed tomography,CT）、磁共振成像（magnetic resonance imaging, MRI）、数字化超声影像学(ultrasound imaging)技术、数字化核医学（nuclear medicine）成像技术、数字化分子影像学（molecular imaging,MI）技术。本章着重就上述数字化影像学技术在临床精准诊断和精准治疗中的应用价值做一些概括性的介绍。

第一节 数字化X线影像技术

数字化X线影像技术是X线摄影与计算机数字化系统相结合的产物，在X线影像技术经历了120余年的今天，医学影像已全面进入了数字化时代。数字化X线摄影（digital radiography，DR）的临床应用，使医师在病人检查数秒钟后在计算机上就能选择出满意的图像，大大降低了废片率、大大减少了胶片储存空间、大大减少了病人接受X线的计量和检查费用，且DR也用于移动型数字化X线成像系统。DR形成的图像很清晰，可通过图像存档和传输系统（PACS）的网络终端将其调阅或经互联网远程医疗通信技术进行远距离的医学服务和教学，主要应用在医学研究、医学交流、医学教育、临床诊断、会诊治疗以及管理等方面。

一、数字化X线摄影（DR）的诊断应用

（一）头颈部

DR在头颈部的临床应用主要包括外伤及窦道造影等，可清晰地显示鼻、咽、喉部软组织病变，也可清晰地显示鼻窦、眼眶、鞍区、内外耳道、中耳、听小骨、乳突蜂房、颅底及其各个孔道、颞下颌关节、颅颈联合部的骨质结构及其病变（图6-1）。

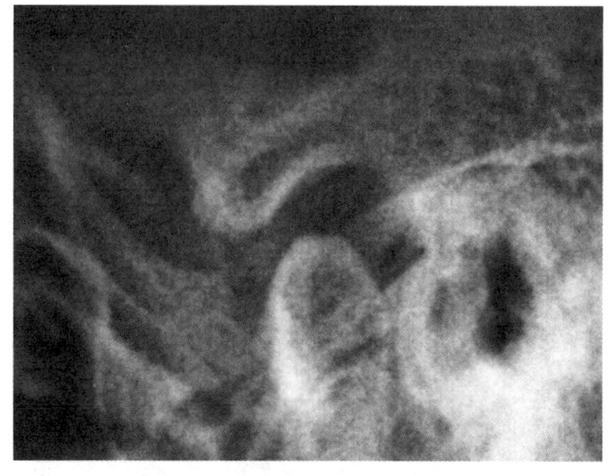

图6-1　颞下颌关节侧位片

（二）胸部

DR胸片已成为体检者和入院病人必须的常规检查项目，成为卧床病人和危重病人的床旁检查项目，可分别从计算机内调出清晰显示的肺部、肋骨、心脏、胸椎等结构的图像。主要用于胸部外伤、肺先天性疾病、肺炎、肺结核、肺肿瘤、肺间质性病变、心脏及心包病变、胸膜病变、纵隔病变、膈肌病变及胸廓骨质的病变等。

（三）胃肠道系统

DR 使胃肠系统检查的曝光剂量大大减少，是常规 X 线检查剂量的 1/10，并可作回顾性复习和处理，使胃肠道的轮廓线、黏膜皱襞、胃小区、胃小沟、结肠沟、微小病变等图像细节显示更清晰，在显示肠管胀气、气腹等病变方面优于传统 X 线成像，通过调整谐调处理参数可提供灰度翻转的图像。在双对比检查中可以对高密度区实施动态范围的压缩，从而既可提高高密度区结构如充钡较多部分的分辨力，也可使低密度区的结构如充气丰富的部分清晰显示。DR 利用梯度处理，使胃肠道的结构及病变显示清晰的曝光剂量为常规增感屏 / 胶片组合系统剂量的 1/8。若胃肠道双对比造影的对比剂涂布良好，使用常规增感屏 / 胶片组合系统常规剂量的 1/10 时仍能区别胃肠道的病变（图 6-2）。

（四）泌尿系统

DR 能显著降低 X 线曝光的剂量，必要时还可使影像的灰度反转，从而增强对结石和微小钙化的显示能力，使充气的肠管得到更清晰的显示。在肾盂造影成像上明显优于传统 X 线成像，数字 X 线摄影系统的回放和图像处理功能，可以在无 X 线的情况下进行病例分析，直观地进行图像后处理，更好地显示病变的形态、密度，提高定性诊断正确率，减少病人重复检查次数，可利用测量功能对病灶大小、范围、狭窄程度进行测量（图 6-3）。

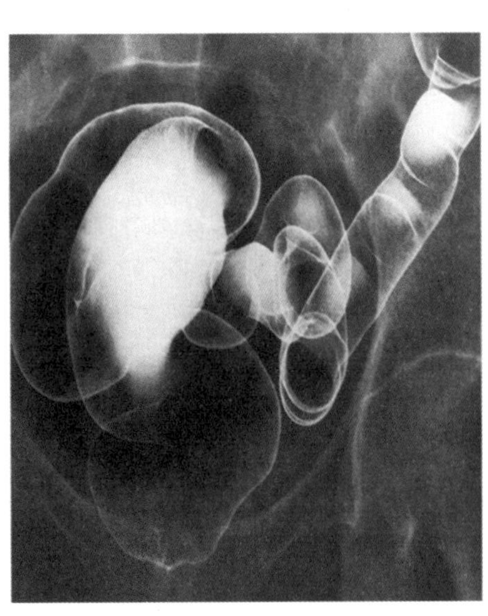

图 6-2　钡剂灌肠检查

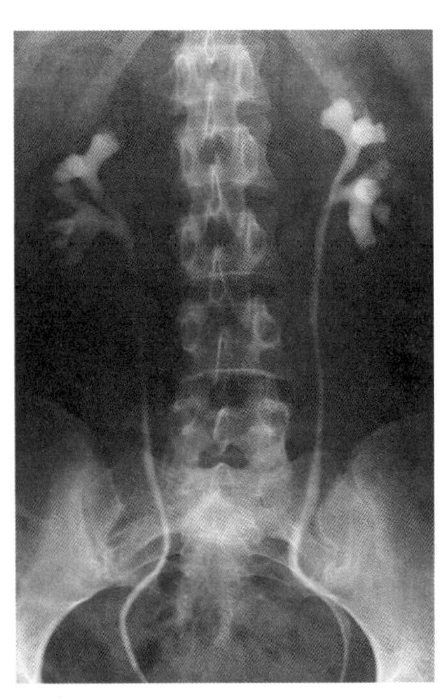

图 6-3　静脉肾盂输尿管造影

（五）骨骼肌肉系统

DR 对骨骼肌肉系统成像更清晰，图像层次显示更好，能清楚地显示骨关节的骨皮质、骨小梁、关节间隙、肌腱和韧带、关节囊、皮下脂肪和皮肤等结构，曝光剂量仅为传统 X 线摄影的 50%。另外，软组织内钙化、不透 X 光异物、软组织感染和软组织内肿瘤的显示也优于传统技术。对脊柱侧弯的病人可行全脊柱成像、全人体骨骼成像，并在计算机显示器上进行测量等。DR 在床旁检查中也具有重要价值（图 6-4）。

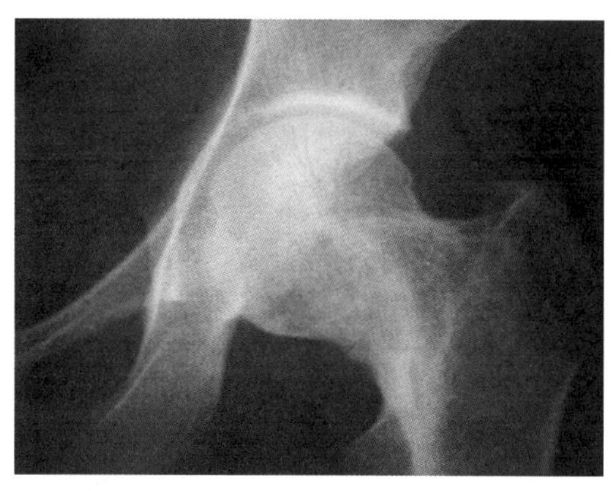

图 6-4　左髋关节正位片

（六）乳腺摄影

DR 对乳腺摄影的剂量为常规乳腺 X 线剂量的一半，甚至更少，而且可获得质量极好的乳腺照片并降低了 X 线剂量，其后处理功能强大，对乳腺管类型、微小钙化、皮肤改变、乳腺癌和乳腺病变的显示均优于常规乳腺摄影。用于乳腺普查、乳腺病变随访的优越性在于可通过贮存的信息直接进行比较。除对有用的征象可准确识别外，某些信息可做量化比较，如病变直径、面积和精确部位等，不受某些投照因素的影响（图 6-5）。

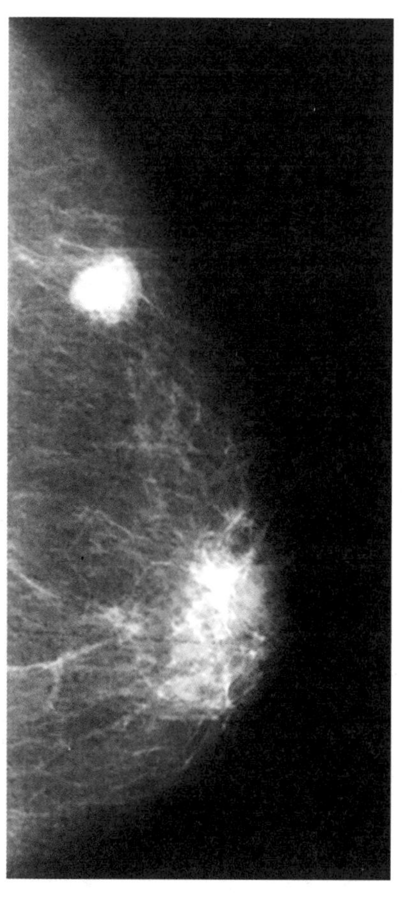

图 6-5　乳腺癌

（七）儿童疾病

DR 为常规 X 线剂量的一半，且可获得质量很好的 X 线照片。因 DR 具有分辨力高、不重复拍照，曝光量小，而广泛应用于儿童疾病的诊断（图 6-6）。

（八）血管造影

与传统的 DSA 技术一样，DR 也可完成血管造影的数字减影功能。可以用时间减影方式摄取蒙片（mask）和血管显影照片，并经计算机软件功能实施减影。在进行动脉法血管造影检查时，X 线曝光剂量降低至传统 DSA 系统的 1/4，所获得影像质量没有衰减。但在静脉法血管造影检查中 X 线曝光剂量不能降低，否则噪声明显增大。运用 DR 进行血管造影

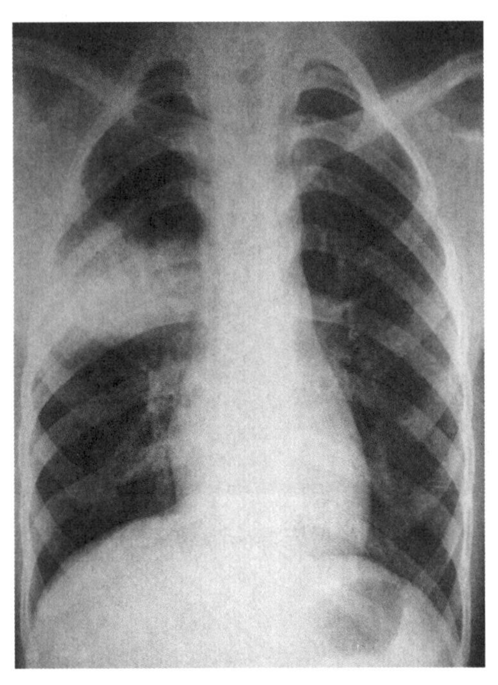

图 6-6　小儿右上肺炎正位片

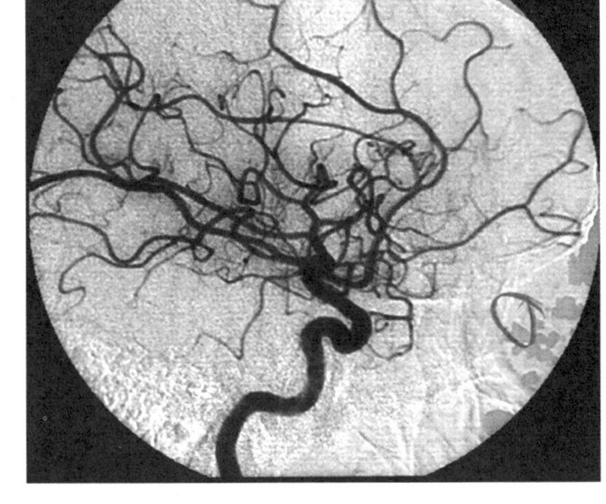

图 6-7　脑血管造影

检查，对头颈部、胸部及四肢具有良好的成像效果（图 6-7）。

二、数字化 X 线摄影（DR）的应用展望

数字化技术使 X 线成像的理念发生了巨大改变，使放射科无纸化、无胶片化、无线网络化的数字化 X 线摄影成为现实。目前，数字 X 线摄影（DR）主要是通过平板探测器直接成像，具有动态范围大、量子检测效率高等特点。目前，DR 已广泛用于临床，基于平板探测器的数字心血管造影机和数字胃肠机也已投入使用。

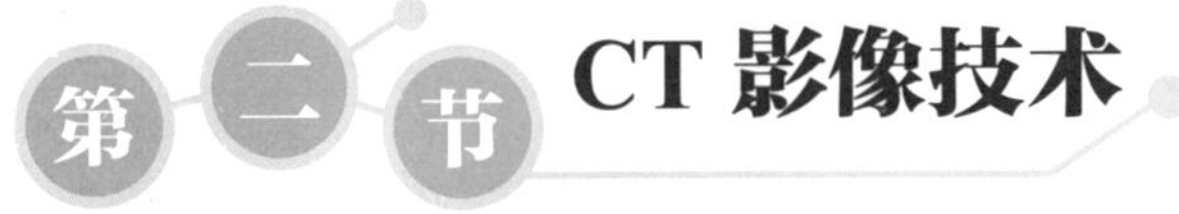

第二节 CT 影像技术

数字医学首先开始于医学影像诊断学的 X 线计算机断层成像（X-ray computed tomography，CT），它是计算机与 X 线断层摄影系统相结合的产物，从第一代 CT 发展到第四代 CT，从单螺旋 CT（spiral CT，SCT）发展到多层螺旋 CT（multislice spiral CT，MSCT），可以是 8 层、16 层、64 层、128 层、256 层、320 层、640 层等，它们的出现提高了螺旋 CT 的性能，多层螺旋 CT 可行低辐射剂量扫描，给疾病的普查创造了有利条件。

一、CT 后处理技术的诊断应用

多层螺旋 CT 的图像后处理技术主要包括：表面遮盖（shaded surface display，SSD）、容积再现（volume rendering，VR，其中包括 VR 减骨血管成像和 VR 半透明背景 semi-transparent background）、多平面重建（multiple planar reconstruction，MPR）、最大密度投影（maximum intensity projection，MIP）、曲面重建（curved planar reformation，CPR）、血管探针技术（vessel probe）、仿真内镜（virtual endoscopy，VE）等分析图像。3D 可任意空间旋转，可用伪彩色增加对比度。

1. 再现技术（rendering technic） 有三种，即表面再现（surface rendering）、最大密度投影（maximum intensity projection，MIP）和容积再现（volume rendering，VR）技术。再现技术可获得 CT 的三维立体图像，通过旋转可在不同方位上观察。切割显示软件根据感兴趣结构的 CT 值，可分离显示彼此重叠的结构，如肺、纵隔和骨性胸廓（图 6-8）。

2. CT 血管造影（CT angiography，CTA） 是静脉内注入对比剂后行血管造影 CT 扫描的图像重组技术，可立体地显示血管影像。目前 CTA 显示血管较为完美，所得信息较多，无需插管，创伤小，只需静脉内注入对比剂。CTA 应用容积再现技术可获得血管和邻近结构的同时立体显示。仿真血管内镜可清楚显示血管腔，用于诊断主动脉夹层和肾动脉狭窄等（图 6-9）。

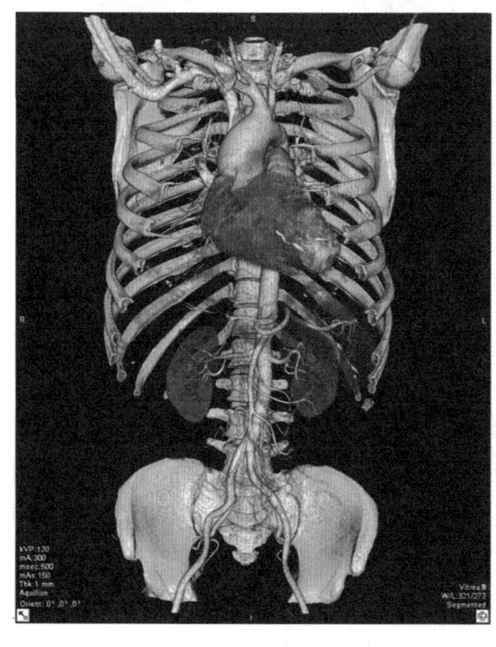

图 6-8　容积再现 VR 显示胸廓骨骼

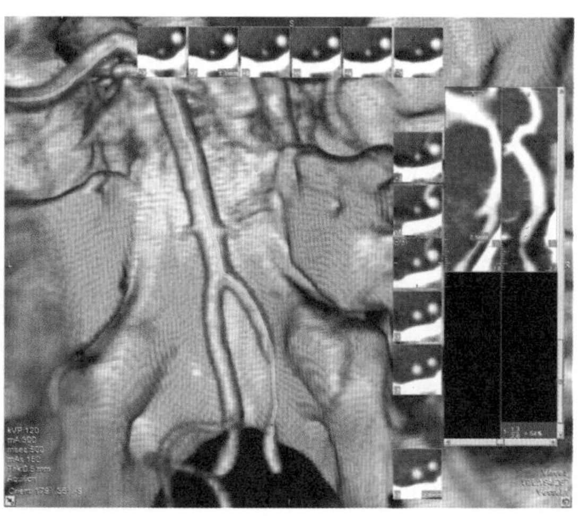

图 6-9　CTA 容积漫游技术 VRT 测量椎动脉狭窄程度

3. 仿真内镜成像技术 CT或MRI对靶器官进行薄层无间断性容积扫描，是仿真内镜影像学的基础，从而开发出仿真内镜功能。容积数据同计算机领域的虚拟现实（virtual reality）结合，如管腔导航技术（navigation）或漫游技术（fly through）可模拟内镜检查的过程，即从一端向另一端逐步显示管腔器官的内腔。行假彩色编码，使内腔显示更逼真。有仿真血管镜、仿真支气管镜、仿真喉镜、仿真鼻窦镜、仿真胆管镜和仿真结肠镜等。几乎所有管腔器官都可行仿真内镜显示。仿真结肠镜可发现直径为5mm的息肉，不能活检是其不足（图6-10）。

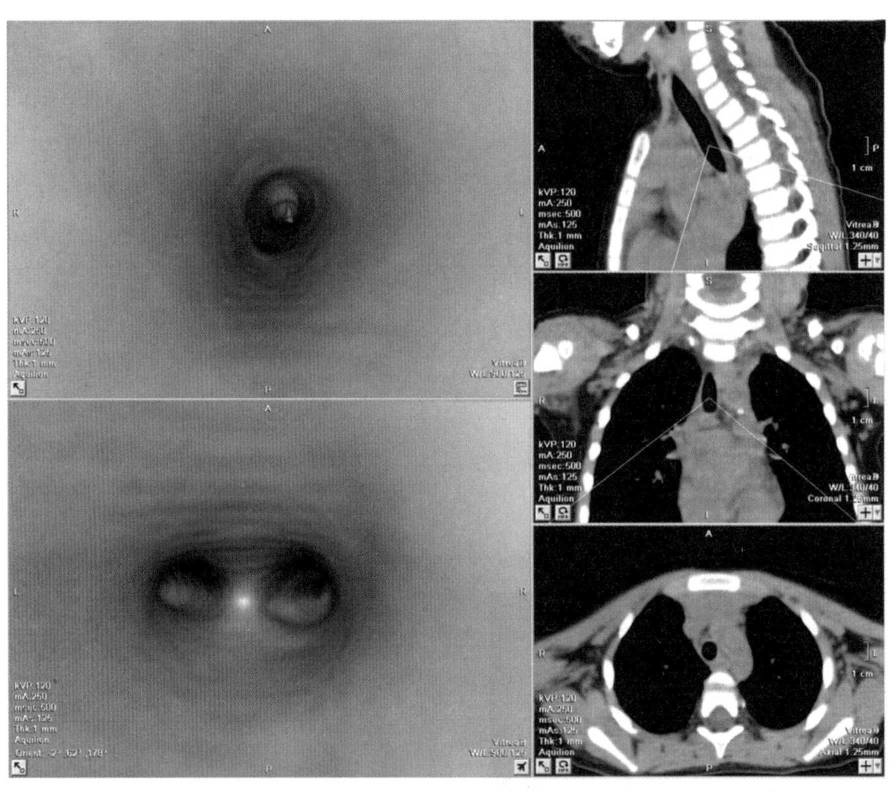

图6-10 仿真内镜VE和多平面重建MPR显示气管、气管分叉和隆突部结构

4. CT灌注成像 CT灌注成像（CT perfusion imaging，PI）能反映器官的病理生理状态及功能，经静脉团注有机水溶性碘对比剂后，对感兴趣器官如脑，在固定层面连续扫描，得到多帧图像，通过不同时间影像密度的变化，绘制出每个像素的时间—密度曲线，而算出对比剂首次通过的达峰时间（time to peak，TTP）、平均通过时间（mean transit time，MTT）、局部脑血容量（regional cerebral blood volume，rCBV）和局部脑血流量（regional cerebral blood flow，rCBF）等参数，再经假彩色编码处理可得四个参数图。分析这些参数与参数图可了解感兴趣区毛细血管血流灌注状态，主要用于急性或超急性脑缺血和缺血半暗带的诊断，有利于及时溶栓治疗，也用于心、肺、肝、胰和肾的灌注成像。CT灌注成像比MR灌注成像操作简单、快捷（图6-11）。

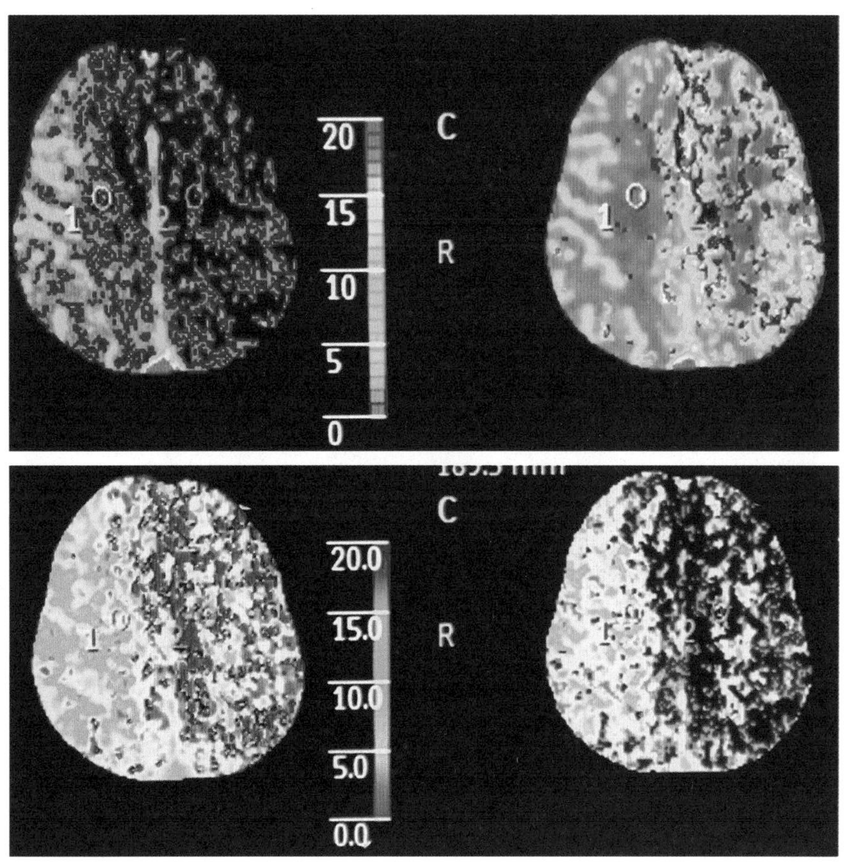

图 6-11　CT 脑灌注像

左上 rCBV 图；右上 rCBF 图；左下 MTT 图；右下 TTP 图，该图中右侧额顶叶为脑梗死区，周边为缺血半暗带区。

二、CT 影像诊断的应用

CT 因其特殊诊断价值已广泛应用于临床，能做 MPR 和三维图像显示，特别是能做仿真 CT 内镜，达到了腔内视诊的目的。多层螺旋 CT 可获得清晰的血管重组图像即 CTA，并能做到三维实时显示。CT 影像诊断的应用主要包括在中枢神经系统、头颈部、胸部、腹部、盆部、骨骼肌肉系统等。

（一）在中枢神经系统的应用

CT 的脑窗、骨窗和增强扫描对颅内先天性疾病、血管病变、肿瘤、感染性病变、外伤性血肿与脑损伤、缺血性脑梗死与脑出血以及椎管内病变诊断可靠（图 6-12，图 6-13）。

1. 脑血管造影 CTA 采用多层螺旋 CT，扫描范围自颈 7 椎至颅顶。扫描参数同 CT 平扫。采用高压注射器经肘静脉团注非离子型对比剂（350mgI/ml）80~90mL，注射速度为 4ml/s，随即以同样的流速注入 30ml 生理盐水。采用 SureStart 对比剂自动跟踪技术检

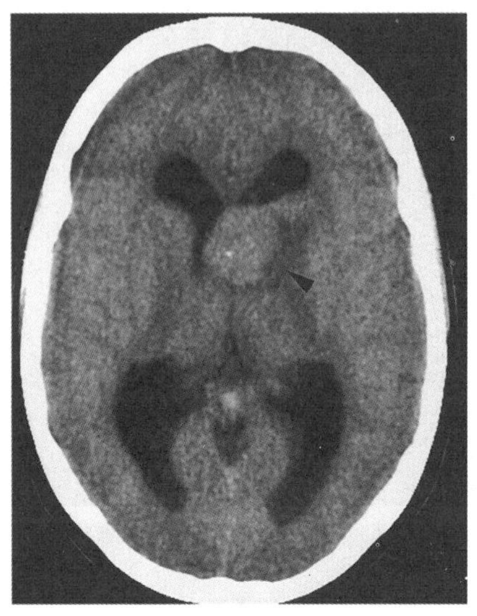

图 6-12　室管膜下巨细胞星形细胞瘤平扫

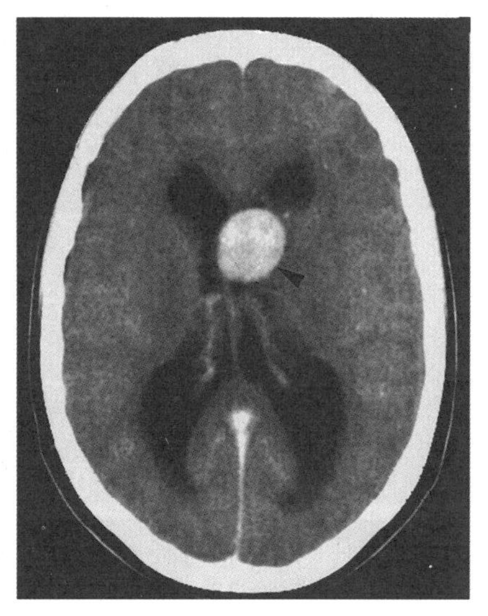

图 6-13　室管膜下巨细胞星形细胞瘤增强

测感兴趣区，当动脉内血流 CT 值达 180Hu 时触发扫描。原始数据以层厚 0.5mm，层距 0.5mm 进行重建，发送至 Vitrea 工作站，CTA 获得容积再现、多平面重建、最大密度投影、曲面重建和血管探针技术分析图像。分别在横切位、冠状位、矢状位和立体重建像上观察脑血管的解剖结构。可对动脉瘤、脑血管畸形（动静脉畸形）、缺血性脑血管病、脑血管先天发育异常（烟雾病）、静脉及静脉窦血栓、外伤性脑血管损伤等疾病进行诊断。CTA 为无创性检查，容易获得，可重复操作，其并发症低，诊断的准确性较高；DSA 是诊断脑血管病的金指标，但有 2% 的并发症，并存在有创伤性、限时（自发性蛛网膜下腔出血后 6 小时内禁忌）、可加重或诱发脑血管痉挛、可损伤血管内膜、操作复杂等缺点（图 6-14，图 6-15）。

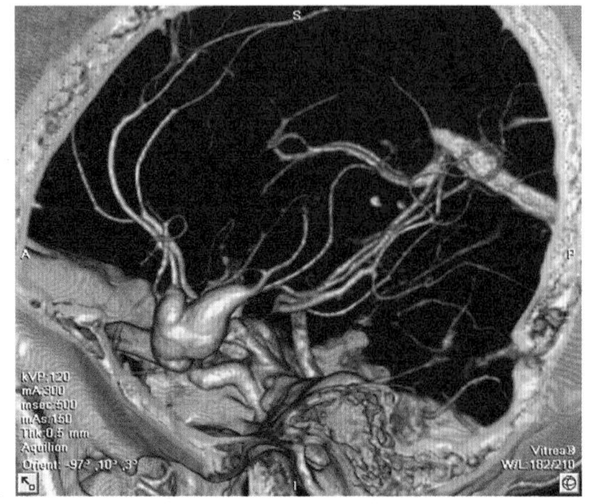

图 6-14　CTA 容积再现 VR 矢状位显示动脉瘤

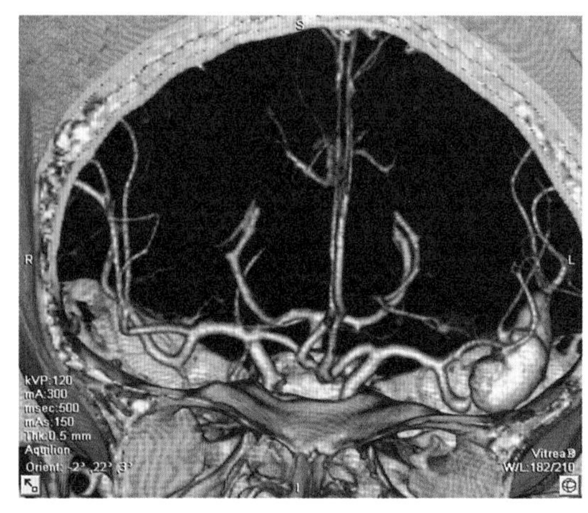

图 6-15　CTA 容积再现 VR 冠状位显示动脉瘤

2. CT 脑静脉造影（CT venography，CTV）用多层螺旋 CT 扫描，在静脉强化峰值期用多平面重建技术显示静脉和静脉窦。CTV 扫描时间短，适用于不合作的病人和 MRI 禁忌证的病人。

3. 脑血管仿真内镜成像是多层螺旋 CT 容积扫描得到的数据经后处理后，重建出血管内表面的立体图像，类似于纤维内镜所见，主要用于脑血管仿真内镜成像。

4. 模拟定位系统在配置激光定位系统和放疗计划系统后，多层螺旋 CT 已成为理想的放疗设计工具，能在短时间内实现精确的三维立体放疗计划。

5. 外伤 MDCT 适应于严重外伤造成的脑血管损伤，利用骨窗的多平面重建、表面阴影遮盖（SSD）、容积再现（VR），可观察复杂颅骨骨折的范围及程度（图 6-16）。

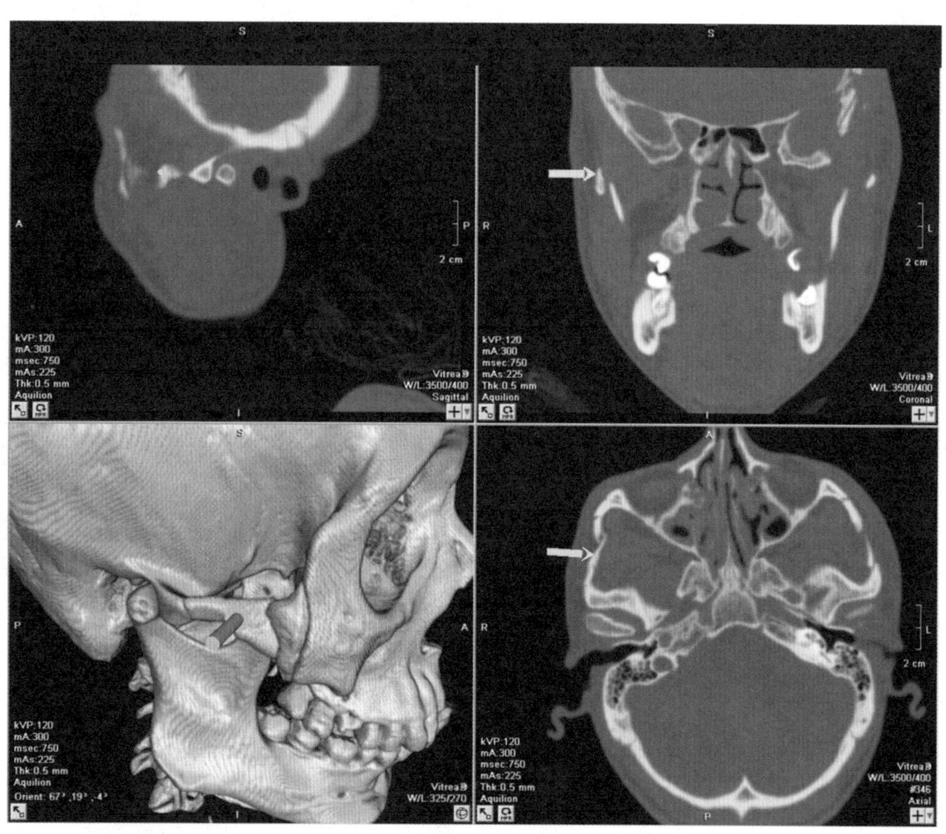

图 6-16　容积再现 VR 和多平面重建 MPR 显示右侧颧弓骨折

（二）在头颈部疾病的临床应用

对眶内病变、鼻窦病变、咽喉病变、耳部病变、先天发育异常、颈静脉球瘤以及颅底、上颈部病变等的早期发现有优势（图 6-17）。

1. 头颈部血管成像　可用于对各类头部血管病变（如狭窄、闭塞及畸形等）及颈部血管病变（如动脉粥样硬化性疾病、大动脉炎、动静脉畸形等）的诊断（图 6-18）。

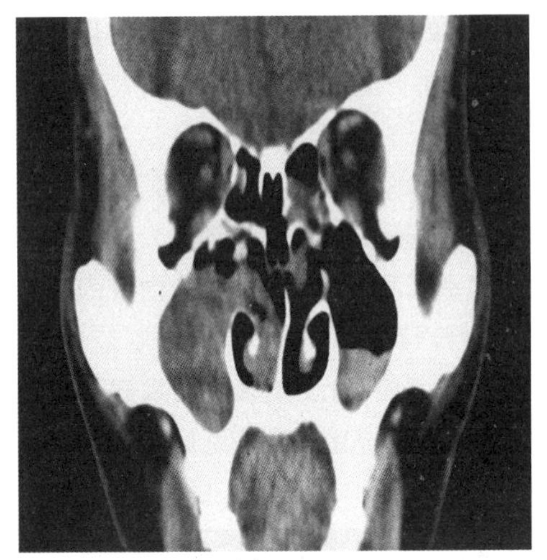

图 6-17　左侧筛窦、两侧上颌窦炎症，冠状位

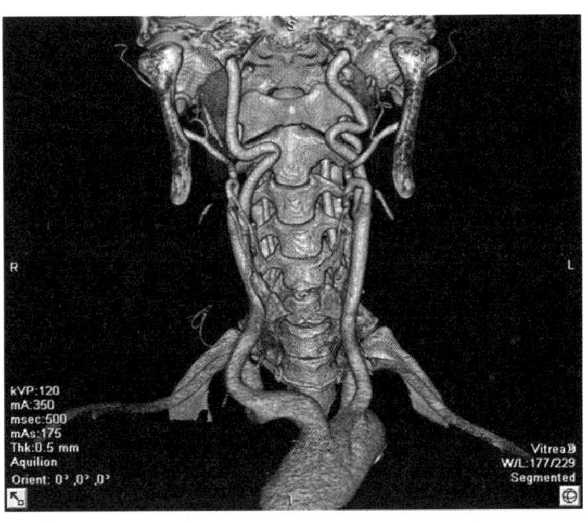

图 6-18　容积再现 VR 显示两侧颈动脉和椎动脉

2. 颈部仿真内镜成像技术可用于观察鼻、咽、喉、颈部腔道器官，也可用于颈部血管病变，可清晰地显示颈内、外动脉内的动脉粥样硬化斑和钙化斑块（图 6-19）。

3. 颈部灌注成像　可用于颈部肿瘤性疾病如甲状腺癌、鼻咽癌、喉癌等的定性诊断。MSCT 有利于颌面外科、颅底、颈部精细结构的显示和测量。灌注成像能反映器官的病理生理状态及功能，已成为 CT 由形态学成像向功能成像转变的重要趋势。

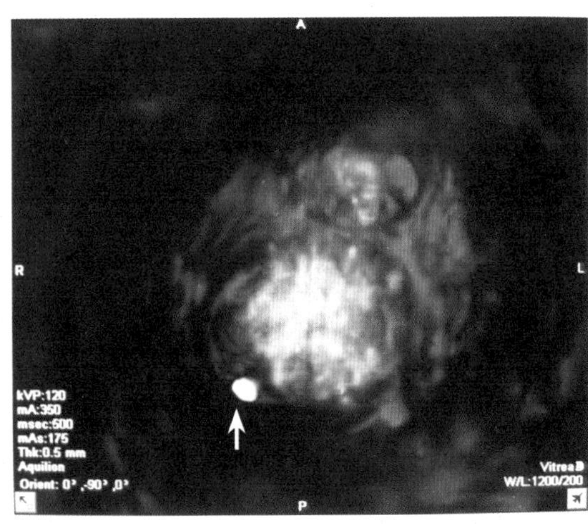

图 6-19　仿真血管内镜 VE 显示颈内、外动脉和钙化斑块

（三）在胸部疾病的临床应用

胸部 CT 的肺窗、纵隔窗和增强扫描对肺部、纵隔胸壁病变等的诊断很有帮助。低辐射剂量扫描可用于肺癌的普查（图 6-20，图 6-21，图 6-22）。

1. 利用 Lung Analysis 软件　可获得有关肺小结节的最大径、最小径、形态细节、平均密度和体积等数据。MSCT 已逐渐取代了传统的核素显像诊断方法，有望成为肺栓塞诊断的“金标准”。可利用

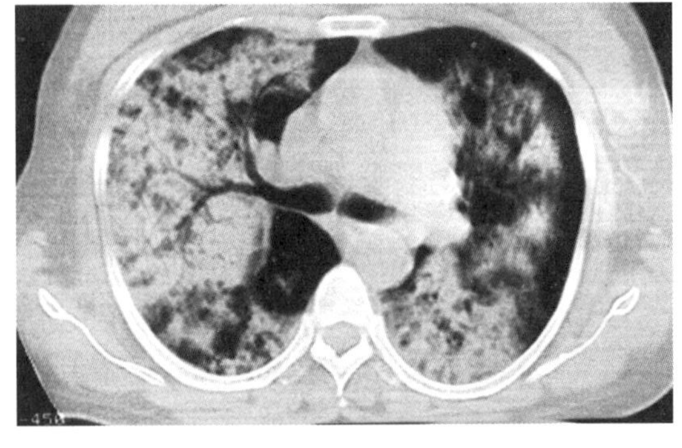

图 6-20　两肺间质性肺炎

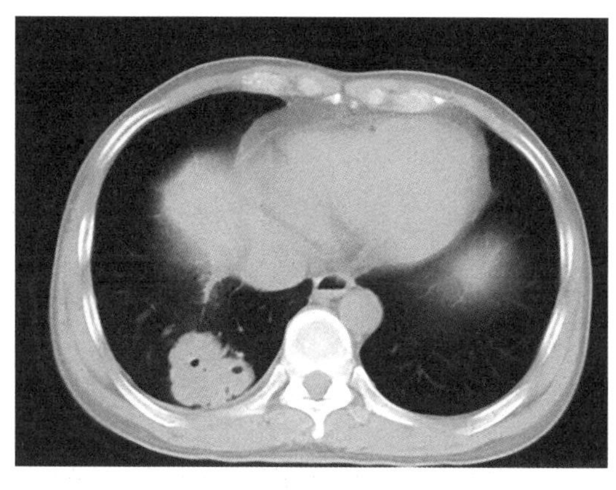

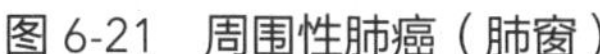
图 6-21 周围性肺癌（肺窗）

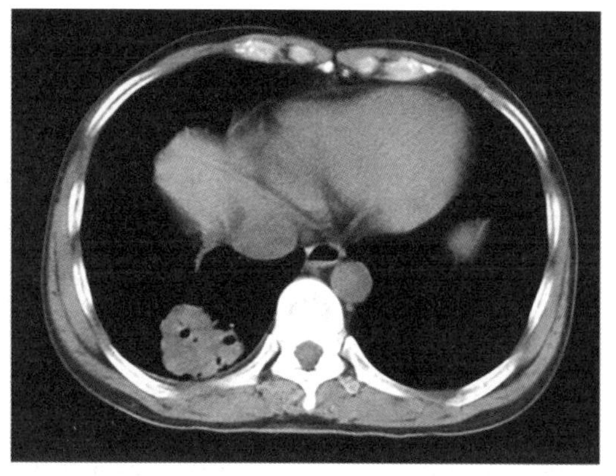
图 6-22 周围性肺癌（纵隔窗）

VRT 或仿真内镜方法确定气管异物、新生物和气道狭窄等。

2. CT 引导下的胸部病变穿刺活检 可对孤立性肺结节及纵隔淋巴结进行穿刺活检，极大地提高了穿刺的准确率，明显缩短了穿刺次数和穿刺的时间，减少了并发症的发生。

3. CT 引导下的经皮肺部恶性肿瘤射频消融术 射频消融温度在 45~50℃时可使肿瘤细胞蛋白变性，温度在 70℃时可使肿瘤组织凝固性坏死，当温度大于 100℃时肿瘤组织脱水、碳化而达到灭活肿瘤的目的。消融可使肿瘤周围的供血血管狭窄、闭塞，从而在肿瘤周围形成一个无瘤细胞残存的“绝缘带”，降低了复发和转移的可能性。

4. 心血管病变的临床应用 多层螺旋 CT（64、128、256、320、640 层）可以很好地显示冠状动脉、心瓣膜、和大血管壁的钙化。心血管造影 CTA，一次性注入造影剂，可完成冠状动脉、胸主动脉、肺动脉的检查。多层螺旋 CT，通过图像重组可显示冠状动脉的软斑块。CT 灌注成像还可对急性心肌缺血进行观察。高旋转速度、后门控技术及多段重建算法使冠状动脉多层螺旋 CT 成像成为可能，主要应用于冠状动脉狭窄、闭塞、管壁斑块的显示和分析，支架、搭桥术后评价支架或搭桥血管情况。对于先天性心脏病和心肌病等心脏疾患，还可以利用多期、多层面重建等方法对心肌壁结构进行观察和显示（图 6-23，图 6-24）。

（四）在腹部疾病的临床应用

主要用于肝、胆、胰、脾、肾、肾上腺、腹腔及腹膜后间隙疾病的诊断，尤其是肿瘤、炎症和外伤性病变等。胃肠病变向腔外侵犯、邻近和远处转移等（图 6-25，图 6-26，图 6-27，图 6-28）。

腹部的应用还包括占位病变可切除性的评价，肝移植术受体及供体肝脏的术前评价，如血管受压情况、肿瘤与周围重要脏器的关系、梗阻扩张的胰胆管系统等。肝脏、胰腺、肾脏等脏器灌注成像已开展。可确诊主动脉瘤和主动脉夹层，对支架或置换血管及术后

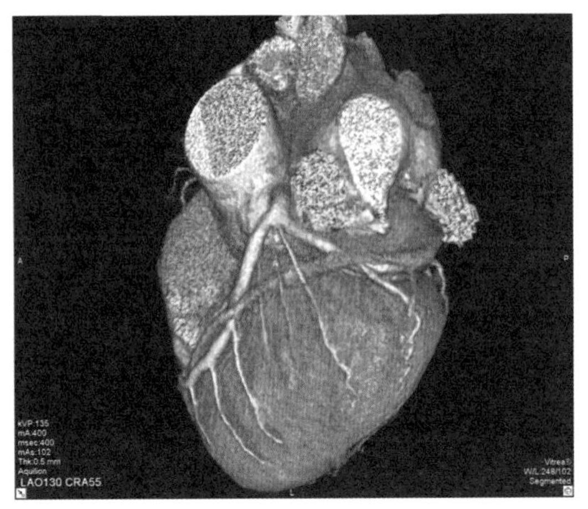

图 6-23　容积再现 VR 显示心血管容积图

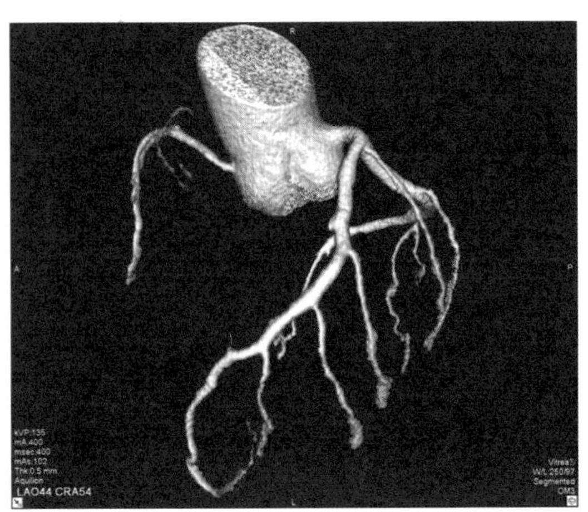

图 6-24　容积再现 VR 显示冠状动脉树

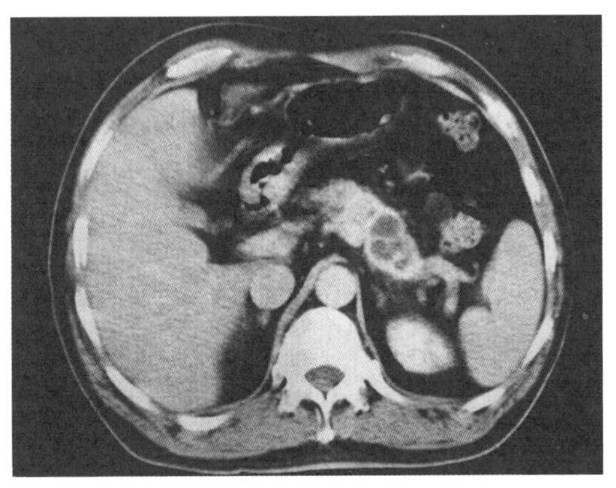

图 6-25　胰腺囊腺癌（增强）

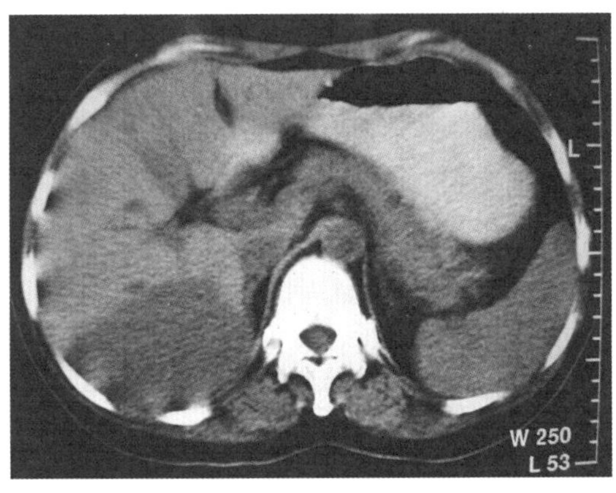

图 6-26　肝右叶海绵状血管瘤（平扫）

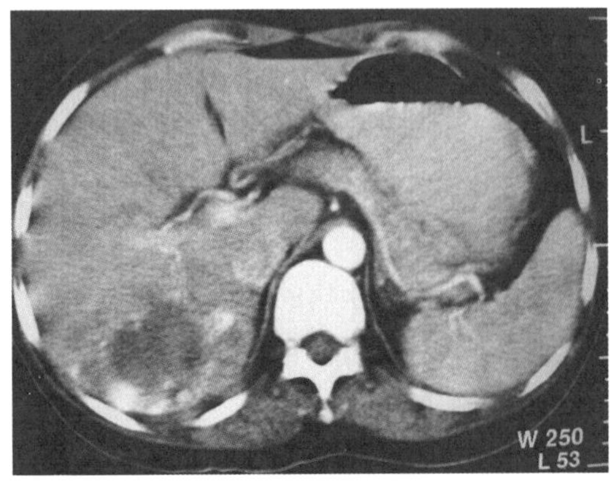

图 6-27　肝右叶海绵状血管瘤（增强）

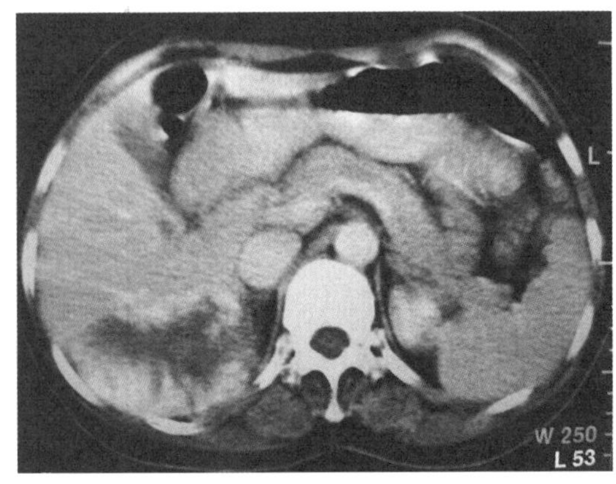

图 6-28　肝右叶海绵状血管瘤（延迟期增强）

病情进行随访，诊断上、下肢动脉粥样硬化或外伤所致的动脉疾病及下肢深静脉血栓等。空腔脏器的腔内病变可用仿真内镜成像观察，目前，胃、结肠仿真内镜成像已在胃癌、结肠癌、结肠炎性病变、结肠息肉等疾病的诊断和随访中起到了越来越重要的作用（图6-29，图6-30，图6-31，图6-32）。

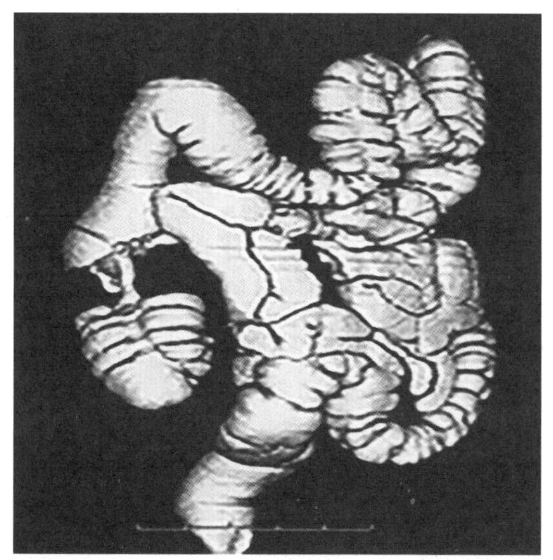

图6-29　容积再现VR显示升结肠癌

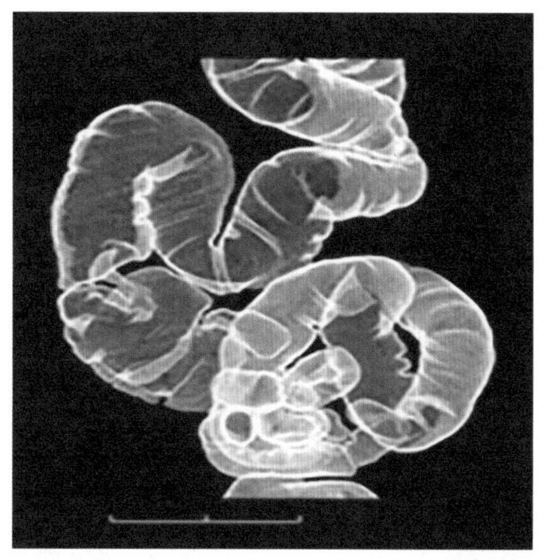

图6-30　VR+透明显示（RaySum）显示升结肠癌

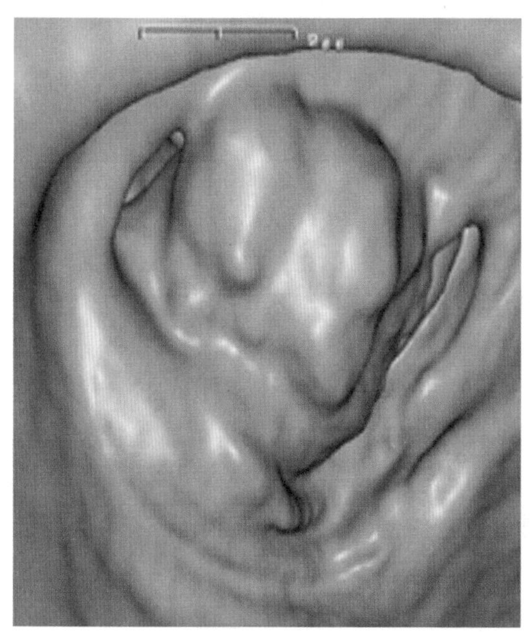

图6-31　仿真内镜VE显示升结肠癌

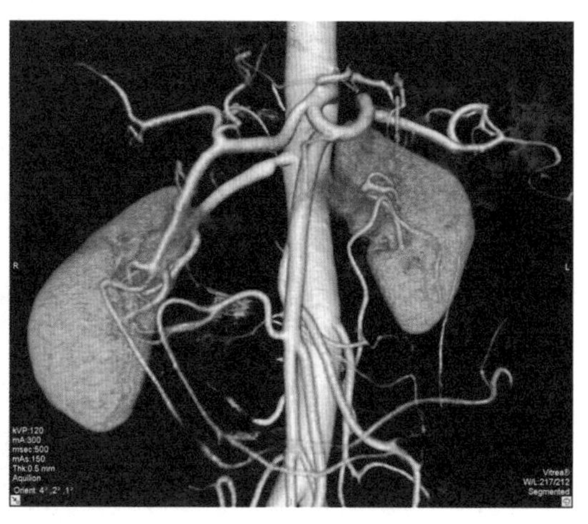

图6-32　CTA-VR肾、腹主动脉，显示右肾动脉狭窄

（五）在盆部疾病的临床应用

多层螺旋 CT 可确诊盆腔动脉粥样硬化及深静脉血栓等病变。多平面重建可清晰地显示盆腔占位性病变的矢状和冠状位影像，膀胱、前列腺、精囊腺、子宫、卵巢等器官占位性病变的范围及其与周围脏器的位置关系也可借助多层螺旋 CT 予以明确（图 6-33）。

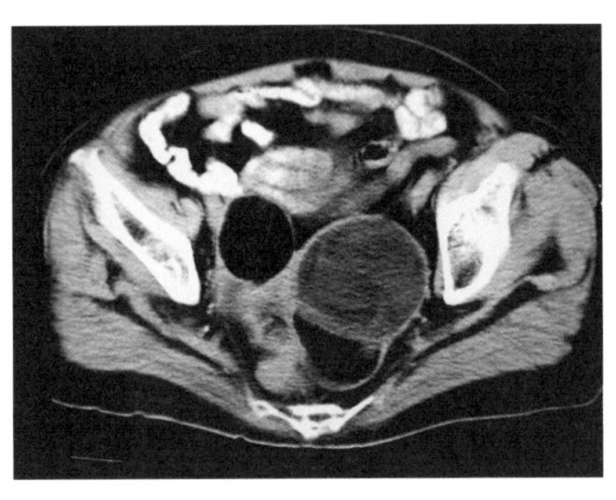

图 6-33　盆腔畸胎瘤（平扫）

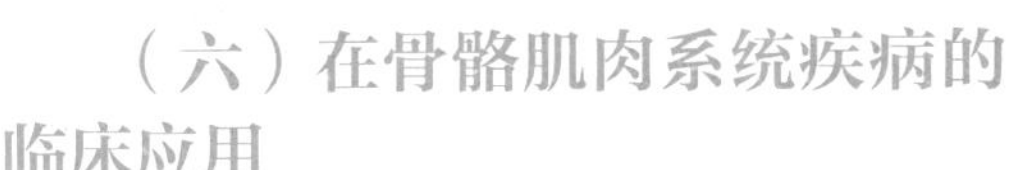

（六）在骨骼肌肉系统疾病的临床应用

CT 的软组织窗、骨窗和增强扫描对骨关节肌肉系统的创伤、炎症、肿瘤、肿瘤样病变及转移瘤、退行性骨关节病与椎间盘等病变诊断效果好且诊断可靠（图 6-34，图 6-35）。

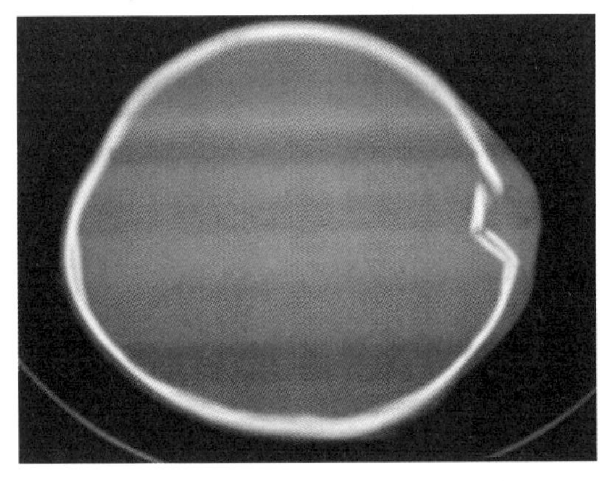

图 6-34　左顶骨粉碎性凹陷性骨折（平扫骨窗）

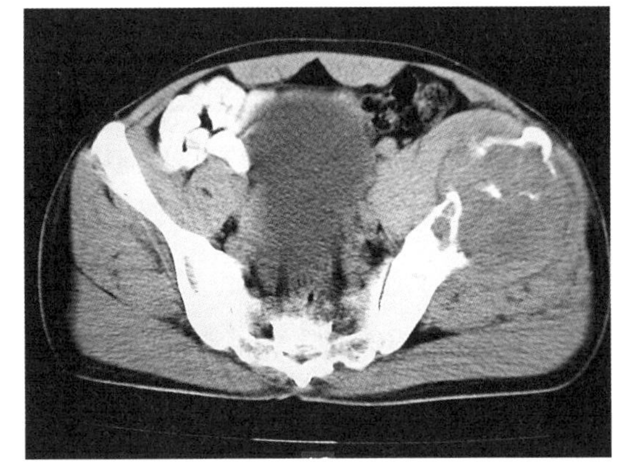

图 6-35　肾癌骨转移

1. 骨关节的图像重建　多层螺旋 CT 在利用多层面重建、最大密度投影、容积再现及表面阴影遮盖等重建方法后，可显示全身骨关节的重组图像、三维重建图像，通过不同断面的旋转、切割对图像进行多方位、多层次的观察。多用于创伤的检查，可为临床医师选择适当的治疗计划、决定最佳的手术入路和手术方案提供可靠的依据（图 6-36）。

2. 血管成像（CTA）　可对全身各部位骨关节的血管进行成像。扫描范围：上肢自颈 5 椎骨至一侧中指远节指骨的远端；下肢自腰 4 椎骨至两侧第一远节趾骨的远端。扫描参数同 CT 平扫及脑血管造影 CTA。可用所获得的容积再现（VR）、多平面重建（MPR）、最大密度投影（MIP）、曲面重建（CPR）和血管探针技术（vessel probe）分析图像。分别在横切位、冠状位、矢状位和立体重建像上观察骨关节和邻近血管的解剖结构（图 6-37，图 6-38）。

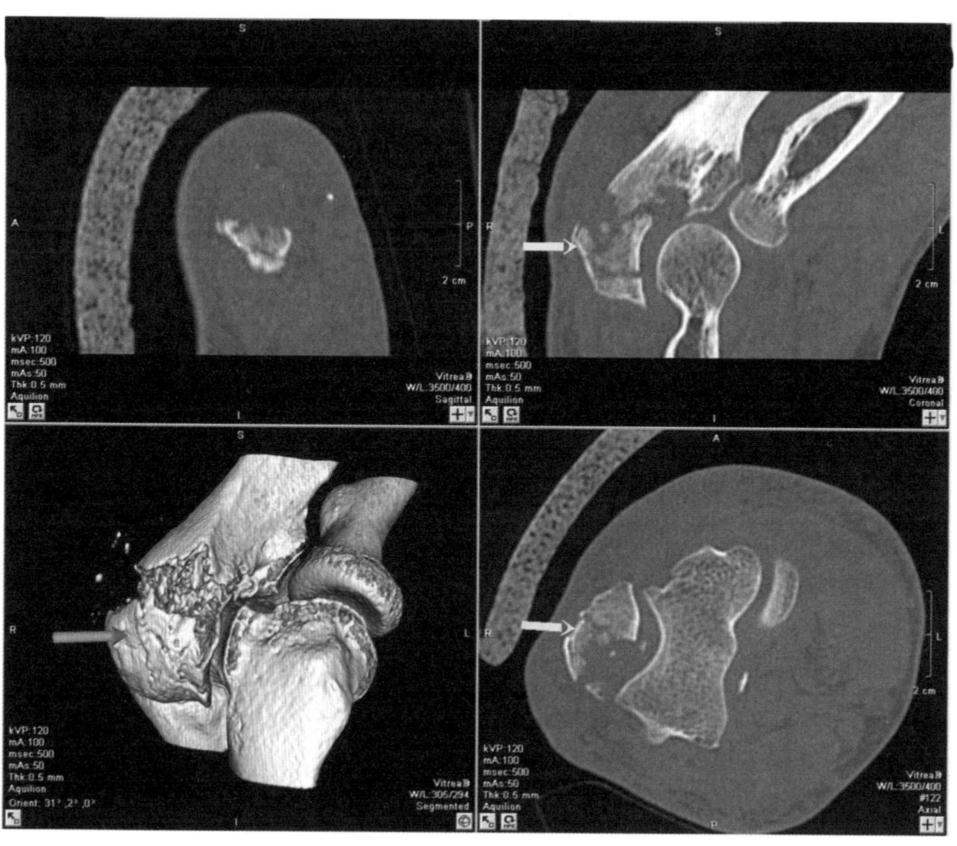

图 6-36　VR 和 MPR 右侧鹰嘴粉碎性骨折

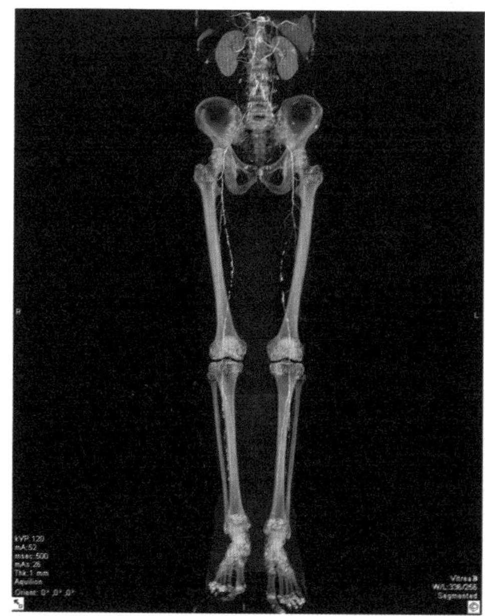

图 6-37　VR 半透明技术显示下肢血管与骨的关系

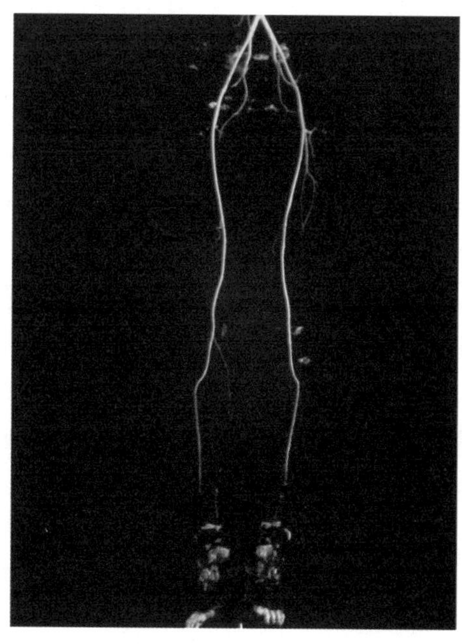

图 6-38　CTA 显示下肢血管

三、CT 影像的应用展望

双源 CT、能谱 CT、甚至 800 排炫速双源 CT 已用于临床。800 排炫速双源 CT 0.25 秒内可完成全心扫描，辐射剂量小于 1mSv（常规心脏成像 5mSv 至 20mSv），不到 0.6 秒完成全胸扫描，4 秒完成全身扫描，比自然界的辐射量还低，为微量辐射，是目前国际上最先进的 CT。超快速三维成像和微剂量辐射极大地扩大了 CT 的应用范围，可为健康人群进行体检并可进行活体影像数字人的研究。由形态学成像向功能性成像转变，使 CT 能用于分子影像学的研究，已成为 CT 发展的趋势。随着材料和生物技术的发展，金纳米颗粒（gold nanoparticles）的分子造影剂，即纳米 CT 探针已经问世并用于实验性研究，它比碘造影剂效果要增加 2.7 倍，其直径 1.9~30nm，具有较高的 X 线吸收系数，所需的量不到碘造影剂 1/10，与碘造影剂注射后最佳成像时间 30~70 秒相比，金纳米颗粒在注射 4 小时后 CT 衰减值还维持在较高水平，体外细胞毒性实验表明，金纳米颗粒的 CT 探针没有明显的细胞毒性，运用钆的螯合物包被的金纳米颗粒可以实现 CT 和 MRI 的双模态成像。这将是 CT 技术的又一次革命，是 CT 技术开创功能成像学、分子影像学和病理生理学研究的新的发展方向。日本的 WAPRU-4 胸部肿瘤诊断机器人已经问世，颅脑、颈部、腹部、盆部、四肢疾病的诊断机器人也在研制中，这标志着医学大数据在快速精准医学诊断方面迈出了一大步。

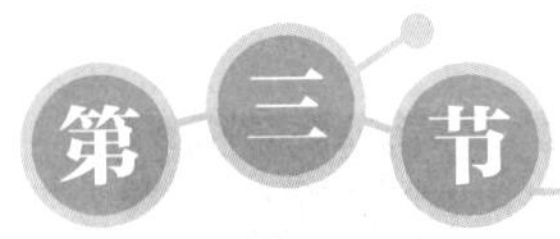

数字减影血管造影技术和介入放射学影像技术

数字减影血管造影为数字化介入放射学技术，是利用计算机处理数字化的影像信息，消除骨骼和软组织影像，使血管显影更清晰的血管造影成像技术，与数字化介入放射学技术相结合，形成血管介入技术，用于血管内疾病的诊断和治疗。介入放射学为一种在数字影像系统监视下对一些疾病进行诊断和治疗的技术。介入放射学的导向设备主要为 X 线电视透视、超声、CT 和 MRI。根据导向设备的不同，可分为 X 线介入技术、超声介入技术、CT 介入技术和 MRI 介入技术。介入放射学技术主要包括成形术、栓塞术、动脉内药物灌注术、经皮穿刺体腔减压术、经皮针刺活检术、消融术等。按照介入治疗的途径不同，它可分为血管性和非血管性介入技术。

一、数字减影血管造影的诊疗应用

DSA 是诊断血管病的金指标，由于没有骨骼与软组织影的重叠，使血管及其病变显示更为清楚。用选择性或超选择性插管，可很好地显示直径在 200um 以下的血管及小病变。可实现观察血流的动态图像，成为功能检测手段。DSA 适用于心脏、大血管、颈段和颅内动脉、腹主动脉及其分支以及肢体大血管的检查。DSA 技术已相当成熟，快速三维旋转实时成像可动态地从不同方位对血管及其病变进行形态和血流动力学的观察。对介入技术，特别是血管内介入技术 DSA 更是不可缺少的手段（图 6-39，图 6-40，图 6-41）。

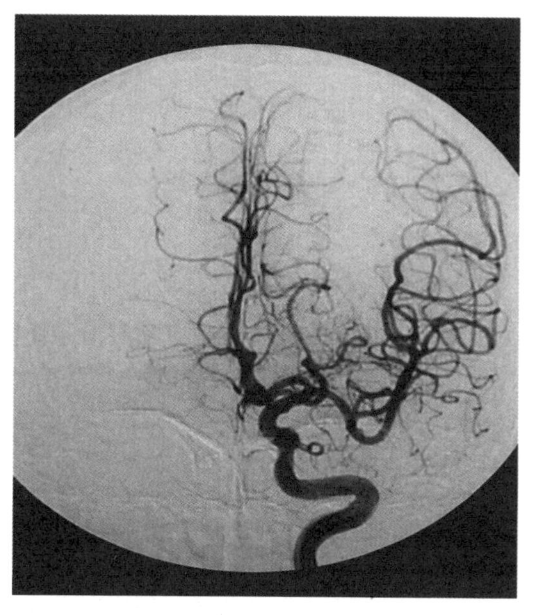

图 6-39　DSA 脑血管造影正位

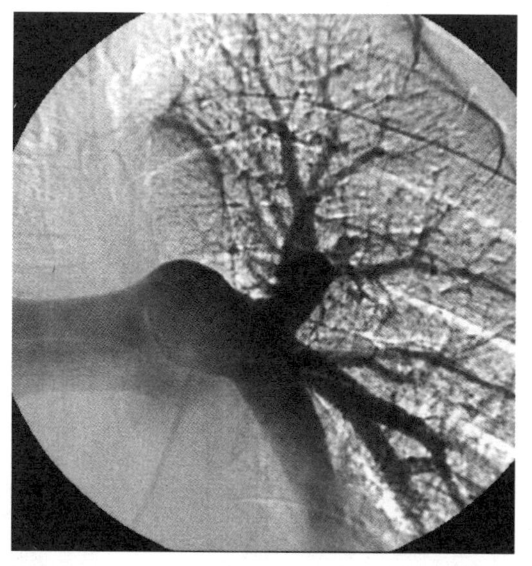

图 6-40　DSA 左肺动脉及其分支造影

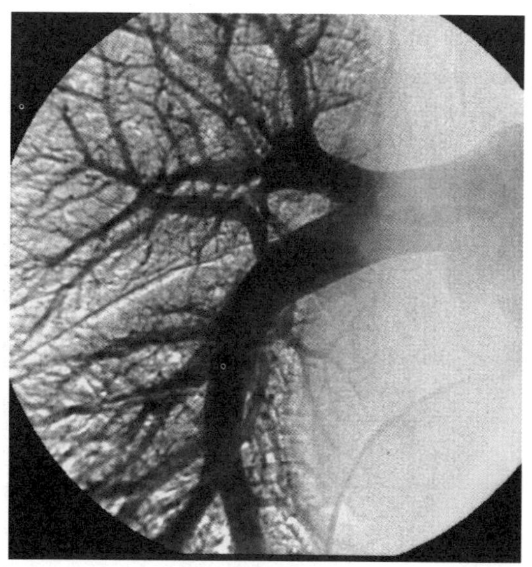

图 6-41　DSA 右肺动脉及其分支造影

二、数字技术在介入放射学的诊疗应用

（一）数字技术在血管介入放射学的诊疗应用

1. 经导管血管栓塞术 选择合适的栓塞剂，在透视监视下缓慢注入栓塞剂，直至血流速度变慢或被阻断。避免栓塞剂返流至正常血管内，以免造成严重并发症。栓塞结束后行造影复查，以观察栓塞效果。临床上常用于止血、治疗血管性疾病、治疗肿瘤、器官灭活等。

（1）止血：栓塞治疗可控制体内多种原因引起的出血，一般以栓塞出血动脉或接近出血部位的血管为宜。临床上常用于外伤性出血、医源性出血、肿瘤出血、溃疡出血的栓塞治疗。胃食管静脉曲张出血包括采用经颈静脉肝内门体静脉支架分流术（transjugular intrahepatic portosystemic stent shunt，TIPSS）和胃冠状静脉栓塞术来控制出血，疗效优于外科分流术和胃底静脉结扎术。

（2）治疗血管性疾病：包括动静脉畸形（arteriovenous malformation，AVM）、动静脉瘘（arteriovenous fistula，AVF）和动脉瘤（arterial aneurysm）。血管瘤用PVA颗粒行介入栓塞术或治疗；动静脉瘘用球囊或弹簧圈行介入瘘口栓塞术；动静脉畸形用液态栓塞剂行介入栓塞术；静脉畸形直接尿素注射。混合病变：选用上述方法综合应用（图6-42，图6-43，图6-44，图6-45）。

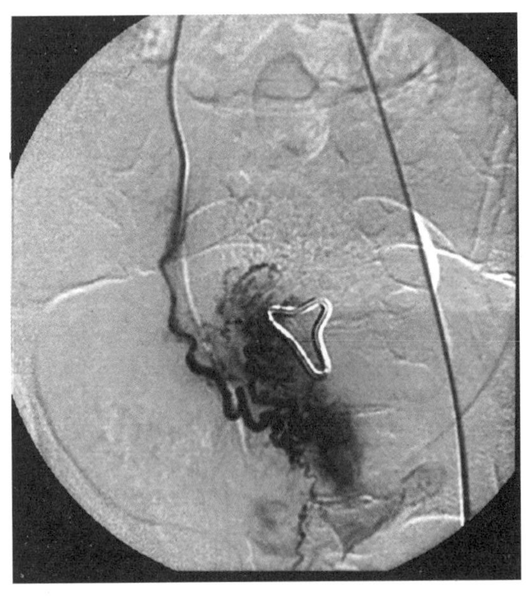

图6-42　DSA右髂内动脉分支血管畸形

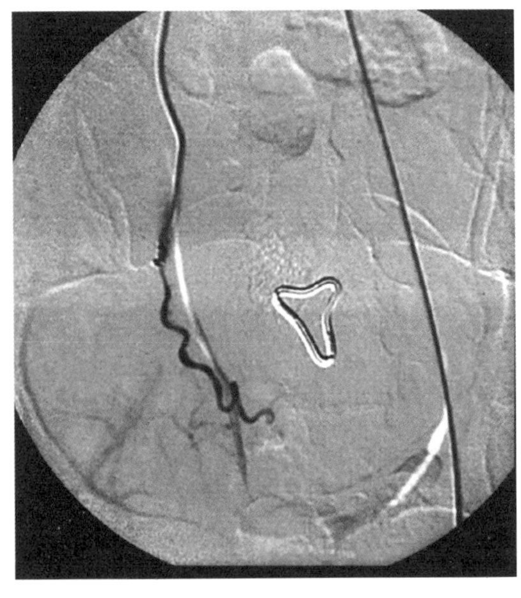

图6-43　DSA右髂内动脉分支血管畸形栓塞术

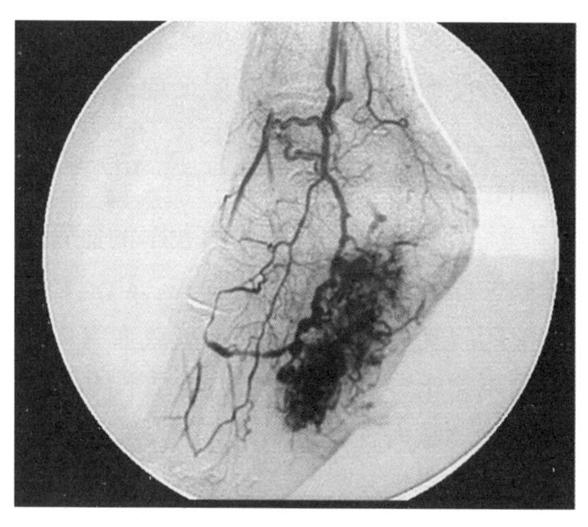

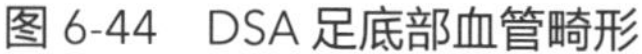

图 6-44 DSA 足底部血管畸形

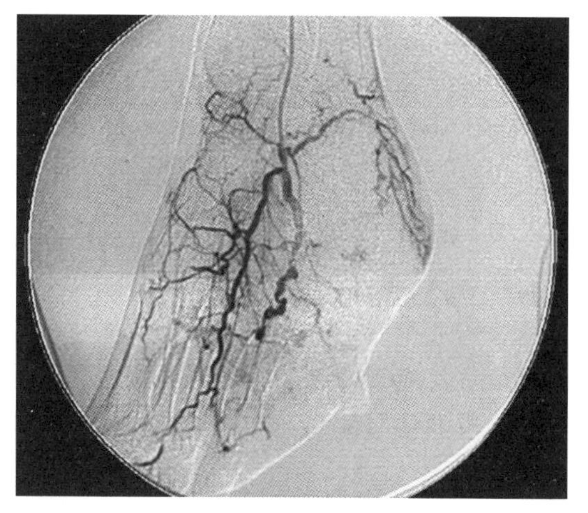

图 6-45 DSA 足底部血管畸形栓塞术

（3）治疗肿瘤：包括手术前辅助性栓塞、姑息性栓塞、相对根治性栓塞治疗。手术前辅助性栓塞适应于富血管肿瘤如脑膜瘤、鼻咽血管纤维瘤等。有利于减少术中出血、肿块完整切除及避免或减少术中转移。姑息性栓塞治疗适于不能手术切除的恶性富血管肿瘤。肝癌化疗性栓塞的临床效果可与手术切除效果媲美，且微创，适应证广。相对根治性栓塞治疗适于少数良性富血管肿瘤如子宫肿瘤、鼻咽血管纤维瘤和极少数恶性肿瘤（图 6-46，图 6-47）。

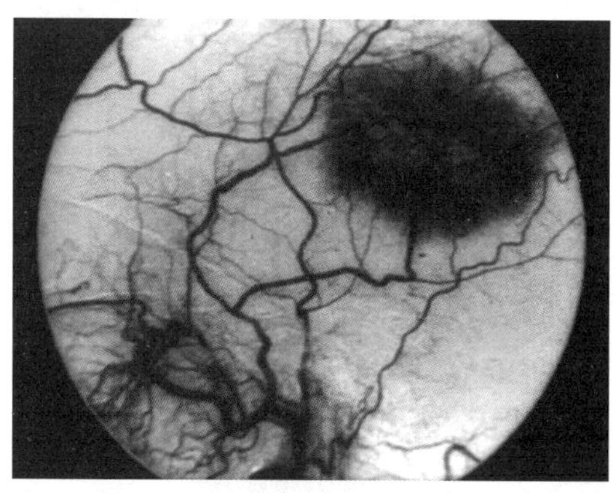

图 6-46 DSA 脑膜瘤

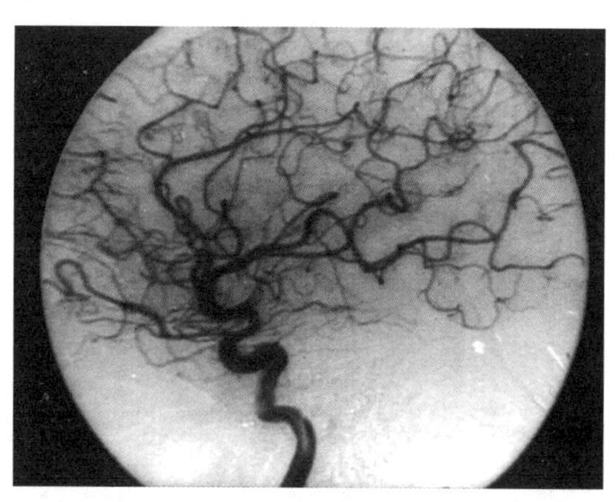

图 6-47 DSA 脑膜瘤栓塞术

（4）器官灭活：包括内科性脾切除和肾切除等。内科性脾切除采用多次、部分性脾动脉分支栓塞，以维持脾脏的免疫功能，又可减少并发症。内科性肾切除用于不宜手术的肾动脉狭窄所致的恶性高血压的晚期肾衰者、肾病所致严重蛋白尿、严重肾萎缩并肾性高血压等。

2. 经皮血管腔内血管成形术 包括球囊血管成形术和血管内支架等。

（1）球囊血管成形术：适用于血管狭窄或闭塞，或为支架置入术的前期准备。对完全性闭塞者，需先打通血管。所选球囊直径与狭窄段两端正常管径相当或稍大1~2mm，球囊长度应超过狭窄段长度1~2cm。球囊血管成形术使血管内、中层有限度地损伤和撕裂，使管壁张力下降，管腔扩大为其治疗的基本原理。球囊血管成形术创伤小，并发症少，操作简单，可重复治疗，对外科手术后再狭窄者同样有效。

（2）血管内支架：血管内支架治疗的基本原理是利用支架的支撑力将狭窄的血管撑开。操作技术包括选择合适的支架，根据支架的属性即自扩式、球囊扩张式、热记忆式等放支架。术前、术中、术后均应用抗凝措施。覆药膜支架可防止血栓形成或血管内皮过度增生。血管内支架治疗的疗效显著，且支架的用途十分广泛，可治疗血管性和非血管性腔道的狭窄性病变。可提高血管开放率，如冠状动脉内支架成形术后，狭窄率从成形前的73% ±15%下降到16% ±12%，症状减轻或消失者达92%（图6-48，图6-49，图6-50，图6-51，图6-52，图6-53）。

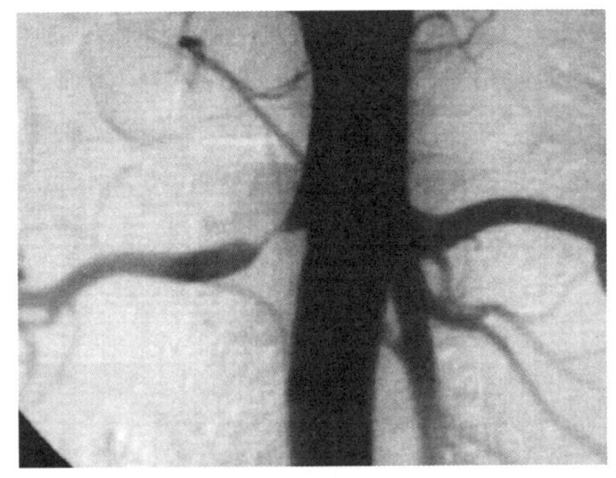

图6-48　DSA右肾动脉狭窄

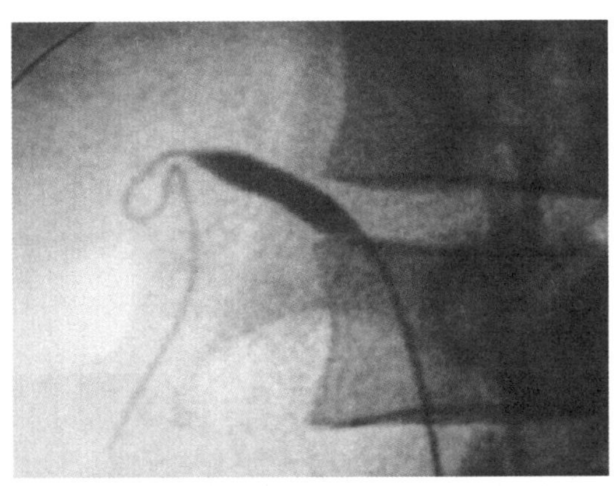

图6-49　DSA球囊放入右肾动脉狭窄部

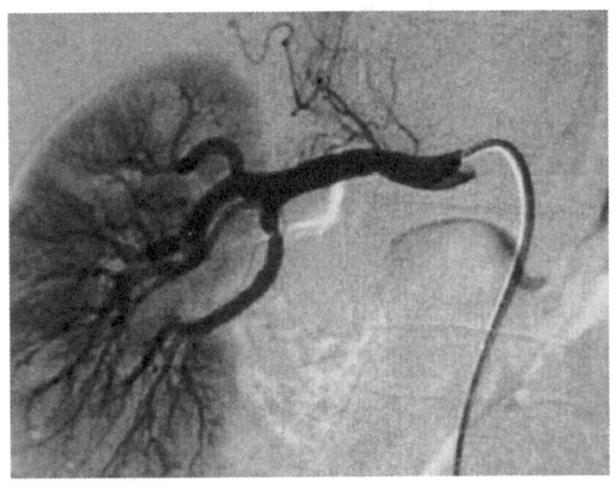

图6-50　DSA右肾动脉狭窄及其球囊血管成形术

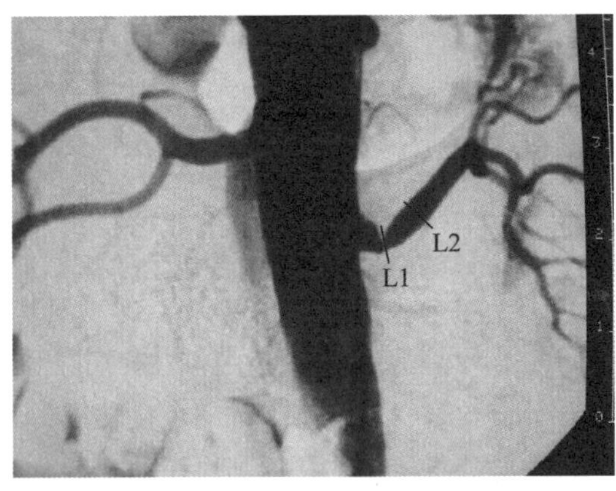

图6-51　DSA左肾动脉狭窄

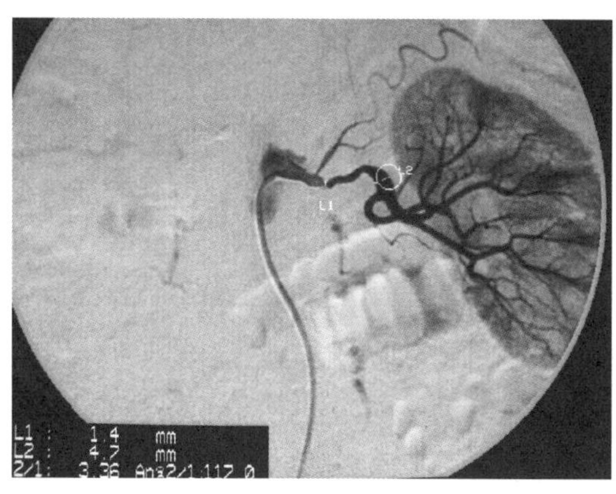

图 6-52 DSA 支架放入左肾动脉狭窄部

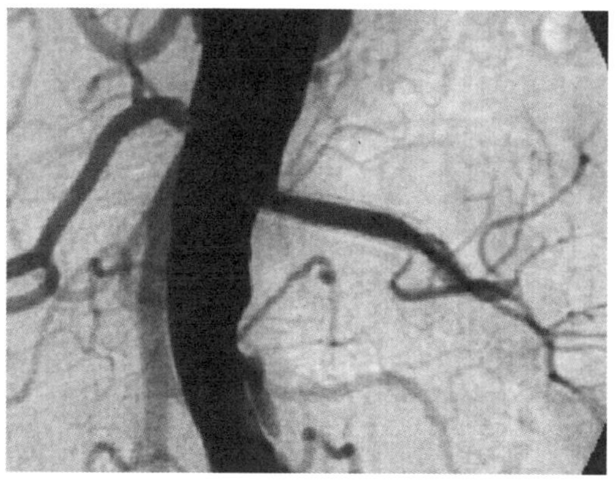

图 6-53 DSA 左肾动脉狭窄及其内支架血管成形术

3. **心脏疾病介入治疗** 包括冠状动脉内支架血管成形术、心脏瓣膜狭窄经球囊成形术、动脉导管未闭封堵术、射频导管消融术等（图 6-54，图 6-55）。

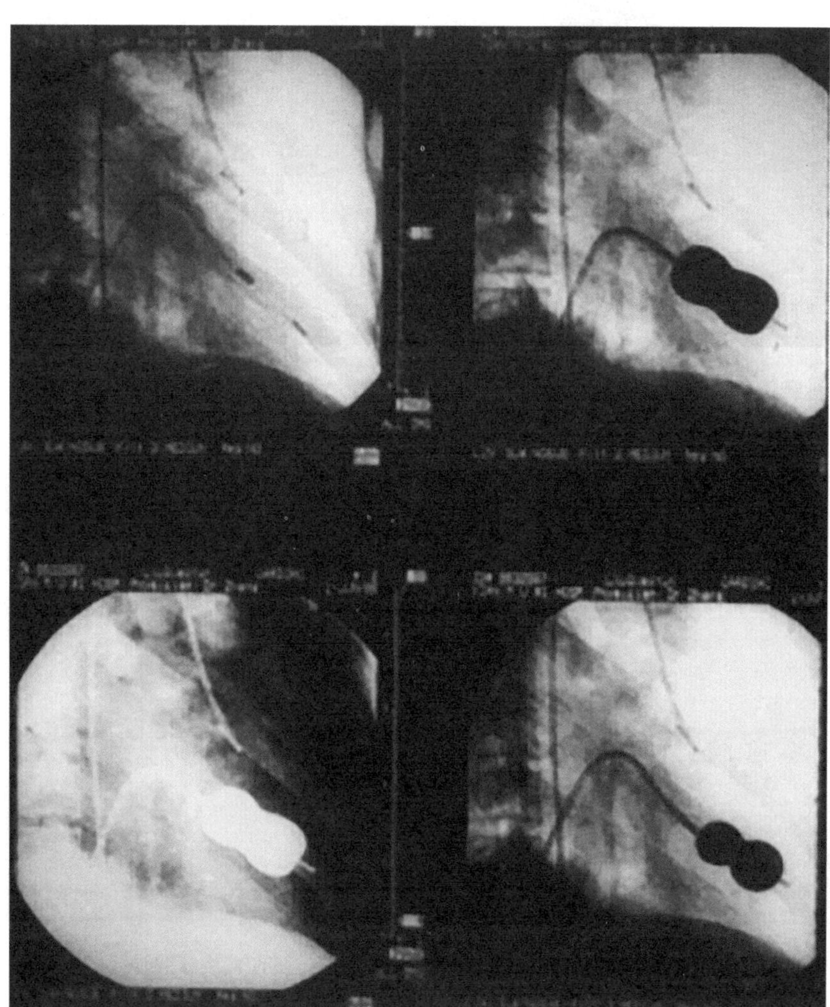

图 6-54 DSA 二尖瓣狭窄经皮球囊成形术

4. 经导管药物灌入治疗 包括血管收缩治疗、化疗药物灌注治疗、动脉内溶栓治疗等。血管收缩治疗总有效率为80%以上。化疗药物灌注治疗，动脉灌注可数十倍增加肿瘤局部的药物浓度，并延长肿瘤细胞与高浓度药物的接触时间，减轻药物全身毒副反应，其治疗效果优于静脉内化疗。动脉内溶栓治疗适应于血栓形成或血栓脱落所致的动脉栓塞，将导管直接插入靶器官闭塞动脉的血栓内注入高浓度溶栓药，如尿激酶、链激酶、蛇毒、组织型纤溶酶原激活剂；动脉内溶栓治疗的疗效使血管开通率在70%~90%，症状好转率可达100%，但取决于溶栓治疗的早晚，溶栓时机越早越好，当脑动脉溶栓超过6小时、冠状动脉溶栓超过9小时、周围血管溶栓超过3个月时动脉内溶栓治疗的成功率明显降低（图6-56，图6-57，图6-58）。

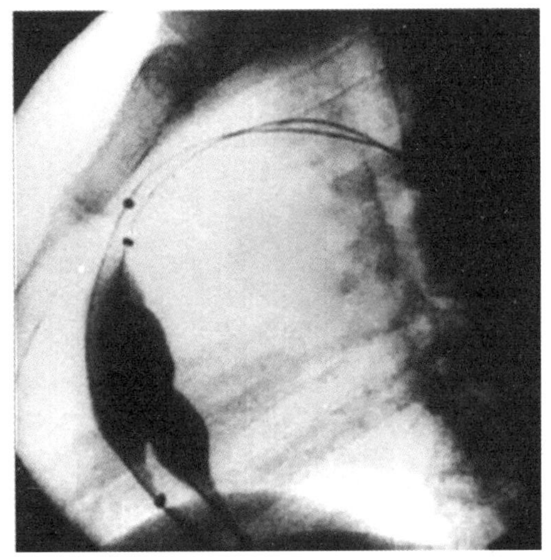

图6-55 DSA肺动脉瓣狭窄经皮球囊成形术

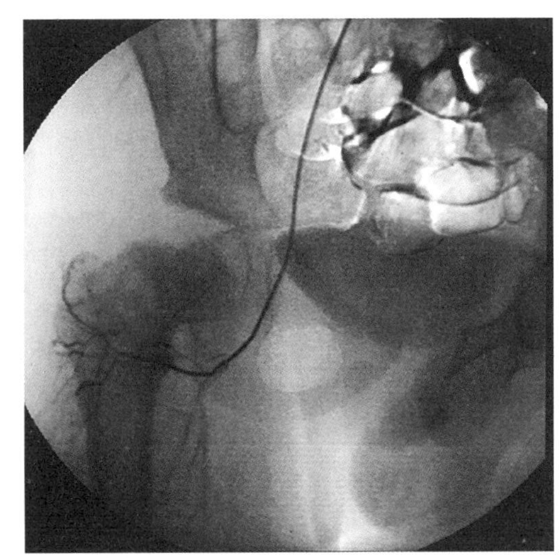

图6-56 DSA显示股骨头缺血坏死的血管

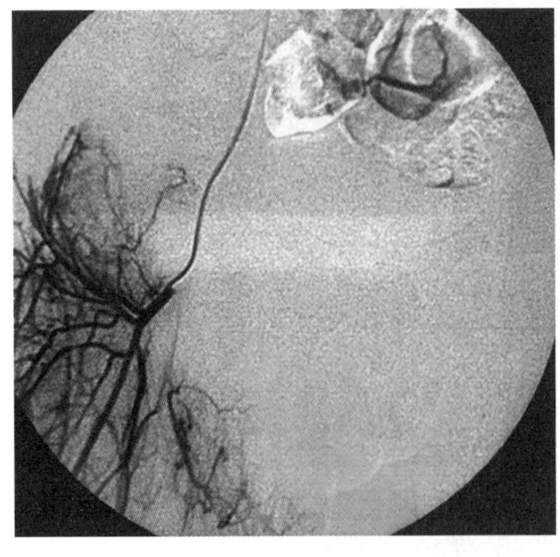

图6-57 DSA血管内溶栓治疗股骨头缺血坏死

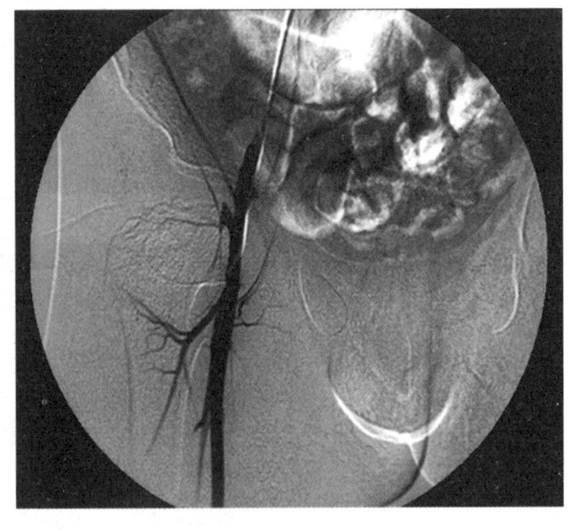

图6-58 DSA溶栓扩血管治疗股骨头缺血坏死

5. 其他血管介入技术 包括血管内异物取出术、下腔静脉滤器植入术、第二肝门再建术、腹主动脉瘤被膜支架植入术、子宫肌瘤栓塞治疗、血栓吸取术等。

（二）数字技术在非血管介入放射学的诊疗应用

非血管介入放射学技术主要是用穿刺针、导丝、引流管及内涵管、支架等介入器材，对血管系统以外的组织、器官疾病适于介入治疗的一种方法，主要包括：管腔狭窄扩张成形术、经皮穿刺引流与抽吸术、结石的介入处理、经皮椎间盘突出切吸术、经皮针刺活检术等。

1. 管腔狭窄扩张成形术 主要用于胃肠道、胆道、气管、支气管等器官由于肿瘤、炎症、外伤或手术后发生的狭窄，可用球囊扩张术和（或）放置支架的方法治疗，也包括对良性前列腺增生等疾病的治疗。球囊扩张术的操作技术为透视下将导管、导丝一并送入食管，操纵导丝使之通过狭窄段，沿导丝将选好的球囊导管送入，使球囊中部置于狭窄段，用透视能够观察到的稀释对比剂充胀球囊、扩张狭窄病变；支架留置术的操作导丝过程同球囊扩张术，将支架推送器沿导丝送至狭窄段，将支架对准狭窄段后，释放支架。在选择支架时，要注意直径和张力平衡，长度要超过狭窄段两端各 10mm。20 世纪 80 年代开始用自膨胀式支架治疗气管支气管狭窄、气管软化和气道塌陷；肺癌术后气管支气管吻合部狭窄可用支架治疗。良性前列腺增生的扩张成形术，可采用球囊导管扩张术和留置支架进行治疗，多在 X 线透视下，通过尿道镜或膀胱镜进行放置，应避免将支架留置在尿道膜部，留置支架治疗尿道狭窄疗效优于球囊扩张术，复发率较低。

2. 经皮穿刺引流与抽吸术 在脓肿、囊肿、血肿、积液的治疗中得到广泛应用，取得侵袭小、见效快的治疗效果；对于胆道和泌尿道梗阻性疾病的治疗，起到很好的作用。主要包括经皮经肝胆道引流、经皮尿路引流和囊肿、脓肿经皮抽吸引流。引流治疗操作简单、见效快、疗效确切，对囊肿、脓肿的治疗已可以取代手术治疗。

3. 结石的介入处理 胆道结石通过穿刺建立通道后，可以使用内镜或其他介入器材进行直接取石或粉碎取石或将结石溶解剂直接注入结石局部进行溶石治疗，其介入治疗方法简单，侵袭小，但对多发结石操作耗时较长，不易取净。上尿路结石，一般经肾盂造口导管作网篮套取或钳取，对较小结石可推移至膀胱内或灌注溶石药物等方法进行治疗。

4. 经皮椎间盘突出切吸术 需在 X 线透视下进行，病人俯卧或侧卧于 X 线床上，根据术前 CT 定位，在消毒、局麻之后，用套管针穿刺，在透视下确认进针方位，逐步扩张穿刺通道，并将套管送至椎间盘，送入环锯切割纤维环，退出环锯后送入髓核夹取钳，夹碎并夹取髓核，通过负压抽吸，吸出夹碎的髓核。

5. 经皮针刺活检 包括细针抽吸活检、切割式活检、环钻式活检。三种活检针不同，其一为抽吸针，只能获得细胞学标本，如千叶（Chiba）针；其二为切割针，口径较粗，可得到组织芯或组织碎块，行病理学诊断，如 Turner 针、Rotex 针等。其三为环钻针：主要用于骨组织病变的活检，针尖有尖锐的切割齿，便于穿过较硬的骨、软骨组织，取得组织学标本，如 Franseen 针等。经皮针刺活检导向方法为 X 线透视、超声、CT 和 MRI。

三、数字减影血管造影和介入放射学技术的应用展望

（一）介入放射学技术的应用展望

介入放射学是近 30 年迅速发展起来的一门融医学影像学和临床治疗学于一体的新兴边缘学科，它迅速渗透到了临床学科的众多邻域。目前，磁共振导航高强度聚焦超声的射频消融治疗已成为无创性介入放射学技术的又一新疗法。

（二）数字减影血管造影的应用展望

DSA 的出现促进了介入放射学的发展。DSA 及心血管影像的三维立体重组和其他后处理技术极大地提高了三维分布血管树的视读性；三维路径图、模拟支架、C 臂 CT 等技术的开发，极大地方便了操作，提高了可靠性，有利于治疗效果的及时评估。

21 世纪的影像学具有与多种学科交叉的天然优势，只有不断地在边缘与交叉邻域谋求发展，才可能把握其发展的方向。只有立足于现代高科技与医学的交叉点，才能不断扩展影像学的研究空间，只有不同学科之间相互学习、相互启发和交流，才能有效推进医学科学的发展。随着数字化 X 线影像技术的深入发展，新技术、新理论将层出不穷，将为医学影像学的发展开创一个崭新的时代。

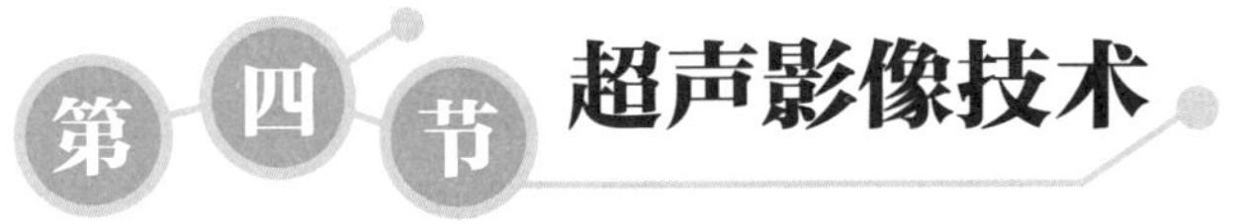

第四节 超声影像技术

超声影像诊断始于 20 世纪中期，开始只是利用 A 型超声仪检测离体脏器的厚度，并进行一些临床疾病诊断的探索；继之利用M型超声仪探测正常人和风湿性心脏病病人的心脏；直至 20 世纪 70 年代初期，可以显示脏器和病变形态结构变化的 B 型超声显像技术应用于临床，从此翻开了脏器二维切面超声成像检查技术的新的一页。20 世纪 80 年代中期彩色多普勒超声诊断仪问世，由于它可以显示脏器和病变的形态结构与血流动力学改变的双重信息，又将超声影像诊断技术水平向前推进了一步。20 世纪 90 年代计算机数字技术的广泛应用，医学超声三维成像技术的研究成功，使得超声影像诊断技术进入了一个较高水平和新的发展阶段。也就是说，从 20 世纪末到 21 世纪初，超声影像诊断技术的发展是惊人的，它取得了许多重大的技术性突破。纵观超声影像诊断技术的发展过程，是一个由“点”（A 型超声）→“线”（M型超声）→“面”（二维超声）→“体”（三维超声）的发展过程；是一个由一维、二维到三维的发展过程；是一个由

静态成像向实时动态成像的发展过程；是一个由单参量诊断技术向多参量诊断技术的发展过程；也是一个由解剖结构形态影像向解剖结构功能影像、代谢影像、酶和受体及基因表达成像融合的分子影像的发展过程。

一、数字化超声影像的诊断应用

目前，超声诊断已广泛应用于内科、外科、妇产科、儿科和眼科等临床各科。它已成为许多内脏、软组织器官病变首选的影像学检查方法。借助于多种腔内探头、术中探头，有助于某些微小病变的早期发现，肿瘤侵犯范围的精确定位，有无周围淋巴结的转移等，用以进行肿瘤的分期和制定合理的治疗方案。另外，超声引导定位穿刺技术即介入性超声诊断与治疗，进一步提高了临床诊断与治疗的水平。

（一）超声心动图

超声心动图（echocardiography）既可实时观察心脏大血管的形态结构与搏动，了解心脏内部各腔室形态结构和瓣膜活动，又能实时显示心血管内血流动力学，是目前诊断心脏疾病最常用的影像学方法。超声心动图是将超声探头置于胸骨旁、心尖、剑突下及胸骨上窝或食管内等透声窗对立体的心脏进行无数切面剖切扫描的过程，在此基础上可综合分析心脏各解剖结构的位置、形态、活动与血流特点，从而获得心血管疾病的解剖、生理、病理及血流动力学诊断资料。超声心动图的检查方法包括二维超声心动图、M型超声心动图、彩色多普勒超声心动图和频谱型多普勒超声心动图。四种检查方法的综合应用提高了心血管疾病诊断的准确性。

1. M型超声心动图　M型超声心动图（M-mode echocardiography）虽然不能直观显示心血管结构及其空间位置，但能够清晰显示心脏各个时期腔室、大血管、瓣膜、心室壁局部细微、快速的变化规律，准确分析测定心脏局部活动幅度、速率等重要指标。M型超声心动图能与心电图、压力曲线、颈动脉搏动图及多普勒曲线等同步记录，在测量心腔大小和研究功能方面，M型超声心动图仍是一种常规应用的基本技术。近年来，在常规M型超声心动图基础上发展起来的解剖M型，可使取样线在二维切面上任意移动，增加了数据测量的准确性，并有助于定量分析室壁运动情况（图6-59）。

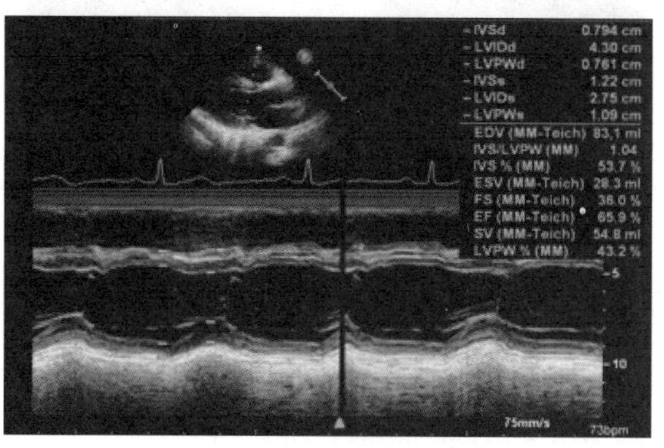

图6-59　M型超声心动图

2. 二维超声心动图　二维超声心动图（two-dimensional echocardiography）可实时观察心脏和大血管的断面解剖结构和空间关系，又称切面超声心动图，不仅能够清晰显示心包积液、心肌病、先天性心脏病、心瓣膜病、急性心肌梗死的并发症（如室间隔穿孔、乳头肌断裂、室壁瘤、假性室壁瘤）、心腔内附壁血栓等各种心脏疾病的病理改变，同时也能实时动态显示心脏腔室、瓣膜和室壁的运动状态，从而有利于各种心脏疾病心功能的评估。二维超声心动图是其他超声心动图技术的基础，其他超声心动图技术都是在二维超声心动图的基础上发展起来的，如经食管超声心动图、心腔内超声、组织多普勒超声等，因此二维超声心动图是超声心动图技术中最重要的基础。

3. 多普勒超声心动图 多普勒超声心动图（Dopplerechocardiography）又分为脉冲多普勒超声心动图、连续多普勒超声心动图、彩色多普勒超声心动图（图 6-60，图 6-61，图 6-62）。三种多普勒超声心动图应用的具体方法为：在二维超声心动图监视定位情况下叠加彩色多普勒超声心动图，实时显示出心脏内部各个瓣口、流入道和流出道的血流方向，血流性质，实时显示出异常血流的途径和血流状态，在此基础上应用连续多普勒超声心动图准确测量各个瓣口及其他心内结构的流速和压差；对于心内异常的高速血流可以应用连续多普勒超声心动图技术定量分析其流速和压差，并确定异常分流时相。上述三种超声心动图技术在诊断有分流和反流的心血管疾病中具有重要的临床价值。另外，多普勒超声心动图与M型超声心动图相结合益处更大，可进行定量或半定量分析，能较准确地提供左心室收缩和舒张功能的定量数据。

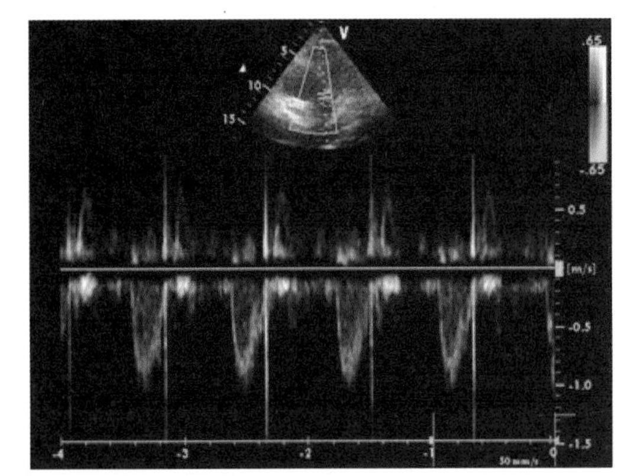

图 6-60 脉冲多普勒超声心动图

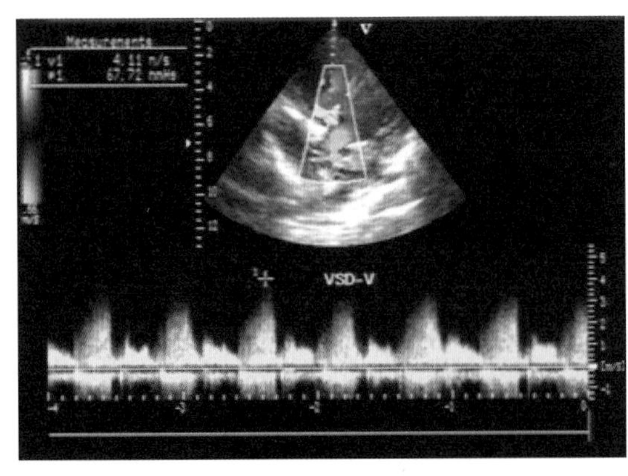

图 6-61 连续多普勒超声心动图

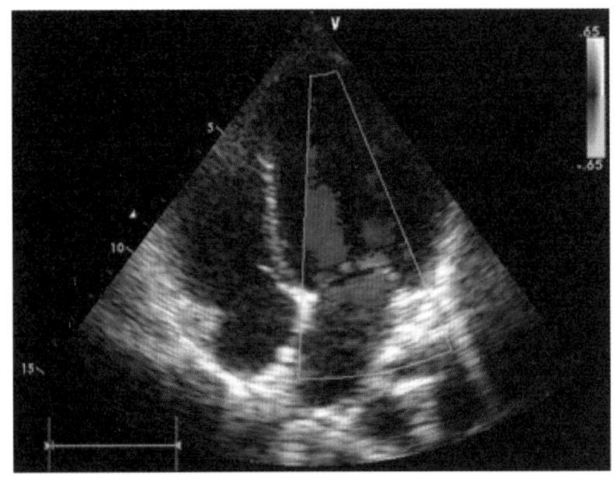

图 6-62 彩色多普勒超声心动图

4. 组织多普勒技术（tissue Doppler imaging，TDI） 心脏大血管腔内的红细胞运动速度较快，故其产生的多普勒频移较高且振幅较低；而心壁、瓣膜和大血管壁的运动速度相对较慢，故其产生的多普勒频移较低而振幅较高。传统的多普勒显像技术通过高通滤过器，将室壁等结构运动产生的低频移高振幅多普勒频移信号滤除，只显示心腔内红细胞运动产生的高频移低振幅多普勒频移信号。故传统的多普勒用于观察心腔内大血管内的血流情况，称为多普勒血流成像。组织多普勒成像则正好相反，这种技术采用低通滤过器，将来自心腔内红细胞运动的高频移低振幅多普勒频移信号去除，只提取来自运动心壁的低频高振幅多普勒频移信号，将其输送到自相关系统和速度计算单元进行彩色编码，通过数模转换器以二维和M型显示。该方法目前主要用于定量观察和分析心肌局部运动情况。

5. 心肌运动定量分析 心肌定量分析是研究心肌结构力学、分析局部心功能的新技术，目前在临床上运用较为广泛和成熟的技术为斑点追踪成像技术（speckle tracking imaging，STI），它通过追踪二维图像上的心肌回声斑点来分析心肌的运动轨迹，避免了多普勒的角度依赖性，能为临床提供心肌的纵向运动、短轴方向上心肌的径向、圆周运动及旋转角度，并且可快速定量获得心肌每个节段的应变值，能对心动周期中心脏的力学特性进行定性和定量描述，并能从多方面评价心肌梗死病人的心脏功能，使人们从一个新的视野重新认识心脏运动。该技术已在冠心病、高血压病、心肌病和先天性心脏病等各种心脏病的诊断和随访中发挥了重要临床价值。

（二）腹部超声

腹部超声可以快速了解脏器大小质地，发现脏器内病变，判断脏器或病变毗邻关系，检测血流动力学状态，测定脏器功能，发现体腔积液，引导介入性超声诊断和治疗等，是诊断肝、胆、胰、脾及肾脏等腹部器官和疾病的常规检查手段。腹部超声的常用检查方法为：二维切面超声、彩色多普勒血流显像、频谱多普勒。

超声以其无创、简便、经济、可实时动态、可进行床边及术中检查等多种优势，已被公认为腹部脏器疾病检查的首选影像学检查方法。其中，二维灰阶超声能显示肝脏、胆囊、胰腺等腹部脏器和组织的形态、大小和内部的解剖结构，特别是能清晰显示肝实质及肝内管道结构，对肝脏的局灶性病变进行较准确的定位诊断；彩色多普勒超声可实时、动态地显示腹部实质性脏器的血管及病灶的血供和血流状态；在二维超声和彩色多普勒血流显像的基础上，应用脉冲频谱多普勒技术可准确测量实质脏器及其病变内部血管的血流速度、压差等血流动力学指标。而近年来出现的实时超声造影新技术，能进一步显示病灶的微血流灌注情况，显著提高了超声对肝脏局灶性病变的定性诊断能力。随着超声仪器及其技术的不断发展和普及，超声不仅成为了腹部实质脏器疾病诊断的常用工具和“听诊器”，同时由于其具有良好的分辨率及实时性特点，在腹部脏器病变的治疗及疗效评估中也发挥了日益重要的作用，如已广泛应用于经皮引导穿刺活检和消融治疗肝脏肿瘤中。

（三）妇产科超声

妇产科超声主要包括妇科超声和产科超声，常用的检查方法包括经腹超声和经阴道超声，常规检查技术主要有二维切面超声、彩色多普勒血流显像和频谱多普勒。目前超声影像学以其无创伤性、图像实时动态等其他影像学无可比拟的优势，已经成为妇科和产科疾病的不可替代和首要的影像学检查手段。

1. 超声在诊断妇科疾病中的应用价值 超声在妇科领域中的主要诊断价值包括以下几个方面：①超声影像学能够帮助临床医师掌握子宫、卵巢的大小、位置、形态，有无发育异常；②超声影像学是诊断子宫和卵巢的占位性病变的首选检查方法，主要表现在子宫内膜癌、卵巢恶性肿瘤的早期诊断及其治疗和随访的实时监控中；③超声影像学是确定节育环的存在和位置是否正常的主要检测手段；④超声影像学能够判断盆腔包块的来源和性质，如帮助临床医师确定盆腔肿块是来源于子宫、卵巢，还是腹膜后。

2. 产前超声的临床应用价值 产前超声检查是应用超声的物理特性，对孕妇和胎儿进行影像学检查，了解胚胎、胎儿主要解剖结构大体形态最常用且简便的方法（图 6-63）。目前，产前超声检查已得到了广泛的临床应用。产前超声检查的分类：①早孕期超声检查，主要包括早孕期普通超声检查和 11~13^{+6} 周胎儿颈项透明层（nuchal translucency，NT）超声检查；②中晚孕期超声检查，主要包括Ⅰ级产科超声检查、Ⅱ级产科超声检查、Ⅲ级产科超声检查和会诊或专家级别产科超声检查。其中，孕 11~13^{+6} 周产前超声检查主要用于评估唐氏综合征风险，协助识别先天性心脏病；并能早期检出胎儿严重结构畸形，如无脑儿、脑膜脑膨出、肢体缺如、严重脐膨出、体蒂异常、巨膀胱等，检出多胎妊娠并确定绒毛膜性。Ⅰ级产科超声检查主要是对胎儿的大小、胎位、胎盘等进行筛查，不对胎儿结构畸形进行筛查。Ⅱ级产科超声检查是对胎儿的大小以及原卫生部规定的六大类致死性畸形进行筛查，包括无脑儿、严重脑膨出、严重开放性脊柱裂、严重胸腹壁缺损内脏外翻、单腔心、致死性软骨发育不良。Ⅲ级产科超声检查是对胎儿主要解剖结构进行系统观察以及对严重结构畸形进行系统筛查，也称为胎儿系统超声检查，检查内容主要包括：严重颅脑畸形（无脑儿、重度脑积水、水脑症、严重脑膨出、无叶型前脑无裂畸形）、严重淋巴水囊瘤、单腔心、严重胸腹壁缺失内脏外翻、严重脐膨出、直径超过 5cm 畸胎瘤、致死性软骨发育不良、严重开放性脊柱裂、股骨、胫骨、腓骨、肱骨、尺骨、桡骨的严重缺失。

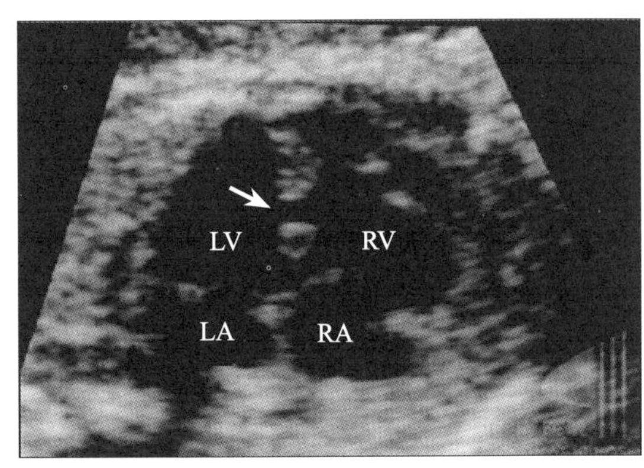

图 6-63　胎儿超声心动图显示胎儿室间隔缺损

3. 三维超声在产前超声中的应用价值 三维超声和实时三维超声在产科的应用是最为广泛和成熟的，通过胎儿面部等体表三维超声显示，可以弥补二维超声检查的空间关系不强的缺点，同时可以减少因为二维超声检查过快造成的漏诊，扩大超声的观察视野（图 6-64）。多平面三维超声和胎儿心脏三维超声的应用，为胎儿内脏器官的全面评价和观察提供了条件，尤其在产前诊断和胎儿发育异常的筛查中，利用三维超声可以快速、全面地对胎儿各检查脏器进行评价。目前，三维和实时三维超声在产科领域的应用价值已经得到临床和超声医师的认可，并随着超声三维技术应用的深入，其应用范围会不断扩展，从而在产前检查中发挥更大的作用。

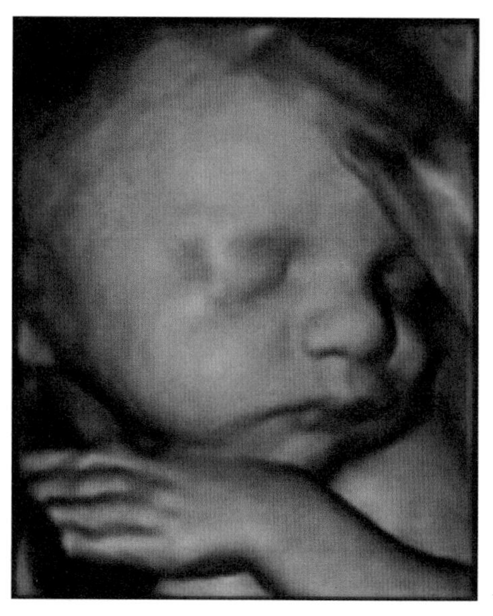
图 6-64　三维超声成像在诊断胎儿体表畸形中的应用

（四）浅表器官与周围血管超声

目前浅表器官可进行超声检查的范围包括：甲状腺、甲状旁腺、乳腺、涎腺（腮腺、颌下腺）、浅表淋巴结（颈部、腋下、腹股沟区等）、阴囊和睾丸、皮肤和皮下组织、肌肉和肌腱、部分骨骼和关节。并可根据临床需求，进行术中超声和超声引导下活检和治疗。

1. 甲状腺超声　甲状腺位置表浅，高频超声能清晰显示甲状腺及其周围组织和血管的解剖结构和毗邻关系，是甲状腺先天性发育异常、甲状腺弥散性疾病、甲状腺良恶性结节首选影像学方法。近年来，甲状腺癌的发病率不断增加，超声影像学在甲状腺良恶性结节的鉴别诊断中发挥了重要作用，其中结节形态不规则、边界不清、周边无声晕、内部回声较低并伴有砂粒样钙化灶等是恶性结节的共同声像图特征；而边界清晰、有完整的晕圈，则是良性甲状腺结节的超声图像特征。高分辨率超声影像对于甲状腺肿瘤的定位、定性、定量诊断具有独到的优势，即可发现原发灶直径仅为 2~3mm 的微小甲状腺癌并对病变在甲状腺的具体部位加以定位；同时对于颈部淋巴结病灶进行病变定性、颈部分区定位以及转移数量和淋巴结大小的定量诊断。基于在甲状腺结节的超声随访、结节细针穿刺活检的选择以及标准化的甲状腺超声术语等方面一直没有明确共识的困惑，2009 年 Horvath 等以美国放射学会提出的乳腺超声影像报告和数据系统（breast imaging reporting and data system，BI-RADS）为模型提出甲状腺影像报告和数据系统（thyroid imaging reporting and data system，TI-RADS），已有的应用已经证实，TI-RADS 系统不仅有助于甲状腺疾病超声诊断的规范化和标准化，还有助于临床医师和超声医师之间的沟通和协作。

2. 乳腺超声　乳腺疾病是妇女常见病、多发病，其中半数以上为乳腺肿瘤。良性肿瘤中多数为纤维腺瘤，恶性肿瘤中约 98% 为乳腺癌，其他多见的良性疾病为乳腺增生症。乳腺影像学检查方法包括 X 线摄影、超声、MRI 和 CT 等。超声检查无辐射性，是青少年或妊娠、哺乳期妇女乳腺病变的首选检查方法。高频超声检查能清晰显示乳腺内正常结构及其肿块的形态，乳腺癌的典型超声图像特征为减弱回声、边界欠清晰呈毛刺状、内部常常伴有钙化灶、彩色多普勒血流信号丰富；而乳腺良性肿块的图像特征为减弱回声、边界清楚伴有包膜。目前临床上乳腺及其各种疾病的超声图像管理参照美国放射学会提出的乳腺超声影像报告和数据系统（breast imaging reporting and data system，BI-RADS），该系统在超声诊断乳腺疾病的规范化和标准化中发挥了重要作用。近年来，超声造影、超声弹性成像和自动乳腺全容积成像系统（automatic breast volume scanner，ABVS）技术为乳腺良恶性肿瘤的鉴别诊断提供了更加翔实的信息，特别是ABVS技术可以显示乳腺冠状面和病灶的三维信息，这是传统超声检查无法做到的。容积图可从任意平面完整观察内部结构，较传统的乳腺超声减少了操作者的主观性，不致遗漏病灶。冠状位图像可更好地显示乳腺病变和周围组织的关系。对于可疑占位，医师也可以综合二维超声和冠状位征象从多平面、多角度进行评价分析，从而保证诊断的准确性。同时，乳腺的冠状位图像也可为外科医师制定手术方案提供非常有价值的诊断信息。

3. 血管超声 目前超声检查在血管疾病中的诊断、治疗和预后评估中发挥了重要作用，血管超声的检查方法主要包括二维超声、彩色多普勒血流显像和频谱多普勒。二维超声用于观察血管的走向、形态结构，后两者用于观察血管内的血流状况和相关血流动力学参数。以颈动脉为例，高频超声不仅可以清晰显示颈动脉管壁的结构，检出动脉粥样硬化斑块和血栓，鉴别扁平斑、软斑、硬斑、混合斑、溃疡斑以及斑块内的血流情况，也能够较准确地判断颈动脉狭窄的程度和范围，为临床预防和治疗方案的选择提供了客观依据（图6-65）。超声已成为颈动脉粥样硬化疾病的首选检查方法，并且已成为动脉支架安置术后首选的随访工具。另外，超声还能清晰显示动脉的走形和形态，很容易诊断颈动脉扭曲，判断扭曲动脉的形态和程度，以及有否合并动脉硬化、狭窄或闭塞等。

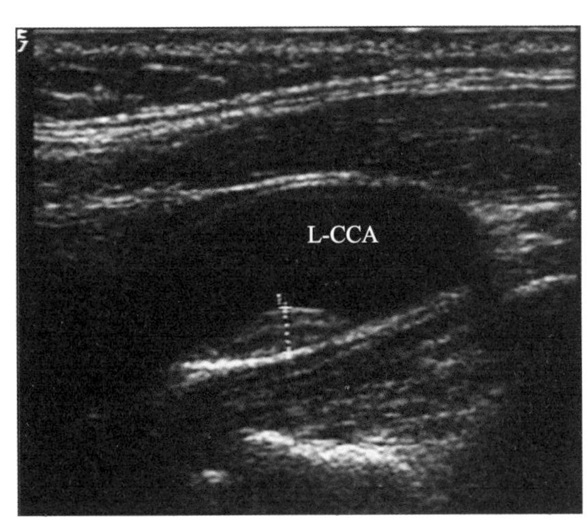

图6-65 血管内超声图像

二、数字化超声影像新技术及展望

（一）腔内超声检查

腔内超声是将探头放入食管、胃、心脏、直肠、阴道内探查其邻近的器官，由于腔内超声探头更加靠近超声所要扫查的靶器官和组织，因此探头频率较高，所要扫查靶器官和组织的超声图像清晰度更高，发现微小病灶的能力更强。腔内超声包括经食管超声心动图、心腔内超声、经胃十二指肠超声、经直肠超声和经阴道超声。前两者主要用于诊断心血管疾病。经胃十二指肠超声和经直肠超声分别用于胃、十二指肠和直肠周围毗邻脏器疾病的观察和诊断。经阴道超声已经成为诊断妇产科疾病的常规诊断工具。

1. 经食管超声心动图（transesophageal echocardiography，TEE） TEE是近年来心血管疾病诊断领域的重大进展。探头在心脏后方直接探查心脏，避免了传统经胸超声心动图探头由于肋骨、肺组织、脂肪组织等遮盖限制探查的缺点。探头频率高，可清晰地显示心脏内部经胸超声心动图所不能显示的细微结构，可以从0~360°的范围内连续扫查心脏和大血管，从而为心血管疾病的诊断和外科学手术提供详尽的形态学资料。因此，多平面TEE能在主动脉夹层动脉瘤、先天性心脏病、冠心病、瓣膜性心脏病等各种心脏疾病的诊断和术中监控、术后随访中发挥重要的临床意义。

2. 血管内超声（intravenous ultrasound，IVUS） 血管内超声是指将直径1.1~1.8mm顶端装有高频微型超声探头的导管放入血管腔内进行探测，常用于检测冠状动脉，其直观显示冠状动脉病变的优点已经成为冠状动脉造影的重要辅助诊断工具。血管内超声不仅可准确测量管腔及粥样斑块或纤维斑块的大小，更重要的是它可提供冠状动脉内部结构和几何形态的微细解剖信息，如血管内粥样斑块的病理改变，在显示因介入治疗所致的复杂的病变形态时也具有重要临床作用。因此，已有的临床研究显示，血管内超声不仅可以帮助临床医师明确冠状动脉造影不能确定的狭窄部位或病因，也可用于观测冠状动脉硬化斑块的进展和消退情况。对于支架内再狭窄病例，应行血管内超声检查可以帮助临床医师确定其狭窄的具体原因、制定相应的治疗方案。

（二）超声造影

超声造影（contrast-enhanced ultrasound，CEUS）检查是将含有微小气泡的对比剂经血管注入体内，使相应的心腔大血管和靶器官显影，为临床疾病诊断提供重要依据。主要包括右心系统声学造影、左心系统声学造影、心肌、肝、肾等实质脏器灌注声学造影。目前被批准应用于中国市场的超声造影剂是以意大利博莱科（Bracco）、声诺维（Sonovue）为代表的第二代微气泡造影剂，其内含高密度的惰性气体六氟化硫，稳定性好，有薄而柔软的外膜，直径为3μm左右，通过静脉注射进入人体内，大小与红细胞类似，可以通过肺循环到达人体各个组织脏器。在低机械指数超声的作用下，微气泡也具有好的谐振特性，振而不破，能产生较强的谐波信号，可以获取较低噪声的实时谐波图像，有利于有较长时间扫描脏器的各个切面，使得实时灰阶灌注成像成为可能。近年来，随着新型对比剂的开发和各种新的成像方式的应用，心肌、肝脏等实质脏器灌注声学造影已成为一种无创性观察心肌供血状况、诊断心肌缺血、判断实质性脏器病变的方法。目前超声造影技术已经成为肝脏、胰腺、乳腺、甲状腺等软组织和器官良恶性肿瘤的常用鉴别诊断工具和治疗评估方法。

1. 肝脏声学造影 肝脏声学造影是超声造影应用最早、最多，效果也最为显著的领域，这与肝脏不同于其他脏器的特殊供血方式密切相关。肝动脉与门静脉两系统的供血加之肝脏的实质背景，使肝脏成为造影增强的最好靶器官。肝脏超声造影分为动脉相、门脉相及实质相，根据病变不同的造影特点进行鉴别诊断。良性肿瘤中的血管瘤表现为以周边增强为主、由周边向中心的向心性增强模式；而肝局灶性结节样增生的特异性表现是动脉相的离心性轮辐状血管的显示；恶性肿瘤中原发性肝癌以快进快出的增强模式为主，即造影剂进入病灶及自病灶内退出（廓清）均早于周围肝实质，因此，实质相观察时，肝癌病灶呈低回声，与周围肝实质仍为造影增强的高回声形成鲜明对比。当然，对于分化程度好的肝细胞肝癌这一特征表现可不明显。肝转移瘤病灶的超声造影表现较多样，但仍有一些特征可循，如门脉相和实质相短暂持续的周边环状增强。鉴于肝脏超声造影的优点，欧洲一些国家的学者主张将超声造影纳入肝脏的常规影像检查中，用于检查部分普通彩超不能确定的肝脏局灶性占位病变或发现普通超声未能检出的病灶（图 6-66）。近年来，我国在超声造影临床应用方面的研究也一直处于国际领先水平，除在肝脏造影方面拥有成熟经验外，对肝脏以外的许多脏器或部位都有较多开拓性研究，国内学者还就超声造影检查的规范化做了大量工作，以保证这一新技术的规范化临床应用。

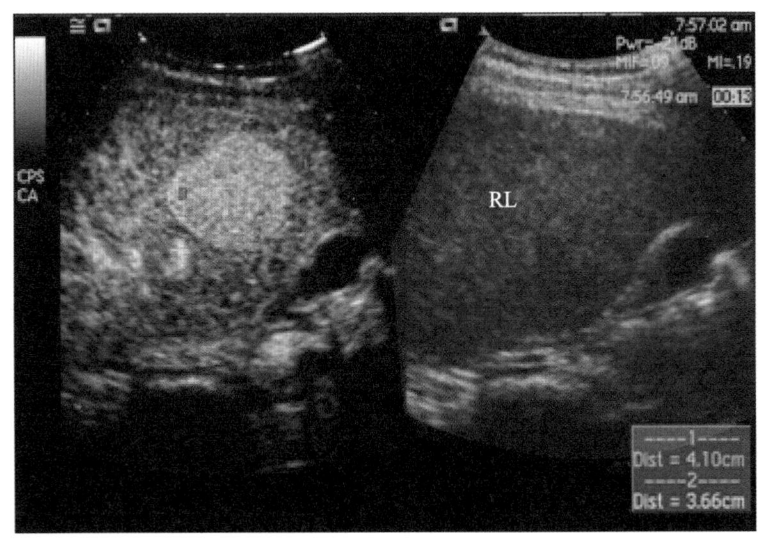

图 6-66　肝脏超声造影

2. 心脏声学造影　心脏声学造影技术通常分为右心声学造影和左心声学造影，其中左心声学造影又分为左心腔声学造影（left ventricular opacification，LVO）和心肌声学造影（myocardial contrast echocardiography，MCE）。右心声学造影具有安全、无创、可重复性强等优点能不受流速高低的限制，实时、动态地显示出心脏内部右向左分流的信息，特别是在卵圆孔未闭所引起的心源性脑卒中和一些复杂心血管畸形的鉴别诊断中具有重要的诊断价值，能为临床提供丰富的解剖及血流动力学资料。由于注入右心系统的声学造影剂进入肺动脉后经肺毛细血管床的滤过，绝大部分微气泡受压破灭或遭破坏，难以再使左心系统显影，故初期的左心系统声学造影一般都需借助心导管方可进行。随着声学造影剂的不断改进和超声新技术的不断应用，微气泡在血流中存在的时间也逐渐延长，造影剂经外周静脉注射后可顺利通过肺循环，实现左心系统显影，心脏声学造影由右心显影进入了左心显影时代。左心超声造影包括左心腔造影和心肌声学造影，左心腔声学造影能有效改善左心室心内膜边界，可更加准确评估左心室收缩功能；心肌声学造影可直接显示梗死区心肌的灌注缺损，在冠心病的诊断和治疗后随访中具有较好的临床应用前景（图 6-67）。

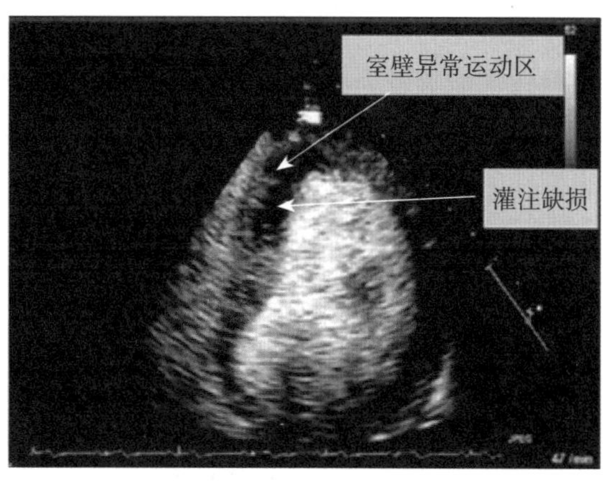

图 6-67　心肌声学造影

（三）弹性超声成像技术

生物组织的弹性（或硬度）与病灶的生物学特性紧密相关，对于疾病的诊断具有重要的参考价值。自 1991 年 Ophir 等提出超声弹性成像（ultrasonic elastography，UE）的概念以来，超声弹性成像技术得到了迅猛发展并为临床医师广泛关注，已经成为医学超声成像的一个研究热点。弹性成像的基本原理是对组织施加一个内部（包括自身的）或外部的动态或者静态的激励。在弹性力学、生物力学等物理规律的作用下，组织的位移、应变、速度的分布将产生一定改变。利用超声成像的方法，结合数字信号处理或数字图像处理的技术，可以估计出组织内部的相应改变，从而间接或直接反映组织内部的弹性模量等力学属性差异，因此组织硬度或弹性与病变的组织病理密切相关是超声弹性成像的基础。超声弹性成像技术可分为血管弹性成像技术和组织超声弹性成像技术，其中组织弹性成像技术的发展较快，已经广泛应用于乳腺、甲状腺、前列腺、肝脏等各个组织器官常见疾病和肿瘤的诊断和疗效评估等方面（图 6-68）。根据成像原理，超声弹性成

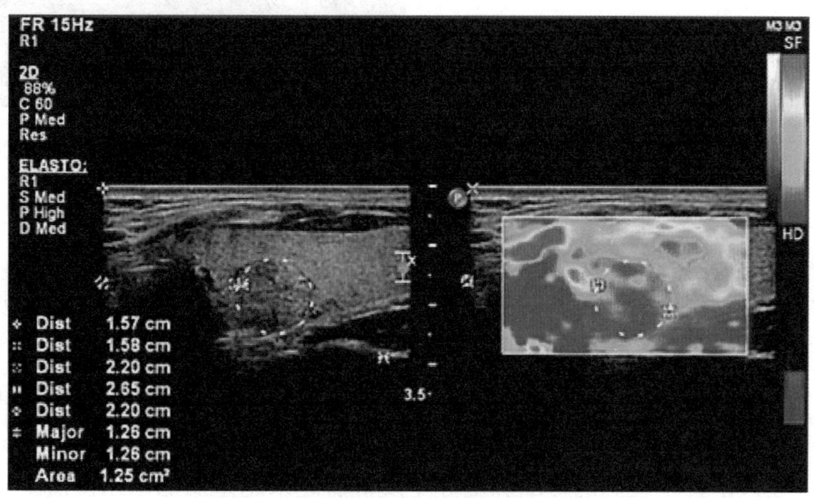

图 6-68　甲状腺结节超声弹性成像

像技术可分为压迫性弹性成像、剪切波弹性成像和振动性弹性成像，其中，剪切波弹性成像技术能够较为准确地提供组织的定量弹性信息。总之，超声弹性成像技术能够弥补常规超声的不足，为病灶的超声检查提供组织硬度和弹性方面的诊断信息，从而有利于良恶性肿瘤的鉴别诊断和肝硬化级别的判定。

（四）实时三维超声成像

由于计算机技术的进步，三维超声成像逐渐由三维超声重建向实时三维超声成像（real-time three-dimensional ultrasound）发展。目前实时三维超声成像已经较为广泛地应用于超声心动图和胎儿超声检查中，对各种心脏疾病的诊断和胎儿的先天性发育异常发挥了重要的作用。在胎儿的产前诊断中，实时三维超声成像技术有利于实时动态地显示胎儿的头颅、面部、脊柱、四肢及其先天性发育异常的三维立体结构。而实时三维超声心动图（real-time three-dimensional echocardiography，RT-3DE）成像技术是超声医学领域内的一项新的突破，它主要包括实时经胸三维超声心动图（real-time three-dimensional tran-sthoracic echocardiography，RT-3D-TTE）和实时经食管超声心动图（real-time three-dimensional transesophageal echocardiography，RT-3D-TEE），两种技术均能从多个方位逼真地显示心脏结构的立体图像、腔室大小、血管走向、瓣膜形态与活动规律，且操作简便，成像快速，图像清晰，对心血管疾病的诊断和治疗具有重大价值（图 6-69）。特别是由于 RT-3D-TEE 的探头是放在病人食管内，与 TTE 不同，它具有不干扰手术视野和图像清晰的优势，可在各种心脏外科手术、心脏介入手术中实时、动态地监测手术进程、评估手术效果，为手术和介入医师提供心脏和大血管的实时三维立体结构和功能，从而为手术的成功提供影像学依据和保障，目前在全世界的各个心血管研究机构和医院均配备有 RT-3D-TEE 仪器。

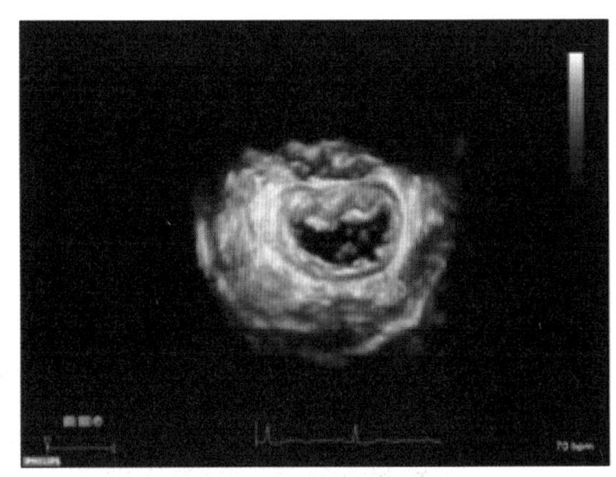
图 6-69 经食管实时三维超声心动图

（五）介入性超声

介入性超声是现代超声医学的重要组成部分，其特点是在实时超声引导或监视下，完成各种穿刺、X 线造影及抽吸、插管、注药、消融等操作，以达到诊断和治疗的目的。1983 年在丹麦哥本哈根召开的世界介入性超声学术会议上，正式确定介入性超声为超声医学领域中的一门新兴学科。自问世 30 年来，介入性超声发展迅速，在临床的应用越来越广泛，并在人体各种疾病的诊断和治疗中发挥着越来越重要的临床价值。介入性超声包括超声引导穿刺活检和超声引导介入治疗，随着超声仪器设备、穿刺针具的不断改进，以及术中操作技术的提高和经验的积累，介入性超声在临床诊断和治疗工作中发挥着重要的作用。

1. 超声引导下穿刺活检技术 超声引导定位穿刺活检技术具有定位准确、操作方便的优点，有效提高了临床诊断水平，已经成为临床医师的“眼睛”。主要包括超声引导下乳腺和甲状腺等浅表器官病变穿刺活检术、慢性肝病和肝脏肿瘤穿刺活检术、前列腺肿瘤的穿刺活检术、宫内胎儿的穿刺活检术等，该项技术在临床的广泛应用，有利于各种疾病的早期诊断，在帮助临床医师针对病人制定合理的治疗方案等方面具有重要临床价值。

2. 超声引导下介入治疗 即在超声引导下经皮穿刺置管引流术、超声引导下各种消融治疗和介入封堵治疗。主要包括超声引导下血管内置管术、超声引导下神经阻滞麻醉术、超声引导下肝癌射频治疗术以及超声心动图引导下先天性心脏病介入封堵术等，已有的临床应用结果显示，由于超声影像学具有无创伤性、图像实时动态、能清晰显示病灶内部及周围的血流灌注等优势，因此超声引导下介入治疗技术在临床应用范围非常广泛，可涉及人体各种组织器官，在囊肿和脓肿治疗、胆道系统疾病治疗、全身各个脏器肿瘤治疗、宫内胎儿治疗等方面具有其他影像介入方法无可比拟的优势。

（六）图像融合技术

不同的影像检查彼此之间各有优缺点，如CT具有较好的空间分辨率，MRI技术可以清晰地显示软组织结构，而超声具有实时性、操作方便、无放射损害，将上述两种及以上影像学技术相互融合，就能够取长补短并最大限度地发挥各种影像检查的优势，从而使临床诊断和治疗更加准确和完善。由于超声具有良好的分辨率、图像实时动态以及无放射性等特点，是临床各种经皮引导穿刺活检或消融治疗最常用的影像学方法，但是许多肿瘤或病灶由于自身声阻抗特点或其他原因（如肺底遮挡或肝脏内其他治疗区遮挡）无法在超声上显影或显示不清，因而无法应用常规超声影像引导，最近几年发展起来的实时超声虚拟导航系统将超声与CT或MRI图像融合叠加，将CT或MRI影像的优势与超声结合起来，可对超声无法清晰显示的病灶进行定位，以便进一步行造影检查、辅助引导穿刺和射频消融等，从而进一步扩展了超声在肿瘤诊断和治疗中的应用范围和价值。

（七）3D打印技术在超声影像学中的应用进展

3D（three dimensions）打印技术是一种近年来新兴的制造技术，它可以通过计算机辅助设计（computer-aided design，CAD）读取数据，经过数据转换一层一层地自动建造三维物体。目前，3D打印技术已经涉足各行各业。3D打印机工作流程分为以下三个步骤：第一步为图像获取，这是产品质量的关键步骤，CT、MRI、超声和正电子发射断层显像（positron emission tomography，PET）等医学影像手段均可作为获取数据的方法。第二步为图像后处理，影像学获取的DICOM数据，在高水平工作站进行数据后处理，可实现目标物体3D切分和可视化，使用CAD模型最终输出至3D打印设备。第三步为快速成型，即将 CAD 数据转化为三维实际物体（图 6-70）。目前实时三维超声成像技术比较成熟的胎儿实时三维超声和实时三维超声心动图，3D 打印技术在上述两个方面显示了较好的应用前景，具体表现在：①将胎儿实时三维超声的数据输入 3D 打印机，即可快速制作胎儿 3D 模型，不仅能够帮助医师准确有效地观察胎儿生长发育的整个过程，及时发现出现的异常情况，特别是双胎异常（如连体婴）；还可满足父母对孩子的好奇心，记录其成长过程；②将实时三维超声心动图的数据输入 3D 计算机可以实现与实物间 1∶1 的完全复制，为外科医师和介入医师提供了一个全方位的心脏病变视角，指导相应手术的路径、器材的选择，从而评估手术难度，术者可在模型上进行模拟操作，并可提前预测手术效果。目前，3D 打印在心脏方面的应用已经覆盖结构性心脏病的各个部分，如房间隔缺损、室间隔缺损、复杂先天性心脏病、主动脉假性动脉瘤、左心室室壁瘤、二尖瓣置换瓣周漏及二尖瓣狭窄球囊扩张、肺动脉瓣置入等。理论上凡是结构性心脏病 3D 打印技术都可以打印出相应模型，同时随着技术和材料的更新，具有一定柔软性和可切割性的材料将允许术者在术前来模拟心脏手术。总之，随着计算机技术的飞速发展，3D 打印材料的不断完善和更新，相信建立在超声图像数据之上的 3D 打印技术将惠及更多的病人。

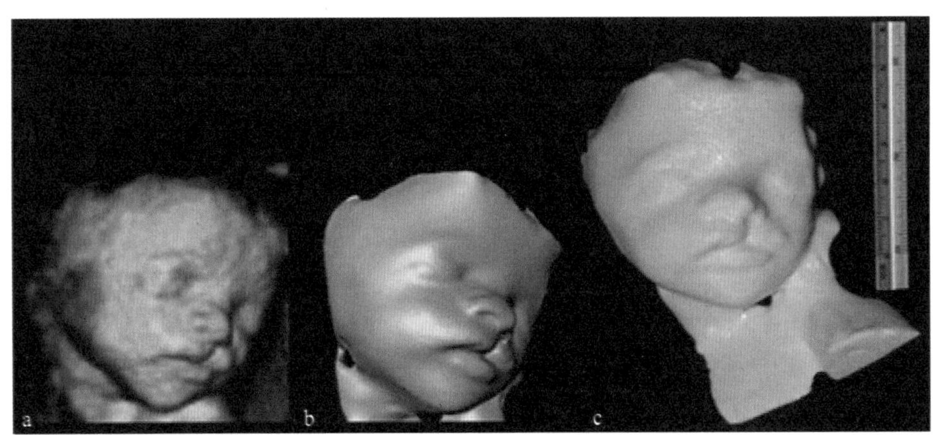

图 6-70　3D 打印技术

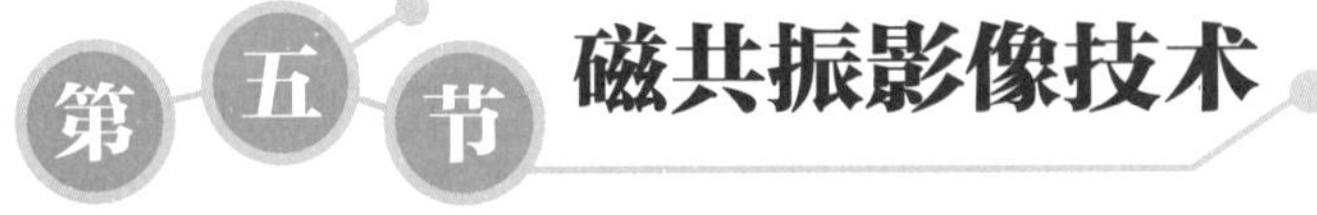

第五节　磁共振影像技术

磁共振成像（magnetic resonance imaging，MRI）是利用原子核在磁场内所产生的信号经计算机重建成像的一种影像技术，因此，MRI 图像是数字化图像。1984 年美国 FDA 批准了磁共振成像技术的临床应用。医用 MRI 设备所用的磁场强度一般为 0.35~3.0T。目前，7.0T MRI 成像设备也用于临床。MRI 的影像虽然也以不同的灰度显示，但其反映的是 MRI 信号强度的不同或弛豫时间 T_1 与 T_2 的长短，而不像 CT 图像，灰度反映的是组织密度。一般而言，组织信号强，图像所相应的部分就亮，组织信号弱，图像所相应的部分就暗，由组织反映出的不同的信号强度变化，就构成组织器官之间、正常组织和病理组织之间图像明暗的对比，强大的后处理技术是 MRI 诊断疾病的保障。

一、MRI 后处理技术的诊断应用

1. **磁共振成像检查技术的序列** 磁共振成像主要有自旋回波序列、反转恢复序列、快速自旋回波序列、梯度回波序列、快速梯度自旋回波序列、单次激发半傅里叶采集快速自旋回波序列、平面回波成像等。还包括 T_1 加权像（T_1 weighted imaging，T_1WI）、质子密度加权像（proton density weighted imaging，PDWI）、T_2 加权像（T_2 weighted imaging，T_2WI）及其抑脂、抑水技术等（图 6-71，图 6-72）。

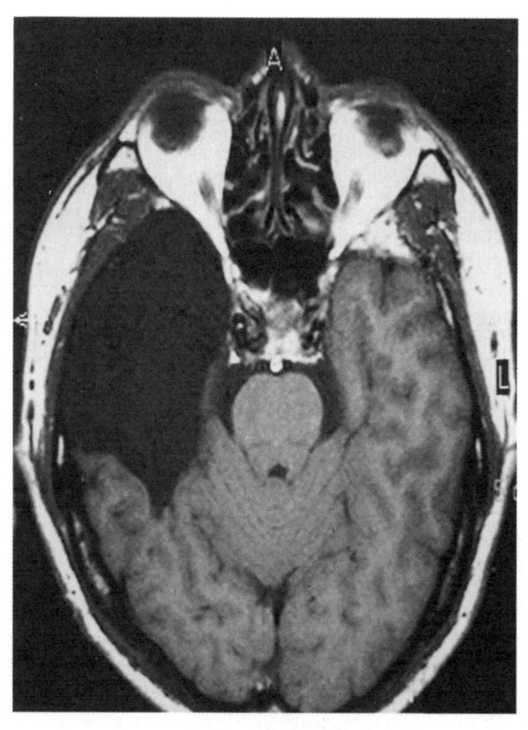

图 6-71 右侧颞叶蛛网膜囊肿 T_1WI

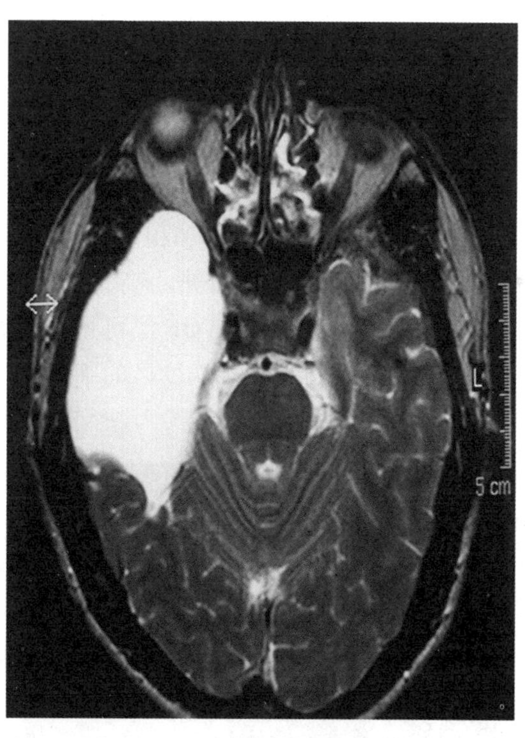

图 6-72 右侧颞叶蛛网膜囊肿 T_2WI

2. **对比增强磁共振成像（contrast enhancement MRI，CE-MRI）** MRI 对比剂按增强类型可分为阳性对比剂（如钆一二乙三胺五乙酸，即 Gd-DTPA）和阴性对比剂（如超顺磁氧化铁即 SPIO）。按对比剂在体内分布分为细胞外间隙对比剂（如 Gd-DTPA）、细胞内分布或与细胞结合对比剂（如肝细胞靶向性对比剂钆卞氧丙基四乙酸盐 Gd-EOB-DTPA），网状内皮细胞向性对比剂（如 SPIO）和胃肠道磁共振对比剂。目前临床上最常用的 MRI 对比剂为 Gd-DTPA。其用药剂量为 0.1mmol/kg，采用静脉内快速团注，约在 60 秒内注射完毕。对于垂体、肝脏及心脏、大血管等检查还可采用压力注射器行双期或动态扫描，常规选用 T_1WI 序列，结合脂肪抑制或磁化传递等技术可增加对比效果（图 6-73，图 6-74，图 6-75）。

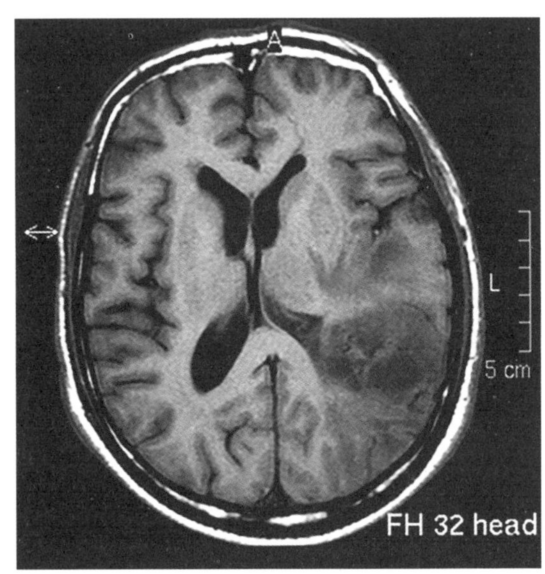

图 6-73 左侧侧脑室三角区室管膜瘤 T_1WI

3. 磁共振血管造影（magnetic resonance angiography，MRA） MRA 是利用磁共振成像技术对血管形态和血流信号进行描绘的一种技术。虽然，DSA 是诊断血管疾病的金指标，但有 2% 的并发症，并存在有创伤性、限时（蛛网膜下腔出血后 6 小时内禁忌）、可加重或诱发血管痉挛、血管内膜损伤形成栓子、操作复杂、费用高等缺点。MRA 可显示血流速度和血流方向，常规的 MRA 是利用 MR 的流空效应来显示血管，它不需使用对比剂，流体的流动即是 MRI 成像固有的生理对比剂。流动相关效应和相位改变效应形成了常用的 MRA 的两种方法即时间飞越（time of flight，TOF）法和相位对比（phase contrast，PC）法。三维 TOF 法的主要优点是信号丢失少，空间分辨力高，采集时间短，它善于查出有信号丢失的病变如动脉瘤、血管狭窄等；二维 TOF 法可用于大容积筛选成像，检查非复杂性慢流血管；三维 PC 法可用于分析可疑病变区的细节，检查流量与方向，二维 PC 法可用于显示需极

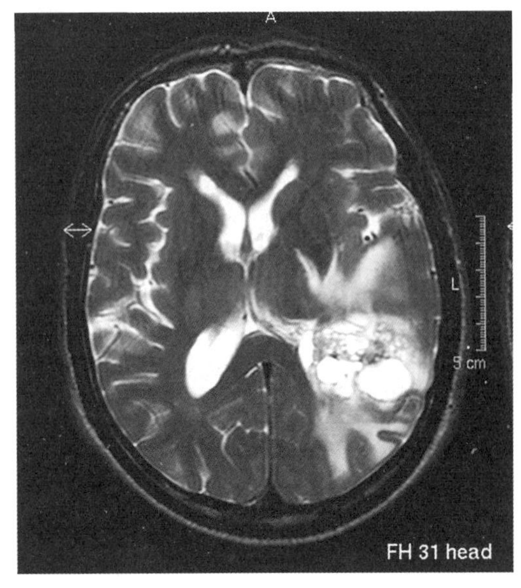

图 6-74 左侧侧脑室三角区室管膜瘤 T_2WI

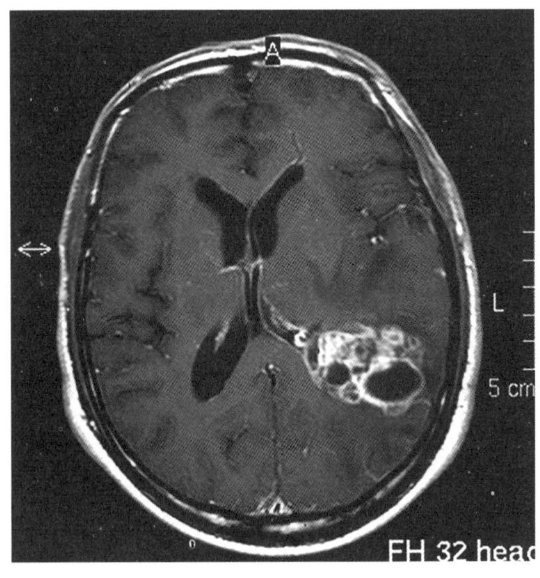

图 6-75 左侧侧脑室三角区室管膜瘤 T_1WI 增强

短时间成像的病变，如单视角观察心动周期。目前，MR 数据采集速度快到甚至超过了 CT 血管造影，从而形成了对比增强 MRA（contrast enhancement MRA，CE-MRA），方法是静脉内团注 2~3 倍于常规剂量的 Gd-DTPA 对比剂，采用超短 TR、TE 快速梯度回波技术三维采集，利用静脉内注射的造影剂形成的动脉期成像。这种技术不是基于常规 MRA 的流动效应，而是利用顺磁性造影剂在血管内产生的缩短 T1 效应。该技术克服了常规 MRA 的缺陷，具有无创及危险性小的优点（图 6-76，图 6-77）。

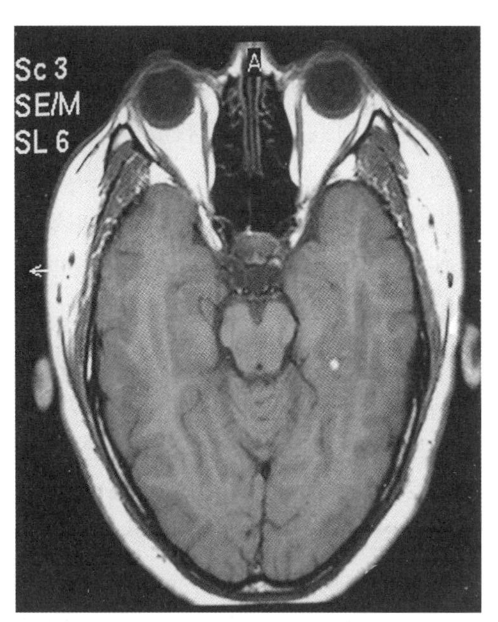

图 6-76　左颞叶血管瘤 T_1WI

4. 磁共振电影（magnetic resonance cine，MRC）成像技术　MRC 是利用 MRI 快速成像序列对运动脏器实施快速成像，产生一系列运动过程的不同时段、时相的"静态"图像。将这些"静态"图像对应于脏器的运动过程依次连续显示，即产生了运动脏器的电影图像。

5. 磁共振水成像（MR hydrography）技术　主要是利用相对静止的液体具有长 T_2 弛豫时间的特点，在使用重 T_2 加权成像技术时表现出的明显的高信号强度，在磁共振水成像中，稀胆汁、胰液、尿液、脑脊液、内耳淋巴液、唾液、泪水等流动缓慢或相对静止的液体均呈高信号，而 T_2 较短的实质性器官及流动的血液则表现为低信号，从而使含液体的器官显影。主要包括磁共振胰胆管造影（magnetic resonance cholangiopancreatography，MRCP）、磁共振尿路造影（magnetic resonance urography，MRU）、磁共振脊髓造影（magnetic resonance myelography，MRM）、磁共振内耳成像、磁共振涎腺管造影、磁共振泪道造影及磁共振脑室系统造影等（图 6-78）。

6. 功能性磁共振成像（functional Magnetic Resonance Imaging，fMRI）　包括

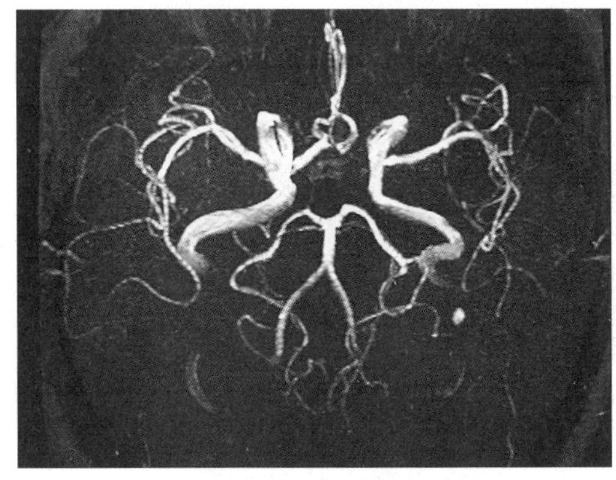
图 6-77　左颞叶血管瘤 MRA

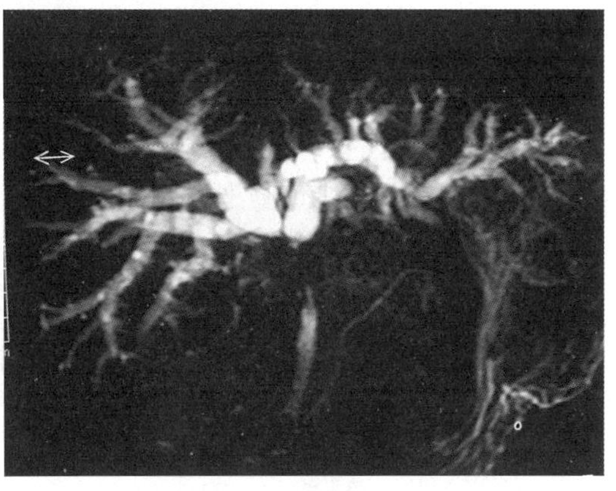
图 6-78　胆管癌 MRCP

扩散加权磁共振成像（diffusion weighted imaging，DWI）、磁共振灌注成像（perfusion imaging，PI）和脑活动功能磁共振成像或称脑皮质激发功能定位成像。

（1）磁共振扩散加权成像（diffusion weighted imaging，DWI）：可无创而可靠的提供活体组织细胞内、外水分子交换的状态。在DWI上，扩散快的区域表现为低信号，扩散慢的区域表现为高信号。DWI主要用于脑缺血的检查，超急性脑缺血时脑细胞突然发生缺氧后，使ATP的生成减少，酶的活性下降，继而ATP丧失，使ATP依赖的Na/K泵功能丧失，钠离子流向细胞外，钾、钙、氯离子和水流向细胞内，使离子和水分子进入扩散受限的细胞内间隙致水分子增加，由于存在细胞膜等因素的阻挡，表现为细胞内增加的水分子扩散受限，致使局部脑实质单位体积细胞内水分子的表面扩散系数明显下降，产生细胞毒性水肿。超急性梗死脑细胞突然缺氧后首先出现细胞毒性水肿，使局部梗死区的自由水减少，表面扩散系数（ADC值）显著下降，在DWI上病变表现为高信号。DWI对急性、超急性梗死的诊断具有独特的优越性，结合脑部磁共振灌注加权成像PWI可以判断缺血半暗带，从而为溶栓治疗提供依据。另外，肿瘤DWI可判定肿瘤组织内的细胞增殖密度，更有利于判断肿瘤良恶性程度和治疗效果。通过全身大范围DWI的类PET成像，可用于探测肿瘤及淋巴结转移性病灶（图6-79，图6-80，图6-81，图6-82）。

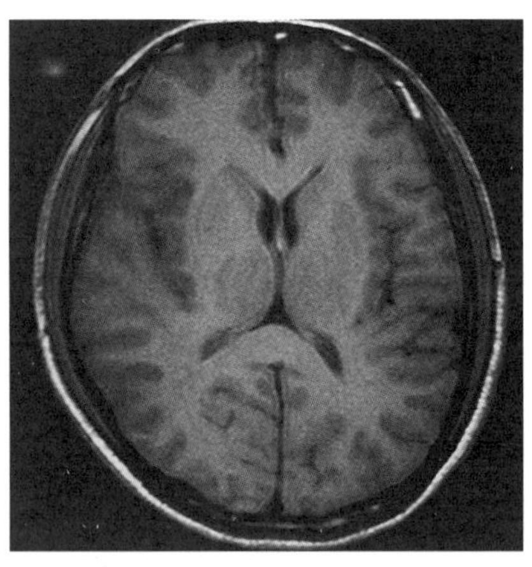

图6-79　右颞部脑梗死 T_1WI

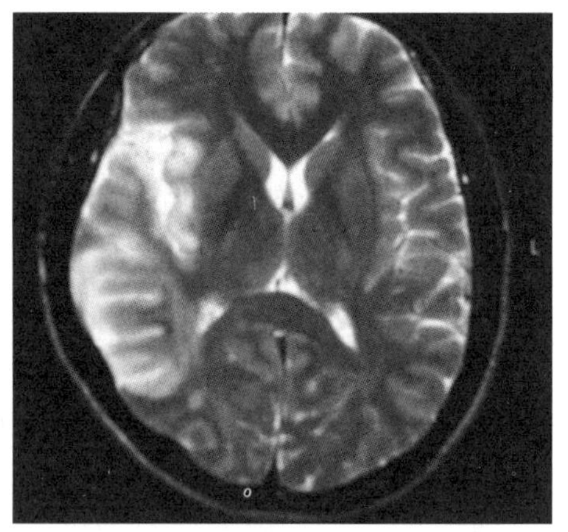

图6-80　右颞部脑梗死 T_2WI

（2）磁共振扩散张量成像（diffusion tensor imaging，DTI）：是近年来磁共振的一项新技术，它不仅能精确地反映水分子的弥散方向，而且能以三维形式显示神经纤维束的连接和走行分布，为纤维束成像（fiber tractography，FT）。DTI能够准确评价脑肿瘤生长与邻近白质纤维束的空间解剖关系，了解白质纤维束的受侵情况，为手术计划的制订和病人预后功能的预测提供新的帮助，通过DTI多参数的测量，可以量化评价纤维轴索的数量和髓鞘发育及脱失的状况。DTI技术也可以为肾脏、肌肉、椎间盘等部位的精细结构的研究提供帮助（图6-83）。

（3）磁共振灌注加权成像（perfusion weighted imaging，PWI）：是反映组织局部血

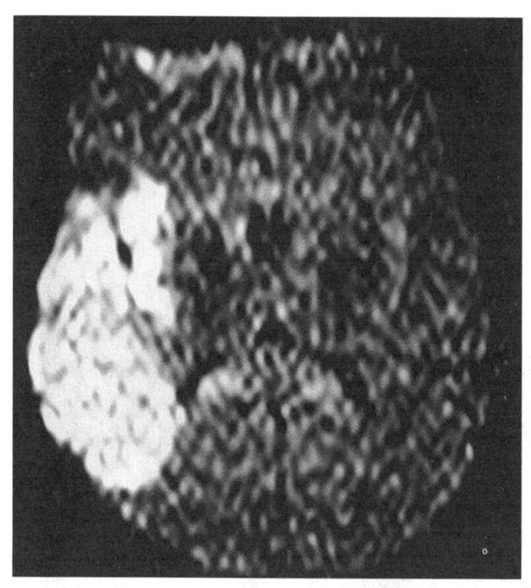

图 6-81　右颞部脑梗死 DWI

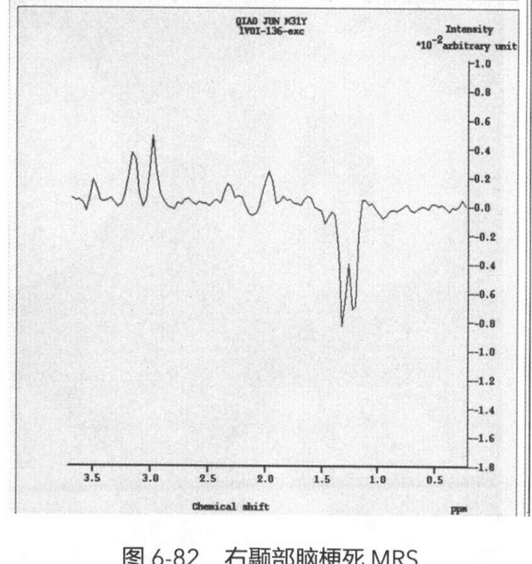

图 6-82　右颞部脑梗死 MRS

流分布和灌注情况的检查技术，通过静脉团注顺磁性对比剂的同时，对所选定的层面进行连续多次扫描，计算局部组织的血流灌注功能，获取感兴趣区的一系列血流动力学参数，包括达峰时间（TTP）、平均通过时间（MTT）、血容量（BV）、血流量（BF）等，通过分析灌注参数，可特异性地量化评价组织器官的血流灌注状态，从而获得病变组织的微循环血流信息包括灌注不足、侧支循环形成信息、血流再灌注信息及过度再灌注信息等，结合DWI判断缺血半暗带，指导溶栓意义重大。若MRI扫描仪配备有动脉自旋标记技术（ASL），可以血液为内源性示踪剂，通过利用动脉血液的自旋反转或饱和方法，显示组织局部信号的微小变化，而计算局部组织的血流灌注功能，该方法是一种非注射造影的磁共振灌注成像PWI技术。PWI能够在缺血性脑卒中发病的超急性期显示病灶的部位和范围，还可用于肝脏病变的早期诊断、肾功能灌注以及心脏的灌注分析等（图 6-84）。

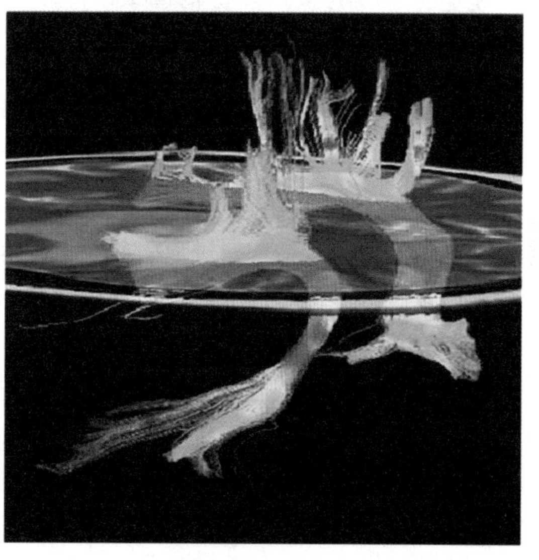

图 6-83　扩散张量成像 DTI 显示神经纤维束

（4）磁共振脑功能成像：是以血氧水平依赖（blood oxygen-level dependent，BOLD）信号为核心检测和定位脑功能的影像学技术，包括基于任务模式的磁共振脑功能成像和静息态磁共振脑功能成像。

1）基于任务模式的磁共振脑功能成像：通过刺激周围神经，激活相应皮层中枢，使

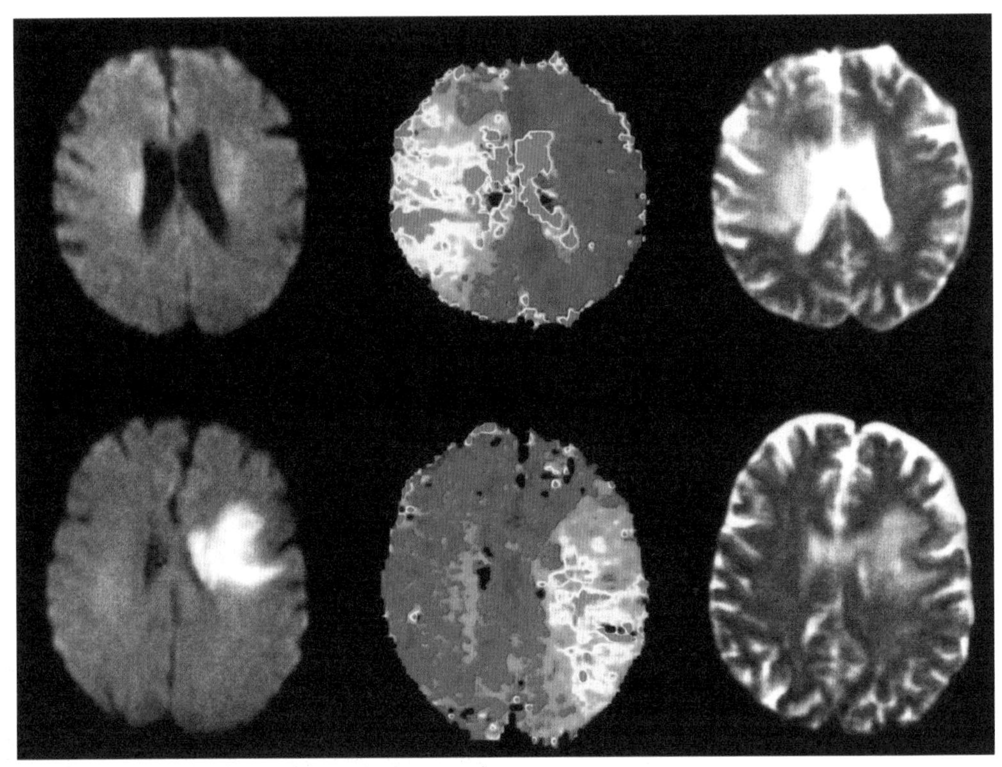

图 6-84 超急性脑梗死 DWI、PWI、ADC 图

中枢区域的血流量增加，进而引起血氧浓度及磁化率的改变而获得的一种成像技术。该技术通过脑区活动时局部脱氧血红蛋白这一顺磁物质减少的原理，使局部脑组织信号强度增加，从而获得激活脑区的图像。因此，脑活动功能磁共振成像利用了人体内天然的对比剂，含氧和脱氧血红蛋白之间的对比进行成像，是一项无损伤的检测技术，包括手指运动、视觉、听觉的直接刺激，以及智能、学习功能等的研究，对病态下的脑认知、脑肿瘤相邻功能区定位也在研究中。脑活动功能磁共振成像为术前制定手术方案提供更多的线索，从而进一步提高治疗水平，降低手术后致残率，从而极大地改善病人的生存质量。

2）静息态磁共振脑功能成像：指受试对象平静地躺在磁共振机器中，没有特定外界刺激输入和行为输出的复杂任务的研究模式。能从神经网络的角度研究脑的功能活动。研究的可重复性良好，有利于进行大样本多中心研究，因此静息态磁共振脑功能成像研究被认为具有更好的临床应用价值和前景（图 6-85）。

7. 磁共振波谱技术（magnetic resonance spectroscopy，MRS） MRS 是目前唯一能无创性测定活体组织内化学代谢产物的技术，它不是显示人体的断面图像，而是以化合物含量或单质的化学位移频率分布曲线来表达检测结果，实际上就是某种原子的化学位移分布图，对一些由于体内代谢物含量改变所致的疾病有一定的诊断价值。磁共振波谱技术可测定组织中 ^{1}H、^{31}P、^{13}C、^{17}O 等 14 种的磁核信号，人脑和骨关节肌肉系统

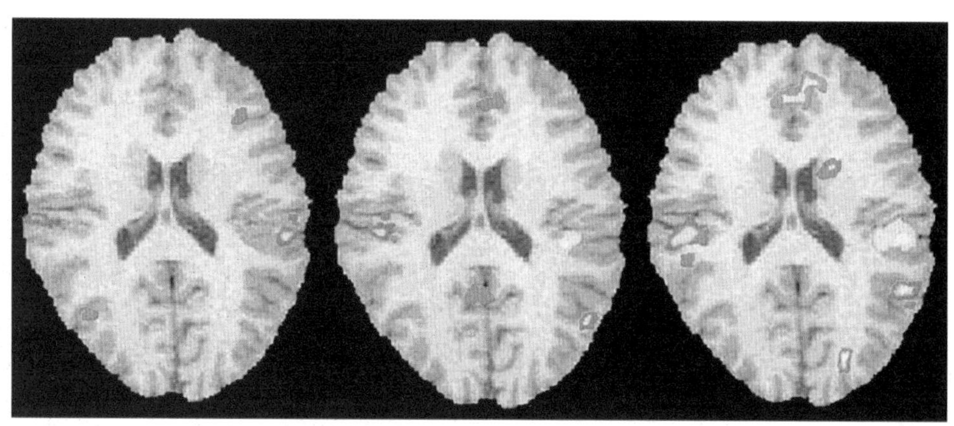

图 6-85　脑活动功能成像

的研究主要集中于氢质子磁共振波谱（^{1}H MRS）检查和磁共振磷谱（^{31}P-MRS）检查方面。

（1）氢质子磁共振波谱（^{1}H MRS）：使兴趣区的 ^{1}H 原子产生共振，其余区域则不产生信号，结合横切位和冠状位确定病变区为感兴趣区（VOI），行单体素 ^{1}H MRS 检查或多体素 3D^{1}H MRS 检查。^{1}H MRS 所测定的主要代谢产物包括：N- 乙酰基天门冬氨酸（NAA）、肌酸复合物（creatine，Cr）、胆碱复合物（choline，Cho）、乳酸（lactate，Lac）、脂质（lipid，Lip）、肌醇（mI）、丙氨酸（Ala）、谷氨酸（Glu）和谷氨酰胺（Gln）、乙酸（Ac）峰和琥珀酸（Suc），多种氨基酸（amino acid，AA）、丁二酸（SUCC）、亮氨酸（AAs）等，并计算 NAA/Cr、NAA/Cho、Lac/Cho 的比值。NAA：主要位于成熟的神经元和神经轴突内，代表着神经元的功能和数目。Cr：在脑细胞内作为高能磷酸盐的储备形式及 ATP 和 ADP 的缓冲剂，在低代谢状态时升高而在高代谢状态时降低，常用作参考值比较其他代谢产物的变化。Cho：参与细胞膜的构成，而且也是神经递质乙酰胆碱的前体。Lac：在较短的 TE（135 毫秒、144 毫秒）时表现为倒置的双峰，而在较长的 TE（270 毫秒、288 毫秒）时表现为正向的双峰。乳酸是葡萄糖无氧酵解的终产物，是细胞能量代谢缺乏的指标（图 6-86，图 6-87，图 6-88）。

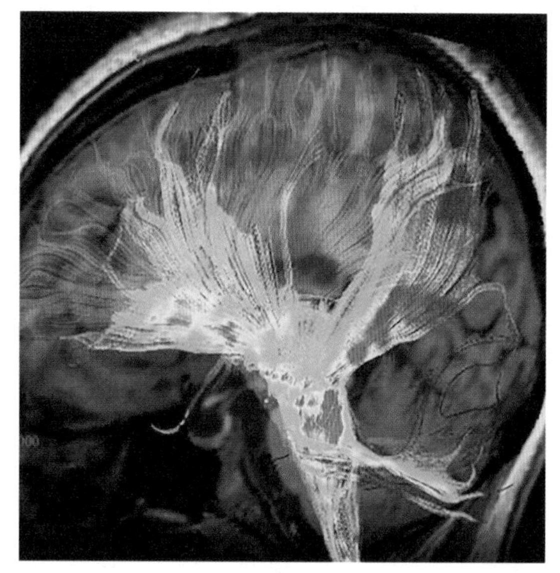

图 6-86　左额顶叶胶质瘤三级 DTI 示神经纤维束损害

（2）磁共振磷谱（^{31}P MRS）：能够检测骨关节肌肉系统各种化合物含量变化的代谢信息。正常人体组织磷谱有七个共振峰，由右向左为三磷酸腺苷

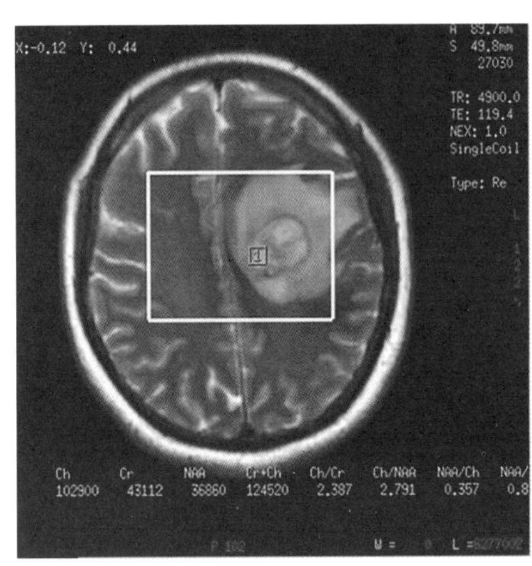

图 6-87　左额顶叶胶质瘤三级 T_2MRS 定位图

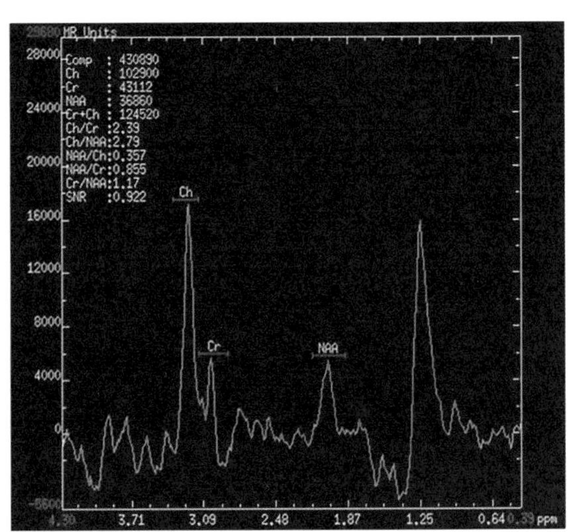

图 6-88　左额顶叶胶质瘤三级 MRS 图

γ、β、α（γ、β、α-ATP）、磷酸肌酸（Pcr）、磷酸二脂（PDE）、无机磷（Pi）、磷酸单脂（PME）。用三磷酸腺苷与镁离子结合（Mg^{+2}ATP）的波峰可计算细胞内镁离子浓度；Pcr 峰为能量代谢的敏感指标；PDE 峰在骨及软组织肿瘤中升高，标志着细胞膜的破坏升高；Pi 峰可用以计算细胞内 pH 值；PME 峰与肿瘤细胞高速生长有关。^{31}P MRS 磷谱分析显示，正常关节骨骼肌 Pcr 和 ATP 的含量高，PME 和 PDE 含量低。肌肉运动后，由于 Pcr 释放能量而逐渐减少，乳酸堆积使 Pi 位移致细胞内 pH 值下降，关节肌肉运动停止后 Pcr、pH 恢复正常。

氢质子磁共振波谱（^{1}H MRS）检查和磁共振磷谱（^{31}P MRS）检查为现代分子影像学技术的范畴，从临床应用而言，磁共振波谱技术在分子影像学中占有重要的地位。

8. 磁共振仿真内镜成像技术（magnetic resonance virtual endoscopy，MRVE）　MRVE 是指利用计算机特殊软件功能，将磁共振对人体靶器官的薄层、无间断性断面的容积扫描所获得的图像数据，重建出人体腔道内表面的三维立体图像，其效果与纤维内镜所见相似，三维仿真图像常用来进行疾病诊断、立体定位、模拟手术和介入操作等。MRI 检查则常采取 MRI 血管成像（MRA）和 MRI 水成像（MRH）等技术。人们将以 MRI 为图像源的仿真内镜成像称为 MRI 仿真内镜。

9. 高分辨率 3D 各向同性容积成像　采用 T1 BRAVO、CUBE T2、CUBE FLAIR 序列进行一次扫描，可任意断面重建，可提高对颅内微小病灶的检出和细微结构的显示，空间分辨率可达亚毫米水平。通过造影剂增强 T1 BRAVO 序列，可提高对颅内转移瘤、感染病灶的检出率；通过 CUBE T2 可对脑神经成像；CUBE FLAIR 序列可进行内耳 3D 重建。可开展大脑体积测量，脑功能成像中的 VBM 分析，脑的灰白质分割或大脑表面重建等。

10. 磁敏感加权成像（Susceptibility Weighted Imaging，SWI） 提供了 T_1WI、质子密度、T_2WI 和扩散加权成像之外的另一种对比度，对脑组织内的铁、钙、血红蛋白代谢物等成分十分敏感，在脑内小静脉成像、脑血管畸形、微量脑出血、弥散性轴索损伤、肿瘤血管分布和脑部铁质的定量分析等方面具有广泛的临床应用价值。对脑内钙质与铁质的鉴别有一定的辅助价值。

11. IDEAL 技术 可对同一成像部位一次获得抑水、抑脂、和水脂同反相位的四幅不同信息的高质量图像。

12. 磁共振脊神经根成像（MR spinal nerve root imaging） 可采用 3D 重 T_2 加权成像使脑神经根显像；3D 脂肪抑制成像使颈神经根显像；背景抑制 DWI 使臂丛神经根显像；水脂分离水激励成像使腰骶部神经根显像。

13. 磁共振导航高强度聚焦超声（MR-guided high intensity focused ultrasound，MRgHIFU） 是近年来采用 MR 精准导航的聚焦超声热消融治疗和靶向给药的一项新技术。MRgHIFU 利用超声波穿透人体组织并使其能量聚集于特定靶区，利用热效应、空化效应和机械效应使聚焦焦点区域温度瞬间升高至 65℃以上，使其发生凝固性坏死，消融靶区组织而对病灶周围及声通道上的组织结构无损害，是一种完全无创性手术治疗。利用“超声消融”从体外对体内进行手术，在国外称为聚焦超声外科并于 2006 年在美国成立聚焦超声外科基金会，以促进 MRgFUS 的临床研究和应用。该技术已在临床应用于子宫肌瘤、子宫腺肌症、乳腺肿瘤、恶性骨肿瘤、疼痛性骨转移、前列腺癌、肝肿瘤、脑肿瘤等的消融治疗。

二、MRI 影像诊断的应用

磁共振成像是一种高分辨无创性的影像学检查技术，它在临床诊断上的应用范围越来越广。值得注意的是由于 MRI 磁场对电子器件及铁磁性物质的作用，有些病人不宜行此项检查，如置有心脏起搏器的病人、颅脑手术后动脉夹存留的病人、铁磁性植入物者（如枪炮伤后弹片存留及眼内金属异物等）、心脏手术后换有人工金属瓣膜的病人、金属假肢的关节病人、体内有胰岛素泵、化疗泵、神经刺激器病人以及妊娠三个月以内的早孕病人等均应视为 MRI 检查的禁忌证。

（一）中枢神经系统的应用

MRI 在该系统应用价值最高，其技术包括常规 MRI、血管造影、水成像、扩散加权成像、灌注成像、脑活动功能磁共振成像、磁共振波谱技术、仿真内镜成像、高分辨率 3D 各向同性容积成像、磁敏感加权成像、脊神经根成像等。

（二）颈部的应用

MRI 无骨伪影，对颈部病变的诊断优于 CT，可清晰显示咽、喉、甲状腺、颈部淋巴结、血管及颈部肌肉（图 6-89，图 6-90，图 6-91）。

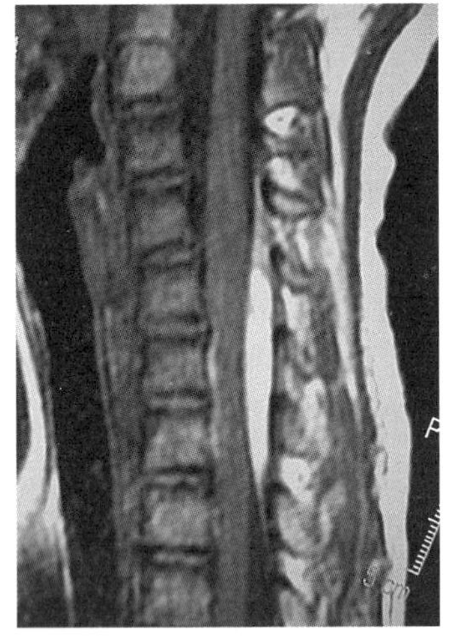

图 6-89　颈 4~7 脊髓外硬膜外出血 T_1WI

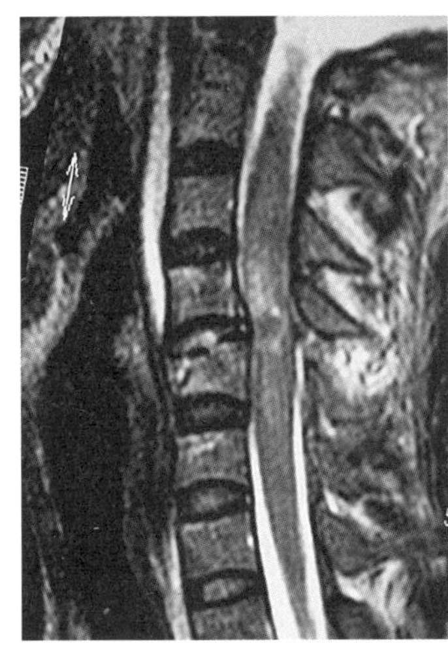

图 6-90　颈 5 椎骨爆裂骨折并脊髓挫伤 T_2WI

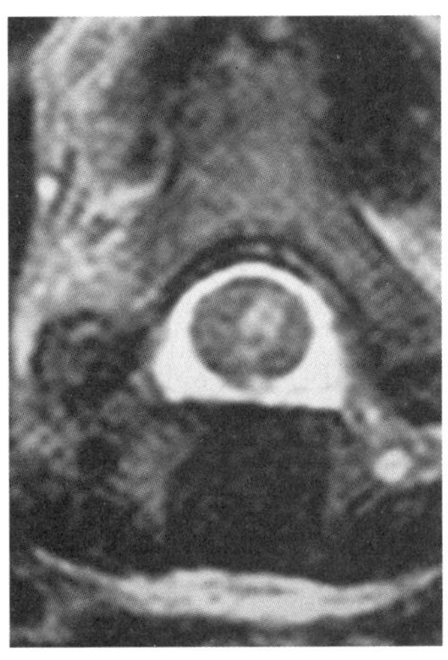

图 6-91　颈 5 椎骨爆裂骨折并脊髓挫伤 T_2WI 横断位

（三）胸部的应用

对纵隔的显示 MRI 优于 CT，运用心电门控技术、MR 电影、MRA 对冠状动脉、心血管疾病具有良好的应用前景（图 6-92，图 6-93，图 6-94，图 6-95，图 6-96，图 6-97，图 6-98，图 6-99）。

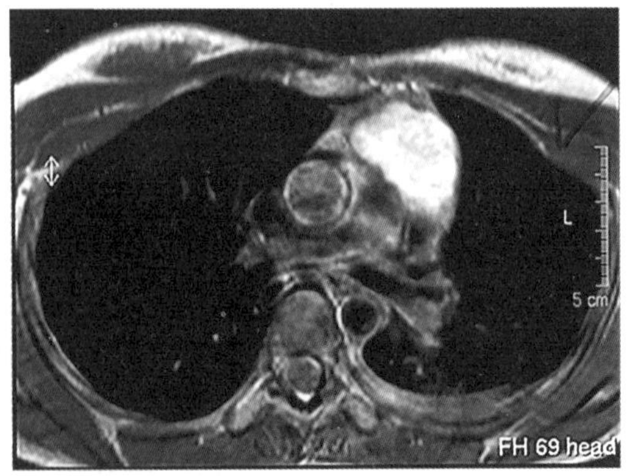

图 6-92　纵隔囊性畸胎瘤 T_1WI

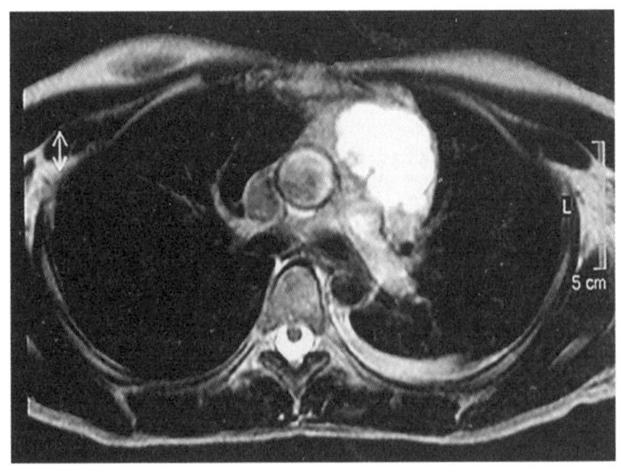

图 6-93　纵隔囊性畸胎瘤 T_2WI

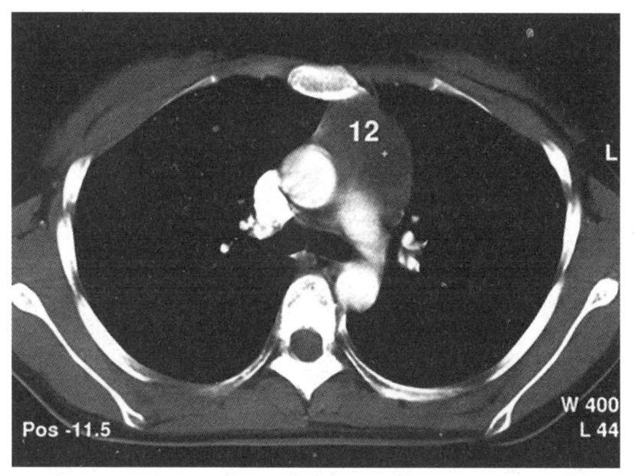

图 6-94　纵隔囊性畸胎瘤 CT 增强

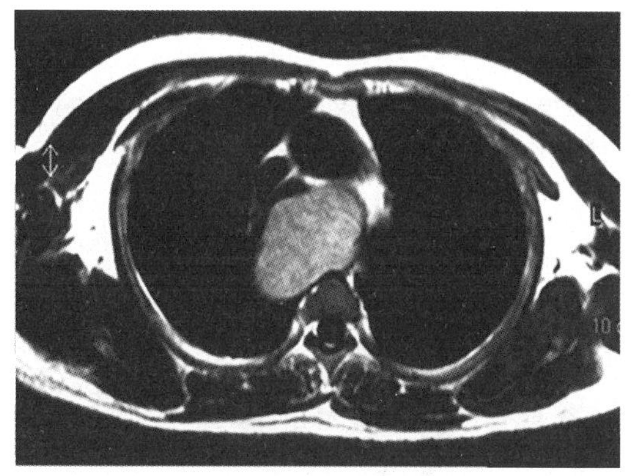

图 6-95　支气管囊肿 T_1WI

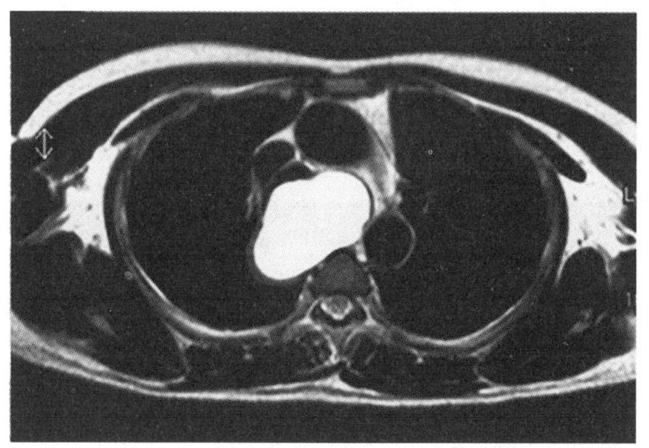

图 6-96　支气管囊肿 T_2WI

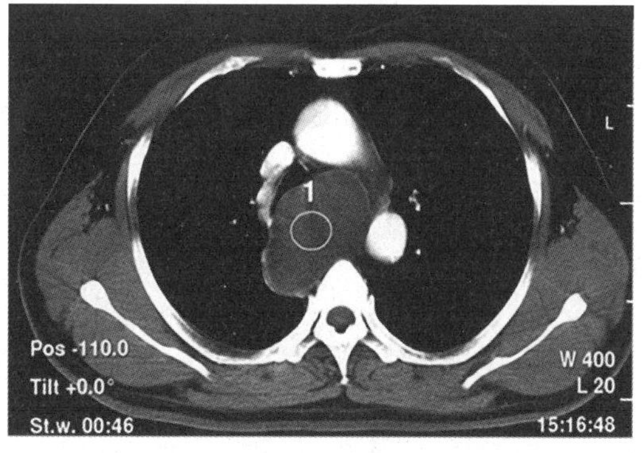

图 6-97　支气管囊肿 CT 增强

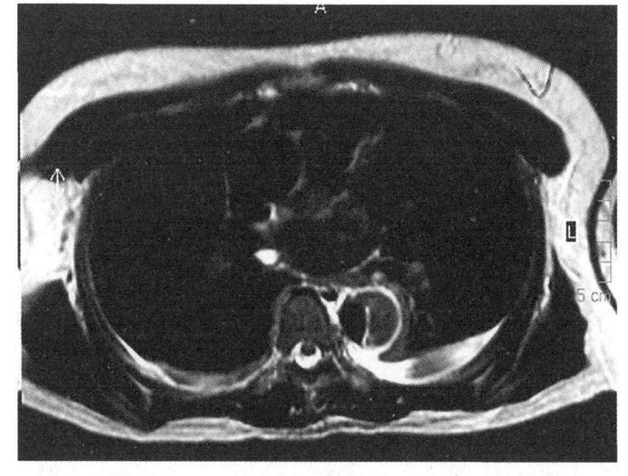

图 6-98　胸主动脉夹层 T_1WI 横断位

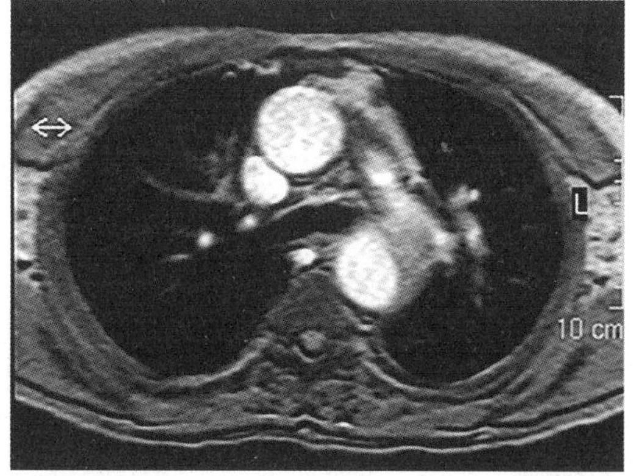

图 6-99　胸主动脉夹层 T_2WI 横断位

（四）腹部的应用

主要用于肝、胆、胰、脾、腹膜腔及腹膜后间隙、肾上腺及泌尿生殖系统疾病的诊断，肝细胞特异性造影剂“普美显 Gd-EOB-DTPA”对肝癌的确诊有定性价值。MRCP 对胰胆管病变、MRU 对尿路病变具有重要诊断价值（图 6-100，图 6-101，图 6-102，图 6-103，

图 6-104，图 6-105，图 6-106，图 6-107，图 6-108）。

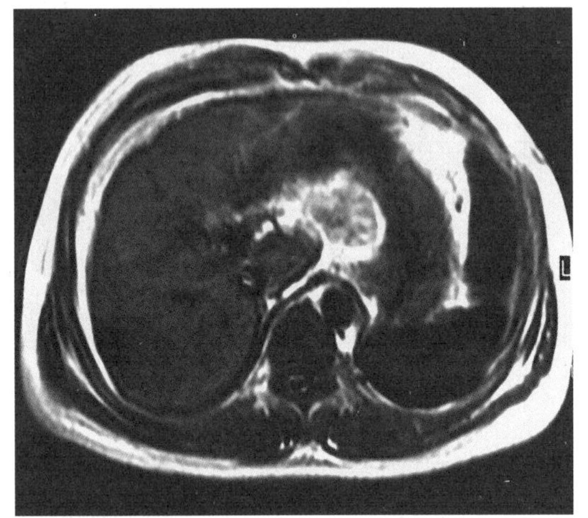

图 6-100　肝右叶 S7 段小肝癌 T_1WI

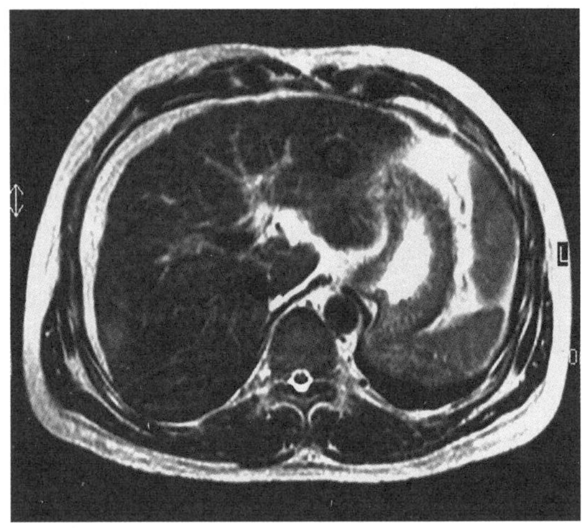

图 6-101　肝右叶 S7 段小肝癌 T_2WI

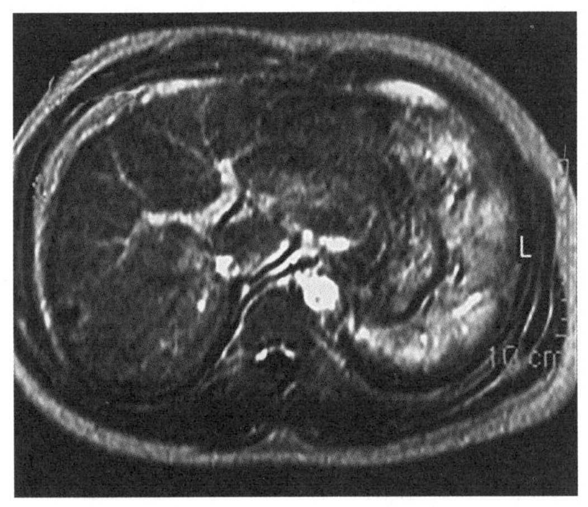

图 6-102　肝右叶 S7 段小肝癌增强

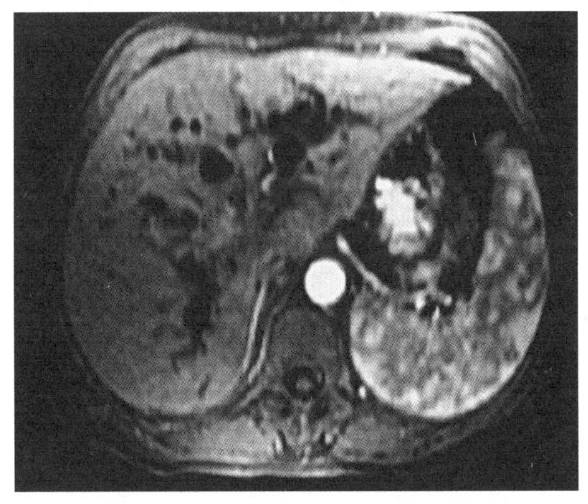

图 6-103　胆管癌增强

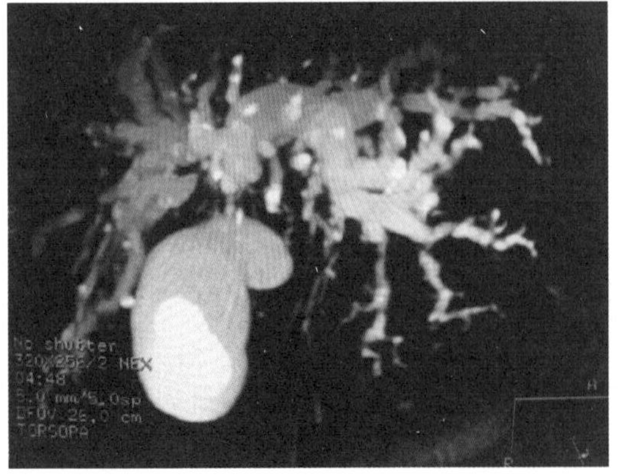

图 6-104　胆管癌 MRCP

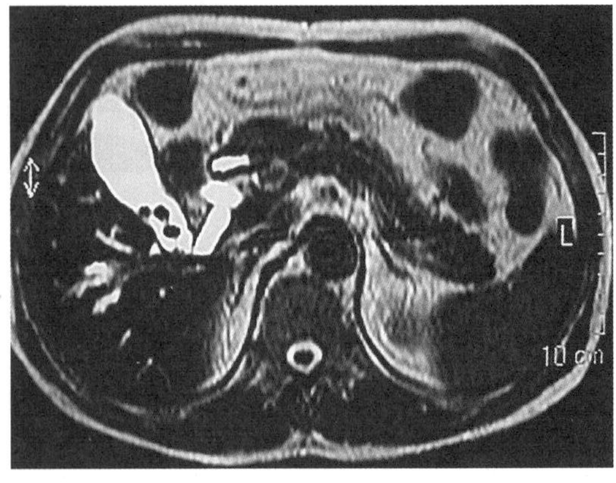

图 6-105　胆囊和胆管多发结石 T_2WI

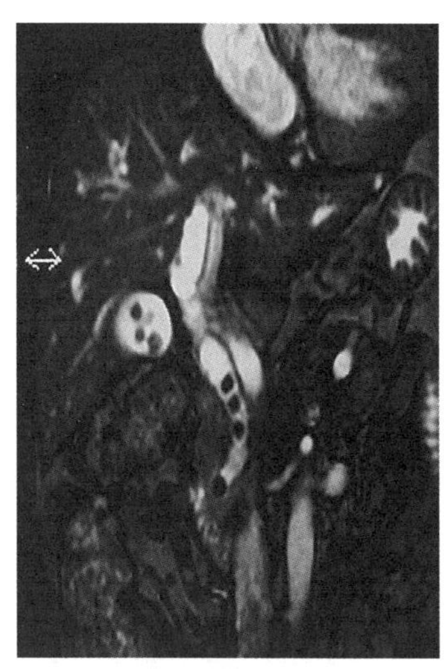

图 6-106　胆囊和胆管多发结石 T_2WI 冠状位

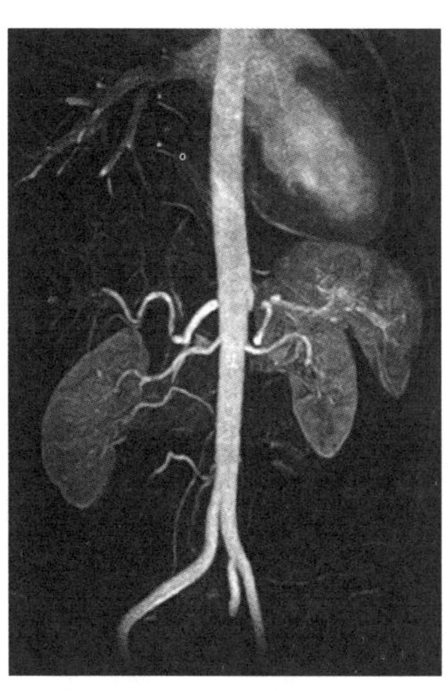

图 6-107　MRI SENSE 技术清晰地显示腹部的血管

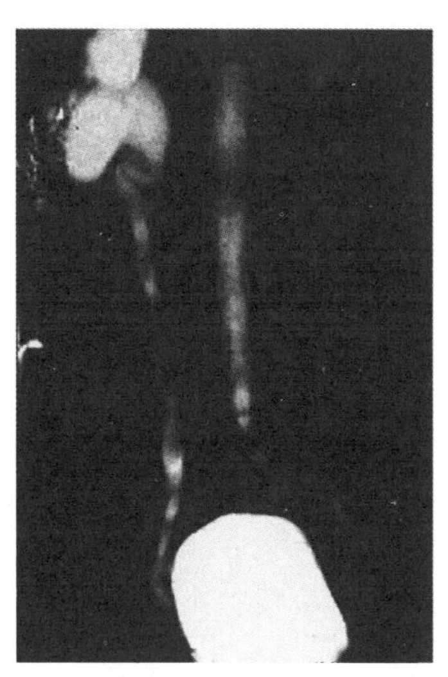

图 6-108　MRU 右输尿管狭窄及肾盂积水

（五）盆部疾病的应用

MRI 对女性盆腔肿瘤、炎症、子宫内膜异位症、转移癌等病变的诊断有定性价值。MRI 也是诊断早期前列腺癌的有效方法。

（六）骨关节肌肉系统的应用

MRI 可清晰显示肌肉、软骨、关节囊、关节液、韧带，对骨关节肌肉系统病变的诊断具有其他影像学检查所无法比拟的价值（图 6-109，图 6-110，图 6-111，图 6-112）。

三、MRI 影像的应用展望

自 20 世纪 80 年代问世以来，MRI 技术一直持续着“突飞猛进、日新月异”的发展。21 世纪的影像学更加生气勃勃，正在向着更敏感、更特异、更无创和自大体形态学向功能及代谢形态学的方面发展。MRI 功能成像 FMRI 代表了这一发展趋势。灌注加权成像、扩散加权成像、扩散张量成像等技术从分子水平探讨了早期病灶、病灶周围组织血流动力学的改变以及细胞内外水分子运动的改变；血氧饱和水平依赖成像则显示了活动状态下人体器官的功能活动及其变化；波谱分析、动脉血质子标记技术、抗血管生成因子辅助 MR 功能成像技术等成功地分析了成像靶器官的代谢产物，从细胞学、分子水平，乃至基因水平反映靶器官的功能状况。今天的 MRI 已逐步迈入展示人体器官功能活动、检测活体代谢产物的分子影像学时代，成为现代分子影像学研究的主力军。光纤 MR 已用于临床。磁共振导航高强度聚焦超声（MR-guided high intensity focused ultrasound，MRgHIFU）是基于磁共振导航下解剖定位、实时测温和高强度聚焦超声组合的无创治疗方法，有望成为 21 世纪最佳治疗技术之一。

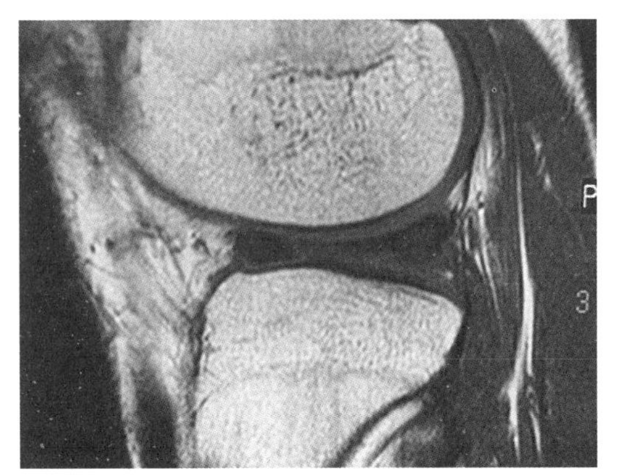

图 6-109　半月板损伤 T_1WI

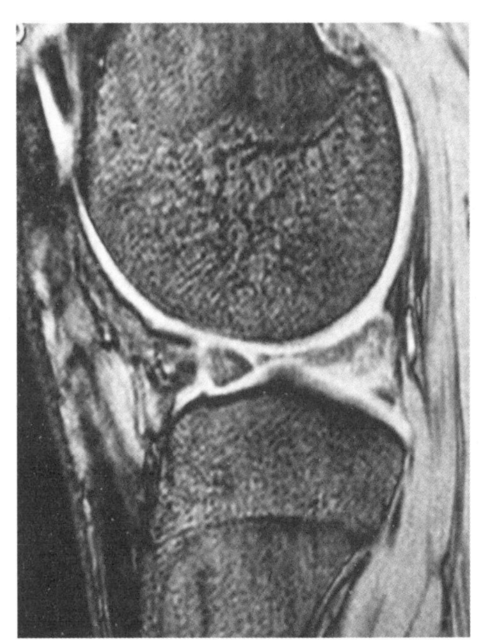

图 6-110　半月板损伤 T_2WI

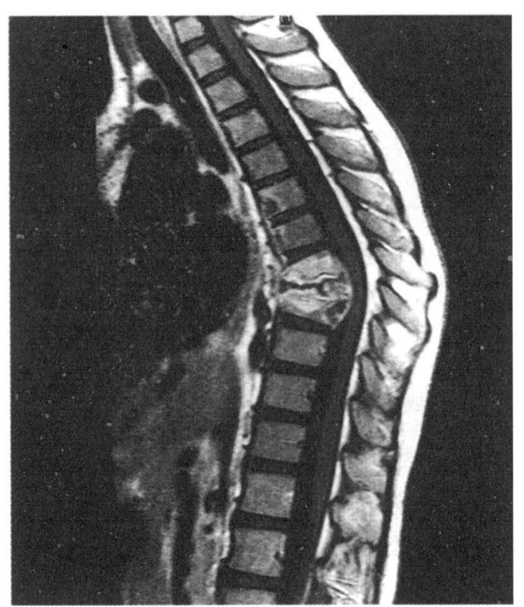

图 6-111　胸 8~9 脊椎结核 T_1WI

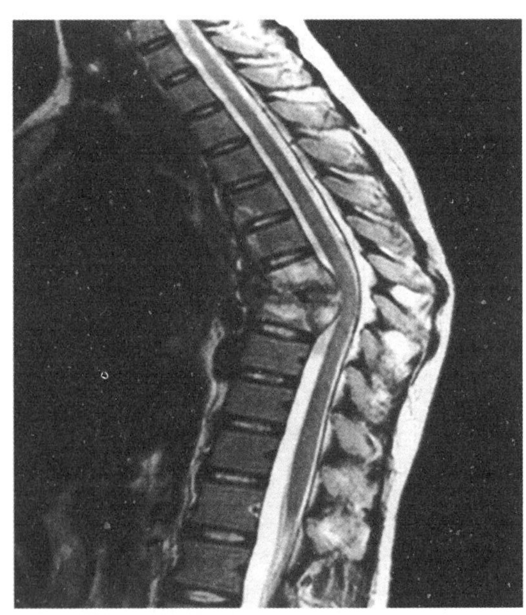

图 6-112　胸 8~9 脊椎结核 T_2WI

第六节 核医学影像技术

计算机化的时代使数字化的核医学充满活力，20 世纪 80 年代出现了发射型计算机断层成像（emission computed tomography，ECT），ECT 为核医学重要的大型诊断设备，不仅可以观察脏器形态的变化，也可测定脏器功能的动态变化，用于获得人体内放射性核素的三维图像，它包括单光子发射型计算机断层成像（single photon emission computed tomography，SPECT）和正电子发射型计算机断层成像（positron emission tomography，PET）两种，它们以旋转探头的 γ 照相机为基础，在性能上加以改进而成，均可得到器官的断层显像。2000 年 PET/CT 问世，PET/CT 于 2001 年应用于临床，为 21 世纪医学和医学影像学的进步奠定了新的腾飞点。由此医学影像学即分为三个发展阶段：常规影像技术、现代影像技术、分子影像技术（molecular imaging）。分子影像学主要包括核医学的 PET、PET/CT、影像学的 MRI 和光学相干断层（optical coherence tomography，OCT）。从临床应用而言，核素显像仍在分子影像学中占有重要的地位，PET 和 PET/CT 为杰出的代表。SPECT、PET、PET/CT 和 PET/MRI 为数字化核医学的范畴。

一、数字化核医学的诊断应用

（一）γ 照相机的临床应用

γ 照相机可对脏器进行静态照相和动态照相，可用于不能耐受较长时间扫描的儿童和病情严重的病人。γ 照相机可探测甲状腺内小的“冷”结节；可对颅内病变的形态、大小、脑血流情况作出定位、定侧和定性诊断；可对心血管行放射性核素心血管造影、心血管动态显像、心血管相位分析、^{201}Tl 的心肌灌注显像等；可诊断肺梗死、肺气肿、间质性肺炎等疾病；可行肾动脉显像，对血管瘤、腹主动脉血管壁瘤、肾囊肿等进行诊断，也可对肾小球肾炎、肾囊肿、肾癌等进行诊断；可行肝动脉显像，用于原发性肝细胞肝癌的诊断，行胆道显像，用于胆囊炎、胆道梗阻的诊断；全身骨显像敏感性高，可检查乳腺癌、前列腺癌、肺癌的病人有无骨转移，全身骨髓照相可显示骨髓造血功能状况，以寻找血液病病人的骨髓活性区提示骨穿位置，全身骨显像和全身骨髓照相配合应用可对骨髓炎等骨病进行诊断。

（二）SPECT 的临床应用

SPECT 能提高对深部病灶的分辨率和定位准确性。在脑灌注显像、心肌灌注显像、^{67}Ga 淋巴瘤显像、腰椎骨脱位显像、骨盆显像、颞下颌关节疾病的显像、肝血管瘤显像、标记多肽及单克隆抗体显像等方面有其独特的优越性。

1. SPECT在神经系统的临床应用

（1）脑灌注显像：放射性核素的脑显像剂能自由穿过血脑屏障，进入脑组织。在脑组织中，核素浓聚的数量与脑血流量成正比，并在脑组织内稳定停留，以获得脑血流灌注影像。主要用于急性脑血管病、急性脑梗死、癫痫、颅脑损伤、精神病、脑死亡、帕金森病、偏头痛、脑肿瘤、新生儿缺氧缺血性脑病、脑动静脉畸形、烟雾病、一氧化碳中毒、代谢病脑血管损伤、艾滋病脑损伤、脑部术后的显像。

（2）脑灌注显像介入试验：用于隐匿性脑缺血病灶和小梗死灶的探测，短暂性脑缺血发作的诊断，脑血管储备能力的确定，失联络现象中血管反应性的判断，脑血管疾病治疗效果及预后的预测，病程监测和手术随访，对脑血管意外的预示，对脑血管性痴呆和早老性痴呆的鉴别，评价蛛网膜下腔出血的手术指征，对烟雾病的诊断等。

（3）脑肿瘤显像：用于胶质瘤、垂体瘤、脑膜瘤、转移性脑肿瘤的诊断，用于脑瘢痕组织与脑复发病灶的鉴别，用于脑肿瘤抗药的监测等。

2. 甲状腺、甲状旁腺显像 ^{131}I、^{123}I和$^{99m}TcO_4$为甲状腺显像剂。用于异位甲状腺的诊断；评价甲状腺结节，甲状腺热结节的恶性率为1%，温结节的恶性率为5.3%，冷结节的恶性率为20.3%；冷结节若有$^{201}T1$或^{99m}Tc-MIBI充填提示恶性，冷结节若有$^{99m}Tc_{(V)}$-DMSA充填提示甲状腺髓样癌可能，冷结节动态显像血流丰富为恶性，血流减少为良性可能；可探测甲状腺的转移灶（图6-113）。$^{201}T1$或^{99m}Tc-MIBI为甲状旁腺显像剂，正常的甲状旁腺不显影，甲状旁腺显像用于甲状旁腺功能亢进的诊断和甲状旁腺瘤的术前定位。

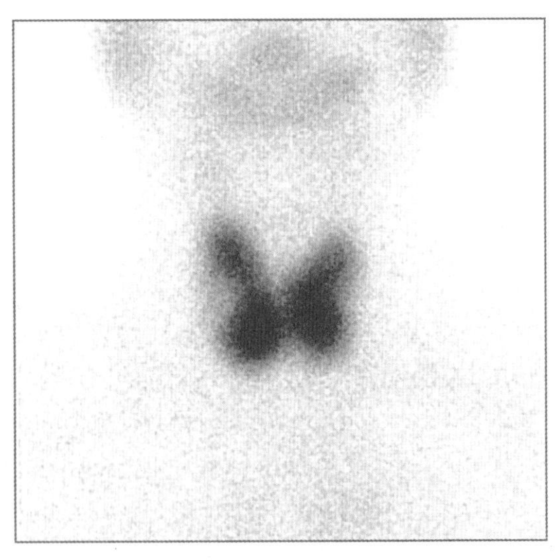

图6-113 $^{99m}TcO_4^-$甲状腺显像左叶“凉”结节，右叶“冷”结节

3. 呼吸系统显像 包括肺血流灌注显像、肺通气和吸入显像和肺肿瘤阳性显像。肺血流灌注显像剂为^{99m}Tc，主要用于肺动脉栓塞的诊断与疗效判断、心脏及肺内右向左分流的诊断和定量分析、肺肿瘤手术适应证的选择和肺功能的预测、疑大动脉炎等疾病累及肺血管者、肺动脉高压症的评价、慢性阻塞性肺病肺减容术前评价、判断成人呼吸窘迫综合征肺血管阻塞的程度与疗效、肺移植前后肺功能的评价等；肺通气和吸入显像剂为^{133}Xe和^{99m}Tc-DTPA，用于慢性阻塞性肺病、支气管阻塞的诊断、肺动脉血栓栓塞的鉴别诊断、手术或药物治疗前后的局部通气功能的评估、间质性肺病肺上皮细胞通透性的评价、呼吸道黏膜纤毛清除功能的评价等；肺肿瘤阳性显像主要用于肺癌的诊断和鉴别诊断。

4. 心肌灌注显像 显像剂 ^{201}T1 和 ^{99m}Tc-MIBI，使缺血坏死的心肌不显像或影像较淡。心肌灌注显像主要用于心肌缺血的评价、治疗后的疗效评估，用于心脏术前预测，微血管性心绞痛的诊断，心脏病的鉴别诊断，心肌炎的辅助诊断，左束支传导阻滞合并冠脉病变的诊断等（图 6-114）。

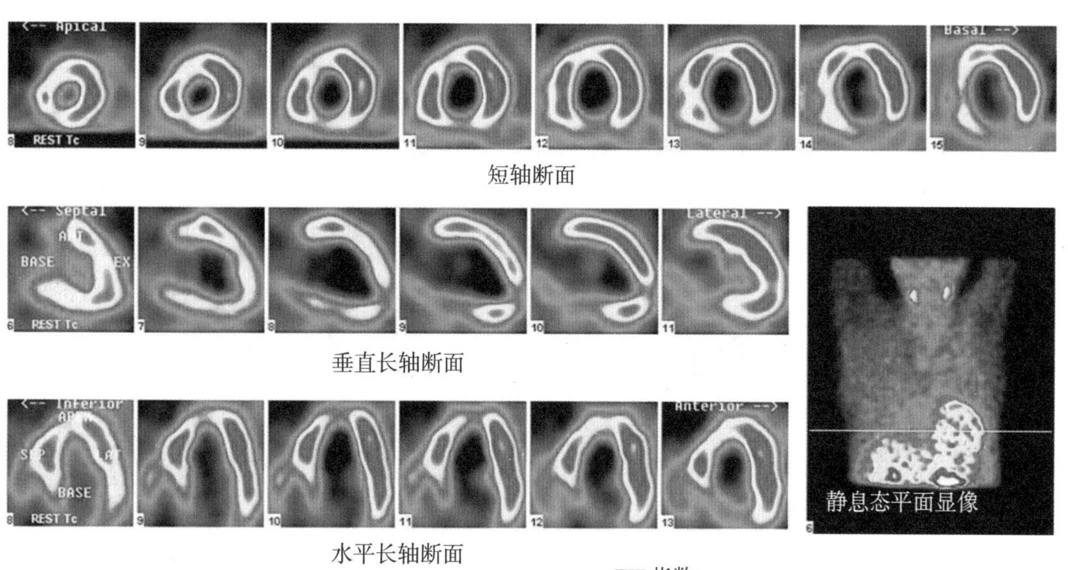

图 6-114 ^{99m}Tc-MIBI 心肌灌注显像左室大心肌供血不足

5. 消化系统显像 包括胃肠道出血显像、异位胃黏膜显像、胃排空显像、小肠通过功能测定、胃食管反流测定、食管通过功能测定、十二指肠胃反流显像、唾液腺显像、肝胆动态显像、肝血流灌注和肝血池显像、肝脾胶体显像、肝肿瘤显像、门静脉高压的评价等。

6. 肾上腺显像 肾上腺皮质显像对肾上腺皮质功能亢进的诊断与鉴别诊断准确率高达 95%。肾上腺髓质显像用于嗜铬细胞瘤的定位诊断，其灵敏度和特异性均为 95%。对神经母细胞瘤进行特异性诊断和肿瘤分期，灵敏度为 90%，特异性为 100%。

7. 泌尿系统 包括肾显像、膀胱显像、阴囊血流及血池显像。肾显像包括肾动态显像、肾静态显像、肾小球滤过率测定、肾有效血浆流量测定。肾有效血浆流量测定是评价肾功能的重要指标之一。

8. 骨关节显像 包括骨显像、关节显像和骨密度测定。骨显像包括骨动态显像、骨静态显像、骨全身显像、骨断层显像，主要用于骨转移瘤的早期诊断、原发性骨肿瘤的诊断、骨创伤、骨坏死、骨髓炎、代谢性骨病的诊断；关节显像用于结缔组织病性骨关节病包括类风湿性关节炎、强直性脊柱炎、反应性骨关节炎、骶髂关节炎的诊断，用于骨关节炎与退行性关节病的诊断，对人工关节的术后评价，对反射性交感营养不良综合征的诊断灵敏度为 96%，特异性为 97%；骨密度测定主要用于骨质疏松的诊断及其骨折的预测、对内分泌及代谢性疾病的估量的测量、随访及对治疗效果的估计、小儿生长和营养状况的评估等（图 6-115）。

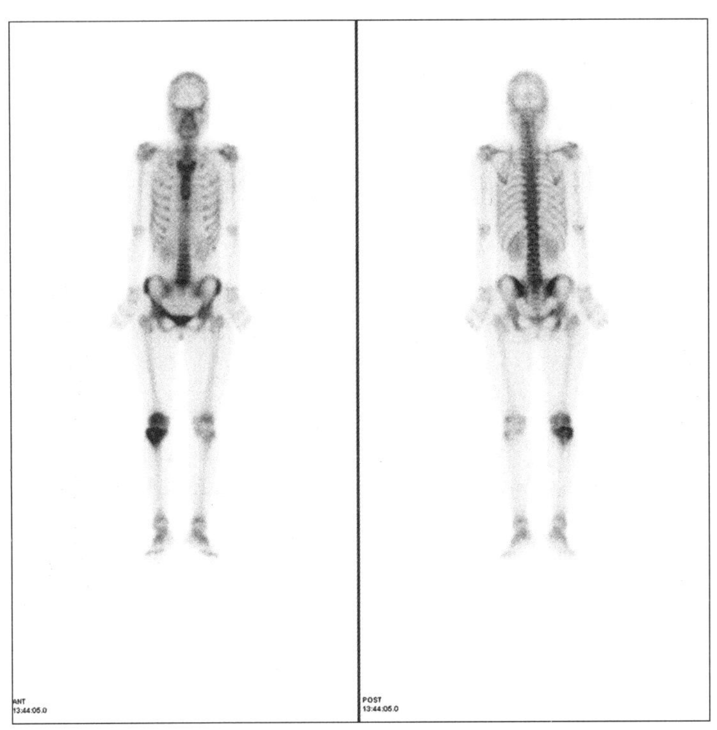

图 6-115　^{99m}Tc-MDP 全身骨显像右胫骨巨细胞瘤

9. 血液和淋巴系统　包括骨髓显像、脾显像和淋巴显像。

10. 肿瘤显像　包括肿瘤非特异性阳性显像、受体显像、放射免疫显像等。^{67}Ga 肿瘤显像用于各种肿瘤特别是霍奇金病和非霍奇金淋巴瘤、黑色素瘤、肺癌等肿瘤的诊断和疗效评价；^{201}Tl 肿瘤显像主要用于脑肿瘤、肺癌、乳腺癌、甲状腺癌等肿瘤的诊断和疗效评价；^{99m}Tc-MIBI 肿瘤显像主要用于肺癌、乳腺癌的诊断和疗效评价；^{99m}Tc-（V）-DMSA 肿瘤显像主要用于甲状腺髓样癌和软组织肿瘤的诊断和疗效评价；^{99m}Tc-PPM 肿瘤显像主要用于肺癌、乳腺癌、恶性淋巴瘤等的诊断和疗效评价，也可对纵隔淋巴结及其他淋巴结转移进行定位。受体显像包括生长抑制激素受体显像、血管活性肠肽受体显像、肝受体显像。生长抑制激素受体显像主要用于垂体瘤、胃泌素瘤、胰岛瘤、高血糖素瘤、副神经节瘤、成神经细胞瘤、嗜铬细胞瘤、甲状腺髓样癌等多种神经内分泌肿瘤的定位诊断，其阳性率为 60%~100%，生长抑制激素受体显像是胃泌素瘤、胰岛瘤、高血糖素瘤等肿瘤术前首选的定位方法；血管活性肠肽受体显像即 ^{123}I-VIP 显像对原发性和复发性胃肠道腺癌和神经内分泌肿瘤的定位诊断有价值；肝受体显像即 ^{99m}Tc-NGA 受体显像主要用于肝肿瘤的诊断，在全面评价肝功能方面也具有独特的价值。放射免疫显像主要用于结肠癌、卵巢癌、胃癌、肝癌、脑胶质瘤、成骨肉瘤、肺癌、乳腺癌、甲状腺癌、淋巴瘤、黑色素瘤、膀胱癌、前列腺癌等多种恶性肿瘤的诊断，其诊断的灵敏度达 70%~90%。

（三）PET 的临床应用

1. PET 在神经系统中的应用

（1）癫痫：PET 在诊断癫痫时明显优于 MRI、CT，可揭示与癫痫源灶对应的低代谢区；发作期显示高代谢区，然而此时行 PET 检查困难很大。

（2）痴呆：早期 PET 表现为双侧性顶叶和颞叶的局部葡萄糖代谢下降，额叶也可能发生低代谢；晚期，病人的顶叶和颞叶的局部葡萄糖代谢下降与病变进程呈正相关。这些异常较之达到阿尔茨海默病临床诊断标准早一年。

（3）结节性硬化症：PET 显示 RCBF 灌注低下与 MRI 证实的皮质结节病变部位相一致。

（4）肝豆状核病变：PET 显示几乎整个大脑皮质葡萄糖代谢低下。

2. PET 在神经精神病中的应用 PET 通过图像显示代谢的能力提供了若干无结构异常的功能性精神错乱和神经化学改变之间的联系。虽然对鉴别精神紊乱的用途有限，但毕竟提供了可以有助于药物治疗设计和评价的数据。特别是近些年来，正电子发射型计算机断层成像（PET）在儿童神经精神病的研究上取得了较大的进展，为临床上治疗儿童神经精神病提供了依据，特别在儿童多动症及儿童脑瘫的诊断中具有重要价值。

3. PET 在心脑血管系统中的应用

（1）心血管疾病的应用：PET 适于研究心脏的循环功能，使用一定数量的示踪剂，以非损伤性的手段测定心肌血流和代谢，通过测量吸收值来测定心肌的血流灌注量，可以充分地比较和评估介入治疗的效果。近年来 PET 已被认为是非损伤性评估心肌存活性的“金标准”。

（2）脑血管疾病的应用：PET 可用于对多发性脑缺血病变所引起的广泛性代谢紊乱、大脑适应机能对脑卒中后功能恢复的影响、缺血前及与缺血状态有关的血流动力学变化等的研究。PET 检测梗死明显优于 CT 和 MRI。脑的血流动力学、代谢功能可通过 ^{15}O 和 ^{18}FDG PET 进行测定。其参数包括：局部脑血流（γCBF）、局部脑血容量（γCBV）、局部脑氧代谢率（γ$CMRO_2$）、局部氧提取率（γDEF）和局部脑葡萄糖代谢率（γCMRglu）。这些技术对于解释急性脑缺血和脑梗死的病理生理改变有着特殊的意义。^{18}FDG 和 ^{15}OPET 可提供脑卒中的病理生理变化信息，也可作为药物介入治疗后疗效随访的客观指标。

4. PET 在肿瘤学方面的应用 PET 和 PET/CT 依靠肿瘤的代谢产物和酶解物与正常细胞的代谢产物和酶解物的不同，将肿瘤细胞与正常细胞鉴定和区分开来。其一，大部分肿瘤组织有大量糖酵解，而正常组织与瘢痕组织没有。其二，肿瘤组织含有较多的氨基酸，也可用示踪蛋氨酸或亮氨酸（^{11}C 蛋氨酸，^{11}C 亮氨酸）鉴定肿瘤。最适于 PET 和

PET/CT 诊断的肿瘤包括淋巴瘤、肺部肿瘤、乳腺肿瘤、结肠肿瘤、头颈部位肿瘤、黑色素瘤、原发性神经系统肿瘤等。

（四）PET/CT 的临床应用

PET/CT 是在 PET 的基础上发展而来的，除了具有 PET 所有的应用功能以外，PET/CT 主要在肿瘤的应用方面有其更为突出的表现。^{18}F-FDG PET/CT 主要用于：肿瘤的早期诊断、肿瘤良、恶性的鉴别、肿瘤临床分期与再分期、肿瘤疗效评价和复发监测、肿瘤原发灶的寻找、确定放射治疗的生物靶区和指导手术病变切除范围、指导病理活检取材定位等。肿瘤的早期诊断可通过全身健康检查来完成；肿瘤良、恶性的鉴别主要包括肺癌，淋巴瘤，头颈部肿瘤如胶质瘤、髓母细胞瘤、脑转移瘤、脑内恶性淋巴瘤、垂体瘤、鼻咽癌、喉癌、甲状腺肿瘤、颈淋巴结肿大等，消化道肿瘤如食管癌、胃癌、胰腺癌、肝癌、胆囊癌、胆管癌、结肠癌、直肠癌等，泌尿生殖肿瘤如肾癌、肾盂输尿管癌、膀胱癌、前列腺癌、睾丸肿瘤、卵巢癌、子宫颈癌、子宫和外阴部的恶性肿瘤等，还有乳腺癌、黑色素瘤、软组织肉瘤、恶性胸膜间皮瘤、肾上腺肿瘤等；肿瘤临床分期与再分期以确定治疗方案，选择合理有效的治疗方法；肿瘤疗效评价和复发监测包括肿瘤术后复发和瘢痕的鉴别、放疗后复发和照射性坏死的鉴别、肿瘤治疗如放疗和化疗等的疗效监测等。另外，PET/CT 在肿瘤放射治疗中的应用是目前 PET/CT 的研究热点。作为功能显像技术，PET/CT 比传统的解剖显像能更早地探测到病灶，能够更精确地确定肿瘤侵袭的范围，能够区分肿瘤内部和肿瘤周围的良、恶性病变，从而在放疗计划前改变病人的 TNM 分期和治疗方案，在放疗计划设计中影响靶区的勾画，以及在放疗计划完成之后进行随访。^{18}F-FDG PET/CT 的相对禁忌证包括：血糖控制差的糖尿病病人、幽闭恐惧症、妊娠期和哺乳期的妇女（图 6-116~ 图 6-128）。

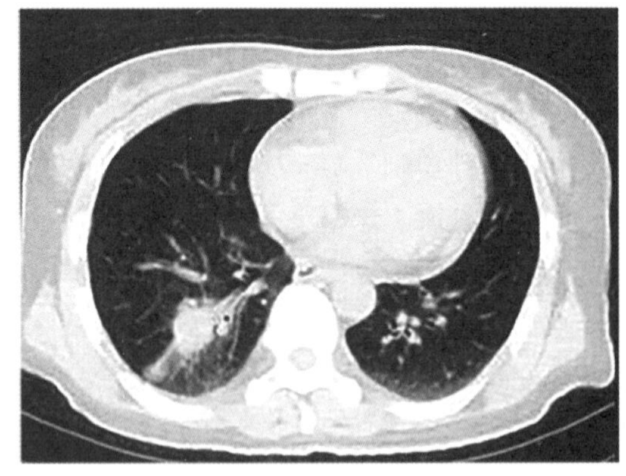

图 6-116　^{18}F-FDG PET/CT 肺癌 CT 肺窗

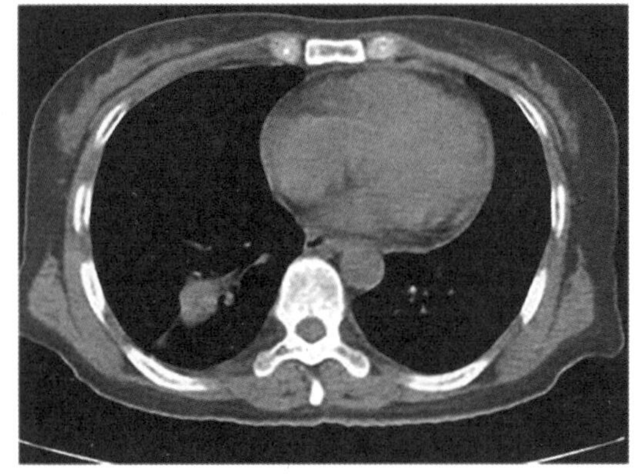

图 6-117　^{18}F-FDG PET/CT 肺癌 CT 纵隔窗

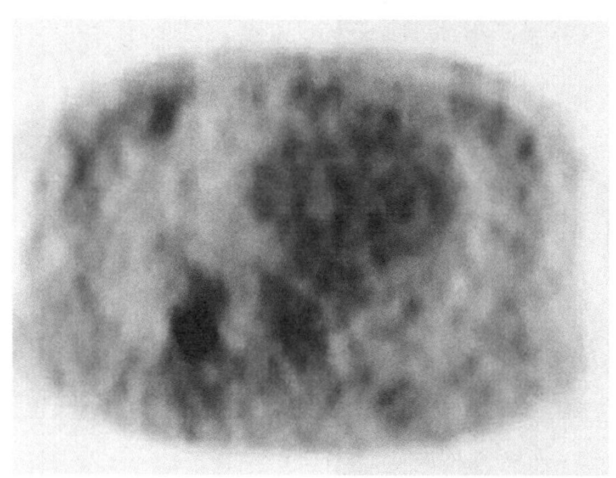

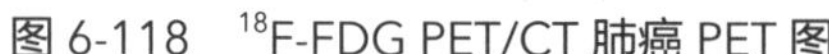

图 6-118 ^{18}F-FDG PET/CT 肺癌 PET 图

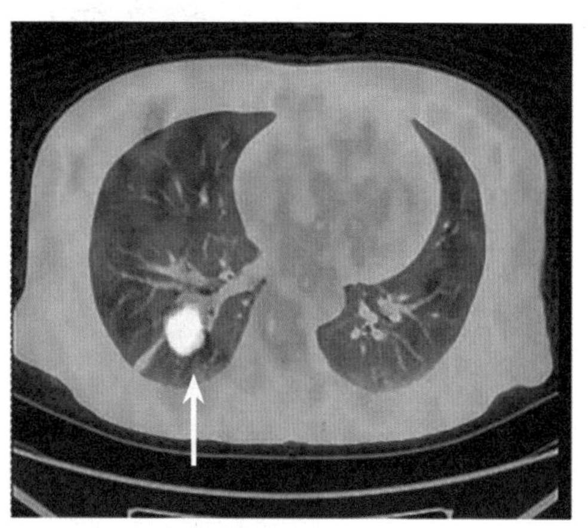

图 6-119 ^{18}F-FDG PET/CT 肺癌融合图

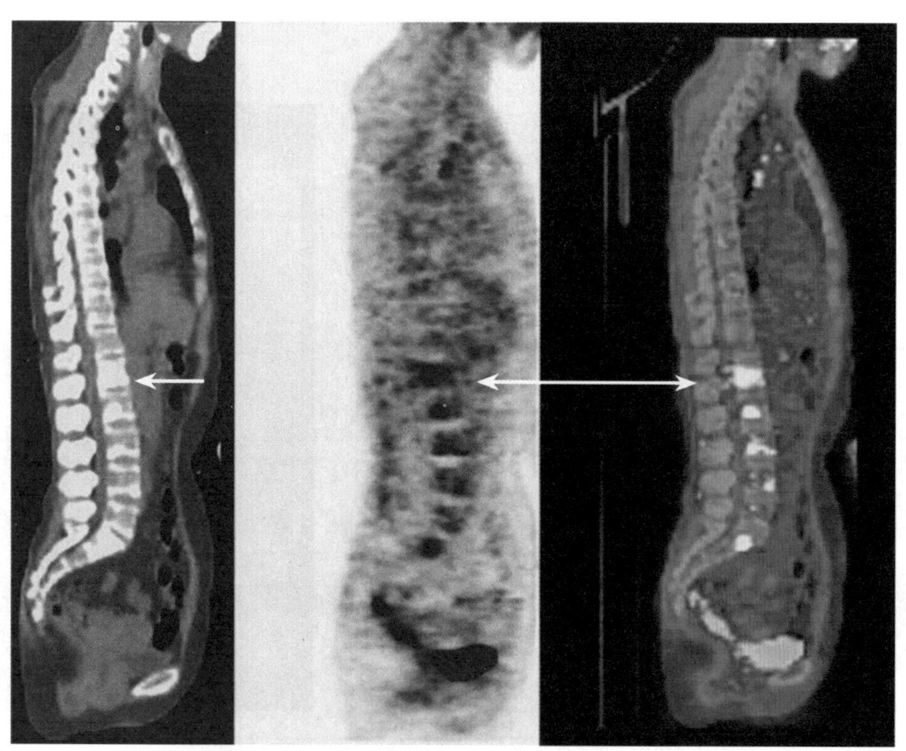

图 6-120 ^{18}F-FDG PET/CT 肺癌全身骨转移

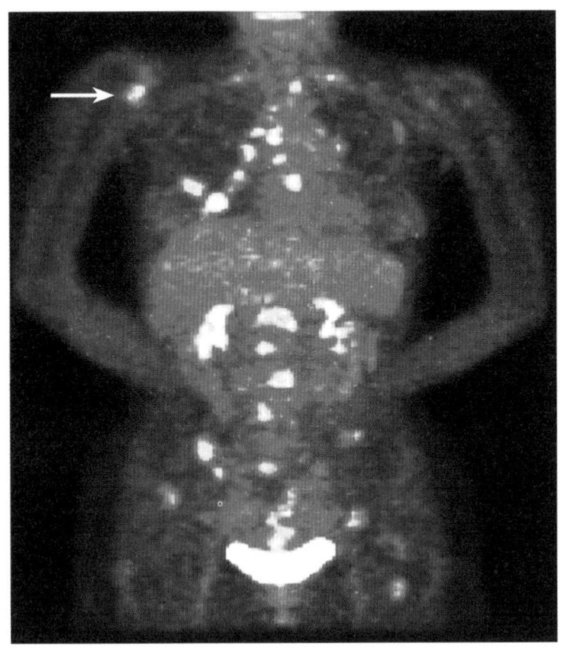

图 6-121　^{18}F-FDG PET/CT 肺癌淋巴结转移

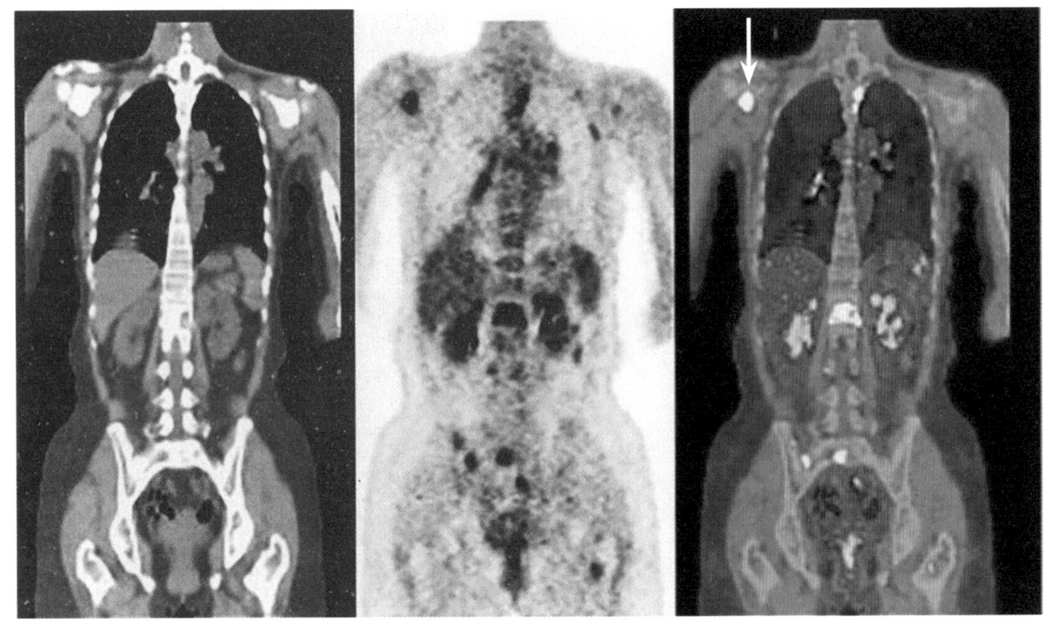

图 6-122　^{18}F-FDG PET/CT 肺癌淋巴结、全身骨转移

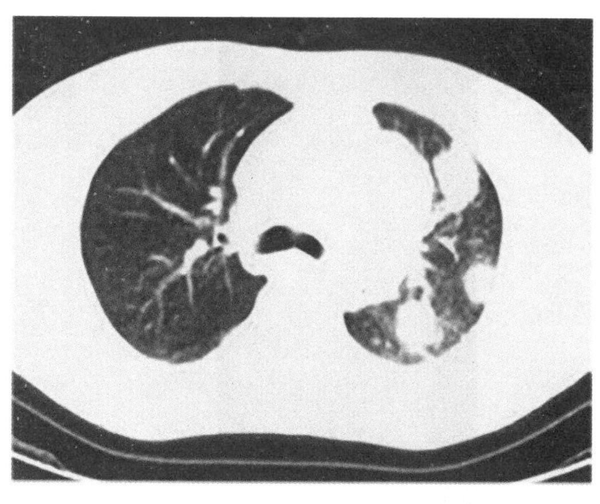

图 6-123　PET/CT 左上肺癌并肺内、纵隔及胸膜转移 CT 肺窗

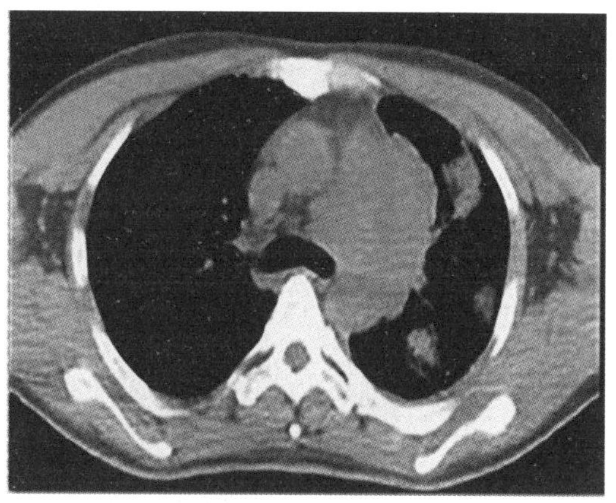

图 6-124　PET/CT 左上肺癌并肺内、纵隔及胸膜转移 CT 纵隔窗

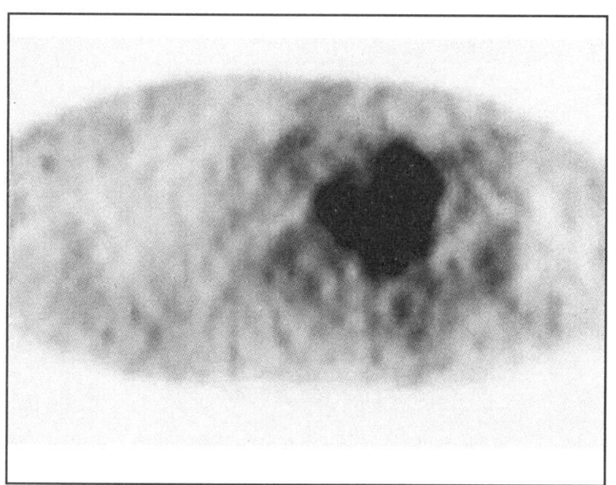

图 6-125　PET/CT 左上肺癌并肺内、纵隔及胸膜转移 PET 图

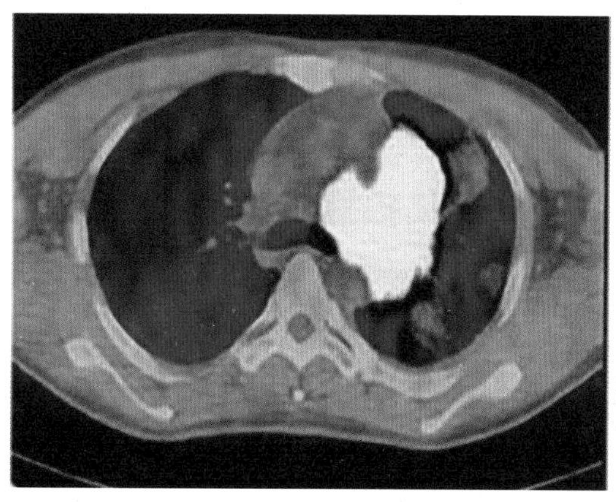

图 6-126　PET/CT 左上肺癌并肺内、纵隔及胸膜转移 PET、CT 融合图

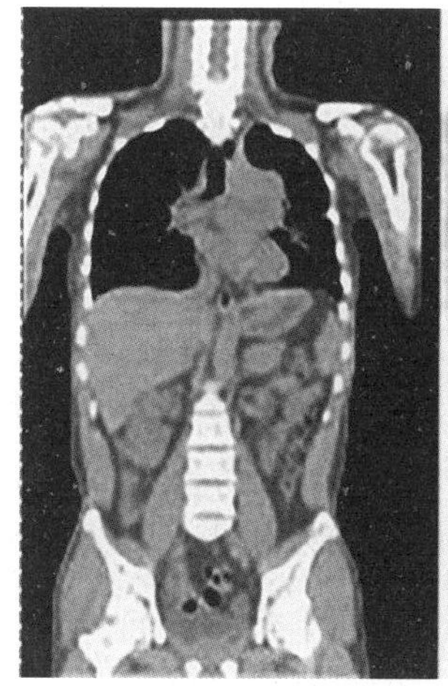

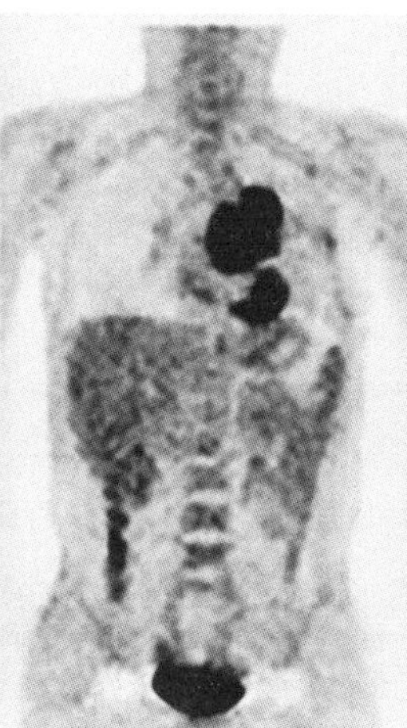

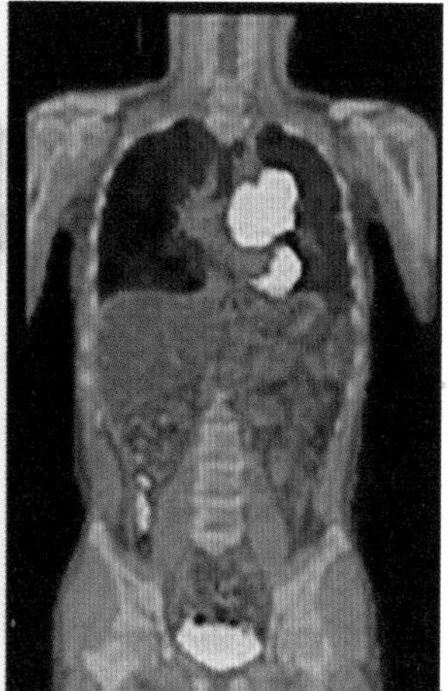

图 6-127　PET/CT 左上肺癌并肺内、纵隔及胸膜转移（冠状位）

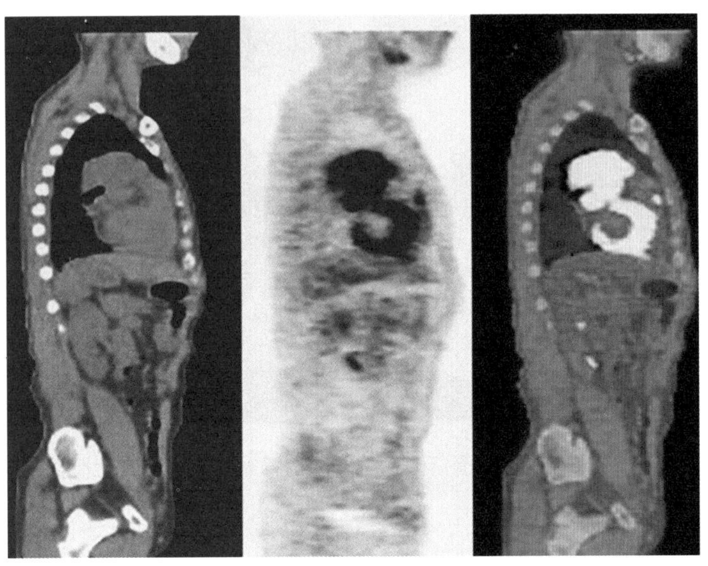

图 6-128　PET/CT 左上肺癌并肺内、纵隔及胸膜转移（矢状位）

二、数字化核医学的应用展望

（一）数字化核医学成像技术的前景

从 2000 年底 PET/CT 问世，PET/CT 已成为当今最先进的影像学技术之一，它的应用范围主要集中在肿瘤方面的研究。PET/CT 不仅用于肿瘤良、恶性的鉴别诊断，而且还用于肿瘤的分期、分级、疗效监测和疗效评价等方面。这将使大量治疗效果不佳或不能治疗的病人获得新生，其社会效益前景无量。PET 与 MRI 融合而发展成为 PET/MRI。MRI 能很好地显示组织结构的解剖信息及诊断信息，提高 PET 功能显像的诊断准确率。图像融合在信息化、网络化发展的大环境下，PACS 在医院逐渐推广的应用，为多种影像学技术的综合应用提供了广阔的空间，促进了图像融合的发展。图像融合在远程医学中有广阔的应用前景，例如进行远程手术，将多模图像融合成多参数、仿真人体模型，配准到术中真实器官上，可有效指导制定远程手术计划，有助于手术的顺利实施。

（二）数字化核医学与分子影像学

当今医学已发展到分子医学、基因医学、蛋白质医学的阶段，分子医学的快速发展促使分子生物学和分子核医学的快速发展。在这种大环境的影响下，医学影像学紧随分子医学发展的前沿，于 21 世纪形成了一个崭新的研究领域——分子影像学，它是医学影像技术与分子生物学相结合的产物，涉及物理、化学、核医学、影像学、计算机等多项学科。美国麻省总医院的 R.Weissleder 博士为分子影像学的创始者。他认为，分子影像学是从细胞和分子水平应用影像学技术，对生物过程进行定性和定量的研究。也就是说，分子影像学是借助现代快速发展的医学影像学技术，从分子水平去研究和观察疾病的发生、发展和病理生理学变化的过程。分子影像学的特点是其一，分子影像学不同于传统的影像学，它的成像基础或成像参数一定是某种分子或某类分子，也称之为分子探针；其二，分子影像学研究的是临床的可视影像，而不是单个分子或细胞构成的分子谱或细胞图；其三，分子影像学观察的对象仍然是物体和病灶，而不是单个分子。为了适应分子影像学的发展，欧洲核医学杂志更名为欧洲核医学及分子影像学杂志（european journal of nuclear medicine and molecular imaging）。分子影像学的主要内容包括核医学的 PET 和 PET/CT，还包括医学影像学的 MRI 和光学相干断层（optical coherence tomography，OCT）。从临床应用而言，核医学的核素显像仍在分子影像学中占有重要的主导地位，目前 PET、PET/CT、PET/MRI 为分子影像学中杰出的代表。其中，PET/MRI 将为分子影像学的发展开创一个崭新的时代。

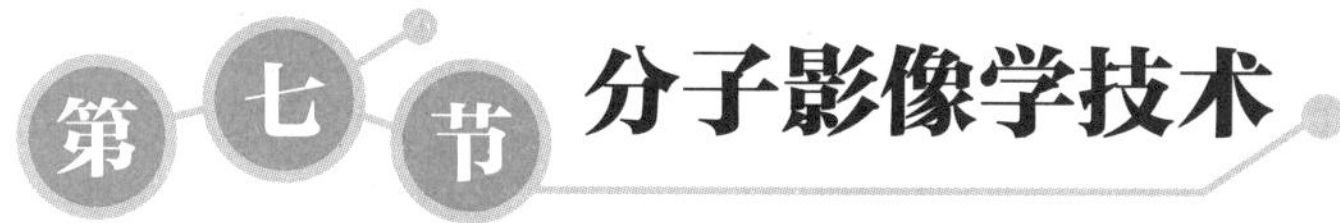

第七节 分子影像学技术

一、数字化分子影像学的成像原理

（一）分子影像学的概念

分子影像学是在医学影像学和分子生物学、化学、物理学、材料学、生物工程学以及计算机科学等多学科发展的基础上相互结合而形成的一门新兴的学科，它将遗传基因信息、生物化学与新的成像探针进行综合，由成像技术来检测，再通过一系列的图像后处理技术，达到显示活体组织在分子和细胞水平上的生物学过程的目的，是在真实、完整的人或动物体内通过图像直接显示细胞或分子水平的生理和病理过程。1999 年 9 月，美国哈佛大学 Weissleder 等专家认为一门新的学科分子影像学已经出现。2002 年 Weissleder 等人正式提出了分子影像学（Molecular Imaging，MI）的概念，被美国医学会评为未来最具有发展潜力的十个医学前沿领域之一。2007 年 6 月在华盛顿召开的美国核医学学术年会（SNM）上，与会专家对分子影像学作了定义：分子影像学是在细胞和分子水平上对人或其他生命系统体内的生物学过程进行的成像、表征和测量，是在二维、三维成像同时进行实时定量研究。影像学和分子生物学为 MI 的主体，影像技术主要包括放射性示踪剂 / 核素成像、磁共振成像、磁共振波谱成像、光学成像、超声成像和其他成像如多模式融合成像等；分子生物学的概念包括基因、基因表达、基因治疗、扩增、凋亡、血管生成、基因打靶、转基因动物、转染、祖代细胞、载体、目的基因、核酸分子杂交、探针等。2002 年国内首次以“分子影像学”为主题举行了第 194 次香山科学会议，给国内分子影像界创造了一个沟通交流的平台。

（二）分子影像学的技术和研究方法

显示分子信息的关键在于运用高特异性的成像专用探针、相应的放大技术和敏感高效的图像检出系统。与体外监测相比，体内成像的关键可能在于探针必须有生物活性、在体内无运载障碍。光学、磁共振和核素成像是分子成像的三种主要成像技术。

1. 分子探针（molecular probe） 分子影像学是借助分子探针来完成的技术，分子探针应具备以下条件：第一，标记的分子与靶标的结合应有高度特异性；与靶目标有高度的亲和力，而与非靶目标的亲和力低；第二，分子量要小，容易穿过细胞膜到达靶标；第三，在成像期间，该化合物要保持稳定，以便得到清晰的图像；第四，对比剂从血液或非特异性组织的清除要快。原理包括：分子探针插入人体细胞内，遇到特定分子时或特定基因产物，发射信号，经 PET、MRI 或红外线记录其信号，显示其分子图像、代谢图像、基因转变图像。

（1）磁共振分子探针：包括以钆为基础的顺磁性分子探针和氧化铁超顺磁性纳米分子探针两大类（钆能产生 T_1WI 高信号，氧化铁则能产生 T_2WI 低信号）。超顺磁性分子探针为纳米分子探针，包括超顺磁性氧化铁纳米颗粒（SPIO）、超微型超顺磁性氧化铁纳米颗粒（USPIO）和单晶体氧化铁纳米颗粒（MION）等。SPIO 直径 40~400nm 由 Fe_3O_4 和 Fe_2O_3 组成，外包碳氧葡聚糖，其氧化铁核心由若干个单晶体组成；USPIO 最大直径不超过 30nm。超顺磁性氧化铁纳米颗粒的大小对其进入网状内皮系统的部位有较大影响，直径较大的 SPIO 主要为肝脾的单核 - 吞噬细胞系统摄入，直径较小的 USPIO 主要进入淋巴组织和骨髓组织内。还有转铁素受体、β - 半乳糖酐酶和酪氨酸酶 - 黑素系统。

（2）CT 分子探针：金纳米颗粒（gold nanoparticles）CT 探针比碘造影剂效果增加 2.7 倍，其直径 1.9~30nm，具有较高的 X 线吸收系数，所需量不到碘造影剂的 1/10，碘造影剂注射后最佳成像时间 30~70 秒，金纳米探针在注射 4 小时后 CT 衰减值还维持在较高水平，体外细胞毒性实验表明，金纳米颗粒的 CT 探针没有明显的细胞毒性。运用钆的螯合物包被的金纳米颗粒可以实现 CT 和 MRI 的双模态成像。

（3）PET 分子探针：常用的造影剂是 ^{18}F- 氟代脱氧葡萄糖（^{18}F-FDG），被广泛应用于肿瘤显像，还有其他核医学分子探针已用于临床或在研发中。

（4）超声分子探针：常用的是微泡造影剂，配合高频超声可以达到超声分子成像。

（5）光学成像分子探针：按照其成像方法、底物及成像发生原理大致分三类：成像方法为光学的主要有绿色荧光蛋白、荧光素酶、蛋白酶等；其中绿色荧光蛋白（green fluorescent protein，GFP）是荧光成像技术常用的标记物，大致分为 3 种，即非特异性探针、单克隆抗体、“智能”探针；成像形式为核素的主要有胸腺嘧啶脱氧核苷激酶及胞嘧啶脱氨酶等。

（6）多模式成像分子探针：是用 2 种或 2 种以上医学影像学模式对同一物体进行成像以获得补充信息，能同时提供解剖、功能、代谢或分子信息。

2. 光学成像（optical imaging） 用于活体基因表达显像的光学成像主要有弥散光学成像、多光子成像、活体内显微镜成像、近红外线荧光成像及表面共聚焦成像等。近红外线荧光探针仅在高水平表达时才由肿瘤产生的特异蛋白酶溶解时释放荧光，能再现肿瘤的生长和浸润及供应肿瘤氮和氧的血管生成。近来 Weissleder 不是用放射线或 MR 去检测肿瘤内特定酶的信号，就是用近红外线荧光成像（near infrared fluorescence imaging）观察基因，其关键是将探针插入细胞，在与靶酶产生相互作用时，用红外线撞击，染色体线粒体便发出荧光而产生图像且不会对细胞造成损害。以绿色荧光蛋白、虫荧光素酶为标志基因的基因表达显像，可以用于微小肿瘤病灶的发现以及新药的筛选等。缺点是穿透力有限，仅用于小动物的研究，如用内镜技术，可将光学成像用于全身。由于近红外线波长更长，可穿透更深组织，有效地克服了光学成像穿透力低的缺点，成为分子成像的理想手段之一。

3. 放射性核素成像（radionuclide imaging） 主要用微 PET 进行，如单纯疱疹病毒胸苷激酶的分子影像学等。PET 可对活体组织中的生理生化过程作出定量分析，如血流量、能量代谢、蛋白质合成、脂肪酸代谢、神经递质合成速度、受体密度及其与配体结合的选择性和动力学等。用正电子发射体直接标记药物，观察其在活体中的分布和代谢，或测量生理性刺激及病理学过程中药物分布与代谢的变化，从而对药物剂量、作用部位、可能发生的毒副作用等做出前瞻性判断。还可以判断其代谢反应的类型及产物，观察药物与其他药物的相互作用、药物与营养物质的相互作用、药物与受体的作用、药物与酶的相互作用等。

基因表达的 PET 显像主要包括反义（antisense）PET 显像和报告基因表达（reporter gene expression）显像 2 种。报告基因表达 PET 显像必须具备两个基本要素：PET 报告基因和 PET 报告探针。PET 报告探针常用的标记正电子放射性核素为 ^{124}I 和 ^{18}F，其中以 ^{18}F 最为常用。

目前可以用病毒性的、非病毒性的或新的非毒性病毒载体以及重体组体进行基因表达。HSV—tk 是 PET 基因表达显像中研究最为广泛的一个标志基因，也是许多抗癌基因治疗方法中一个重要的前体药物转换酶。可用示踪基因叠接在治疗基因展开的 DNA 上，当示踪基因显影时，治疗基因亦同时表达。基因进入到什么细胞中，就能在那里被表达。用这种方法可表达特定的 mRNA 分子，了解基因活性的上升或降低，以判断肿瘤治疗的疗效。PET/CT 的应用完善了解剖定位的问题（图 6-129~图 6-137）。

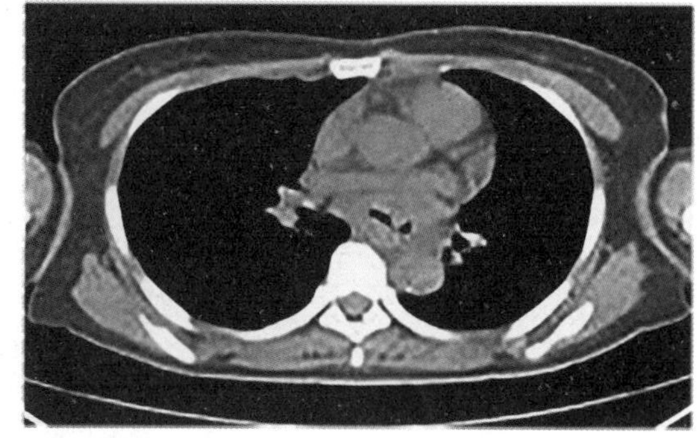

图 6-129 ^{18}F-FDG PET/CT 食管中分化鳞状细胞癌 CT 纵隔窗

4. 磁共振成像（MRI） 磁共振分子影像学的优势在于它的高分辨率（已达到 μm 级），同时可获得解剖及生理信

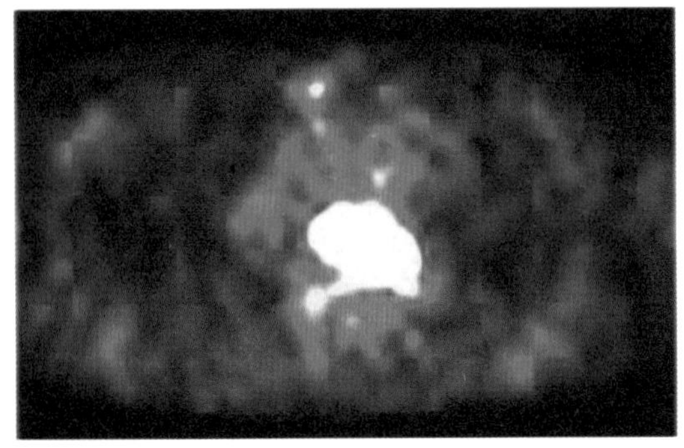

图 6-130 ^{18}F-FDG PET/CT 食管中分化鳞状细胞癌 PET 图

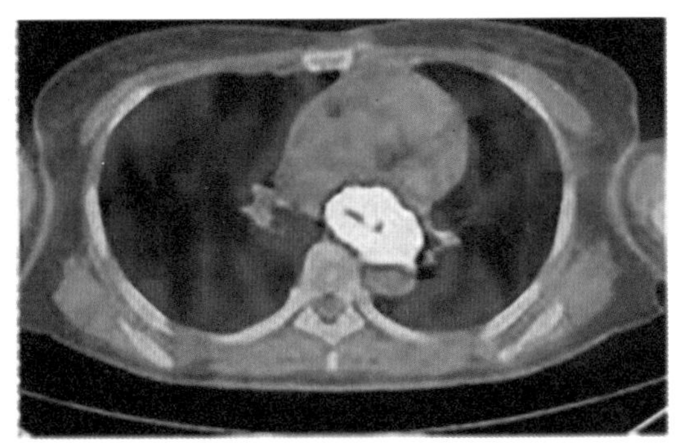

图 6-131 ^{18}F-FDG PET/CT 食管中分化鳞状细胞癌融合图

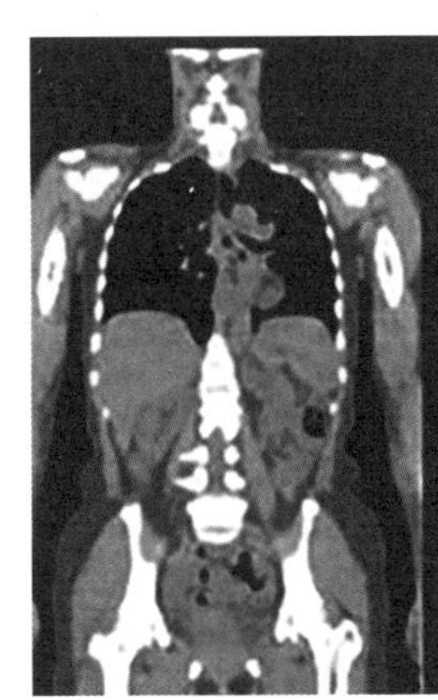
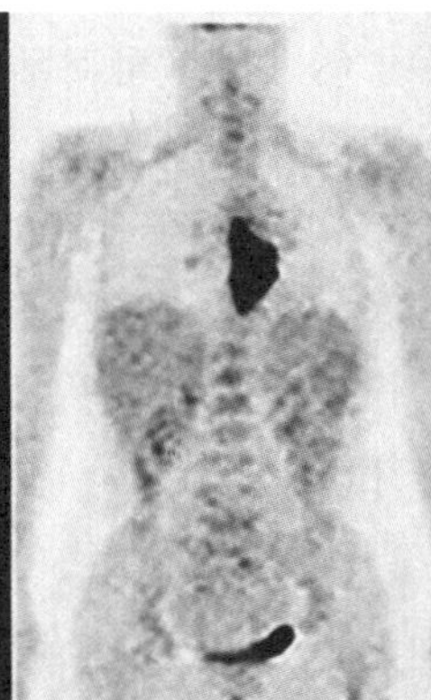
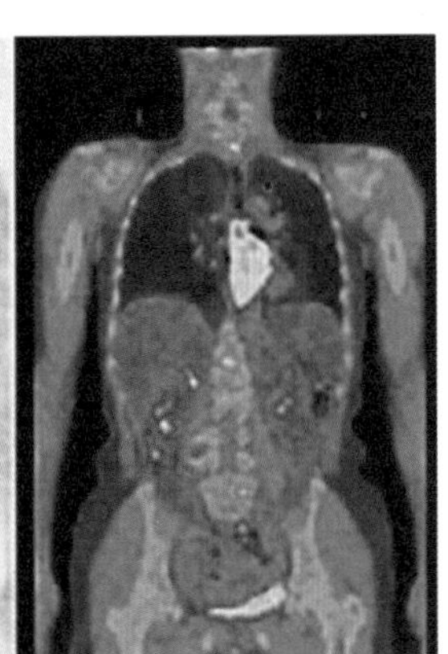

图 6-132 ^{18}F-FDG PET/CT 食管中分化鳞状细胞癌冠状位

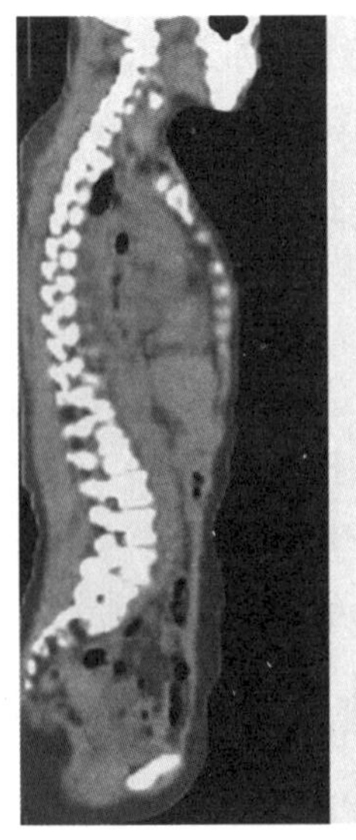
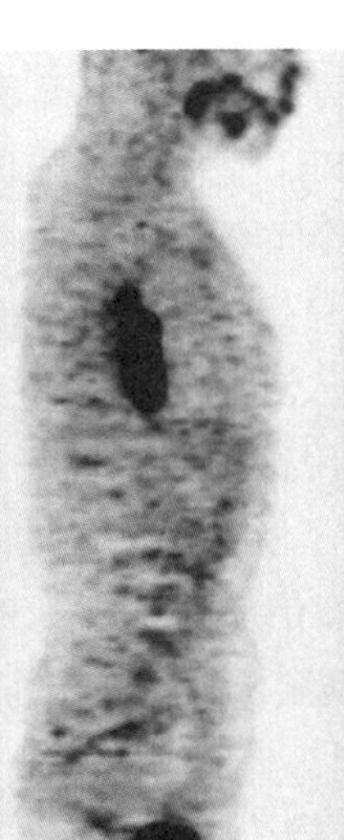
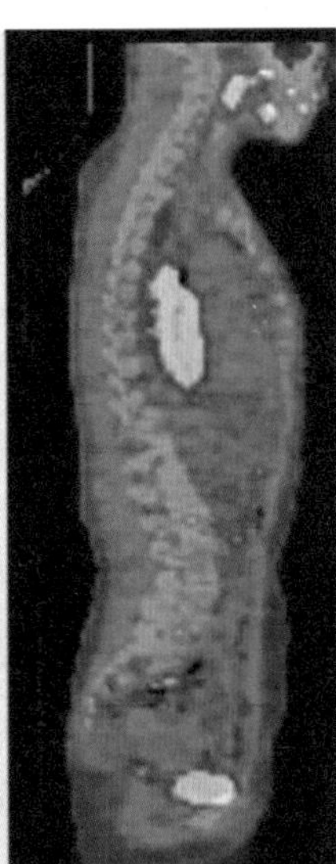

图 6-133 ^{18}F-FDG PET/CT 食管中分化鳞状细胞癌矢状位

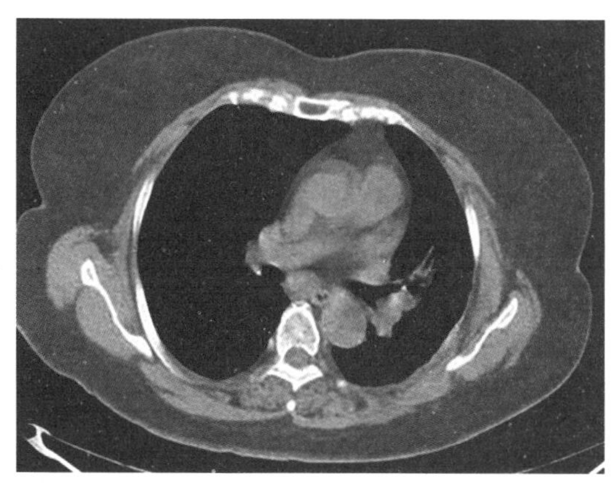

图 6-134 ^{18}F-FDG PET/CT 食管癌放疗后病变明显缩小 CT 纵隔窗

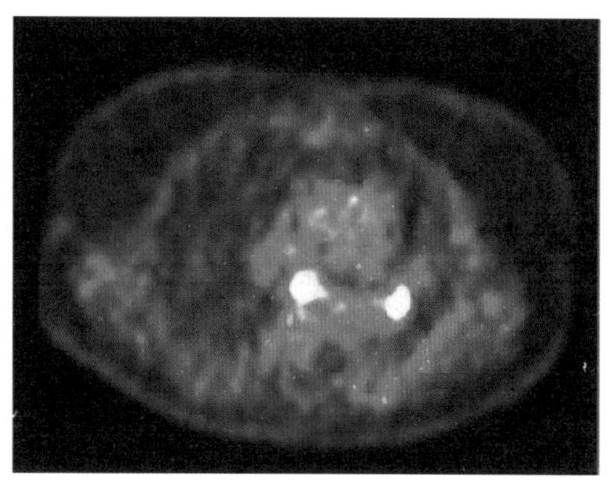

图 6-135 ^{18}F-FDG PET/CT 食管癌放疗后病变明显缩小 PET 图

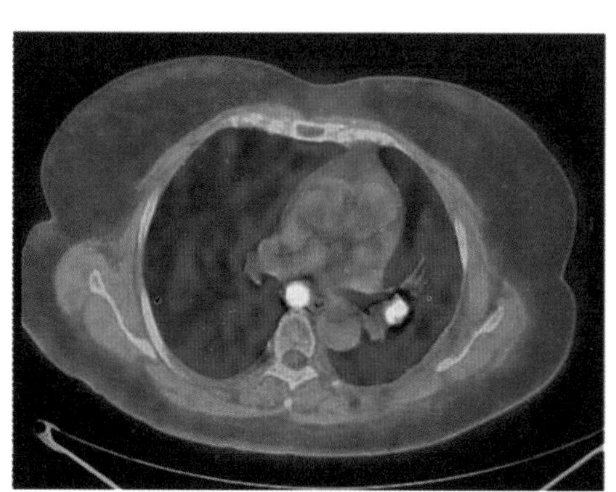

图 6-136 ^{18}F-FDG PET/CT 食管癌放疗后病变明显缩小融合图

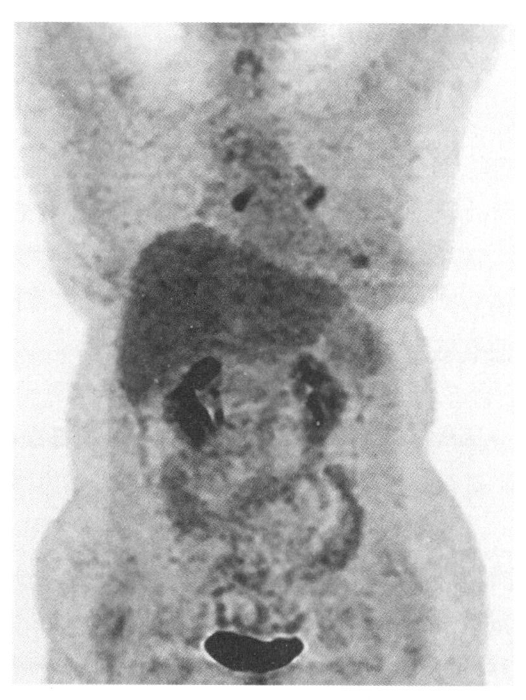

图 6-137 ^{18}F-FDG PET/CT 食管癌放疗后病变明显缩小

息。这些正是核医学、光学成像的弱点。MR 在分子影像学的应用主要包括基因表达与基因治疗成像、分子水平定量评价肿瘤血管生成、显微成像、活体细胞及分子水平评价功能性改变等方面。与 PET 成像不同的是其报告基因表达是以含铁或钆的报告探针为显像剂，对报告基因表达进行显像定位。

（1）基因的 MRI 显像：为传统的 MRI 技术和 MRS 分析技术。目前正在研究用 MRI 使信息核糖核酸成像，然后绘出蛋白分布图。MRI 主要是检测出 H^+，因此能显示含

H^+的水分子，能显示出人体内水含量差别图像。为了使 MRI 显示的分子不是在水上，可利用顺磁性离子，其能和水分子产生互相作用并产生信号。Gd（III）离子应用最广泛。weisslede 发明了一种特定技术，能产生 MRI 信号和图像。方法是将鼠肿瘤细胞表达为一种改型的膜蛋白，持续将顺磁离子泵进细胞内，在 MRI 图像上，表达此种蛋白的细胞便亮起来。 MRI 肿瘤基因显像是通过 MR 探针对导入报告基因或酶进行成像。标记基因分为两类：一类为胞内受体，包括酪氨酸酶、β-半乳糖苷酶、胞嘧啶脱氨酶、精氨酸激酶、肌酸酐激酶等；另一类为细胞表面蛋白受体，包括转铁蛋白等。肿瘤血管形成过程中新生血管某些特征性标记物水平上调，将对比剂与一些配体联接后，可与这些标记物特异性结合，这种利用免疫组化原理的成像是 MRI 在活体评估血管生成方面的一种新的研究方法。这种成像技术的优点是：可将新生血管与原有宿主血管分开；定量分析新生血管的结构和功能；还可确定血管生成抑制因子及刺激因子在时间及空间上的分布，并对其进行长期、无创伤的监测；而且这种特异性对比剂经过修饰后可转变成具有治疗性的物质，这样就使治疗和诊断合二为一。

（2）磁共振波谱显像（magnetic resonance spectroscopic imaging，MRS）：利用 MR 化学位移作用进行特定原子核及化合物的定量分析。可检测出许多与生化代谢有关的化合物，已成为研究蛋白质、核酸、多糖等生物大分子及组织、器官活体状态的有力工具。目前研究较多的信号扩增系统是亲和素 / 链霉抗生物素蛋白—生物素系统，包括 3 部分：生物素联接的抗体、亲和素联结子、生物素联接的探针。该系统可以提高亲和性及 MR 信号扩增作用。另外，预标记技术可以将比较大的 MRI 对比剂分子分割成较小成分，从而提高运输效能。

5. 超声成像 超声分子影像学是利用超声微泡造影剂介导来发现疾病早期在细胞和分子水平的变化，有利于人们更早、更准确地诊断疾病。通过此种方式也可以在患病早期进行基因治疗、药物治疗等，以期在根本上治愈疾病。

6. CT 成像 用于动物的小型 CT 和新型 CT 造影剂已成为分子影像学研究的设备之一，微小 CT（Micro-CT）提供高的空间分辨率（几十个 μm），可扫描转基因鼠或评估肺或骨组织，分辨率为 50μm 鼠的成像已获得。骨小梁样本的分辨率可达 14μm × 14μm × 14μm 像素。新型胶体铋剂是金属胶体铋 - 碘耦合物，通过血管内皮细胞靶向配体修饰，用于检测血管标记物，检测肿瘤血管生成。碘剂和铋剂的耦合使得增强效果明显提高，使探针注射剂量显著降低，敏感性升高。因此，Micro-CT 将对分子影像学发展起到重要的促进作用。

7. 多模式融合成像（Integration of multi-mode imaging） 融合技术将荧光分子断层成像（fluorescence molecular tomography，FMT）、SPECT、PET 和 CT 等多种成像技术相互交叉融合，产生了 PET-CT、FMT/CT、 FMT/MRI、PET/SPECT 和 PET-MRI 等多模式成像技术，目前已广泛应用于临床的是 PET-CT 和 PET-MRI，其他的融合成像还局限于临床前的动物实验中。

二、数字化分子影像学的诊断应用

分子影像学的优势包括：分子影像技术可将基因表达、生物信号传递等复杂的过程变成直观的图像，使人们能更好地在分子细胞水平上理解疾病的发生机制及特征；可在活体上早期、连续观察药物或基因治疗的机制和效果。为探索疾病的发生、发展和转归，评价药物的疗效中，起到连接分子生物学与临床医学之间的桥梁作用。由于分子影像偏重于疾病的基础变化、基因分子水平的异常，而不是基因分子改变的最终效应，因此，分子影像学技术在临床医学上具有早期或极早期诊断和治疗的应用价值。

（一）中枢神经系统

1. 对比剂和分子探针 C-11-［R］-PK11195（PK）与活化的小神经胶质细胞所表达的外周苯二氮受体相结合，用于检测神经炎。

2. 疾病的诊断及治疗

（1）胶质瘤：L-［甲基 -11C］- 蛋氨酸（MET）是最常用的氨基酸示踪剂，有学者应用 MET-PET 来评价中枢神经胶质瘤的分级和预测预后。研究显示，MET-PET 可用以胶质瘤的分级和预后的评价，而且 MET-PET 在预测低级别胶质瘤的生存方面优于 FDG-PET 和 MRI 检查。

（2）有谵妄症状癌症病人的 ^{1}H-MRS 研究显示：伴有骨转移的成人癌症病人具有很高的出现谵妄症状的风险，但机制不很清楚。^{1}H-MRS 有助于更好地理解谵妄症状的过程。^{1}H-MRS 可以准确地测量大脑的代谢产物，胆碱（CHo）的升高和 N 乙酰天门冬氨酸的降低说明有炎性反应和脑白质的损伤以及神经元代谢的损害。与没有出现谵妄症状的骨转移的成人癌症病人组相比，出现谵妄症状的骨转移病人中 Cho/Cr 明显增高，而 NAA/Cho 明显降低。

（3）阿尔茨海默病的 MRI：在 AD 病程的极早期轴索转运已经有损伤，转运的紊乱引起上游淀粉斑块沉积。锰剂增强磁共振成像有助于在体分析轴索转运，运用磁共振技术可以有助于无创性了解这种疾病病程中相关细胞复杂的动态变化，具有引导针对重要环节进行靶向治疗的发展前景。

（二）肿瘤的诊断及治疗

1. 对比剂和分子探针

（1）结合叶酸的超顺磁氧化铁 SPIONs 微粒（Fa-PEG-PCL-SPIONs）：水溶性肿瘤靶向是通过将疏水性的 SPIONs 装载在由聚乙二醇 - 聚己内酯（PEG-PCL）组成的微粒中，其 PEG 链远端带有叶酸。有学者将其用在 Balb/c 实验鼠中，并在 1.5T 磁共振上进行成像，在体 MRI 实验和体外组织学研究表明，Fa-PEG-PCL-SPIONs 可能在肿瘤组织中增加，说明这种微粒有可能作为高度表达叶酸受体肿瘤的 MRI 诊断的探针。

（2）新型小分子 F-18 标记的趋化因子受体 CXCR4 PET 示踪剂：趋化因子受体 CXCR4 的表达是评价预后（复发、转移和生存率）最有力的指标。CXCR4 也是肿瘤治疗的靶点之一。运用分子影像学对 CXCR4 进行成像，将是筛选抗 CXCR4 治疗的病人和监测治疗效果的重要方法。

（3）阳离子与中性微泡超声对比剂（MB）：使用微泡对比剂（MB）超声介导的声孔效应是一种很有前途的转基因治疗策略。萤火素酶质粒（pFluc）与阳离子（电势 = 28.4mV）微泡对比剂的粘附性明显高于中性微泡对比剂（电位 =–1.6mV），而且阳离子微泡对比剂可以更有效防止 DNA 酶的衰减。总的来说，使用阳离子微泡对比剂的 Fluc 活性在细胞培养和体内实验中明显高于中性微泡对比剂，而与阴性对照组相比明显降低。与中性微泡对比剂相比，用阳离子微泡对比剂进行活体基因转运，其转运量与结合的 pFluc 呈线性增长关系。

2. 疾病的诊断及治疗

（1）多模态磁共振成像和 PET 成像（水的扩散和葡萄糖代谢联合分析）：MRI-DWI 和 ^{18}F-FDG-PET 的信息相结合分析，可提高对肿瘤异质性和生物学性质的认识，同时对制定调强放疗方案或评价肿瘤的侵袭性和预后有价值。

（2）磁共振血管大小成像（MR-VSI）：新生血管的密度和大小在不同肿瘤和同一肿瘤的不同区域内均有所不同。磁共振弛豫时间测量所得到的血管大小数据与免疫组化和活体显微成像的结果有很好的相关性。因此，MR-VSI 可无创性评估肿瘤血管的平均大小。

（3）超声对比分子影像监测肿瘤脉管系统破坏引起的白细胞聚集：研究发现超声介导的微泡对比剂在小鼠肿瘤脉管系统中的破坏性可以抑制肿瘤生长。通过高振幅超声介导的微泡对比剂对血管的破坏，引起白细胞在受超声作用后的组织内的集聚明显增加。通过用超声对比分子影像技术监测超声介导的微泡对比剂对肿瘤脉管系统破坏造成的白细胞堆积，有助于更合适的制订这一有价值的治疗方案。

（4）利用分子超声成像无创性的评价短暂的肿瘤血管标记物的表达水平：分子超声影像可以对不同肿瘤在不同生长时期的血管源性标志物表达水平进行评估，肿瘤血管的生物学特点，有助于在早期诊断和对治疗监测中明确应用分子超声成像的目的。

（5）有学者用病毒载体将人转铁蛋白 H- 亚组和增强的绿色荧光蛋白（hFTH/GFP）：基因转入黑色素瘤细胞株（B16F10）内，并用 Western 印记法检测两种蛋白的表达。研究表明，基因转导和分子磁共振成像相结合是可用追踪癌细胞的生存轨迹。

（6）黑色素瘤猪模型前哨淋巴结的对比增强超声检查：在自发黑色素瘤猪模型中用对比增强超声检查前哨淋巴结（SLN），并对其良恶性定性分析。结果显示，在检出 SLN 方面，超声淋巴成像的准确性明显高于淋巴闪烁成像，超声淋巴成像可以提高对前哨淋巴结的检出率。

（三）心血管疾病

1. 对比剂和分子探针

（1）新型磁共振对比剂 - 磁性多壁碳纳米管（mMWCNTs）：新型 mM WCNTs 具有高度水溶性，在体内、体外实验证实能成功进行 MRI，很可能参与许多生物学和生物医学的应用中，包括药物运载、医学成像、癌症靶向性治疗等，在不久的将来有望成为 MRI 的一种新型对比剂。

（2）运用弹性蛋白结合对比剂 MRI 显示鼠科动物的心肌梗死：通过结扎鼠的左前降支冠脉来诱导心肌梗死，分别注射含有相等剂量的 Gd-DTPA 和弹性蛋白结合对比剂 CP-1052。结果显示，受损心肌内弹性蛋白磁共振成像有望成为评价心肌梗死有价值的方法，且有助于引导新的心肌保护性治疗方法的发展。

2. 疾病的诊断及治疗

（1）动脉粥样硬化：^{18}F 脱氧葡萄糖（FDG）PET 可以显示病人的动脉粥样硬化斑块中的炎性变化，FDG-PET 在鉴别高危斑块和监测治疗效果方面可以起到很重要的作用。

（2）采用 FDG-PET/CT 对心肌缺血性心功能不全的老年病人的心肌进行代谢成像：心肌 FDG-PET/CT 代谢成像有助于医师决定老年病人中的晚期心功能不全的治疗方案。

（3）运用多模分子成像研究：急性心肌梗死病人的心肌 $\alpha v\beta 3$ 的表达、血流和梗死范围 结果说明，^{18}FGalacto-RGD PET 可以成功显示心肌梗死后部分病人中示踪剂的摄取情况，心肌 $\alpha v\beta 3$ 表达的分子成像可能对评价心肌的血管再生和重建以及预后有价值。

（4）心脏的 ^{18}F-FDG PET 和 MRI：是鉴别心脏结节病（CS）的有效方法。

（四）消化系统

1. 对比剂和分子探针

（1）纳米微粒磁共振结肠成像：两种对比剂，一种是将 Gd-DTPA 装载在结肠可吸收的固体脂质纳米颗粒（SLNs）中组装成 Gd-SLNs，用于 MRI；另一种是将硬脂胺 - 异硫氰基荧光素（ODA-FITC）装载在 SLNs 内组装成 Gd-FITC-SLNs，用于组织学观察。将先进的磁共振技术和纳米技术相结合的纳米微粒磁共振结肠成像为结直肠疾病的诊断治疗开辟了一条新的道路。

（2）一种新型的纳米微粒 T1 对比剂——中空氧化锰纳米微粒（HMONs）：是一种具有较大表面面积的纳米胶体，在磁共振成像和药物运载方面有很大的应用前景。HMONs 将可以作为运载治疗肝细胞癌（HCC）药物的磁共振成像造影。

（3）光学成像在炎性肠病的诊断和治疗效果监测：有学者用 Cy5.5 标记 MRP14 抗体或免疫球蛋白 G（IGG，非特异性调控）并将其应用于光学成像中，对炎性肠病（IBD）进行动态监测。结果显示，荧光介导体层摄影中运用抗 MRP-Cy5.5 可以较敏感和特异地在活体中观察巨噬细胞的活性，被认为是一种在活体中炎性疾病检查的一种合适探针。

2. 疾病的诊断和治疗

（1）针对结肠直肠癌细胞内特异、固定的突变位点的分子靶向治疗：荧光探针的光学分子影像是帮助我们进一步了解结直肠癌的新成像方法。对于常规化疗，采用针对磷脂丝氨酸，半胱天冬酶 -2 和下调的叶酸受体进行成像，对于以血管生长因子受体、内皮生长因子受体、COX-2 和 HER-2/neu 受体作为靶点的分子靶向化疗，应用靶向和激活探针进行成像。

（2）经导管灌注（TRIP）磁共振成像对肝癌 TACE 过程中的药物输送进行定量预测：结果说明，TACE 术前的 TRIP-MRI 可以为 TACE 的药物分布提供一个量化的生物指标，有助于放射介入医师确定合适的导管位置。

（3）CT、MR 引导的射频消融：MSCT 对肝脏进行成像，对 CT 图像中的不同 CT 值（HU）进行定量分析并将其用于计算温度射频（RF）消融是最常用的热治疗法，实时的无创性检测消融区域的温度可以提高射频消融的效率。因此，这种方法可成为无创性监测肝癌射频消融中温度的工具。也有学者在射频消融中应用磁共振质子共振频率位移温度测量法实时检测肝内血管灌注调节的组织冷却即冷却效应。在射频消融中可以应用磁共振质子共振频率位移温度测量法实时检测冷却效应，可以帮助射频探针在 MR 引导下进行复位并提高准确性。

（4）将 CT 引导下碘 -125 粒子植入与吉西他滨全身化疗相结合治疗不可切除的胰腺癌：是一种安全微创的治疗方案，改善了局部的情况、控制了复发，相对延长了生存时间。

（5）钆塞酸二钠（Gd-EOB-DTPA）：是一种用于肝细胞成像的新型磁共振对比剂，它可以作为检查肝癌的示踪剂。

（五）泌尿生殖系统

1. 膀胱癌分子影像学 氨基化合物质子传递磁共振成像（APT-MRI），通过氨基化合物质子传化率图能够帮助对膀胱肿瘤和转移性淋巴结进行准确定位，可以作为临床上肿瘤特性的指标，用于临床治疗计划的制定和肿瘤治疗效果的评估。

2. DWI 的 ADC 值诊断不同组织类型恶性肾脏肿瘤 3TDWI 在鉴别不同组织类型的恶性肾脏肿瘤方面为常规磁共振成像序列提供更多有用的信息。

（六）肌骨系统

通过氟脱氧葡萄（FDG）和氟化钠（NaF）来研究骨肿瘤的代谢特点，在射频消融切除术后，所有病灶处的 FDG 和 NaFPET 代谢均转为正常和氟化物活性的恢复与症状的缓解密切相关，可以说明射频消融切除术（RFA）的彻底性。

（七）乳腺

1. 对比剂及探针

（1）VEGFR2 靶向微泡对比剂：用于乳腺癌转移灶的超声成像。

（2）VEGFR3-USPIO 乳腺癌靶向 MRI（1.5T）成像：VEGFR3-USPIO 因具有体积小、低的细胞毒性和特异分子靶向性等特点，因而能适用于体内肿瘤成像。

2. 诊断及治疗

（1）乳腺伽马成像：是一个相对较新的核医学技术，采用乳腺钼钯配置中的小视野伽马相机，为乳腺的功能成像提供高分辨力图像。乳腺显影剂为 ^{99m}Tc-MIBI。采用该技术检测乳腺的敏感度与乳腺 MRI 相似。

（2）乳腺特异性的伽马成像（BSGI）：是乳腺影像检查的一部分，有助于评价病灶的范围并且可以帮助制订手术方案。

（3）运用正电子发射乳腺成像技术对乳腺癌和腋窝病灶进行定量分析：正电子发射乳腺成像双时相定量分析提高了检出乳腺和腋窝病灶的敏感性，肿瘤的摄取示踪剂的特点可能与肿瘤的分级有关，因此有助于评价预后。

（4）乳腺癌中葡萄糖转运蛋白 1（GLUT1）基因多态性和 18FDG 的摄取及肿瘤侵袭性的关系：结果表明，葡萄糖转运蛋白 1（GLUT1）基因的 XbaIG>T 单核核苷酸多态性引起的 ^{18}FDG 摄取增加与高级别或生长旺活跃的肿瘤密切相关。这种基因变异可能通过调节癌细胞对葡萄糖获取的能力以及提高生长速率从而提高肿瘤的侵袭性。

（5）MRS 评价乳腺癌化疗后的效果：含有胆碱的化合物（tCho）的整数值和信噪比（SNR）可以评价化疗对乳腺癌的治疗效果，以及淋巴转移情况。

（6）乳腺分子影像（MBI）：注射 20 毫居里 ^{99m}Tc-MIBI 后采用双探头伽马相机成像，表明 MBI 是筛查钼靶显示为组织致密型乳腺的有效补充方法，可以避免对病人不必要的过度检查。

（7）PET/CT 对炎性乳腺癌的分析：PET/CT 上获得的标准摄取值（SUV）在监测新辅助化疗对炎性乳腺癌病人的治疗效果和预测总体存活数上有一定作用。

（八）其他

采用 31P-MRS 对弥漫性大 B 细胞病人接受标准常规治疗之前的局部病灶进行波谱成像：研究磷酰乙醇胺（Etn-P）、胆碱磷酯（Cho-P）和三磷酸腺苷（ATP）的共振强度，计算治疗前的与代谢相关的 [EtnP+ChoP]/NTP 比值（PMR）。分析 PMR 和国际预后指数（IPI）单独和相结合对评价两种治疗的结果、治疗的长期缓解（LTRT）以及无药生存期（DFS）的能力。结果显示，采用 31P-MRS 对弥漫性大 B 细胞病人接受标准常规治疗之前的局部病灶进行波谱成像，经计算得出的 PMR 可以对接受标准治疗方案的弥漫大 B 细胞淋巴瘤病人的两项能反映治疗结果的客观值（对治疗的长期缓解和无药生存时间）进行评估，特别是与 IPI 相结合的情况下。

三、数字化分子影像学的应用展望

分子影像学是近几年兴起的一门学科，分子影像学研究的成果，在未来 10 年会对生命科学的各个领域产生直接影响，有助于从分子水平对疾病机制及其特征更好的理解和早期监测，同时还可实现对治疗反应的认识和评估。如对肿瘤，能用更特异的参数来提高其诊断的准确性和可靠性，而且在肿瘤病人出现临床症状前即可从分子水平上确定有无癌症。分子影像和基因治疗等新的手段结合，可在分子水平对疗效进行监控和评判，并对体内药物的运输和新药的使用做出更好的筛选。随着分子影像学的发展，最重要的是开发新的探针和新的影像技术，特别是内源性基因探针；其次是建立小动物的成像技术，为动物实验打下基础；再者就是研究高效、低毒的转染技术，使外源性报告基因有效进入体内，并保持高的活性。如果能够方便地对内源性基因显像，就有可能在分子／基因水平了解肿瘤的发生与发展，尽早诊断肿瘤并进行肿瘤的基因治疗。影像技术的发展依赖于检测设备具有更高的分辨率与敏感性。这些工作需要分子生物学、细胞生物学、生物医学工程、影像学以及临床医学等相关学科共同努力，分子影像学将具有非常美好的前景。相信不久的将来，分子影像学将在临床工作中发挥越来越重要的作用。

本章小结

DR 通常用于体检、入院病人常规检查、床旁检查、急诊检查、创伤检查、造影检查、乳腺疾病的诊断。多层螺旋 CT 强大的图像后处理技术使其广泛应用于临床各系统疾病的诊断和导向治疗，主要包括平扫、增强、再现技术、多平面重建 、曲面重建 、血管探针技术、CTA、仿真内镜成像、灌注成像等。数字减影血管造影为数字化介入放射学诊断和治疗技术，根据导向设备的不同，可分为 X 线介入技术、超声介入技术、CT 介入技术和 MRI 介入技术，主要包括成形术、栓塞术、动脉内药物灌注术、经皮穿刺体腔减压术、经皮针刺活检术、消融术等，按照介入治疗的途径不同，它可分为血管性和非血管性介入诊断和治疗技术。超声诊断为内脏、软组织病变的首选检查方法，借助于腔内探头、术中探头，有助于微小病变的早期发现，肿瘤侵犯范围的精确定位，有无周围淋巴结的转移、肿瘤的分期和制订治疗方案等，超声引导的介入性诊断与治疗，提高了临床的诊治水平。MRI 图像后处理功能强大，包括 T_1 加权像、质子加权像、T_2 加权像及其抑脂、抑水技术、平扫、增强、MRA、水成像、功能磁共振成像 fMRI（即灌注加权成像、扩散加权成像、扩散张量成像、脑活动功能成像）、波谱分析、仿真内镜成像、磁敏感加权成像、神经根显像等等，用于各系统疾病的诊断和导向治疗。磁共振精准导航高强度聚焦超声精准治疗为无创性手术治疗新技术。数字化核医学显像是利用放射性核素或同位素示踪原理构成影像，包括 ECT、SPECT、PET、PET/CT、PET/MRI，主要用于良、恶性肿瘤的诊断、肿瘤的分期、分级、疗效监测和疗效评价等方面。分子影像学是借助分子探针来完成的技术，在临床医学上具有早期或极早期诊断和治疗的应用价值。

（刘　军）

思考题

1. 数字化核医学包括哪些主要技术？主要的临床应用价值是什么？

2. 磁共振的主要成像技术有哪些？主要的临床应用价值是什么？最新的无创性手术治疗技术是什么？

3. 超声诊断为何部病变的首选检查方法？主要的临床应用价值是什么？

4. 数字减影血管造影和数字化介入放射学的关系是什么？导向设备有哪些？主要包括哪些诊断和治疗技术？

5. 多层螺旋 CT 包括哪些主要成像技术？主要的临床应用价值是什么？

第七章

数字医学在外科手术中的应用

数字医学实现了外科疾病解剖数字化、诊断程序化和手术可视化。人体脏器的三维重建对外科疾病的临床诊断，手术规划及术中指导具有重要的意义，可以准确定位病灶及其与临近脉管的解剖关系，进而准确判断病灶的可切除性。手术仿真系统应用于手术规划、手术演练和术中指导，对于术前制定最佳手术方案和保证手术成功具有重要作用。手术导航的数字化、实时化、智能化是未来发展的方向，导航系统的自动认知模式将会进一步提高手术的实用性和效率。同时数字医学能有效评估乳腺恶性肿瘤前哨淋巴结是否受累，进而实时指导手术；也促进了整形外科的定量化和精确化。这些在本章中作了详细介绍。

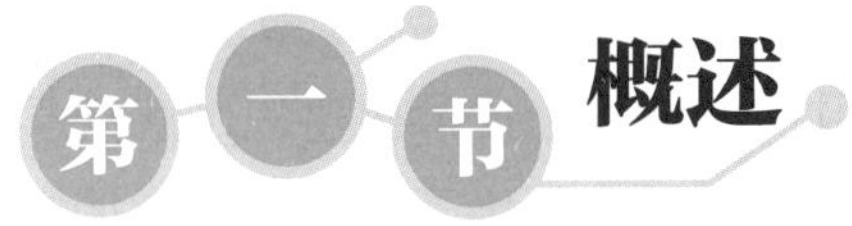

第一节 概述

数字医学技术为外科学的发展带来了新的思路和契机。在 CT、MRI 等影像学检查的基础上，通过计算机技术将收集到的原始二维解剖图像转变成三维可视化图像，从而使医务工作者对研究对象有更加清晰、直观的认识，也可同时进行虚拟仿真研究，帮助医师更加准确地认识和鉴别疾病并进行针对性的治疗操作。

数字医学在外科手术中的应用主要表现为计算机辅助外科手术的开展。个体化、精确化和微创化是外科学发展的趋势，而数字医学正好符合这一要求，能为医师提供精确的个体化数据以满足治疗的需要。目前已成功应用于临床的，如影像重建技术、虚拟现实仿真技术、手术导航技术等都是以前从未有过的医学新事物，与原有的医学理论、技术操作大不相同。这就需要医务工作者了解、认识和熟悉这一新生事物，并掌握该技术，以使其更好地应用于临床。

一、计算机辅助外科手术

计算机辅助外科手术（computer assisted surgery，CAS）是指利用计算机技术进行手术前规划，并指导或辅助外科手术的施行，一般包括：①在术前借助 CT、MRI 等影像学资料，构建虚拟的病人图像；②对图像进行深度分析和处理；③进行术前诊断与规划，手术步骤的模拟；④手术导航；⑤机器人手术。在传统的外科手术中，手术医师根据不同的病情，依据其经验形成大致的手术方案，然后在实际手术中进行不断修正，直至手术完成。这种手术方案依赖于医师个人的临床经验与技能，考虑到术中可能会发生解剖结构改变或其他突发事件，因此，手术效果具有较大的随机性和不确定性。随着医学图像设备的进步，疾病的诊断已经实现了数字化。为了有效地将这些设备提供的信息与外科医师的主动性结合起来，早在 1986 年，日本、美国和瑞士几乎同时开发了由交互式二维 CT 机组成的导航设备，这成为最初的 CAS。CAS 的出现要归功于立体定位技术和成像技术的发展，以及将二者结合的尝试。通过现代计算机技术的虚拟现实技术，可建立个体化的人体病理结构模型和用于术式及具体手术方式评估的虚拟手术模型。主刀医师先将其构思的手术方案输入计算机，结合采集到的术前医学影像信息，经计算机系统等处理后形成三维图像，利用医学图像数据和虚拟手术系统合理定量地制定个体化、精密的手术方案，这对选择最佳手术入路、减小手术损伤、避免对邻近组织的损害、提高病灶定位精度、执行复杂外科手术和提高手术成功率等十分有益。

（一）虚拟现实技术和仿真手术

通过医学影像技术搜集基础二维图像信息，运用三维可视化技术构建三维解剖学模型，让外科医师能根据手术需要对模型进行移动、旋转、透明化等操作，任意调整观察角度，更加直观地了解病灶。再通过虚拟现实（virtual reality，VR）交互技术进行模拟手术，对手术方案进行反复操作并不断修正，这使得外科手术由以前的“一刀定成败”，变为术前可反复“彩排”，可显著降低手术风险、减少术中决策时间，提高了手术成功率。VR 技术是通过计算机技术和仿真技术相结合生成逼真的视觉、听觉、触觉等虚拟现实的多媒体环境。利用计算机及专用的软、硬件设备对人的五感进行模拟，从而产生一种具有真实感的仿真环境，使用户身临其境，并能够与之发生交互作用，在临床教学、疾病诊断、假体植入、手术模拟、康复保健、远程医疗等方面有着广阔的应用前景。

早期的外科手术模拟系统缺乏触觉反馈，现阶段多数手术模拟系统有如下特点：由单一的结构器官辨识向系统解剖方向发展，由平面显示向三维方向发展，由“只能看”向“还能动”的虚拟解剖方向发展。在手术器械上加上反馈装置后，受训者不但可以从虚拟眼镜中看到手术部位，还可以感觉到虚拟病人的肢体和器官。通过训练，医师可以提高手术技巧，积累手术经验。不受伦理约束和资源缺乏的影响，既降低了成本，又提高了医疗质量。利用计算机图形、医学图像与 VR 技术，进行模拟、指导外科手术所涉及的各种过程，在时间段上包括术前、术中、术后整个过程，在实现的目的上有手术计划制定、手术排练演习、手术教学、手术技能训练、术中引导手术、术后康复等。

1. 手术培训 虚拟现实系统可提供理想的培训平台，受训医师观察高分辨率三维人体图像，并通过触觉工作台模拟触觉，让受训者在切割组织时感受到器械的压力，使手术者操作的感觉就像在真实的人体上手术一样，既不会对病人造成生命危险，又可以重现高风险、低概率的手术病例，可供培训对象反复练习。

2. 手术预演 虚拟手术系统可以使得医师依靠术前获得的医学影像信息建立三维模型，在计算机建立的虚拟环境中设计手术过程以及进刀的部位、角度等，预演手术的整个过程以便事先发现手术中的问题。

3. 术中导航 将计算机处理的三维模型与实际手术进行定位匹配，使得医师看到的图像既有实际图像，又叠加了图形，引导医师进行手术。

4. 远程干预 虚拟手术与远程干预将能够使在手术室中的外科医师实时地获得远程专家的交互式会诊。交互工具可以使顾问医师把靶点投影于病人身上来指导主刀外科医师的操作，或通过遥控帮助操纵仪器；远程手术系统是根据遥感和机器人等技术将远程传送来的图像仿真成手术场景，手术医师在此场景下进行手术操作，传感器将医师的操作控制信号传送到手术目的地，控制手术目的地的手术机器人或机器手完成手术，虚拟手术是利用计算机对临床外科手术进行模拟与仿真。

（二）手术导航系统

虽然在术前已经做了精细的手术规划，选择了最佳的手术方案，但是在实际手术中，预定手术方案的实施又依赖于实时、可靠的术中导航系统。手术导航系统是将病人术前或术中影像数据和手术床上病人解剖结构准确对应，手术中跟踪手术器械并将手术器械的位置在病人影像上以虚拟探针的形式实时更新显示，使医师对手术器械相对病人解剖结构的位置一目了然，使外科手术更快速、更精确、更安全。

手术导航技术是 CAS 中不可缺少的组成部分，其优点有：①手术部位深层可视化。通过术前医学图像的三维重建技术，可把病人的空间立体结构特别是深层结构显示出来，使医师更直观地、更充分地了解患部结构，扩大了医师的视野。②手术的精确化。医师可在术前重建的三维模型上开展精确的手术规划，术中通过实时跟踪及图像引导按术前规划的手术方案实施手术，提高精度。③外科手术微创化。术前的三维重建及可视化提供给医师足够的视野和患部信息，术中只需微小切口即可实施手术，避免了传统手术中手术部位的大面积暴露。

二、数字医学在外科手术中的应用

随着数字医学的推广应用，使一些因无法明确显示而难以诊断的疾病得以准确诊断，一些以往无法进行的手术操作得以实施，有效提高了疾病的诊治水平。如今数字医学已在临床上展露出勃勃生机，在普通外科、神经外科、骨科等众多临床学科中得到了广泛的应用，辅助实现以最小创伤侵袭、最大脏器保护、最低医疗耗费、获得最佳治疗效果的临床外科治疗目标。

（一）普通外科

1. 肝胆外科 传统肝切除手术术前评估大多采用2D影像资料（B超、CT、MRI等），很难对肝内管道、肿瘤、肝段血管进行细致、准确地分析，无法在术前准确评估切除范围，不能在根治性切除肿瘤的同时保证肝脏代偿功能。由三维手术模拟系统对断层影像资料进行三维重建和体积计算，个性化的设计手术入路，规划切除边界，使肝胆外科医师能够立体化、多角度、全方位地观察病灶部位、形态及大小，由此制订出精密的手术方案。这样的手术模式能够在保证治疗效果的同时，最大限度地增大预留肝脏体积，保证肝脏代偿，为伴有活动性肝炎、肝硬化等急慢性肝损害的病人肝功能恢复提供保障。

肝门部胆管癌占肝外胆道恶性肿瘤的 60%~70%，且发病率呈逐年上升趋势，根治性切除是病人获得长期生存的唯一途径。由于肝门部胆管癌具有高侵袭性，手术极具挑战性，因此，手术前需要了解肿瘤与血管、胆道及肝脏等的关系。CAS 能将 CT 二维图像重建成三维可视化结构，清晰地立体显示的肝脏血管及扩张肝内外胆道，尤其是真实反映肿瘤的毗邻关系及浸润程度，而且可提高肝门部胆管癌的早期诊断率。

在肝胆管结石的诊断方面，三维可视化技术可以清晰再现病人肝脏的立体形态和有无肥大或萎缩；肝内一、二、三级胆管树的三维立体形态，胆管扩张或狭窄的状况；结石的数量、大小及在肝内外胆管的分布情况。结合仿真手术，可以确定最佳的手术方案和路径，选择合理有效的治疗方式，达到最满意的手术效果。

肝移植是治疗终末期肝病及肝癌的有效手段。由于肝源的短缺，活体肝移植成为替代尸体供肝移植的一种新的方式。活体肝移植不仅要求受体移植成功，同时还要确保供体的安全，术前对供体肝内管道结构的详细评估对手术方案的制订至关重要。三维重建和可视化仿真手术有助于手术医师感受个体化活体肝移植手术环境，了解肝脏及其管道系统的解剖结构和相互的空间结构，并演练手术步骤，甚至可对不同手术方案进行比较，选择最佳方案，达到提高手术成功率和降低手术并发症发生率的目的。

2. 胰腺外科 胰腺外科手术是现代外科学的难点，其困难之处不仅源于胰腺本身的结构特点，更重要的是胰腺与十二指肠、胆总管、门静脉及肠系膜上动、静脉紧密而复杂多变的结构关系。通过现代仪器设备进行胰腺及胰周结构的三维重建，显示胰腺肿瘤和胰周血管之间的关系，从任意角度显示胰腺、十二指肠、胆总管、下腔静脉、门静脉主干及主要属支、腹主动脉、腹腔干及分支、肠系膜上动脉的结构关系；通过不同透明度的设置，对深层结构进行细致观察。在此基础上可以研究胰腺的任意角度切割，将为胰腺虚拟手术的发展打下坚实的基础。通过 3D 模型能多维度观察肿瘤形态、血管形态及走行等情况，充分评估肿瘤的可切除性，详尽了解变异肝动脉的走行、是否经过胰腺实质及肿瘤浸润包绕情况，选择合理的手术方案，是精确施行外科手术，减少手术中意外损伤的有效措施。

3. 血管外科 数字医学技术在血管外科的应用，优势明显。下腔静脉是人体最大的静脉，由左、右髂总静脉汇合而成，收集下肢、盆部和腹部的静脉血。正常下腔静脉共由肝段、肾前段、肾段和肾后段 4 段组成，发育异常时，可形成多种变异，包括左下腔静脉、双下腔静脉、下腔静脉肝后段缺失及左肾静脉畸形等。随着临床腹膜后手术如腹主动脉瘤切除、腹膜后肿瘤切除及腹主动脉旁淋巴结切除等手术及下腔静脉介入疗法等的开展，需要了解更多与下腔静脉相关的应用解剖学知识，尤其是解剖学变异对临床工作有着重大意义，应予以重视：①行肾切除术时，处理肾蒂时应注意有无下腔静脉变异，切勿损伤左侧下腔静脉；②行广泛性子宫切除术 + 盆腔淋巴结切除术时，要注意变异的下腔静脉，切勿在电切分离淋巴结时损伤变异的下腔静脉；③在影像二维诊断上，要注意双下腔静脉与左下腔静脉、左侧扩张的生殖腺静脉、增大的脊柱旁淋巴结及多脾综合征相鉴别。血管造影术曾作为血管检查的“金标准”，因其操作复杂和有创，已逐渐被超声、CT 及 MRI 等非侵入性检查所替代，但是它们唯一的缺憾是其二维性、断层性。使用数字医学技术重建出的三维图像，使病人的病情能更形象、具体直观地展现在病人及其家属的面前，使诊断更为明确。其不仅重现了人体静脉的立体整体观，而且通过软件测量功能，可任意时间对血管的长度，管径，夹角等解剖学参数进行精确的测量，进而精准的描述变异的下腔静脉在人体中的走行情况，为手术中避免不必要的血管损伤提供帮助。

（二）神经外科

近年来，随着功能神经导航和术中成像技术的发展，神经外科手术尤其是脑实质内病变的手术取得了重大突破。由此在微侵袭神经外科的基础上发展出了精准神经外科理念，其以显微神经外科为技术基础，结合最新的术中导航和术中成像技术，代表了神经外科的发展方向。在手术前，通过 CT、MRI 等方式获取医学影像构建病灶的三维模型，从而确定肿瘤良恶性、肿瘤及其周围组织血流的情况、肿瘤是否浸润到血管、白质纤维束走向、区分肿瘤边界等。完成数据采集分析后，就能确定手术方式与路线，并进行手术模拟。在手术中，目前主要应用 B 超、开放型 MRI、移动式 CT 等结合神经导航系统进行术中导航。近年来，B 超图像质量不断提高，相比于术中 MRI，无需专门的手术房间、手术器械，具有方便、快速、观测实时及经济等优点。但由于颅骨对声波衰减有干扰作用，必须开颅后在硬膜外使用，不利于手术入路设计与切口选择，且超声提供的图像为扇形解剖，空间定位与对比度差，术中所用明胶和脑棉片产生伪影，使主刀医师产生错误判断。移动式 CT 体积小、移动性能好，对周围环境、手术器械要求不高，费用低廉；结合神经导航系统，能真正做到实时导航，减少影像漂移，在全切肿瘤的同时，保护重要结构。但 CT 使用对病人与医师的放射性损伤仍然需要考虑。开放式 MRI 与超声、CT 相比，具有更高的分辨率，尤其是对后颅窝的病灶显像较 CT 清晰，无放射性损伤，可任意平面扫描，能提供更多功能信息。但是术中 MRI 对使用环境要求较高，手术器械、监护设备需要防磁，对病人来说经济负担较重。不同术中导航方式各有优劣，应根据实际手术要求进行选择。医师规划手术过程时，能通过探针模拟器投射激光束直达病灶，调整光束空间位置和进入方向，全方位观察探针和正常组织位置关系，确认手术对其破坏程度。虽然该技术有一定应用前景，但在神经外科手术领域尚未得到推广。

杏仁核受损或功能异常与癫痫、帕金森病、抑郁、应激障碍等均有密切关系。同时多种疾病均能引起杏仁核的体积变化。因此，杏仁核的形态学及正常体积参数对神经科学研究和临床应用有指导意义。目前对杏仁核的解剖边界的界定方法较多，通过数字医学技术应用三维切面和三维标尺分割脑部同一部位，从而可以使杏仁核与其他基团重叠的部位准确区分。通过冠状面、矢状面及水平面三维定位，能更清楚地界定杏仁内界、外界及前后界，得出来的三维图像及测量值更为准确。利用计算机技术对二维切片医学图像进行分析及处理，如对人体器官、软组织和病变体的分割提取，然后进行三维重建和三维测量分析等，这使医师能够有效地参与数据的处理与分析过程，便于医师从多角度、多层次进行观察和分析。

脑出血是神经外科的急危重症。随着精准医学理念的发展，微创血肿穿刺引流术因其简单、安全、快速、损伤小的优势应用越来越多。准确而安全的穿刺是保证疗效和预防并发症的关键，但是临床上因为 CT 定位误差、术者操作偏差、病人个体差异等因素均可引起穿刺方向、距离等出现偏移，导致穿刺失败。借助于数字化医学及 3D 生物打印技术的快速发展，利用数字化设计和3D打印技术研制个体化导板，可以实现了个体化的微创血肿穿刺手术。

（三）妇产科

数字医学在妇产科疑难病例的诊疗、妇科肿瘤供血系统的重建和评估、个体化的解剖结构重建、手术难度的术前评估、最佳手术路径的选择、分娩模型的建立等方面展示出了强大的潜力和广阔的应用前景，有力地推动医学快速发展。

1. 女性骨盆 女性盆腔是支持躯体和保护盆腔脏器的重要器官，又是胎儿娩出的骨产道，其结构复杂，不仅涉及泌尿、生殖及消化三大系统在内的多个组织器官，还包括血管、神经、骨盆以及肌肉等多种成分。采用MRI图像进行女性骨盆的三维重建，不仅骶尾骨及双侧髋骨层次分明，而且骶岬、骶孔、坐骨棘等精细解剖结构也均可清晰可辨，具有立体感强、结构完整、解剖标识定位准确和可重复进行三维测量等诸多优点，其研究结果对于制定分娩计划及剖宫产的选择具有积极的指导意义。此外，术前对病人骨盆进行精确地三维测量，可以较好地预测腹腔镜下直肠癌等盆底恶性肿瘤手术的复杂程度、手术时间及术中出血情况等。

2. 盆腔血管系统 盆腔动脉介入治疗已经在如子宫肌瘤、产后盆腔损伤相关的出血、不适于手术的局部晚期盆腔肿瘤、或者盆腔动静脉畸形等疾病中得到广泛应用。动脉插管是盆腔动脉介入治疗的关键步骤。只有熟悉血管的分型情况，才能准确快速地进行选择性插管，从而减少手术时间、术中不必要的损伤及病人术中接受的X线辐射量。通过基于CTA的三维重建技术，手术医师在术前即可了解髂内动脉的分支情况，从而可以大大减少手术操作时间及病人接受X线辐射的时间，使手术过程变得安全、迅速。女性盆腔除了丰富的动脉系统，还包括复杂的静脉系统及交通支，其与盆腔手术难度及术中出血密切相关。三维可视化的静脉模型与盆腔动脉模型、输尿管模型配准后，能清楚识别输尿管走行与盆腔静脉之间的毗邻关系，还可以进行任意角度的旋转，测量各段脉管的长度及距离，这对于减少盆腔淋巴结清扫术中的血管损伤和出血具有积极的指导意义。此外，构建的子宫静脉血管网模型提示阴道旁组织复合体周围有较多粗大的静脉交通支，此外在宫颈癌手术切除阴道的过程中容易出血，术中应仔细操作和彻底止血。

（四）骨科

数字骨科医学遵循通过精确术前评估，精密手术规划，精工手术作业，精良术后处理，达到最佳治疗效果。它与传统经验骨科医学手术相比，具备多方面的优越性，包括精准性、安全性、预知性和可重复性。利用数字骨科医学在术前设计手术方案，择优模拟实施，预测术后效果，选择最佳方案实施，可最大限度避免医源性失误。

1. 创伤骨科 对于创伤骨科手术、尤其是长骨骨折髓内钉内固定手术而言，通过CAS，医师可根据系统提供的C型臂图像拼接功能获得骨骼全景图像，然后根据该图像进行手术规划，包括：髓内钉型号的选择（长度、直径）、入点位置和方向的合理性分析、骨折复位信息分析等，并在2D/3D交互环境下进行虚拟置入仿真，确定最佳的置入路径，最后可利用术中导航技术进行髓内钉远端锁钉的精确置入，大幅减少术中X线透视时间，实现创伤骨科手术微创化和智能化。

2. 关节骨科 膝关节是人体最大、最复杂的关节，其复杂的解剖结构和运动方式致使其成为最易受损伤的关节之一。通过数字医学技术构建膝关节生物力学模型，利用有限元法真实再现膝关节的情况，为膝关节生物力学研究和虚拟手术的开展提供了必要的条件，指导实际手术的实施。

3. 脊柱骨科 计算机导航技术在脊柱外科应用最广泛，而且发展最快。目前，主要有3种类型的手术计划涉及导航系统。一个是容积图像的使用，如电脑断层扫描，磁共振成像；另一种是利用术中透视图像；最后一种是利用动力学信息关节或骨骼形态的目标信息。脊柱外科常规手术通过较大的暴露内部的结构，避免对毗邻的血管、神经、重要组织的损伤，而微创的理念是通过较少的损伤达到解决目标节段的问题、重建稳定性的目的。减少手术暴露的创面，提高了手术的难度和风险性，要求临床医师术前对病人的三维结构的了解更为精准。医学有限元分析可以在实现三维重建的同时，分析力学分布、内固定后生物力学性能等功能。良好的术前计算机内病变脊柱节段三维重建的实现，为精确诊断、术前评估提供了有利的数据资料。基于活人体数据的数字腰椎模型、模拟内镜置镜模型，可以实现“脊柱仿真内镜”操作，导航脊柱内镜手术，还可以对虚拟脊柱目标节段或部位进行相应的减压、截骨、内固定、融合等手术操作，提高术者操作过程中对于解剖结构、目标节段部位、主要操作过程的熟悉，避免由于脊柱微创手术操作中解剖结构不熟悉、部位不准确及操作过程引起过多的损伤等问题。术中通过先进的定位系统，进行配准、定位、导航过程。医师通过计算机屏幕上的指导进行预先计划的过程操作，可以看到常规手术不能看见的周边组织和深层组织，按照术前确定的切割路径和工具位置，精准施行手术过程，如椎弓根螺钉的准确置入，实现手术的精确化和微创化。

4. 骨科肿瘤 在骨盆肿瘤的切除中，由于骨盆解剖结构复杂，与周围脏器、神经、血管紧密联系，手术难度很大，切除后骨缺损的修复也十分困难。数字化技术的进步使骨盆肿瘤的手术治疗有了新发展。在术前构建骨盆肿瘤病变部位及肿瘤浸润范围的三维解剖模型，就能确定适宜的手术切除边界。在此基础上，借由计算机辅助制造技术、快速成型技术制作肿瘤切除辅助模板和异体骨修剪模板，辅助切除肿瘤以及修剪异体骨，明显缩短了手术时间。精准的手术模式有效减少了术中出血，降低了术后并发症的发生率，提高了病人术后生活质量。

（五）整形外科

对于颅颌面整形外科手术而言，由于其难度高，危险性大，而且必须容貌与功能兼顾，这就要求在对颅颌面结构的位置关系进行精确的术前测量分析，且能通过手术规划与模拟选择最佳手术方案，并在手术前预测出手术后可能的矫治效果，否则将会造成难以弥补的损失和后果。通过CAS，医师可根据术前医学图像数据重建病人颅颌面三维模型，在此基础上，进行 2D/3D 交互式测量分析与手术规划。

1. 面部整形 在中国有较大人群向整形外科医师提出了颧骨缩小整形的要求，适宜的截骨量和截骨角度，避免手术并发症的发生是手术成功的关键。根据三维测量结果提出了截骨设计方案，为医师提供了客观、准确、科学的诊断，有效减少由于截骨线侵入上颌窦外侧壁，损伤下颌关节，造成上颌窦炎症和下颌关节功能紊乱等并发症。进行性半侧颜面萎缩是一种以皮肤、皮下组织、肌肉及骨结构萎缩为特征的后天畸形。不仅影响病人容貌，而且影响心理和社会活动，必须进行修复。手术方式包括自体脂肪游离移植充填、吻合血管的组织瓣移植、带血管蒂的组织移植、牵张成骨等。显微外科技术以及数字化技术的进展为修复半侧颜面萎缩提供了良好的方法选择及技术保证，行显微外科血管吻合时，通常要选择直径合适的血管，才能保证手术顺利完成。数字化技术能为皮瓣移植提供更具体的血管来源（包括血管类型、血管蒂长度、血供形式，以及穿支血管类型、数量、位置）、血供范围（包括皮瓣的面积）等，为临床提供具体数据。

2. 口腔整形 对于口腔种植手术而言，通过CAS可清楚显示种植颌骨的牙槽骨高度、宽度、形状、骨缺损的准确位置、骨质密度、颏孔的位置、下牙槽神经管的走向、鼻腔底和上颌窦底的位置和形态等；可对颌骨模型进行三维几何测量，根据临床种植要求分配种植体数目和位置；确定最佳植入路径；选择种植体的长度与直径、种植体的类型、种植体间的共同就位道；显示钻孔的位置、方位、深度以及对周围组织的保护等，从而为口腔颅颌面种植外科的手术安全化、精确化、微创化提供新的技术方法。在口腔正畸领域，医师可以通过口腔取膜，制备出需正畸牙列的石膏模型，然后对该牙列模型进行光学扫描，在计算机中重建该牙列的三维几何模型。正畸科医师可利用该数学模型作出口腔正畸规划，每一疗程牙列向最终正畸目标移动或转动一个微小的位置，得到中间阶段的牙列几何模型，得到一套有计算机模型组成的正畸规划。与传统钢丝正畸方法相比，该方法具有保持正畸过程中口腔美观舒适的效果。

（六）手术机器人和 3D 打印技术

进入 21 世纪以后，以达芬奇机器人手术系统为代表的机器人手术系统，以其全新的理念和前所未有的技术优势将手术精确度和可行性提升到一个全新的高度。目前应用于临床的第 3 代四臂高清型达芬奇机器人手术系统，能最大限度降低病人创伤。医师操控台、床旁机器臂手术系统和 3D 成像系统，3 个看似独立的子系统在为病人实施手术时，密切配合，相辅相成。达芬奇机器人手术系统通过直视三维立体高清图像，将术野放大 10~15 倍后，通过比人手更灵活拥有 7 个自由度的仿真机器完全模仿术中的动作来进行操作，其自身所带的控制器可以自动滤除震颤，比人的双手更加稳定，其对神经、血管的吻合具有明显的优势。

3D 打印技术也叫增材制造技术，是一种在计算机上利用断层扫描图像模拟立体形态，最终完成重建的新兴技术。目前，3D 打印在医学教育培训、假体植入等方面已经发挥了重要作用。3D 打印模型可大致分为三类：①非植入性 3D 打印模具，包括医疗解剖模型、康复辅具等，可用于临床研究、手术规划；②植入性 3D 打印模具：具有良好的物理形态但无生理功能的模具：打印材料主要为钛合金、生物陶瓷和高分子聚合物等，通过外科手术将模具植入体内，如骨科 3D 人工定制器官，可植入体内替代被切除的病变组织；具有良好的物理形态和生理功能的模具：目前大多处于研究阶段；③生物 3D 打印：采用细胞“墨水”等打印出具有活性的器官结构，通过在体内或体外培育完成，是最具价值的 3D 打印技术，目前正在研究的初级阶段。

目前 3D 打印技术的应用领域主要有：①骨科：通过计算机辅助设计建模和 3D 打印模具进行人体骨骼重建，置入体内，恢复因切除肿瘤后的骨骼缺失；②肝胆外科：将 3D 模型消毒后置入术野，与术中结构进行实时比对，指导肝脏管道系统解剖，结合距离测算数据，实时导航肝管离断；③神经外科：辅助脑血管硬化诊断、脑动脉瘤的测量，采用 3D 打印个体颅骨植入物修复颅骨缺损；④胸心外科：通过 3D 打印植入生物可降解夹板治疗气管软化症，避免主支气管的塌陷。

数字医学的发展在准确高效地诊断疾病、选择合理的治疗方法、提高手术成功率、降低手术风险等方面发挥了积极作用。随着现代影像设备、VR 交互技术、术中导航、3D 打印等的应用与普及，临床医师不用大面积暴露病灶也能准确地实施手术，更高效、安全的达到最佳治疗效果，提高病人术后生活质量。数字医学技术的应用实现了外科疾病解剖数字化、诊断程序化和手术可视化的有机结合，使传统外科学受到了极大的冲击而面临变革，同时对外科医师提出了更高的要求。未来的外科医师不仅要熟练掌握外科知识与技能，还要精通数字化技术、腔镜技术等，整合各学科的知识，成为一名复合型人才。

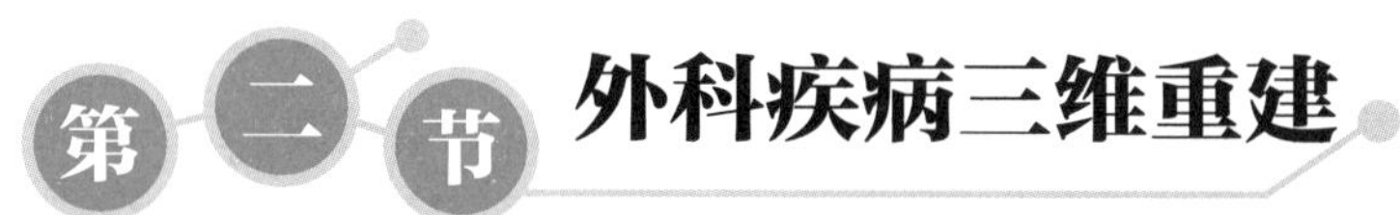

第二节 外科疾病三维重建

一、三维重建技术对外科疾病诊治的意义

外科疾病是指需要外科手术治疗的各种疾病，包括肿瘤（良恶性占位性病变），各种畸形和外伤以及需要外科手术处理的感染性病变等。目前，三维重建技术应用于上述疾病，可以在形态学上帮助进行病变的鉴别诊断、制订手术规划、优化手术方案、并可以为后续 3D 器官打印提供 STL 格式的图像数据；同时，人体组织和器官的三维重建也是外科手术导航（image guided surgery，IGS）和计算机辅助外科手术（computer-assisted surgery，CAS）的重要组成部分。手术导航系统以病人术前、术中的三维重建资料为基础，运用虚拟现实技术，借助定位仪跟踪技术，在计算机中建立一个虚拟环境，显示手术器械相对于病变组织的位置关系，从而实现对手术全过程的实时引导，辅助医师高质量地完成手术规划及操作全过程。黄志强院士曾指出“以人体器官三维重建、虚拟仿真手术、

外科导航技术、医学3D打印技术为组成部分的数字化三维技术，它给外科医师戴上了"透视眼镜"，使外科医师在结构复杂的肝胆胰疾病诊治中，头脑更清晰，操作更准确，是外科医师的第三只眼，第三只手，第六个感官"。

二、医学图像三维重建基本方法

目前，应用于三维重建的原始数据主要包括US、CT、MRI、PET/CT等医学影像数据，在序列薄层二维图像基础上，利用三维重建将其重建为具有直观、立体效果三维图像，获取器官和组织的三维结构信息，直观了解病变体和周围组织的空间位置关系，并进行定性、定量分析，给临床医师提供具有真实感的三维图形，实现对个体化病例医疗诊断的准确性和科学性。三维重建的算法经历了一个发展的时期。从傅立叶变换、卷积反投影等基本图像处理算法开始，到多层面重组（multi-planar reformation，MPR）、最大密度投影法（maximum intensity projection，MIP），发展到如今广泛应用的面绘制（surface rendering）和体绘制（volume rendering）。面绘制是通过几何单元（一般为三角面片）拼接拟合物体表面来描述物体的三维结构，称为基于表面的面绘制方法；体绘制是直接将体素投影到显示平面的方法，称为基于体数据的体绘制方法，又称直接体绘制方法。

（一）面绘制

面绘制是最早应用于医学图像三维重建和可视化的技术。面绘制的基本思想是提取感兴趣物体的表面信息，再用绘制算法根据光照、明暗模型进行消隐和渲染后得到显示图像。其基本过程是利用不同组织密度和信号值的差异对图像进行识别，分割出共同特征的体素集，再通过表面重建的方法还原出被识别器官和组织上的三维面模型。通过多次对不同器官和组织的三维重建，可以获得所有目标器官和组织的三维模型，统一组合到同一个三维坐标空间下。最后通过传统的图形学算法，包括光照、纹理映射等进行真实感图形显示。另外，在面绘制中使用的三维模型可以直接为3D打印和VR所用，这种三维重建技术在未来的医疗应用中会发挥越来越大作用。

（二）体绘制

与面绘制不同，体绘制方法通过为体数据场中每个体素映射一定的属性（透明度和光亮度），再通过计算所有体素对光线的作用，按照一定的规则转换为图形显示设备帧缓存中的二维离散信号，即生成每个像素点颜色的R、G、B值，从而即可得到二维投影图像。其中心思想是为场景中的一束体素点按规则指定不透名度，需考虑每个体素对光线的透射、反射和折射作用，计算出二维结果中对应的点的颜色值。体绘制可以利用模糊分割的结果，可以不进行分割即可直接进行体绘制，这样做的好处在于有利于保留了三维医学图像中的细节信息，但是在体绘制下只能获得二维图像的投影结果，不能对于不同器官和组织加以很好的区分，并且局限于CT对比差异比较大的组织，对软组织器官应用效果不佳。

总而言之，面绘制和体绘制这两种方法虽然都是对三维数据场的显示，由于基本算法不同，因而在绘制效果、算法时间、交互性能等多方面都存在着很大的差别。从结果图像的质量上讲，体绘制要优于面绘制；但从交互性能和算法效率上讲，面绘制要优于体绘制。实际应用中，不同组织的形态学特点各异，根据组织结构的不同选择合适的三维重建方法，以达到最佳的三维重建效果。

三、三维重建常见数据来源及方法

（一）超声三维成像

三维超声成像技术（three-dimensional ultrasono-graphy）的研究始于20世纪70年代，但直至近年来随着计算机技术的快速发展，3D US技术才得以取得长足进步，并进入临床应用阶段。目前应用较广泛的二维超声图像只能提供人体某一断面的二维图像，不能够提供立体的结构。超声科医师与CT和MRI医师及临床医师一样，需要对连续的多幅二维图像在大脑中进行合成，才能形成病变及脏器的三维解剖结构。与二维超声成像相比，三维超声成像具有以下明显的优势：①图像显示直观立体，显示脏器的切面或整体，提高疾病诊断的准确性；②准确定位病变的大小和形态，与周围脏器的解剖关系；③立体测量数据，为术前评估提供更加翔实可靠的数据；④提供术前规划和模拟手术的方法；⑤省略人脑三维重建的时间，更快的做出较为准确的诊断。超声成像的三维重建技术主要包括超声数据的采集、数据分析、数据显示等几部分；三维成像的过程包括图像分割、三维重构、三维图像显示等。近年来，人体组织与器官的三维超声重建技术已逐步成为超声技术前沿研究的热点，取得了令人瞩目的成就。国外的一些著名医学成像设备制造商都相继推出了采用三维容积探头的高档超声成像诊断系统。国内一些单位也在积极开展三维超声重建系统的分析研究工作，并取得了相当的成果。但相较于CT和MRI数据的三维重建算法研究和软件的开发，超声三维重建的研究还相对滞后。

（二）CT、MRI三维成像

1. CT、MRI机图像后处理工作站的三维重建 目前CT和MR均带有功能强大的图像后处理工作站，可以完成对组织器官的三维重建。机器自带的图像后处理三维成像方法目前有三种：即横断面成像（利用横断面的图像数据）、投影成像和容积成像。如CT的多层面重建（MPR）、最大密度投影（MIP）、表面阴影遮盖（SSD）、容积再现技术（VRT）、曲面重建（CPR）、虚拟内镜技术（VE）等可以实现血管、实质和空腔脏器等软组织器官、骨骼等的重建。CT只能辨别有密度差的组织，对软组织分辨力差。与CT不同，磁共振（MRI）三维重建技术的应用，弥补了CT三维重建技术对软组织分辨能力不足、重建能力不足的缺陷。核磁成像软件包括：高级弥散成像软件包、高级脑弥散灌注分析软件包、指数化显著弥散系数图、脑功能成像软件包、水成像软件包、腹部高级软件包、3D 脑频谱后处理软件包、弥散张力成像后处理软件包、弥散张力追踪后处理软件包等等，其强大后处理技术来支持，使得磁共振检查更加完美，如脑血管的三维重建、胆道系统的 MRCP 等。不足之处：CT 图像只能辨别有密度差的组织，对软组织分辨力差，只适合用于重建骨组织及与周围组织有明显密度差的组织。MRI 三维重建技术的运用虽然解决了 CT 三维重建技术对软组织分辨能力不足和重建能力不足的缺陷，但是强磁场下进行的 MRI 检查，导致心脏起搏器的病人或有某些金属异物的部位不能作 MRI 的检查。在结果显示方面，传统 CT 和三维成像都是黑白或灰度图，由于人眼对彩色的分辨能力远远高于对黑白灰度的分辨能力，可以利用伪彩色处理技术将黑白（灰度级）图像转化为彩色图像。在显示内容方面，只能单一的显示统一组织如血管、胆道、骨骼等，而不能将多种组织器官同时显示。

2. 第三方商用软件三维重建 由于 CT 和 MRI 自带的三维软件需在其图像后处理工作站运行，且价格昂贵，使用者为专业影像科医师。诸多限制和市场化需求，以及计算机重建技术的快速发展，导致了第三方三维重建软件的迅速兴起。得益于 DICOM（Digital Imaging and Communications in Medicine），即医学数字成像和通信标准的制定，及其在放射诊疗诊断设备（X 射线，CT，磁共振，超声等）广泛使用，国内外许多科研机构开发了商用医学图像三维重建软件。目前市场化的国外三维重建软件有 DextroScope、MIMICS、3D VIEWNIX、IQQA®-Chest、QQA®-Liver，、MeVis、myrian 等系统。国内还没有市场化的三维重建软件，已报道应用于基础研究和临床应用方面的国产三维重建软件主要有：医学影像诊断工作台 3D MED 系统、三维医学影像软件“MedVol”、CT&MRI 医学图像三维重构可视化系统、医学影像 3D 高级处理软件系统 AccuRadpro，以及应用于临床方面的 LIVER1.0 系统、三维可视化肝脏系统、MI-3DVS 系统等，其中，以 CFDA 批准的 MI-3DVS 临床应用系统最为广泛，除了用于肝脏外科疾病如肝脏良恶性肿瘤、胆道肿瘤、肝胆管结石、胰腺肿瘤的诊断及治疗，还可以应用于其他腹部占位性病变，如后腹膜肿瘤、胃肠道肿瘤、肾脏疾病、妇科肿瘤等多领域内疾病的诊断和可切除性的评估，辅助制定手术规划，应用范围十分广泛。

基于 CT、MRI 数据的三维重建软件功能主要有以下几点：①均支持多种格式的数据（如 CT、MRI 等影像学数据）；②数据处理、分析、配准功能强大；③基于 Windows 操作环境；④三维重建图像质量清晰，能提供旋转、放大、缩小等操作功能；⑤能够实现多种器官组织的同时显现，部分软件具有 CT、MRI 数据融合功能；⑥三维重建软件在骨科、整形外科、神经外科等领域应用较为广泛，体现出一定的优越性，而在腹部外科、妇产科等领域应用范围较少。大部分三维重建软件操作复杂，需具有较为专业的计算机人员经过专业培训，才能较为熟练使用，而临床医师难以熟练掌握。跨学科的交叉需求，人机交互的不足往往导致三维重建效果不甚理想。

四、三维重建技术在外科疾病的应用

（一）颅脑外科（神经外科）

在脑血管三维重建方面，采用CT或MR自带三维重建软件或第三方软件如Mimics等，利用CT、DSA、MRI、MRA等数据进行颅脑骨性结构、颅内血管、脑组织、脑内神经核团等三维重建。用于诊断脑血管疾病、颅骨修补以及神经外科的导航等。

1. 脑血管疾病 CT由于其无创性，完成速度快、分辨率高以及所用造影剂容易通过肾脏排泄等优点，使CT血管造影（CTA）近些年得到飞速发展。CTA三维重建可显示脑血管病变的三维形态，方便了医师从不同的角度观察病灶以及其周围组织，大大提高了医师的诊断效率与准确性。与磁共振血管造影（MRA）相比，其检查速度更快，分辨率更高，能在几秒钟内以微米空间分辨率微创检查大量的内容。CTA在颅内血管的应用主要有筛选动脉瘤、诊断颅内大动脉闭塞、诊断动静脉畸形以及显示肿瘤与其颅内周边血管、骨骼、软组织的空间关系等，可以帮助临床医师进行术前的手术入路与模拟，评估手术的风险和难度，降低了医师诊断的主观性，提高了手术的成功率。但颅骨分割（去骨）是CTA三维重建的最大挑战，目前主要采用快速分水岭算法、交互式半自动骨骼分割算法、全自动去骨算法等三种算法分割出骨骼，达到良好的颅脑血管重建效果。有研究表明对于脑动脉瘤的诊断，CTA比有创性检查DSA（data subtraction angiography）、更敏感、更准确。MRI三维对比增强磁共振血管成像（three dimensional contrastenhanced MR angiography，3D CE-MRA）能无创、快速、有效诊断常见脑血管病。采用增强MRA数据，采用最大密度投影（MIP）、多层面重建（MPR）和容积再现（VR）等重建方法，应用减影技术减除雷同的组织背景，保留增强血管影像，改善血管与背景之间的对比信噪比，更清晰地显示血管结构，可作为脑血管病病人的首选诊断方法。3D-DSA比常规DSA能提供更加丰富，直接、立体的影像资料。3D采集是C型臂围绕病人进行200度旋转，DSA系统同时进行影像的采集，采集后的图像数据自动传输到图像后处理工作站，通过表面阴影重建法对影像进行三维重建。对瘤颈及载瘤动脉关系的显示和小动脉瘤更加清晰，大大提高了脑血管病如蛛网膜下腔出血、脑动脉瘤、脑动静脉畸形、烟雾病等疾病诊断的阳性率和准确率，同时也为介入治疗提供了理想影像资料，增加了治疗安全性。

2. 颅脑损伤性疾病 颅脑损伤性疾病涉及颅骨结构的破坏和修复，在其解剖结构的三维重建方面，多用CT数据进行研究。在颅骨解剖结构研究方面，CT自带的重建软件也能重建颅骨结构，尤其是复杂颅底的三维重建，对颅底解剖学研究和颅底损伤的手术提供了极大的帮助。颅脑三维重建技术能更加准确反映颅脑损伤的形态和范围，清晰显示颅骨的形态和骨折的细节，尤其对面颅部的骨折准确显示。也能清楚显示眶周轮廓复杂解剖结构和空间位置关系，为眶损伤的手术设计与实施，提供了新的可靠手段，可有效减少并发症，最大程度改善面部形态。三维重建技术结合快速自动成型技术，还可实现骨缺损的个性化修复具。

3. 脑肿瘤 利用CT和MRI自带三维重建软件可实现颅脑组织，颅骨和颅底骨性结构以及神经纤维束的三维解剖，更加清晰的呈现侧颅脑肿瘤特征，对肿瘤以及周围解剖结构的三维重建可为手术方案设计、手术入路选择及脑神经的保护提供有效参考依据。

4. 第三方软件对脑部疾病的三维重建 利用现有成熟商用软件可视化开发包，国内外许多学者针对脑组织、颅骨结构和脑肿瘤及神经核团进行了三维可视化的研究。利用三维重建软件系统对虚拟中国人男1号颅脑二维图像MRI数据集进行三维重建，将获得的三维模型导入到VR应用平台（如Cult3D、Unity3D等）中，初步实现了虚拟解剖演示。众多的三维可视化系统均能清晰、逼真地展示三维立体虚拟影像，并可进行随意旋转、缩放、分离、融合等操作，比3D-CTA的平面三维图像更直观准确地显示动脉瘤与毗邻血管、颅骨结构的关系。也有人利用脑部的MRI体数据，利用可视化工具包MITK，完成了几种不同的绘制方法，实现了脑血管的三维可视化，进行颅内动脉瘤早期诊断。利用CT数据，基于可视化工具包VTK结合V C++，可重建出头部表皮和颅骨，也能实现脑组织和脑部肿瘤的三维重建。吉林大学采用自行开发软件对人头部颅骨、皮肤、大脑皮质、髓质、脑室、基底核、脑干、小脑等主要结构进行表面重建和侧脑室的测量。

（二）整形外科

三维重建技术在整形外科中的应用日渐成熟，尤其在颌面部美容的手术方案设计和美学效果预测方面必不可少，同时还在乳房整形、臀部整形等手术中发挥着重要作用，基于三维重建技术的个性化设计已成为整形外科的发展趋势。三维重建数据包括激光扫描的三维轮廓数据，超声、CT、MRI的DICOM数据。三维重建的软件除了CT、MR自带软件外，还包括GeoMagic、3d-doctor、Amira、Mimics等以及自行开发的三维重建软件等，但软组织的重建受到病人检查时体位的变化，特别是面部、胸部软组织存在变形，所以，对复杂器官重建依然需要手工分割。利用CT数据进行的三维重建应用最多的为鼻部整形、颧骨颧弓整形、颅骨损伤整形、鼻骨骨折整形、下颌骨截骨和畸形整形方面。

乳房整形与重建外科应用广泛，手术术式种类繁多，术前进行准确的乳房形态学测量，进而制定合理的治疗方案，包括选择合适的假体，确定自体肌皮瓣的组织量与手术切口的设计等，对于保证良好的术后效果至关重要。在隆乳和乳房切除术后乳房重建术前设计方面，利用CT和MR进行乳房的三维重建乳房模型，截取乳房横切面、冠状面、矢状面的任一截面，能够得到单侧乳房体积、乳房已植入假体体积、两侧胸廓体积差、两侧乳房体积差等重要数据，从而确定所需肌皮瓣组织量与假体大小。还可应用CT血管成像的三维可视化技术预估乳房重建的自体移植肌皮瓣量，防止手术中重要血管的损伤等。

（三）口腔颌面科

口腔颌面外科疾病涉及颅面部骨性组织、软组织及牙颌模型的疾病。在颌面部外科诊治中以及三维重建技术发展中，简单的三维成像技术如三维头影测量、三维秴像（occlusogram）、激光扫描、自动化红外线摄影等早已应用于临床。但上述重建方法费时、逼真度较低、图像伪影，扭曲，精细度低，不适于进行颅颌面复合体更精细的研究，难以准确地评估正畸或颅颌面疾病，现在已经被更加先进的三维重建技术所替代。

随计算机软硬件技术和CT、MR技术的发展，以CT、MR二维数据为基础的三维重建已广泛的运用于颅颌面外科，能显示颅颌面复杂完整的结构、清楚的表面形态；结合快速成型技术制作三维仿真头颅整体或局部实体模型，能真实再现解剖原型、实现三维数据测量，为教学、疾病诊断、手术治疗计划、模拟手术及术后效果预测提供更为直接的依据。除了上述利用CT和MR自带三维重建软件外，利用商用软件如Minics、Amira、3D-Doctor、MedView、3D MAX、MI-3DVS等，均可进行颅骨、颌面部、下颌骨以及牙齿等三维重建，了解其三维解剖形态，指导手术。如在颌面部外伤诊治中，CT二维数据的三维重建模型能够立体清晰地显示了颌面部骨折部位、类型、骨折块移位情况及颌面部立体形态改变。在面部和口腔畸形、三维重建模型也可立体显示病变，任意视角观察颅颌面软硬组织的和齿床的畸形特征，也能通过任意切割显示颅颌面内部解剖结构。对于肿瘤病人，颅颌面三维可视化模型对于术前诊断、手术计划制定及手术后效果评价具有重要临床应用价值。

（四）骨科

三维重建技术应用于骨科，包括脊柱骨科、创伤骨科和关节骨科等疾病，对疾病的诊断与治疗产生了深远的意义。三维重建模型可对骨性结构多角度的观察和数据测量，对术前诊断、疾病分型、手术方案设计以及计算机辅助手术等提供了强大的技术支持。通过三维重建技术能提高诊断软组织病变的能力，应用于判断骨骼系统感染、肌炎、肌坏死等病变的程度及病理进程，从而对其进行分类，并决定是否需要手术治疗。也有学者利用三维重建诊断骨肿瘤和脊柱转移瘤，表明三维重建很好地确定肿瘤的大小、部位以及与周围骨骼和大血管的关系，提高诊断的临床敏感性。

基于多层螺旋CT和MR的MPR、MIP、VR、曲面重建（CPR）、三维表面遮盖法（SSD）、仿真内镜（VE）等三维重建，应用于四肢关节创伤，可以提供骨关节创伤非常有用的空间信息，显示骨关节损伤直观情况，并提供准确的骨道长度、角度等数据，提高骨折修复、关节韧带重建手术的准确性有一定指导意义。轴位、MIP 、SSD、MPR图像联合应用，能立体、直观、多角度地清晰显示脊柱的解剖结构，明确损伤程度，对脊柱骨折的诊断及手术前评价具有极高的临床价值，也明显减少脊柱病变的漏诊和误诊，提高脊柱微创手术的准确性。三维重建能够更好地显示脊柱侧弯的情况，有助于判断脊柱侧弯的类型和累及节段，为临床制定个性化的手术方案，提高椎弓根置钉准确率和安全性。应用于辅助脊柱经椎弓根内固定手术，可以量化、个体化确定手术参考指标，提高手术的安全性和准确性；利用仿真椎管内镜（virtual endoscopy of vertebral canal，VEVC）观察脊柱内部解剖结构，克服纤维内镜不能逆行观察的缺点，能动态、多角度、立体观察椎管内的变化及病变的立体形态及其周围结构关系，且重建图像可进行任意旋转、组织切割分离与手术模拟，但 VEVC 不能反映组织的真实颜色是其缺陷。

除了 CT、MR 自带三维重建软件在图像后处理工作站上的三维重建外，也可基于商用软件 Mimics、3D-DOCTOR 等系统进行三维重建，或利用 VTK（Visualization Toolkit）等工具自行开发的三维重建软件进行三维建模，均可实现对四肢和脊柱骨折、畸形、肿瘤等疾病进行三维重建，不仅对疾病诊断更加全面准确，结合快速成型技术，还可指导手术设计，模拟手术，辅助手术实施。三维有限元模型已在骨科基础和临床研究中广泛应用。三维有限元分析是生物力学研究中常用的数学、分析方法。它是将研究对象模拟为有限单元，通过对这些单元定量分析从而了解骨关节生物力学特性，瞬间运动状态以及在不同负荷状态下的受力分析，了解四肢关节和脊柱病变力学机制。

（五）腹部外科（胃肠，肝胆，妇科及泌尿外科）

1. 空腔脏器（胃肠外科） 胃造影动态容积 CT 三维重建技术对胃及十二指肠疾病的准确定位及定性均有重要价值，尤其对肿瘤性病变术前的具体病情评估及手术方案制订具有明显优势，为胃及十二指肠疾病的诊断提供了新的方法。采用 CT 自带 VR、SSD、MIP、MPR 等重建方法，可观察大肠肠腔形态，肿瘤位置，肿瘤供血血管、肠系膜血管解剖结构和其毗邻情况。上述三维重建方法可也用于肠穿孔、肠扭转、肠梗阻和肠套叠的诊断。仿真内镜（VE）可获得肠道三维图像，产生纤维内镜的观察效果，用于肠癌病人的术前定位诊断。为了提高 VE 清晰度和敏感性，CT 检查常引入对比剂，包括低密度对比剂（如空气、CO_2 和脂类液体），等密度对比剂（如水），高密度对比剂（如泛影葡胺）；而 MR 检查时引入水、脂质剂，并尽可能充满全结肠。三维重建后能更加清楚观察肠壁形态，对占位性病变的显示更加敏感。

2. 在腹部实体脏器的三维重建方面 相比较于胃肠道空腔脏器，肝脏、胆道、胰腺、脾脏、肾脏、子宫以及实体肿瘤等及腹腔血管等重建则更为重要，因为与周围组织的密度和信号的差异，重建后更能准确的进行病变的定位和定性诊断。从最初的采用数字人铣切数据、人体灌注标本的 CT 数据到人体疾病的 CT 和 MRI 亚毫米数据，从最初的基于 VTK 开发包的图像分割重建到商用软件如 Mimics 的重建，到现在国产三维重建软件的开发和广泛临床应用。腹部实质脏器三维重建在科研和临床工作中得到了广泛应用，成为了数字医学技术临床转化应用的典范。

三维重建尤其在肝脏外科应用最为广泛，肝脏三维可视化技术已经能够实现对肝脏及其占位性病变、肝胆管结石、胆道系统，肝内血管系统的精细三维重建、部分软件如 MI-3DVS 还能够实现个体化肝脏分段、体积测量等功能，对精准肝切除的术前评估具有重要作用。对胰腺肿瘤、结石以及胰周血管的重建则对胰腺手术方案的选择具有重要作用，门脉高压症中肝脏、脾脏和门静脉系统的三维重建，有利于评估病情轻重，对断流和分流手术的方式选择具有直接的指导。而目前临床用的商用软件如 DextroScope、 Mimics 软件、3D VIEWNIX、IQQA®-Chest 和 QQA®-Liver、MeVis、myrian 等系统则各有优缺点。均能实现肝脏及其管道的三维重建，但重建精细度不同，且肝脏分段和仿真手术功能不一。

肾脏外科方面，采用肾脏 CT 数据，利用 CT 机自带软件或其他三维重建软件系统进行了肾实质和肾周围血管，甚至肾结石、肾肿瘤等三维重建，不仅指导开腹及微创手术路径的设计，还能明辨血管变异，防止副损伤，尤其在肾移植术中具有重要意义。

妇产科方面，骨盆结构的三维重建、数据测量，子宫肿瘤、宫颈癌以及盆腔血管的三维重建对于妇产科疾病的诊断和手术具有指导意义。利用三维重建软件不仅进行了“女性数字人一号”和妇科病人 CT/MRI 数据进行了骨盆三维模型构建和测量的研究，三维重建的骨盆模型不仅可以进行随意放缩和任意角度的旋转，而且可以直接对骨盆进行相关径线和角度的精确测量，减少了传统测量中人为因素的影响和 X 线测量和外测量在中骨盆的三维盲区，数字化骨盆研究为产科临床提供了数据平台。同样，利用三维重建软件也成功重建出宫颈癌，子宫癌病人女性盆腔的三维图像，包括盆腔主要脏器、盆腔血管、肿瘤组织、肿瘤供血血管等，并可从任意角度观察子宫与毗邻主要脏器空间立体位置关系，能够辅助判断宫颈癌病人分期，并为妇科疑难手术的术前仿真模拟和手术治疗提供详细的影像学依据。

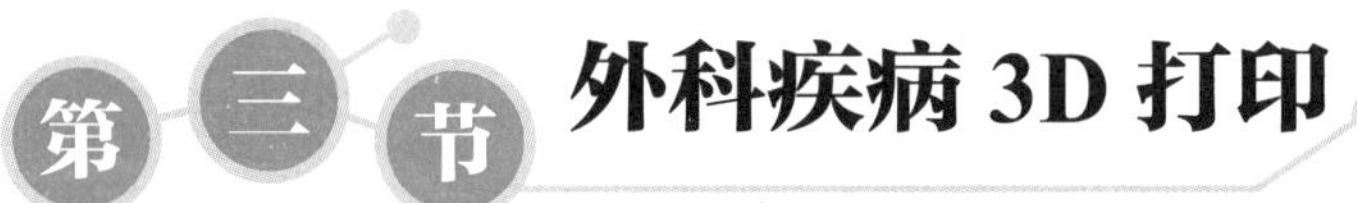

第三节 外科疾病 3D 打印

3D 打印技术即快速成形技术的一种，它是一种以数字模型文件为基础，运用粉末状金属或塑料等可粘合材料，通过逐层打印的方式来构造物体的技术。自 20 世纪 80 年代中期出现以来，3D 打印技术飞速发展，目前已广泛应用于医学、汽车工业、航空航天、建筑、食品、教育等与人类生活息息相关的各个领域。其中，生物 3D 打印作为 3D 打印研究中最前沿的技术，在医学领域尤其是外科学领域的研究更是引人关注（详见第八章医学 3D 打印）。

第四节 手术模拟与仿真

手术仿真系统也称虚拟手术系统，是虚拟现实技术在现代医学中的应用，是一个融合了计算机技术、计算机图形学、计算机图像处技术、传感器技术、生物力学、现代医学、计算机视觉、机器人学、科学计算可视化等多种学科的多学科交叉研究领域。虚拟手术仿真系统是虚拟现实技术的应用，用来模拟手术过程中可能遇到的各种现象。虚拟手术系统是一个专门用于对手术过程中所发生的各种现象进行仿真的虚拟现实应用系统，主要由医学数据可视化与建模、人体组织器官（主要是软组织）受力形变仿真两部分构成。虚拟手术仿真系统的研究宗旨是为外科医师提供可以反复使用的训练、学习和模拟的虚拟环境，将其应用于手术规划、手术演练和术中指导，这对于术前制订最佳手术方案和保证手术成功具有十分重要的意义。

一、手术模拟与仿真系统的研究概况

国际上公认的第一代虚拟手术仿真系统为 20 世纪 80 年代末由 Delp 和 Rosen 研制的用于观察关节移植手术过程和结果的仿真系统。1991 年 Satava 完成了第一个腹部手术的仿真系统，其结果与真实感、交互性相差甚远，但系统提供了通过在组织周围漫游来观察组织并使用虚拟的手术器械进行手术的方法。1993 年，Merrill 构造了一个人体躯干的图像数据表示，它可以模拟一些器官的物理表现，如折叠、拉伸以及在切割时的边界收缩等。1995 年 Levy 在手术仿真系统中加入了简单的力反馈设备，第一次实现了真正意义上的医学虚拟手术。目前，虚拟手术的研究和开发已经有了很大进展。法国的 INRIA 研究项目组根据线弹性理论和有限元模型建立了肝脏的模型，实现对肝脏在外力作用下的变形进行预计算，可以仿真对肝脏的切割和撕裂等。德国 Karlsruhe 的应用计算机科学研究所针对最小损伤手术的内镜手术训练系统，能够仿真软组织的切割、抓、捏、烧灼等动作，该系统被成功应用于妇科手术等仿真。

目前各国生产应用的三维重建软件系统各有优点，有的不仅具有三维重建功能，同时具有仿真手术切割、缝合功能；有的具有强大的三维重建功能，同时可建立逼真的仿真手术环境，并开发了仿真手术器械，可完成切割、夹取、缝合等仿真操作，并且每一步手术操作都具有力反馈效果。

二、手术仿真系统的特点和构成

虚拟手术仿真系统需要将虚拟现实技术、医学图像处理和现代医学相结合。人体的医学影像数据经过处理，在虚拟手术仿真系统中构建出人体器官的物理模型，用户可以通过交互工具即虚拟手术器械对虚拟场景进行操作，改变虚拟场景中器官模型的状态。同时，虚拟手术仿真系统的反馈设备将视觉和触觉实时地反馈给用户。因此，虚拟手术仿真需要具备沉浸感、交互性和构想性。这就提出了很高的技术要求，为了达到逼真的效果，计算机所用的虚拟模型必须与实际对象有高度的一致。

虚拟手术仿真系统主要包括硬件构成和软件构成两个方面，硬件分为三个部分：输入设备、计算机和反馈设备。反馈设备的功能是在用户完成操作后，将系统模拟的操作结果反馈给用户，以加强操作者与虚拟手术仿真系统之间的交互，增强系统的沉浸感。

反馈包括视觉反馈、触觉反馈、听觉反馈等。由于手术操作是基于触觉的，因此触觉反馈在虚拟手术仿真系统中至关重要。触觉反馈的功能是使用户感受到使用手术器械对人体器官模型施加力时所产生的反馈力以及对人体组织模拟的特性（如摩擦、黏度、光滑度等），提高了整个系统的真实感和沉浸感。

手术仿真系统是虚拟现实技术应用于医学的特例，它除了具有一般虚拟现实系统的共性外，还具有其自身的特点。主要包括以下两个方面：一方面由于手术操作是基于触觉的，因此触觉的仿真是手术仿真系统的核心。另一方面，手术仿真系统实时显示处理的数据大多是三维医学影像数据，需要借助于特殊的三维重建技术得以实现。

三、手术仿真系统及其器械的研发

虚拟手术器械是虚拟手术系统的重要组成部分。用户可以通过带有触觉和视觉反馈的虚拟外科手术器械进行各种手术操作练习和手术前的模拟。腹部外科手术中的手术器械种类繁多，如手术刀、电钩、缝合针、手术剪、血管钳等。手术中各种手术器械操作各异，有切割、切削、剪除、夹取以及缝合等。这些器械操作的各异性和复杂性都直接影响到虚拟手术系统的逼真度和实时性。此外，为了增加虚拟手术系统的“沉浸感”，还需要将图形显示和触觉显示结合起来，给操作者提供身临其境的操作感受。人在与外界环境交互时，主要通过视觉、触觉、听觉等感官通道感知环境特性，这些特性经过大脑的信息加工和处理，向手臂发出指令，实现对环境的操作。其中，最主要的方式是通过手感知和操作外界环境。而在实际的手术过程中，医师的判断和操作很大程度上也是依靠触觉感觉进行的。触觉是接触、滑动、压觉等机械刺激的总称。力反馈就是一种重要的触觉通道，它可以使用户感知到物体的重量以及物体对于作用力的反抗作用。视觉反馈、触觉反馈以及三维空间感的紧密耦合可使操作者比较真实地感受到虚拟手术器械操作时器官组织产生的变化和反作用力。只有这样，虚拟手术系统才会具有实际意义。

仿真手术是利用各种医学影像数据，利用虚拟现实技术在计算机中建立一个模拟环境，医师借助虚拟环境中的信息进行手术计划、训练以及实际手术过程中引导手术。虚拟手术过程中不仅需要手术刀具，还需要手术剪、止血钳、缝合线等手术器械进行手术仿真，因此，采用具备力反馈的 Phantom 力反馈设备和 FreeForm 系统来提供了优秀图形用户界面，并结合 Phantom 配套的三维交互式触觉环境开发包 GHOST SDK 开发各种虚拟手术器械。在导入重建后的 STL 模型文件，得到各部分三维物体，如肝脏，动脉和静脉等，将它们结合起来，模拟手术的切割、缝合等操作。

（一）几何建模

肝脏的几何模型是前期三维重建得到的，通过程序读取导入到虚拟手术平台中。STL 模型是以三角形集合来表示物体外轮廓形状的几何模型。在 GHOST SDK 的触觉框架中，通过编写程序把该模型转换为 GHOST SDK 要求的三角片网格模型。为了加快碰撞响应的计算速度和便于集成自己开发的计算力反馈算法，需要把三维模型的拓扑信息初始化，即把一些计算工作在程序初始化时完成，然后在虚拟手术器械的运动过程中直接调用所需的信息，建立索引三角网格。

在索引三角网格中，我们维护两个列表：顶点表与三角形表。在顶点表中，每个顶点包含一个 3D 位置，也可以包含附加数据，如几何属性（颜色、纹理信息）、物理属性（硬度、摩擦系数）等，便于交互仿真中实时提取。而在三角形表中，每个三角形由顶点列表的三个索引组成，并用顺时针方向列出顶点，另外还要预先计算表面的法向量。与三角形数组相比，采用索引三角网格有下列优势：①节省不少空间，其整数索引比三角形数组中的顶点重复率要小得多；②隐含了邻接的拓扑信息，边信息虽然没有直接存储，但可以通过搜索三角形表找出公共边。在参考实际手术器械的基础上，我们结合 OpenGL 图形开发包和优秀的三维图形软件来进行手术器械几何建模。手术器械的构造不能通过 OpenGL 支持的基本图元简单拼凑而成，通过 3DMAX 的使用提高模型绘制的真实感。而读取其 3DS 文件的开销是比较大的，通过显示列表的调用，提高模型绘制的实时性。利用 3DMAX 的导出功能把模型存储为 3DS 格式；最后结合 OpenGL 图形开发包，编写程序把 3DS 格式模型生成为 OpenGL 显示列表的形式，以便执行时提高 OpenGL 程序的性能（图 7-1）。

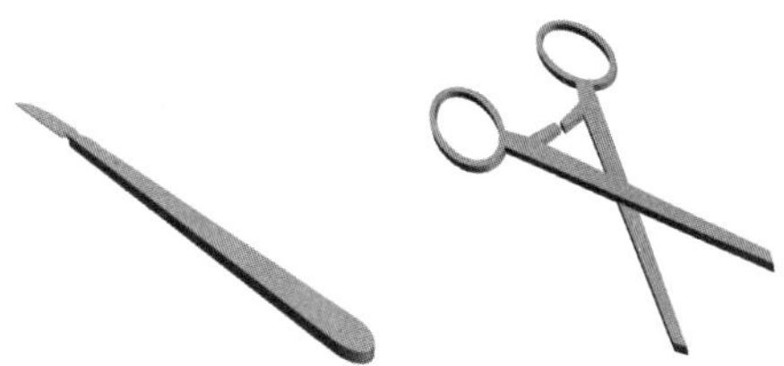

图 7-1 利用 3D Studio MAX 制作的手术刀和手术剪

（二）运动建模

虚拟手术器械需要对重建的三维形体的肝脏进行手术需要的各种操作（如：切、割、钳等）。虚拟手术器械仿真中的三维对象可以分为两类：一类是触觉接口的三维对象，如虚拟手术器械；另一类则是组成虚拟场景的普通三维对象，如腹部脏器及管道组织。对于后者，它们可以采用 OpenGL 几何变换函数进行平移和旋转等坐标变换。我们采用树层次结构来描述对象。肝脏及其内部管道模型的三角面片作为叶节点，指定其表面几何属性以及相对于父节点的方向与比例关系。而施加与父节点上的所有变换将自动影响其叶节点。所有对象的运动情况都以这种方式来约束与控制（图 7-2）。

而与虚拟手术器械对应的 Phantom 接口对象是一种特殊类型的三维对象。在伺服循环中，Phantom 设备的状态信息（如位置、方位等）可以通过回调函数来进行查询。Phantom 设备铁笔（Stylus）的方位使用一个 4×4 齐次坐标变换矩阵来描述。此外，虚拟手术器械的运动建模还需要进行图形和 Phantom 的校正。在三维仿真中，为了让参与虚拟手术的用户产生沉浸感，虚拟相机的视图和 Phantom 的工作空间应该是对准的（图 7-3）。

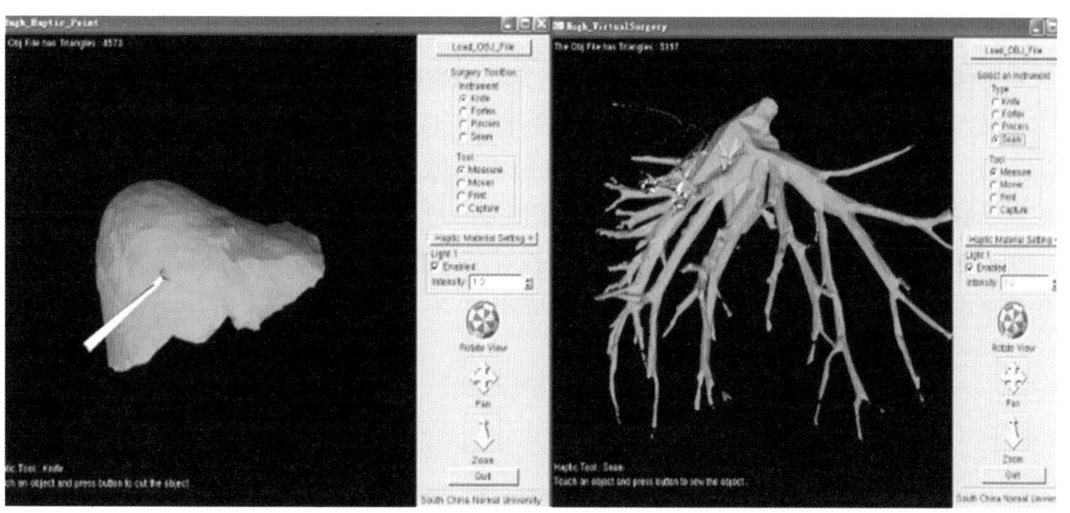

图 7-2　运动建模

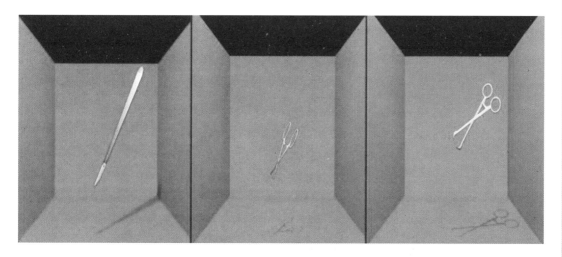

图 7-3　读入系统的手术器械

（三）物理建模

碰撞检测是虚拟手术的关键和基础问题之一。只有判定手术器械与人体组织发生了碰撞，才有必要实施切割、缝合等操作。由于器官组织模型通常要求尽可能精细，其三角面片个数一般高达 10 000~100 000。为了提高这类检测的效率，本文采用点与体的碰撞检测方法，即采用质点模型表示运动的虚拟手术器械，三角网格模型表示静止的器官组织。虚拟手术器械（Phantom 操作杆）与虚拟物体只有笔尖一点相接触，并从该点通过操作杆把力反馈给用户的手。具体描述为：根据 Phantom 手柄的运动信息，判断该笔尖是否经过了场景中的物体。若确定相交，则可根据与物体的交点进一步计算反馈力。相对于触觉反馈的频率来说，手柄的移动通常很小，这意味着每一帧只需要检查一个相对小的空间区域即可。其中在精确碰撞检测阶段，对于具体的碰撞信息（如发生碰撞的三角片索引及其顶点等），则通过顶点 / 三角形碰撞的方法来简化计算。当用户操纵手术器械与三维对象表面进行交互时，发生碰撞后应该能感受到反作用力。采用 Phantom 的质点 - 弹簧 - 阻尼器力反馈模型来进行肝脏物理仿真。软组织的表面附着有弹簧与阻尼器。在虚拟环境中，虚拟手术器械模型某顶点一旦与该表面发生碰撞，就会产生弹性形变。通过得到器械模型某顶点原始位置与新位置构成的矢量，可以获得软组织表面的相交接触点 SCP，同时也可以得到弹簧拉伸的长度 X，以此来计算面弹力（图 7-4）。

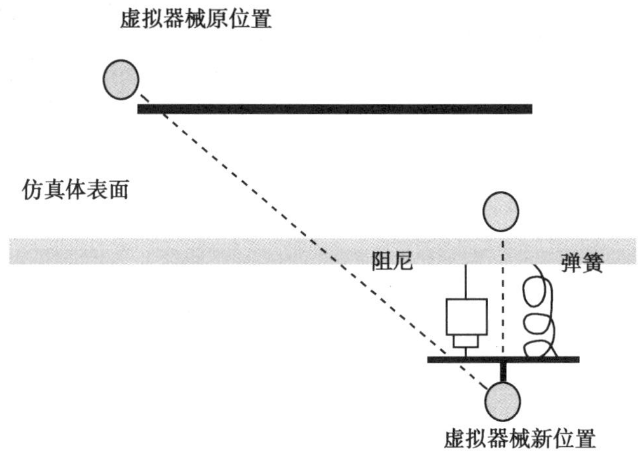

图 7-4　力反馈模型示意图

四、手术模拟与仿真技术的用途

（一）外科医师及医学生的培训的新手段

随着现代医疗技术的不断发展，外科手术的复杂程度也越来越高，不经过充分的训练，外科医师很难胜任现代外科手术。通常培养一个合格的外科医师一般需要 5~7 年时间，在此期间，医师必须进行大量的手术训练。虚拟手术仿真技术在生物学和医学等学科中得到深入的应用，促进医学的研究和提高临床治疗质量。因为，传统医学中医师的练习和研究对象是人造的人体模型、尸体标本、动物或者病人。人造的人体模型不具备高度的真实感，尸体标本有限且物理特性与活体有差异，动物的组织结构与人体组织存在着更大的差异。这些极大地影响了外科医师培训的效果，同时由于动物和尸体都只能使用一次，因此传统培训需要准备大量的原材料，培训成本高、效率低。而以病人作为练习和研究的对象，不仅病人要承受风险，医师也可能要承担法律以及道德的风险。相比之下手术仿真系统可以模拟活体组织的各种物理和生理特性。提升了培训的效果；另外人体器官模型一旦建模完成后就可反复使用，不存在材料紧缺问题，还可以反复的重复操作而不需要成本。更大的优点是可以利用计算机的存储特点，虚拟手术的过程可以被记录、重现，为手术的评估和指导提供了有效的依据。并将这些信息与其他人共享交流，也能帮助医师找到自己在手术过程中的缺陷。

（二）术前辅助制订最佳手术方案

在实施精确度要求较高的手术之前，医师需要制定完善的手术计划。借助虚拟手术仿真系统，根据医学模型和病人的实际情况，医师可以制定合理的手术方案。在手术前，就能精确对病灶定位，规划好手术的路径，减少手术对病灶周边组织的损伤。虚拟手术仿真系统可以帮助医师在手术之前模拟手术的全过程，医师也能根据仿真的结果对真实手术的结果进行更精确的预测，进行可切除性手术评估和术前进行仿真手术。在仿真手术环境中优化手术步骤，提高手术精确度、减小手术创伤，提高手术成功率，避免了临床上盲目和不必要的“白开刀”现象。

（三）术中导航

外科手术导航（image guided surgery，IGS）也称为图像引导外科导航系统，是计算机辅助外科手术（computer assisted surgery，CAS）的进一步发展。手术导航系统是以US、CT、MRI 等医学影像数据为基础，运用虚拟现实技术，借助定位仪跟踪技术，在计算机中建立一个虚拟环境，显示手术器械相对于病变组织的位置关系，从而实现对手术全过程的实时引导，辅助医师高质量地完成手术规划及操作过程。在手术过程中，将虚拟手术影像与实际手术情景进行匹配，医师既看到手术实际情景，又叠加了虚拟仿真的图像，这被称为增强现实。增强现实，可以在手术过程中为医师提供辅助信息、引导手术，这就相当于增强了医师的手术能力，也提高了手术的成功率。如手术使用了第二种成像手段，例如内镜，则将实时观测的图像与术前 CT 或 MR 匹配定位融合，对齐两个坐标系并显示为图形，引导医师进行手术。

五、手术模拟与仿真技术的临床应用

（一）神经外科疾病

计算机技术、图像处理技术和医学物理的迅猛发展，为外科疾病的诊断和治疗提供了有力的支持，计算机辅助外科手术能充分利用各种信息使病人获得安全、精确、微创的手术治疗。它涉及计算机控制技术、数字图像处理技术、微机电系统、传感器技术、虚拟现实技术、机器人技术、生物制造与临床医学技术等诸多内容。神经外科是最早应用此项技术的学科，目前计算机辅助神经外科（computer assisted neurosurgery，CANS）已成为神经外科发展的重要方向。外科医师应该对人体解剖十分熟悉，但大多数情况下仅靠平面的影像信息难以感知立体的解剖结构，而且这与每位医师的经验有很大关系。

CANS可以建立一个虚拟操作的立体界面，交互地进行仿真操作。通过系统软件可以在术前熟悉解剖结构、预演手术操作、提前了解术中可能遇到的各种问题，制定手术方案；术中可以通过虚拟现实和各种反馈技术，使医师能够在各种图像的引导下进行手术，提高了手术的质量和安全性。浙江大学范政昂等研制了一种新的颅脑手术仿真系统，该系统基于病人的术前磁共振成像数据，自动化地提取出头皮层、大脑区域等关键组织区域，建立三维可视化模型并混合绘制为手术模型。系统支持手术路径规划、虚拟切割等手术过程，提供开窗口的大脑皮层表面及浅表静脉的影像，并能仿真手术方案中医师关心的问题，反复尝试不同的手术方案，评估方案的优劣，从而形成具体的手术方案。虚拟现实手术计划系统重建的三维立体虚拟图像非常逼真，对动脉瘤与载瘤动脉以及毗邻颅骨等结构的显示直观而清晰。系统提供了简单的测量工具可对重建的虚拟图像进行长度、角度、体积等的测量，并有图像融合、分割、提取、组合、着色、任意切面观察等功能，能够使术者在手术前对术区解剖关系有更加具体和准确的了解。根据虚拟现实手术计划系统的观测结果制定个体化的手术方案，在此基础上进行模拟手术，为外科治疗提供充分的准备，提高手术精确性，降低术中的风险。

（二）整形外科

三维可视化技术在整形外科中的应用日渐成熟，尤其在颌面部美容的手术方案设计和美学效果预测方面必不可少，基于三维可视化技术的个性化设计已成为整形外科的发展趋势。包括在手术方案设计和效果预测等各方面，可以将机体组织的三维解剖结构立体化、直观化来提高手术的精准度与美学效果。在计算机中对病人的面部上下颌骨和颧骨进行三维可视化，并在计算机上模拟截骨过程，获得了良好的效果。3D颅骨及其虚拟手术是利用软件对CT、MR等图像序列进行处理，构造出能显示颅骨三维几何模型，将看不见的人体器官能以三维形式“真实”地显示出来，即可视化。它的优点是在空间具有准确的定位，可以立体地从各个角度观察和测量各解剖结构、测量各种数据，同时虚拟各种手术，从而使外科医师在计算机上反复进行手术规划，反复演练手术过程并优化手术方案，提高手术技能，提高手术的安全性，降低手术并发症。

对于很多高颧骨面型者来说，颧骨颧弓缩小的整形术很受欢迎。CT三维重建技术能够采取不同角度来研究颧骨情况，精准的测量出颧弓长度与厚度，模拟手术过程，据此制定出最佳的手术方案。在建立的仿真手术虚拟环境系统中，使用力反馈设备PHANTOM对立体模型进行随意地控制，包括放大、缩小、全方位旋转等等；可以通过PHANTOM操纵“模拟手术刀”模拟颧骨复合体截骨的过程，对模型进行单一平面切割或随意地切割，并且还可以通过调节切割对象的强度，感受切割时力反馈的大小。在手术中可在重建图像上进行截骨线的定位，标记于皮肤表面，模拟机械进入三维重建图像，以防止在实际手术过程中引起组织损伤。

（三）口腔颌面科

口腔颌面外科疾病涉及颅面部骨性组织、软组织及牙颌模型的疾病。手术中有一个共同的难点就是病变部位在器官的内部，手术时手术的操作空间狭长，医师的视野不方便，手术中需要非常小心地操作，否则容易误伤周围正常组织。对此，如果研究出针对口腔颌面手术的虚拟仿真系有着重要的意义。例如美国军事医疗中心和防御系统在1996年制定了耳鼻喉手术仿真计划，其旨在开发和评价一个微创手术原型仿真器，建立满足对触觉反馈和计算机图形合成的实时逼真需求的系统。这个模型将用来评估手术训练的需求，改进医护人员的准备工作，而且这个设备将进一步应用于战地损伤护理培训。天津大学利用触感交互设备PHANTOM Desktop建立起虚拟手术系统，并且利用Visual C++和GHODT SDK编制了虚拟手术环境，建立了喉部主要组织器官的几何模型，对CT图像进行处理，提取二维等值线并且对等值线上的点进行简化，利用三维可视化技术重构出喉部的声带、披裂和会厌等；然后对各种物理模型进行分析，建立了与喉部声带软组织相符合的物理模型，并验证了其可行性。建立了完整的支撑喉镜下喉部手术的虚拟手术系统，实现了喉部声带肿物切除的手术仿真。上海交通大学与上海东方医院口腔科合作研发的计算机辅助的牙种植手术规划软件为医师提供一个观察、测量、分析的软件平台，一个友好的交互环境，实现三维模型重建、虚拟剖切面生成及显示、虚拟种植仿真等功能，在种植手术前对缺损区域进行合理的骨质情况分析和骨骼三维结构分析，进而确定出合理的种植位置、种植深度以及种植角度，最终规划出具体的手术方案。辅助规划软件改变了传统靠观察X平片进行手术规划的方式，使医师可以在手术前对种植区域进行骨三维结构、骨密度分布、周边神经组织分布进行直观的观察、精确的测量以及虚拟手术仿真等，方便医师做出合理安全的术前规划，大大提高了种植手术的直观性、安全性、精确性，使手术风险降到最低。

（四）创伤骨科和关节骨科

1. 创伤骨科 骨折的可视化仿真手术在骨折的传统治疗过程中，手术复位及固定的参考标准主要包括X线平片及CT扫描检查，但这些二维图像对于诊断复杂骨折及复杂骨畸形往往很困难，现在通过三维重建可以直观地显示病变的部位、范围及与周围的情况，使医师获得骨折大致的立体的概念，对于骨折部位的空间构像的了解是骨科医师正确评估伤情，制订合适的治疗方案的重要保障。目前临床上已习惯于根据CT或MRI所获得的信息建立一个三维实体模型，进行三维空间几何分析，将其用于手术设计，术前术中对比指导手术方式及入路，并在计算机上模拟手术，我们可以更清楚地了解骨折移位的程度，复位的方向，以及是否合并旋转移位，测量出旋转移位的角度是多少。并在虚拟仿真手术系统中通过三维测量技术测量骨折块之间的距离以及所需旋转的角度；对于合并骨缺损的病例，我们可以在术前测量骨折缺损的面积，计算出植骨量的多少；在实施螺钉置入手术时可以预先通过逆向工程原理在三维的椎体模型上可以寻找到最佳的内固定置入方向、长度及角度，然后利用快速成型技术将计算机三维重建和逆向工程技术获得的模型及导航模板生产成实物模型，加以验证、实施手术；在关节置换手术中个性化导航模板可以精确地引导髋臼假体植入的位置；在部分需要截骨矫形的手术中个性化截骨模板同样显示了其优越性，提高了手术的准确性，减少了手术并发症，提高了治疗效果。

2. 关节镜虚拟仿真系统　随着微创外科和内镜手术技术的发展与成熟，关节镜手术越来越多地应用于骨科关节疾病的治疗中，该手术具有创口小、痛苦少、术后愈合快的优点。但由于手、眼协调困难，视野和手术器械的活动范围很有限，操作难度高，医师需经大量的训练才能熟练掌握，故目前掌握该类手术技能的医师非常有限，急需低成本、低风险、高效率的培训手段，以提高医学诊疗水平。而建立仿真手术训练系统，将能够实现这个目的。首先，虚拟关节镜手术系统可以模拟活体组织的各种物理特性及生理特性，医师可以通过训练，熟练掌握相关手术器械的使用方法，并掌握手术过程中必要的技术手段。整个手术过程，医师可以不断重复，并根据自身的要求进行手术培训，从而大大提高了手术培训的效率。其次，虚拟手术可以进行手术结果预测。通常情况下，手术结果预测只能依靠医师的个人经验，并且还会受病人身体状况、病情的差异以及手术突发情况的制约，因此只能得出较为模糊的估计。由于虚拟手术系统可以对病人的生理结构进行仿真，因此可以对手术过程中的生理变化做出细致的描绘，从而对手术结果进行可靠的预测。再次，通过手术系统可以制定手术计划。在进行关节镜手术之前，医师会根据CT结果，针对病人的病症制定周密的手术计划。利用虚拟关节镜手术系统，通过对组织结构的仿真，可以对病人的关节进行细致的观察。能够帮助医师制定合理的手术方案，通过医师对最佳手术路径的选取，可以减少手术过程中对邻近组织的损伤，提高对病灶定位的精度。

（五）肝胆外科疾病

仿真手术系统在肝脏外科应用最为广泛，肝脏三维可视化技术已经能够实现对肝脏及其占位性病变、肝胆管结石、胆道系统，肝内血管系统的精细三维重建。

方驰华教授团队还研发了虚拟手术器械仿真系统，包括硬件系统和软件系统两部分。利用主工作站及力反馈设备等仿真手术硬件构建虚拟手术平台，使用GHOST SDK软件开发包进行了二次开发，制作出种类齐全的仿真手术器械（图7-5~图7-10），包括：手术刀、手术剪、止血钳、持针器、手术针、缝线、拉勾、胆道探子、皮钳、电刀、超声刀、引流管等。

1. 肝脏肿瘤　由于肝脏肿瘤与肝内管道系统的复杂性及变异性，因此，术前研制一个可进行手术规划具有仿真手术功能的系统是十分必要的。因此，术前“预知”手术中的情况，仿真整个手术过程，显得尤为重要。有助于术者术中快速决策，在切缘无瘤情况下最大限度保留正常肝组织，减少手术的并发症（图7-11~图7-14）。

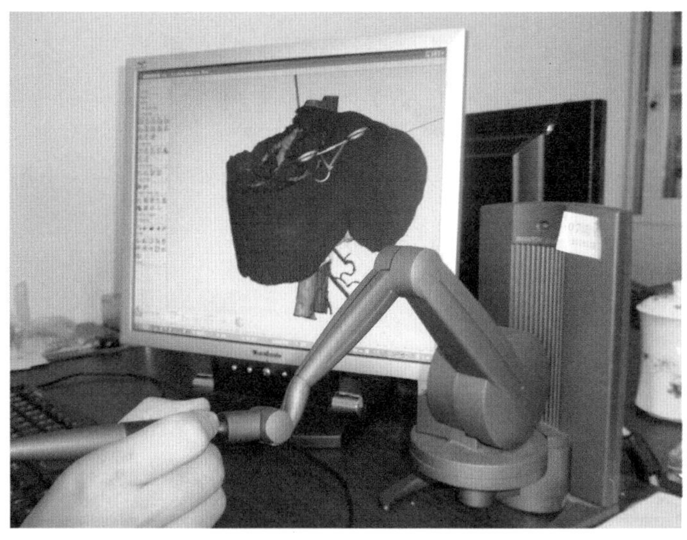
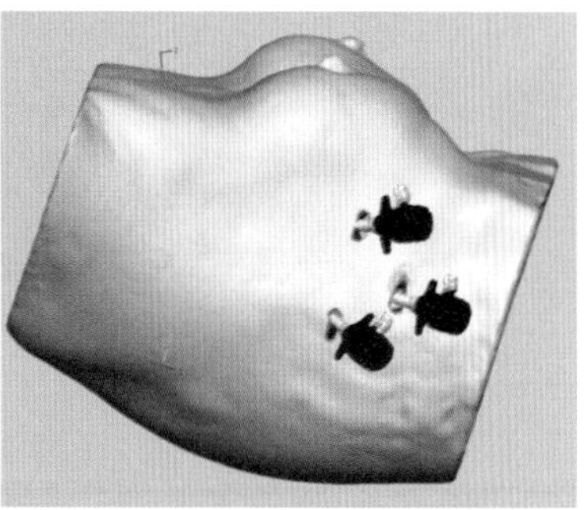

图 7-5　仿真持针器及缝合针线操作

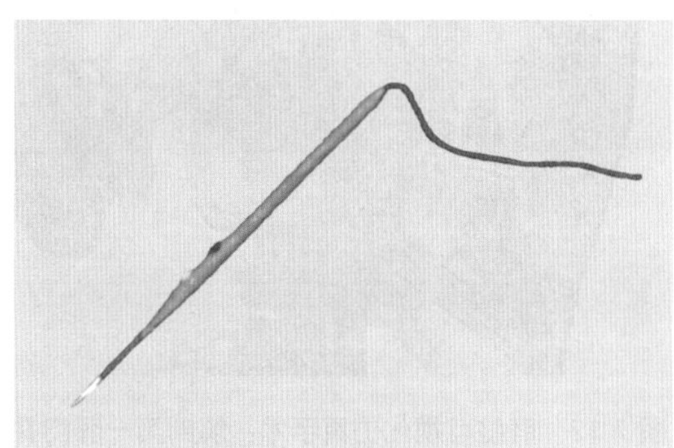

图 7-6　仿真电刀

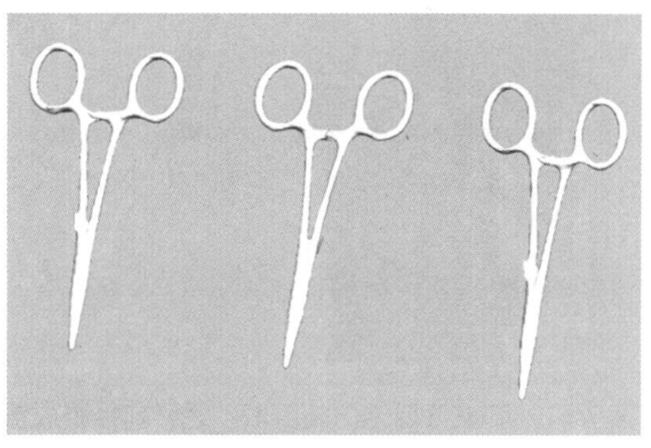

图 7-7　仿真手术钳

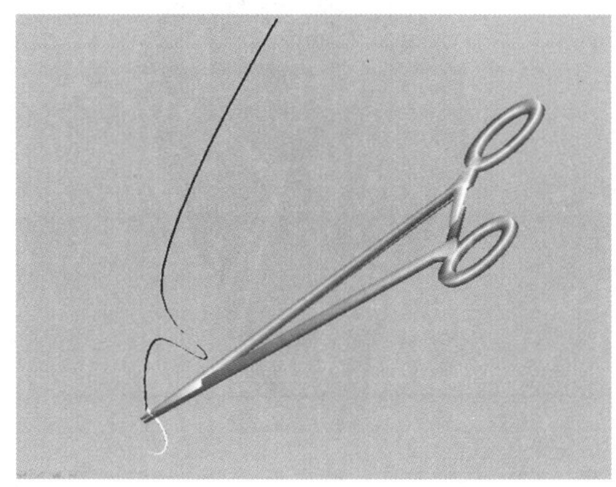

图 7-8　仿真手术缝针

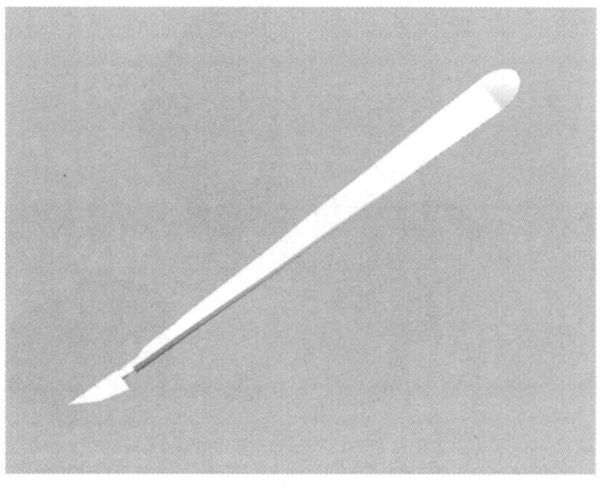

图 7-9　仿真手术刀

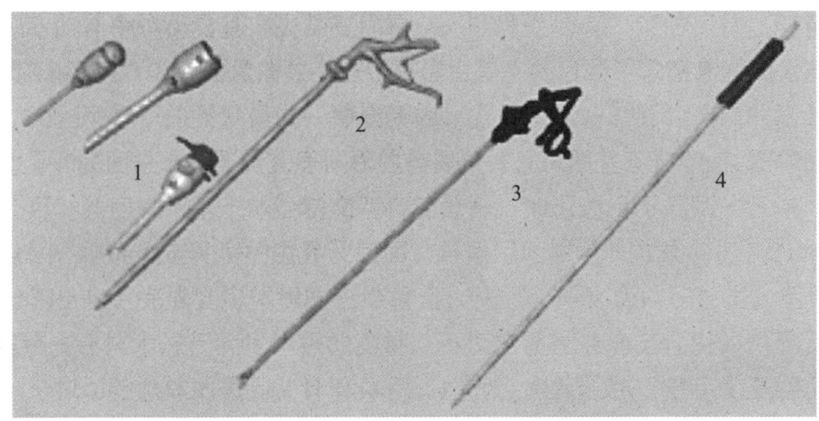

图 7-10　仿真腹腔镜手术器械

1. 穿刺器；2. 拾夹钳；3. 操作钳；4. 电凝棒

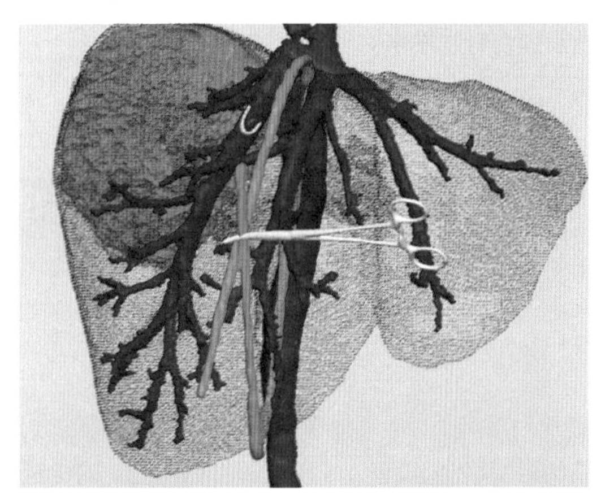

图 7-11　肝脏可视化仿真手术：经肝前径路放置血流阻断带

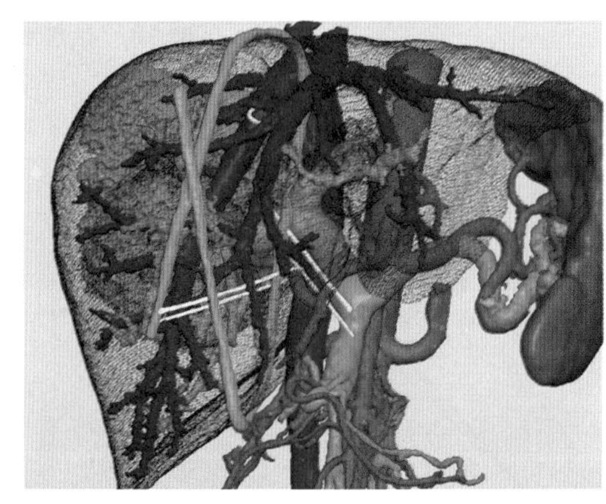

图 7-12　肝脏可视化仿真手术：解剖第一肝门并放置血流阻断带

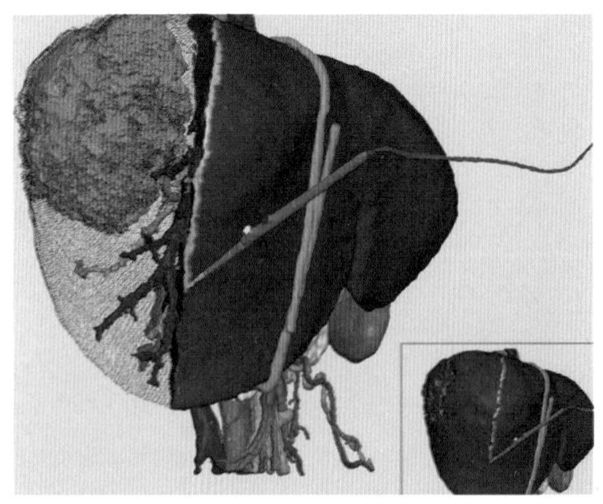

图 7-13　肝脏可视化仿真手术：标记预切线

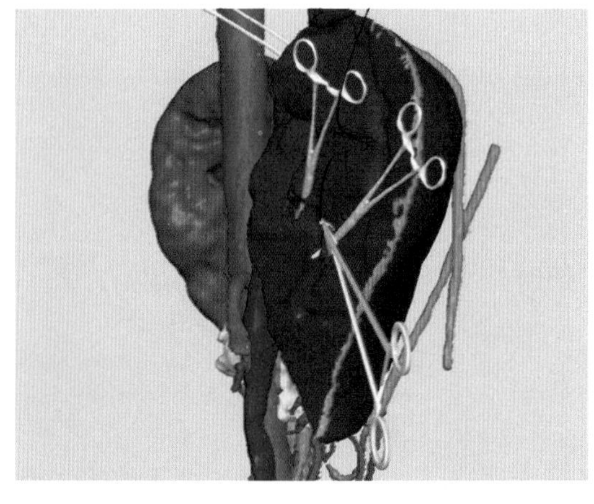

图 7-14　肝脏可视化仿真手术：缝扎肝断面门静脉及肝静脉分支

2. 肝胆管结石 肝胆管结石为常见病及多发病。通过三维可视化系统，对肝胆管结石病人进行腹腔脏器及其管道三维重建，进一步的仿真手术演练，在术中能做到“胸有成竹”，真正达到“去除病灶，取尽结石，矫正狭窄，通畅胆流，防治复发”的目的（图7-15~ 图 7-18）。

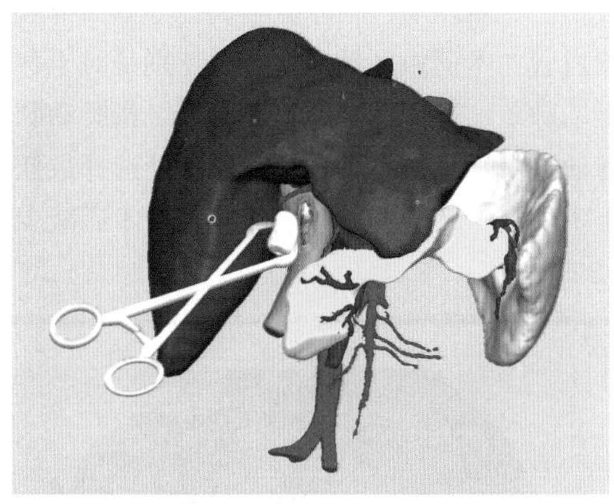

图 7-15 肝胆管结石病可视化仿真手术：仿真胆总管切开取石

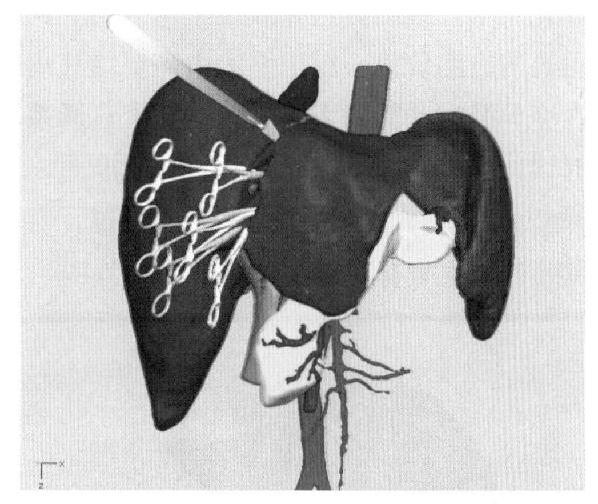

图 7-16 肝胆管结石病可视化仿真手术：仿真左肝外叶切除

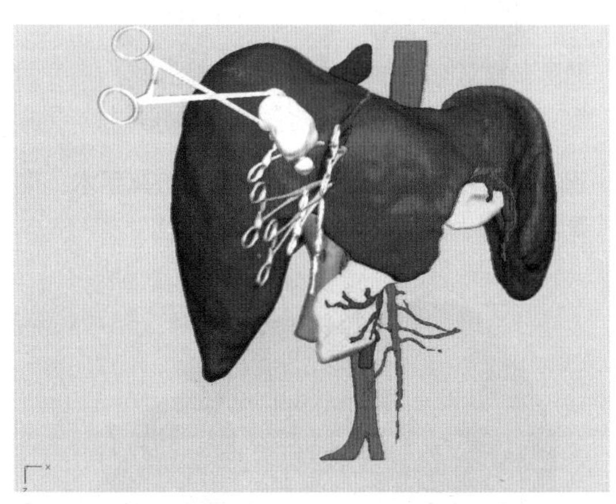

图 7-17 肝胆管结石病可视化仿真手术：仿真经左肝断面取石

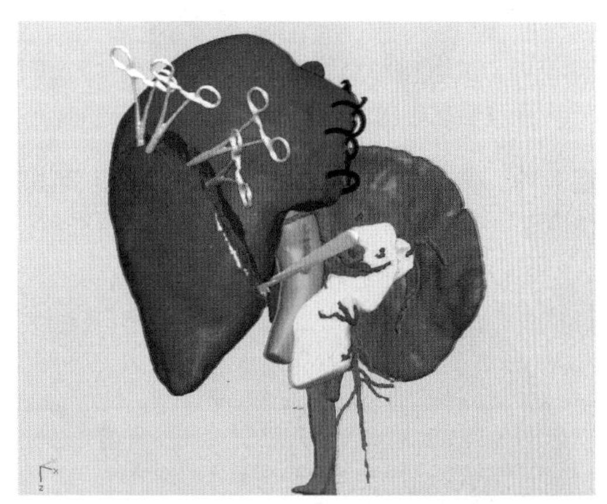

图 7-18 肝胆管结石病可视化仿真手术：仿真切除右肝Ⅵ段

3. 胰腺肿瘤 胰腺癌发病比较隐匿，一旦出现症状大多处于晚期，手术切除是目前唯一有效治疗胰腺癌的方法。由于胰腺在腹腔内的解剖结构比较复杂，周围都是重要的血管及脏器，因此胰腺手术是腹部外科最为棘手的手术之一。因其切除范围广，涉及重要血管多，消化道重建方式复杂多变，造成年轻临床医师学习理解困难。我们于术前采集胰腺肿瘤病人的CT扫描数据并采用MI-3DV进行三维重建后，将脏器、脉管、肿瘤模型利用自主研发的虚拟手术器械仿真系统及PHANTOM力反馈设备进行胰腺肿瘤的可视化仿真手术。在真实再现腹部解剖结构基础上，可使用形象和功能均与实际器械较为接近的虚拟器械，如仿真手术刀、仿真电刀、仿真缝针和缝线、仿真止血钳等；并结合力反馈手柄的即时力回馈感，犹如在手术台上直接操作真实手术的感觉。手术前进行个体化手术方案制订选择最佳手术方案、风险评估、手术预演、临床教学训练等方面都有很高的应用价值。对于手术中需要结扎离断的血管在术前做到精准定位，特别是对于存在变异肝右动脉病人（肝右动脉发自肠系膜上动脉），避免在术中离断胃十二指肠动脉时误伤肝右动脉。在对胰腺进行横断时，术前通过可视化仿真手术，在胰颈处选择最佳横断面，精确的定位胰管的空间位置，有助于术中定位胰管并放置引流管，对术后减少胰瘘的发生率有非常大的帮助（图7-19~图7-22）。

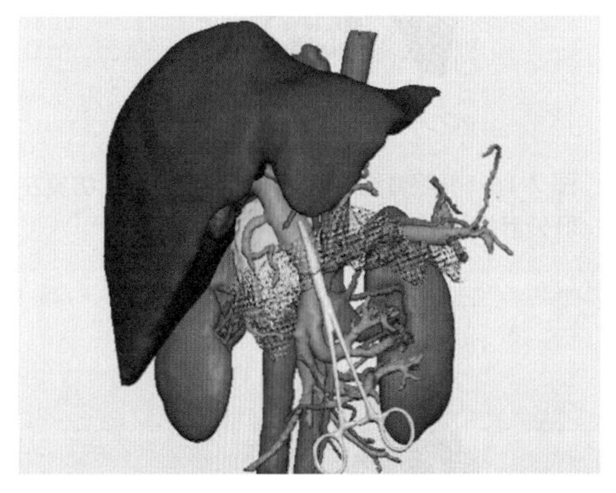

图7-19 胰十二指肠切除可视化仿真手术：可切除性探查

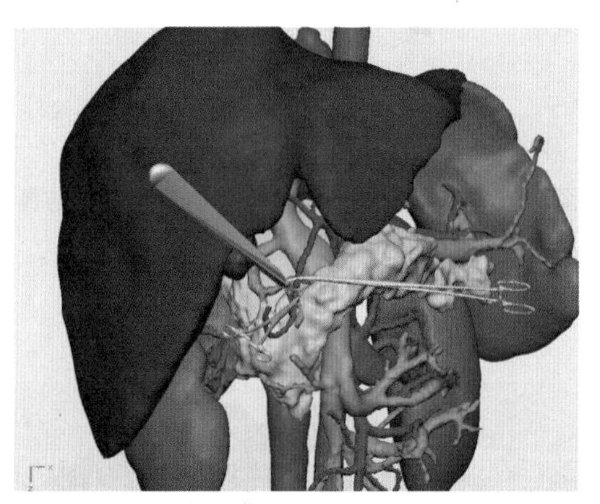

图7-20 胰十二指肠切除可视化仿真手术：离断结扎胃十二指肠动脉

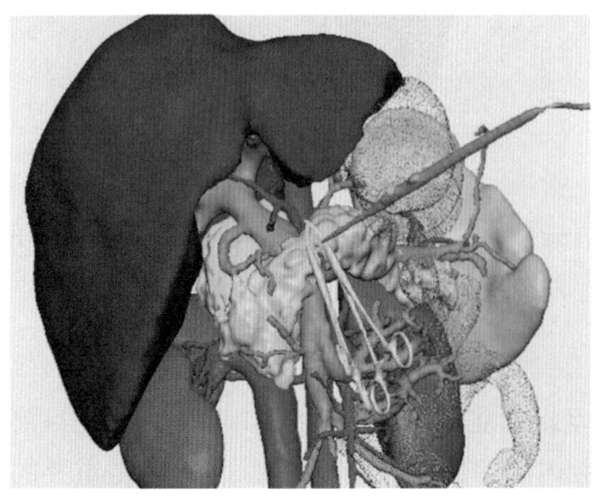

图7-21 胰十二指肠切除可视化仿真手术：使用仿真电刀切断胰颈

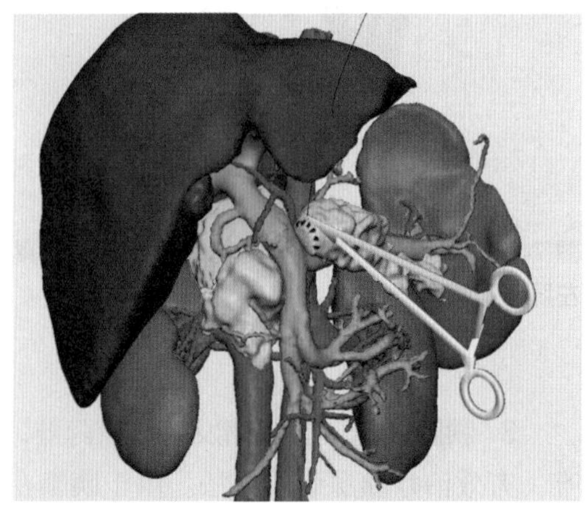

图7-22 胰十二指肠切除可视化仿真手术：U型缝合胰腺断面

4. 肝移植　三维可视化仿真手术指导活体肝移植主要体现在：供肝切取层面的选择和血管的处理及其重建等。移植专家很关注成人活体肝移植的供肝 / 受体体积匹配问题，供肝体积和受体不匹配会导致小肝综合征。确定供肝切取层面主要取决于供、受体的情况（供、受体的身高、体重等）和肝内静脉走行的特点。三维可视化仿真手术可比较不同切割层面效果，结合供体和受体情况，最终确定最合理的供肝切取层面。活体肝移植血管处理和重建的好坏将成为其移植能否成功及减少术后并发症的关键因素。可视化仿真手术能在以下几方面对活体肝移植血管处理和重建提供帮助：供体和受体血管吻合；受体肝短静脉的处理；变异血管的处理。供体和受体血管吻合必须考虑到供、受体血管口径是否匹配和重建血管是否有足够长度。肝脏除了左、中、右 3 支主要肝静脉外，尚有直接汇入下腔静脉的分散的小肝静脉，称此区为第三肝门。在活体肝移植手术时如处

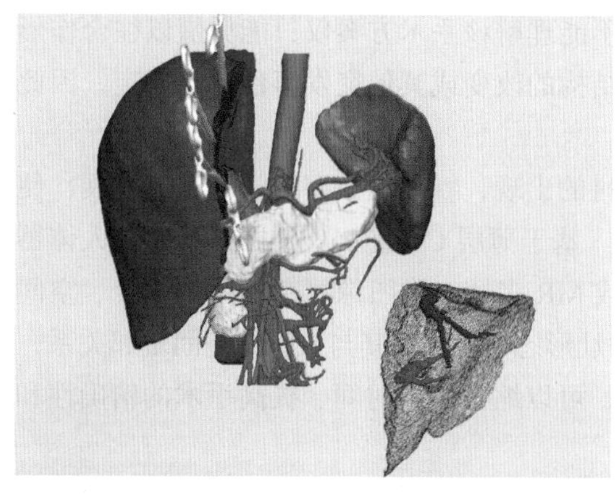

图 7-23　肝移植仿真手术：活体肝移植—切除供体半肝

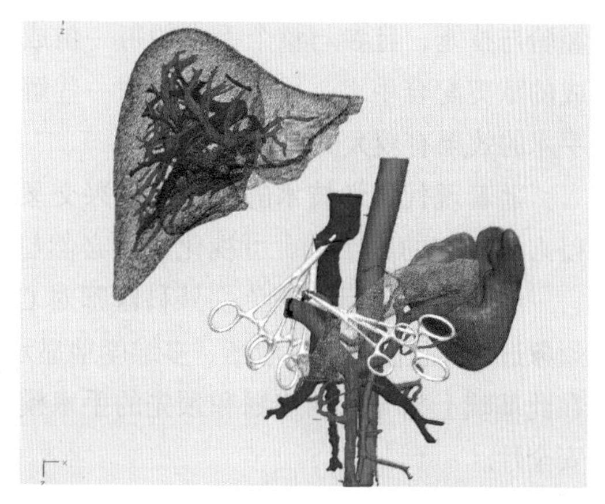

图 7-24　肝移植仿真手术：活体肝移植—移除病肝

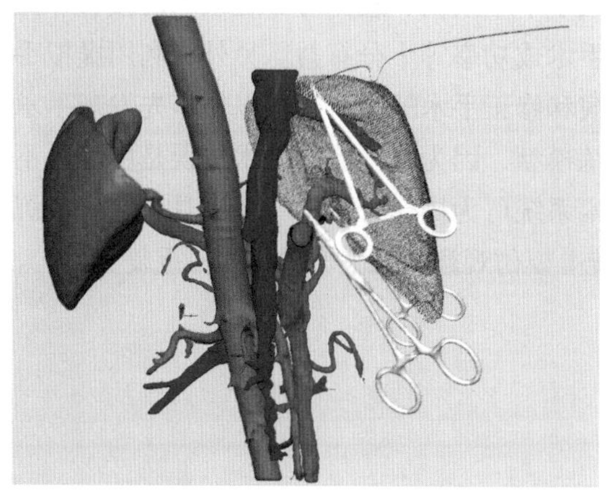

图 7-25　肝移植仿真手术：活体肝移植—肝静脉重建

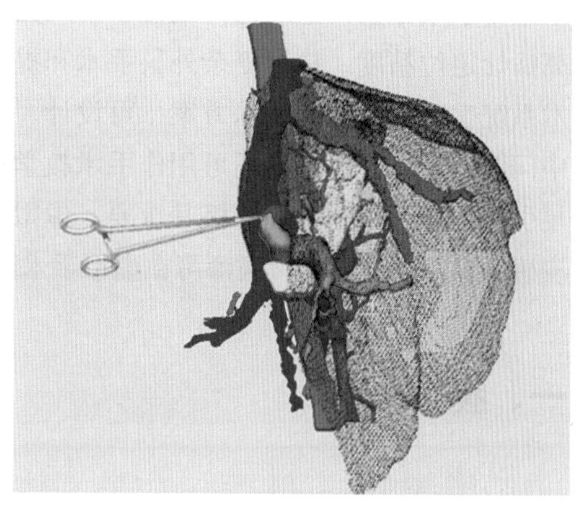

图 7-26　肝移植仿真手术：活体肝移植—门静脉重建

理不当可引起大出血。肝短静脉的变异较大，可视化仿真手术可以在术前观察这些肝短静脉，包括肝短静脉的条数，走行及其与肝脏之间的位置关系，找到处理这些肝短静脉的方案，避免手术的盲目性。此外，肝脏血管变异比较常见，在仿真手术中，可发现这些变异的血管找到合理的处理方式，避免手术中的不必要的意外，提高手术成功率（图7-23~图7-26）。

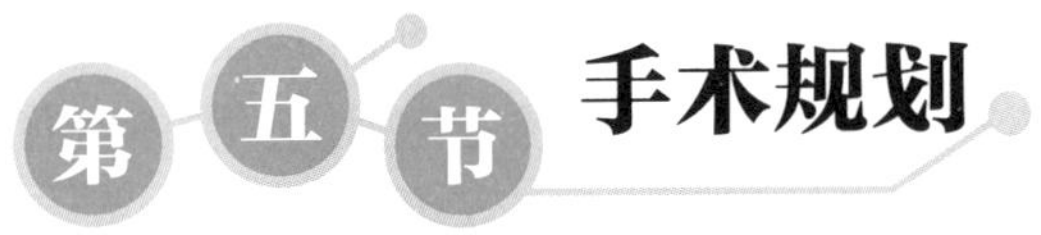

第五节 手术规划

在传统的外科手术中，主刀的医师针对不同的病情依据其经验形成大致手术方案，然后在实际手术中进行修正直到手术的完成。由于这种手术方案依赖于医师个人的临床经验与技能，且参与整个手术的每一位成员不能理解该手术方案仅只能凭借以往合作形成的默契配合手术；另外，对术中一些解剖结构的改变或其他突发事件不能确定，因此手术的效果有较大的随机因素。

随着现代科学技术的进步，新兴交叉学科的出现，特别是数字医学的迅速发展，使得人体器官的数字化、可视化成为必然趋势。基于薄层CT或MR数据的个性化人体器官三维重建，不但能够免去外科医师对CT或MR多帧二维图像复杂的图像综合、空间想象过程，且能直观、清晰、多维度地显示病灶形态、位置及其与血管的空间毗邻关系，在此基础上指导术前规划和预先的手术模拟，可以缩短手术时间、提高手术的精确性和安全性。

数字医学技术指导下的术前规划过程中，主刀医师可以将其构思的手术方案输入计算机，由其结合采集的术前医学影像信息、专家系统等处理后以三维图像与病人和手术成员进行交流，则可形成精细的术前决策。利用医学图像数据，还可合理、定量地制定个性化手术方案，这对选择最佳手术入路、减小手术损伤、避免对邻近组织的损害、提高病灶定位精度、执行复杂外科手术和提高手术成功率等十分有益。另外，利用虚拟手术系统生成的个性化手术方案，可设计、预演和修正手术的整个过程以便事先发现手术中问题。这个手术方案还可用作手术教学训练模型，因为有许多的手术失误是由经验不足引起的，所以手术训练极其重要。虚拟手术系统可为操作者提供一个极具真实感和沉浸感的训练环境，实习医师可在虚拟手术系统上模仿观察专家手术过程亦可重复实习。

一、腹部外科

（一）肝脏外科

由于肝脏解剖结构复杂，肝内脉管变异常见，使得肝切除术难度较大。特别是对于复杂性肝脏肿瘤手术，术中对肿瘤位置不明确，肿瘤与肝内血管空间关系不明朗，术中容易误伤血管、胆管和被迫大范围切除正常肝组织，从而导致术中大出血和术后肝功能障碍等并发症发生。因此，术中对肝内“血管树”和肿瘤三维可视化空间关系的精确把握是精准肝切除术的保障。

1. 传统手术规划 以二维影像评估为基础传统肝脏手术计划建立在二维超声和 CT/MRI 等影像评估基础上，术者在术前能够基本掌握病灶的分布范围与受累血管，但是往往不能精准、立体地把握肝内管道的走行及其与病灶的解剖关系。尤其对于缺乏临床经验的低年资外科医师，将术前断层影像结果转化为脑海中的三维立体构想时常常存在失误与信息丢失。而且，基于二维影像所获得的信息也难以精确评价肝段水平胆管与血管的详细分支与分布，因此无法计算每个肝段容积；在肝脏切除过程中，对于需要切除的肝段水平的门静脉和肝静脉分支（尤其存在变异情况下时）缺乏预见性，因此对于剩余肝脏中缺血和淤血所累及的范围难以客观评价。

2. 计算机辅助手术规划系统与精准肝切除 随着数字医学技术在肝脏外科的发展，三维可视化技术逐步应用于临床。三维可视化技术可以更加直观、清晰、任意角度地显示肝脏各段的解剖及肝内管道系统的走行及变异情况，以及肝脏病灶的定位及大小。借助软件的分析功能，可单独或联合观察肝内血管、肿瘤及全肝的解剖，以及有否存在解剖变异等情况（图 7-27）。使用软件个体化肝脏分段功能（图 7-28），精确地定位肿瘤的解剖位置，提高了肿瘤定位的准确性和可靠性。为手术医师制定精确的手术方案提供了个体化的信息。三维可视化平台不仅可以用于肝脏的三维可视化，还可以精确地测量肝脏的体积，利用其术前仿真手术功能能为术前规划提供更好的辅助，选择最佳手术方案，明确切除平面肝静脉、门静脉和胆管走行情况，在保证足够安全切缘的情况下完整切除肿瘤和保留足够的肝组织以维持术后肝功能。目前，德国和日本在该领域处于世界

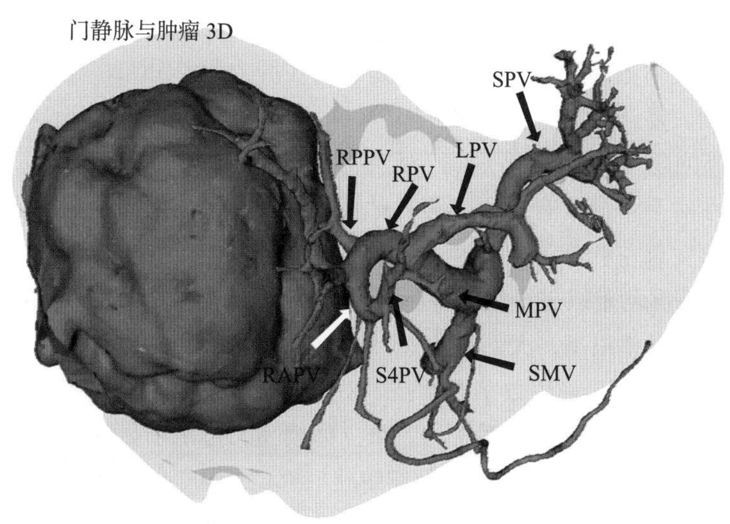

图 7-27　肝脏肿瘤 3D 模型

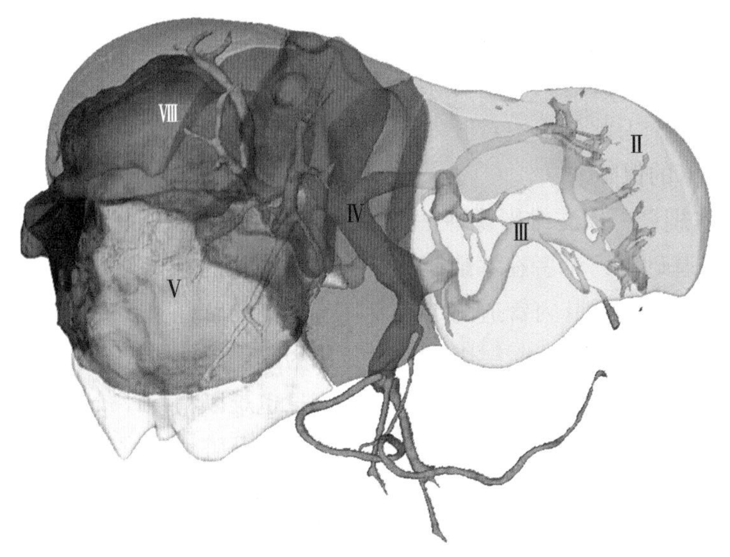

图 7-28 肝脏三维可视化分段

先进水平。近年来国内的方驰华教授团队从不同角度对计算机辅助手术规划系统在肝胆外科领域的临床应用开展了有益的探索，初步建立了拥有自主知识产权的计算机辅助手术规划系统，并肯定了其在肝脏外科手术中的临床价值（图 7-29）。计算机辅助手术规划系统使手术可行性评估更加精确，术前准备更加充分，手术方案的制订更加科学、合理。依靠计算机辅助手术规划系统将有助于我们把肝脏手术做得更加精准，从而在更高层次上实现“精准肝切除”。

（二）胆道外科

肝胆管结石病是我国常见病和多发病，病变复杂，具有高并发症发生率、高结石残留率和高结石复发率等特点。其主要原因是结石在肝内胆管分布广泛，胆管走行多变，而且存在多发性、复杂性胆管狭窄。肝胆管结石手术另外一个极具风险的原因是胆管及血管走行的判断问题。肝胆管结石病病人大多存在肝门部移位、重要管道移位变形等问题；同时病人亦存在对手术成败有致命影响的脉管结构变异，如门静脉右后支发自门静脉左支，以及右肝管发自左肝管等。B 超、CT、MRCP、ERCP、PTC、胆道镜等检查对于结石和胆管狭窄的情况均难以进行精确分析。肝胆管结石病病人的肝脏常常出现变形、转位，合并血管与胆管变异率很高，大部分病人不能按照常规 Couinaud 进行分段，这为施行解剖性肝切除术带来难题。采用数字医学技术对肝胆管结石病病人的 CT 或 MR 图像数据进行三维重建，建立肝脏及胆道系统的三维立体模型，可清晰显示结石的大小以及在肝内胆管中的部位、形态和分布；准确显示胆管狭窄部位、程度和长度，以及胆管与肝动脉、肝静脉、门静脉的关系（图 7-30），从而作出准确的诊断，并在重建模型上进行可视化仿真手术（图 7-31），指导制订合理的个体化手术方案（图 7-32）。

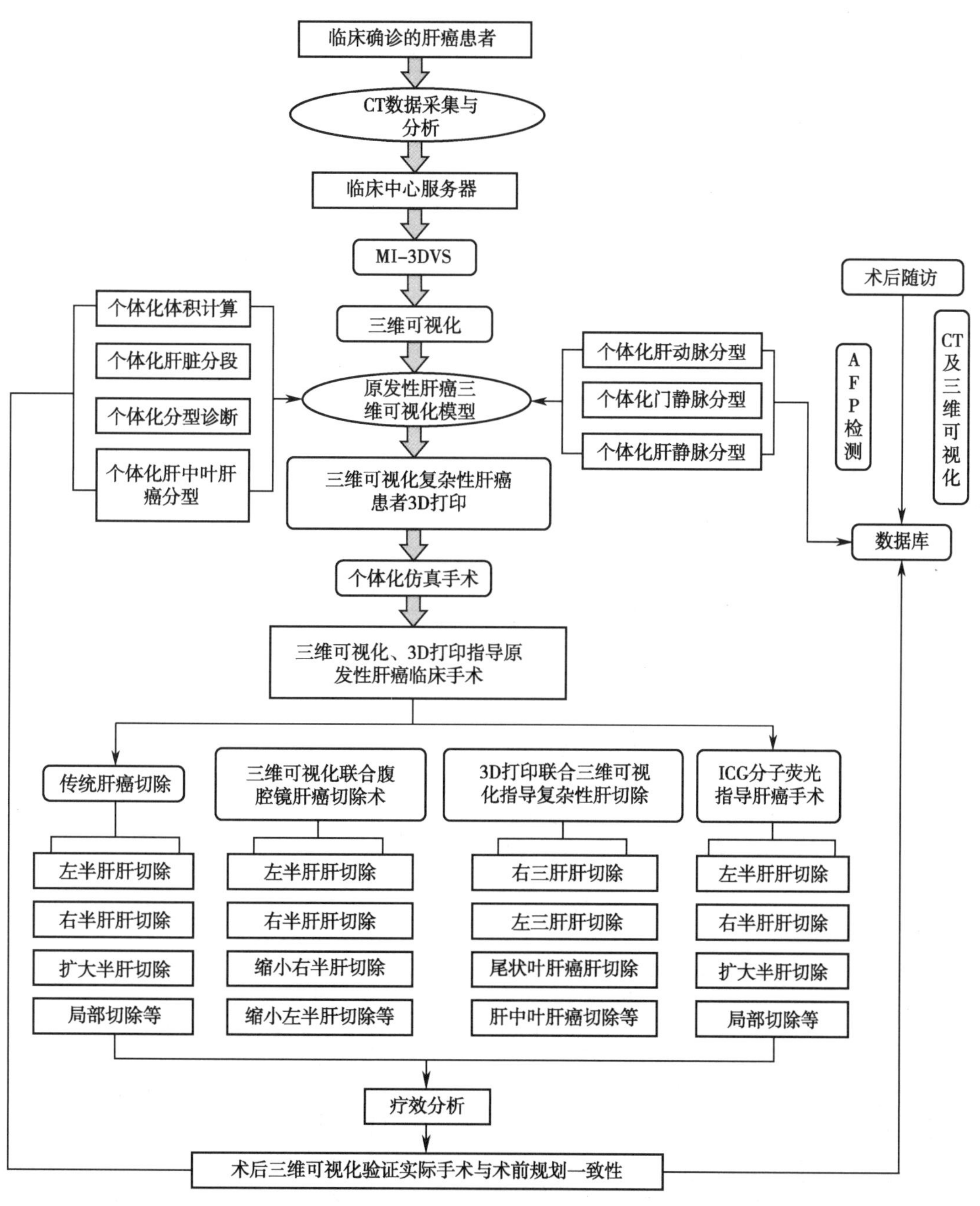

图 7-29　肝脏肿瘤手术规划流程图

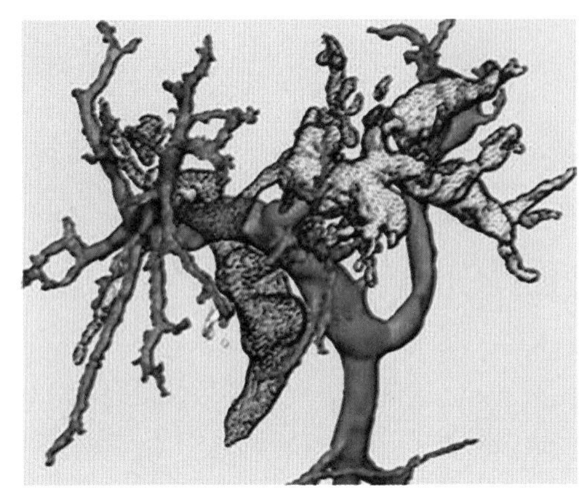

图 7-30　肝胆管结石 3D 模型

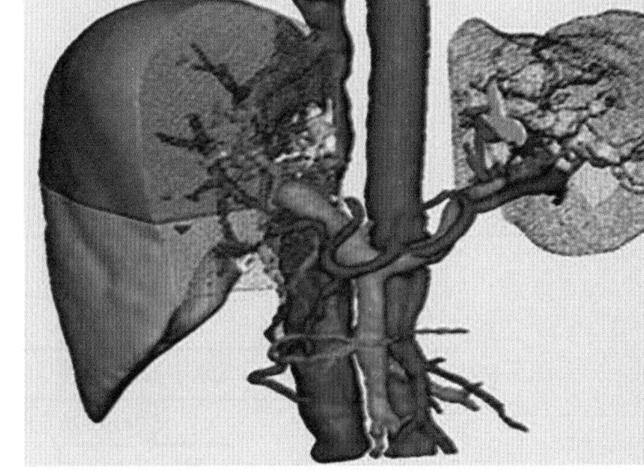

图 7-31　肝胆管结石虚拟手术

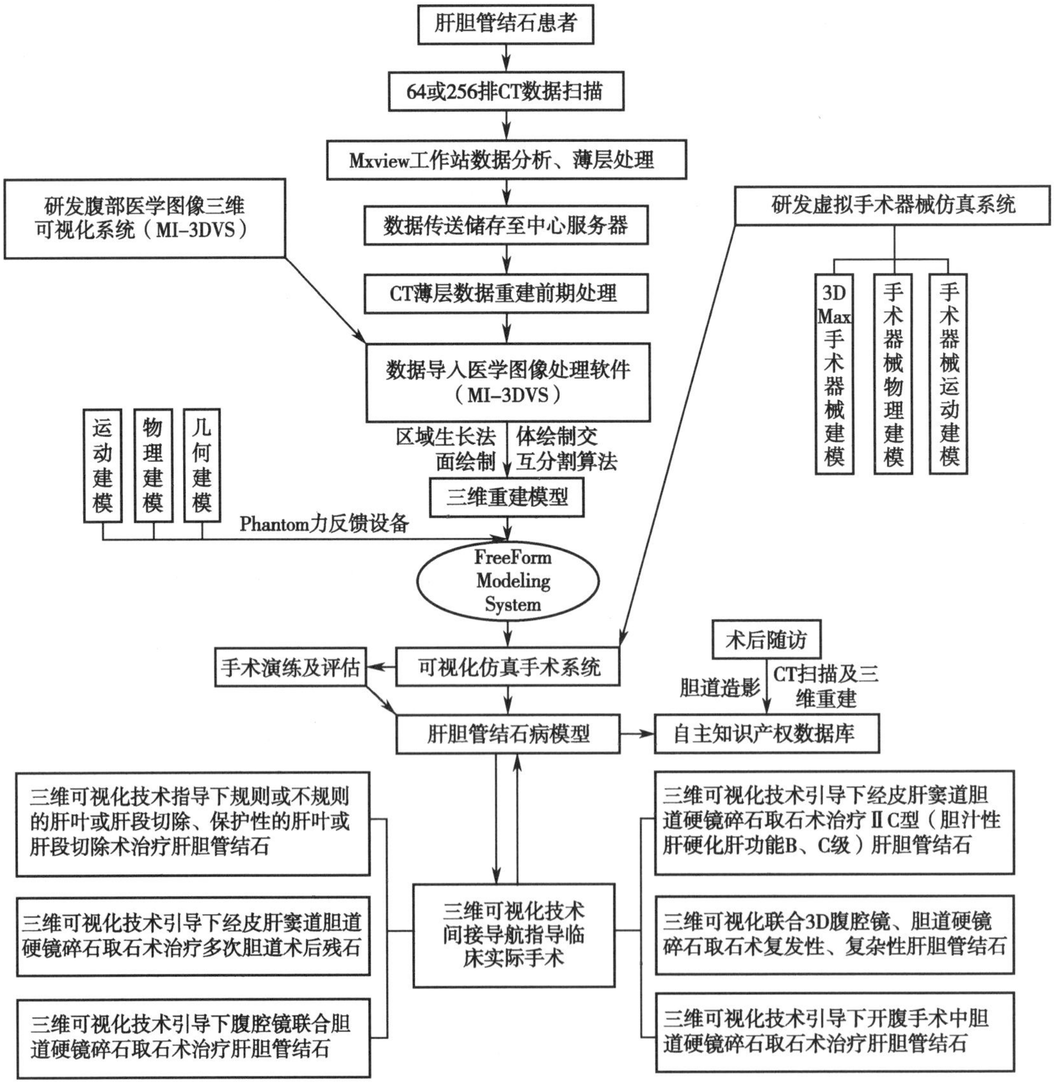

肝胆管结石患者

64或256排CT数据扫描

Mxview工作站数据分析、薄层处理

研发腹部医学图像三维可视化系统（MI-3DVS）

数据传送储存至中心服务器

研发虚拟手术器械仿真系统

3D Max手术器械建模

手术器械物理建模

手术器械运动建模

CT薄层数据重建前期处理

数据导入医学图像处理软件（MI-3DVS）

区域生长法面绘制

体绘制交互分割算法

运动建模

物理建模

几何建模

三维重建模型

Phantom力反馈设备

FreeForm Modeling System

手术演练及评估

可视化仿真手术系统

术后随访

胆道造影

CT扫描及三维重建

肝胆管结石病模型

自主知识产权数据库

三维可视化技术指导下规则或不规则的肝叶或肝段切除、保护性的肝叶或肝段切除术治疗肝胆管结石

三维可视化技术引导下经皮肝窦道胆道硬镜碎石取石术治疗多次胆道术后残石

三维可视化技术引导下腹腔镜联合胆道硬镜碎石取石术治疗肝胆管结石

三维可视化技术间接导航指导临床实际手术

三维可视化技术引导下经皮肝窦道胆道硬镜碎石取石术治疗ⅡC型（胆汁性肝硬化肝功能B、C级）肝胆管结石

三维可视化联合3D腹腔镜、胆道硬镜碎石取石术复发性、复杂性肝胆管结石

三维可视化技术引导下开腹手术中胆道硬镜碎石取石术治疗肝胆管结石

图 7-32　肝胆管结石手术规划流程图

肝门部胆管癌一直是肝胆外科领域备受关注的疑难病症之一，根治性切除肿瘤是肝门部胆管癌病人获得长期生存的唯一希望，而肿瘤能否根治性切除最重要的是评估肿瘤与门静脉的关系。熟悉与肝门部胆管癌手术相关部位的解剖结构，尤其是肝内相关肝段和肝叶的胆管和肝门区管道的结构特点及可能出现的各种变异、局部血管神经和淋巴管的分布特点将有助于提高手术切除的完整性和安全性。以往二维的 CT、MRI、B 超等检查用于术前预测、评估和术中指导对于病情复杂，需进行大手术的病人显得苍白无力。利用计算机的二维平面再现和全容积再现对螺旋 CT 检查的数据进行后处理，再利用模拟导航技术和漫游技术对胆道进行腔内观察，不仅能在胆管腔中巡航，通过狭窄处、梗阻处或扩张处胆管，而且还允许多角度地观察管腔黏膜，甚至穿过管壁，观察胆管与邻近组织的关系，以及是否有侵犯、转移等，能直观地观察并准确地定位病变，但该方法只适合胆道肿瘤的诊断，尚不能指导外科医师制订治疗方案。利用数字医学技术进行三维重建，可以清晰、逼真地显示肿瘤是否侵犯门静脉主干，从而进行准确分型，有助于肿瘤可切除性的评估和手术方式的选择。三维图像可清晰显示胆管、门静脉、肝静脉和肝动脉，对胆管纵向侵犯诊断准确率达 85%，并可以进行个体化的肝脏分段，明确胆管与肝脏容量的关系并制订手术方案。三维影像及重建分析为手术提供了一个图像模拟环境，有助于术者对手术进行规划（图 7-33）。

（三）胰腺外科

胰腺外科手术是现代外科学的手术难点，其困难之处不仅源于胰腺本身的结构特点，更重要的是胰腺与十二指肠、胆总管、门静脉及肠系膜上动、静脉紧密而复杂多变的结构关系。胰腺外形复杂多变，传统解剖学图谱的二维图像难以说明胰腺的外形结构及周围血管的复杂关系（图 7-34）；同时，胰周血管的变异在临床中较为常见，血管变异将影响胰腺外科手术操作。目前，通过数字医学技术进行胰腺及胰周结构的三维重建，是临床外科医师提高对胰腺疾病的诊断水平和对胰腺形态定位的重要方法。三维可视化形式可从任意角度显示胰腺、十二指肠、胆总管、下腔静脉、门静脉主干及主要属支、腹主动脉、腹腔干及分支、肠系膜上动脉的结构关系；通过不同透明度的设置，对深层结构进行细致观察，这对临床外科及解剖学习都极有帮助（图 7-35，图 7-36）。在此基础上可以研究胰腺的任意角度切割，将为胰腺虚拟手术的发展打下坚实的基础。

运用数字医学可视化系统术前对腹腔脏器和胰周血管进行重建，具有直观、逼真等特点，可根据需要进行移动、旋转、透明化等操作，任意调整观察角度，不仅能清晰显示胰周血管的走行及变异情况，还可隐去其他无需观察的部分，使个体化观察与评估更准确。外科医师通过 3D 模型能多维度观察肿瘤形态、血管形态及走行等情况，充分评估肿瘤的可切除性，详尽了解变异血管的走行、是否经过胰腺实质及肿瘤浸润包绕情况，选择合理的手术方案。对胰周血管情况清晰、系统地认识，详细了解胰头十二指肠区域的解剖，可降低胰腺手术手术风险，减少术后并发症的发生，利于指导临床手术操作。

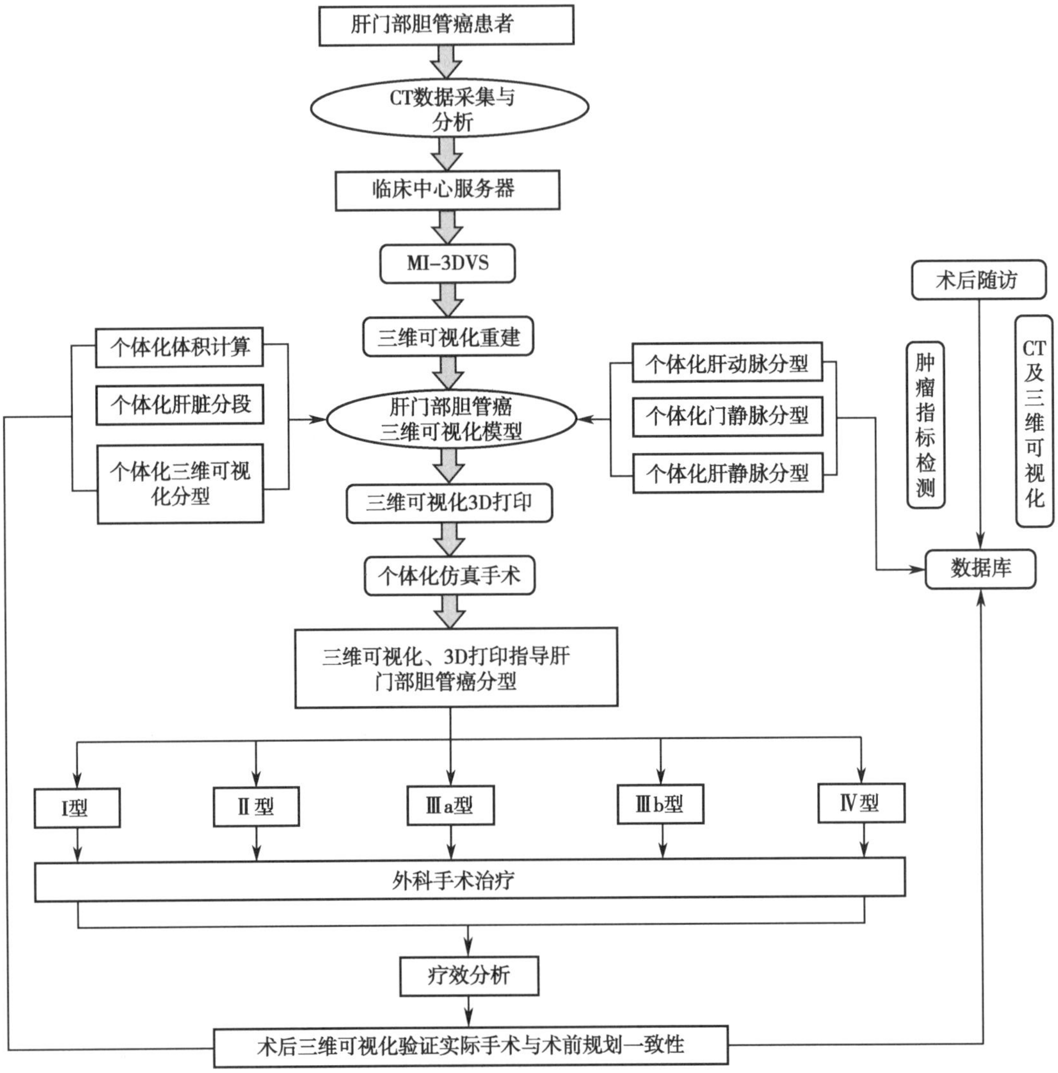

肝门部胆管癌患者
CT数据采集与分析
临床中心服务器
MI-3DVS
三维可视化重建
个体化体积计算
个体化肝脏分段
个体化三维可视化分型
肝门部胆管癌三维可视化模型
个体化肝动脉分型
个体化门静脉分型
个体化肝静脉分型
术后随访
肿瘤指标检测
CT及三维可视化
数据库
三维可视化3D打印
个体化仿真手术
三维可视化、3D打印指导肝门部胆管癌分型
Ⅰ型
Ⅱ型
Ⅲa型
Ⅲb型
Ⅳ型
外科手术治疗
疗效分析
术后三维可视化验证实际手术与术前规划一致性

图 7-33　肝门部胆管癌手术规划流程图

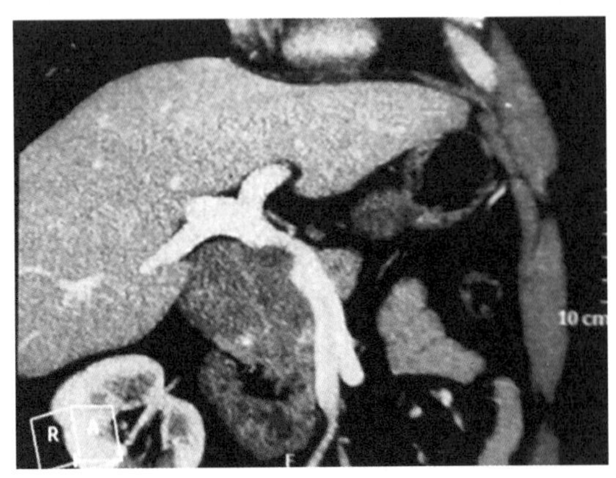

图 7-34　胰腺肿瘤 CT 三维重建

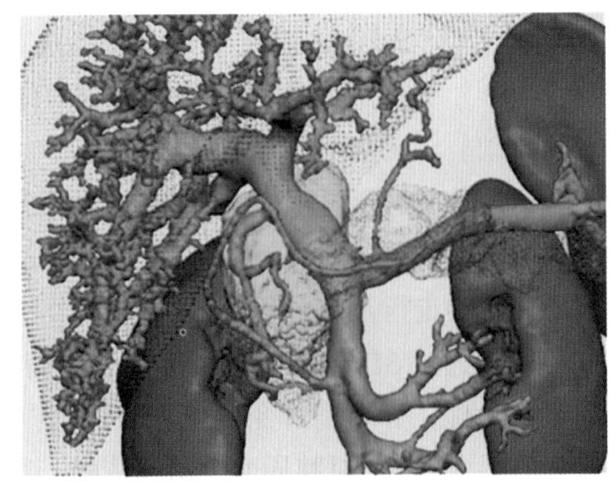

图 7-35　胰腺肿瘤 3D 模型

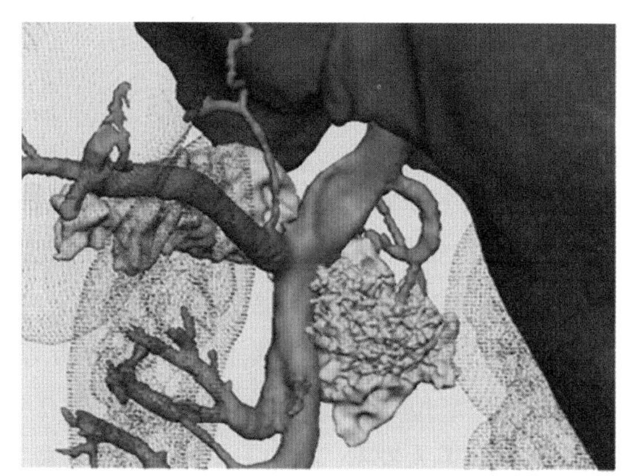

图 7-36 胰腺肿瘤 3D 模型
去掉肿瘤，观察门静脉后壁完整性，以进一步确定肿瘤是否侵犯门静脉

（四）妇科

近年来，数字化三维重建技术在妇产科中的运用逐渐增多，术前进行女性盆腔的数字化三维重建，可以更直观的评估病灶血供来源和特点、评估病灶血流量及分布特点、重建部分器官和肿瘤病灶实体的外观及和周围器官的毗邻关系，可以指导妇科恶性肿瘤动脉化疗、子宫动脉栓塞术（UAE）、妇科疑难疾病如来源不明的盆腔肿物、复发性肿瘤等进行精准的术前规划。

1. 指导 UAE 及局部晚期宫颈癌术前动脉化疗三维重建技术可以清楚显示子宫病灶的血流量和分布情况 盆腔血管的三维重建可以到 5 级，甚至 6 级血管水平，可以清楚显示子宫动脉上行支在宫体和下行支在宫颈及宫颈周围病灶的血流量和分布情况。

UAE 是妇科最常用的介入治疗方法，广泛应用于子宫肌瘤、子宫腺肌病、妇科恶性肿瘤及产后出血等疾病的治疗。UAE 术中最关键的是找到子宫动脉开口并将导管有效送入及精确有效地栓塞病灶的供血血管网，避免对正常组织的损伤。依据 CT 或 MRI 动脉血管网数字化三维重建模型，可清楚地观察到子宫动脉开口的位置、类型，明确病灶的供血动脉和供血量，从而缩短手术时间、减少射线量，进行合理栓塞。而既往动脉化疗中抗癌药物的应用主要是参照静脉化疗，其药物分配也是由手术医师依据经验而定，没有考虑到宫颈癌癌灶的血供特点等。研究表明，局部晚期宫颈癌癌灶的供血特点具有动脉供血的复杂性及动脉供血的不均衡性。而动脉化疗由于可以实施定向性化疗，即可以根据病灶的供血动脉及血流丰富程度进行有计划的针对性个体化化疗。

2. 对妇科疑难手术进行术前评估和术中指导 三维重建技术可以清楚显示肿物或病灶与周围器官的毗邻关系：由于盆腔内结构复杂，对于来源不明及复发恶性肿瘤的手术向来是妇科手术的难点。通过三维重建技术可以从前后左右上下全方位的角度随意观察肿物或病灶与周围器官的毗邻关系，通过分析肿物或病灶与血管、膀胱、输尿管、神经、盆底组织的相互关系，预测手术切除的难度和风险，发生损伤的位置，为制订个体化的手术方案和做好充分的术前准备提供很好的帮助，尤其是为相关科室的术前沟通、术中会诊做好准备，同时也为与病人及家属的良好沟通提供直观的依据。

二、骨科

数字医学技术在骨科手术规划领域的应用通过计算机三维图像处理技术和多种数字图像处理方法，读取医学成像设备输出的计算机断层扫描图像，再对骨骼数字图像进行切割、拼接、测量、受力分析等一系列处理，显示和定位人体骨骼的解剖结构（图 7-37），再由计算机规划手术路径，制订合理定量的手术方案，术前手术模拟，在适当的图像监视和立体定位系统下，利用一定的导引系统，使用计算机和医用机器人进行模拟手术以及手术干预，辅助医师完成手术。针对不同的骨科疾病，通过数字化手段不仅可以选择手术方式，也极大程度地提高了手术治疗的准确性和安全性。

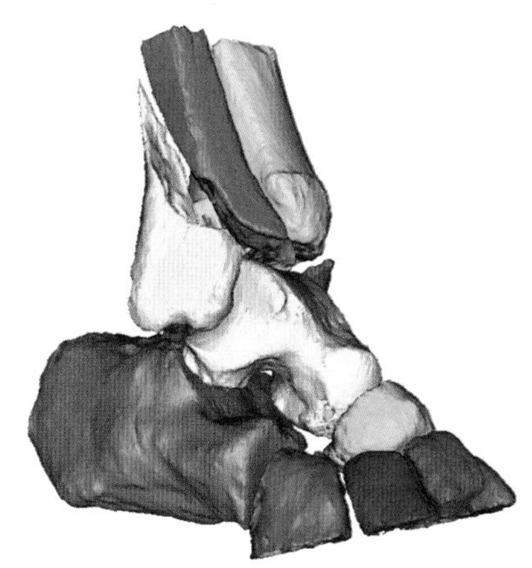

图 7-37　踝关节 3D 模型

（一）数字化虚拟技术在骨折分类及术前设计中的应用

将临床骨折病人 CT 扫描图像数据进行三维重建，获取骨折可视模型，并按国际标准分类。选取典型三维骨折模型进行内固定手术的初步计算机模拟并立体显示，重建的骨折三维可视模型可准确反映出其骨折特点、骨折移位的方向和程度，并可进行任意旋转观察（图 7-38）。同时实现了骨折术前手术设计以及内固定手术的仿真模拟。

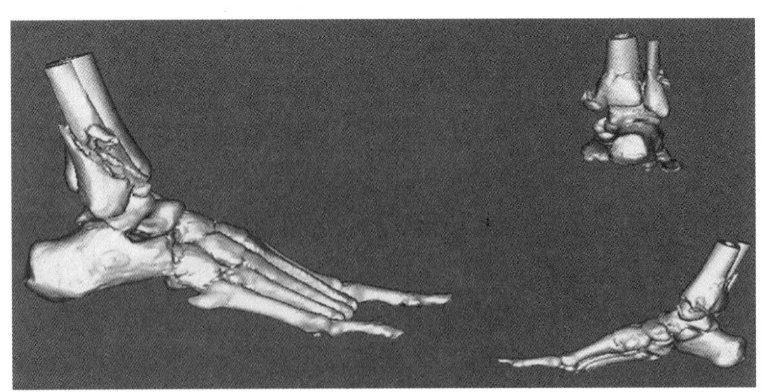

图 7-38　踝骨骨折 3D 模型

（二）骨科手术的计算机辅助术前规划与术中导航技术

应用数字化高新技术研发的计算机辅助术前规划与导航系统可对病人 CT、MRI 影像数据进行图像处理和三维重建，在术前获得患体的三维数字模型，利用该模型可以对手术过程进行仿真模拟、设计和确定手术路径，形成手术关键技术参数，进行术后效果的预测。在手术中医师通过计算机屏幕，可直观地看清病灶的精确部位和周围组织形态，同时看到手术器械的精确位置和方向，从而实现手术的高精度和微创化。

（三）骨盆与髋臼骨折

CT 三维重建和快速成型技术的结合，使术前制造出 1∶1 等大的、高度仿真病人伤情的骨盆与髋臼骨折模型成为现实，目前已在临床得到初步应用。手术医师能直观地根据模型的形态和位置，了解病人骨盆与髋臼骨折的病理学全貌，明确骨折的类型，然后通过测量，选择合适的手术入路，通过三维模型，在术前预选内固定材料种类并重建其外形，选择适宜的进针点与进针方向。而且模型具有相当的强度，可以对其进行模拟手术操作，将大大提高手术医师制定术前方案的准确性，节约手术时间和 X 线暴露时间，减少术中出血，降低死亡率和伤残率。

（四）数字化技术与脊柱外科手术

从腰椎到颈椎的椎弓根直径逐渐减小，手术难度和危险性逐渐增加。随着脊柱外科临床技术和数字化技术的结合，形成了系统的脊柱外科临床数字技术。数字化技术使脊柱外科临床治疗过程完全建立在计算机辅助技术的基础上，使手术医师能够高效率、高精度、三维立体地了解疾病的分布、形态、结构，从而科学判断手术指征，制订最佳手术方案，最大程度减少手术创伤，避免神经损伤，尽快恢复机体功能。

三、颅面外科

颅面部区域的动、静脉解剖结构复杂，不仅是局部解剖学教学难点也是神经外科、口腔颌面外科临床应用的难点。传统颅面部血管的解剖主要是通过大体解剖尸体标本和观看二维解剖图谱来完成，尸体标本上的解剖结构往往受到一定的破坏和移位，医学生不能完整准确地掌握颅面部的血管结构；而二维图谱则只能观察到三维解剖结构的某一个侧面，不能全面地把握整体的三维结构。通过数字医学技术获得的颅面部血管三维数字化图像，三维效果逼真，立体感强，具有较佳的视觉效果；同时能够准确的三维显示颅面部血管解剖形态结构及其在颅骨内、外的位置和毗邻关系，还可以多彩色、透明或任意组合显示。

掌握颅面部血管的解剖结构和毗邻关系对提高神经外科、口腔颌面外科的手术技能和成功率至关重要。颅面部血管解剖结构复杂，外科医师在手术中稍有不慎，便有可能损伤血管神经丛，造成病人术中大出血和术后神经肌肉功能障碍。以往外科医师多是通过手术视频和现场参观手术等方式学习外科手术，但这些都只能观察到手术区域的某一个侧面，难以全面把握三维解剖结构。三维可视化模型可帮助外科医师从任意方位动态立体地观察颅面部血管的解剖结构及毗邻关系，有助于术前手术方案的制订、手术入路的选择，降低手术中血管神经组织损伤的风险。在颅面整形美容外科治疗中，不仅要恢复和保持组织器官功能，更重要的是要实现容貌的美化，因此，整形美容外科数字化的重要内容是对病人容貌缺陷的数字化定量诊断。通过定位照相技术获取病人数码照片，采用数字医学测量分析技术，对病人照片进行图像测量分析，依据不同民族、不同性别和年龄的美学标准进行美学评价，可以实现容貌缺陷的数字化诊断，以分析报告的形式详细报告病人各部位与美学标准之间的距离、角度和弧度的差距，从而实现容貌缺陷的定量诊断，并指导临床医师实现定量化手术设计（图 7-39）。

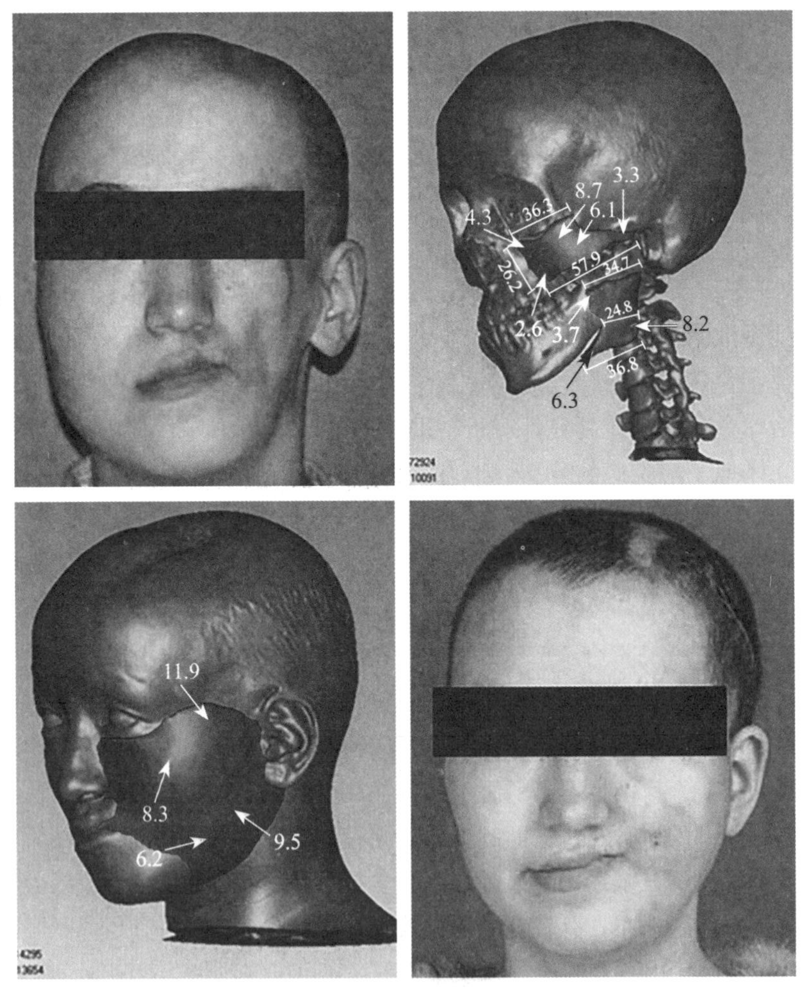

图 7-39　整形外科 3D 定量修复

总之，进入 21 世纪以来，数字化外科手术平台的建立让术前评估和手术规划告别了既往的经验性决策，走向精准与客观。依靠数字外科平台上的计算机辅助手术规划系统，可以立体透视器官、准确定位病灶及其与邻近脉管的解剖关系，进而准确判断病灶的可切除性；还能够进一步实施虚拟手术，完成对不同手术方案的比较、筛选和优化。尤其对于累及或邻近重要解剖结构的复杂高风险外科手术，当单纯依赖临床经验难以决断时，计算机辅助手术规划系统可以为手术决策提供更多科学、合理的依据。使当代外科学的发展逐步走向以现代科技为依托的“精准外科”。可以预见，计算机辅助手术规划系统在精准外科发展中将发挥越来越大的作用。而且，目前的外科手术主要以解剖影像为导引（image-guided surgery），未来的发展将会把脏器功能以及病理、生理等因素融合进去，发展以信息为导引的手术方式（information-guided surgery），这将使计算机辅助手术规划系统拥有更丰富的信息，外科手术的术前规划将会更加科学、合理。

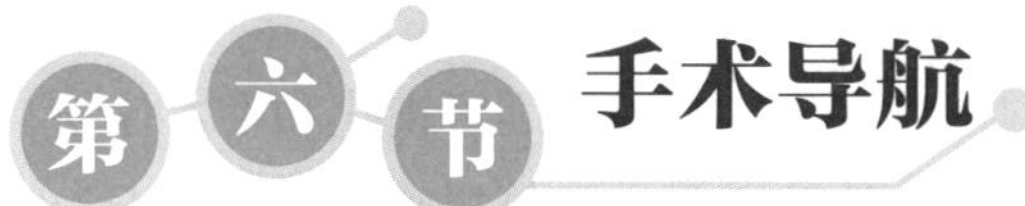

第六节 手术导航

传统的外科手术模式是医师术前根据 CT、MRI 等影像学资料，判断病变组织的形态学特征，以此制订手术方案。术中医师探查到的只是被暴露器官的表面，无法获得其内部病变组织的解剖形态信息。因此，医师只能依靠临床经验来进行手术操作，其手术方案的设计与手术器械的定位均缺少科学依据，手术质量难以提高。随着外科技术的不断发展，人们对手术质量的要求越来越高，使得许多传统的、创伤性很大的手术也需要适应这一形势而变化，外科医师必须在最大程度地切除病变的同时，将手术的损伤程度降到最低，确保病人术后拥有良好的生活质量，在这样的要求下，手术导航系统应运而生。术前医师可以通过三维重建软件在计算机上选择手术入路，设计最佳手术方案；术中利用手术导航系统跟踪手术器械位置，将手术器械位置在病人三维影像上实时更新显示，向医师提供手术器械位置的直观、实时信息，引导手术安全进行。医师可依靠实时的定位及预设手术规划的引导，做到手术切口尽量小，在手术中避开重要的组织结构直达病灶，使手术更安全、快速、更彻底地切除病灶。不但节省了手术时间、减少了病人失血量，而且减少了病人的术后并发症和住院天数。

一、外科手术导航的概念

手术导航系统（image guided surgery，IGS），就是充分利用了 X 线、CT、MRI 等提供的图像信息，以及计算机在数字图像处理及高精度测量计算方面的优势，直观显示术中无法直视下看到的人体结构以及手术器械，并结合立体定位技术，进行手术的术中定位与校正，使进行复杂精确的手术成为可能，最大限度的切除病灶并减少无谓的组织损伤。

二、手术导航系统的工作原理和基本操作步骤

手术导航系统的基本工作原理是将术前载入的带有参考标记的影像学资料与术中定

位装置传递的信息进行注册配准（registration），在显示屏上实时显示病变、特殊解剖标志或手术器械的精确位置及相对位置关系。前者称为虚拟坐标系（virtual coordinate system，VCS），后者称为世界坐标系（world coordinate system，WCS），两者越是匹配，系统的精度就越高。医师手持经过改进后的手术工具（一般来说装有标记点）对病人的手术目标实施操作，手术工具的空间立体定位及瞄准过程均在跟踪器的实时控制之下，而且跟踪器能够精确地给出术中解剖部位与术前或术中 X 线 /CT/MRI 等多模图像之间的位置关系，经过相应的坐标转换（平移、旋转等），控制手术工具达到要求的部位，从而实施相应的手术操作。

手术导航系统的基本操作流程即包括术前图像采集、术前三维可视化和手术计划、术中配准（注册）、手术器械跟踪、手术可视化。图 7-40 是以计算机辅助腹部手术为例给出的导航系统的工作原理图。术前，获得 CT 扫描图像，并将病人的模拟仿真数据导入计算机中；术中，通过定位跟踪器获得手术工具与解剖结构之间的空间位置关系，并与术前的 CT 图像进行配准，在计算机中实时显示手术工具在仿真模型中的位置关系，以指导医师实施手术操作。

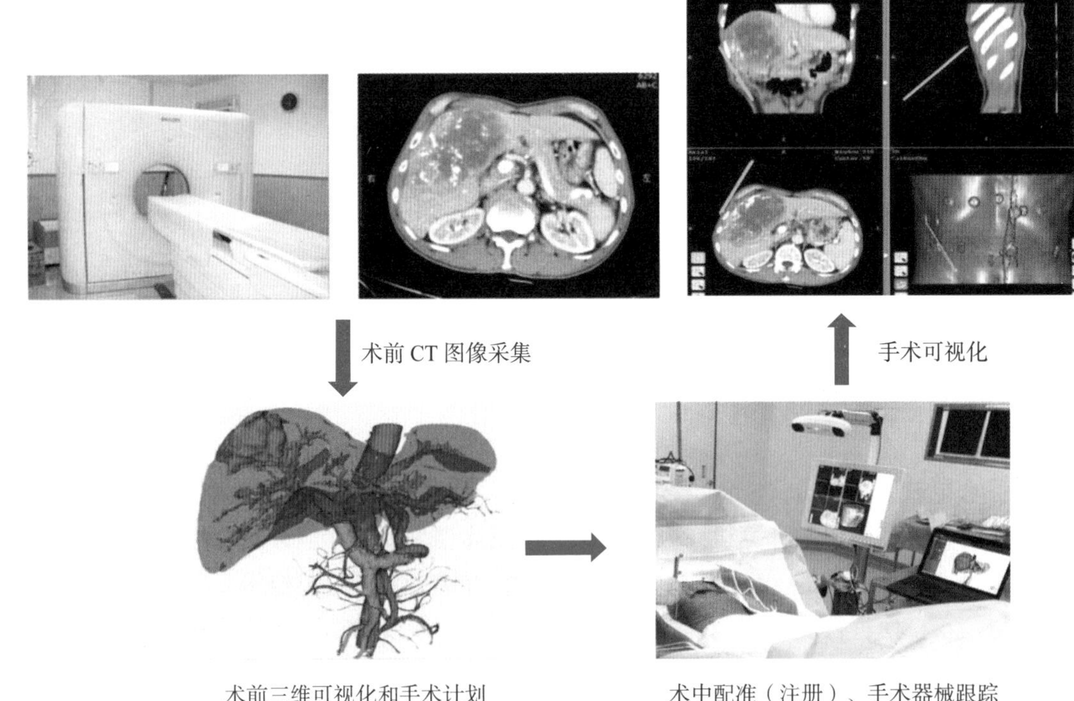

图 7-40　导航设备工作流程（腹部手术导航系统）

三、手术导航系统的分类

（一）基于 CT 或 MRI 数据的手术导航系统

以 CT 图像为基础的导航系统首先开始应用于腰椎椎弓根螺钉置入手术，随后打开了计算机辅助骨科手术的导航技术的大门。术前进行病人 CT 数据的采集，然后通过 DICOM（Digital Imaging and Communications in Medicine）和 PACS（Picture Archive and Communication Systems）技术将影像学资料与导航系统进行数据交换，其优点在于 CT 图像质量好，特别是在骨性解剖结构比较特别的区域，并且可以进行术前计划，然后在术中利用匹配或者注册技术，将 CT 图像与病人实际解剖结构相结合。典型的系统有 HipNav 系统、Langlotz 等脊柱导航系统。匹配或者注册技术是 CT 导航系统术中应用的最关键的步骤，主要有两种最常用的技术——点匹配或者表面注册。所有的注册方式都是依赖骨表面结构和术前影像学资料相应特征的确认，这个过程需要术者操作计算机来进行，而目前这种技术还存在着匹配不精确的缺陷。

以 MRI 影像数据为基础的导航系统也是一种应用广泛且比较成熟的技术，它以 MRI 三维重建数据为基础进行导航。基于术中 MRI 数据的导航可以解决术中导航存在的最大弊端，影像漂移问题。目前制约该系统在脊柱手术中推广的因素有：价格昂贵，一般病人难以接受；要求手术麻醉等所用金属器械必须防磁，必须有专用手术室，这在一般医院很难做到；MRI 限制了手术医师的操作空间，给手术带来不便；MRI 对骨性结构的显示不理想。

（二）基于 C 型臂 X 线机的手术导航系统

这种导航系统不需术前采集影像学资料，不需进行术前计划，而是术中利用 C 型臂 X 线机获得影像学资料，通过 C 型臂 X 线机的定标来完成注册过程，其匹配的准确性也直接影响到手术的成败（图 7-41）。但是如果将这台笨重的器械在不同手术室中移动的话，这种机械性的定标错误也是在所难免的。这种技术优点在于可以提供实时导航，还可以减少手术室中全体人员接受辐射的程度。但其缺点是在某些脊柱区域，例如上胸椎，其图像质量会受到限制。C 型臂机导航系统利用的是二维的影像学资料，不能提供手术器械的三维空间定位，所以就需要一种新型的、能够提供近似 CT 图像质量影像学资料的技术。1999 年，某公司制造了世界上第一台移动 C 型臂机三维影像设备，其旋转角度达到近 180°，并利用一种特定的锥形束重建法则获得高分辨率的三维影像学资料，从而能够应用于从 C_0~S_2 的所有椎体水平。但是在经过多年的临床应用之后，发现其图像质量仍然不及 CT 图像。

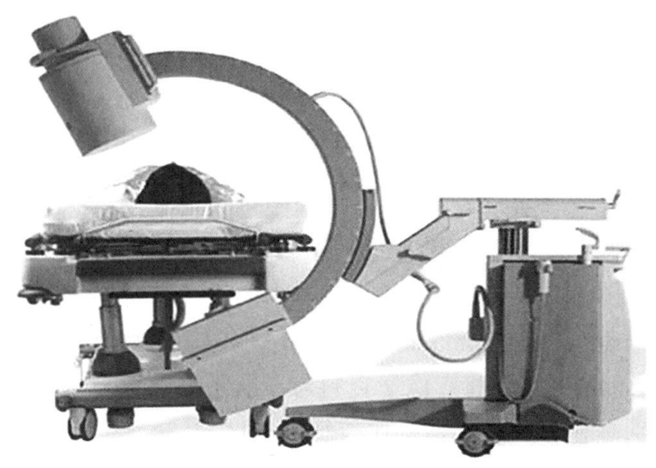

图 7-41　基于 C 型臂 X 线机的手术导航系统

（三）非影像学导航系统

这种技术也被称作以术者分辨解剖结构为基础的计算机辅助导航系统，其最先被引入是用来进行前交叉韧带移植手术，不需要术前或者术中的影像学资料，而是术者在术中利用追踪系统来分辨各种各样的解剖结构和参考坐标，从而确立手术对象虚拟代表的关键性特征。而且这种导航系统可以进行旋转，这样就可以测定一些关节的特殊动力学特征。最近引进的非影像学导航系统，大部分都是利用一种所谓的骨形态技术（bone morphing techniques）其需要高分辨的影像学资料，来产生独立解剖结构的统计学上的多样化的模型，从而对手术区域的解剖结构作真实地阐述。这种导航系统很少会出现前两种导航潜在的问题，但是其依赖术者分辨解剖结构，在精确性方面仍存在局限。

（四）机器人导航系统

机器人辅助导航系统需要将术前影像学扫描图像输入计算机，作出术前计划，并且利用感受器将病人的解剖结构与术前的影像学资料进行匹配，从而使得术者运用远程操作的机器人在病人体内进行微创性的手术操作，提高手术的精准度、敏捷性、稳定性和安全性。目前应用的设备主要分为主动式、被动式或者定位、切磨设备。而骨科手术由于骨组织的独立性和稳定性，能使机器人设备被牢固的固定，而成为机器人辅助导航系统的最理想的应用领域，主要包括全髋关节、膝关节置换、创伤、脊柱手术等。

四、手术导航发展历史

（一）外科导航系统的国外研究现状

手术导航技术开始于 20 世纪 80 年代中后期，第一台手术导航系统是在 1986 年由美国 Roberts 首创。国外对于手术导航系统的研究起步比较早，有很多科研机构从事这方面的研究和开发工作，如 ETH，MAYO，Montreal，SPL，Shadyside，INRIA，GE 等，并且已经开发出一些优秀的已应用于临床的手术导航系统，也已引进到国内的医院，目前手术导航市场大部分被国外的产品占据，集中在骨科和神经外科领域。导航产品大多是由医疗器械供应商提供的，如史塞克（Stryker）、通用（GE）、Brain LAB（博医来）、Medtronic（美敦力）、Aesculap AG（蛇牌）、Compass internal、Surgical Navigation Technologies 公司的 LandMarx 导航系统等。国外导航系统如今已经发展到了第三代，第一代框架机械立体定向仪：病人被局部麻醉后，把一个轻质的立体定向框架固定在病人头部，进行 CT 或 MRI 扫描，然后根据影像确定手术靶点的位置。手术中依靠框架的引导，把手术器械准确地送达指定位置。但缺点是病人必须麻醉，同时机械框架会给病人和医师的手术造成极大不便，不能实时显示手术器械的空间位置。第二代无框架机械臂定位系统：利用机械臂技术和计算机技术结合来定位。机械臂上有许多关节，手术中依据计算机测量关节相对运动，模拟显示手术工具的运动进度。但定位精度较差。第三代手术导航系统：超声波测量跟踪技术最早被采用，但超声波束的方向性差，易受干扰。1990 年美国医师 Dr . Richard 发明了第一台光学手术导航系统，采用红外光测量跟踪技术，只要保证探测光路上通畅，便可大大地提高手术导航的精确度。另外，还有部分的手术导航系统采用电磁波信号测量跟踪技术，克服了光信号传递中易受阻挡的局限性，不会由于手术者、手术器械、显微镜的位置而影响导航效果。然而手术室中监护仪、麻醉机、高频电刀等设备的频繁使用，使得空间中大量的、多频谱的电磁波干扰影响电磁导航的准确性和可靠性，技术上尚待改进提高。同时，术中 B 超及“达芬奇”手术机器人的逐渐推广也使手术导航技术从单一概念向多系统、综合应用方向普及。

（二）手术导航系统的国内研究现状

国内对于手术导航系统的研究起步相对晚，但起点高，手术导航系统相关研究很多，发展迅速，一些科研生产机构在这方面的研究进展较快。北京航空航天大学 1996 年率先开始进行机器人辅助神经外科手术的研究，并在此领域取得突破性进展，三个型号的无框架立体定向神经外科机器人手术系统（CRAS-BH2 型、CRAS-BH3 型和 BH600 型）都分别获得成功的临床应用。另外，哈尔滨工业大学的正骨手术机器人导航系统、南开大学的机器人辅助显微手术导航系统、北京理工大学的全口义齿机器人导航系统和复旦大学的神经外科和脊柱骨科手术导航系统等，都获得了一定的临床应用，有着良好的应用前景和市场预期。

五、手术导航系统在各个领域的应用

（一）内镜导航系统在鼻内镜手术的应用

由于鼻窦、颅底部位深，管腔狭窄，解剖精细，构造复杂，周围有众多生命攸关的血管、神经，使手术操作风险大，难度高，如损伤颈内动脉造成致命性出血。损伤视神经导致失明，损伤眼肌造成眼球运动障碍，以及损伤颅底造成脑脊液渗漏或颅内感染等严重并发症，尤其是以往的手术、或术区占位性病变对周围解剖标志的破坏及术中出血较多，视野不佳的情况进一步增加了手术的难度和危险性。近年来人们不断开发各种鼻内镜手术导航系统以帮助医师在手术中辨认解剖结构，减少了术中并发症的发生。通过临床研究发现，鼻内镜导航手术对手术时间无明显延长，具有解剖标志定位精确、提供视野外的组织影像、降低手术并发症等特点，可弥补内镜操作缺乏层次感的局限，适用于各种鼻内镜手术。但耳鼻咽喉影像导航系统的价格偏高，制约了其在国内的使用。

（二）计算机辅助导航系统在骨科手术中的应用

在骨科手术中导航可以让医师准确的了解器械于人体的相对位置从而可以避开重要的组织、器官，减小创伤等。与神经外科不同的是在骨科施行手术导航既可以使用 CT/MRI 等影像资料也可以配合骨科 C 型臂使用。术中 X 射线透视扫描对于大多数的骨科医师来讲已相当熟悉，许多骨科手术都须进行术中 X 射线影像扫描，尤其是创伤治疗、脊柱手术诸如经皮椎骨成形术等。此外，很多脊柱外科医师在植入椎弓根钉时进行术中 X 射线扫描以辅助定位。术中进行 X 射线透视扫描辅助定位，可明确手术器械与病人解剖结构的相对位置，提高手术精确度，减小手术的暴露范围。X 射线扫描系统虽然有着广泛的用途，然而其本身所固有的缺点却不容忽视。最显著的是职业性的辐射，特别是外科医师双手的 X 射线曝晒量。最近的资料指出，脊柱外科医师暴露在 X 射线扫描系统之下是极为危险的。此外，术中应用 X 射线透视系统辅助定位还存在其他限制。比如同时只能观察到单平面视图，当需要在多平面视图上观察手术器械的位置时，手术过程中需不断重复调节 C 型臂的位置进行扫描定位，造成手术中断，且费时费力。使用 C 型臂透视影像导航的手术导航系统又被称为“虚拟 X 射线扫描系统”，只需术前扫描 X 射线影像，一般不需进行术中扫描，克服了术中 X 射线透视扫描定位的局限性和不足之处。目前在国外广泛地应用于脊柱、脊髓外科、关节外科和创伤外科的手术操作中。相比较传统的人工关节置换手术需要医师根据病人术前的 X 线片，判断患肢力线，在术中凭借经验放置、切割、处理模块及假体，术后常因假体安放位置不妥、下肢力线不准确及软组织失衡导致患髋、患膝的疼痛及假体的早期松动，从而影响手术效果，导航系统利用专用的软件，通过计算机对患髋、患膝关节截骨的位置、假体大小、接入方向及位置的设计做出客观的指导，在术中进行实时监控，指导医师准确地进行每一项手术操作，使假体安放精确地符合肢体力线。据统计可使安放的人工全髋关节的外展角和前倾角误差控制在 $-1° \sim 1°$。另外，导航技术在髋关节置换的外展角，前倾角和手术时间的方面有明显优势。这些均证实了 CANS 对骨外科手术的指导作用。目前骨科导航系统存在导航图像质量不高，操作步骤较为繁琐，感应器不灵敏，图像偶尔出现时有时无现象，延长了手术时间及成本较高等问题。

（三）手术导航系统辅助下的神经外科手术应用

手术导航系统可重建头颅模型、肿瘤模型和血管模型等，能实现对病变的毫米级精度的准确定位，从而有利于制订精确的手术计划。术中能引导手术显微自动寻找病变位置，随时动态反馈手术的进程，配合精细的手术操作技术，在完全切除病变的同时，对正常神经血管结构几乎没有损伤（图 7-42）。神经外科对病灶的定位准确性、手术操作对脑组织副损伤等因素与病人预后密切相关，尤其是脑深部疾病由于位置较深，同时常毗邻血管神经等重要结构，手术路径长、难度大，手术对脑组织损伤大，手术并发症多，严重影响病人的预后。神经导航系统在颅内病变微创手术中的应用价值在于，其定位精确性减少了寻找病灶对脑组织的盲目性损伤，是微创手术的根本保证，同时因脑组织损伤小，术后病人恢复快，并发症少；尤其是对于脑深部病变应用神经导航可使手术效果显著提高，同时又可以降低病人的住院费用，减轻病人的经济负担。神经导航系统还可与血管影像技术结合，实现颅内血管系统影像捕捉与重建，治疗脑血管病变；与脑室内镜技术结合，无需开颅，仅通过钥匙孔大小的一个腔隙就能治疗脑室内病变。国内近年来在神经外科导航方面发展迅速，目前已成为综合医院神经外科常规开展手术方式。

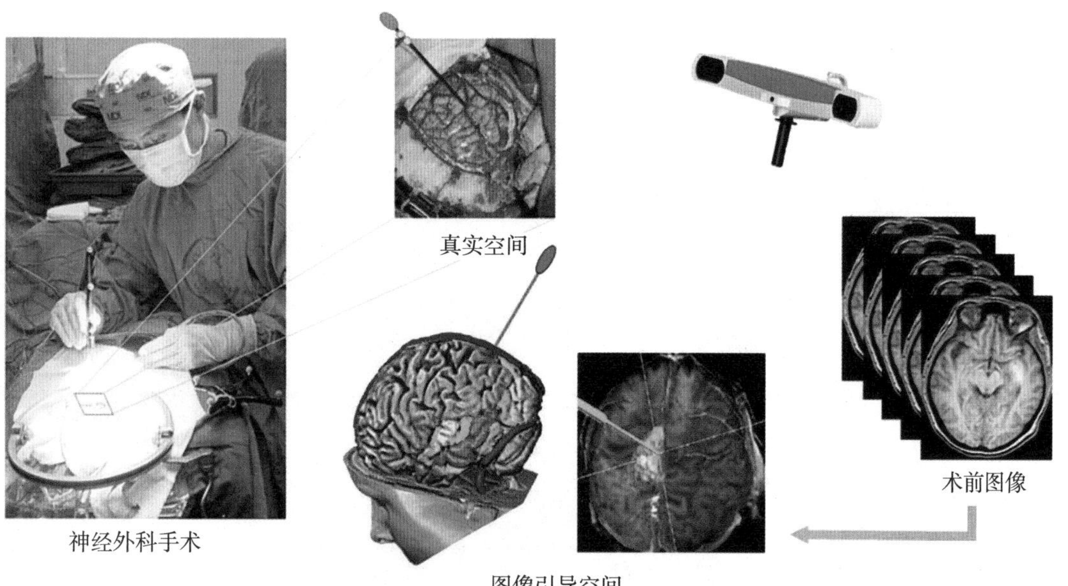

图 7-42　导航系统辅助下的神经外科手术应用

但是应用于神经外科手术时，导航系统对于神经导航手术靶点漂移的问题仍然无法完全克服，这种漂移主要包括系统漂移和结构漂移两部分，术前导航 CT 或 MRI 扫描的层厚、层间距、MRI 本身漂移、标记物与头皮的摩擦移动、术中头部与头架及跟踪器的微小移位、肿瘤切除、脑肿胀、脑压板的使用和脑脊液的释放等因素均可导致手术靶点的移位，即所谓的脑漂移。这样，神经导航所依赖的术前影像数据的术中准确性下降。术前获得的影像数据进行影像引导下的手术由于术中脑的移位变形而变得可疑。

（四）手术导航系统在整形外科中的应用

整形外科是一门精益求精的学科，由于人为因素导致的手术失误，会给病人及一些求美者带来心理和精神上的极大痛苦，因此开展整形外科手术导航极为重要，利用图像数据，协助医师合理、定量的制订手术方案：运用虚拟手术系统可预演手术的整个过程，从而事先发现术中的问题；医师还可在计算机建立的虚拟环境中设计手术过程、进刀的部位和角度，提高手术的成功率。将计算机图形图像技术和整形外科结合，在术前把正常组织、畸形所需做修复的精确空间定位提供给术者。目前，整形外科三维图像技术主要是基于 CT、MRI 等影像扫描数据和计算机三维重建，故针对骨组织畸形或缺损，在颅面部整形和牙颌面畸形矫正治疗的方案较多，而在软组织结构与表面形态方面的应用，则因受图像采集生成方式的限制而仍多限于二维平面。基于三维重建位置和信息的手术模拟在整形外科中的应用，极大的缩小了手术时间、减少了手术的创伤，最大限度的减轻了病人肉体上的痛苦及并发症的发生，进而使整形外科手术得到快速发展。

（五）手术导航系统在腹部外科手术的应用

目前，腹部手术术中导航技术的使用在国内外尚处于探索阶段，仅在英国、美国、德国进行过少数临床手术应用，大部分的腹部导航技术应用于肝脏外科的研究（图 7-43）。基于现代影像学和计算机技术发展起来的虚拟可视化肝脏技术是导航技术应用于肝脏外科手术的基础，通过动态显示肝脏三维虚拟结构模型，能从各个角度仿真显示肝内管道复杂的解剖结构，提供全方位的肝脏立体信息，在计算机中构建虚拟的手术环境，为外科医师制订手术方案、手术模拟、手术导航提供了客观、准确、直观的手段。

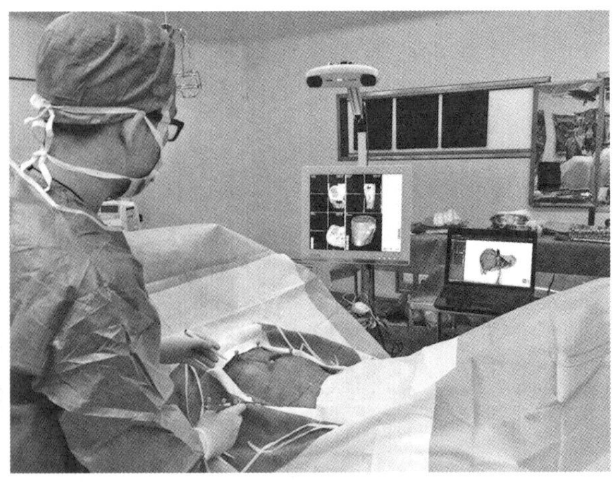

图 7-43　肝脏外科医师术中在三维重建和手术导航引导下实施手术

肝脏作为实质性器官，只有通过影像学资料方能了解其内病灶的位置及大小，才能进行手术方案的设计。

医师们只能凭CT或MR多帧二维图像去估计病灶的大小、部位，追踪血管的连续性，构思病灶与其周围组织的空间几何关系，需要较强的阅片能力及丰富、复杂的空间想象力，从而给诊断治疗增添了困难，对于复杂的肝脏外科手术具有一定的盲目性和不准确性。三维可视化肝脏免去了医师复杂的图像综合、空间想象过程，能直观、清晰、任意角度地显示肝脏解剖及肝内管道系统的走行，肝脏病灶的位置及其与肝脏血管的空间毗邻关系，提高了诊断的准确性和可靠性；虚拟肝脏切除能提供准确安全的手术切界，避免肝脏组织过多切除，最大限度地保留功能性肝组织，为医师制订更准确的手术方案提供较二维图像更有价值的个体化信息。

目前可视化肝脏的技术已经非常成熟，基于此，外科手术导航系统应运而生。

首先采集病人的CT影像学检查数据进行图像融合和更新，制订针对性的个体化的手术规划。术中利用光学或磁定位系统首先进行定位校准，然后进行三维图像和手术野的配准，利用光学或磁定位动作捕捉系统进行手术器械的定位与追踪，从而指导外科医师进行手术操作。目前主要应用于经皮肝穿刺肝肿瘤射频消融，开腹肝切除和腹腔镜肝切除的导航研究，通过术中导航旨在追求彻底清除目标病灶的同时，确保剩余肝脏解剖结构完整和功能性体积最大化，并最大限度控制手术出血和全身性创伤侵袭，使手术病人获得了最佳康复效果。可以预见导航技术的应用将克服传统手术切口过长，手术打击大，切缘不精确的缺点，真正实现腹部外科手术的微创化和精准化。但与神经外科、骨科等手术不同，腹部外科手术术中导航技术目前在临床应用还存在以下困难：①在腹部外科手术的术中配准中，标识点的选择十分关键。对于神经外科或骨科而言，标识点可以选在理论上没有形变的颅骨上，而对腹部外科则难以选择有特征性的标识点；②术中的病人体位与术前会发生变化，这将导致术前的病灶定位不准确；③即使医师对病人进行的麻醉催眠，但病人依旧具有非自主性呼吸，对病灶的定位也会有所影响，从而影响手术的精度。手术导航过程中，定位跟踪需要将组织器官（如颅骨）固定，方可进行准确定位，但若采取固定刚性组织的方法来固定肝脏等软组织器官则非常困难，因肝脏会随着呼吸而移位，而且肝脏本身可能产生变形、肝内管道扭曲，若采用刚性立体定向的方法进行肝脏手术导航会导致导航过程中出现定位偏差。因此手术导航中如何对肝脏进行实时非刚性立体定向是有待突破的研究难点，联合使用术中B超、MR或具有电磁感应效应的示踪剂均可能成为合适的选择，尚待进一步深入研究和开发。

六、外科手术导航的优势与不足

（一）外科手术导航的优势

基于图像的外科手术导航融合了计算机、影像、医学等一系列技术，经过短短二十年时间迅速发展起来，使医学诊断和治疗有了很大的突破。利用外科手术导航技术，外科医师可以方便地作术前计划，使创口最小化，并提高手术质量。

（二）外科手术导航的不足

导航技术具有重要临床价值，并在临床上开始得到广泛应用，尤其是在发达国家。但是，外科导航研究、开发中若干关键技术尚未得到很好解决，尤其是导航精度和导航信息量问题。

精度问题是导航系统的核心问题，也是保证导航质量的关键所在。现在导航精度难以大幅提高的症结在于以往的导航研究与开发多是基于可视人（visible human）理论，即认为器官组织是刚体的，术前利用 MRI、CT 等获得的影像学数据能够反映术中的解剖形态学特征。然而，这种假设在临床上是不成立的。实际上器官组织并非刚体，例如人的肝脏，切开肝组织后由于血液、胆汁、淋巴的流出、肝脏切面位移的改变、术中操作以及肝脏组织自重的影响将产生肝脏组织变形，单纯用可视人理论无法模拟仿真，也就是说用术前数据所建立的虚拟现实空间不能准确反映术中的解剖形态特征。因此，高精度导航系统的研发应建立在智能人（sensible human）基础上，亦即将人体内脏视为非刚性体。其次是增加导航信息量的问题。在导航过程中，医师希望获得丰富的导航信息，以胰腺为例，如胰腺的形态、胰腺内分泌功能的分布、肿瘤信息及其余大血管的关系。目前，病人数据主要来自 MRI、CT 或 PET，由于受成像原理的限制，某一成像设备只能敏感于某一种信息，而难以同时获得其他方面的信息（如 CT 偏重于骨骼成分，MRI 偏重于功能成像，PET 偏重于代谢信息），要增加导航信息量，关键是在建立虚拟现实空间时，最大限度地将导航中感兴趣的信息融合在一起，并经三维可视化后显示在该空间中。增加导航信息量的问题，本质上也是精度问题。因为只有在导航中最大限度地满足了术者对感兴趣信息的需求，才能达到辅助医师准确识别与切除病变组织，避免损伤重要血管、脏器功能的目的。

七、展望与思考

在外科手术中，导航技术已经初步证明了其临床价值，随着现代影像学与电子计算机技术的发展，手术导航的数字化、实时化、智能化是未来发展的方向。导航系统的自动认知模式将会进一步提高手术的实用性和效率。例如，采用电磁定位以避免瞄准线约束。使用激光扫描来代替标志点配准。图像处理能识别出靶结构的容积，清晰地勾画其边缘，而且能将 CT、MRI、血管造影和 PET 等多模三维图像融合在一起，利用消隐或透明等显示技术，形成一幅含有解剖结构和生理功能信息的四维（或多维）图像。导航的设备根据不同的需要可能是多种多样，如超声、激光、显微镜、内镜等，也可能是几种工具的结合，导航的精度和灵活性大大提高。不仅可以用来手术，而且可以用来模拟演练和教学培训。相信随着信息技术的发展、定位系统精度的提高，外科手术导航技术势必会获得突破性进展，发挥越来越重要的作用。

第七节 三维可视化技术在乳腺肿瘤诊治中的作用

乳腺癌是全球女性最高发的恶性肿瘤之一，占全身所有恶性肿瘤的 7%~10%，且呈逐年上升的趋势。数字医学领域的快速发展和影像学尖端设备及软件在乳腺癌的临床检查、诊断和治疗中扮演非常重要的角色。乳腺 X 线钼靶摄片，作为乳腺疾病的传统检查方法，广泛用于乳腺癌的普查，具有设备普遍、简单、无创等优点，是筛查并诊断乳腺癌的首选影像学检查方法。但由于钼靶检查时压缩乳房造成的组织结构重叠可能会掩盖可疑病变，特别是在致密型乳房中，压缩胸部会导致乳房正常和异常组织叠加、混淆，难以检出病变，出现假阴性结果，故钼靶不适于评价致密型乳房病变。彩超是诊断乳腺肿瘤较为传统而常用的技术，对肿瘤的定性诊断提供有价值的指标，尤其适用于致密型乳腺病变的检查，是钼靶摄片的有效补充。但彩超对微小钙化灶、直径小于 1cm 的小乳癌灶检出和定性仍有很大的难度和局限性。磁共振（MRI）具有高分辨率、对顺磁性造影剂的过敏反应发生率低、无辐射等优点，常用于确定乳腺病变程度与检出微小病变或多中心病灶。磁共振可以准确确定病变的范围，并可以高精度的了解主要病变周围的导管内病变，有助于指导治疗方案。但磁共振的图像质量取决于机器的性能和额外的复杂技术参数，很难作为一个通用的诊断手段应用于临床；磁共振假阳性偏高，检查时间长、检查费用高等缺点使其仅适用于检查高危人群；装有心脏起搏器病人、肥胖，或严重的幽闭恐怖症是进行磁共振检查的禁忌证。

多层螺旋 CT（MSCT）应用在乳腺癌诊断的技术主要有平扫与增强 CT 扫描、CT 灌注成像等。MSCT 具有高特异性、高密度分辨率，能清楚的显示乳腺及腋窝的解剖结构和肿瘤的特征，能发现多中心灶、微小病灶，较好的区分乳腺良恶性疾病，图像和病理结果之间的相关性高，对于肿瘤本身的形态学特征及远处转移显示较好，故在临床广泛应用。CT 三维重建图像可以查看轴向、矢状面、冠状和其他任何斜平面，可以显示复杂的解剖关系，还可以观察腋窝淋巴结的转移情况，这为临床分期提供了准确的信息，为临床外科医师术前了解肿瘤信息、正确划定肿瘤切缘与制订合适的手术方案提供图像依据（图 7-44，图 7-45）。

目前国内外研究最广泛的是基于 CT 扫描数据的三维重建技术。运用数字三维重建技术对 CT 数据进行数字三维重建，建立活人体“个性化”“数字化”的人体模型，并对数字化解剖模型进行研究，对乳腺肿瘤诊断、腋窝淋巴结转移评估有重要的临床意义。

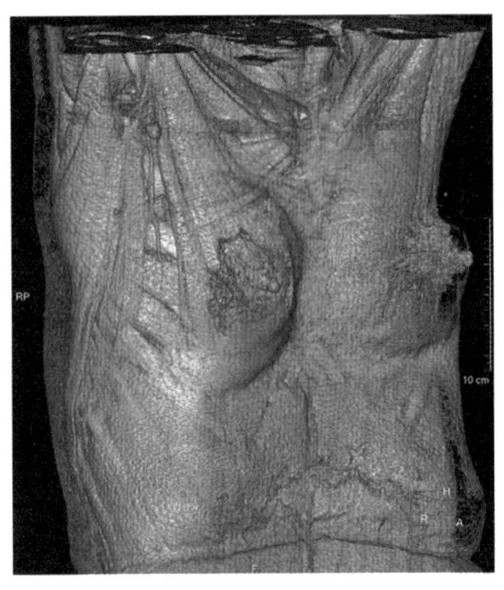

图 7-44　256 层螺旋 CT 后处理工作站 VR 重建法

虽然能立体地显示腋窝结构，但不能同时显示胸壁肌肉、淋巴及腋静脉、动脉

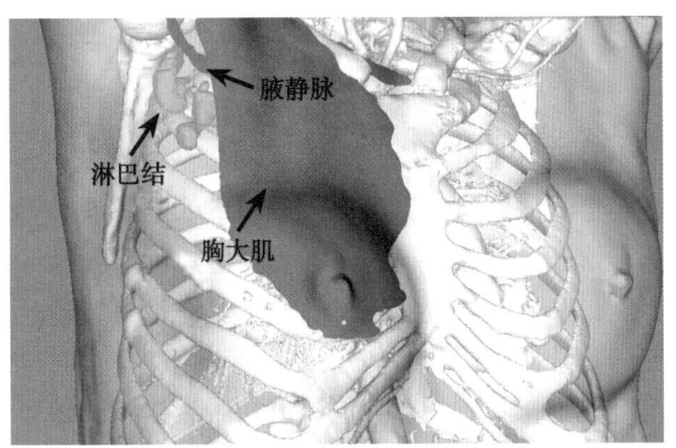

图 7-45　数字三维技术区域生长重建法

可透明化皮肤，能同时立体地显示腋静脉、腋窝淋巴结与胸大、小肌等肌肉的空间相互关系

一、数字医学在乳腺肿瘤诊断中的应用

（一）三维可视化技术对乳腺肿瘤良恶性的判别

利用数字三维技术重建乳房模型，分析乳腺肿瘤的特征，结合 CT 扫描原始数据，从不同角度观察乳腺肿瘤，确定其最长及最短径线，观察乳腺肿瘤的大小、形态、包膜是否完整、密度是否均匀、有无钙化、边缘轮廓是否清楚、与胸大肌或皮肤有无粘连、皮肤有无水肿、橘皮样变等。

如乳腺肿瘤模型特征表现为圆形或椭圆形等密度或稍高密度影，均匀，边缘光滑、境界清晰，动脉期无明显强化，与胸大肌无粘连、表面皮肤无水肿等，则为良性肿瘤可能性大（图 7-46）。

如乳腺肿瘤模型表现为毛刺征、钙化，肿瘤表面皮肤水肿、增厚，肿瘤周围脂肪层混浊、致密，乳头凹陷等，则考虑为恶性肿瘤的可能性大（图 7-47）。

（二）三维可视化技术在乳腺癌腋窝淋巴结转移的判别

正常的腋窝淋巴结在 CT 图像上表现为半环形或环形结构。淋巴结中心低密度区域为淋巴结门，周围密度均匀的软组织影为淋巴结实质。

转移性淋巴结在 CT 上表现为淋巴结肿大，形状不规则，淋巴结实质密度不均匀、钙化，淋巴结门结构改变、密度增高，淋巴结包膜不完整、边缘模糊，周围脂肪混浊或受浸润等。

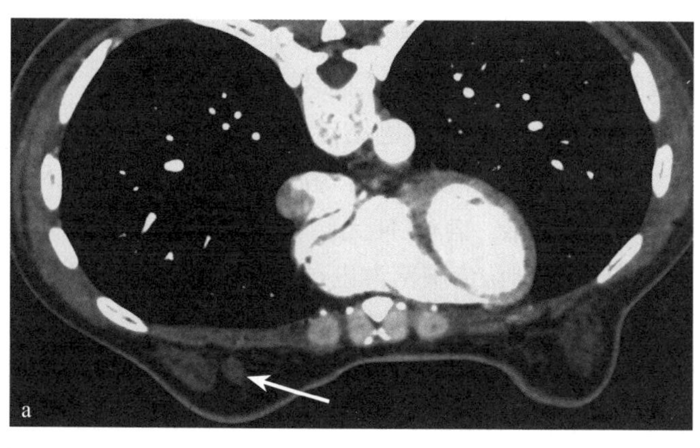

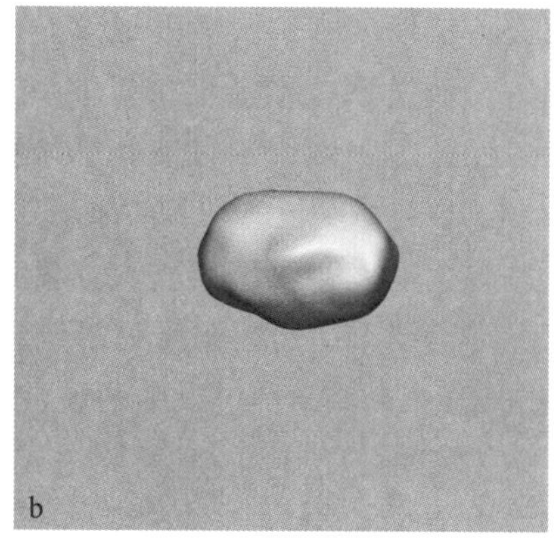

图 7-46　良性肿瘤特征

a. CT 扫描图像可见肿瘤边缘光滑，包膜完整，未见明显钙化点，增强扫描未见明显强化；b. 数字三维重建显示，肿瘤呈椭圆形，表面光滑，无毛刺征象

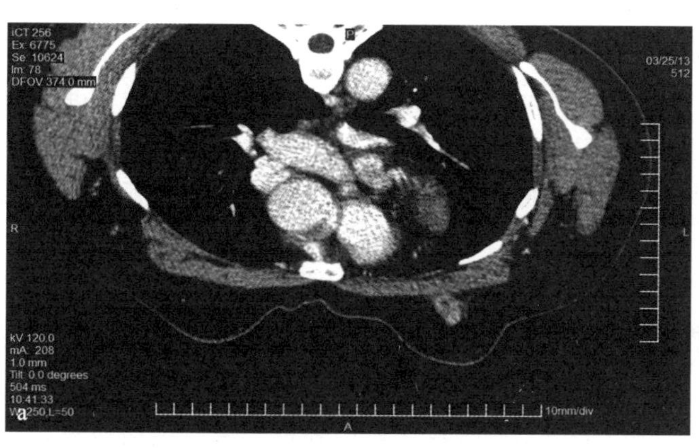

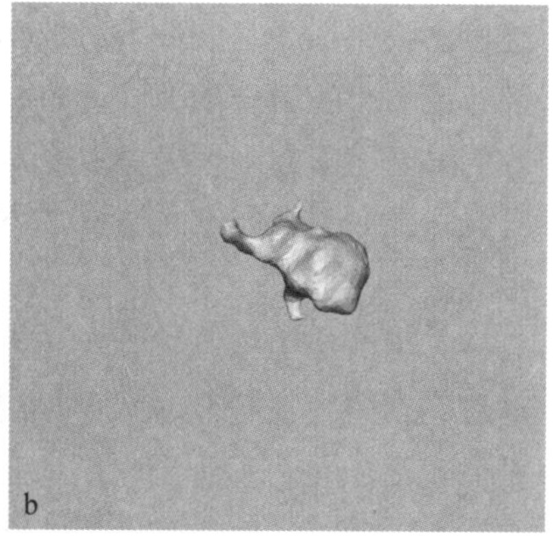

图 7-47　恶性肿瘤特征

a. CT 扫描图像可见肿瘤边缘不规则，毛糙，内部密度不均，可见明显钙化点，增强扫描可见明显强化；b. 数字三维重建显示，肿瘤形状不规整，表面粗糙，可见毛刺征象

运用数字三维重建技术重建腋窝淋巴结，将腋动脉、静脉、肋骨、肌肉等淋巴结外的组织分割剔除，结合螺旋 CT 扫描数据，从不同角度观察腋窝淋巴结，确定其最长及最短径线，观察腋窝淋巴结的形状、大小、淋巴结门形态、密度、淋巴结轮廓及周围脂肪组织变化情况，判断腋窝淋巴结为阳性或阴性。

二、数字医学在乳腺肿瘤治疗中的应用

（一）数字医学在乳腺癌前哨淋巴结活检的应用

乳腺癌腋窝淋巴结的转移程度对评价乳腺癌预后及复发风险具有至关重要的意

义。长期以来，腋窝淋巴结清扫术（ALND）是处理腋窝的标准术式。随着乳腺癌的早期发现及诊断能力的提高，腋窝淋巴结转移的病人也不断减少。因此，能否“保腋窝”即成了目前乳腺外科热门的话题。前哨淋巴结活检术（SLN）能否取代ALND已成为全球大宗临床研究的热点与重点。研究表明：腋窝前哨淋巴结（SLN）是乳腺癌发生淋巴结转移必经的第一个淋巴结。若SLN无转移，则推测整个腋窝区域淋巴结未受癌细胞侵犯；若SLN有转移，则认为腋窝淋巴结可能受累。因此，通过SLNB来判断腋窝淋巴结的是否受转移，以此来决定是否需行ALND。目前，美国、欧洲等主要医疗中心，SLN阴性病人SLNB已经替代ALND。SLNB有助于准确评估腋窝淋巴结的转移情况，使腋窝淋巴结阴性病人免于ALND，对“保腋窝手术”和“保乳手术”手术的开展有很好的指导意义，减少乳腺癌病人术后患肢并发症的发生率，提高术后生活质量。

当前SLN定位标记方法主要有染料法与同位素法。两者各自有其不足之处。染料法有一定盲目性、容易漏检且耗时多，成功率受操作者的技术和经验制约。同位素法检测设备昂贵、费用高、有放射性污染。因此，目前两种SLN定位标记方法仍未能满足临床乳腺癌准确、高效、安全、价格低廉等需求。寻找一种简便易行、准确高效的淋巴显影方法，实现术前准确定位SLN，方便临床医师进行术前评估，术中准确导航，既微创又准确的切取SLN，同时又降低病人医疗费用，是当前需要解决的主要问题。

应用数字三维技术联合亚甲蓝辅助定位前哨淋巴结，指导临床开放或腔镜前哨淋巴结活检术，评估腋窝淋巴结状态，以期降低病人术后患肢功能障碍，提高病人术后生活质量。对于国内广大基层医院，由于同位素检测设备昂贵、费用高，短期内无法开展同位素前哨淋巴结活检。而数字医学联合亚甲蓝腔镜前哨淋巴结活检对设备要求相对较低，更符合我国的国情，更易于在广大基层医院开展。因此，数字医学辅助前哨淋巴结活检术可准确评估乳腺癌病人腋窝状况，可作为前哨淋巴结活检的一种新方法。

（二）数字医学在腔镜腋窝淋巴结清扫手术的应用

利用数字三维重建技术术前对乳腺癌病人CT图像中的乳腺、腋窝动静脉、淋巴结等重要结构分别进行分割及数字三维重建，重建出的三维模型清楚的显示乳房、乳腺肿瘤、腋窝动静脉、胸大肌、胸小肌、前锯肌、肋骨等结构，有助于临床医师对乳腺肿瘤及腋窝淋巴结转移的诊断及术前评估，合理选择手术切口位置及长度，进行详细的手术规划。临床医师术前进行前哨淋巴结造影及三维重建，预先定位前哨淋巴结，简化手术步骤，节省手术时间，降低病人医疗费用；术前预先了解腋窝淋巴结情况，如发现腋窝明显可疑转移的肿大淋巴结，可不必进行前哨淋巴结活检而直接进行腋窝淋巴结清扫，节省手术时间，减少病人不必要的创伤；术前预先了解腋窝淋巴结位置及与腋静脉的关系，术中有的放矢地清扫腋窝淋巴结，避免遗漏及误伤腋静脉。通过数字三维可视化乳腺癌腔镜前哨淋巴结活检及腋窝淋巴结清扫手术的反复“预演”，整个手术团队均能熟悉病人解剖，熟练手术步骤，优化手术流程，减少手术的失误。此外，术前的数字可视化仿真手术可录制为视频，在手术前向病人及家属演示，让病人及家属具体、清楚地了解手术步骤及过程，减少术前的焦虑与恐惧情绪；同时可视化手术视频也可作为实习生、研究生、进修生的教学视频，缩短学习曲线（图 7-48~图 7-59）。

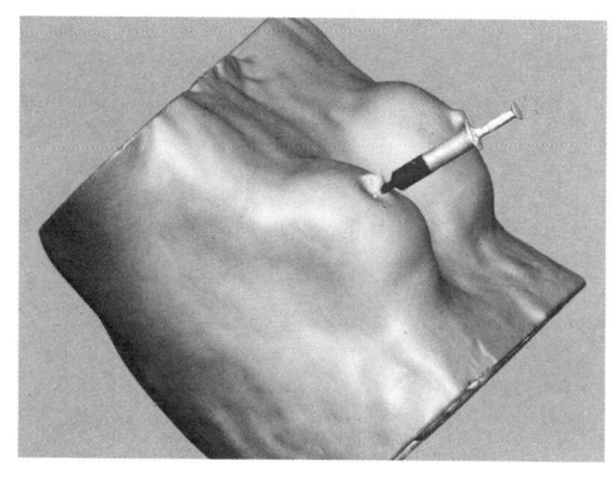

图 7-48 在腋窝清扫前 15 分钟，在乳晕 3、6、9、12 点处皮下分别注射亚甲蓝注射液共 2mL

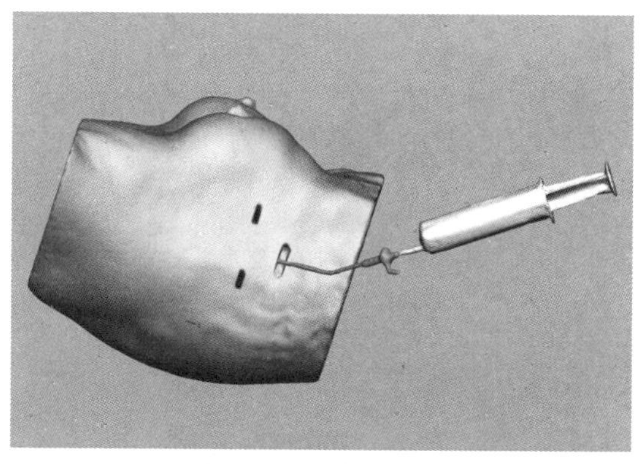

图 7-49 经观察孔插入长注射针至腋窝，分层注入溶脂液 551ML

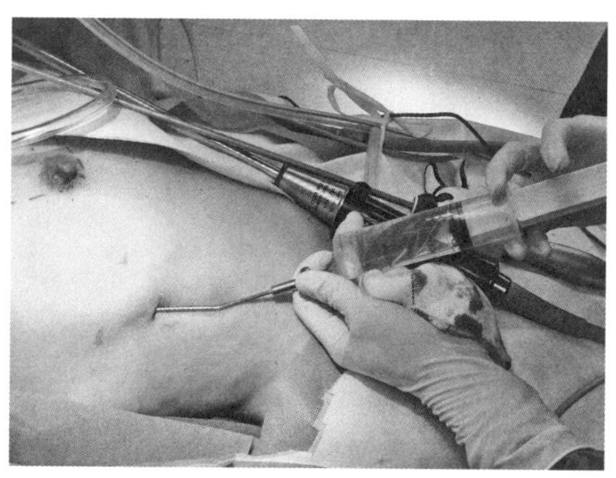

图 7-50 临床手术注射溶脂液

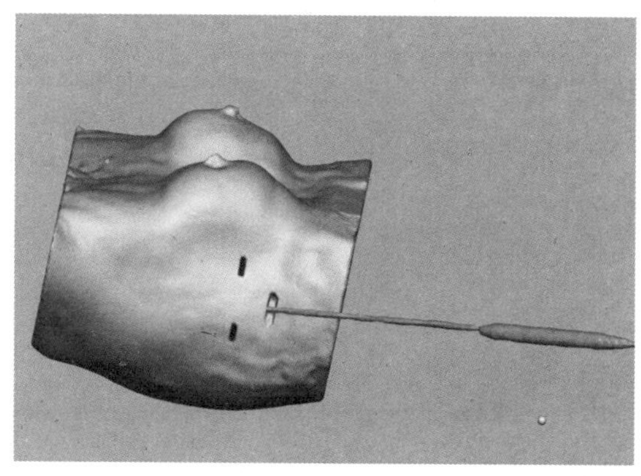

图 7-51 置入吸脂器进行抽脂，充分吸除腋窝脂肪

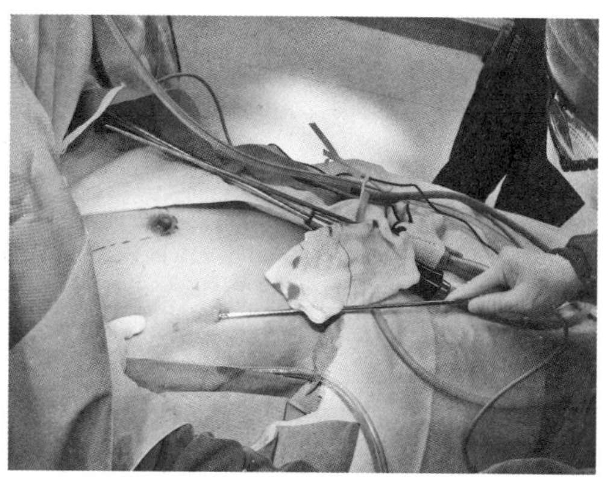

图 7-52 临床手术吸脂过程

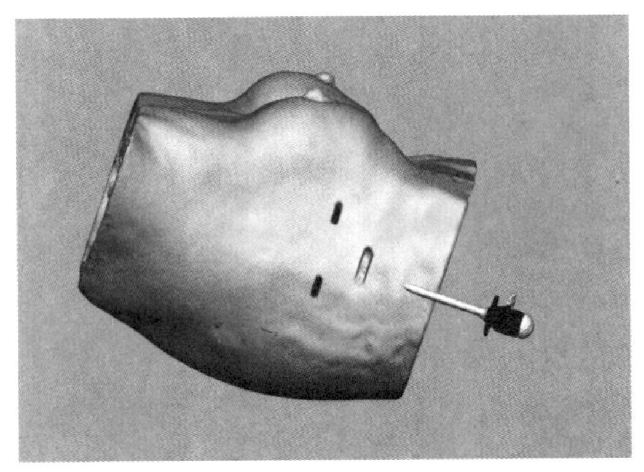

图 7-53　在可视化手术系统中，由吸脂孔置入 10mm Trocar

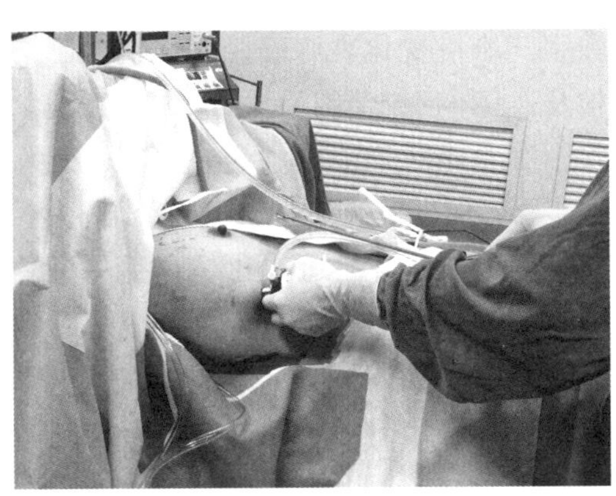

图 7-54　置入 Trocar，输入 CO_2 气体维持气压 11mmHg，建立操作空间

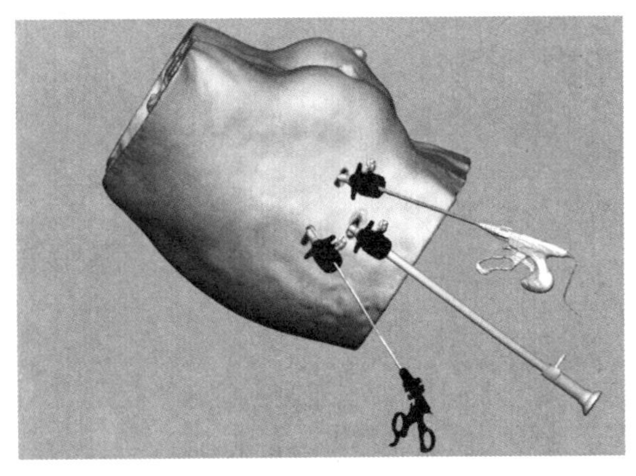

图 7-55　于第一、二操作孔置入超声刀及抓钳进行腋窝前哨淋巴结活检及腋窝淋巴结清扫

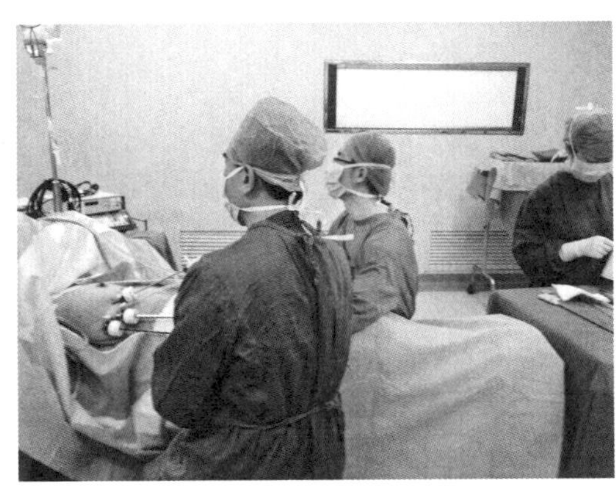

图 7-56　临床腔镜前哨淋巴结活检及腋窝淋巴结清扫手术

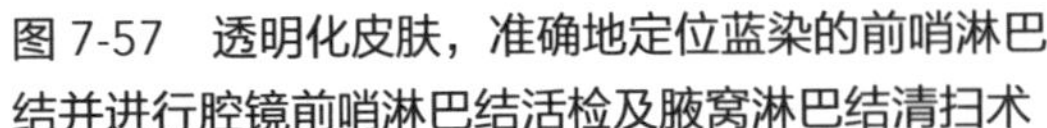

图 7-57　透明化皮肤，准确地定位蓝染的前哨淋巴结并进行腔镜前哨淋巴结活检及腋窝淋巴结清扫术

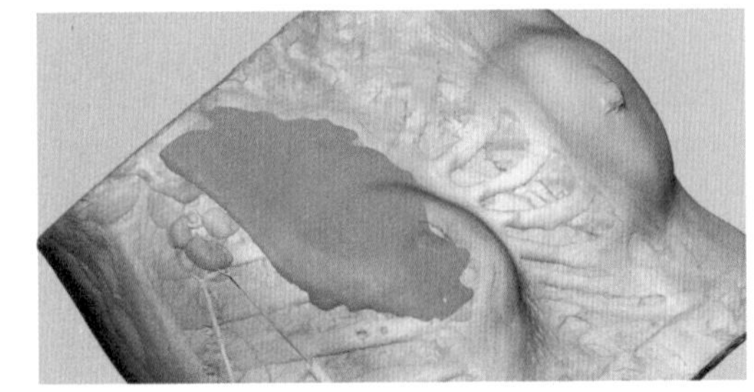

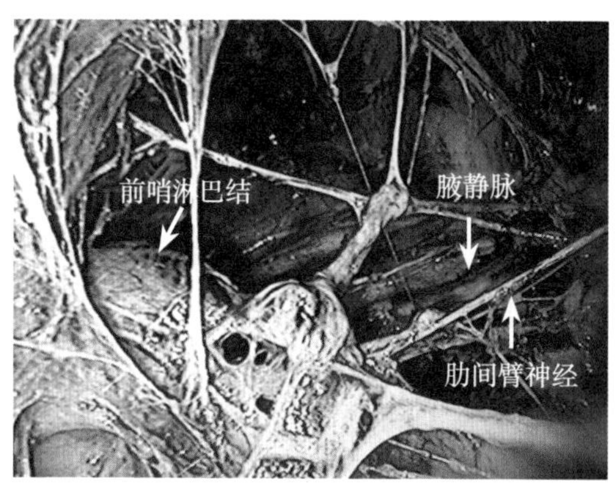

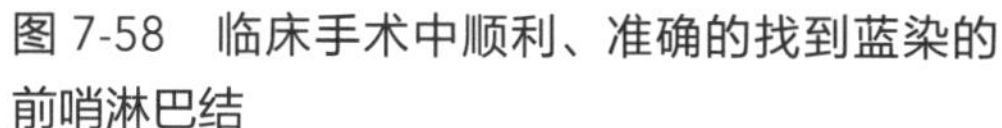
图 7-58　临床手术中顺利、准确的找到蓝染的前哨淋巴结

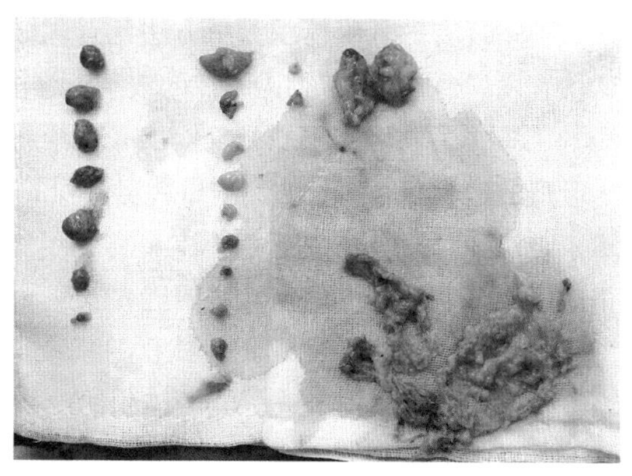
图 7-59　腔镜下清扫的前哨淋巴结与腋窝淋巴结

（三）数字医学在乳房体积的计算及乳腺癌一期重建手术的应用

一般而言，物体的体积测量并不是一个难以解决的问题。但是由于乳房是一个不规整的、有一定流动性的、附着于人类身体上的一种器官，要准确测量乳房体积，存在诸多难点。

目前乳房体积的测量方法可分为接触性和非接触性体积测量法两大类。接触性乳房体积测量法有：①经验类公式法：测量乳房高度、乳房基底半径，再测量病人的身高和体重，代入前人总结的乳房体积计算公式，算出乳房体积；②阿基米德排水法：应用阿基米德排水原理测算出乳房体积；③模具法：国外有研究者应用各种模具如石蜡、石膏模具对乳房进行体积测量，张波等利用乳房近似于圆锥体的原理，或利用乳房的变形性将其纳入一规则形态物体来测量乳房体积；④乳房 X 线拍片测量法：Kalbhen 等利用乳房挤压后的乳房 X 线成像，运用半椭圆柱体体积公式计算出乳房体积。接触性乳房体积测量法为手工操作，操作过程比较繁琐，存在一定主观性；测量过程中，乳房受到刺激后易变形收缩，因此测量的准确性及可重复性均不高。

非接触性乳房体积测量法主要有：①利用 MR 数据计算乳房体积：Nachbar 等利用乳房 MRI 成像每个截面乳房假体的面积与已知的层距，累加推算出已植入假体的体积，此外将假体包膜设想为多个小单位的集合体从而推算出假体包膜的面积，此方法较为繁琐且多应用于科研。②利用三维立体成像技术测量乳房体积：应用三维照相机对乳房及其周围皮肤进行三维成像计算体积，但由于该方法只能根据乳房表面形态进行计算，无法获得乳房底面形状，测量结果不是很准确。③利用光学投射条纹技术及激光投射光栅技术进行乳房体积测量。查选平等运用软件编程技术研制乳房体积测量系统，运用该系统来测量体积，认为该方法是准确可行的。④单磊等利用激光投射光栅技术进行乳房测量，该方法同样无法获得乳房的底面形态，因此所测乳房体积仍不能代表实际乳房的体积。

上述现有的乳房体积测量方法各有优缺点，准确性均有一定的偏差。随着数字医学的快速发展，基于CT/MR图像的数字三维重建由单一的诊断手段逐渐发展为准确测量体积的工具，为乳房体积的测量提供一种全新的、方便快捷的、更为准确的测量方法。确定乳房的边界和底面是准确测量乳房体积的前提条件，采用基于CT/MR图像的数字三维重建方法，可对乳房进行基于体绘制交互自动分割，如遇边缘不规则的区域可采取逐层描绘手工分割，精准确定乳房的边界及底面，再运用区域生长方式，把ROI域内的所有图像素点分割出来，完成乳房体积的三维重建，从而获得乳房体积数据。运用基于CT/MR数据三维重建技术进行乳房体积的测量，不仅能够精准确定乳房的边界及底面，而且能任意划分拟切除腺体的边界并计算体积。这为乳房保乳和重建手术提供了一种新的实用有效的测量方法。数字医学乳房体积测量在乳房整形外科中有广泛的应用领域及发展前景（图7-60~图7-65）。

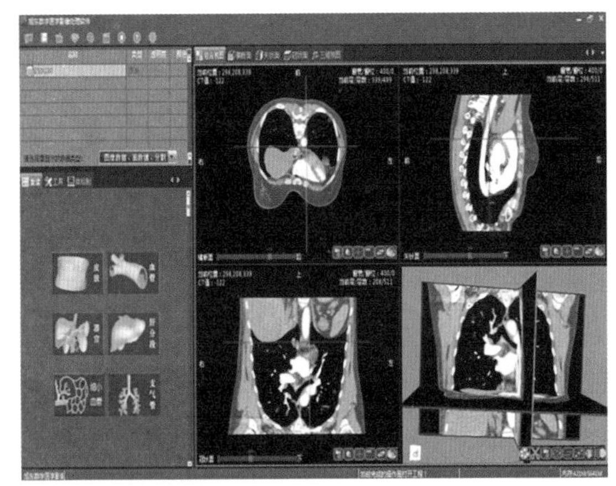

图7-60　数据导入医学图像三维可视化系统

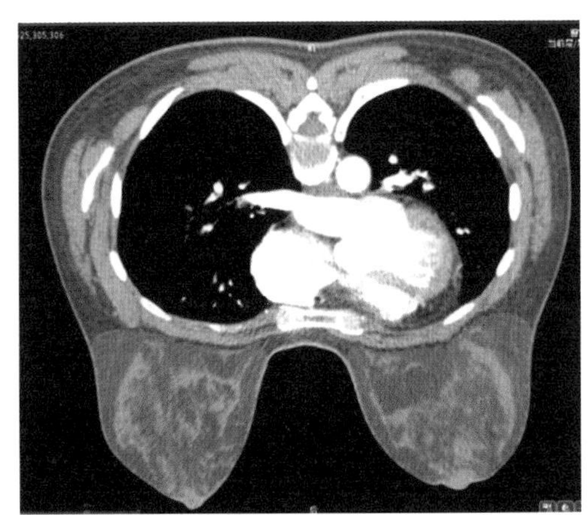

图7-61　数字三维技术对乳房的分割

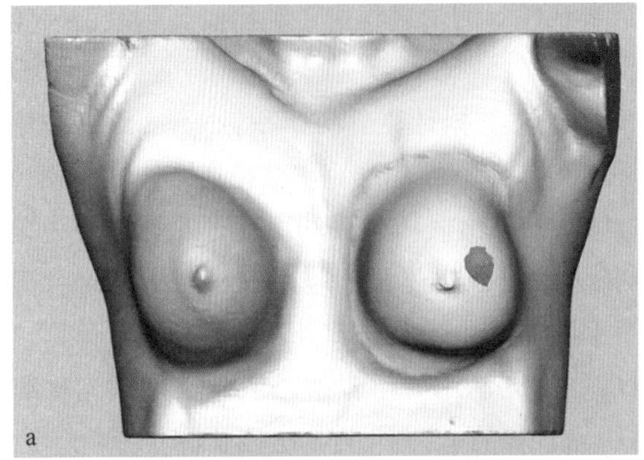

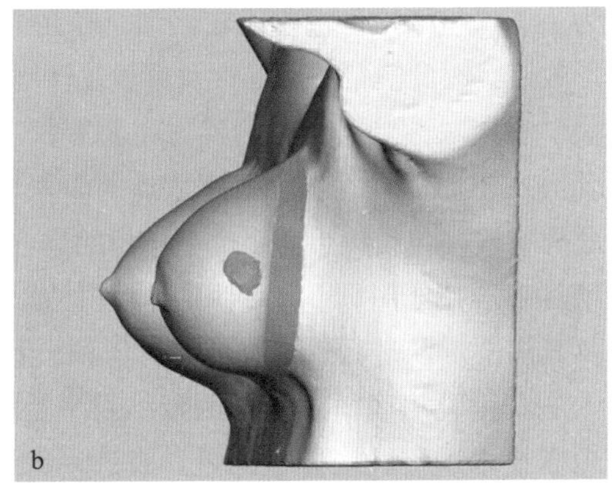

图7-62　术前运用三维技术对病人乳房进行三维重建

双侧乳房形态良好，皮肤无凹陷，无橘皮样变；透明化左侧乳房后，清晰可见左乳腺肿物位置、大小及形状。a. 正面观；b. 侧面观

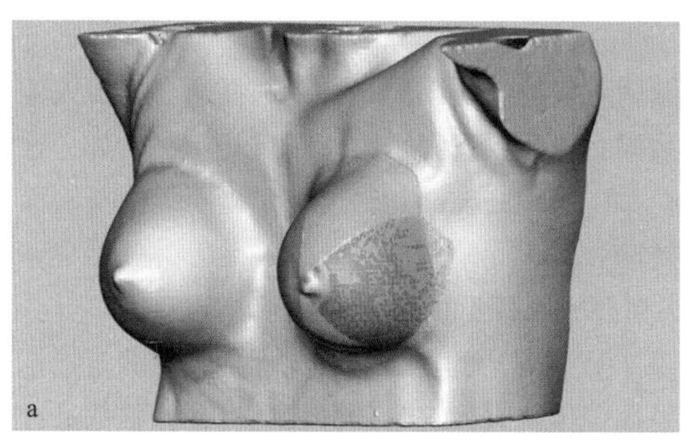

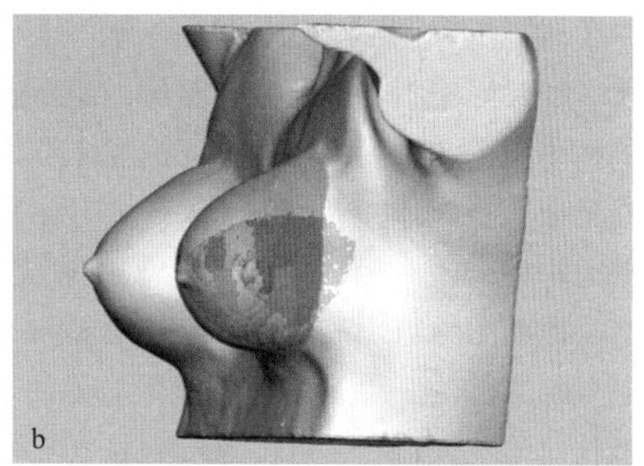

图 7-63　运用三维可视化技术设计乳房切除的范围

a. 术前拟定切除范围；b. 透明化乳房后，立体地观察切除范围是否包括肿瘤，切缘距肿瘤距离是否足够

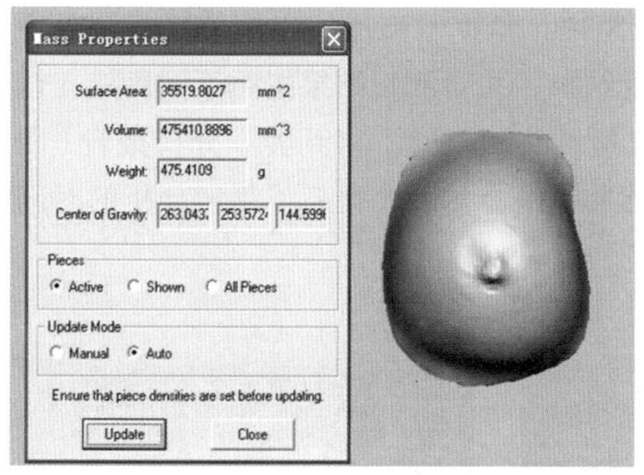

图 7-64　运用数字三维技术准确分割及重建患侧乳房，计算乳房总体积为 475.4cm³

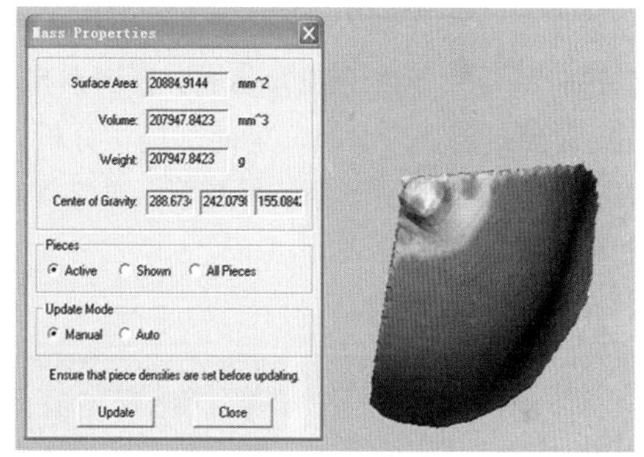

图 7-65　计算拟切除乳房腺体体积为 207.9cm³，小于乳房总体积的 1/2，符合大网膜重建指征

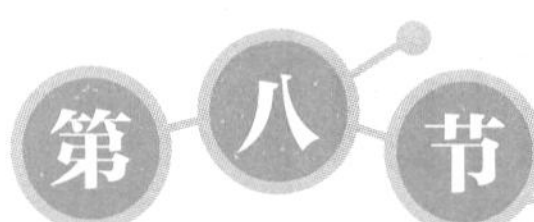

第八节　数字医学在整形外科的应用

近年来，数字医学在整形外科中得到广泛应用，促进了整形外科的定量化和精确化，提高了临床效果。

一、数字化医学人体测量与美学评估

（一）基于数码照片的测量与评估

1. 数码照片的拍摄与数据转换采用数码照片进行测量分析，首先需要拍摄标准体位的数码照片，同时，为了在分析结果中数据显示为实际数值（毫米），需要将数码相机的“像素距离转换为实际物理尺寸（毫米）”。

要获得较小变形的标准照片，需要控制两方面的影响因素：一是选择适合拍摄人像的数码相机和镜头，二是保证标准体位。数码相机建议选择全画幅单反相机，例如，选择尼康 D3X 相机，镜头选择 AF 85/1.4D IF，拍摄时 85mm 焦距，1/5.6 光圈，拍摄头面部时物距选择 1.5 米，这样获得的照片变形较小。

标准体位是为后续测量确定坐标系，头面部测量需要的标准体位。

2. 基于数码照片的容貌测量与评估　基于数码照片的容貌测量与评估，其测量点选择依据传统人体测量点，分析项目也基本是按照传统人体美学的分析项目，并根据最近的研究发展，及时补充了部分分析项目和评价标准。

进行容貌美学定量分析，首先要按照标准拍照要求，拍摄测量对象的正面和左右 90°侧面照片共 3 张照片。在 Angel 定量分析软件系统向导提示下标注部分测量点（全面部美学分析测量点 85 个），系统自动进行距离、角度、弧度、比例关系等测量项目进行测量和计算（图 7-66），得到系列测量结果，并对测量结果按照不同民族、性别、年龄进行美学评价（全面部美学分析评价项目共 86 项），得到美学分析报告（图 7-67），包括各项测量结果数值、美学评价结果等内容，大大提高了测量分析的时间和精确度。

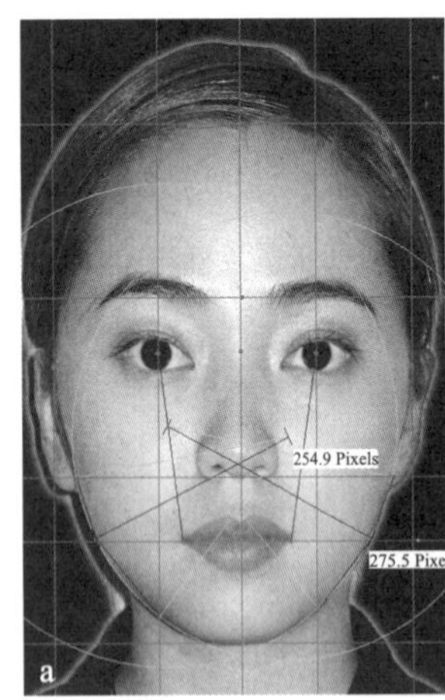

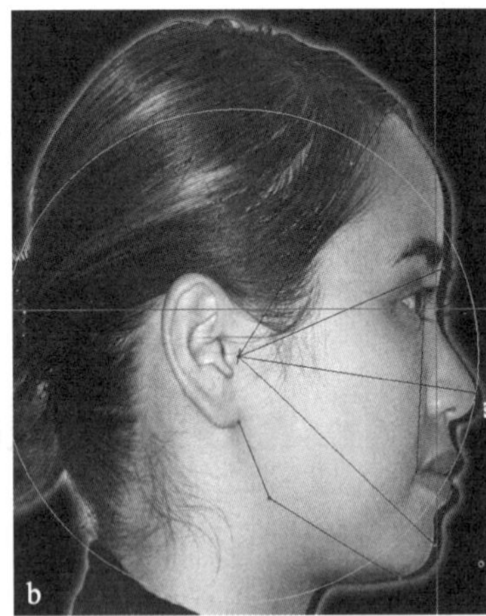

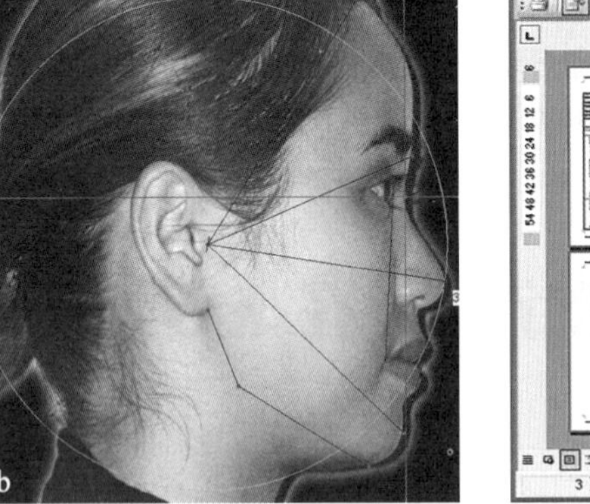

图 7-66　计算机辅助测量分析

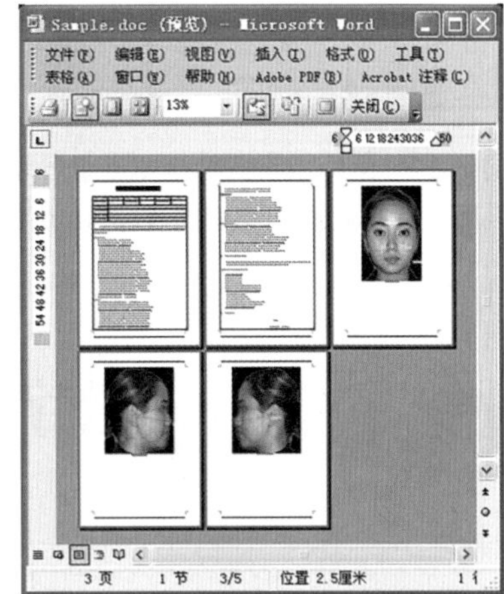

图 7-67　计算机辅助测量分析报告

3. 皮肤色斑的测量与评估　激光进入医学领域是近 15 年来的一个可喜的进步，由于分波段高选择性的特点，激光在精确、完美的医疗任务中担任了重要角色。

怎样评价色素性疾病的严重程度、面积的大小，以及治疗效果，有过很多的探索，包括采用分光光度计等方法，但都存在使用不方便、测量不准确等问题，随着数码照相技术和计算机自动分析技术的发展，借助计算机颜色分析技术，可以快速实现皮肤色素的自动分析评价（图 7-68，图 7-69）。

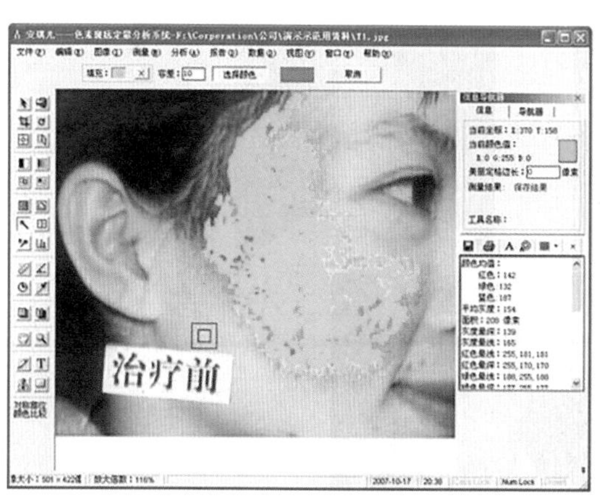

图 7-68　色斑分析

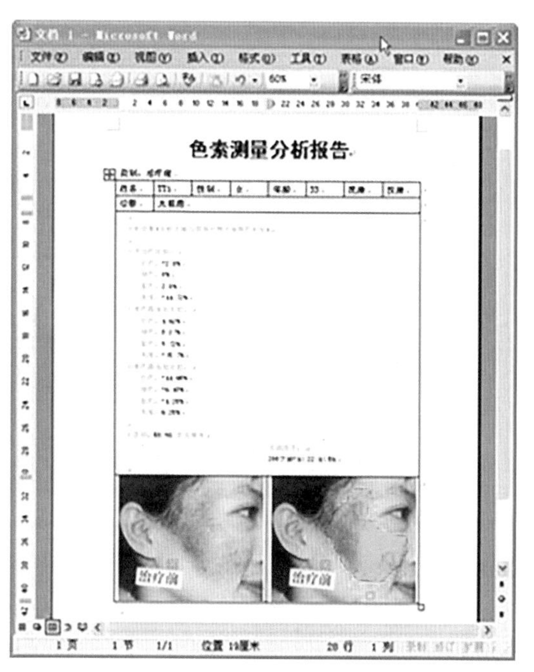

图 7-69　分析报告

（二）基于三维图像的测量与评估

1. 三维图像的获取　整形外科需要的人体三维图像的获取可以通过以下两种途径获得：

（1）三维扫描（三维照相）：利用激光三维扫描仪、可见光三维扫描仪等设备，可以获取求美者的三维软组织轮廓图像。

早期的激光三维扫描设备，需要将受试者的头部固定在背景台的颈托上，在固定的距离处，用激光三维扫描仪采集受试者正侧面三幅图像，并输入计算机（图 7-70）。

通过专用软件，进行图像拼合，经过套锁、减噪、建面、拼接、融合、打磨等步骤，合成一个完整的面部三维图像（图 7-71）。

近年来，出现了可见光三维扫描系统，操作更加便捷，速度更快，精度更高，例如手持扫描，被扫描对象无需固定，扫描三维图像自动拼接，大大提高了三维图像获取的速度（图 7-72）。

（2）基于医学图像的三维重建：基于 CT、MR 等设备获得的 DICOM 医学图像资料，可以通过第三方的软件系统，将二维图像重建为三维图像（图 7-73）。

基于 CT、MR 等医学图像的三维重建模型，特别适合骨组织的重建，软组织由于在检查时体位改变，部分软组织轮廓变形，对整形美容专科要求精度很高的领域，这种重建的模型不能满足要求。

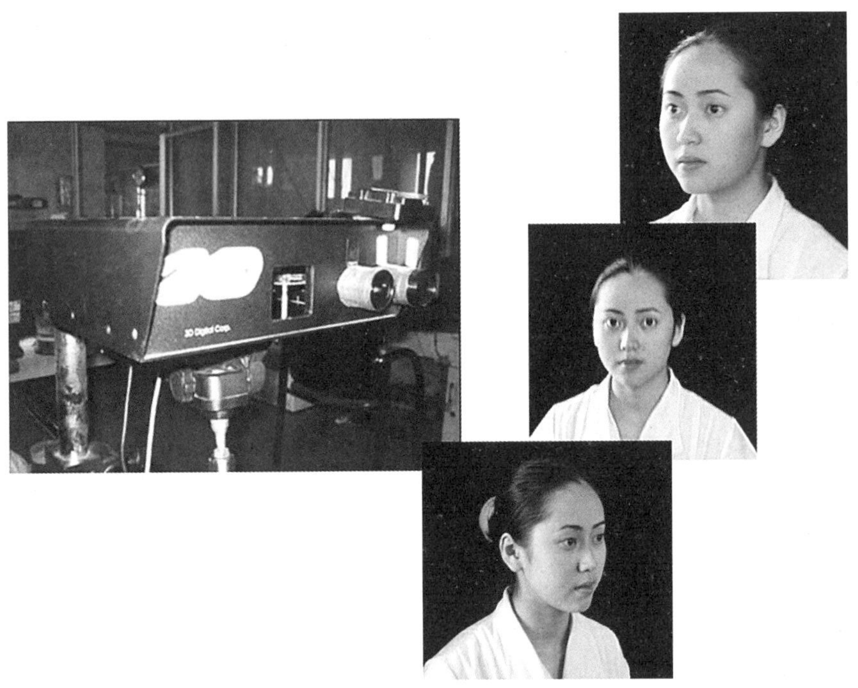

图 7-70　软组织激光三维扫描

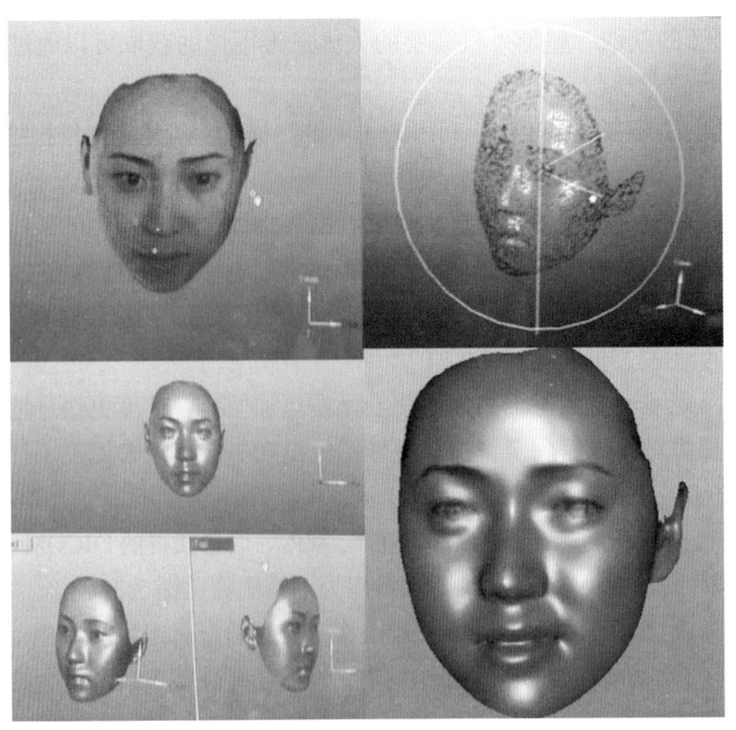

图 7-71　三维软组织图像

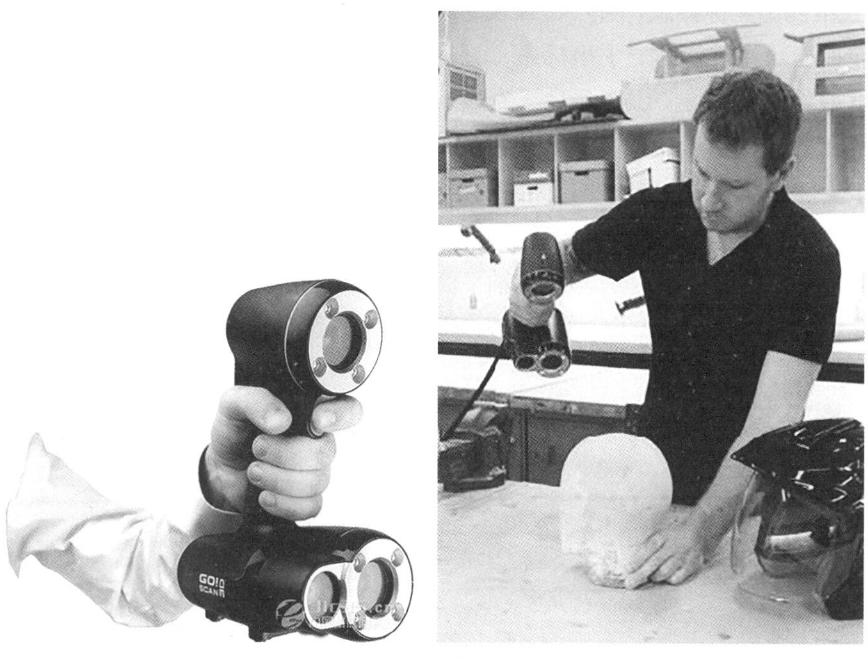

图 7-72　手持式三维扫描仪

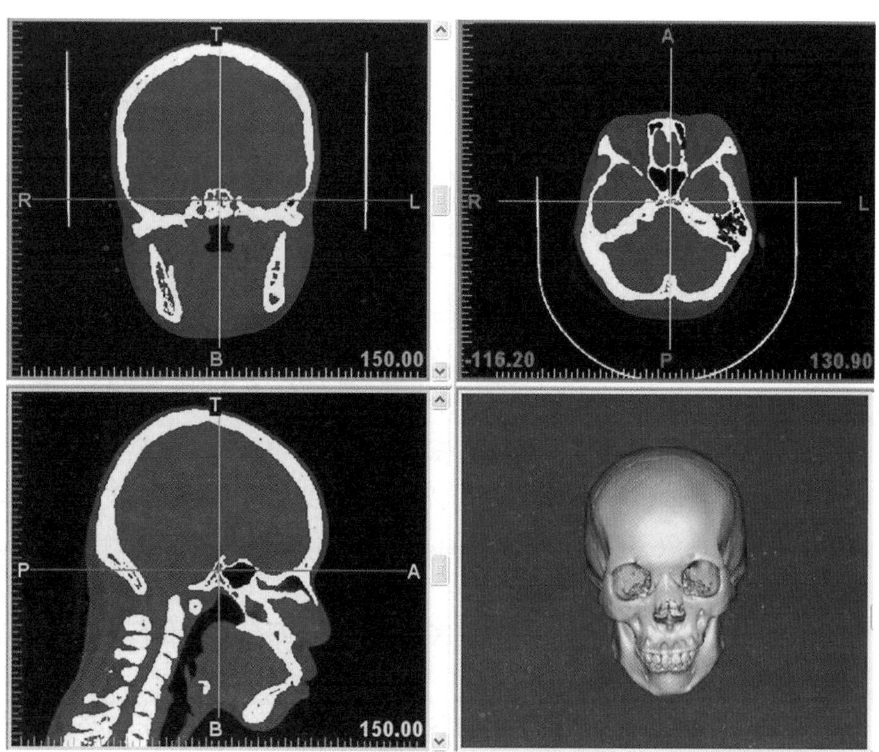

图 7-73　基于 CT 图像的三维重建

2. 三维测量坐标体系构建 三维测量与二维测量不同之处在于，二维测量基于数码照片，在拍摄照片时就固定了坐标系（见标准拍摄要求），三维图像在获取时，并不需要固定被拍摄者，获得三维图像后，在进行测量分析前，必须建立合适的三维坐标系，才能进行后续的测量和评价。

对于头部三维图像的三维坐标系统，目前尚没有统一标准。秦建增，齐向东等探索建立了适合整形外科应用的头部三维坐标体系。为尽可能和传统人体测量规范接轨，三维图像坐标系统采用法兰克福平面作为XZ轴平面(水平面),正中矢状面为YZ轴平面(矢状面),经过耳屏点（外耳门上缘点）的平面作为XY平面（冠状面）（图7-74）。

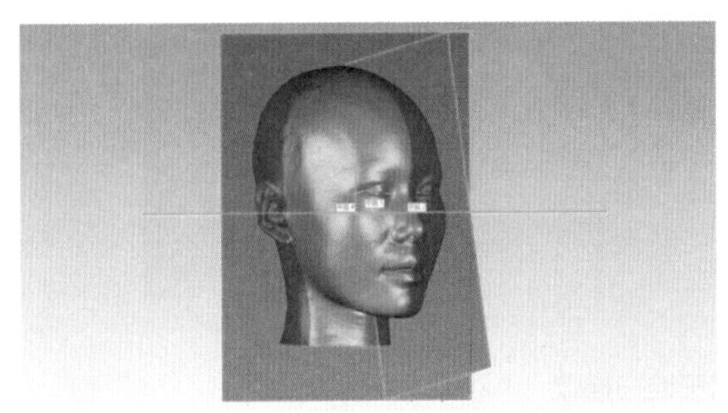

图7-74 头面部测量三维坐标系

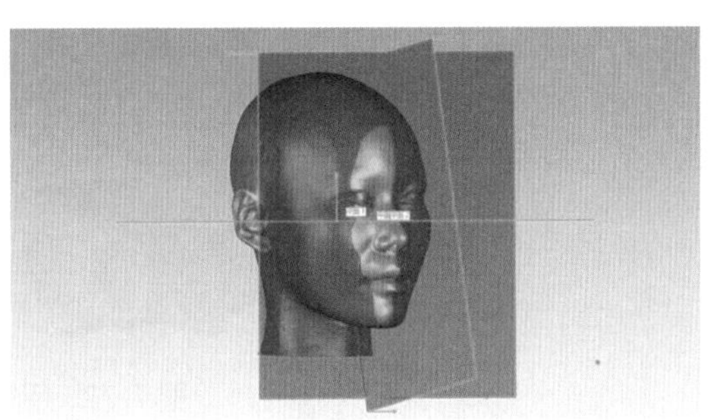

图7-75 头面部测量三维坐标系XY平面平移

在整形外科领域，为了对不同部位测量和评价方便，可以将XY平面进行平移，例如在进行鼻部的美学评价时，可以将XY平面移动到经过鼻眶窝最低点的平面（图7-75）。

对于骨组织的三维坐标体系，和软组织坐标体系相同（图7-76）。

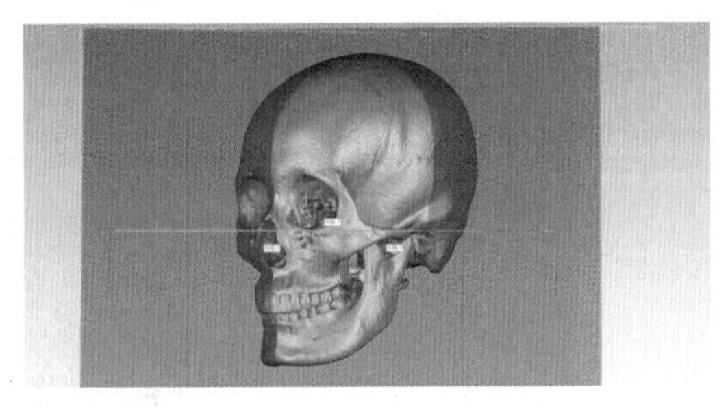

图7-76 头面部测量骨组织三维坐标系

3. 容貌三维测量与评估

（1）三维测量项目：数字化人体三维模型的建立，极大地丰富了人体测量学的测量范围，克服了二维测量的许多局限性，并且测量结果更加精准。目前在医学人体美学测量领域，基于人体三维数字模型的测量项目，除包含传统的人体美学测量的全部内容，还包括以下三维测量特有的测量项目：

1）极点（最低点、最高点等）：某一区域最高点或最低点，如鼻眶窝最低点、鼻根最低点、颧骨最高点等。

2）体积（容积）：某一区域范围内的三维体积，例如：乳房体积、鼻头体积等。

3）三维空间距离、角度、弧度：指三维空间内的距离、角度和弧度，在二维数码照片上无法测量的项目，例如：鼻尖点至XY平面的距离，鼻梁与XY平面的夹角，颧骨的弧度等。

4）曲面形状：三维模型局部曲面的形状特征，例如鼻头的曲面特征可以用于评价鼻头类型。

5）曲线长度：在曲面上某一曲线的长度。

（2）三维测量与评估：目前，正常人体三维测量数据库系统尚未建立，是体质人类学人体测量领域亟待完成的基础性工作。对于三维美学评价，更是缺乏统一的标准。齐向东带领的科研团队自 2005 年起进行人体三维数据库的基础研究，并探索建立了包括鼻眶窝、鼻根点、颧骨和容貌随时间变化等内容的三维美学评价标准。栾杰团队自 2011 年起利用三维扫描技术测量隆乳术后乳房体积变化，进行乳房对称性的研究。罗盛康团队自 2013 年起对眉间区表情肌进行 CT 三维重建，测量相关表情肌构筑数并建立眉间区域表情肌的三维可视化模型，探讨眉间区表情肌解剖位置及形态特征。

二、计算机辅助手术设计与虚拟手术

获取求美者本人的三维图像数据后，即可在计算机系统完成手术的三维设计，通过对三维模型的测量分析，不同手术方案的模拟和虚拟手术操作，实现手术方案的优选。并且可以通过手术设计和虚拟手术操作，获得手术操作的相关精准数据，指导临床实际手术操作，提高手术的精准程度，降低手术费用，提高手术疗效（图 7-77，图 7-78）。归来等在 2000 年利用三维重建技术对颅颌面畸形进行诊断及手术设计。柴岗等在 2009 年至 2013 年期间利用手术导航技术完成了 12 例眶距增宽整复手术。

利用具有力反馈装置的专用设备，还可完成术前的虚拟手术操作，例如使用 FreeForm 系统，进行虚拟手术操作，包括切割、转移、拼接等操作（图 7-79）。

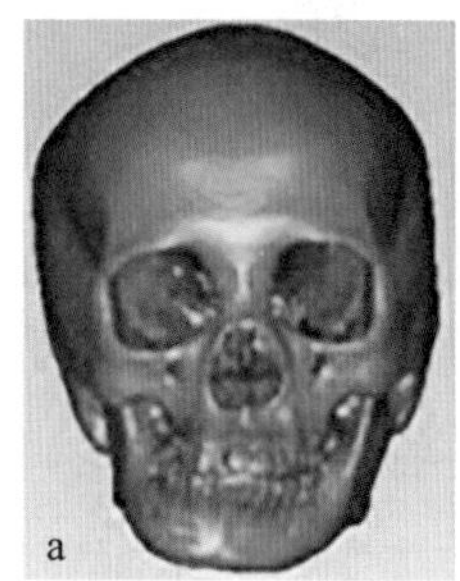

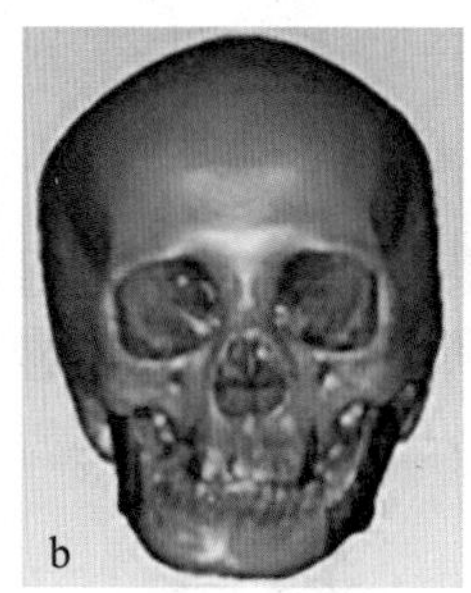

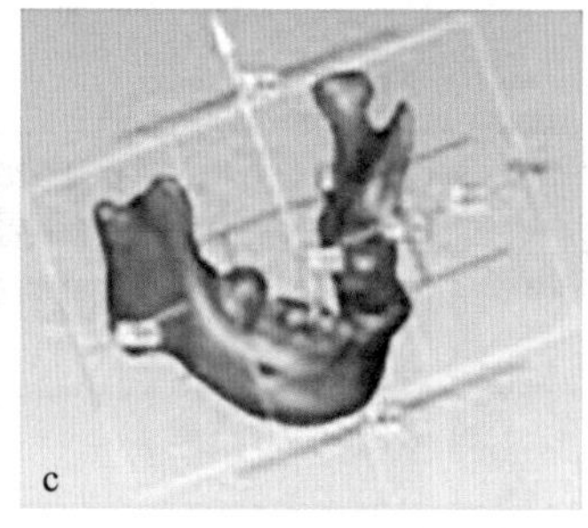

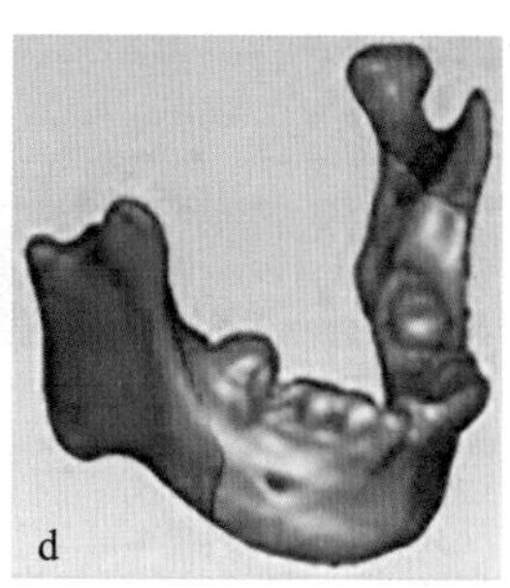

图 7-77　上下颌畸形校正手术设计与模拟

a. 下颌偏斜 + 咬合不良；b. 设计手术；c. 下颌测量设计；d. 矢状纵劈方案

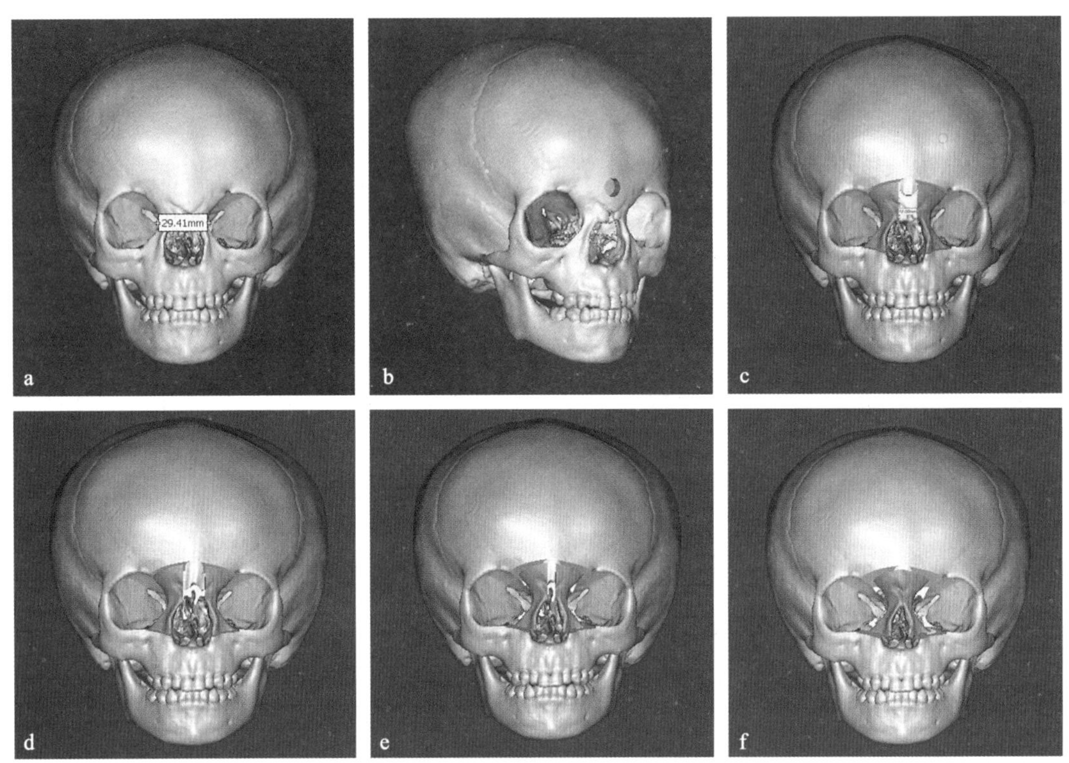

图 7-78　眶距增宽截骨手术模拟

a. 测量；b. 打孔；c. 确定截骨量；d. 截骨；e. 搬移；f. 完成

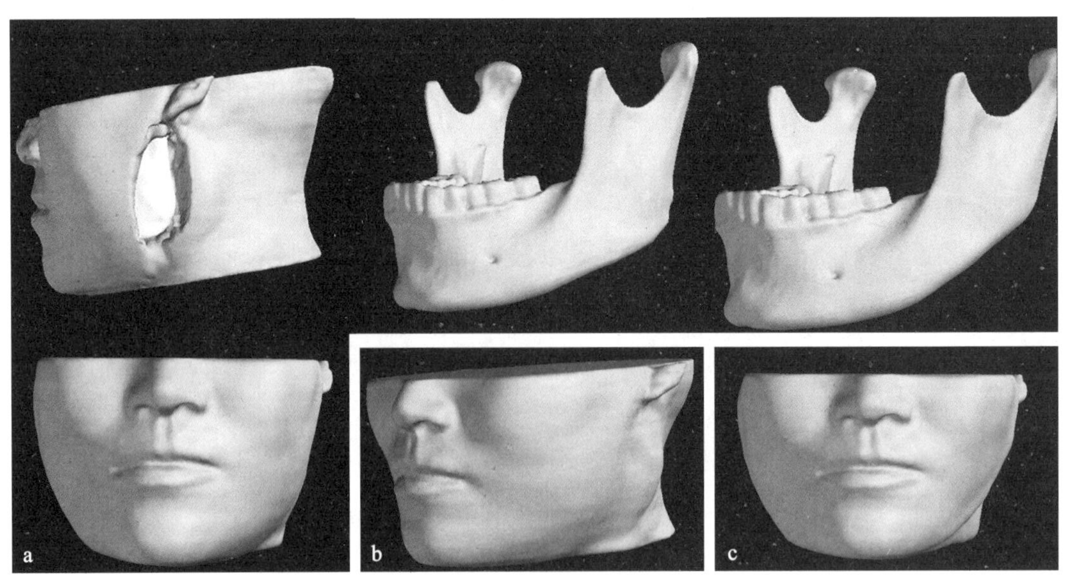

图 7-79　下颌骨截骨虚拟手术

颅面、下颌骨以及下齿槽血管的 3D 模型；单纯显示下颌骨模型；Freefrom 暴露下颌；下颌骨截骨；显示损伤血管；截骨前后的面部轮廓（a~d）

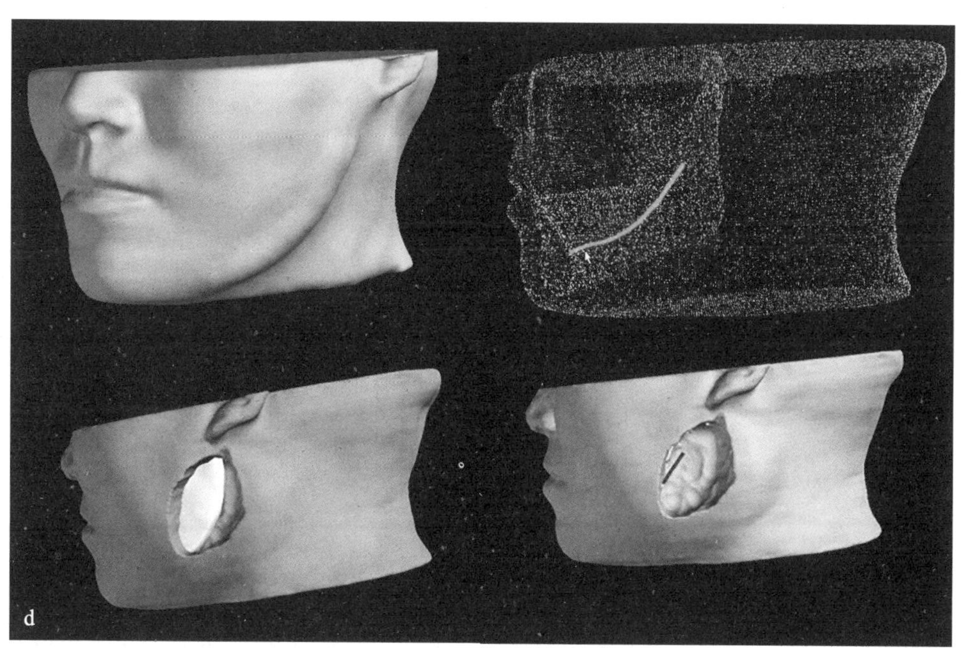

图 7-79（续）

三、计算机辅助制造

计算机辅助制造，包括 3D 打印技术，是近年发展非常迅猛的领域之一。计算机辅助制造技术在整形外科领域，主要是通过三维重建，可以术前打印三维模型，用于手术设计和实际模拟，优化手术方案。也可以通过三维设计，实现个性化假体制作（图 7-80，图 7-81）。

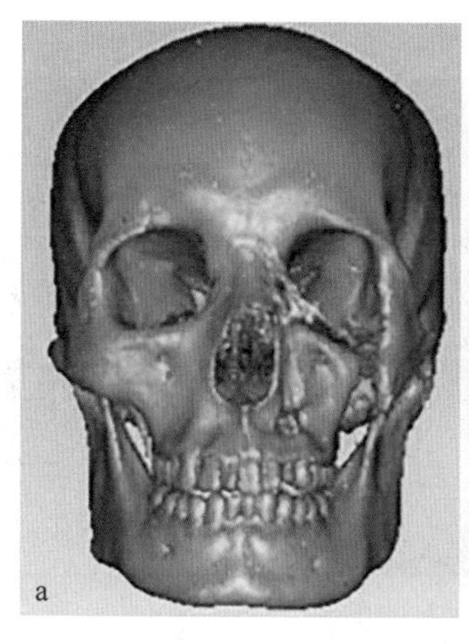

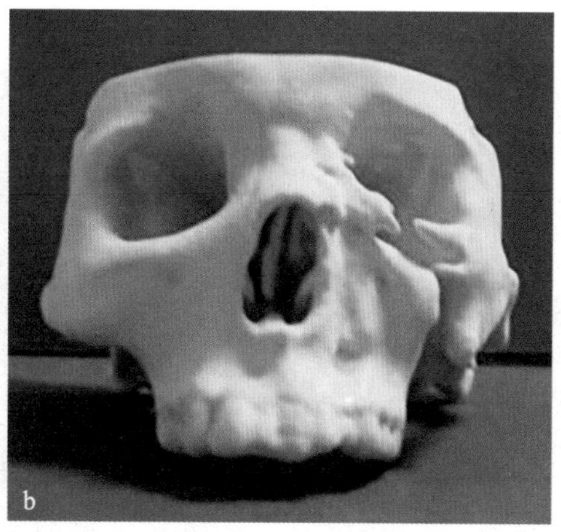

图 7-80　**模型打印**

a. 三维虚拟模型；b. 快速成形实物模型

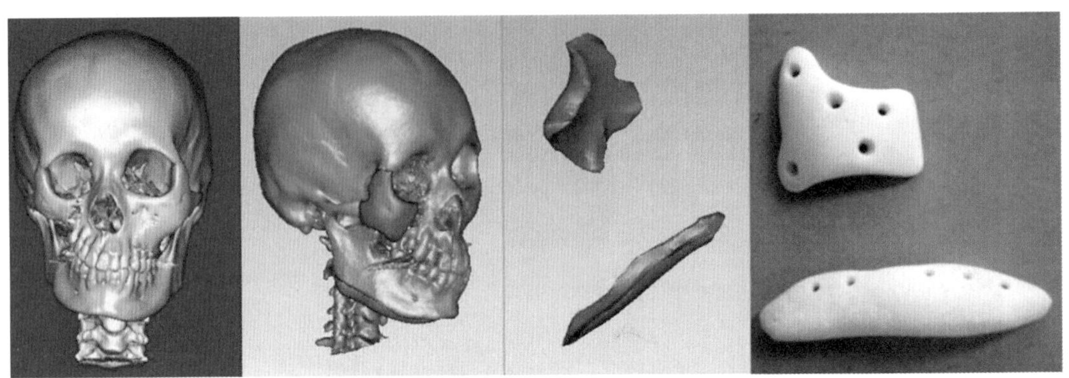

图 7-81　计算机辅助设计个性化修复块

四、有限元技术

有限元分析法是一种从工程数学分析发展起来的求解连续介质力学问题的数值分析方法,它与电子计算机技术相结合,能够有效的对结构性能较为复杂的物体进行应力分析。近年来发展非常迅速，尤其随着计算机和软件技术的突飞猛进发展，在整形外科生物力学研究中具有广阔的发展前景。

Paloc C 利用在线给活体软组织建模，应用到整形外科手术中。解放军总医院张彤等直接将 CT 断层图像转化为 BMP 格式数据，在 Ansys 中利用轮廓线矢量图通过映射等操作建立了上颌骨复合体的三维有限元模型。何黎民建立了包括皮肤、颅骨和颅内容物的中国人头颅三维有限元模型，并利用头颅冲击尸体实验参数对模型有效性进行了验证。齐向东建立了下颌骨有限元模型，分析了下颌角截骨术后，复发的动力学原因（图 7-82~图 7-84）。

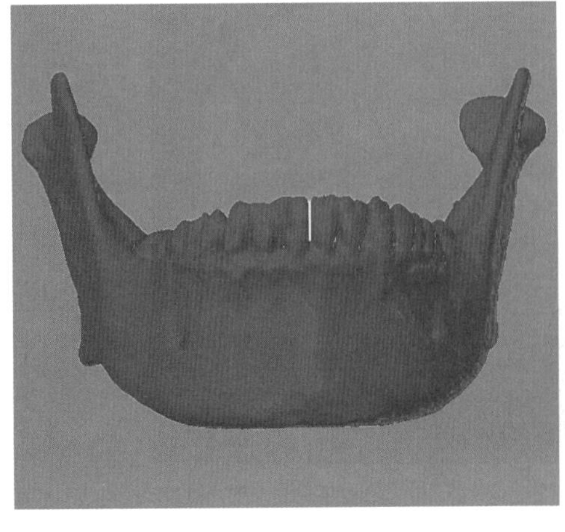

图 7-82　三维重建模型

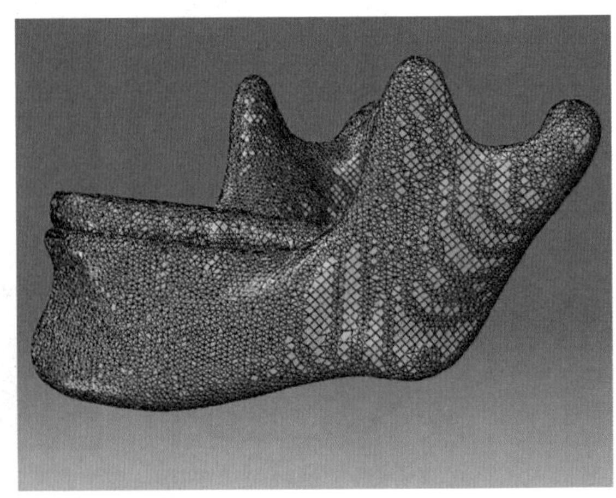

图 7-83　有限元网格划分模型

有限元技术引入到整形外科领域，扩展了整形外科术前设计的关注范围，实现了从重视形态设计到同时关注功能恢复的变革。特别是涉及力学变化的整形外科手术，更需要进行术前的有限元分析和设计，以达到提高手术疗效和稳固远期疗效的目的。这方面的研究在国内外的研究均处于起步阶段，尤其是在复合组织模型的有限元分析方面，有广阔的研究前景，是数字医学在整形外科应用的重要研究领域。

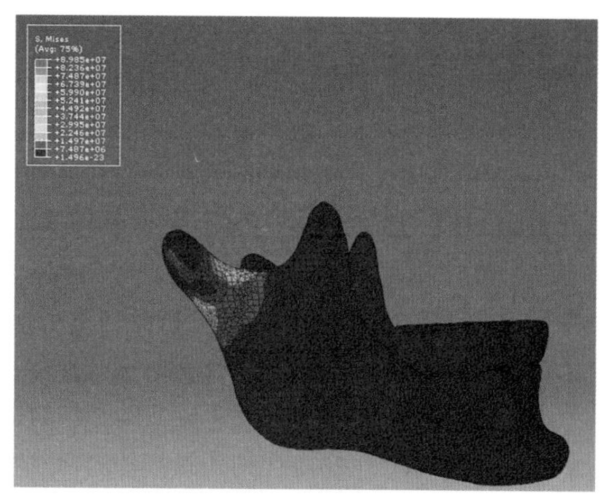

图 7-84　有限元分析应力分布模型

五、术中导航与医用机器人

医用机器人技术（medical robotics，MR）或机器人辅助手术（robot assisted surgery，RAS）是集医学、生物力学、机械学、材料学、电子信息学等学科的新型交叉领域，其主要应用于手术规划模拟、微损伤精确定位操作、无损伤诊断与检测、新型手术医学治疗、安全医疗教学、远程手术等方面。

MRCAS 技术在整形外科的应用已经相当广泛，主要应用于颅颌面和胸部的整形美容手术。颅颌面部是 MR 技术在整形外科应用的主要方面，其利用数字化重建技术，通过计算机辅助的立体定向手术导航系统，主要应用于先天畸形、后天创伤、肿瘤切除、正颌手术、异体移植等方面。

Ueda K 等于 2001 年较早使用了 MRCAS 技术进行下颌骨重建术，其利用计算机辅助三维固体模型与肩胛皮瓣进行重建术。

Broyles JM 等在 2013 年对下颌骨创伤修复术中应用了计算机辅助设计和制造技术，加强了咬合关系修复的精度。Wolff J 等则应用计算机辅助技术定制修复物，避免了急性眼眶骨折后期修复的并发症。Santiago GF 等 2013 年利用了鼻突点、颧点、下颌角点、颌下点、牙槽嵴等人体的标记点对软组织进行标定，在大型动物模型上进行了颌面部异体移植术实验，增强了手术导航精度。Gordon CR 等利用计算机系统平台在手术室进行了面部移植动物实验，比较术中及术后 CT 成像数据，其注册误差在（0.6 ± 0.24）mm。其还研究了通过计算机辅助技术在跨异性移植的可行性。Mercier JM 等 2014 年分析了先天面部不对称的骨性基础，并认为计算机仿真和计算机辅助手术的可靠性和易操作性特点，将实现更好、更稳定的结果。Mardini S 等则应用虚拟手术和图像切割技术可以更快速和精确的重建颅骨数据，矫正颅缝早闭。Wilde F 等 2014 年在尸体上进行了实验，制作了导航钛板。Schouman T、Schepers RH 等对此也有报道。Dorafshar AH 等 2014 年研究了计算机辅助设计和制造技术使面部骨骼的位置准确，并进行全脸肌皮瓣移植。

Murphy RJ 等于 2015 年利用开发的计算机辅助执行系统，利用基于 LeFort 术式的移植技术（LeFort-based face-jaw-teeth transplantation，FJTT），在动物及尸体进行了实验，通过对比术前术后 CT 数据测算误差，为颅颌面严重外伤功能修复提供了一种新思路。Movahed R 等用计算机辅助外科手术进行术前模拟，对颞下颌关节的畸形进行治疗。Cui J 等应用 CT 数据设计初步手术计划，利用快速成型技术生产模型，并减少转移距离，优化手术计划，最后植入钛板或网板，对创伤后畸形病人进行了修复手术。Uribe F 等则在 2016 年利用 CBCT 技术可视化分析面部不对称病人的骨骼和牙齿，无需传统石膏模型与计算机辅助制造模型，进行了 2 例临床应用，达到较好的功能与美学效果。

计算机辅助导航技术同时可以帮助肿瘤的切除，并改善传统肿瘤切除术带来的面部外观。Longfield EA 等 2012 年对头颈部肿瘤切除修复 MRCAS 应用进行了综述，提供了一个需要重建病人标准的算法，其基于四个关键标准：肿瘤位置、肿瘤范围、术前处理、特定因素。Pierse J 等 2014 年报道了一例罕见的星形胶质细胞瘤计算机辅助治疗方法。Hohlweg-Majert B 等研究了运用计算机辅助导航技术对 107 例病人进行了肿瘤切除与面中部重建术。

此外，Kunos C 等 2014 年讨论乳房体积测量的方法，描述了基于磁共振成像数字量测量方法的细节，认为乳房体积测量可以有更好的手术规划和选择植入乳房重建和均衡过程。Henseler H 等 2015 年利用微软的 Kinect 系统，开发了一种新型的低成本的便携式三维测量系统，并利用该系统客观的对乳房评估方法进行改进。

Guijarro-Martínez R 等应用 MRCAS 技术融合创造了一个多学科的综合应用的网络。Kokemüller H 等则利用计算机辅助工作，形成了一个允许定制的生物人工移植的预制的流程。

本章小结

本章介绍了以下内容：①数字医学实现了外科疾病解剖数字化、诊断程序化和手术可视化的有机结合；②三维重建技术是数字医学技术临床应用的最为先进的影像学技术之一，人体脏器的三维重建对外科疾病的临床诊断，手术规划及术中指导具有重要的意义；③手术仿真系统应用于手术规划、手术演练和术中指导，对于术前制订最佳手术方案和保证手术成功具有十分重要的意义；④数字医学技术可以准确定位病灶及其与邻近脉管的解剖关系，进而准确判断病灶的可切除性；⑤手术导航的数字化、实时化、智能化是未来发展的方向，导航系统的自动认知模式将会进一步提高手术的实用性和效率；⑥数字医学能够客观准确的进行乳腺良恶性肿瘤及腋窝淋巴结是否受累的判断，以便实时指导手术；⑦数字医学促进了整形外科的定量化和精确化，提高了临床效果。

随着现代影像学与电子计算机技术的发展、虚拟现实交互技术、术中导航、3D 打印、分子影像技术、放射组学、精准导航手术等的应用与普及将使外科诊断更加智能化、可视化、精准化。

（刘　军　方驰华）

思考题

1. 计算机辅助外科手术定义及内容是什么？
2. 手术导航技术的优点有哪些？
3. 3D 打印技术的定义及分类有哪些？
4. 腹部外科手术术中导航技术目前在临床应用还存在哪些困难？

第八章

医学 3D 打印

本章从四个方面介绍了医学3D打印的相关知识，第一节介绍了医学3D打印的概念与基本内涵、理论与实践基础和沿革；第二节介绍了医学3D打印的基本流程、技术分类和材料；第三节介绍了医学3D打印的临床应用，如解剖模型、手术辅助工具、个性化辅具、内植入物和其在临床应用中的不足；第四节介绍了医学3D打印的发展趋势与展望，如在工程化组织与器官构建中的发展与应用、技术的革新和新材料的研发。

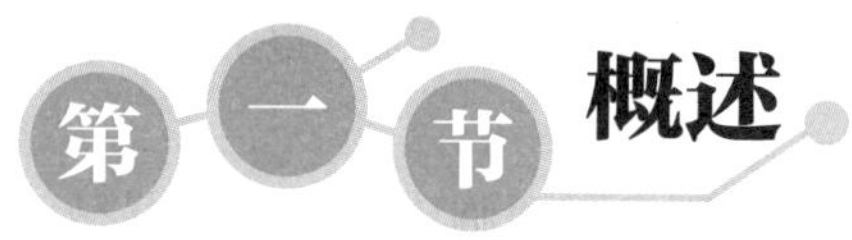

第一节 概述

一、医学 3D 打印的概念与基本内涵

3D 打印技术，又称 3D 快速成型技术或者增材制造技术，被誉为“第三次工业革命”的重要标志之一。它是以计算机三维设计模型为蓝本，用软件将其离散分解成数个平层切面，由数控程序系统利用激光烧结、熔融沉积成型和光固化成型等方式将粉末状、液状或丝状的材料（包括金属、塑料或陶瓷等）进行逐层叠加成型，最终制造出实体产品的技术。

随着科技的不断发展和更新，社会各界开始广泛关注 3D 打印技术的研究。3D 打印作为一项颠覆性的技术，不仅体现在对传统制造业的提升，利用 3D 打印服务和设计平台，建筑、运输、航空和医疗等领域也将完全重构，形成一批新的原创产业。近年来，随着 3D 打印技术的快速发展及其在医学领域的不断拓展应用，逐渐形成了医学 3D 打印的概念。

医学 3D 打印是以计算机辅助设计和快速成型技术为基础，使用符合医学标准的特定材料，打印出能够应用于医学领域的具有个体化三维结构或功能的医学产品，包括医学解剖模型、医学手术辅具、医用支具、内植入物、可用于人体的组织修复材料和器官等。这将解决传统医学领域的瓶颈，进一步提高医学的发展水平。

二、医学 3D 打印的理论与实践基础

与传统制造方式相比，医学 3D 打印技术具有明显的优势，它无需设计模具，不需要大规模的生产线，而且制作速度快、费用低，提高了生产效率并降低了成本，因而被广泛运用（表 8-1）。

表 8-1　普通制造方式与 3D 打印技术的比较

普通制造方式	3D 打印方式
部件设计完全依赖于生产工艺能否实现，因而限制了创新部件的发展	在生产部件的时候不用考虑生产工艺问题，任何复杂形状的设计均可以通过 3D 打印机来实现
用传统方法制造出一个模型通常需要数小时至数天，这根据模型的尺寸及复杂程度而定，越复杂时间越长	可将制造时间缩短为数小时，这与打印机性能有关，性能越好时间越短
传统制造技术如注塑法可以较低成本大量制造聚合物产品	能更快、更有弹性及更低成本地生产数量相对较少的产品

医疗领域（尤其是重建医学领域）存在大量的定制化需求，难以进行标准化和大批量生产，而这恰是3D打印技术的优势所在。目前，3D打印在医学领域的应用主要包括以下几个方面：

1. 手术辅助器械与定制医学植入物 传统医疗器械的研发需要临床工作者和器械工程师的共同协作，但由于知识背景的差异常导致该过程效率低下，周期长。随着3D打印技术的发展，外科医师只需掌握简单的3D制图工具就可以自行设计器械，通过3D打印技术制备样件来验证器械的适用性，提高效率的同时也降低了成本。传统的骨科手术常需要置入螺钉，这依靠红外线或者电磁的引导，而且设备昂贵，操作繁琐，手术医师也有放射暴露风险。3D打印技术在骨科手术导板方面应用广泛，其能打印出与实体完全吻合的个性化内固定模板，提高了手术的安全性和准确性。在医学植入物和假体定制方面，3D打印能根据解剖结构特殊或疾病特异病人的数据制备匹配度高的外植物以嵌入缺损中，增加了稳定性。此外，运用3D打印技术设计和制作的助听器也可以满足病人的个性化需求。

2. 体外医学模型及手术规划 医学影像学在过去几十年飞速发展，多排螺旋CT、MRI和PET等可以生成高质量的影像资料。影像学数据的3D后期处理技术需要依赖软件和高性能工作站。通过分割工具将目标区域分割，由可视化工具进行渲染、投影及多平面改造。目前，3D后期技术已经广泛应用于血管外科、口腔颌面外科和神经外科等疾病的诊断、术前评估及术式确定。被分割出的目标区域经过网格化处理后传输到3D打印设备，进而直接打印出相应的组织器官模型。与传统影像资料相比，由3D打印技术得到的模型能更直观、清晰、立体地显示内部结构。在术前策划中，医师可以用实体模型判断病情，制订合适的个性化手术方案，研讨术式并进行体外模拟手术，使手术更为精确安全，也缩短了手术时间。

3. 新药研发和可控释药物研制 新药的研究是一项涉及分子生物学、生物化学、有机化学、计算机化学、药理毒理学和临床医学等多学科协作的系统工程，并且耗资大、周期长、风险高。目前，传统的新药研发需要通过动物实验和人体试验进行验证，而利用3D打印技术，研究者可以通过体外打印模式器官来验证新药的疗效。这一技术不仅缩短了临床药物的研发周期，还避免了新药验证对人体的潜在伤害，很大程度上节省了新药的研发投资。

可控释药物是采用生物可降解的聚合物膜或聚合物控制释放骨架将药物密封，或将药物与聚合物混合在一起，随着聚合物的分解，药物在体内逐渐释放，以维持体内的药量。可控释药物可根据具体的治疗需求维持在某一特定浓度，从而减少药量和药品的副作用，优化诊疗，提高病人的舒适度。传统的制药方法把所有原材料混合在一个容器内进行烘干，并将烘干的原材料高速挤压成型。然而，传统制药方法需要添加剂才能使药物的有效成分间相互粘合。且无法制造出具有复杂内部孔隙的可控释药物。3D打印技术采用分层制造的原理，便于制造具有复杂孔隙的可控释药物，值得临床使用。

4. 整形美容 运用 3D 打印技术于整形美容是该技术在医学领域的热门应用。利用三维扫描设备对需整形的部位进行扫描，根据 CT、MRI 等影像学资料建立相关部位的三维数据，进而利用计算机重建三维数据来再现其原貌。与传统整形美容技术相比，利用 3D 打印技术能更精确地满足病人的需求。

5. 人工组织与器官 对于器官衰竭、恶性肿瘤等医学难题，临床上最有效的治疗方式仍是器官移植，然而心、肝、肾等器官移植存在供体不足等问题。医学 3D 打印技术应用的最前沿领域就是利用其来打印功能性的人体器官和组织。利用干细胞等作为材料，打印出的组织最终形成自己的血管和内部结构。目前此领域尚处于起步阶段。

三、医学 3D 打印的沿革

20 世纪 80 年代，3D 打印的概念真正开始形成，其起源可以追溯到 1976 年，即喷墨打印机诞生的那一年。喷墨打印的概念逐步发展，促使打印技术从使用墨水阶段演变到使用各种材料阶段。此后数十年，3D 打印技术在不同行业中的应用不断发展和完善，成为当今最热门的技术之一。

1984 年，研究者首次提出光固化技术（stereolithography）的概念，这是一种运用数字化信息制造三维立体物体的打印技术。该技术利用图像资料制备三维立体模型，使用户在大规模生产前对原型件设计进行测试。随着第一台立体光固化机器的问世，研究者可以利用紫外激光来固化光敏树脂材料，通过逐层叠加，制成立体零件。尽管不够完美，但这台机器证明高度复杂的零件可以在短时间内制造完成。1999 年，在进行年轻病人的膀胱扩大手术时，研究者使用了载有病人自体细胞的 3D 合成支架，该技术为人工组织器官的研发提供了一个新途径：器官打印。2006 年，第一台选择性激光烧结（selective laser sintering，SLS）机器诞生，其能通过激光束熔融材料，进而制成 3D 实物，该技术为大规模定制、工业零件的制造及假肢定制开启了一扇大门。同年，科学家制造出可以打印多种材料（包括弹性材料和高分子材料）的机器，其能使用不同密度和属性的材料来打印单个零件。2008 年，病人首次使用 3D 打印的假肢辅助行走。该假肢的复杂结构经一次打印成型，无组装环节。2009 年，研究者使用 3D 生物打印机首次打印出血管；随后，3D 打印解剖模型、外科手术辅助模板和个性化植入物等被广泛应用于临床。自 21 世纪初，3D 打印机销量大增，价格也明显下降。2012 年，美国政府已将人工智能、3D 打印和机器人作为重振美国制造业的三大支柱，其中 3D 打印是第一个得到政府扶持的技术。2013 年，研究者利用 3D 打印机制造出微型肝脏器官，虽然微型肝脏组织深度仅为 0.5mm，宽度为 4mm，但它具有真实肝脏的多项主要功能，包括产生和运输激素的蛋白质等。同年，全世界最高速的纳米级微型 3D 打印机和全球首支 3D 打印金属手枪问世。2014 年至今，国内外多个数字医学研究平台成立，3D 打印技术在医学临床领域普遍使用。

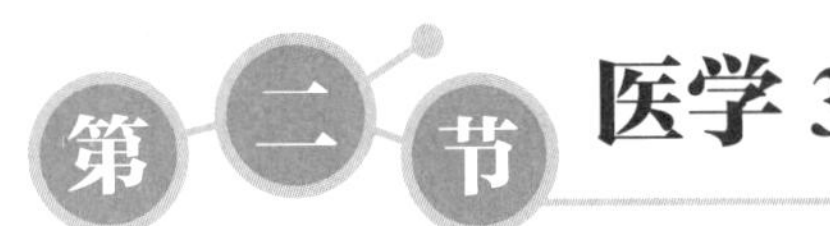

第二节 医学 3D 打印的原理与技术

一、医学 3D 打印的基本流程

利用 3D 打印机制备任何物件都需一定的步骤，且每一步骤都依赖诸多因素，如打印机的类型及物件的复杂程度等。一般步骤如下（图 8-1）：

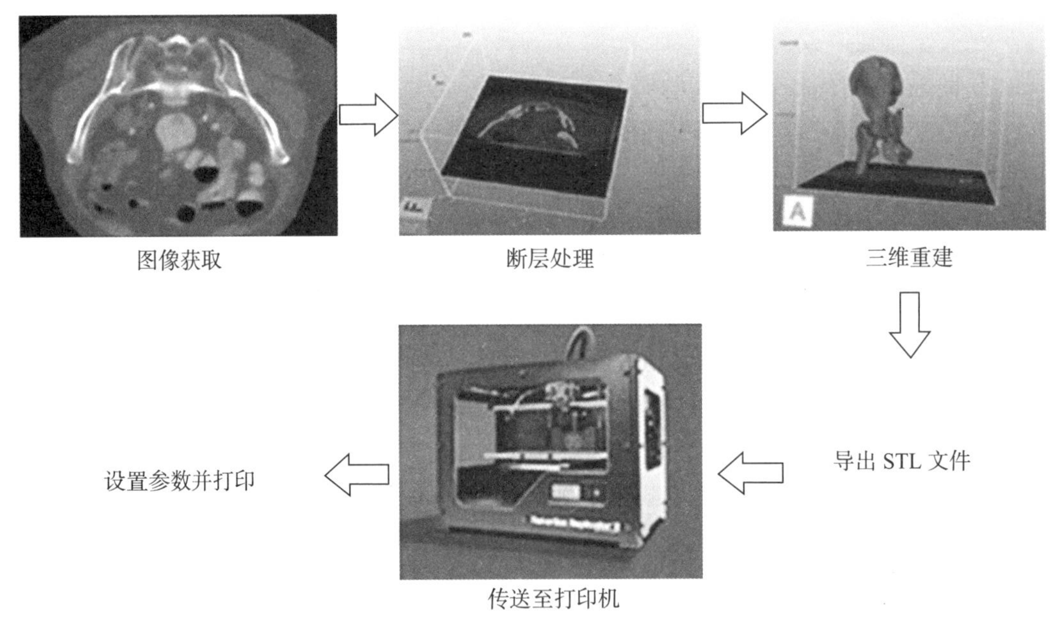

图 8-1　利用 DICOM 文件重建并进行 3D 打印的一般过程

1. 三维设计　3D 打印的设计过程是：先通过计算机辅助设计（computer-aided design，CAD）或动画建模软件建模，且这个数字模型要预先设定指定的大小或与病人的解剖结构相匹配，之后将建成的三维模型“分区”成逐层的截面，从而指导打印机逐层打印。设计软件和打印机之间协作的标准文件格式是 STL 文件格式。一个 STL 文件使用三角面来大致模拟物体的表面。三角面越小其生成的表面分辨率越高。PLY 是一种通过扫描来产生三维文件的扫描器，其生成的 VRML 或者 WRL 文件经常被用作全彩打印的输入文件。

2. 软件工作流程　数字模型被转化成为一个可建文件并被发送到打印机。该文件将这个物件的数字模型分为不同的层面，包括额外的支撑材料以帮助打印，并指示打印机在哪里建立设备打印平台，为打印做准备。

3. 材料控制 如同任何一种制造工艺，3D 打印需要符合规格的高品质材料。不同的打印机及其所需的材料不尽相同，需要和制造商、供应商沟通确立。

4. 打印 打印机通过读取文件中的横截面信息，用液状、粉状或片状的材料将这些截面逐层打印出来，再将各层截面以各种方式粘合起来从而制造出一个实体。这种技术的特点在于其几乎可以造出任何形状的物品。打印机打出的截面厚度（即 Z 方向）以及平面方向即 X-Y 方向的分辨率是以 dpi（像素 / 英寸）或者微米来计算的。一般的厚度为 100μm。平面方向可以打印出跟激光打印机相近的分辨率。打印出的“墨水滴”的直径通常为 50~100μm。

5. 后处理 打印完成后，物件或组件需要进行后处理步骤，包括清洁以去除残留的碎屑，控制冷却（也称为退火），也可能包括诸如钻孔、切割、抛光和灭菌。

6. 工艺验证与核查 物件或组件的特性可以在打印完成后单独检测，以确保能够符合规格并正常工作。几何特征的特性可以被快速且非破坏性地检测。但其他功能规格，如机械强度，不能检测每一个生产单元，因为这项测试可能破坏所打印的物件。工艺验证确保打印产生的物件是符合规格并满足指定的参数。

7. 测试 利用 3D 打印制备的物件与非 3D 打印方法生产的物件受到同样的监管要求。打印物件的测试结果上交给监管部门以证明其符合监管要求且达到预定使用标准，合理安全有效。在生产过程中，也可进行测试，以确保质量。

用传统方法制造一个模型通常需要数小时至数天，根据模型的尺寸及复杂程度而定。而用 3D 打印技术则可以将时间缩短为数小时，其由打印机的性能及模型的尺寸和复杂程度而定。传统的制造技术如注塑法能以较低的成本大量制造聚合物产品，而 3D 打印技术能以更快，更有弹性及更低成本的办法生产数量相对较少的产品。

二、医学 3D 打印的技术分类

3D 打印技术是一系列快速原型成型技术的统称，其基本原理都是叠层制造，由快速成型机在 X-Y 平面内通过扫描方式形成工件的截面形状，而在 Z 坐标间断地做层面厚度的位移，最终形成所要打印的物件。随着 3D 打印技术的不断发展，应用于医学领域的 3D 打印工艺主要有：三维印刷技术（three dimensional printing，3DP）、选择性激光烧结（selective laser sintering，SLS）、选择性区激光熔融（selective laser melting，SLM）、熔融沉积成型技术（fused deposition modeling，FDM）、光固化成型技术（stereolithographyapparatus，SLA）和电子束熔化成型技术（electronbeam melting，EBM）等。每一种技术的具体原理不尽相同，但技术核心都是根据电脑数据先制造出一层材料，然后在这层之上继续“打印”，以此类推，直至制造出整个立体物件（表 8-2）。

表 8-2 3D 打印技术的主要工艺类型

工艺	简介	主要用材
立体光刻技术	激光（UV Light）扫描并曝光液态光敏树脂，聚焦光斑处树脂反应固化，然后工作平台至下一深度，保持液面处于焦平面，逐层成型	光敏树脂材料
立体光固成型技术	光敏聚合物喷出后由 UV Light 按设定程序区域性迅速固化，可直接在前一支撑层上成型，最后将胶状支撑材料清洗除去；适合制作复杂结构。精度可达 0.16 micron/layer	光敏聚合物
熔融沉积成型技术（FDM）	喷头沿零件截面轮廓与填充轨迹运动挤出熔化材料并迅速固化；逐层成型，后层需前层支撑与定位。可用 PC/ABS 等高强度材料直接铸造零件	ABS工程塑料，石蜡
三维印刷技术（3DP）	软件将 3D CAD 文件分割为薄截面片，截面处铺上粉末，以喷墨方式涂上连接体，逐层打印形成三维模型	高性能复合材料
电子束熔化成型技术（EBM）	利用电子束将金属粉末逐层融化后再成型，电力消耗较低，安装和维护成本较低；产出速度高	金属粉末
数字光处理技术（DLP）	对光固化性 ABS 树脂表面进行曝光，每层曝光仅数秒，比激光扫描方式快	光固化性 ABS 类树脂

1. 3DP 技术 采用这项技术的打印机使用标准喷墨打印技术，通过将液态连接体铺放在粉末薄层上，以打印横截面数据的方式储层创建各部件，打印三维实体模型，采用这种技术打印成型的模型与实际产品具有相同的颜色，还可以将颜色分析结果直接描绘在模型上，模型样品所传达的信息较多。因为这种技术与平面打印非常相似，连打印头都是直接用平面打印机的，并且打印原料是粉末状的。典型的 3DP 打印机有两个箱体，一个为储粉缸，另一个为成型缸，打印时，储粉缸会上升一层，约 0.1mm。成型缸会下降一层，粉末从储粉缸被运到成型缸，铺上厚度为 0.1mm 的粉末，打印机头根据电脑数据把液体打印到粉末上。3DP 常采用非金属粉末材料，这种技术成型速度快，不需支撑结构，但其强度、精度及光洁度不够，常用于无承重要求的零件制作。

2. SLS 技术 SLS 是通过预先在工作台上铺一层粉末材料（金属或非金属粉末），利用激光在计算机控制下按照界面轮廓信息对实心部分粉末进行烧结，层层堆积成型（图 8-2）。SLS 利用激光的能量使粉末产生高温并与相邻的粉末发生烧结反应连接在一起。SLS 工艺使用红外激光束，先将一层很薄的塑料、蜡、陶瓷、金属或其复合物的粉末铺在工作台上，接着电脑控制激光束以一定的速度和能量密度通过扫描器，按分层面的二维数据扫描。激光扫描过的粉末就烧结成一定厚度的实体片层，未扫描的地方仍为粉末状。如此反复，直至所有层面扫描完毕。可用于制作定位导板模型，制件强度高，材料利用率高。SLS 技术的缺点在于成本较高，表面粗糙需二次处理。

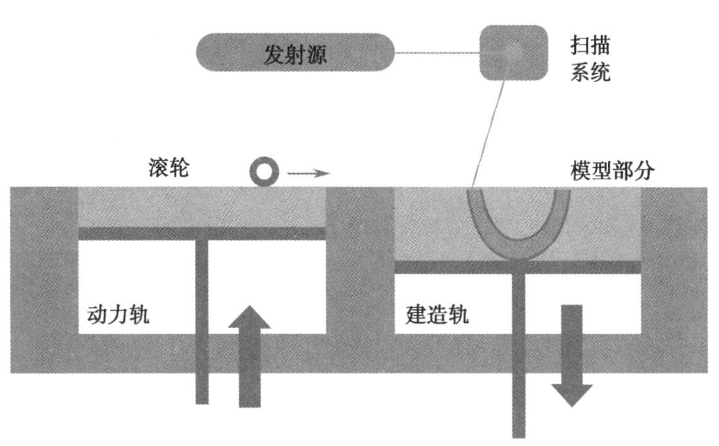

图 8-2　SLS 技术基本原理

3. FDM 技术　FDM 是将丝状的热熔性材料加热融化（图 8-3），同时三维喷头在电脑程序控制下，根据截面轮廓信息，将材料选择性地涂在工作台上，快速冷却后形成一层截面。第一层成型后，机器的工作台下降一个分层厚度，然后打印下一层，直至完成整个物件。该技术优势在于制造简单，成本低廉，但温度对 FDM 的成型效果影响很大，难以精确控制出料形态与成型效果。FDM 技术常用于制备手术策划的骨骼模板或者生物骨。

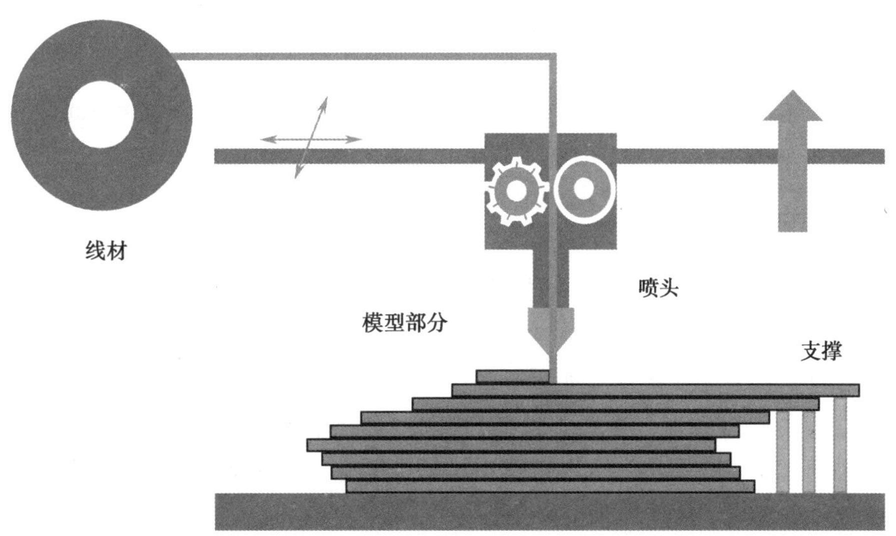

图 8-3　FDM 技术示意图

4. SLA 技术　SLA 是用激光选择性地让需要成型的液态光敏树脂发生聚合反应而成型（图 8-4）。SLA 技术优势在于成型速度快，原型精度高，成品表面光滑，非常适合制作精度要求高、结构复杂的模型。但 SLA 技术也有不足：首先光固化成型模型的强度尚不能与真正的制成品相比；其次在打印过程中为了确保每部分都得到支撑，需要设计支撑结构，打印之后需要去除，此时容易损坏制件。

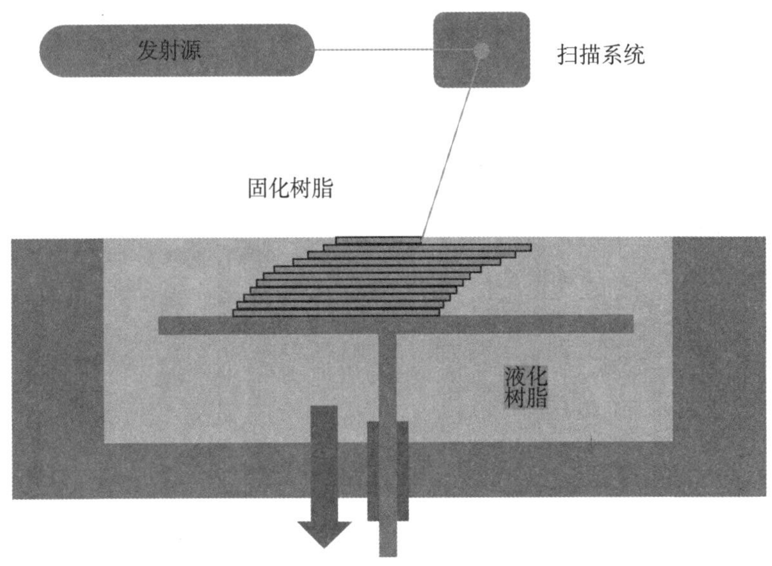

图 8-4　SLA 技术示意图

5. EBM 技术　EBM 技术是利用电子束将金属粉末逐层融化后再成型的技术。EBM 技术的优势在于：电子束功率的高效生成使电力消耗较低，安装和维护成本较低；产出速度高，整机的实际总功率更高；电子束的转向不需要移动部件，可提高扫描速度。EBM 技术也有其劣势：需要真空条件，故机器需配备另一个系统；电子束技术的操作过程中会产生 X 射线。

除了以上常用的技术外，还有选择性区激光熔融（selective laser melting，SLM）：利用金属粉末在激光束的热作用下完全熔化、经冷却凝固而成型的一种技术，SLM 技术通过此过程，层层累积成型出三维实体。数字光处理技术（digital light processing，DLP）：DLP 激光成型技术和 SLA 立体平版印刷技术较相似，不过它是使用高分辨率的 DLP 投影仪来固化液态光聚合物，逐层进行光固化，由于每层固化时通过幻灯片似的片状固化，因此速度比同类型的 SLA 立体平版印刷技术速度更快。该技术成型精度高，在材料属性、细节和表面光洁度方面可匹敌注塑成型的耐用塑料部件。紫外线成型技术：紫外线成型技术和 SLA 立体平版印刷技术相似，不同的是它利用紫外线照射液态光敏树脂，由下至上逐层堆砌成型，成型过程中无噪音产生，在同类技术中成型的精度最高，通常用于精度要求高的珠宝和手机外壳等行业。

三、医学 3D 打印材料

按照所使用生物材料的性能可将医用 3D 打印技术分为四个层次：一是无生物相容性要求的材料制成的医学模型及手术导板等。这个层次是 3D 打印技术在医学中最初级的应用，打印材料包括可以通过适当工艺打印的所有材料。在外科工程领域主要应用于打印手术器械、器官模型以及手术护具和导板等；二是采用生物相容性好的非降解材料制成的永久植入体，该层次主要运用的打印材料包括钛合金、不锈钢和尼龙等不可降解材料，主要用于骨科、牙科等；三是采用生物相容性好且可降解的材料制成的组织工程支架，材料包括聚乳酸、胶原、壳聚糖、明胶、海藻酸钠和镁合金等可降解聚合物或金属；四是采用活性细胞、细胞外基质和生长因子等，模拟人体组织的自然结构，制作具有生命功能的仿生三维生物结构体，该层次的打印材料是生物活性物质（细胞和“水凝胶”等），目标是打印活体组织或器官，目前该层次的应用是研究热点。下面介绍一些常用的 3D 打印材料（表 8-3）：

表 8-3　常用医学 3D 打印材料

材料类型	材料说明	材料应用	材料热变形温度
尼龙铝	强度高，能够承受较小冲击力且能在弯曲状态下抵抗压力	医疗器械、航天飞机、人造卫星等	660℃
钛合金	强度非常高，尺寸精密，最小细节尺寸为 0.1mm	家电、汽车制造、航空航天、医疗器械	1672℃
不锈钢	金属材料中便宜的一种，高强度，适合打印大物品	家电、汽车制造、航空航天、医疗器械	不同规格有不同的温度
半透明树脂	集高尺寸、稳定性、生物相容性和表面平滑度于一身的标准塑料材料	非常适用于医疗，透明或透视部件的成形和拟合测试等	45℃
PPSF 材料	所有热塑性材料里强度最高，耐热性最好，抗腐蚀性最高的材料	广泛用于医疗及交通工具	189℃
PC 材料	真正的热塑性材料，高强度，耐高温，抗冲击，抗弯曲，可以作为最终零部件使用	医疗器械、家电及交通工具	138℃
ABS-M30i 材料	高强度，具有生物相容性认证	广泛用于医疗器械及医学研究	90℃
PC-ISO 材料	高强度，通过医学卫生认证	用于手术模拟、颅骨修复、牙科等	133℃

1. 医用金属　医用金属主要包括贵金属、钛、钽、铌及锆等金属，以及不锈钢、钴基合金、钛合金、镍钛形状记忆合金和磁性合金等。已用于医学领域的材料主要有不锈钢、钴基合金和钛基合金，其中钛及钛合金无毒，质量轻，强度高并且具有优良的生物相容性，是十分理想的医用金属材料。生物功能性是使所制备的植入物完成某种功能的一系列性能，主要是指力学性能。生物相容性是指植入物、长期有效地在体内或体表行使这种功能的能力，主要指金属对周围组织和细胞无影响。临床对外科金属植入物的基本要求是：①材料毒副作用小，不致癌，不会引起细胞突变与组织反应，具有极好的耐蚀性；②具有一定的强度和抗疲劳能力，高耐磨性，易于制作，价格适中；③化学性能稳定；④与人体组织具有较高的相容性，不会引起中毒或过敏等反应。金属材料主要以粉末形式采用 SLS 或 3DP 方式成型，其中采用钛合金生产的金属样件，其模具强度非常高，尺寸精密，最小细节尺寸可以达到 0.1mm。

2. 高分子材料 3D 打印高分子材料大体可以分为两类：热塑性树脂和光敏树脂。热塑性树脂做成线材可以用于 FDM 成型，做成粉末可以用于 3DP 和 SLS 成型；光敏树脂主要用于 SLA 成型技术。

（1）ABS：丙烯晴 - 丁二烯—苯乙烯三元共聚物（ABS）是 FDM 打印的常用材料之一。ABS 强度较高，但由于其打印时有严重的气味，因此必须要有良好的通风环境。此外，热度会影响成品的精度，因此 ABS 常需做一些配方的优化，以得到合适的产品。

（2）PVA：聚乙烯醇（PVA）是一种可生物降解的合成聚合物，它最大的特点是具有水溶性。作为一种应用于 FDM 中的新型打印线条，PVA 在打印过程中是一种很好的支撑材料，由其组成的支撑部分能在水中完全溶解且无毒无味，因此可以很容易从模型上清除。在打印过程中，其与 PLA 耗材的配合堪称完美。

（3）PHA：聚羟基脂肪酸酯（PHA）是一种以植物为原料的生物基材料，具有可降解的特性，由于其无毒无害，因而被用来制作医学器具。

（4）PETG：聚对苯二甲酸乙二醇酯 -1，4- 环己烷二甲醇酯（PETG）采用甘蔗乙烯生产的生物基乙二醇为原料合成。PETG 出众的热成形性、坚韧性与耐候性都使其与传统 PC、抗冲改性亚克力板不同。PETG 无须在热成型加工前进行预干燥处理，其成型周期短，温度低，成品率更高。同时，PETG 可以保持产品的坚韧性，其内部含有的紫外线吸收剂可共挤成保护层，保护板材免受紫外线的影响。研发人员指出，PETG 作为一种新型的 3D 打印材料，兼具 PLA 和 ABS 的优点。在 3D 打印时，材料的收缩率非常小，并且具有良好的疏水性，无需在密闭空间里特殊贮存。由于 PETG 的收缩率低，打印时使用或不使用加热床都行，在打印过程中几乎没有气味。

（5）PCL：聚己内酯（PCL）是一种生物可降解聚酯，熔点较低，只有 60℃左右。与大部分生物材料一样，PCL 也是可食品接触的材料。人们常把它用作特殊用途如药物传输设备、缝合剂等。同时，PCL 还具有形状记忆性。在 3D 打印中，PCL 主要用于 FDM 打印机。由于熔点低使得它可以有效避免人员操作时的烫伤，同时也不需要很高的打印温度，达到节能的目的。此外，因其具有形状记忆的特性，故打印出来的东西具有“记忆”，在特定条件下，可以使其恢复到原先设定的形状。3D 打印制备的 PCL 材料可用于医学领域，如用于打印心脏支架，研究人员也在探索其更多的可能性。

（6）尼龙：尼龙为聚酰胺材料，强度高且具有一定的韧性。尼龙材料可以用于打印各种模型而且可以实现 0.8~1mm 的模型壁厚和 0.4~0.5mm 的表面细节特征。打印过程中不会散发出难闻的气味和水雾。需要注意的是，尼龙具有吸水性，因此不适合在户外打印，而且打印较大平面模型时，容易产生翘曲。

（7）PC：PC 是聚碳酸酯材料，和尼龙一样，都属于工程塑料，具有强度高，表面质量好的特点，并且脱模容易，目前被广泛用于医疗和航空等领域。

3. 生物材料

（1）可生物降解聚合物基质：可生物降解聚合物有两种，一种是天然材料，包括多糖（如淀粉、藻酸盐和透明质酸衍生物等）或蛋白质（如大豆、胶原和纤维蛋白胶等），这些可作为增强材料。另一种是合成材料，表现出可预测和重复的机械和物理性能，如拉伸强度、弹性模量和降解速率。使用合成聚合物可控制材料中的杂质，降低可能存在的毒性、免疫原性和感染病等风险。

1）饱和脂肪酸族聚酯：3D 打印技术在医学组织工程学中常使用的可生物降解合成聚合物有饱和聚 -α- 羟基酯，包括聚乳酸（PLA）、聚乙醇酸（PGA）以及聚乳酸 - 乙交酯共聚物（PLGA）。PLA 是聚乳酸塑料，可生物降解，是 FDM 打印的常用材料，PLA 线条打印出来的样品成型好，不翘边，外观光滑。此外，它打印无气味，具有环保性。目前，研究者在积极探索 PLA 在 SLS 打印机中的应用。利用 SLS 技术成形生物可降解的高分子材料聚 L- 乳酸（PLLA），制造了高孔隙度的组织工程支架，并对该支架进行显微组织分析，发现其具有生长能力。

2）聚富马酸丙二醇酯（PPF）：PPF 是不饱和线型聚酯。与 PLA 和 PGA 类似，PPF 的降解产物即丙烯乙二醇和富马酸是生物相容的，而且容易从体内去除。双键沿聚合物的主链原位交联使复合物在 10~15 分钟内硬化。该复合物材料的机械性能和降解时间可以通过改变 PPF 的分子量来控制。因此，PPF 合成时保存双键和控制分子量是关键问题。PPF 已被用作支架引导组织再生，常作为可注射骨细胞培养底物。

（2）水凝胶：凡是水溶性或亲水性的高分子，通过一定的化学或物理交联，都可以形成水凝胶。这些高分子按来源可分为天然与合成两大类。天然的亲水性高分子包括多糖类（淀粉、纤维素、海藻胶和透明质酸等）和多肽类（胶原和聚 L- 赖氨酸等）。合成的亲水高分子包括聚乙烯、醇、丙烯酸及其衍生物类（聚丙烯酸、聚甲基丙烯酸、聚丙烯酰胺和聚 N- 聚代丙烯酰胺等）。一种新的同步 3D 打印 / 交联技术利用聚乙二醇二丙烯酸酯（PEG-DA）水凝胶（700 或 8000MW）添加海藻酸钠作为生物材料来打印主动脉瓣膜支架，该支架具有机械异质性和细胞相容性，可用于成人瓣膜支架的设计和治疗儿童瓣膜病。

（3）生物活性陶瓷：生物活性陶瓷具有骨传导性，可在其表面成骨，还能作为多种物质的外壳或填充骨缺损。生物活性陶瓷包括磷酸钙陶瓷和羟基磷灰石（hydroxyapatite，HA）陶瓷等。在植入生物活性陶瓷时，会发生随时间变化的动力学表面修饰，其表面形成具有生物活性的 HA 层，提供与组织结合的界面。这个 HA 相在化学性质和结构上等同于骨的矿物相，提供界面结合。生物活性陶瓷表面形成的磷灰石层可以在无蛋白和细胞的模拟体液（simulated body fluid，SBF，离子浓度与人血浆离子浓度几乎相等的液体）环境中被复制。因此，生物活性陶瓷可以用于 3D 打印骨组织。

1）磷酸钙陶瓷：由于磷酸钙与骨矿物质有相似的化学和晶体结构，因而具有良好的生物相容性。磷酸钙还具有一定的骨传导性能，在一定条件下能直接结合到骨骼上。众多研究表明，磷酸钙始终提供附着物，有助于细胞（如成骨细胞和间质细胞）的增殖和分化。研究人员用 3D 打印技术研发了一种新型磷酸钙粉末黏结剂，这种材料可以打印多种具有交叉通道和精致结构的装置。两个后处理程序、烧结和聚合物渗透过程的建立能大幅度提高印刷设备的机械性能。体外细胞相容性的测试表明，该新型粉末黏合剂系统能制备出病人特异性的陶瓷人工骨替代物和骨组织工程支架材料。

2）HA：HA 的组成与天然磷灰石矿物相近，与天然骨的无机组成部分具有化学相似性，因此，HA 是一种很有前途的骨替代材料。HA 具有良好的生物相容性，植入体内不仅安全、无毒，还能传导骨生长。HA 能使骨细胞附着在其表面，新骨可以从 HA 植入物与原骨结合处沿着植入物表面或内部的贯通性孔隙攀附生长。3D 打印生成基质可以用于骨组织工程研究，收集病人的细胞接种到支架，支架材料作为初始细胞附着的三维模板，而后进一步促进组织形成。研究人员用 3D 打印技术将 HA 颗粒制备成具有复杂内部结构的高分辨率多孔陶瓷支架，将细胞接种到支架进行静态和动态条件下的培养。结果显示动态培养条件下支架上的细胞密度更高。

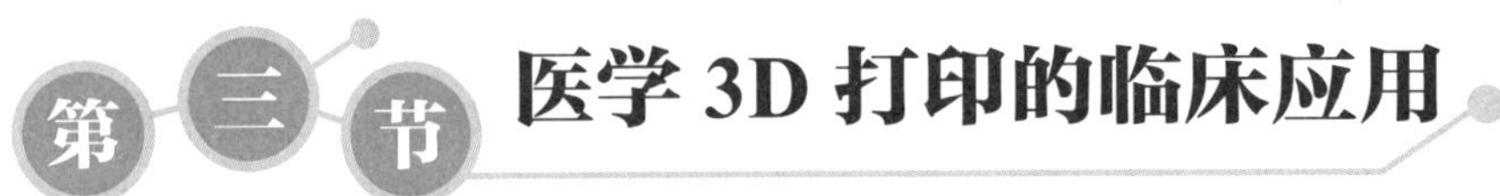

第三节 医学 3D 打印的临床应用

近年来，随着医学个体化需求的不断扩大，3D 打印技术在医学领域的应用研究发展迅速。目前，3D 打印技术已经在临床多个学科广泛应用，为临床诊断、治疗、教学和研究等带来巨大的帮助。3D 打印技术的临床应用主要分为 4 类：①解剖模型的打印：主要用于手术规划、练习、教学和医患沟通；②辅助手术工具的打印：主要包括手术导航模板及特殊手术器械的打印；③个性化辅具的打印：包括骨折外固定器具、个性化假肢和面具等；④内植入物的打印：包括 3D 打印人工椎体、3D 打印人工关节和 3D 打印内固定器械等。

一、3D 打印解剖模型

医学模型主要用于医学教学、辅助诊断、手术方案规划和手术模拟等。通过对病人进行 CT 或 MRI 扫描，将病患处的影像转变为 3D 模型，再通过 3D 打印机制备模型，逼真地反映出器官的形态结构，方便医师制订最佳手术方案，进行术前模拟练习和医患沟通。

（一）手术计划与练习

手术成功的前提是对病人情况的全面了解，包括病变具体位置、病变形状和大小、病变组织和周围结构的关系等。影像学成像技术的快速发展能帮助外科医师更好地了解病人的解剖和病理，这些技术在常见疾病中的应用已经游刃有余。然而对于一些复杂疾病和罕见病，为了得到对疾病更深入、更精确的理解，减少手术时间，降低并发症的发生率，以得到更好的手术效果，医师需要的是更为直观的模型。3D 打印技术可以制备出与病人自身器官结构一致的模型，引起了外科领域的兴趣，外科医师使用计算机进行辅助设计，然后制备出个体化医学模型，进而根据模型进行一系列的研究及手术规划设计，为外科临床各专业带来了巨大的帮助。下面简单介绍 3D 打印在各专业的应用情况：

1. 骨科　骨科医师是 3D 打印技术的最早临床使用者之一，3D 打印技术可以用于各种复杂手术的术前计划和操作练习。复杂手术的术前评估及分型是选择手术方案的基础，传统的影像学资料难以直观了解骨折或骨病变的情况，3D 打印技术根据病人术前的 3D 影像学资料，可直接、精确地打印出手术区域解剖结构的 3D 物理模型，可以协助医师做出更准确的诊断，制订更详细的手术方案，并在实物进行操作、演练，指导术者开展个体化手术，从而缩短手术时间，提高手术的成功率。国内外已经有较多学者在这方面做了大量研究工作。例如在骨肿瘤切除手术方面，一位患有肩胛骨骨软骨瘤的 6 岁女孩，由于肿瘤巨大影响了关节功能和压迫周围组织，手术切除存在较大风险，医师在术前使用 CT 影像数据进行重建，并使用 3D 打印技术制备肩胛骨模型，模型可以清楚地显示病变位置和范围，并帮助完成手术入路的规划（图 8-5）。3D 打印模型也可用于膝内（外）翻、髋内（外）翻、肘内翻等骨骼畸形截骨矫形术的手术计划，例如对于肘关节畸形，外科医师通过 3D 打印技术制备出骨骼模型，进行截骨和固定方法的反复训练，以达到肘关节外观和功能的最佳恢复（图 8-6）。3D 打印骨骼模型同样可以用于骨折复位内固定手术，借助与人体骨骼完全一致的实体模型，骨科医师可以对病变形成更直观的认识，可以更好地了解骨折部位的解剖情况，制订更合理的个体化手术方案，预先发现术中及术后可能出现的问题，降低手术风险。其次，在模型上模拟手术，可以在术前将钢板预弯，螺钉预放置，甚至可以将个性化钢板、螺钉直接打印出来，不再需要准备大量器械备用，大大节约了手术时间，减少了术中透视、麻醉剂的用量及术中出血量，更容易实现解剖复位（图 8-7）。3D 打印解剖模型在关节外科手术方面的应用亦非常广泛，利用病人 CT 扫描图像进行 3D 重建，采用 3D 打印技术制备骨盆模型，在模型上进行病情的评估和手术练习，可以辅助各种关节置换或翻修手术的成功实施（图 8-8）。

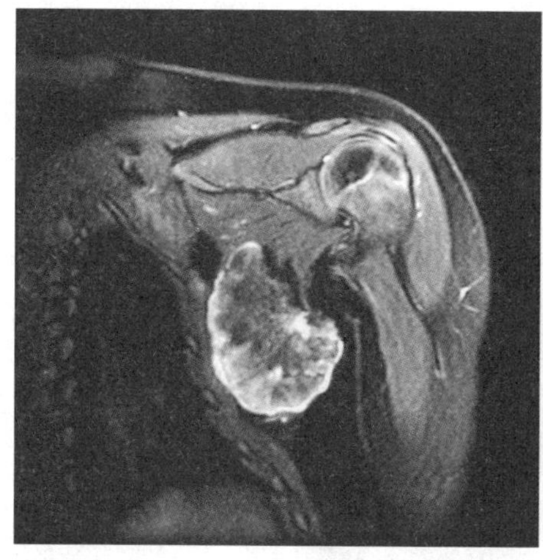
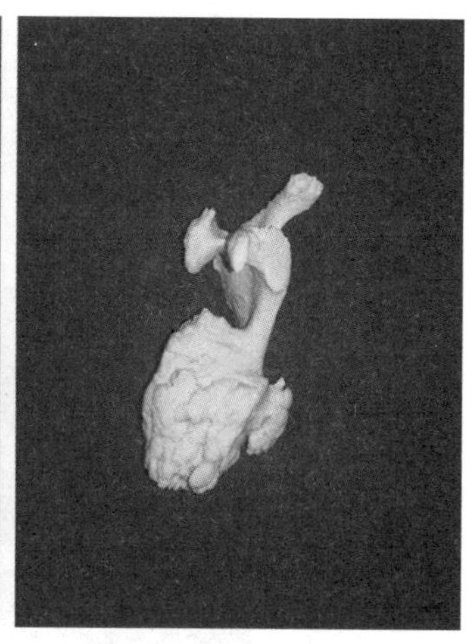

图 8-5　一例 6 岁肩胛骨骨肉瘤病人，通过三维重建清晰显示病变范围，并通过 3D 打印技术制备实体模型供术前规划

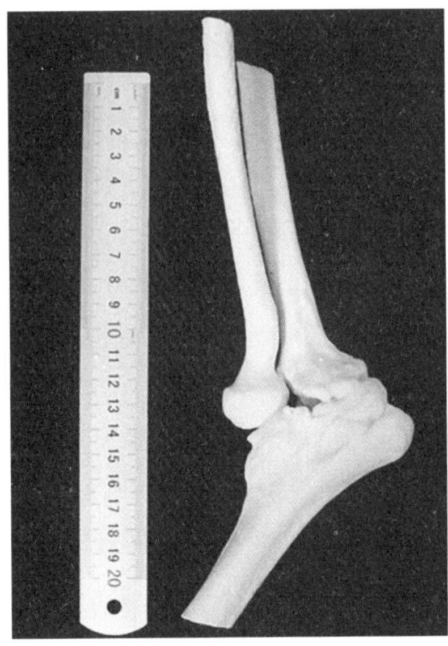
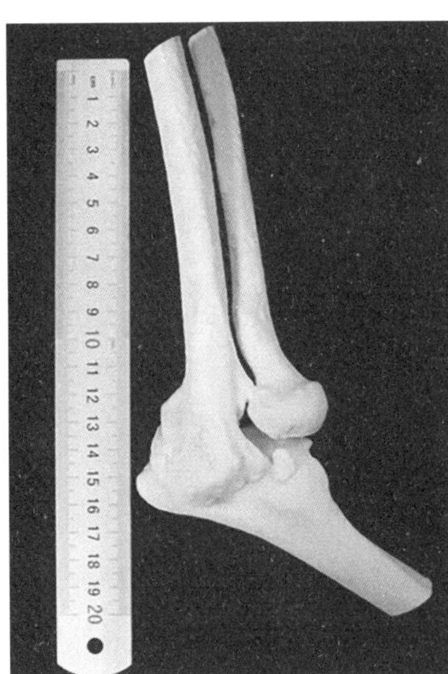

图 8-6　肘关节畸形的3D 打印骨骼模型

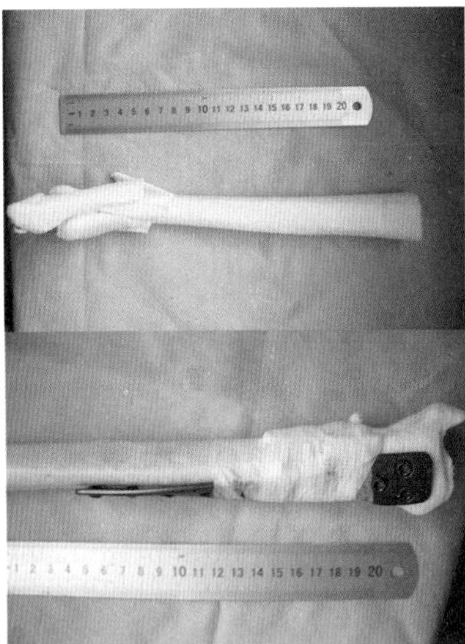
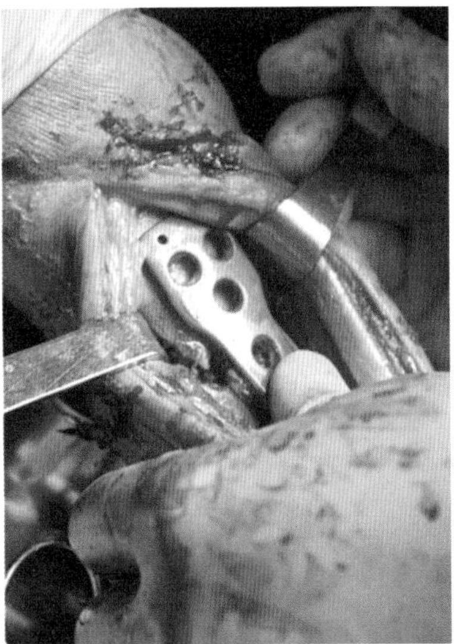

图 8-7　骨折的 3D 打印骨骼模型制备、术前在体外模型上将钢板预弯和在术中进行骨折的内固定治疗

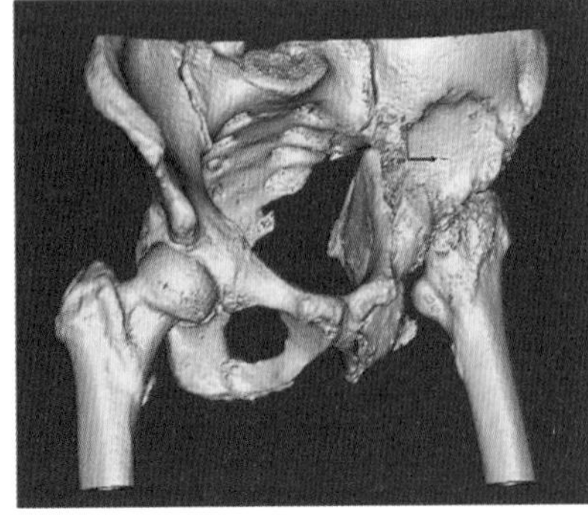
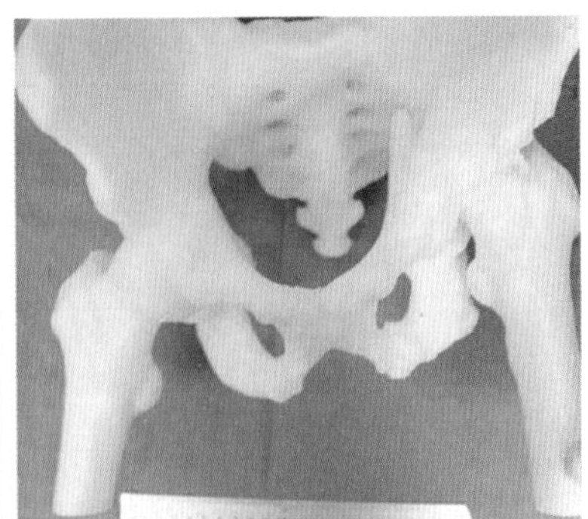

图 8-8　利用病人的 CT 扫描图像进行 3D 重建，并采用 3D 打印技术制备骨盆模型

2. 颌面整形外科 颌面整形外科是另一个广泛使用 3D 打印技术的学科。颌面部解剖复杂，血管和神经丰富，具有呼吸、咀嚼、吞咽及发音等功能密切相关的特点。颌面部外伤、肿瘤会造成颌面部骨折和骨缺损，恢复颌面部正常解剖形态，维持良好的咬合关系及语言功能，对提高生活质量意义重大。但颌面部解剖复杂，又有颅脑等重要脏器毗邻，个体差异性更使诊治难度增加。传统的颌面部手术在诊断和制订计划时应用二维的 X 光片无法提供精确的解剖信息，锥形束 CT 的广泛运用，可重建三维颌面部解剖，显著提高了诊疗质量。外伤、畸形等修复重建手术对手术器械及术者经验和技巧的依赖性较大。3D 打印模型一方面可以用于直接测量，另一方面可以作为手术设计的仿真模具，因此特别适用于医师制定手术计划（图 8-9）。3D 打印解剖模型在颌面外科中最先使用于颅骨重建术。自体骨移植是颅骨重建的理想标准，由于头颅骨的形状不规则，具有一定的弧度，而自体坚硬的骨头在术中弯曲是相当困难和危险的。因此使用 3D 打印技术制备的模型，可以更好地进行术前规划并匹配颅骨的弧度。类似颅骨重建骨移植，在治疗颅缝早闭手术时也需要大量的骨移植，外科医师可以使用 3D 打印的解剖模型提前模拟手术，在手术中实时提示截骨线、骨块移动的目标位置等信息，起到了指导手术的作用。该技术用于下颌骨重建术、正颌手术、颌面部创伤修复和颞下颌关节重建，均取得了良好效果。许多面部骨折都可以用 3D 打印技术进行术前研究规划，眶壁骨折由于其解剖结构复杂，要达到解剖复位非常不易。此外眶壁修复手术要求非常精确，否则术后易发生眼球内陷或复视。在有限的手术操作空间内很难达到真正的解剖复位，因此，利用 3D 打印的解剖模型可以在术前研究骨折位置，模拟复位，制定最佳手术路径，将模型消毒后，可以用于术中比对。同时可以打印出对侧眼球比对复位效果，以保证眶壁重建手术的成功执行。耳廓再造术是整形外科最具挑战性的课题之一，其通常采取自体肋软骨雕刻移植。目前的方法是采用胶片法，对健侧耳廓的二维信息记录，并以此为参照，雕刻耳郭支架。此方法对术者的空间感觉、审美能力有很高要求。应用 3D 打印技术制作的耳廓和导板的数字及实体三维模型，有助于指导术中精细雕刻耳廓软骨支架和定位，还可用于术前耳廓整形效果的预测。

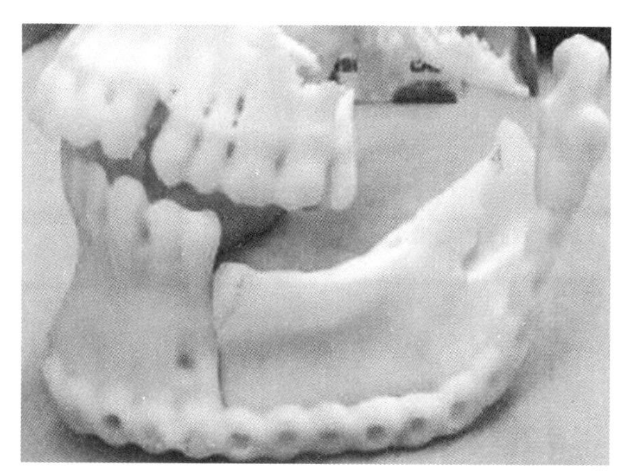

图 8-9　3D 打印下颌关节

3. 心脏外科 3D 打印技术在心脏外科的使用给心脏外科医师带来了便利，虽然不是每例心脏手术均需打印心脏模型，但对于一些复杂病例却有着巨大的帮助。复杂先天性心脏病主要包括：法洛四联症、肺静脉异位引流、单心室、右心室双出口、肺动脉闭锁、大动脉转位等。各种复杂先天性心脏病的心腔、瓣膜、静脉及动脉的连接与交通各不相同，如果再合并心脏转位，即使结合超声心动图及心脏 CT 也难以构建真实的心脏形态，常存在漏诊和误诊的情况。复杂先天性心脏病常见于新生儿及婴幼儿，为进一步明确诊断，需多角度重复进行心腔及血管造影，对比剂用量大、X 线照射时间长，对患儿的生长发育不利。即使完成心血管造影检查，一些复杂先天性心脏病也只能靠术者去想象其立体结构，甚至不能明确诊断，往往须术中探查后再决定手术方式，开胸探查后无法手术的情况也时有发生。3D 打印技术有效地解决了个性化治疗这一难题。因为 3D 打印的解剖模型可以清晰直观地看到心脏的大体结构，也可以观察到心脏内部结构的情况，如左心房、右心房、左心室、右心室、二尖瓣、三尖瓣、主动脉瓣、肺动脉瓣等。此外，上腔静脉、下腔静脉和主动脉弓等结构亦可清晰呈现。医师通过该模型规划手术，术前精确测量深度和直径，选择合适大小的支架，模拟手术，以便于术中精准置入支架。如果不需要血流动力学评估，仅需了解心血管结构关系，甚至可替代心血管造影检查，避免心血管造影中对比剂和 X 线的潜在伤害。术者可结合 3D 模型对该病人进行术前模拟和沟通，避免不必要的开胸探查，节省资源和时间，也大大减轻术者的工作负担和提高病人满意度，对年轻医师的快速成长和指导医学教学等方面都大有益处。

4. 神经外科 神经外科所涉及的神经系统解剖结构复杂，功能精细，病变更是错综复杂，给手术和教学带来很大困难。颅内血管更是结构复杂，血管病变千变万化，即使是具备丰富的临床经验与解剖知识的医师，拥有娴熟的神经介入操作技术和高清晰的影像设备，在处理颅底血管病变时也面临巨大挑战和困惑。而利用 3D 打印技术，可以将影像学数据转换成 3D 打印数据，从而制备复杂颅底肿瘤和血管模型，利用这些模型，神经外科医师可以进行手术计划、手术演练、教学等（图 8-10）。3D 打印在神经外科的应用主要集中在颅底外科脑肿瘤切除及颅内动脉瘤的手术治疗。3D 打印模型适用于手术切除较困难的颅底肿瘤，借助 3D 打印模型，使用真实的手术器械模拟手术操作，不仅有助于手术入路的选择，而且增加了术者对肿瘤组织及周围血管神经解剖位置的理解。通过不同颜色的材料将肿瘤组织及正常组织区分，可以明确肿瘤组织边界，确保肿瘤组织的完整切除。颅内动脉瘤显微外科手术有较高的致残、致死风险，手术治疗对术者技术的要求较高。目前，颅内动脉瘤手术治疗主要有显微手术夹闭和血管内栓塞。而显微

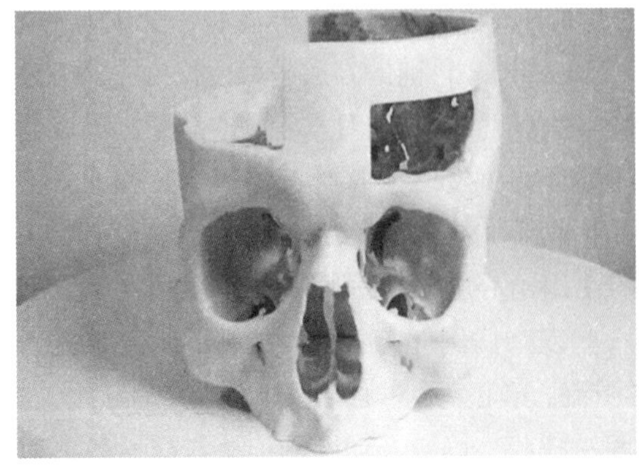
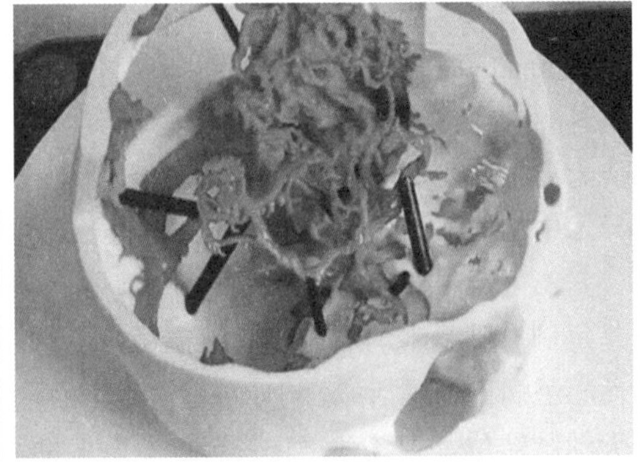

图 8-10 3D 打印颅骨及颅内血管图

外科手术最大的难点在于手术夹闭材料的选择，动脉瘤解剖位置的准确把握和手术并发症的预防，特别是对复杂、宽颈的囊状动脉瘤，术前计划对减少术中操作损伤及减少手术时长尤为重要。因为这些因素与动脉瘤破裂、术后感染、致残率和病死率有密切关系。动脉瘤手术的难点在于难以明确动脉瘤颈与载瘤动脉的关系、是否与周围的血管有粘连，辨认被瘤体遮挡的细小血管分支等。3D 打印模型与动脉瘤及其周围结构形态一致，可以增强术者对动脉瘤形态结构学的理解，并据此决定动脉瘤夹的长度、形状以及动脉瘤夹的放置角度和位置等，以避免术中动脉瘤破裂和损伤周围血管。相比于影像学资料，3D 打印模型能同时提供触觉和视觉感受，让术者更真实地模拟手术情景。当医师触碰到柔软的动脉瘤模型时，手指对模型施加的压力使血管模型发生形变和移位，这样的感受可使术者有更深地理解。全方位视角了解动脉瘤的解剖结构及其与周围血管组织的关系，可以使术者更好地明确动脉瘤夹闭时的策略，尤其是对缺乏手术经验的神经外科医师，可以从 3D 打印模型获益，包括对动脉瘤解剖结构的认识、手术入路的选择及对动脉瘤夹闭操作的模拟演练。

5. 肝胆外科 随着 3D 打印技术的发展，3D 打印技术在腹部外科应用越来越广泛，尤其在肝胆外科领域。3D 打印肝脏模型目前主要用于肝脏切除手术和活体肝移植手术。

（1）3D 打印在肝切除术中的应用：肝切除手术过程中对于肝脏中血管、胆管和肿瘤的精确定位是十分重要的。常规方式是医师在术前通过 CT 或 MRI 来判断肿瘤的位置，与重要血管的空间关系，在想象中拟定手术入路及具体方案。但是对于一些复杂病例，单纯的 2D 图像不能在整个手术期间提供最真实的视觉，部分重要血管的空间位置不够明确，在手术实施中需要承担一定风险。而 3D 打印技术在准确定位病灶与重要脉管结构的关系上发挥了重要作用，不但可以快速制造出与术中大小位置完全一致的透明化 3D 模型，也使外科医师跳出“凭空想象”的窘境，在术前即可从多维度真实预见术中情形，明确重要管道的走行，制定手术路径和程序并预演手术。在 3D 打印技术的辅助下，外科医师可借助肝脏及解剖机构的 3D 图形，精确定位病灶并确定手术路径，实现完整切除病灶和避免重要解剖结构损伤的多目标优化（图 8-11，图 8-12，图 8-13）。术前即可

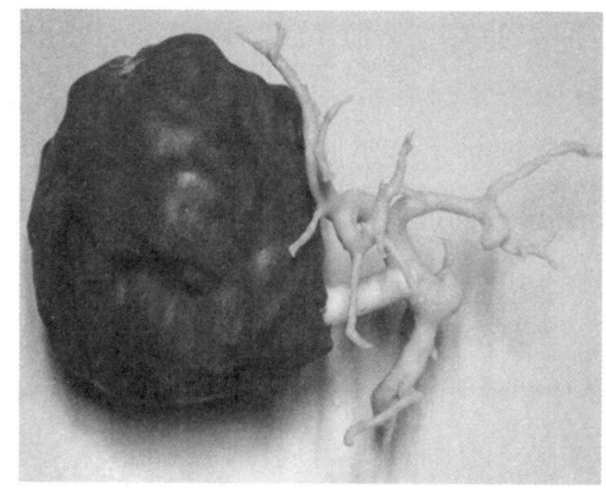
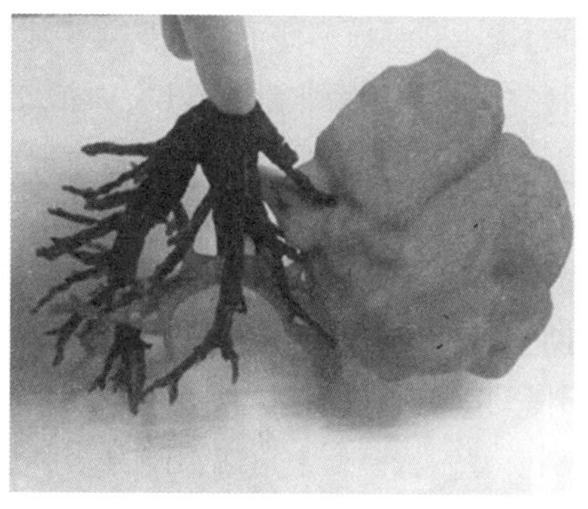

图 8-11　3D 打印肝脏肿瘤与门静脉的关系图，3D 打印肝静脉及肝脏肿瘤

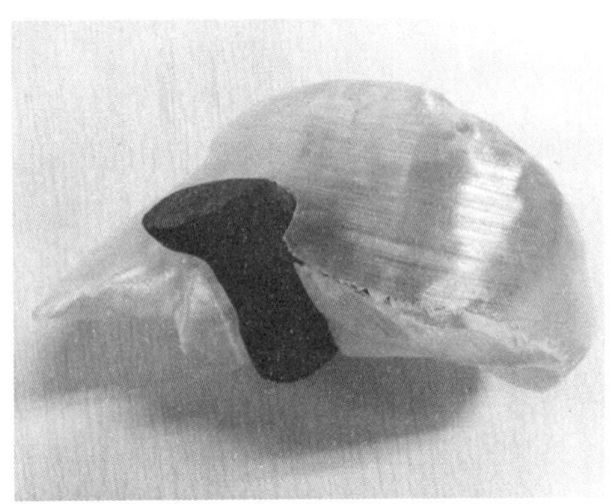
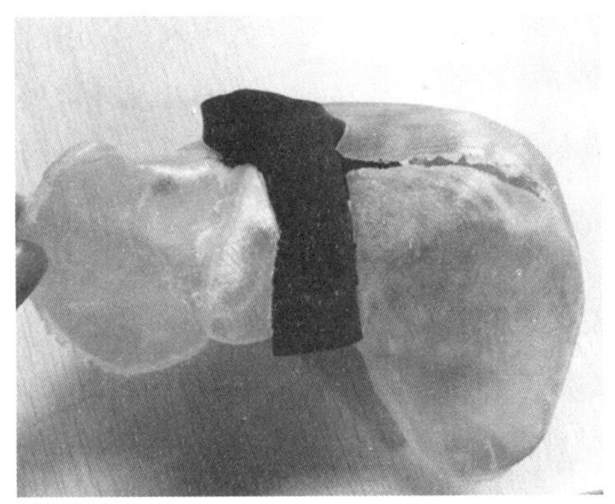

图 8-12　3D 打印透明肝脏模型（侧面及背面观）

从多角度预见术中解剖，制定手术路径和程序并预演手术，精确定位病灶并确定正确手术路径，实现完整切除病灶和避免重要解剖结构损伤的多目标优化。这种方式可以明确减少术中出血，减少术后并发症的发生，缩短手术时间。

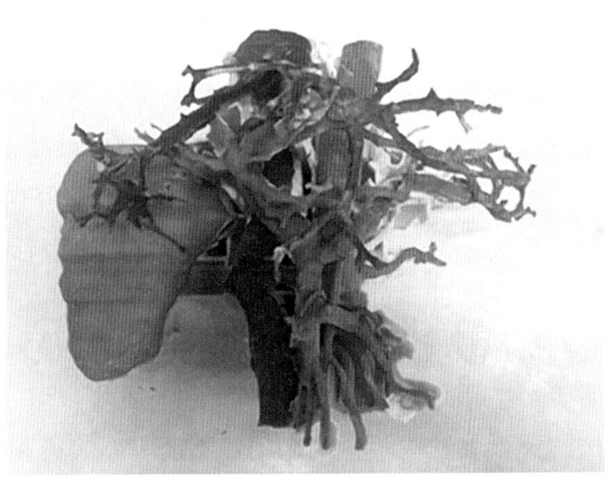

图 8-13　3D 打印肝内血管与肝脏肿瘤的关系

（2）3D 打印在活体肝移植术中的应用：3D 打印肝脏模型除了在肝切除手术中得以应用外，在肝移植过程中也发挥了重要作用。在活体肝移植中，准确评估肝脏体积和准确划定切除平面非常重要，如果高估了供肝者体积，将可能导致术后发生“小肝综合征”；而肝切除术中偏离预切除平面，可能导致切除的移植物小于预期要移植的，或损伤供肝者剩余肝脏组织将可能增加其术后并发症。但肝脏并不透明，特别肝脏内部血管和胆管并不可见，而 3D 打印的透明肝脏模型使上述问题在手术中迎刃而解。肝脏 3D 物理模型对于肝脏的血管和胆管空间解剖关系非常有帮助，同时也有助于实时肝脏手术和减少手术并发症。3D 物理模型还原了肝脏实际空间深度感，真实立体反映了肝脏脉管精确空间位置关系，为实时手术提供更详细的信息，可减少手术潜在的并发症，而改善预后；随着医学 3D 打印技术的进步，基于 3D 打印肝脏模型可精确评估肝体积和进行可视化肝脏精确解剖定位，非常有助于活体肝移植手术。

此外，3D 打印技术在泌尿外科等也逐步开始使用，主要用于肾脏肿瘤病人术前 3D 打印解剖模型，从模型上可以清晰分辨肿瘤大小、范围及其与周围血管的关系，使术者对手术过程做到胸有成竹。

（二）医学教育、培训和医患沟通

1. 医学教育与培训 人体解剖学是 3D 打印应用最多的基础学科。人体解剖学是最重要的一门基础医学学科，其中尸体解剖又是最重要的教学手段。尸体解剖不仅实践性强，更可使学生直观了解人体器官结构、位置及相互关系，促进学生对人体结构与疾病关系的认识。然而，用这个方法很难积累到足够的手术经验来处理各种疾病。协助和观察外科手术给了学员一个间接的经验，但这不足以提高手术的技能，也不能直观地了解复杂的病理和疾病的具体解剖细节，尤其是在手术中使用腹腔镜和内镜时。因此，很多学员必须在真正的外科手术中提高他们的手术技能。另外，采用尸体进行医学解剖教学越来越饱受伦理争论和社会争议。为解决这一问题，很多医科院校开始寻找尸体的替代物，如塑胶模型、2D 影像及打印技术等。塑胶模型在医科院校广泛应用，但由于此类模型按照假设或手绘的样本批量制作，从而导致在教学中对一些精细的解剖结构显示不理想。2D 影像虽可以将解剖结构以平面图形呈现出来，但因其非立体、难以全方位多角度地显示解剖结构，而使得教学效果不尽如人意。随着数字技术的飞速发展，采用 3D 打印机可进行对人体器官任何解剖部位（如上肢、手、冠脉血管、气管等）打印物理模型，能提供比二维图像更多的信息，可用于解剖教学等方面，并且避免了尸体解剖等伦理问题。3D 打印技术通过其特殊的打印材料、精确的仪器扫描，打印出 1∶1 完全还原的立体三维模型，克服了仿真度不足、立体感缺乏等缺陷，在解剖教学中的应用取得显著成效。个体化 3D 打印技术已经被用来培养年轻外科医师的手术经验，包括骨外科手术、血管内支架植入术和体外引流术等。

从仿真度方面来看，骨骼的颜色比较均一、硬度较大，与既有的 3D 打印材料在视觉、触觉等方面非常相似；从技术层面来看，骨骼易于复制、打印出的模型与实际解剖结构的尺寸高度一致，并且易于保存，不易损坏；从经济方面看，3D 打印数据库可供多所院校或科研机构进行打印，可实现快速批量生产，性价比很高。因此，3D 打印的颅骨（包括颞骨、脑室等）、脊柱、骨盆、上肢骨和下肢骨等骨性结构被充分应用于解剖学和临床教学中。随着图像扫描与打印精度的提高、打印材料的丰富，越来越多的高仿真 3D 解剖模型，如内脏、肌肉、血管、神经等都被成功打印并用于教学中。与传统尸体解剖相比，3D 模型可使学生获得更满意的学习效果，这有可能进一步影响传统的医学教学模式。与能反映真实解剖结构的生物塑化标本相比，3D 打印模型的制备简便、耗时少、费用低、便于批量生产。另外，3D 打印模型不含有人体组织，可避免运输、进出口限制。在教学评价中，学生对此高精度、高仿真的打印模型给予了极高的评价，学生通过反复探究骨骼之间的相互位置关系，能更深刻、形象地理解复杂的解剖结构。从某种意义上讲，3D 打印有可能彻底改变解剖学的教学模式。3D 打印技术不仅在人体解剖学的教学中得到充分应用，在胚胎学、病理学的教学过程中，也有其应用价值。在病理学的教学过程中，病理大体标本是非常重要的教学资源，但是病理标本通常存在较大差异，有些特殊病例标本极为稀少甚至是独一无二的，常常没有机会被学生认识。现在，3D 打印就可以很好地解决这一问题。

医学生的临床实践教学是实现课堂理论到临床应用的关键。医学生在临床见习、实习中需要通过反复的临床操作逐步提高临床技能和经验，但是一些操作复杂、风险系数高、危险性大的手术（如脑室切开术、脑室外引流术、动脉瘤切除术）必须由资深医师实施。现在，3D 打印技术通过打印局部病灶、模拟局部生理环境，供实习生进行充分的病例观摩和讨论、手术模拟操作，可以提高其临床诊断与操作技能。3D 打印技术由于其在形态学方面具有的极佳展现能力，其在医学教育方面优势巨大：符合医学伦理要求，打造法理兼容的临床教学空间；创设仿真模拟临床环境，提供丰富的培训机会；利于知识吸纳掌握；激发学生自主学习热情，符合医学教育认知规律。可以预期，在不远的将来 3D 打印技术将在医学教育中快速应用。

2. 医患沟通 3D 打印解剖模型除了用于医护人员的教学培训之外，其亦可以用于医患沟通。随着医学模式的转变，人们健康意识和法律意识的逐步增强，医疗纠纷和医患矛盾日益凸现，医疗纠纷呈不断上升趋势。良好的医患沟通对防范医疗纠纷起着举足轻重的作用。沟通的重要部分即是医师履行告知义务，给病人及其家属讲述病情，但由于医患知识结构的差异，大部分病人对医学知识的缺乏，某些医师的表达不到位，使告知的效果较差，病人易产生误解，对医疗服务不满意，从而可能导致医疗纠纷的产生。3D 打印的解剖模型具有直观、形象的特点，可以让病人和病人家属更直观地了解疾病的复杂性，了解外科医师的手术目的及手术难度。病人对病情的了解程度直接关系到病人对医患沟通的满意度。而部分不了解病情的以及对沟通不满意的病人往往成了引发医疗纠纷的隐患。因此，运用 3D 打印的模型讲述病情，可以在更短时间内完成，病人满意度较高，医师可以节约更多的时间来钻研业务、探查安抚病人、随时掌握病人及家属的心理动态，进一步改善医患关系，防范医疗纠纷。

二、3D 打印手术辅助工具

3D 打印实体模型可辅助术前手术方案制订及个体化内置物设计，在计算机及模型上完善的个体化手术方案还需要在术中得到精确的实施。随着 3D 打印技术的发展和 3D 打印机设备精度的不断提高，结合计算机辅助设计和逆向工程技术打印出个性化手术辅具也逐渐在临床被广泛使用，主要包括手术导航模板、个性化手术器械等。

（一）3D 打印手术导航模板

1. 3D 打印导航模板在骨科的应用 3D 打印手术导航模板在骨科应用最为广泛。目前，骨科内固定器械的置入常有配套的通用瞄准器械或模板系统的辅助，内固定置入是否标准需术中影像反复确认。计算机导航系统通过采用红外线或电磁技术，可实现手术螺钉的准确置入。但临床应用存在设备贵、操作程序繁琐和学习周期长等缺点，限制了其推广应用。基于逆向工程技术和 3D 打印技术的个体化导航模板能够与特定病例实体骨骼完全匹配，可以精确控制固定用螺钉的位置、方向、长短等，可以精确控制截骨平面和角度，具有安全、准确等优点，有效减少医患在术中放射线暴露的时间。借助 CAD 术中导航模板，通过利用 3D 打印技术快速制作，为术中复杂骨折的复位和钉道方向的确定、骨折畸形愈合矫形截骨的大小及角度等提供了有效的帮助。在创伤骨科（图 8-14），导航模板主要用于辅助内固定器具的精准置入，包括固定用克氏针、钢板螺钉、交锁髓内钉等。术前计算机模拟骨折复位，模拟最佳进钉通道，选择最佳内固定型号，利用逆行工程技术制作包含导管的与病人骨折附近骨性标记完全匹配的导航模板，术中将导航模板与骨性标记匹配后，沿导管直接置入适宜长度的克氏针或螺钉，可以降低手术时间、手术出血量及射线暴露次数等，提高手术效果。在脊柱外科（图 8-15），导航模板可以辅助椎弓根螺钉的置入。在具有正常解剖结构的脊柱中精准置入所有椎弓根螺钉是脊柱外科医师的一项挑战，对于具有各种先天性或后天性脊柱畸形的病人更是难度巨大，螺钉置入方向、长度不精确易导致截瘫、神经损伤、大血管损伤等并发症，甚至有生命危险。术中需要反复影像学验证进钉情况，病人和医护人员射线暴露严重，手术时间长，出血多。外科医师术前使用计算机辅助设计每个病人脊柱节段的导航模板，精确控制椎弓根螺钉长度和方向，术中将各节段导航模板与脊柱解剖标记匹配后，沿导管直接置入导针或螺钉，安全有效。在关节外科（图 8-16），导航模板的使用使关节置换手术更加简单和精确。3D 打印导航模板在骨科的另一大用途是用于畸形矫正手术。骨骼畸形个体差异性大，在矫形手术过程中需根据每个病人的病变特征实行个性化治疗。既往手术方案术前在二维影像学资料上进行手术规划设计，术中尽量去实现前期的设计，然而很难真正意义上恢复正常的解剖结构，3D 打印技术的出现解决了这一难题（图 8-17）。矫形外科医师可以

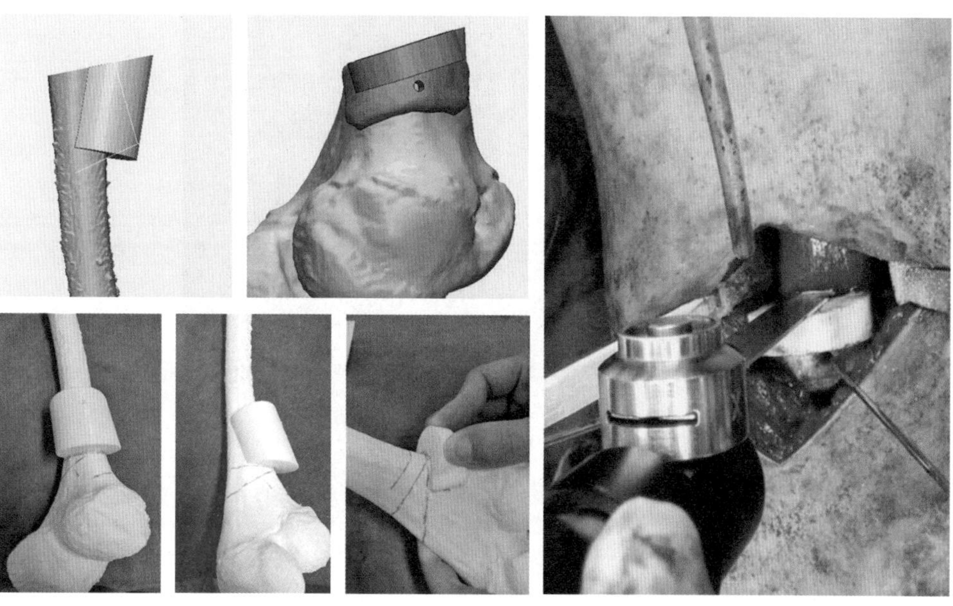

图 8-14　术前设计导航模板，术前进行模拟手术，术中利用导板进行截骨

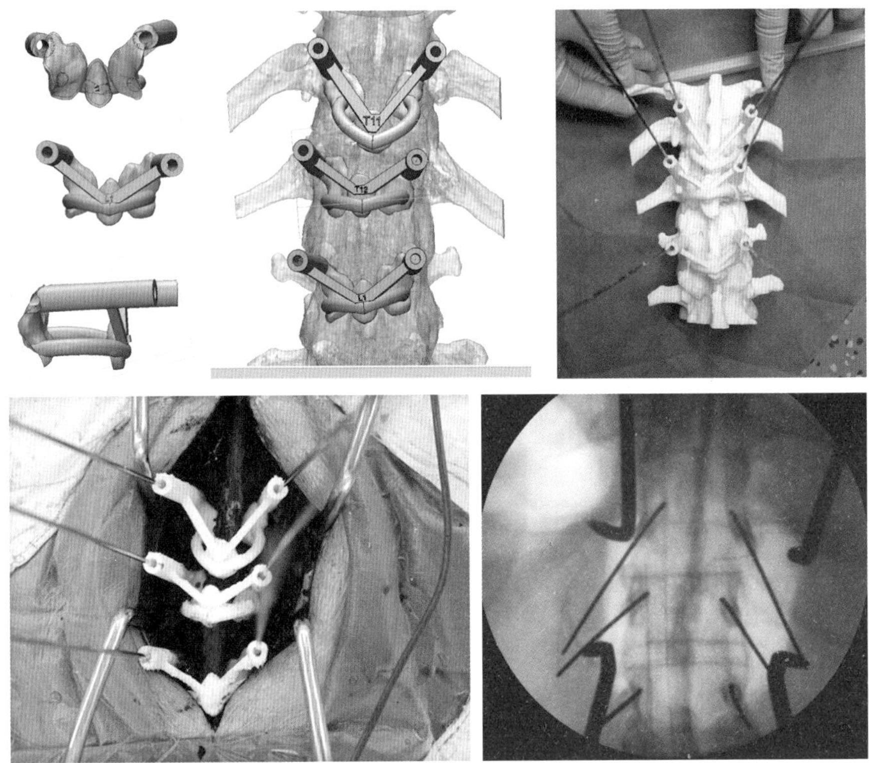

图 8-15　椎弓根螺钉导航模板的设计，术前模拟椎弓根螺钉置入手术，术中利用导板进行椎弓根螺钉的置入

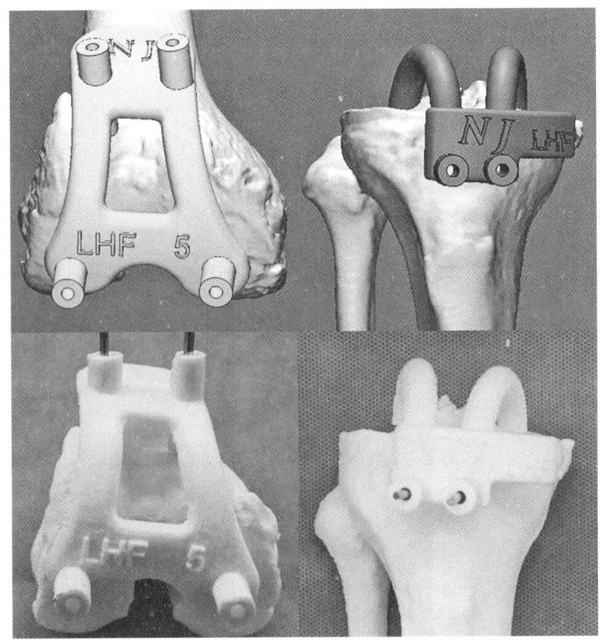

图 8-16　膝关节置换术截骨导航模板的设计，膝关节截骨导板模型

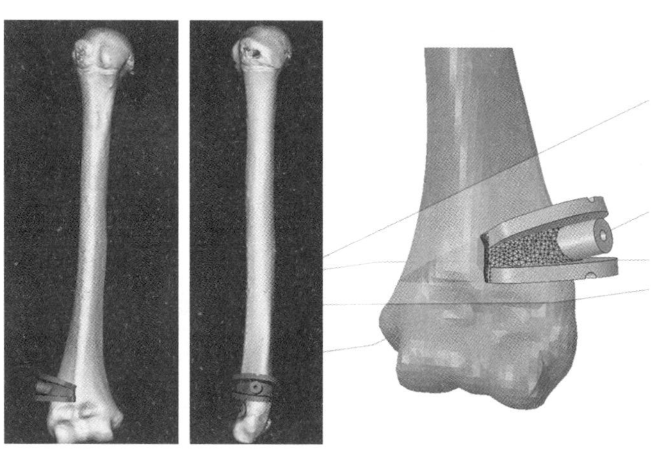

图 8-17 肘内翻畸形导航模板

在术前根据影像学资料结合计算机设计确定最佳截骨平面、角度、形状等参数以使之恢复正常解剖结构及力学结构。进而设计出可以控制截骨平面、方向及进钉通道的导航模板，术中与骨性标记匹配后即可实施后续手术步骤。

2. 3D 打印导航模板在口腔种植科的应用 3D 打印口腔种植手术导板的制作过程比骨科手术导板更为困难，常需要 2 次 CT 扫描程序以获取精确的牙齿及软组织表面形态数据。第 1 次扫描时病人需佩戴含有散在显影点的放射导板，扫描时确保其在正确位置上完全就位；第 2 次将放射导板单独固定在 CBCT 机上进行扫描，使前后两次导板的位置和方向一致，再利用显影点影像重合技术将两者重合，图像导入三维图像设计软件中，这样就能在电脑中实现病人骨组织和软组织的三维重建；然后，通过专用软件对 CBCT 的 DICOM 原始数据导入，可在术前对种植区解剖结构进行分析。术者通过 CT 信息的三维重建可充分了解病人种植区域的骨量和重要的组织位置，测出嵴顶距离上颌窦和下牙槽神经管等重要解剖结构的数据，再根据具体情况设计手术方案，决定翻瓣类型和是否同期行骨增量手术，比较几种术式的优劣，以期达到最佳修复效果；此外，通过 CBCT 数据分析可直观地了解术区骨密度情况，骨密度过低时种植体初期稳定性略小，骨密度过高时对于种植备洞有一定影响。同时，设计软件还可通过调节上部修复结构，确定上下咬合关系以及牙合力分布状况，以期获得最佳的修复功能与美学效果。根据以上参数设计并打印制作出的种植导板，适用于种植体需避开重要神经血管者、多颗种植体要求种植角度一致者、骨量不足又不接受植骨者及需种植即刻修复者，增加了种植义齿的适应证范围。

尽管如此，3D 打印口腔种植导板的设计、加工和制作需采用设计软件和特殊机器，过程烦琐，每个环节的偏差均可影响种植导板就位及稳定性，而各种误差相互影响和叠加，会在种植体根部逐步放大，最终直接影响种植体实际植入的精确度。无论何种原因导致的就位及稳定性欠佳，最先受到影响的就是种植体整体角度的偏离。当种植导板前段就位欠佳时，种植体植入后近远中向的误差会明显增大；导板在颊舌向就位欠佳时，种植体植入后颊舌向的误差会较明显；深度的控制以扩孔钻的标记点为参考，种植导板就位欠佳时会导致种植体植入深度不足。此外，种植手术导板会阻碍种植钻头水冷降温效果。另外，受张口度的限制，后牙种植导板会妨碍钻头的操作，种植总体费用的增加、病人对 CT 放射剂量的顾虑等诸多因素使得 3D 打印种植导板目前未能常规应用。

3. 其他 除此之外，手术导航模板可用于颌面外科、乳腺外科、泌尿外科和关节腔穿刺等方面。在下颌骨重建术、正颌手术、颌面部创伤修复和颞颌关节重建术中，通过对病人术前采集的 CT 数据利用 CAD 软件进行手术模拟，得到截骨线、骨块移动的目标位置等信息，利用 3D 打印技术制作术中引导装置，起到指导手术的作用，取得了良好的重建效果。利用 3D 打印导航模板辅助经皮肾镜取石术，可以更快、更准、更安全的取出肾结石。

总之，3D 打印手术导航模板具有以下优点：①可以通过计算机测量个体化的数据来确定内固定置入的长度、直径和角度，使固定效果达到最佳。同时避免损伤周围重要组织，降低并发症的发生率；②术中导航模板应用简单、方便，只要将模板紧密贴合于相应的解剖结构上，即可完成对术区的准确定位和定向，无特殊的经验要求；对于年轻医师在手术操作的训练方面很有价值，能够缩短学习曲线；③减少患儿及医务人员 X 线的暴露，节约手术时间，减少出血量；④不需要计算机辅助导航系统等特殊的设备，成本低。

（二）3D 打印手术器械

手术器械的发展推动了手术方法的进步，尽管目前医疗器械的种类、型号等大幅增加，但由于人体有较大的个体差异性，故这种模具化的生产方式仍不能满足所有手术的需要。随着 3D 打印技术的高速发展及材料的多样化，一些机构已经成功打印并测试了基础的手术设备，包括拉钩、针持、钳子和止血器。

目前，许多对 3D 打印安全性、质量和功能的评估结果都是肯定的。随着 3D 打印技术的不断发展和 3D 打印设备材料的不断更新，3D 打印手术器械将会在手术室变成非常普遍的设备，并且会不断地改进和降低成本。未来的工作包括解决无菌性和生物相容性问题，并有专业的医务人员测试更广泛的手术器械，以便在实际手术过程中更加安全方便的使用。

三、3D 打印个性化辅具

（一）3D 打印外固定和矫形支具

对于骨损伤、骨骼畸形及术后的病人，良好的支具固定对恢复正常功能具有重要意义。目前采用的石膏外固定，石膏硬度大，不利于愈合后功能康复，而后期如果不进行适当的功能训练，患肢肌肉力量将严重减弱，关节活动幅度也将降低。近年来，各种类型的支具在骨科、康复科和整形科等使用广泛。传统工艺制作支具需经历多个步骤：取石膏阴型 - 灌石膏阳型 - 修整阳型 - 支具半成品制作 - 病人试样 - 修改完成。石膏绷带浸湿后在患肢上缠三至四层，待固化后就能获得一个空心的患肢模型（阴型），哪里不能受力哪里需要提高强度都用记号笔标注好，灌注成实心模型（阳型）后就是患肢的立体造型了，而之前做的记号也印到了阳型上。矫形师会对照阳型设计制作出支具样品，根据病人的佩戴体验修改成型。

3D 打印技术为支具领域带来了一场“变革”，3D 打印支具与传统支具比较具有以下特点：①速度快：3D 打印支具扫描一下即刻打印成型，而传统支具的制作要先取空心模型，再灌注成实心的，病人试戴半成品后还要再打磨修改。比如制作一个踝足支具传统方法需 3 天，3D 打印只需 6~7 小时；②精准度高：传统支具从石膏绷带到阴型、阳型再到成品，完全依靠矫形师的手工操作，需要受力和施压的地方是用记号笔标记的，还要再转印，经过一番倒腾难免会有一些误差。而 3D 打印支具直接扫描患肢打印，还可结合 CT、磁共振的检查数据，精准度更胜一筹；③效果佳：正因为 3D 支具精准的设计和制作，它的贴合度更好，更懂得哪个部位应给予足够的强度，哪个地方应该重点支撑，让患肢得到更人性化的固定；④舒适度好：在传统支具的制作过程中，矫形师会在支具上留出一些小孔便于透气。3D 支具在正式打印成型之前，可以设计出造型各异的孔洞，有孔状的也有长条形的，大大减轻了支具的重量，佩戴起来也更加舒适透气；⑤外观多变：传统的支具外观单一，就是白色带孔的塑料造型。而 3D 支具可以根据病人的需求定制出各种颜色，随着它的日渐成熟，还能为患儿定制卡通图案的支具，给枯燥的康复增添一份趣味。目前，3D 打印外固定支具已经在临床广泛使用。前臂保护支具、足踝保护支具等都已证明效果极优。

外用支具另一大用途是儿童及青少年的畸形矫正。包括：脊柱侧弯、膝内（外）翻、马蹄内翻足等。目前对脊柱侧弯支具的研究已取得一定突破。脊柱侧弯是一种常见的脊柱三维畸形，包括冠状位、矢状位和轴位上的序列异常。脊柱侧弯会影响婴幼儿及青少年的生长发育，使身体变形，严重者可以影响心肺功能、甚至累及脊髓，造成瘫痪。常常需要佩戴矫形支具来辅助治疗。在临床工作中常发现患儿依从性不佳，不愿坚持佩戴支具，主要原因有以下几点：①支具太大，不容易遮掩，心理压力较大；②支具与身体不服贴，局部压迫易引起疼痛及软组织损害；③支具不透气，长时间佩戴舒适度差。3D 打印技术可以很好解决这些问题，3D 打印的脊柱侧弯支具采用更轻便的材料，打印出多孔透气结构，与身体匹配度更高，更加舒适。目前公司制作的脊柱侧弯矫形器透气、轻便，仅 3.5mm 厚。这个可穿戴的矫形器因为“苗条的设计”可以轻松隐藏在衣服中，颜色和图案可以随意选择。作为一个现代的可穿戴矫形器，它配备了传感器，可以跟踪用户穿戴了多长时间及进行压力点检测，以保证矫形器的舒适性和功能性。所有捕获的信息都会被传至一个移动 APP，然后提供给医师以决定是否要调整个性化支架，大大提高了治疗效果。

总之，3D 打印支具轻便、易于穿戴，能与病人皮肤很好地贴合。而且，用于 3D 打印的不同材料具有不同功能，硬度较大的材料可用于骨折治疗前期，起支撑和保护作用，而柔韧性较大的材料利于病人后期进行功能锻炼，促进关节功能恢复。故 3D 打印支具可能成为未来外固定支具的主流。

（二）3D 打印假肢

假肢是为恢复原有四肢的形态或功能，以补偿截肢造成的肢体部分缺损而制作和装配的人工手、足，主要分为肌电假肢和索控假肢。肌电假肢的仿真程度高，但其制造工艺复杂、配套设备多，还需要复杂的计算机程序设计，因此价格高昂，装配复杂，训练周期长，使用者的掌握难度也大。这些问题无疑限制了肌电假肢的应用。索控假肢构造简单、操作简易、训练过程简便，但存在制作周期长、成本高和更换麻烦等问题。3D 打印技术是以计算机三维模型数据为基础，通过将材料融化或粘合后逐层将物体构建出来的技术。随着计算机建模及材料学的发展，3D 打印假肢成为该领域的流行趋势（图 8-18）。比传统假肢相比，3D 打印假肢有以下优势：①成本低：一个商用的假体通常成本在 5000~50 000 美元之间，大多数人群都承担不起假肢费用。然而，3D 打印假肢的价格只需几百美元或者更低。而且随着材料学和 3D 打印技术的发展，假肢价格还可能进一步降低。②速度快：常规的假肢需要几周甚至几个月来生产和校对；而完成一个 3D 打印假肢的制作，大概需要 1 天时间。③通用性：3D 打印机可以方便地定制出适合使用者的假肢，并且坚固耐用，也适合在特定户外活动中使用。④成长性：由于儿童生长发育较快，特殊群体的儿童需要不断更新假肢的尺寸，这对家庭和社会都是巨大的经济负担。

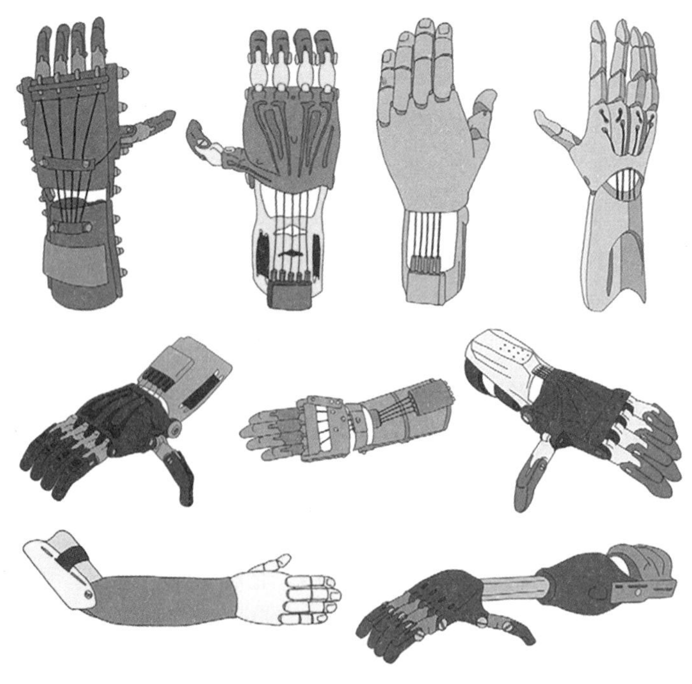

图 8-18　通过 3D 打印制作不同功能的假肢

3D 打印假肢生产的简易性和更低的价格就解决了这一难题。此外，具有伸缩性和可扩展性的 3D 假肢能够更好地配合儿童的成长。

对普通病人而言，3D 打印假肢成本低廉、制作快速并可个性化定制，能满足不同病人的需求。同时，3D 打印假肢在法律政策准入、标准和质量保证等方面还有很大的探索空间。结合临床实践，目前设计的假肢仍不完善，在功能、外观和舒适度等方面还有很大改进空间。相信在未来，经过各专业领域研究者的共同努力，3D 打印假肢的设计和应用会有更大进展。

四、3D 打印内植入物

个体化治疗是医学的一个重要发展方向，个体化植入物是在常规设计理念的基础上，参考病人个体解剖进行假体优化设计、制作和植入。3D 打印技术可以应用于骨科、颌面外科等内植物的设计和制作，根据病人的实际情况定制个性化和特殊需求的内植物，改进内植物与受区的匹配度，符合解剖及生物力学需求，满足不同性别、人群、运动习惯和职业的个体需要。

（一）骨科 3D 打印内植入物

在骨科临床工作中，标准尺寸的假体、钢板或螺钉等骨科置入物能满足绝大部分病人的需要，但少数病人因解剖结构特殊或疾病的特异性，标准的假体内置物往往不能满足治疗，需要定制个体化假体及内置物。个体化骨科植入物具有两大特质：一是形态的特异性，产品可以实现个性化设计与速成，针对特殊形状、功能内固定材料与相关技术的研发，解决了临床上复杂结构植入物的成形问题，比传统技术更有优势；二是植入物可联合多孔仿生技术，使其不仅具有精确的三维空间结构，内部微孔结构还具有极好的生物相容性，有利于细胞的黏附和增殖，使活体骨与假体牢固地结合起来，促进骨组织修复。据不完全统计，截至目前已超过 30 000 名病人植入了 3D 打印的髋臼杯（图 8-19）。现阶段全球生产的具有多孔结构表面的髋臼杯接近 25%是利用 3D 打印技术制造的。

早在 2009 年，金属 3D 打印技术在全球还很少有人注意时，研究团队即开始研究 3D 打印在骨科的应用。2010 年，通过对专业医学图像的数据处理，打印出与病人解剖结构高度一致的钛合金植入物。其后几年间，研究者进行了十几项脊柱外科 3D 打印植入物研究，在羊的动物实验研究中发现内植入物与相邻骨组织间融合良好。2013 年，3D 打印植入物进入临床观察阶段，入组的主要是颈椎病病人和髋关节病病人，在植入 3D 打印出的“骨骼”后，效果显著。2014 年，应用 3D 打印人工枢椎的首个手术圆满完成，之后又成功施行了多例应用 3D 打印人工枢椎手术治疗颈椎肿瘤的病例。传统锥体融合手术是用中间填充骨质的一段钛合金网笼支撑代替原椎体，术后钛网易出现移位和塌陷，椎间稳定性难以维持，给病人带来一定的危险。植入 3D 打印技术制造的钛合金人工椎体，可收到椎体一体化的效果，具有钛网替代技术不可比拟的优势。在完全模拟椎体复杂形

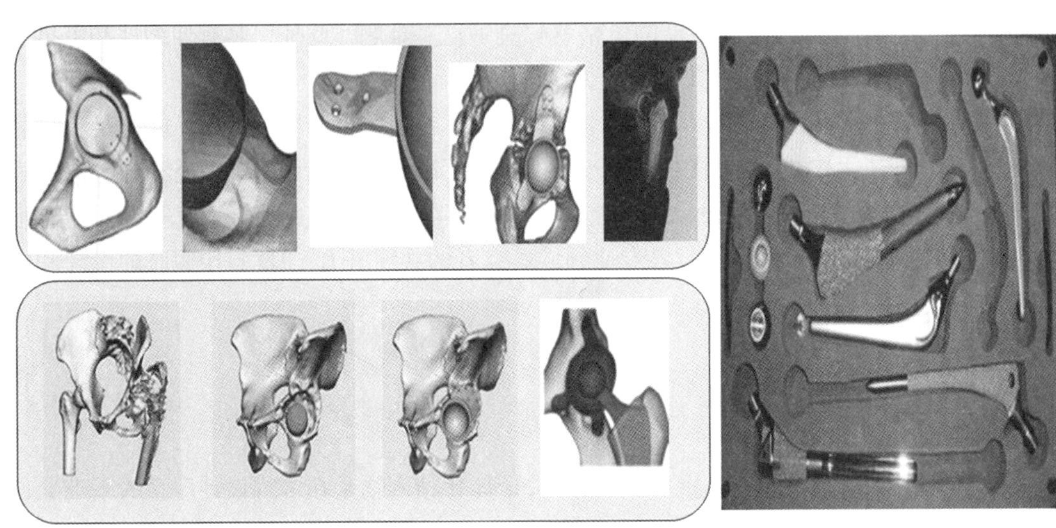

图 8-19 3D 打印内植入物

态的同时，增加了支撑面积，椎体稳定性大大提高，并降低了病人术后因钛网与相邻椎体间移位或塌陷所致的相关并发症。

在骨科其他领域，3D 打印内植物也逐步展开了研究。骨盆恶性骨肿瘤的切除与重建，要求医师针对病变范围进行量体裁衣，对残留骨盆结构进行个体化半骨盆假体的设计，实现个体化假体与残留结构的完美匹配，实现术后病人功能的最优化重建。全膝关节置换术的病人，利用 3D 打印制作膝关节模型，测量术前截骨量和截骨角度，并根据测量数据定制符合要求的膝关节假体，术中假体使用与术前定制符合，明显减少手术时间及出血量，手术效果满意，术后并发症发生率降低。

（二）整形外科 3D 打印内植入物

3D 打印在整形外科内植入物设计制作方面亦有很大的应用价值。整形外科强调个性化假体的原因在于：①个体的疾病、解剖特点决定了无法设计统一标准的人工假体，这主要体现在一些解剖复杂或功能要求较高的部位，比如颅颌面缺损修复假体、关节修复等；②在美容手术（如隆鼻、隆颏、乳房整形修复等）中，目前临床所用假体均需经过医师术中自行雕刻、切削等步骤，假体置入后的效果在很大程度上取决于医师个人的感觉及经验，而个体化的 3D 打印人工假体或植人物能够在很大程度上简化手术步骤、优化手术效果。对于先天性小耳畸形病人，联合应用三维建模和快速成型技术，设计出个性化颅耳角支撑物，为获得对称性良好且持久稳定的颅耳角创造了条件。利用快速成型技术制作高质量个体化外耳模型，克服了传统印模易使软组织变形、操作复杂和耗时长等缺点。利用 3D 打印制作鼻假体具有自动化、适合面部整体轮廓等诸多优点。

金属 3D 打印技术的出现，给颅颌面外科植入物的设计和制造提供了强大的技术支持。通过激光烧结金属钛粉末制作个性化骨板，进行下颌骨缺损的腓骨瓣游离移植术，可以避免术中反复修改调整钛板，术后钛板松动、断裂，最大程度地恢复了下颌骨外形，同时减少了手术时间及术后并发症。同样，由于头骨的形状不规则，很难做一个标准的头骨植入。而利用 CT 数据、计算机辅助设计与制造，预制个体化钛合金修复体可以很好地修复创伤后颅骨缺损。近年来，随着材料学的发展，研究者开始尝试利用金属钛以外的生物材料来打印可直接用于人体的植入物。

此外，助听器也可以用 3D 打印技术来制造。每个人的耳道形状是不同的，使用 3D 打印可以有效、快速、低成本地打印出来。同样，3D 打印的正畸牙套也成为目前口腔正畸科的新宠，相信随着 3D 打印技术的不断发展以及材料的不断更新，未来有可能实现全面部内植入物的 3D 打印。

总而言之，应用 3D 打印技术制造个性化复杂内植入物拥有巨大的优势和发展前景，主要表现在如下两个方面：①3D 打印技术具有自由成型的特点，能快速精确地制造个性化内植入物，不仅减少病人的等待时间，提高手术质量，还解决了传统通用型内植入物修复时形状不匹配和力学性能差的问题；②3D 打印技术特别适合复杂产品的成型，在制造多孔内植入物和有复杂微观结构的复合内植物方面具有独特优势。然而，3D 打印技术在医疗器械制造领域中仍然是一种新型技术，存在着诸多的挑战：①3D 打印工艺技术在骨科植入物中应用还不成熟，即使最为成熟的 EBM 技术中电子束与粉末之间的相互作用、变形及残余应力控制、表面粗糙度和内部结构缺陷的控制等关键技术问题和稳定性仍然需要提高；②“打印材料”的研发是发展的难点，现在骨科器械领域常用的金属材料为钛合金粉末，由于受到材料的粒度分布、松装密度、氧含量和流动性等性能的影响，其他的金属材料和高分子材料的打印技术仍然处在试验阶段，对于具有活性的打印材料，如何维持细胞活性及功能的研究还是瓶颈技术；③精度和效率都有待进一步提高。3D 打印的精度受到设备能力、打印材料性能和打印工艺水平等多方面限制，目前国内 3D 打印还难以实现高精度零部件直接成型，仍需要后期其他工艺的补充与配合，故进一步提高精度和效率尤为关键；④多种不同特性和功能材料的复合打印技术有待突破，特别是在骨科器械领域需求尤为明显，例如金属与陶瓷的复合打印、金属或陶瓷与高分子材料的复合打印，软硬组织的复合打印，不同功能的活性组织在细胞级别的打印等；⑤成本投入高。3D 打印设备价格昂贵，打印材料来源单一、工艺技术引进难度大、效率和精度较低、日常维护费用高等多因素都导致了现阶段的高投入和低产出，形成产业链的发展和得到项目的专项扶持迫在眉睫。这些尚未得到解决的问题制约了 3D 打印技术的临床应用，是未来此领域亟待解决的重要问题，也是目前科研工作者正在努力攻克的难关之一。

五、3D 打印技术在临床应用中的不足

（一）原材料有限

3D 打印技术对于原材料的要求比较苛刻，并且大多数医用材料对原材料的理化特性、

组织相容性都有一定要求，所以目前为止能够应用于医学领域的3D打印原材料种类有限，寻找更多的适合医用的3D打印原材料仍是一项艰巨的任务。

（二）费用较高

3D打印正处于开发研究阶段，不具有规模效应，要生产设计完成的三维模型，在生产材料和打印设备上都需要花费大量财力，这在一定程度上限制了一般学者对该领域的研究。

（三）缺乏专业技术人才

CT或MRI获得的图像数据，需要经过专业人员才能完成三维模型的数据转换，大型3D打印机的操作也需要专业人员来完成，而对于普通的临床医师大都不具备这种专业技能，这在一定程度上限制了3D打印技术在临床中的广泛应用。

（四）难以推广应用

虽然目前我国部分3D打印技术已达到国际前沿水平，但将其应用于临床的情况相对滞后，这与我国科研工作缺乏对临床实践的重视及监管机构对3D打印产品审批过程缓慢有一定关系，加之对于普通医疗机构，缺乏专业技术人员、打印设备及高昂的模型制作费用决定了将3D打印技术广泛应用于临床、服务于大众将是一个漫长的过程。

（五）组织器官的3D打印仍处于早期阶段

虽然从理论上认为，3D打印技术构建人工器官是可行的。但目前为止，所构造出的3D打印器官都比较微型和相对简单的，并常常不具备血管、神经、淋巴系统，只能通过主血管的扩散获得营养，如果打印的组织或器官厚度超过150~200mm，则会因距离过远而无法实现与血管之间的正常气体交换。

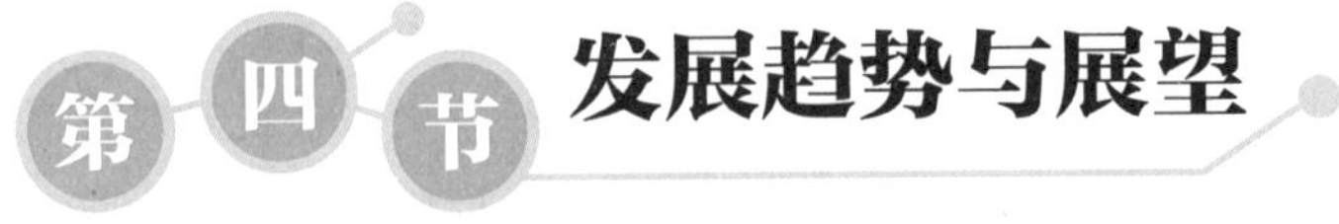

第四节 发展趋势与展望

一、医学3D打印技术在工程化组织、器官构建中的发展与应用

（一）工程化组织

组织工程学是20世纪80年代末开始发展起来的一门新兴科学，它涉及临床医学、生物材料学、细胞生物学、分子生物学和生物工程等一系列学科的交叉融合，其目的主要是在体内外生成可替代性的组织和器官，以修复受损害的组织或器官的功能。如何构

建符合不同组织 / 器官结构特点的个性化三维支架是组织工程研究的热点之一。生物支架是组织工程研究的重要组成部分，是一种能够模仿天然组织功能，适合种子细胞生长和发挥生物学功能的生物活性材料，是影响组织重建成功与否的关键因素之一。

近年来，研究者对组织工程支架的设计提出了 4 个要求：形状要求、性能要求、功能要求和可植入性要求。形状要求是指支架材料必须能够完全填充复杂的三维缺陷，并且可以诱导组织再生；性能要求是指支架的力学性能等可以在缺失组织修复前暂时起到缺失组织作用的需求；功能要求是指材料需具有相应的生物活性，能够为细胞提供适宜的环境以促进组织再生；可植入性是指支架可通过手术植入人体，并起到预期功效。以此为原则，研究者希望利用仿生学等原理，体外构建适合组织细胞生长的显微结构，尽可能地模拟体内环境，从而协调不同细胞的增殖、分化、迁移和凋亡等。3D 打印技术的出现为解决这一问题提供了新的途径。利用 3D 打印技术，可根据病人缺损 / 病变部位的成像数据，快速、精确地制造个性化组织工程支架。该技术不仅能够实现支架与病人缺损 / 病变部位的完美匹配，还能够在形态上模仿天然组织的微观结构。因此，3D 打印技术在组织工程领域的应用获得了越来越广泛的关注并取得了显著的研究成果，尤其是在骨、软骨和心血管组织工程领域。

1. 骨与软骨组织工程 骨组织是一种坚硬的结缔组织，由细胞、纤维和基质构成的。纤维为骨胶纤维（同胶原纤维），基质含有大量的固体无机盐。骨的最大特点是细胞基质含有大量的钙盐沉积，成为很坚硬的组织，构成身体的骨骼系统。与其他组织相比，骨组织的结构与功能相对较简单，因此，在骨组织工程领域获得了广泛关注并取得飞速发展。软骨组织无血液供应和神经支配，且软骨细胞的低代谢活性及高密度的细胞外基质限制了软骨细胞向缺损区域移行，在受损后难以自行修复，因此组织工程在软骨修复领域也具有极大的应用前景。组织工程学是 20 世纪 80 年代末开始发展起来的一门新兴学科，它涉及临床医学、生物材料学、细胞生物学、分子生物学、生物工程等多学科的交叉融合，其目的是在体内或体外生成可替代性的组织或器官，以修复受损害的组织、器官的功能。种子细胞、生物活性因子及支架材料是经典组织工程构建需要的三大要素。理想的骨与软骨组织工程支架应具备以下特征：①良好的生物相容性；②适当的生物降解性；③具有诱导或引导组织再生的能力；④具有一定的生物力学强度与可塑形性；⑤无毒性与免疫原性；⑥具有合适的孔径，利于细胞黏附、生长等特点。在骨组织工程领域，3D 打印技术主要用于制作结构复杂、形状各异的组织工程支架。根据医学影像学及计算机辅助技术设计的支架，3D 打印后可满足病人个体化需求。利用 3D 打印技术制备的生物支架，丰富的材料保证了支架具备很好的生物相容性，而且支架孔隙的大小、形状更加符合种植细胞的迁移、增殖与分化，能够为组织缺损的修复提供优良的环境。目前用于 3D 打印构造骨与软骨组织工程支架的材料根据其性能主要包括人工合成多聚体类、天然高分子聚合物、生物陶瓷及其混合物等。

（1）人工合成多聚体：这类材料以聚乳酸（PLA）、聚羟基乙酸（PGA）及其共聚物（PLGA）为代表。这类聚合物属热塑性材料，可加工成各种结构形状，且可通过调增分子量、选择不同聚合方式及成型手段来调控材料的力学性能和降解速度。因其降解产物无毒及良好的生物相容性，许可作为植入物使用。研究者将 PG 或 PLA 用作软骨细胞体外培养的基质材料，通过组织工程方法获得新生骨和软骨。

（2）天然高分子聚合物：天然高分子聚合物包括胶原、纤维蛋白、甲壳素及其衍生物和藻酸盐等，这些天然聚合物生物相容性好，具有细胞识别信号（如某些氨基酸序列），利于细胞黏附、增殖和分化。天然高分子聚合物一般水溶性较好，可以与无需溶剂溶解的黏结剂结合，故许多天然高分子聚合物可以用于医学支架材料的打印。但它们存在一些缺点，如难以大量获取缺乏一定的机械强度和降解时间难以控制等，故很难单独作为组织工程中细胞种植的载体。

（3）生物陶瓷：以磷酸三钙（tricalciumphosphate，TCP）和羟基磷灰石（HA）为代表的磷酸钙盐陶瓷是广泛应用的骨替代材料之一，它们均具有优异的骨传导性能，可不同程度地整合入宿主骨。磷酸三钙在人骨骼中普遍存在，是一种良好的骨修复材料。磷酸三钙植入人体后能在体内降解，为新骨的形成提供较丰富的 Ca 和 P。基于此特性，以磷酸三钙为基料的人工骨材料的研究与应用也是当今骨组织工程支架发展的活跃领域。

此外，金属材料目前也逐渐成为骨与软骨组织工程学的新宠。然而，绝大多数材料都存在着某些难以克服的固有缺陷，故寻找或开发合适的材料是该领域的一大难题。

3D 打印技术应用于骨组织工程支架已取得了可喜的成果，并且蕴含着不可估量的前景。虽然 CAD 软件可以设计微孔结构，但是这些微孔结构是规则的，而骨组织中骨小梁的排列是不规则的，且在不同受力部位骨小梁的密度不同。此外，当前通过 CAD 软件设计出的骨组织工程支架只在宏观结构上与正常骨组织结构相同，不能达到骨组织的微观结构。

未来 3D 打印技术应用于骨与软骨组织工程支架的发展方向主要包括以下 3 个方面：①结构设计和制造：制备与正常骨组织具有相似的物理、化学和生物学功能，具有一定生物相容性兼具一定的生物强度；②多种细胞和生长因子的交互作用：考虑各种细胞及生长因子的作用，可适当扩大打印的单位，直接打印出带有血管的骨支架；③生物支架的保存和活性维持：需要充分考虑如何最大程度维持离体骨支架的细胞活性。3D 打印技术在骨与软骨组织工程支架中的应用具有巨大的前景，只有同时接受存在的挑战并逐渐克服，才能发挥其最大的价值，为未来治疗骨缺损提供效率高、疗效好的方法。

2. 心血管组织工程 20 世纪初期，全球心血管病死亡率占总死亡率的 10% 以下，但到 21 世纪初期，心血管病死亡率大大升高，占发达国家总死亡率的近 50%，发展中国家的 25%。如何降低心血管疾病的死亡率是研究者们关注的焦点。最近，3D 打印技术在组织工程领域中获得了广泛的关注，为组织工程的发展提供了新的思路。其中在心血管组织工程（心肌组织、心脏瓣膜和血管组织等）中的研究也取得较大的成就。

（1）心肌组织工程：心肌构建中细胞外基质的制备、功能细胞的选取及活性材料的生物组合一直是心肌组织工程研究的难点和热点，3D 打印技术提供了解决这些问题的新途径。3D 打印技术应用到心肌组织工程需满足以下条件：①打印环境要适应细胞外基质的构建和种子细胞的存活；②打印所需的骨架材料要具有可溶、可凝和可降解特性；③种子细胞应具有类似心肌细胞的电生理特性或具有向心肌分化的潜能。目前，已有科学家应用 3D 生物打印技术制备含有心脏源性心肌祖细胞（human cardiac-derived cardiomyocyte progenitor cells，hCMPCs）的三维结构，经过 7 天培养，hCMPCs 保留了心脏谱系。此外，3D 打印技术可以打印出含人骨髓间充质干细胞（human mesenchymal stem cells，hMSCs）的心脏补片，将补片种植到大鼠的心肌梗死区，发现心肌梗死区血管形成明显增加且心肌功能得到改善。这对于心肌梗死后心肌功能恢复的研究是一个重大突破。目前，虽然 3D 生物打印技术构建的多孔三维结构在保持细胞活力方面取得了一些突破，但作为组织工程心血管构建的最终目标，心肌组织的生物打印还存在很多亟待解决的问题，如实现工程心肌的整体电生理协调性、提高工程心肌的韧性与耐久度及提高工程心肌组织的血供等。

（2）心脏瓣膜：心脏瓣膜结构精细，具有重要的生理功能，为先天性、风湿性和感染性等疾病常易累及的组织，构建心脏瓣膜是生物组织工程及再生医学研究的热点之一。目前，心脏瓣膜病的病人在接受心脏瓣膜置换手术时只有两种选择：①使用人工机械心脏瓣膜；②使用生物心脏瓣膜。相比生物瓣膜，人工机械瓣膜的优势是机械性能强和使用寿命长，但需要长期的抗凝治疗。生物瓣膜不需抗凝治疗，但常会引起钙化或非钙化性结构破坏且使用寿命短。因此，两者都存在相容性、耐久性及生长潜力等问题。构建组织工程心脏瓣膜的三大要素是种子细胞、支架材料及细胞种植。组织工程心脏瓣膜作为一个活体器官，避免了机械瓣膜和生物瓣膜置入后的缺点和不足，其生长、修复和重建能力与正常人体瓣膜十分相似。目前，利用 3D 生物打印技术生成瓣膜已经成为该领域研究的热点。利用水凝胶支架可以打印出三尖瓣和主动脉瓣瓣膜等，这将加速对新生瓣膜置换研究的进展，为未来临床应用打下坚实的基础。虽然组织工程心脏瓣膜具有低免疫原性、无细胞毒性、仿生性、耐久性和机械强度等多方面优势，但目前还存在许多问题需要解决，如种子细胞的选择、种子细胞的快速扩增、增加细胞黏附力，种子细胞最佳数目和比例、模拟体内应力和微环境构建组织工程心脏瓣膜等。

（3）血管组织：器官内毛细血管网与人体大血管空间结构精细而复杂，生理功能特殊。构建人工血管是在再生医学中是一个难点和热点。组织工程中构建大血管与毛细血管的目的存在一定差异。构建大血管的主要目的是获取管腔结构，为靶器官运输血液，在原材料的选取和材料生物活性上不必考究太多；构建毛细血管的目的不仅是改善血液微循环，更希望实现血细胞的功能，如血氧供应和免疫反应等。

3D 立体打印与双光子聚合技术的结合，使得构建个体化精细的弹性血管成为可能。利用心血管 MRI 获取结构数据，在打印机上用橡胶类似物打印出降主动脉及主动脉弓的模型，采用水平方向和垂直方向分层环形打印构建研究模型，为研究 3D 打印血管模型的生理变化规律及其在心脏介入治疗中的运用提供重要依据。与打印瓣膜结构相比，打印工程血管更加强调血管的生物活性，因此以自然组织的分化与构型为研究契机，通过先构建具有承载生物活性能力的骨架结构，再打印分化成熟的细胞或通过干细胞再分化来实现打印血管的生理功能。同时，可以使用明胶微粒包埋维持3D打印器官内血管内皮生长因子的浓度，促使微血管再生、种子细胞存活、增殖和分化，使人内皮祖细胞保持良好的活性与迁移率。尽管目前利用3D打印技术可以生成管状血管，但通过3D打印技术制备出理想的人工冠状动脉仍面临以下3个挑战：①自体血管有3层，每层具有不同的细胞成分、刚度和功能，打印的血管很难模拟各层的结构和功能；②通过3D打印技术制备的组织工程化血管几乎都是微尺度的；③存在于人工冠状动脉内的细胞必须通过不间断的供应氧气和其他营养物质才可以存活。这些问题都需要日后进一步探索。

（二）3D打印器官的构建

中国每年大约有150万人因末期器官功能衰竭需要器官移植，但能够使用的器官数量不到1万，供求比例达1∶150。与此同时，中国需要接受器官移植的病人数量还在以每年超过10%的增量扩大。组织工程学的发展或许能为这些病人带来生存的希望。近年来，研究者将最先应用于工程领域的3D打印技术引入到组织工程领域中，希望利用3D生物打印技术进行体外组织和器官的再生，并取得了一些令人惊喜的成果。

3D打印被誉为“第三次工业革命”的代表性技术，而3D生物打印是最前沿和最富生命力的研究领域。3D生物打印可定义为以特制生物打印机为主要手段，以加工活性材料包括细胞、生长因子和生物材料等为主要内容，以重建人体组织和器官为主要目标的跨学科、跨领域的新型再生医学工程技术。3D打印技术具有其他组织工程支架制备技术不可比拟的优点：①构建复杂组织或器官的精度高，能真正实现细胞层面的组装和构建。作为构成人体的基本单元，细胞尺寸在几微米到几十微米的范围内，调控细胞分布的分辨率需在10μm以下，而采用传统组织工程技术难以实现如此小的分辨率；②可实现细胞与材料有机组合。3D打印能将组织器官中的不同细胞和组分进行一体化成型；③可以根据缺损组织或器官的实际情况进行即时、快速、可控的计算机三维模型再现，并通过临床影像采集数据进行三维重建，再使用3D打印机制造出完全符合病人需要的产品；④个性化制造复杂组织器官，成本可控。3D打印完全个性化的制造可以按需生产，打印复杂结构不增加额外成本。

3D生物打印系统可以基于激光、喷墨或者挤压为主，其中喷墨打印是最常见的方法。这个方法叫做生物油墨，通过数字指示，把活细胞或者生物材料滴在底板上来复制人类的组织或器官。多个打印头可以用来存放不同的细胞类型（器官特异性、血管和肌肉细胞等），这是制造整个组织和器官的必要特征。生物打印器官的过程如下：创建一个有血管结构的器官蓝图，制定出一个生物打印的计划，分离出干细胞，将干细胞分化成特定的器官细胞，准备生物油墨容器装满特定器官细胞、血管细胞和支持介质，然后把它们都装入打印机，生物打印，把生物打印的器官置于生物反应器用以移植。

从2000年至今，已有超过30种不同的人体或者动物成熟分化细胞实现成功打印，这些细胞的来源较为广泛，涉及包括神经、肝脏、皮肤、心肌肉、骨、肾脏、胰腺和视网膜等主要的组织和器官。2007年，研究者首次实现干细胞打印，用生物3D喷墨打印机打印人体羊水干细胞和生物胶，并成功分化诱导生成功能性的骨组织。近年来，血管打印、皮肤打印、软骨打印和肝组织打印领域均有所突破。2013 年 5 月底，美国媒体报道了全球首例 3D 打印器官人体移植手术。通过 3D 打印技术，结合胸部 CT 影像，通过计算机设计了一条适合病人的气管支架模型，随后将具有热塑性的生物可吸收材料聚乙酸内酯作为墨水，打印出了病人病变部位的一段气管以及一块夹板，将夹板移植入 1 例只有 6 周的美国婴儿体内，使病人塌陷的气管获得支撑，气流通畅。改善了由于气管压迫引起的呼吸困难，挽救了他的生命。此次打印的成功，给医疗领域带来新的希望，让其在未来的医疗中拥有巨大的想象空间。本节将简单介绍目前研究较热的 3D 打印的人体器官：

1. 皮肤 皮肤创面的修复和愈合是外科学研究的热点和难点。尤其是对于严重烧伤、大范围撕脱伤、糖尿病病足和肿瘤溃疡等难愈性伤口，更是创伤外科领域的棘手问题。近年来，3D 生物打印技术在制造工程学领域内异军突起，并开始向生物医学领域延伸。该技术为解决供体皮肤组织受限和皮肤创面修复带来了新的曙光。皮肤分为表皮和真皮，表皮内主要功能细胞是角朊细胞；真皮内主要是成纤维细胞，细胞外基质主要包括Ⅰ型和Ⅲ型胶原。以上述细胞及胶原做原料，用 3D 生物打印技术制备出模拟天然成分的皮肤，并将打印皮肤暴露在气液平面，在这种环境下，角朊细胞从底层吸收营养成分，不断向表层分化推进形成角质层并不断促进表皮成熟。细胞外基质是 3D 生物打印技术的另一个必要因素。细胞周围所处的基质环境对功能细胞的固定、包裹、增殖和移行非常重要。此外，细胞黏附和连接受到破坏可影响其分化诱导，改变基因表达，甚至导致失巢凋亡。因此，3D 皮肤打印技术所需的细胞外基质成分最为关键，也最难制备。胶原成分能有效模拟细胞增殖和分化的天然环境，相比早期在载玻片上打印细胞和组织，这是方法和技术上的突破。此外，用光刻技术修饰融化后凝胶模型的表面形状，将人真皮成纤维细胞加入凝胶内，将其打印到透明载体上。由于预先采用光刻技术控制凝胶的表面形状，这样细胞只能黏附在暴露的或不被修饰的凝胶表面，继而实现让细胞在必要的区域生长，而在其余地方不生长，借此更好地人为控制打印出皮肤组织的形态和结构，保证打印出的皮肤组织与伤口皮肤缺损完全吻合，为临床的个体化治疗奠定基础。

2. 肝脏 由于尸体的肝脏有限，不能满足于肝移植日益增长的需求。因此，越来越多的病人正在接受一个健康捐赠者的肝叶移植。然而这个方法很容易出现一些风险，如捐赠者可能遇到失血过多，周边组织或器官损伤，甚至死亡。此外，需要预测移植的肝脏体积，以免发生大小不匹配。随着生物 3D 打印技术的发展，科学家们设想将细胞种植在 3D 打印生物支架上进行体外培养，进而形成组织或器官。美国一家公司利用载有细胞的 3D 打印机制备出迷你肝脏，深 0.5mm，宽 4mm，并拥有与真实肝脏相似的功能，包括产生白蛋白和细胞色素 P450。3D 迷你多细胞肝脏可以存活 5 天或者更长时间，因此该模型可用于药物代谢相关研究。

目前，国内 3D 生物打印技术研究也进行的如火如荼。多家单位联合进行 3D 生物打印的研究，研究者利用细胞直接受控三维组装技术将人肝细胞打印成长宽各 1cm，厚 0.5cm

的肝脏组织结构。该组织在体外培养存活超过 28 天，且随时间延长，保持了一定的白蛋白分泌量和芳香化酶活性，并已分化出明显的胆管树结构。这些特性已远超目前现有的体外 2D 培养的原代肝细胞 2~3 天的肝功能活性。在药物刺激下，组织中细胞色素 P450 的酶活性、蛋白表达量和 mRNA 表达量均明显增高，谷胱甘肽 S 转移酶（GST）和芳香烃受体（AhR）的表达量也相应增高，说明该模型完全模拟了人肝脏在体内的解毒功能，可以用于药物代谢和肝脏疾病机制的研究。

3. 肾脏 肾移植是慢性肾功能不全最理想的治疗方法。然而，同样面临供体紧张的情况。研究者分别利用小鼠和人的肾细胞在 3D 条件下培养出具有生理活性的肾小管、肾小球等肾脏内部结构，又进一步通过 3D 打印得到了肾脏模型，但该肾脏模型并不具备正常肾脏的生理功能，距临床应用级别的肾脏还有一定距离。近期研究人员通过特定培养条件将人胚胎干细胞诱导分化成输尿管芽和后肾原基，进而形成了包含肾单元的三维迷你肾结构，有望给未来通过 3D 打印得到可移植水平的肾脏提供启示。

4. 血管 人体内的血管网络是输送营养物质和排除废物的高速通道。没有这些系统，细胞则会快速死亡。对于利用病人自身细胞来产生新的替代器官（如肝脏或肾脏），利用生物工程方法制造这些器官中的脉管系统是极其关键的一步。所谓“生物打印”就是通过直接获取营养和氧气，生成细胞层并对这些细胞层进行组装。因为从血管系统中通过的液压会超过这种血管缝合处的承受能力，且多种细胞类型并不能承受 3D 生物打印时产生的作用力，因此打印出一套新的血管非常困难。生物打印技术可将组织层“打印”成中空的小管道并作为组织的脉管系统，后来科学家们对该过程进行反向工程操作，在一个脉管系统模型内部设计出 3D 纤丝网络，一旦细胞在模型外形成固态组织后，则可将模型移除。糖被证实是理想的血管网络构建材料，因为糖具有一定硬度，可用于 3D 打印机，并且糖可以溶解在水中而不会对细胞带来毒害。研究人员用蔗糖、葡萄糖及葡聚糖的混合物加固结构，并选用特定打印机进行打印。研究人员将模板包被上可降解的、由玉米制得的多聚物，然后让糖模板溶解并经由他们设置的孔道从凝胶中流出。通过这种方法，研究者们可以在糖完全溶解后让营养物质流经血管结构。

5. 耳朵 先天性畸形如小耳畸形和无耳畸形，和交通事故引起的耳朵损伤或丢失是临床常见的一大难题，目前治疗方法主要是用假体或者雕刻肋软骨来替代损伤的耳朵。然而，这些传统的方法并不理想，硅胶材料的耳朵定制困难且价格非常昂贵，而肋软骨很难去设计并且修剪成合适的形状。这两种方案均不美观，且与原生耳的生物力学性能相差甚远，计算机辅助设计及 3D 打印技术可以解决这一难题。3D 打印机制备假体耳朵最主要的部分就是铸造模型这个过程。首先对耳朵的构造进行扫描，然后设计模具、打印并抛光。随后再把医用级硅胶注入模具中。这个程序可以用较低的价格制备出一个光滑的表面和复杂的软组织假体。为了提高耳朵假体的形状、质地、方向和颜色，可以将激光扫描、三维打印和数字彩色扫描等数字化技术进行整合。一般情况下，可以用病人的耳朵进行扫描，其镜像图像用来设计假体。另外，可以用彩色光谱仪来重现假体上病人皮肤的颜色。最终，这个耳朵可以被打印来用于临床。目前，科学家用软骨细胞和脂肪细胞混合打印耳朵，结合 3D 打印技术及由活细胞制成的可注射胶打印出了与人耳几乎完全一样的器官耳。

6. 眼睛 3D 打印眼睛是一项非常难的研究，研究者成功使用压电喷墨打印机打印大鼠视网膜神经节细胞和神经胶质细胞，并用超高速摄影机监控打印过程对细胞存活的影响。发现虽然细胞的数量会随着生物打印而减少，但这些细胞与培养数天的对照组细胞相比依然显示出相同的行为。虽然在打印过程中细胞产生了非常高的剪切速率，但并未发现显著的细胞结构畸形化。尽管如此，若想打印出具备生理功能的眼睛，假体眼睛在光学系统的详细行为参数，比如前腔深度（ACD）和轴向总长度（TAL）等，必须被细致考虑。

组织工程学经过近 30 余年的发展，已经取得了长足的进步，但 3D 组织 / 器官打印尚处于起步阶段，还有诸多问题需要解决：

（1）力学方面：喷射过程中的剪切力和液滴的冲击力会对打印细胞液的活性造成冲击。因此，“生物墨水”的配制必须符合流体力学的要求，包括黏滞性、密度和表面张力等参数。这些因素均可造成细胞的损失，影响细胞的存活，从而不利于体外培养。此外，打印过程中要求所打印的细胞或分子保持液态，而打印后又需要其必须立即凝固，以维持黏弹性状态。这种液态到固态的转变必须保证不引起细胞、生物活性因子及其他微粒的损伤，这对 3D 打印的发展提出了相当大的挑战。

（2）生物支架材料：支架材料的可降解性、降解速率、材料的机械力学强度、支架的最适孔径和孔隙率等均需考虑。适度的生物降解速率，指该降解速率需和组织再生的速率相匹配，最后可完全吸收或可安全排出。合适的孔尺寸、高的孔隙率（90%）和相连的孔形态，对于大量细胞的种植、细胞和组织的生长、细胞外基质的形成、氧气和营养的传输、代谢物的排泄及血管和神经的内生长起着决定作用。虽然支架的最适孔径尚无定论，但几十到几百微米的孔径对于细胞的迁移和长入支架内部通常是必需的。当支架孔径过小时，不利于细胞的穿透，培养的细胞经过较长时间仍依附于支架表面，未能穿透到支架内部。当支架孔径过大时，将不利于细胞的黏附、增殖和分化。解决此问题的一个方法是用纳米纤维与微米纤维共同构建支架材料。纳米纤维为细胞的黏附和增殖提供合适的表面形态，利于细胞在支架上的黏附与增殖。微米纤维提供整体的环境，利于细胞渗透到支架内部。所以将微 / 纳米复合纤维支架应用于组织工程具有很大潜力。目前，国内外研究的支架材料都各有其优缺点，但传统的支架往往是单一的有机物或无机物，不能同时满足 3D 打印的需要。因此，目前的研究方向是发挥不同材料的优势，弥补单一材料的不足，制造出各种复合支架材料。

（3）生物学方面：3D 打印过程中必须优先考虑的问题是如何保持细胞的活力及产品的塑形。组织 / 器官打印必须处理好的几个生物学问题包括：①所选择的打印方法对细胞和 DNA 既无毒性，也不会引起不可逆的损伤，在整个打印过程中都要求无菌化；②打印的构建物可以快速成型，形成具有凝聚性和机械稳定性的三维结构，不会在打印后出现溶解或坍塌现象；③打印的构建物可以进行体外培养、增殖、分化和发育等后处理过程，要求构建的模型具有组织 / 器官三维特征，能够模拟组织 / 器官特异性的微结构和微环境；④构建的组织 / 器官的再血管化问题也非常关键，它是构建组织 / 器官成活的关键，血管可及时为种子细胞提供成活所必需的营养，并可以排泄其代谢废物。相信在不久的将来，随着生物打印技术的日益成熟，受损的人体器官就能够得到及时替换，从而延长人类的生命周期。但未来发展的道路还很遥远，期间所面临的问题必然需要各学科的共同努力、不断整合和不断突破。

二、医学 3D 打印的技术革新

现代医学的发展方向要求个性化、精确化、微创化与远程化。与传统医疗技术相比，3D 打印技术能做到个体化、个性化定制，在尊重和掌握个体差异的基础上，使传统医疗更加精细化和精准化。然而，这种精准化是相对的。在医学领域，我们需要精益求精，尤其像大脑、心脏和脊髓等关键部位更需如此。3D 打印的精度受到设备能力、打印材料性能和打印工艺水平等多方面限制。目前，国内 3D 打印还难以实现高精度零部件直接成型，仍需后期其他工艺的补充与配合。因此，高精度医学 3D 打印技术的发展迫在眉睫。

（一）3D 打印机的精度

三维打印的设计过程是通过计算机建模软件建模，再将建成的三维模型“分区”成逐层的截面（即切片），从而指导打印机逐层打印。3D 打印机的精度主要包括：机械定位精度、层厚精度（也称层高精度）和实际成型精度。其中，实际成型精度最重要。层厚精度一般为 0.1~0.3mm，即打印的物体层层堆积后每一层的厚度。这个参数对成型精度有影响，但不能代表成型精度。机械精度是指机械的定位精度，目前 FDM 桌面级 3D 打印机的机械精度大概是：XY 轴定位精度 0.0128mm，Z 轴定位精度 0.0025mm。对精度影响的因素有很多，例如：步进电机、电机驱动芯片、同步轮、同步带、光轴和丝杆等。每一个单独的个体因素都会影响精度，互相组合时也会影响精度。机械精度同样也会影响成型精度，但同样不能代表成型精度。虽然层厚可以控制在 0.1mm，但如果机器的软件配合不好，同样会发生打印误差。

（二）影响 3D 打印精度的因素

自由成形件的精度是指加工后的成形件与原三维 CAD 模型之间的误差，主要有尺寸误差、形状误差和表面误差。自由成形的全过程包括前处理、自由成形和后处理三个阶段，所以每个阶段都可能影响成形件的精度。

1. 前期数据处理误差　在成型制件建模完成之后，需要将其进行数据方面的转换。目前被应用最多的就是 STL 格式文件，主要是用小三角面片来近似逼近任意曲面模型或实体模型，能够较好地简化 CAD 模型的数据格式。同时，在之后的分层处理时，也能够较好地获取每层截面轮廓上相对于模型实体上的点。

（1）STL 格式化引起的误差：STL 格式文件的实质就是用许多细小的空间三角形面来逼近还原 CAD 实体模型，其主要的优势就在于表达清晰，文件中只包括相互衔接的小三角形面片的节点坐标和其外法向量。用来近似逼近的三角形数量将直接影响实体的表面精度，数量越多，则精度越高。但三角形数量太多即精度要求过高，会造成文件内存过大，将增加数据处理时间。所以，应在精度范围内选择合理的离散三角形数量。当用建模软件输出 STL 格式文件时都需要确定精度，也就是模拟原模型的最大允许误差。当表面为平面时将不会产生误差，如果表面为曲面时，误差则将不可避免的存在。目前，为了得到准确的实体截面轮廓线，应用较多的就是 CAD 直接切片法。该方法可以从根本上消除由 STL 格式而造成的截面轮廓误差，同时也能够有效地消除格式转换造成的精度误差。

（2）模型分层对成型精度的影响：对模型进行分层处理的过程会产生一定的误差，这种误差属于原理性误差。分层处理是在 STL 格式转换之后，通过预先设定好成型的方向和分层的厚度，就可以对模型进行分层切片处理了。分层后会得到一组垂直于成型方向彼此平行的平面，这些平面将 STL 格式文件截成等层厚的截面，截面与模型表面的交线形成该截面的轮廓信息，此信息可作为成型扫描过程中的数据。因为每层之间有一定的距离，由于其破坏了模型表面的连续性，这样就可能丢失一部分轮廓信息，造成模型的尺寸误差和表面精度。

2. 成型加工误差 设备自身也存在一定的误差，它将造成成型件的原始误差。设备自身误差的改善应该从其系统的设计和制造过程中入手，提高成型设备的硬件系统，以便改进成型件的精度。

（1）工作台 Z 方向上的运动误差：它主要在丝杠的控制下，通过上下移动完成最终的成型加工。所以工作台的运动误差将直接影响着成型件的层厚精度，从而导致成型件的 Z 向尺寸误差。同时，工作台的运动直线度误差也会导致成型件的位置、形状误差和较差的粗糙度。

（2）X、Y 方向同步带变形误差：X、Y 扫描系统：步进电机控制并驱动同步齿形带，然后带动打印头进行每层的扫描运动，是一个二维的运动过程。在定位或者使用时间较长以后，同步齿形带可能会产生一定的变形，严重影响扫描系统的定位精度，为了解决这个问题常采用位置补偿。

（3）X、Y 方向定位误差：成型机运动控制系统采用的是步进电机开环控制系统，电机自身及其各个结构都会对系统动态性能造成一定影响。X、Y 扫描系统在往复扫描过程中存在一定的惯性，使扫描镜头的扫描尺寸大于成型件的设计尺寸，造成尺寸误差。同时，由于扫描系统在扫描过程中是一个加减速的过程，边缘扫描速度会小于中间扫描速度，这样就会导致成型件边缘的固化程度高于中间部分，固化不均匀。扫描机构在成型过程中，总是在进行连续的往复填充运动。驱动扫描机构的电机自身存在着一个固有频率，扫描不同线长时会出现各种频率，所以当整个机构发生谐振时，会给扫描机构带来很大的振动，进而严重影响成型的精度。

（4）材料：收缩材料在 FDM 工艺过程中经过固体—液体—固体 2 次相变。当材料凝固成型时，由材料收缩而产生的应力应变将影响成型件精度。若成型过程中的材料确定，该种误差可通过在目前的数据处理软件中，设定 X，Y，Z 这 3 个方向上的“收缩补偿因子”进行尺寸补偿来消除。

（5）喷头温度和成型室温度：喷头温度决定材料的黏结性能、堆积性能、丝材流量及挤出丝宽度。喷头温度既不可太低，使材料黏度加大，挤丝速度变慢；也不可太高，使材料偏向于液态，黏性系数变小，流动性强，挤出过快，无法形成可精确控制的丝。喷头温度的设定应根据丝材的性质在一定范围内选择，以保证挤出的丝呈熔融流动状态。成型室的温度会影响成型件的热应力大小，温度过高，虽然有助于减少热应力，但零件表面易起皱；而温度太低，从喷嘴挤出的丝骤冷将使成型件热应力增加，易引起零件翘曲变形。实验证明，为了顺利成形，应该把成型室的温度设定为比挤出丝的温度低 1~2℃。一般成型室温度设定为 55℃。

（6）挤出速度与填充速度及其交互作用：在与填充速度合理匹配范围内，随着挤出速度增大，挤出丝的截面宽度逐渐增加，当挤出速度增大到一定值，挤出的丝黏附于喷嘴外圆锥面，就不能正常加工。填充速度比挤出速度快，则材料填充不足，出现断丝现象，难以成形。相反，填充速度比挤出速度慢，熔丝堆积在喷头上，使成形面材料分布不均匀，表面会有疙瘩，影响造型质量。因此，填充速度与挤出速度之间应在一个合理的范围内匹配，应满足 vj/vt=［a1，a2］（式中：a1 为出现断丝现象的临界值；a2 为出现黏附现象的临界值；vj 为挤出速度；vt 为填充速度）。

（7）成型时间：每层的成型时间与填充速度、该层的面积大小及形状的复杂度有关。若层面积小，形状简单，填充速度快，则该层成型的时间就短；相反，时间就长。在加工时，控制好每层的成型时间，才能获得精度较高的成型件。

（8）开启和关闭延时即丝材堆积的起停效应：主要是以丝材堆积截面的变化体现出来，这种堆积截面的不一致容易造成丝材堆积平面的不平整，出现空洞等质量缺陷。而“拉丝”现象会影响到原型的表面光顺和填充层内丝材堆积面的平整性。它的根本解决需要出丝速度能够实时地耦合跟踪扫描速度，针对扫描速度的变化作出相应的调整，以使丝材堆积平稳可靠，提高丝材的堆积质量。

3. 后处理产生的误差 成型完成之后，需要将成型件取下并去除支撑，对于固化不完全的成型件，还需要进行二次固化。固化完成后还需对其进行抛光、打磨和表面处理等工序，将这些称之为后处理。后处理对成型精度的影响可分为下列三种：

（1）支撑去除时，因为人为等因素有可能会刮伤成型表面或其精细的结构，严重影响成型质量。为了避免这点，在支撑设计时应该选择合理的支撑结构，既能起到支撑作用又方便去除，在允许范围内少设支撑，节省后处理时间。

（2）成型后，由于工艺和本身结构问题，零件的内部还存在一定的残余应力，并且在外部条件如温度、湿度等环境的变化下，成型件会产生一定的翘曲变形，造成误差。应该设法减小成型过程中的残余应力，以提高零件的成型精度。

（3）成型后的零件在尺寸和粗糙度方面可能还不能完全满足用户的需求，例如表面存在阶梯纹、强度不够和尺寸不精确等，所以要对成型件行进一步的打磨、修补、抛光和喷丸等处理。如果处理不好，可能会对成型件的尺寸和表面质量等造成破坏，产生后处理误差。

（三）提高 3D 打印精度的方法

通过对上述对打印精度影响因素的分析，我们可以通过优化工艺参数有效地提高成型件的精度和质量；通过减小分层厚度、通过自适应的分层方法提高成型件的表面精度，降低因分层数量较多而引起的效率降低问题；通过优化成型加工方向的办法提高成型件表面质量。其中，优化成型加工方向在工艺上有一定难度，对于成型加工方向的优化，不仅要考虑精度的因素，也要着重考虑成型效率和支撑设计等因素。

随着 3D 打印技术的快速发展，针对不同材料的各种高精度 3D 打印机会应运而生。而且，3D 打印精度提高的同时能够降低打印所需的时间。届时，3D 打印技术在医学领域的应用将更广泛、更安全、更高效。

三、医学 3D 打印新材料的研发

（一）医学 3D 打印新材料研究方向

目前，3D 打印技术在组织工程学和医疗领域取得了惊人的进展。然而，3D 打印技术的迅速发展也不断推动着对 3D 打印材料的要求。在医疗及生物领域，对 3D 打印材料的要求非常高，因为这些材料打印出来的产品是需要真正植入人体或进行无菌化生物实验的。3D 打印材料是 3D 打印技术发展的重要物质基础，3D 打印材料对于 3D 打印的重要性，相当于水之于鱼。对于医学 3D 打印材料的要求主要包括材料的生物相容性、生物响应性、降解性能和力学性质。因此，医学 3D 打印材料未来的研究方向主要包括以下几点：

1. 材料生物相容性研究　重点进行生物相容性的分子设计学研究，研究材料与活体的组织相容性、血液相容性及体内耐老化性的关系，深入探讨生物材料分子设计的理论与方法，并用于指导新材料的开发。

2. 材料降解 / 吸收的调控机制研究　研究生物降解 / 吸收材料的分子结构、生物环境对生物降解 / 吸收材料降解的影响、降解 / 吸收速度的调控、降解 / 吸收及代谢机制、降解产物对机体的影响。目标是为组织工程化人工器官生物材料及药物控释材料提供理论基础，实现材料参与生命过程、构建生命组织的目的。

3. 缓释材料研究　重点是研究植入型可吸收性缓释材料及生物黏附型缓释材料。

4. 生理活性材料、仿生材料、生物 / 合成杂化材料的研究　包括应用仿生设计，仿制具有某些器官或组织生物活性的材料，用共价键合或物理交联方法将某些生物功能物牢固地固定在合成聚合物表面或内部，制造杂化生物材料系统，用于人工器官、药物释放、亲和分离系统和生物传感器，研究能保持细胞活力的细胞载体材料和接载方法。

5. 医用复合材料的研究 最为理想的生物材料就是机体自身的组织。天然生物材料经过亿万年的演变进化，形成具有结构复杂精巧、效能奇妙多彩的功能原理和作用机制。因此，从材料的观点对其进行观察、测试、归纳和抽象，找出有用的规律来指导复合材料的设计与研究，制备成分、结构与天然组织相接近的复合替代材料，获得生物相容性好、具有良好生理效应和力学性能的人工替代材料。

6. 智能材料的研究 智能材料结构又称机敏结构（smart/intelligent material and structure），在外界环境（如电磁场、温度场、湿度、光和 pH 值等）刺激下，智能材料结构可将传感、控制和驱动三种功能集于一身，能够完成相应的反应，智能材料结构具有模仿生物体的自增值性、自修复性、自诊断性、自学习型和环境适应性。最新提出的 4D 打印技术是将 3D 打印技术与智能材料结构结合起来，智能材料结构以 3D 打印为基础，在外界环境激励下随着时间实现自身的结构变化。由 3D 打印技术制造的智能材料结构可以随着时间进行变化，打印制造的三维实体结构不再是静止的、无生命的，而是智能的、可以随外界环境发生相应变化的。

（二）医学 3D 打印未来重点研发材料

1. 生物玻璃材料 生物玻璃主要由硅（Si）、钠（Na）、钙（Ca）和磷（P）的氧化物按一定的配比组成，经过化合反应后生成一种称为羟基磷酸钙〔$Ca_5(PO_4)_3(OH)$〕的新成分，其具有高度的仿生性，是生物骨头的主要构成成分。由于生物玻璃材料具有生物活性，已被材料科学、生物化学及分子生物学科共同关注，在生物医用无机非金属材料领域的应用前景非常可观。研究者曾用生物玻璃材料制备猴大腿骨并植入其体内，经一定时间后取出研究，发现再生的猴骨细胞已长入生物玻璃的网状结构内，且结合非常紧密。此外，经力学测试发现这种人造骨比原骨力学性能更优。美国研究人员采用 3D 打印技术将磷酸钙打印出仿骨骼的结构，其可在分解前作为新骨骼细胞生长所需的支架，并已在动物体内成功进行了试验，取得了令人满意的结果。经过不同的配比，其亦能够表现出类似软骨的属性，包括柔软、强韧、耐久而具弹性，并可以通过一种可生物降解的墨水形式生成，能将其 3D 打印成某种特定的结构。软骨是位于关节和脊椎之间的一种柔软的缔结组织，其受到损伤后很难自我修复。科学家们已经开发出一种生物玻璃材料能模拟真正软骨组织的减震和承重性。此外，它也可能刺激膝关节的软骨细胞生长。当受到损伤时，还显示出自愈的特性，这使其很适合用作可靠的植入物。此外，当它以墨水的形式存在时更容易 3D 打印，这将给关节软骨退行性病变病人和椎间盘退行性变病人带来巨大的帮助。未来的研究将使用生物玻璃“墨水”3D 打印出微小的可生物降解支架。这些可生物降解支架将提供一个复制膝关节真正软骨结构的模板。当这种支架被植入后，生物玻璃的结构、刚度和化学特性会刺激软骨细胞通过细微的孔隙生长。随着时间的推移，支架会在人体内安全降解，在原有的位置留下新的软骨，这种软骨具有类似原始软骨的机械性能。

2. 天然骨粉 每年会有大约 20 万人因为出生缺陷、创伤或手术原因需要更换头部或者脸部的骨骼。迄今为止，对于这些病人最好的治疗方案是从病人不承担身体重量的腓骨上取下一段骨头，然后把它切成所需的形状并植入正确的位置。但是这种方法不仅会造成腿部创伤，而且由于腓骨相对比较直，难以跟脸部的曲线更好地拟合。3D 打印技术擅长制造出极其精确的结构—包括准确的解剖结构。因此，目前较多的研究者已经使用一种获得 FDA 批准的聚己内酯（PCL）材料，使用 3D 打印技术制造出特定结构的支架。但这种材料需要将塑料的强度和可打印性与天然骨内存在的生物“信息”结合起来才能发挥成骨作用。骨粉是将牛膝关节骨内部的多孔骨骼脱细胞后粉碎制成。骨粉中含有源于生物体的结构蛋白和亲骨生长因子，可以促进不成熟的干细胞分化为骨细胞。将骨粉和 PCL 材料混和后，调节合适比例，即可打印出能够刺激骨骼形成的支架。虽然“脱细胞”的牛骨已经被 FDA 批准用于临床，后期的研究将主要是人类骨粉的测试，因为后者的临床应用更为广泛。

3. 生物活性陶瓷材料 生物活性陶瓷材料的生物降解是指在生命体系中材料从形态上由整体分化成部分，在化学成分上由复杂变成简单的过程。可降解生物陶瓷是一种暂时性的替代材料，植入体内后会被逐渐吸收和降解。同时，新生骨逐渐生长以替代之。生物活性陶瓷具有骨传导性，它作为一个支架，在其表面进行成骨；它还可作为多种物质的外壳或填充骨缺损。目前广泛应用的生物降解陶瓷包括磷酸钙陶瓷和羟基磷灰石陶瓷等。

（1）磷酸钙生物活性陶瓷：在骨组织工程领域，钙磷酸盐（如 α-TCP，β-TCP）早已用作支架材料的主要成分。随着 3D 打印的应用，磷酸钙被用作 3D 打印材料，来制备 3D 骨组织支架。由于磷酸钙与骨矿物质有接近的化学和晶体相似性，因而具有良好的生物相容性。尽管磷酸钙没有显示出诱导能力，但其具有骨传导性能，且在一定条件下能够直接结合到骨骼上。众多体内外评估报告表明，磷酸钙无论何种形式（散装、涂料、粉末或多孔）和何种相（结晶或无定形），始终提供附着物，有助于相关细胞（如成骨细胞和间质细胞）的增殖和分化。相对较慢的生物降解速度和特别低的机械强度限制了磷酸钙在新骨组织工程中的应用。

（2）羟基磷灰石陶瓷：HA 的组成与天然磷灰石矿物相近，与自然骨的无机组成部分具有化学相似性。因此，其是一种很有前途的骨替换材料。HA 具有良好的生物相容性，植入体内不仅安全，无毒，还能传导骨生长。HA 能使骨细胞附着在其表面，随着新骨的生长，这个连接地带逐渐萎缩，并且 HA 通过晶体外层成为骨的一部分，新骨可以从 HA 植入体与原骨结合处沿着植入体表面或内部的贯通性孔隙攀附生长。3D 打印生成基质可以用于骨组织工程，使用病人的细胞接种到支架，支架材料作为初始细胞附着的三维模板，而后促进组织形成。

4. 金属材料 金属材料作为生物医用材料，具有较好的综合力学性能和优良的加工性能，是国内外较早作为人体硬组织修复和植入的一类材料。目前，能用于 3D 打印的金属种类很少，主要受限于：① 3D 打印技术类型的可选性；②一些金属在体内腐蚀和降解过程中金属元素可能存在的毒性，设计一个能够追踪金属元素并避免系统毒性的材料是必须的；③过长的降解时间也是限制金属材料在医学 3D 打印中应用的因素。尽管如此，目前研究发现了一些具有较好生物降解性并适用于 3D 打印的金属材料，这些材料可以很好地用于医学。其在体内可以逐渐降解，并且宿主能够在合适的反应内逐步排除降解产物。可降解的金属材料必须满足两个要求：第一，在体内的降解速度合适；第二，其含有的金属元素在体内容易被代谢排出。符合这些要求的金属包括：镁、铁、锌、钙、钛及其合金。镁和铁为基础的金属支架已经在组织工程中被使用。由于医用金属材料的结构和性质与骨组织相差很大，通常不能像生物活性材料那样与骨组织发生化学键性结合，即它不是生物活性材料；此外，由于金属与骨组织的弹性模量相差悬殊，植入体生物力学相容性欠佳，易产生应力集中和骨吸收等不良后果。为了赋予金属材料以生物活性，传统上使用减材制造的金属植入物通常会在表面施加多孔表面涂层，以便于骨内生长和整个植入物的结合。而金属 3D 打印则能够将提供强度的致密承重结构与精确而互相连接的开放气孔诱导骨生长有机地结合在一起。未来的研究需证明各种金属材料的生物相容性，对周围细胞募集和增殖的作用，以便发现更多更好的金属材料以用于医学各个领域。

5. 医用碳素材料 医用碳素材料是一种化学惰性材料，在体内不会被腐蚀或磨损。碳 / 碳复合材料、碳纤维增强树脂等多种高性能结构材料集高强度低模量于一身，且不会产生对机体有害的离子，已作为修复或替代受损骨组织的材料广泛应用于骨外科。此外，医用碳素材料具有良好的生物相容性，甚至具有罕见的抗血凝性能，可直接应用于心血管系统。研究者采用 3D 打印技术先用钛粉打印出缺失的骨骼，再用生物医用碳素纤维材料打印出脸部组织，最终给病人打印出一个完美的左脸。随着 3D 打印技术的发展，结合医用碳素材料的优良性能，对具有复杂空间和多重生物功能的人体器官的制备必将显示出巨大的优势，在心血管系统、组织、牙科及骨科等领域的应用前景也将非常广泛。

6. 细胞参与的生物 3D 打印材料 细胞直接参与的生物 3D 打印是一门多学科交叉综合的超级学科，需要利用生物学、医学、材料学、计算机科学、分子生物学和生物化学等多个学科的原理与技术。其中，打印材料的选择是亟需突破的难点之一。水凝胶是由高聚物的三维交联网络结构和介质共同组成的多元体系，作为新型生物医用材料引起了研究者们的广泛关注。医用水凝胶具有良好的生物相容性，其性质组成与细胞外基质相类似，表面黏附蛋白质和细胞的能力弱，基本不影响细胞的正常代谢过程。水凝胶的存在可以进行细胞的保护、细胞间的黏合扩展及器官的构型。因此，水凝胶成为包裹细胞的首选。医用水凝胶、生物交联剂和活细胞共同组成生物 3D 打印所需的“生物墨水”。美国康奈尔大学的研究人员采用 3D 生物打印技术，利用 I 型胶原蛋白水凝胶与牛耳活细胞组成的“生物墨水”，成功打印出人体耳郭。无论是外表还是功能，这个耳郭均与正常人十分相似。在后续培养过程中，胶原蛋白水凝胶与细胞相互作用良好，且在培养过程中逐渐降解并被细胞自身合成的细胞外基质所替代。通过 3D 打印设备将生物相容性细胞、支架材料、生长因子和信号分子等在计算机指令下层层打印，形成有生理功能的活体器官，达到修复或替代的目的，在生物医学领域有着极其广泛的用途和前景。

7. 复合材料 传统医用金属材料和高分子材料等不具生物活性，与组织不易牢固结合，在生理环境中或植入体内后受生理环境的影响，导致金属离子或单体释放，造成对机体的不良影响。生物陶瓷材料虽然具有良好的化学稳定性和相容性、高的强度和耐磨、耐蚀性，但材料的抗弯强度低、脆性大，在生理环境中的疲劳与破坏强度不高，在没有补强措施的条件下，它只能应用于不承受负荷或仅承受纯压应力负荷的情况。单一材料不能很好地满足临床应用的要求。利用不同性质的材料复合而成的生物医用复合材料，不仅兼具组分材料的性质，而且可以得到单组分材料不具备的新性能，为获得结构和性质类似于人体组织的生物医学材料开辟了一条广阔的途径。医用复合材料可根据应用需求进行设计：基体材料和增强材料或功能材料。常用的基体材料有医用高分子、医用碳素材料、生物玻璃、玻璃陶瓷、磷酸钙基或其他生物陶瓷、医用不锈钢、钴基合金等医用金属材料。增强体材料有碳纤维、不锈钢和钛基合金纤维、生物玻璃陶瓷纤维、陶瓷纤维等纤维增强体，另外还有氧化锆、磷酸钙基生物陶瓷、生物玻璃陶瓷等颗粒增强体。复合材料的性质取决于组分材料的性质、含量和组分间的界面，未来将着重研究适用于各种用途的不同配比的复合材料。

总之，医学 3D 打印材料在近年来发展迅速，在组织工程和临床应用方面均已取得巨大成就，在未来的研究中需重点探索材料与细胞的相互作用、仿生表面工程、生长因子及其表达基因的控制释放、生物材料智能化及纳米技术与方法在生物材料中的应用等问题。

本章小结

本章首先提出了医学 3D 打印的基本概念，即以计算机辅助设计和快速成型技术为基础，使用符合医学标准的特定材料，打印出能够应用于医学领域的具有个体化三维结构或功能的医学产品，包括医学解剖模型、医学手术辅具、医用支具、内植入物、可用于人体的组织修复材料和器官等。与传统制造方式相比，医学 3D 打印技术具有明显的优势，本章指出了医学 3D 打印在医学领域中应用的主要方向及其技术沿革。接着，本章总结了医学 3D 打印的一般流程，介绍了应用于医学领域的不同 3D 打印技术，并列举了常用的医学 3D 打印材料。此外，本章探讨了医学 3D 打印技术的临床应用类别：①用于外科手术计划与练习、医学教育与培训和医患沟通的 3D 打印解剖模型；② 3D 打印手术辅助工具，包括手术导航模板和个性化手术器械的打印；③ 3D 打印个性化辅具，包括骨折外固定器具、矫形支具和个性化假肢；④ 3D 打印内植入物，包括应用于骨科、颌面外科等内植物的设计、制作和植入。本章也进一步指出医学 3D 打印技术在临床应用中存在的不足。最后，本章探讨了医学 3D 打印技术在工程化组织、器官构建中的发展与应用；指出了医学 3D 打印技术革新的必要性，以使 3D 打印技术在医学领域的应用更广泛、更安全、更高效；思考了医学 3D 打印新材料的研究方向和未来重点研发的材料。

（王黎明）

思考题

1. 3D 打印的基本流程是什么?
2. 3D 打印技术的主要工艺类型有哪些?
3. 常用的医学 3D 打印材料有哪些?
4. 影响 3D 打印精度的因素有哪些?

第九章

医用机器人

医用机器人（medical robot）是机器人技术、计算机网络控制技术、数字图像处理技术、虚拟现实技术和医疗外科技术的结合，是一种可用于外科手术、医学培训、康复治疗和残障人士辅具等医疗领域的智能服务机器人。本章将对医用机器人的分类和技术特点、机器人手术的一般工作流程、手术机器人的技术研发以及对医用机器人展望等内容进行介绍。

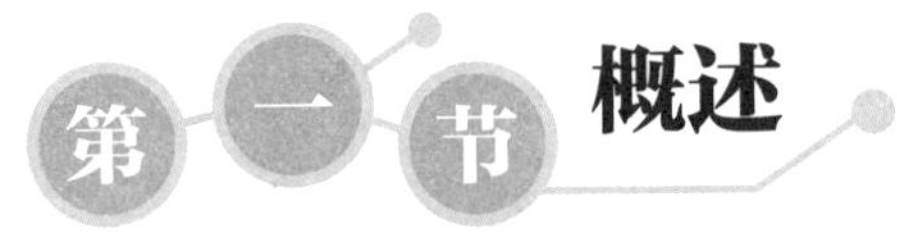

第一节 概述

如今国内外多种疾病的发病率长期居高不下，这使得医药领域内医疗设备和器械方面进步的重要性更为凸显。医用机器人是目前国内外机器人研究领域中最活跃、投资最多的方向之一，其发展前景非常看好，医学界对医用机器人技术持续增长的浓厚兴趣也是促进医用机器人快速发展的因素之一。

医用机器人技术的发展历史可追溯到 20 世纪 80 年代，早在 1985 年，研究人员借助工业机器人完成了机器人辅助定位的神经外科活检手术，这是人类首次将机器人技术运用于医疗外科手术中，标志着医用机器人发展的开端。之后经过几十年的快速发展，特别是随着计算机技术迅猛发展，医用机器人在临床中的作用越来越受到人们重视。已在神经外科、腹腔外科、整形外科、泌尿科、耳鼻咽喉科、胸外科、骨外科、血管介入、颅面外科等众多领域中得到了广泛的应用。

机器人在应用上有两个突出特点：一是它能够代替人类工作，特别是代替人类进行简单重复，脏乱危险环境，劳动强度大的工作；二是扩展人类的能力，它可以做人很难进行的高细微精密的作业，以及超高速作业等。医用机器人正是运用了机器人的这两个特点，具有选位准确，动作精细，避免病人感染等特点，医用机器人是一个新兴的、多学科交叉的研究领域，涉及众多领域知识和技术，研究医用机器人不仅能促进传统医疗技术的变革，而且也会对这些相关技术的发展产生积极的推动作用，具有重要的理论研究意义。

医用机器人的优势具体可表现在以下几个方面：

1. 能够进行高精度、长时间、高强度的工作。
2. 能够在狭小空间内进行精细手术，即在微创医疗方向上有优势。
3. 既有机器人的通用特征（前端感知，中间智能决策，后端执行、控制），又有医疗设备的特点。
4. 临床适应性强，医用机器人分为专用和多用机器人，多用机器人能够治疗多种疾病。
5. 医用机器人可以大大降低手术难度。

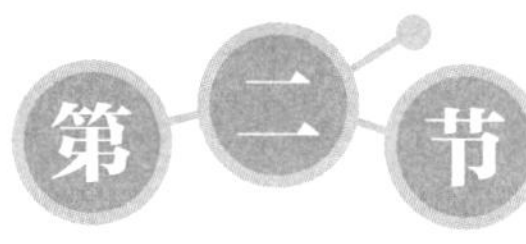

第二节 医用机器人的分类和技术特点

机器人可大体分为两类：一类是传统工业机器人，用于工业生产，减轻劳动者劳动强度等。另一类是服务机器人，与传统工业机器人相比，服务机器人具有更广大的发展空间。服务机器人可分为家用机器人（如用于打扫家庭卫生的机器人）和专用服务机器人（如医用机器人）。根据用途，医用机器人又可大致分为以下几类：手术机器人、康复机器人、医院服务机器人等等。手术机器人（surgical robot），如 Da Vinci（达芬奇机器人），是目前世界范围内应用广泛、最先进的微创外科手术系统；康复机器人，主要应用于康复护理、假肢和康复治疗等方面；医院服务机器人，一般为在医院、诊所中用于医疗、辅助治疗和各种服务的机器人。

一、手术机器人

（一）手术机器人的研究现状

20 世纪 80 年代，在工业领域已获得广泛应用的机器人等智能化自动化设备，在灵活性、稳定性及精确性方面显示了无可比拟的优势，极大地拓展了人类的工业化能力。面对传统微创外科手术中存在的精度较低、辐射伤害大、视野较小、医师操作易疲劳等缺点，人们开始探讨将工业领域已经相对成熟的机器人技术引入微创外科手术领域。由于西方国家较早地投入了大量人力物力财力来研究医用外科机器人，在此领域已取得一系列进展，甚至已有成熟的商业化机器人产品出现。Kwoh YS 等人尝试将工业机器人应用于脑部手术定位导航操作。此后，一系列能进行复杂手术动作的机器人也陆续出现。1989 年英国帝国理工学院的机器人研究中心将工业机器人进行改进，成功研制了一款具有六个自由度的能应用于临床的手术机器人，通过前列腺手术进行了临床验证，临床验证结果表明与传统微创手术相比，采用研制的手术机器人进行手术能够较为显著地缩短手术时间。不难发现，最初的工作都是基于工业机器人完成的，虽然已经取得了一定的成果，但是将工业机器人运用于医学领域，其医疗安全性有待提高，同时医师在操作工业机器人时也存在操作不习惯等问题。鉴于此，随着机器人技术发展，符合外科手术特点的专用手术机器人开始陆续出现。如较著名的是最早被美国 FDA 批准用于神经外科的机器人，如图 9-1 所示。

此后手术机器人系统在智能化方面得到了很大的发展，机器人手术机械臂可以部分替代人手完成许多复杂的外科手术，操作者通过指令驱动机械手在内镜系统和传感遥控系统的引导下完成精确度要求较高的外科手术。同时商业化外科手术机器人开始出现了，较早应用于商业领域的手术机器人为AESOP微创手术机器人，如图9-2所示，其可在手术过程中提供扶持内镜的功能。操作者通过语音控制AESOP机器人支撑内镜并带动内镜运动。AESOP微创手术机器人体现了手术机器人支撑性的优点，在手术过程中提供了比人工持镜更精确、更一致的镜头运动，将随动性更好的手术视野呈现在了主刀医师眼前。在AESOP系列微创手术机器人获得较大的商业成功之后，Computer Motion又研制出ZEUS外科手术机器人系统，如图9-3和图9-4所示。ZEUS手术机器人的出现标志着真正意义上应用于临床的腔镜下主从式外科手术机器人的诞生。ZEUS手术机器人拥有三个实施手术动作的多自由度从动机器人和一个集成有数据处理器的由手术医师直接控

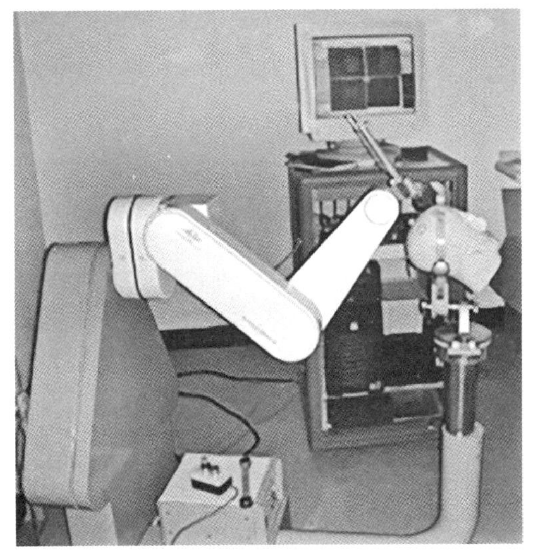

图 9-1　神经外科机器人

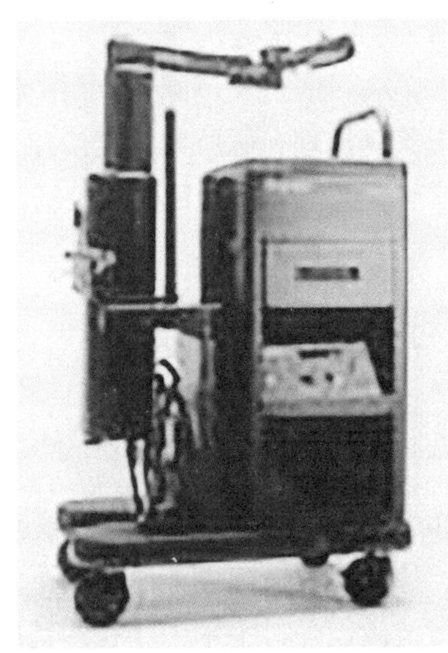

图 9-2　AESOP 外科手术机器人

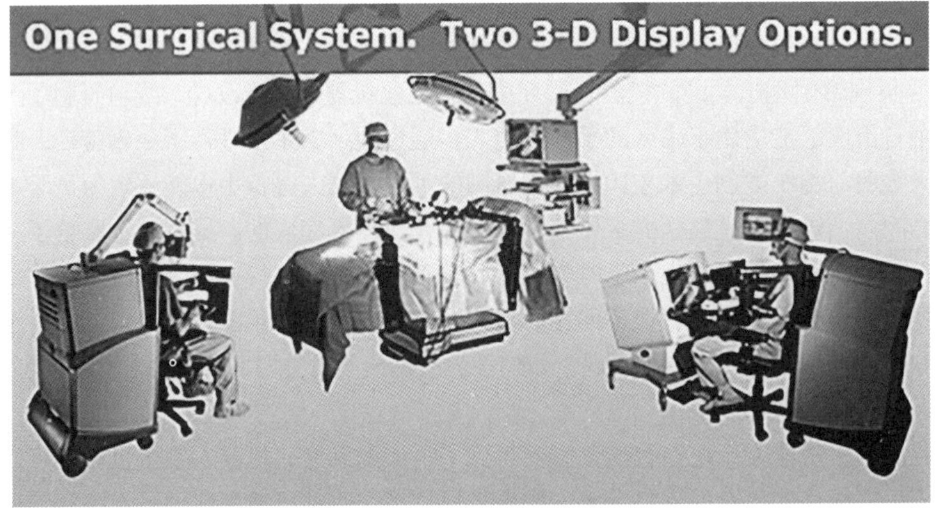

图 9-3　ZEUS 外科手术系统

制的主动机器人。医师通过语音控制夹持内镜的机械臂，手动操作主动机器人的控制手柄来控制夹持手术工具的从动机械臂进行手术。法国研究人员曾经通过网络技术实现了ZEUS 机器人的远程操作，验证了远程操作外科手术的可行性。

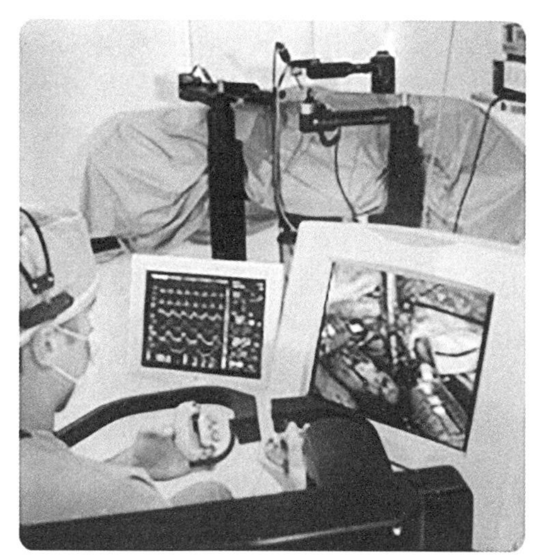

图 9-4 ZEUS 主手控制台

在腔镜微创手术机器人应用到微创手术领域的过程中，ZEUS 手术机器人系统做出了开创性贡献，其在临床上的成功应用极大地激发了后来者对具有更好性能的微创手术机器人系统的研发热情，并将通过直接控制主动机器人达到控制从动机器人目的的主从操作模式作为微创手术机器人系统的主流模式。其中最具代表性的是继承了 ZEUS 手术机器人系统特点的 Da Vinci 手术机器人系统，如图 9-5 所示。

由于商业原因，ZEUS 手术机器人系统逐渐从市场上消失，因此 Da Vinci 机器人系统成为目前国际上唯一一款完全商业化的腔镜下微创外科手术机器人系统。截止到 2014 年，全球已有近万台 Da Vinci 机器人系统投入临床手术。由于继承了 ZEUS 手术机器人系统的特点，Da Vinci 机器人系统也采用主从式操作模式，包含一个主动机器人和一个从动机器人系统。从动机器人系统由四个固定于可移动基座的从动机械臂构成，从动机器人与由手术医师控制的主动机器人通过数据处理控制器相连。手术过程中，内镜由从

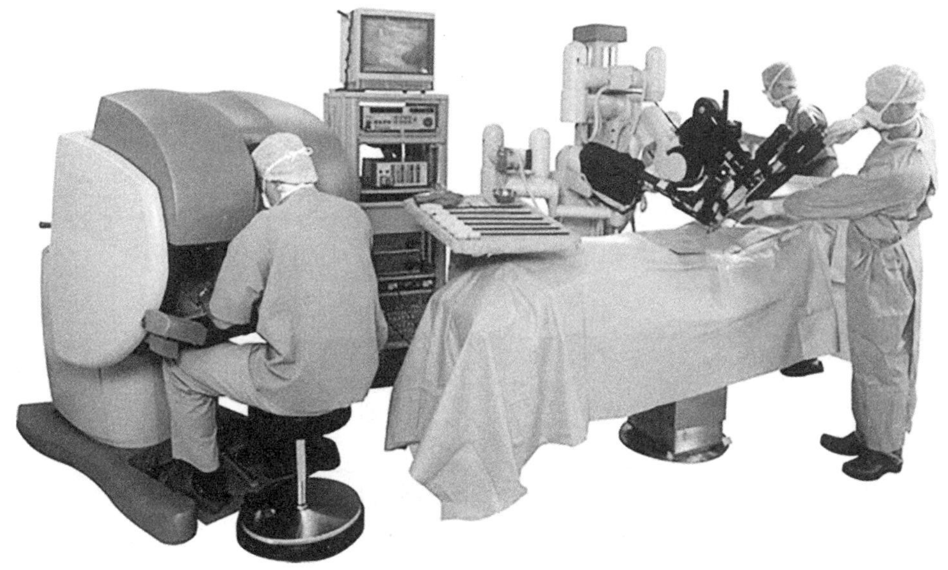

图 9-5 Da Vinci 机器人系统

动机器人系统中的一个从动机械臂支撑并随从动机械臂运动，而手术操作器械由剩余的三只从动机械臂夹持。通过主动机器人主控制台上的视频显像系统，手术医师可以观察到手术区域的三维图像，通过视野控制系统和运动控制系统，医师可以方便地操作从动机器人支撑的内镜镜头进行视野的缩放和移动。Da Vinci 机器人系统中，从动机器人采用的手术末端执行器具有多个自由度，每个自由度都可以依据医师在主动机器人操作端上的动作进行随动，与传统微创手术操作相比，多自由度的从动机器人具有更高的灵活性。在术中该系统的从操作手还可以方便灵活地更换末端执行器（如剪刀、镊子等）。但是，该系统有一个最大的缺点，即手术过程中不具备力觉感知功能。为了在手术中避免因这个缺点产生的误操作，操作者需要经过长期训练，在一定程度上这也增加了 Da Vinci 系统的使用维护成本。

由于主从式微创手术机器人系统的主手通用性较强，且已有多款成熟的商业产品，因此国际上普遍将微创手术从动机器人的研究放在手术机器人系统的核心位置。类似 Da Vinci 系统采用主从遥操作模式的手术机器人系统开始出现。如美国汉森医疗公司设计了一款主从式微创手术机器人系统，如图 9-6 所示。在此手术机器人系统中，由从动机器人其中的一个机械臂夹持伸入病患体内的内镜实时采集手术区域图像并将其传输给显像设备。通过观察显像设备中呈现的视野图像，手术医师操作手中的主动机器人操作手柄通过控制系统控制从动机器人对躺在手术台上的病患病人进行微创手术。从动机械手臂的前端为剪刀、镊子等末端执行器，可伸入病人体内。为降低驱动单元自重对从动机器人控制精度的影响，驱动单元远离从动机器人本体放置，通过合理布局的转向导轮由传动线缆将驱动单元的驱动力传递到末端执行器。

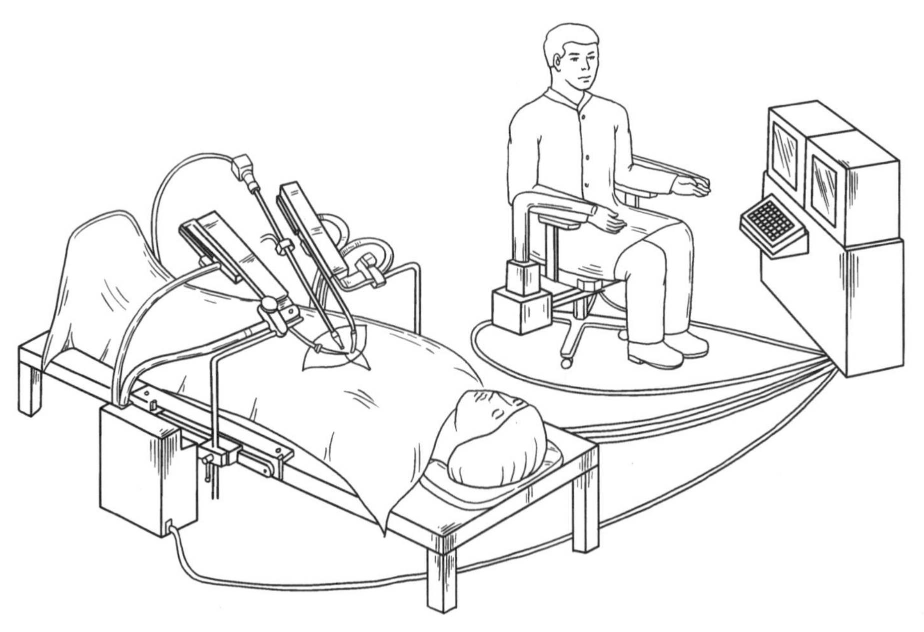

图 9-6　汉森医疗 Surgical Instrument

基于并联机构，以色列成功研制一款多自由度微创手术从动机器人，如图 9-7 所示。通过几个微小手术切孔，从动机器人将内窥镜头、末端执行器伸入病患体内的病灶处，在内镜图像的引导下，医师操作机器人完成手术。

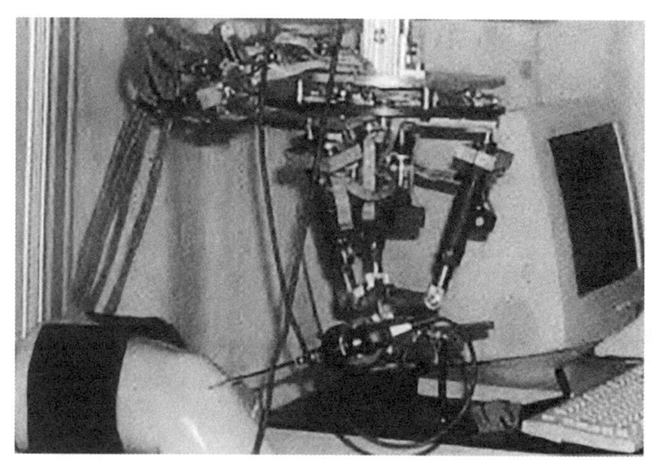

图 9-7　用于关节镜 / 腹腔镜手术的并联机器人

此外还有多款类似 Da Vinci 系统的微创外科机器人手术系统被开发出来，比如美国加州大学伯克利分校的手术机器人系统、日本东京大学的手术机器人系统以及韩国研究人员研制的手术机器人系统等等。

不可否认，前述的微创外科手术机器人进行手术时，为了手术器械和内镜有足够的通道进入，其手术思想还是以多切口进入为主，但从体表创口来看还是与传统微创手术没有区别。因此，有一部分研究侧重于单一创口或无创口，即从人体自然腔道进入人体进行手术。

日本 Shinshu 大学研制了主从式单孔微创神经外科机器人。所谓单孔即手术中只有一个切口或没有切口（从人体自然腔道进入，如口腔等），有别于传统微创外科手术的多个切口，单一切口能有效地在手术空间允许的情况下减少甚至消除病人体表的手术切口，从而减少病人痛苦。该神经外科机器人主要包括四个部分：从动手，从动手支撑设备、主动手和显示器，如图 9-8 所示。从动手上有两个柄部直径 2mm 的手术钳和一个直径 3mm 的三维内镜，如图 9-9 所示。每个器械都有三个自由度（旋转、屈伸、前后运动）。该机器人可实现远程操作，并已进行过尸体和动物实验。

Simaan 和 K.Xu 等人研制了一款蛇形柔性从操作手，如图 9-10 所示。他们使用 Da Vinci 系统的主操作手驱动蛇形从手后端处电机，电机通过丝杠牵拉从手内部的具有柔性的钛合金管线实现从操作手的各种手术动作，并通过对柔性结构的建模，比较从手的驱动力或力矩的变化来解算从手末端执行器从动端与器官组织间的作用力。之后，在此研究基础上，Simaan 等人又研制了一款单孔蛇形操作手，如图 9-11 所示。由于采用了柔性结构，这款单孔蛇形操作手可以方便灵活地顺着人体自然腔道的生理结构进入人体进行手术，有极大的应用价值。

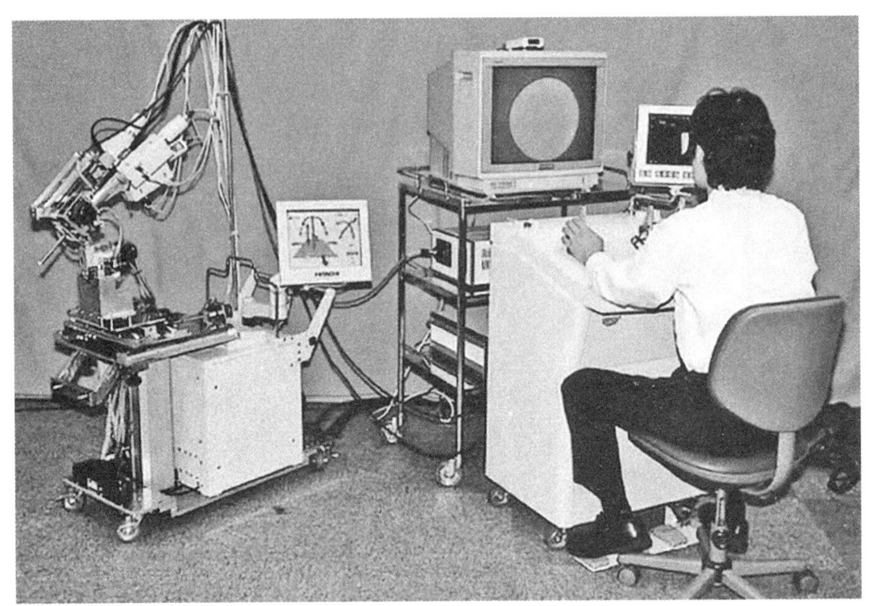

图 9-8　神经外科机器人系统

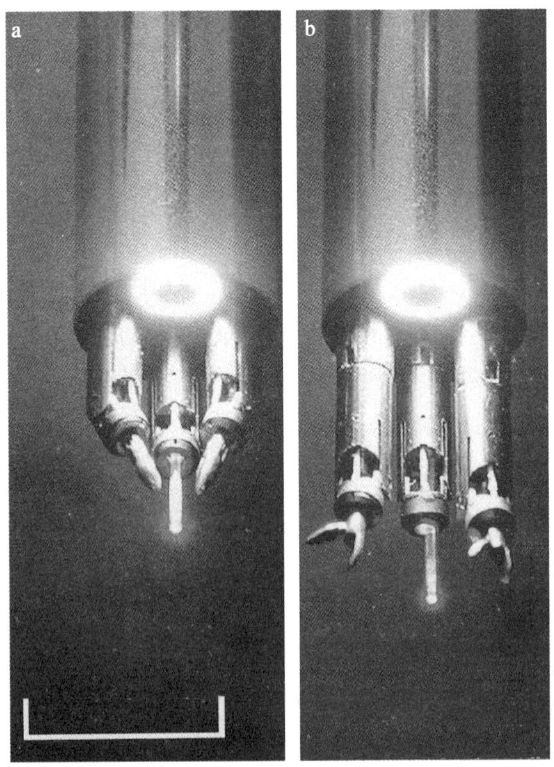

图 9-9　神经外科机器人从动手末端执行器

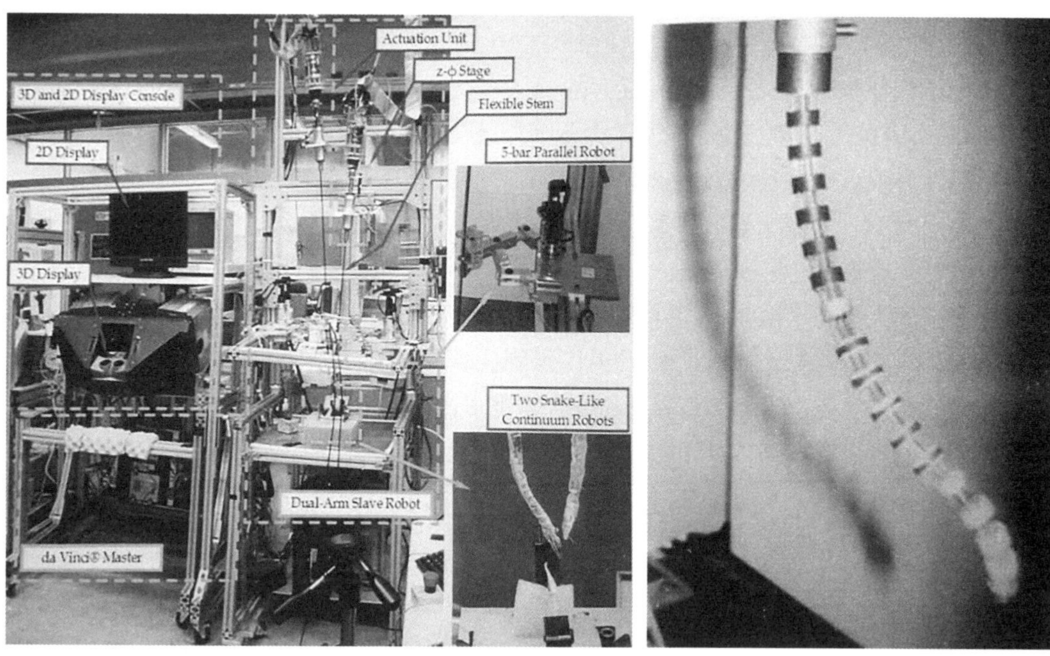

图 9-10　哥伦比亚大学蛇形柔性从操作手

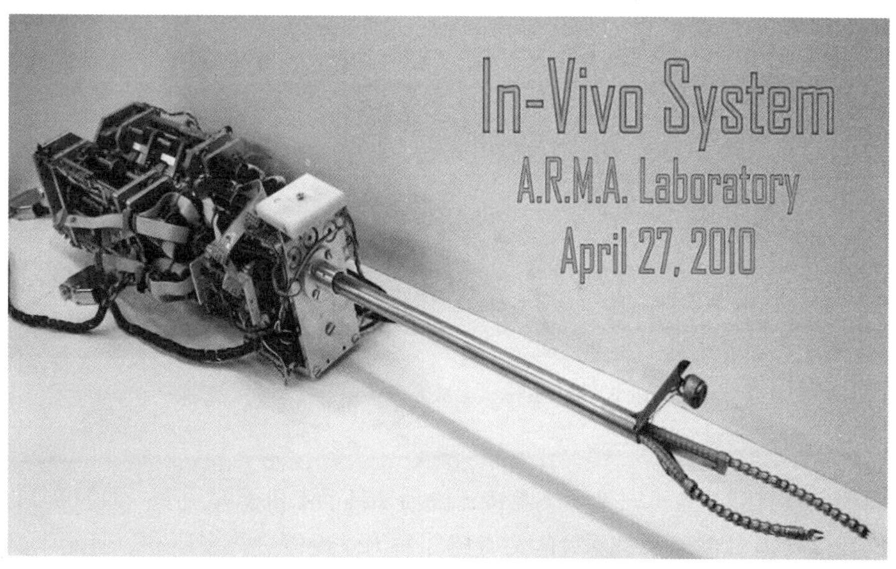

图 9-11　哥伦比亚大学单孔蛇形柔性从操作手

但是，目前由于构型及加工工艺限制，单孔或无孔手术机器人系统的研究还只能应用于少数几种手术。

由于微创外科手术机器人具有巨大的经济效益和社会效益，比如 Da Vinci 机器人售价在 2000 万人民币以上，且已在全球大量应用于临床。因此近几年来国家级科研基金开始将微创外科手术机器人作为优先投资方向。目前，国内北京航空航天大学、天津大学、哈尔滨工业大学、上海交通大学等单位的科研人员正在研究腔镜下微创外科手术机器人相关技术，并取得了一定的成果。

王田苗等人开发了面向神经外科手术立体导向的机器人系统。王树新等人研制了“妙手”微创外科手术机器人系统，如图 9-12 所示，该系统在主操作手的控制下，可以准确无误地完成血管的切割、剥离、牵拉和缝合等手术操作。“妙手”系统包括主操作手（左手和右手）、从操作手（左手和右手）、图像系统、控制系统、各种手术器械和其他辅助器械。主操作手采用商业化主手，从操作手是针对微创外科手术特点设计的高精度关节型机器人。

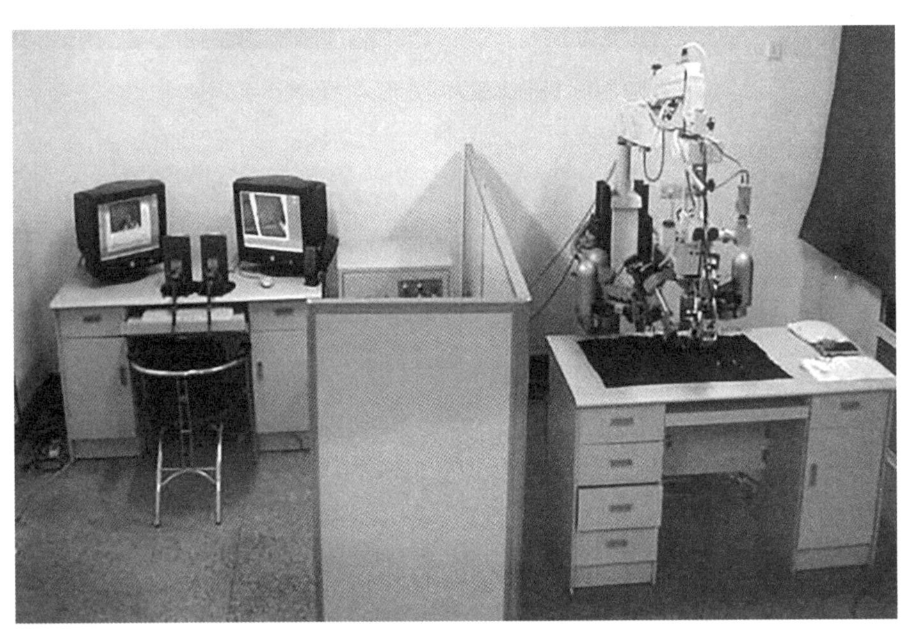

图 9-12　天津大学外科手术机器人系统

王树国、付宜利等人也开发了腹腔镜下微创外科手术机器人从手，如图 9-13 所示。

谢叻团队针对微创手术机器人的力觉感知与力觉反馈进行了研究。研制了具有力反馈的九自由度微创手术主动机器人样机（图 9-14）和具有力觉感知的七自由度微创手术从动机器人样机（图 9-15）。

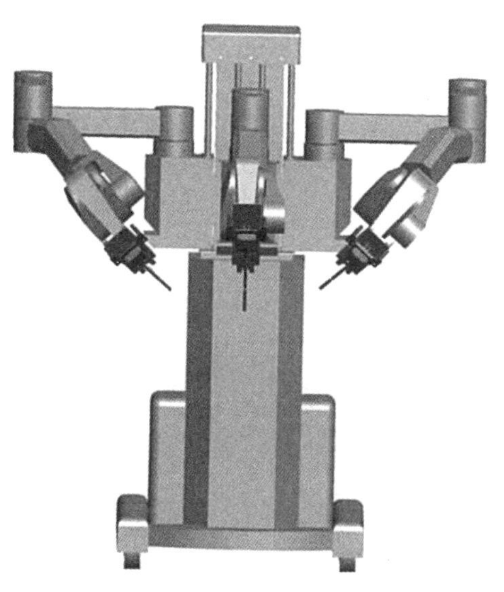

图 9-13　哈工大手术机器人从手

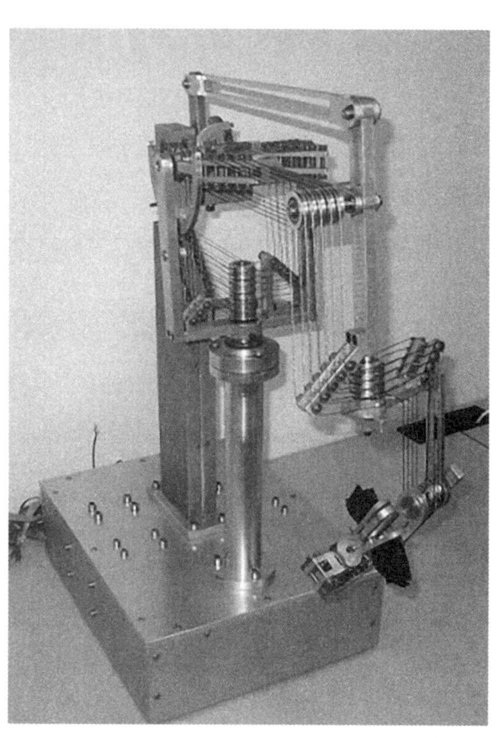

图 9-14　具有力反馈的九自由度微创手术主动机器人样机

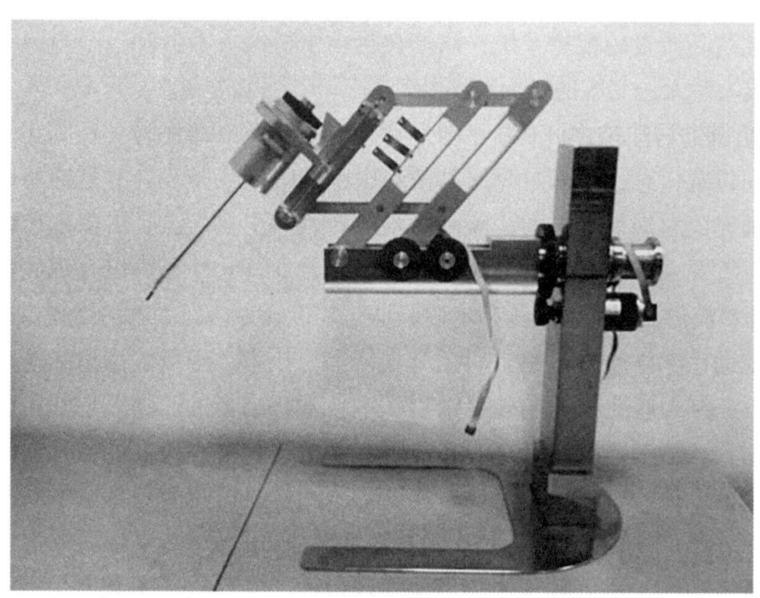

图 9-15　集成了力觉传感器的微创手术从动机器人样机

（二）手术机器人的技术特点

手术机器人系统涉及机器人机构、计算机导航、远程网络技术等学科的内容。

1. 机器人机构学 手术机器人机构发展经历了从简单的串联或并联结构到现在的串并混连结构或主从手结构。

串联结构在工作空间、灵活性、手术空间等技术指标方面都优于并联结构，而并联结构在刚性和稳定性方面要好于串联结构，而串并混连结构可将这二者的优点集中在一起。AESOP 系统采用串联结构，可以模仿人手臂的功能，并取消了对辅助人员手动控制内镜的需要，提供比人手控制更精确、更一致的镜头运动，为医师提供直接、稳定的手术视野。

主从式手术机器人结构被广泛应用于微创手术机器人设计中，其具体结构分为两个机器人子系统模块，即主手机器人（surgeon-side）和从手机器人（patient-side）。主手机器人由主手机械结构和运动信息采集模块构成，通过这样的结构设计，可以使医师能够在远端以操作末端执行器的方式对主手结构进行操作，同时，通过实时视频传输的模式，可以实时得到手术执行的具体情况；从手机器人可能包括一个或多个机械结构，这些机械结构用于执行主手的运动信息及控制程序的运动指令，可以完成对主手运动信息的模仿。同时，从手的具体结构应该包括从手自身的运动采集系统以及运动监控系统（主要由摄像头完成）来为控制系统及操作者提供具体手术情况的反馈。手术过程中，主手和从手可以灵活合理的运转，并可以通过主从联动系统做到主从联动功能，即从手可以模仿并执行主手的运动，并在主手上实现力反馈功能反馈给操作者。Da Vinci 微创外科手术机器人系统采用主从手结构，医师在控制台通过主手操作机器人完成手术动作，通过脚踏板来控制高质量的视觉系统，从端包括两个机器人手臂和一个内镜夹持手臂，机械臂可以完成人手无法完成的极为精细的动作。

2. 计算机辅助导航技术 传统的外科手术通常借助二维图像，医师无法从图像中获得准确的空间位置信息，手术过程严重依赖医师的临床经验。计算机辅助导航技术主要用于辅助医师完成对病灶部位的诊断和手术导航，其主要优点是可以定量地显示组织和器官的空间位置关系，同时精确测定病灶的空间位置，此外还可以直观显示手术通道上的影像，具有术前仿真、术中检测和术后验证等功能，为精确手术治疗提供可靠的手段。

计算机辅助手术导航技术是空间三维立体定位技术、现代影像诊断技术、计算机图像处理技术、三维可视化技术与外科微创手术技术相结合的产物。它利用信号传输、发送和接收发射器，通过计算机计算出各位置点的数据，得出所需的各种曲线和角度，使无形的和虚拟的人体各种参数转变成直接的动画图像。其主要包括医学图像处理和计算机手术规划两部分，医学图像处理是指对获得的图像进行分析、识别、分割、解释、分类、配准以及三维重建与显示等计算机图形学处理过程。计算机手术规划是指医师在计算机上模拟手术，提前发现并解决手术方案中可能存在的问题。在手术中，首先根据在医学图像中提取到的特征生成三维立体模型，然后医师进行靶点和标记点的提取、病灶区的勾勒和手术路径的规划，其中手术路径应该避开重要的血管和神经，最大限度地减少对病人的创伤，有效地推进了临床治疗精准化和微创化。

3. 远程网络技术 远程手术机器人系统涉及交叉学科研究，如手术机器人机械设计、手术工具设计、远程控制方案优化、双边交流优化、手术规划、3D 立体视觉远程传输技术、手术监控、伦理体系设计等等，需要机械工程师、数据通信工程师、医师护士、软件工程师、法律专家的密切配合与合作。远程手术操作系统可以充分发挥医学专家的作用，可以使远在千里之外的病人得到及时的救护，还可使医师避免 X 光辐射。1994 年，Louis Kavoussi 医师使用 AESOP 手术机器人进行了首例远程医疗诊断。在远程手术机器人研究与应用上，国内外同样有较大的差距。2001 年北京航空航天大学联合清华大学与海军总医院研发了无框架定向神经外科计算机辅助手术系统。该系统的一个特点是通过引入虚拟现实技术从而增加了手术精度，有较好的手术安全性。2005 年 12 月身处北京海军总医院的外科医师借助该系统使用互联网传输，与延安的医院联合，成功地完成了脑出血病人的手术救治，整个手术耗时约一个小时，但是该系统主要用于定位，手术功能介于远程医疗与远程手术之间，手术操作部分较少。

机器人远程操作手术主要涉及如下关键技术：

（1）人机交互技术：通过 CT/MRI 图像，医师可以进行手术（路径）规划。但机器人如何从当前位置运动到起始位置，还需要医师通过人机交互设备进行规划。由于医师不是计算机和机器人方面的专家，为了实现医师和医用机器人系统自如的交互，系统应尽可能为医师提供直观的交互平台。

（2）预测仿真技术：预测仿真技术可以在计算机上预演医师规划的手术路径，对手术过程进行预测仿真，验证手术方案的安全性和可行性，然后再进行实际的手术，因此在机器人远程操作手术中具有十分重要的意义。

（3）视频和图像的网络传输：进行异地手术，需要把手术现场病人的 CT/MRI 图像及手术场景实时图像通过网络传到客户端。为了减少数据的传输量，一般会压缩病人图像的数据。为了保证医师实时了解手术进行的情况以防止意外事件的发生，手术现场视频和图像的传输必须是实时的，但由于视频数据量比较大，为了适应网络有限的带宽，必须对图像进行实时解压缩，并且要求有较大的压缩比。

二、康复机器人

康复机器人（rehabilitation robot）是工业机器人和康复训练的结合，涉及多个领域，包括机械工程学、电子工程学、生物医学、自动化技术、人工智能和传感科技等，已经成为了国际机器人领域的一个研究热点。康复机器人不再把机器人当作辅助病人的工具，而是把机器人和计算机当作提高临床康复效率的新型治疗工具。目前，康复机器人已经广泛地应用到康复护理、假肢和康复治疗等方面，这不仅促进了康复医学的发展，也带动了相关领域的新技术和新理论的发展。

康复机器人能够为病人提供规律性的运动机能恢复性训练和神经感知训练，从而提高他们的独立生活能力，这对改善生活质量，促进社会和谐具有重要的现实意义。康复训练机器人与传统工业机器人有着很大的区别，人作为系统的一部分参与机器人的运动和控制，对机器人的安全性、舒适性都提出了特殊的要求。

康复机器人可分为辅助型和治疗型两种。辅助型康复机器人主要用来帮助老年人和残疾人更好地适应日常的工作和生活，部分补偿了他们弱化的机体功能；治疗型康复机器人用来帮助病人恢复机体功能。目前，康复机器人的研究主要集中在康复机械手、智能轮椅、康复治疗机器人以及家庭和单位之间的交互设备及智能控制界面等几个方面。

（一）康复机器人的研究现状

20 世纪 80 年代是康复机器人研究起步阶段，美国、英国和加拿大在康复机器人方面的研究处于世界的领先地位。上肢康复机器人最早出现是在 1993 年，美国 Lum P.S 等人研制了一种称作“手 - 物体 - 手”的系统（hand-object-hand system），用于对脑卒中后偏瘫病人的上肢进行康复训练。病人的双手置于两个夹板状手柄中，只可以进行腕关节的屈曲 / 伸展运动。患侧手在驱动电机的辅助下，完成双手夹持物体的动作。

基于移动机器人的机械手是目前最先进的康复机械手。这种机械手安装在移动机器人或者自主 / 半自主的小车上，从而适用于更多的病人，同时扩大了机械手活动空间并提高了抓取精度。S.Tachi 等人在 MIT 日本实验室研制了一种移动式康复机器人，作为“导盲狗”以帮助盲人完成操作和搬运物体的任务。法国 Evry 大学研制了一种移动式康复机器人，使用者可以从工作站实施远程控制，使移动机器人实现定位和抓取操作。这种机械手系统一般要由视觉、灵巧操作、运动、传感、导航及系统控制等子系统组成。

近年来，随着生机电交互、智能控制及机器人等技术的不断发展，功能康复与辅助机器人在国际上已经逐步成为临床康复治疗的重要技术手段之一，并催生了一批新型康复机器人技术及系统。

针对因脑卒中等疾病造成的肢体运动功能障碍病人，除了传统的由物理治疗师来进行的肢体训练外，康复机器人技术也已经应用到康复治疗中。诸多临床试验表明，康复机器人能一定程度上帮助长期瘫痪的脑卒中病人恢复自身主动控制肢体的能力，助力病人对肢体的患侧进行准确重复性的运动练习，从而加快运动功能的康复进程。尤其是康复机器人系统中的肢体 - 机器人互动功能，使病人能够主动参与到治疗过程中来，有效提高康复治疗效果。美国麻省理工学院研制了上肢康复机器人系统，利用一系列互动视频游戏，病人的手臂按计算机屏幕上规划好的特定轨迹运动，可以实现手臂肩关节及肘关节功能康复。现在的康复机器人技术正朝着以人为本的要求发展，强调人机互动和舒适安全性。康复机器人技术在发达国家已有较成熟的发展并形成了产业，在我国，这个领域尚处于起步阶段，随着社会经济进一步发展，以及构建和谐社会对残疾人事业的日益重视，康复机器人技术必将迎来新的飞跃。

（二）康复机器人的技术特点

从康复机器人临床应用来看，其技术特点应主要集中在以下几个方面：

1. 系统设计 系统设计主要分为机械本体设计和系统架构设计两个方面。机械本体设计应综合考虑病人的病情特点，实现功能、训练模式，安全舒适性等，提高训练动作的种类，增大动作幅度，积极探索新材料技术在康复机械中的应用，使制成的康复器械更加符合生物力学要求，不仅穿戴更加舒适，同时也提高治疗效果。

2. 驱动方式 康复机器人的运动实现效果很大程度上由驱动方式决定。目前主要采取的驱动方式有电动机驱动、气压驱动、油液驱动和气动肌肉。电动机具有易于控制，运动精度高，响应快，使用方便，信号监测、传递、处理方便，成本低廉，驱动效率高，不污染环境等诸多优点，电动机驱动也是目前机器人使用最多的一种驱动方式，但安全性、柔顺性、轻巧性相对较差。气压驱动的主要优点是气源方便，驱动系统具有缓冲作用，用气压驱动的缺点是功率质量比小，装置体积大，气压低，只适用于轻载机器人。油液驱动的特点是体积较气压驱动小，功率质量比大，驱动平稳，且系统的固有效率高，快速性好，同时液压驱动调速比较简单，能在很大范围内实现无极调速。其缺点是：对温度变化敏感、油液易泄漏，影响工作稳定性和定位精度，安全、清洁性差。气动肌肉目前已引起广泛的关注，其驱动功率质量比大、柔顺性好、安全性好、质量较轻，气动肌肉不仅具有刚度低、结构小巧等特点，而且价格便宜、噪声低。

3. 运动控制策略 病人在康复运动过程中，由于肌力 / 肌张力变化、肌肉痉挛等使系统负载和动力学参数发生不确定改变，有可能使控制系统变得不稳定，甚至给病患部位造成二次损伤。因此，在控制系统稳定性、安全性、检测技术、控制算法等方面应更深入地研究。此外，在基于生物电信号控制康复机器人运动过程中，对肌电信号本质特征的提取及处理方法、脑电信号的测量、BCI 系统通讯速度和控制的准确度等方面还需深入的研究。

4. 康复效果评价和康复机制研究 评价是康复医学的特征之一，是康复训练的针对性、科学性、计划性的依据，是康复效果的保证。康复训练是以初期评价开始，末期评价结束，评价在整个康复训练过程中始终为主导。为给临床康复治疗提供有价值的参考数据，研究临床康复的初步规律，必须在病人康复训练过程中提取相应的运动特征参数，并结合康复医师的临床经验，形成专家知识库，对康复治疗效果进行实时定量评估，在大量临床实践的基础上，探索训练参数同康复治疗效果之间的关系，并选取有价值的运动特征参数作为康复评价指标，建立新的科学的康复评估机制。此外，还应从理论角度进一步研究人体运动康复同各种因素之间的内在联系，为机器人辅助运动功能康复和建立有效的评估机制提供理论支持。

三、医院服务机器人

（一）医院服务机器人的研究现状

近年来，医院服务机器人得到了迅速发展，医院服务机器人（hospital service robot）一般指用来辅助护士完成食物、药品、医疗器械等的传送和投递工作，与病人对话，提供数据和影像支持等工作的机器人，某些医院服务机器人可以完成劳动强度较大的工作，如抬起病人去厕所或为失禁病人更换床单等。医院服务机器人主要包括护理机器人、送药机器人和转运机器人等。

国外很早就开始关注护理机器人的研究，并投入了大量的时间和精力。其中较为代表性的机器人是 Helpmate 机器人，该机器人已在美国英国等地的医院得到使用，可以 24 小时在医院里完成运送食物和药品的工作。此外还有美国推出的 Mobile Robot 系列，Irobot 系列，TUG 系列，SpeciMinder 机器人，日本的 RIBA Ⅱ机器人，HOSPI 机器人等。这些机器人均可在不同程度上完成相应的室内导航工作，其中部分可以完成自动充电功能，尤其是 2013 年 ITOUCH 和 IROBOT 公司推出的 RP-VITA 机器人更是备受关注。

转运机器人主要用于危重病病人的特殊检查、挪动、转床、手术和麻醉前后的接送以及战场伤病员的输送，避免伤病员的再损伤等。据统计，在美国辞职的医护人员中，大约有 12% 的人是因为长期从事病人的搬运而引起背部的损伤而不得不离开工作岗位。2007 年，燕山大学王洪波教授和日本 FumioKasagami 教授共同研制出 C-Pam 转运机器人，采用接触点相对静止技术，不需移动病人身体的任何部分，病人就会被移动到床板上，整个过程只需一个护理人员控制遥控器即可完成，不仅减少了病人的痛苦，减轻了护理人员的工作量，还大大地提高了工作效率。但是，它不具有水平移动和垂直举升能力，属于被动式转运，行走机构还是采用常用的导轮推车，传感器少，自动化和智能化水平相对比较低。转运机器人在保证病人无痛转运的前提下，还要易消毒灭菌，行走灵活，控制简单，安全可靠。随着技术的进步，转运机器人正朝着自动化和智能化的方向发展。

（二）医院服务机器人的技术特点

一个完善的护理服务机器人通常包括三大部分：护理服务机器人本体、传感系统和控制系统。具体说来，在医院服务机器人的研发过程中，涉及的关键技术有：机器人机械系统设计与仿真、语音识别技术、视觉导航、多传感信息融合技术、路径规划技术、人机交互技术、人体生理参数智能检测诊断与局域传输、远程监测和网络控制功能等。

1. 机械系统设计与仿真　机械系统是护理服务机器人中一个非常重要的组成部分，

也是整个系统的执行机构。与一般的机械系统相比，它应该具有较高的传动精度和工作稳定性，同时有良好的动态相应特性。由于护理服务机器人的服务对象是病人、老年人等特殊群体，因此在设计的时候应该更多地考虑低噪音、低振动、无冲击、高刚性、高安全性等特点，利用有关优化软件对设计的本体进行分析、改进，使护理机器人的性能更加优越。

2. 语音识别技术 语音识别技术就是让机器人理解语音信号并将其转变为相应的文本或命令的一种技术，其根本目的是研究出一种能够通过自然语言直接理解人的命令并做出相应动作的机器。语音识别技术的成功应用改变了对护理机器人的操作方式。

3. 视觉导航 视觉系统用来获取和识别外部环境信息。由于其探测范围广、精度高、信息量大，有很高的空间和灰度分辨率，往往是研究人员优先选择的传感方式。但是视觉传感也有其弊端，如难以从背景中分离出要探测的目标，要达到分离的目的，往往需要处理很大的信息量，从而降低了实时性。但是这个问题可以通过采用一些高质量的图像处理算法和并行处理技术加以解决。因此，利用视觉传感进行导航成为了护理机器人最常用的技术之一。

4. 多传感信息融合技术 多传感器信息融合就是利用计算机技术把分布在不同位置，处于不同状态的多个同类或不同类型传感器提供的局部不完整信息加以综合，消除多传感器信息之间可能存在的冗余和矛盾，利用信息互补，降低不确定性，以形成对系统环境相对完整一致的感知描述，从而提高决策和估计的科学性，反应的快速性和正确性，降低其决策风险。护理机器人往往需要感知多方面的信息，包括系统内部、外部的静态和动态信息，从而形成对环境及自身状态的一致性描述。

5. 路径规划技术 路径规划，就是根据机器人传感系统所获得的信息，在起始点和目标点之间寻找一条基于某一条件的最优路径，其实质就是导航与避障。这几乎是高端移动式护理机器人必须要采用的一项技术。

6. 人机交互技术 该技术的引入，大大缩短了人类与机器之间的距离，加强了两者之间信息的传递与交流。扩大了机器为人类服务的领域和提高了服务的质量，也使得机器变得更加智能化和人性化。

7. 人体生理参数智能检测、诊断与局域传输 在护理服务机器人上植入相关系统，用以完成人体生理参数的智能检测与诊断，同时将所得结果传输到区域监护中心，以达到实时监测人体健康状态的目的。该功能可使一个护理人员同时护理若干个病人 / 老年人成为现实。

8. 远程监测和网络控制 随着技术的发展，通过有线网络或无线局域网实现护理机器人的远程监控成为一种趋势，这样缩短了护理机器人与护理人员之间的距离，使护理人员可远程照看病人，在一定程度上解放了护理人员的劳动力。通过网络，实现护理机器人与任意医护机构 / 人员之间的双向信息传输，从而达到远程监测、护理甚至网上会诊的目的。

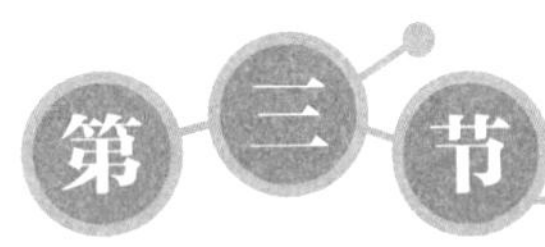

第三节 机器人手术的一般工作流程

传统外科手术中医师为了获得直观的手术视野以及足够的操作空间，手术过程中往往需要切开很大的创口来暴露手术区域来满足手术的顺利进行；但由于大创口的存在，病人康复时间较长，生活质量也会因大创口带来的瘢痕受到影响。机器人手术是一种典型的微创手术，它利用小型化手术器械在病人身体上开大约 1/4 英寸的切口进行手术。

机器人手术的最大优点是能消除外科医师手术操作时不同程度手的颤抖，而使手术操作更加精确平稳。在进行诸如心脏手术、脑部手术、脊柱手术等长时间、复杂精细手术时，医用外科手术机器人有着无法比拟的优势，比如减少对身体的创伤、最小的瘢痕和更快的恢复时间。因此，机器人手术可以看作提高外科医师治疗病人的“灵巧”手术工具。与传统手术过程相比，机器人手术具有更高效，更安全及更低的复发率等优点。

机器人手术的一般流程可概括为三个阶段：术前准备阶段，术中阶段以及术后评估阶段。

一、术前准备

机器人手术的术前准备阶段因病人的病因不同而异。手术对病人是一种应激，因手术带来的心理及康复问题对手术预后有直接的影响。术前分析病人的病因一般分以下几类：

第一类病人：经过一段时间的一般准备后即可进行手术。术前，应观察病人的生命体特征、饮食、睡眠等情况，还必须帮助病人进行血、尿、粪常规检查。此外还包括凝血机制，心、肺、肝、肾功能及血糖等检测。如化验指标有异常，应及时向医师反映，及早纠正，避免影响手术的顺利进行，也可减少术后并发症的发生。

第二类病人：耐受性差，需要对主要器官功能进行认真检查，有针对性地做好特殊准备。遇危重、大手术和特殊病人还应进行水、电解质，酸碱及血气分析等检查后才能考虑手术。如有必要可分期手术，先采取简单的紧急措施（如止血、气管切开、结肠造瘘等），暂时改善全身情况后再进行下一步彻底手术。

第三类病人：急诊手术病人，为了挽救病人生命需要应立即手术。

术前检查需要病人遵循医院术前说明，还可能涉及专科方面检查。若病人患有心脏或血液疾病，他们则被要求必须获得内科医师或心脏病专家的医疗或心脏排查，以确保心肺部安全且符合所有的医疗手术条件。

术前心理指导对病人康复也尤为重要。术前病人因缺乏相应的疾病知识、惧怕手术或其他问题，为此而产生焦虑、不安等不利手术的心理因素。国外研究资料表明，术前对病人实施健康教育可有效地减轻病人术后疼痛，减少手术并发症以及缩短病人住院时间。因此，医师通过了解掌握病人及亲属对疾病诊断、治疗、护理的认识程度及思想状况，采取积极的护理措施，可以去除病人焦虑、紧张、恐惧、不安、消沉、悲观等不良的心理反应，从而充分保证病人睡眠、休息和食欲，使其内分泌系统、免疫系统保持功能基本正常，从而增加病人机体的抗病能力和对手术的耐受力。

机器人手术除了病人术前准备外，还需要对相应的手术器械进行消毒处理。例如，当使用世界上最先进的达芬奇手术机器人进行手术时，需对 Endowrist、内镜及其他附件进行清洗消毒灭菌处理。

Endowrist 刷洗过程包括：

1. 刷洗，用流动的水和清洁软的尼龙毛刷擦洗整个机械的尖端，并移动器械腕部完成全部清洗过程。

2. 冲洗，将操作头前端放低，在轴销的运动范围内移动，直至流出的水变清。

3. 超声波辅助清洗，用注射器注入中性酶清洗液到主冲洗口，将器械尖端浸泡在超声波清洗器含酶溶液的内槽中，器械不得接触碱性和漂白剂等清洁剂。

4. 再次冲洗以及再次刷洗，从超声波清洗器中取出器械，重复步骤 2，3。

5. 彻底冲洗仪器外表面清洗剂，去除任何残留特别是仪器内部。

6. 干燥器械，使器械尖端朝上放置或用高压气枪吹气，确保全部水都从器械的轴和主清洗端口排空。

7. 用 pH 为中性并且蒸汽可以穿透的器械润滑剂润滑尖端和器械销轴。

内镜的清洗步骤包括：

1. 检查内镜有无损坏，所有的镜头是否完整和牢固。

2. 用洁净水和柔软的尼龙刷擦洗整个内镜外表面，转动后端黑色螺母清洗内部凹槽。

3. 将内镜及所以组件完全浸泡在酶的清洁剂中。

4. 再次刷洗，冲洗重复步骤 2、3。

5. 用无纤维絮的软布擦干，防止镜片上留有水渍。

所有器械清洗消毒后检查其他设备是否完好，检查销轴的灵活度，在带光源的放大镜下观察清洁度，观察内镜表面是否平滑，视野是否清晰等。

二、术中操作

术中手术可以主要通过三种主要方式进行（图 9-16）：①外科手术中外科医师直接与组织相互作用以及通过使用开放或微创的方法操纵手术工具；②外科手术中利用手术机器人系统的导航系统在术前和术中为手术刀具与组织的相互作用提供视觉信息的操作；③在模拟环境中进行外科手术，其中，操作介质可以是真实的或模拟的组织。这三种方式有一个共同点即人机接口，在外科医师和操作模态之间共享信息。

微创手术是提供有效手术重要的第一步，同时要求最小化损伤周围组织。最小化影响周围组织主要有三种方法：自然口腔经腔内镜手术，穿刺针和导管。

自然口腔经腔内镜手术是一种相对较新的手术方法，目前仍处于实验阶段还没有完全开发的手术工具和机器人系统。柔性蛇状的工具作为该手术方法的一部分，集成了一个或多个内镜相机。该蛇状的工具通过自然孔（例如嘴，尿道，肛门，鼻子）进入内部器官，同时避免外部切口和潜在的瘢痕组织。

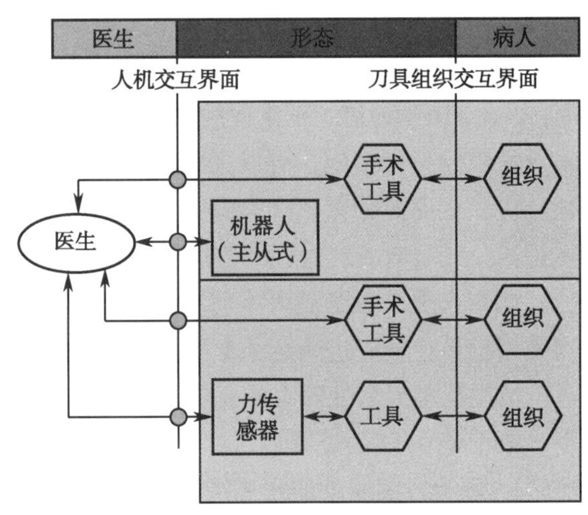

图 9-16 外科手术的形式和接口

穿刺针通常以注射药物插入体内，沉积放射性药物或收集活检。长而窄的穿刺针通过非均匀组织是一项具有挑战性的任务。术前需通过图像导航的机器人装置进行软组织探索。医师通过操纵其基部来操纵穿刺针的尖端，旋转穿刺针可以提供另一稳定模式，从而提高其转向能力。

导管通常通过导丝介入体内的血管系统。导管能够承载各种端部执行器，例如承载扩宽变窄的或阻塞的血管的气囊，还可以携带作为血管成形术程序的血管支架，还可操纵尖端的导管用于治疗最常见的心律失常（心房颤动）。此外，可以利用远程手术控制导管进行组织消融，则使外科医师不暴露于 X 射线辐射下。

外科医师控制的外科手术机器人系统是基于经典的主 / 从操作架构。该架构由两个模块组成：外科医师控制台和机器人。外科医师控制台包括用于手和脚的一组输入装置、显示系统，以及在一些情况下语音命令组件。与外科医师相互作用的装置充当手术机器人产生命令的输入装置。它还用作为力觉交互装置，可以向外科医师提供力和力矩，即提供关于手术机器人工具尖端和组织之间的相互作用力的信息。当使用世界上最先进的达芬奇手术机器人进行手术时，微型器械安装在三个独立的机器人手臂上，达芬奇的第四臂包含放大的高清 3D 相机，可以在手术过程中引导外科医师进行手术。外科医师也可以从手术室中的控制台控制这些仪器和照相机。医师能够同时操作达芬奇的四个手臂，通过立体的高清晰度显示器，可获得一个比人眼更好的、更详细的 3D 视图操作现场。医师在主控制器做的每一个动作都可以由机器人在从手端精确复制。在必要时，外科医师可以改变机器人运动的模式。若选择三比一的比例，机器人手臂的尖端移动 1mm 而外科医师的手则移动 3mm。外科医师通过移动触觉主输入装置的触针来启动机器人的移动。

与病人交互的机器人系统包括最少三个机器臂：两个用于操纵手术器械，第三个用于操作内镜。另外两个臂则包括用于手术或组织回收的手术工具。外科医师通过在控制台处操纵两个输入装置来控制机器人臂的位置。由于控制台的合理设计，外科医师的眼睛和手总是对准他的外科手术部位的视野，这样可以减少外科医师的疲劳。

三、术后评估

外科手术的评估是高水平的认知决策与低水平手动控制外科手术工具相结合。外科手术训练必须是可信任的外科医师在临床环境中进行无人监督的外科手术。

评价手术熟练度的方法仍然是以主观为主。虽然外科手术模拟器和手术机器人系统可以捕获与手术相关的物理参数，但是捕获认知参数更具有挑战性。工具运动学包括空间中工具的位置和姿态，以及力和扭矩。手术中照相机视图的物理参数数据可以用于多种目的，它可以促进对手术的技术技能客观评估，可用于术中和术后的指导，还可以帮助形成外科手术的临床程序。

另一方面，在手术过程中获得高水平的决策是非常困难的。在发生心理决策过程时，外科医师进行语言表达非常困难。考虑到与手术相关的认知过程困难性，没有定量数据记录外科医师的心理负荷如何在高水平决策和低水平工具操纵之间分配的，而这两者都是完成手术所需要的。

外科医师的决策和手术技能可以通过训练以及在专业认证考试期间进行评估。这种评估从根本上说是主观的，并且医学职业对问责和病人安全有着更大需求。因此，开发一种可靠的方法用于客观评价临床医师手术期间操作迫在眉睫。评估外科手术技能的方法正逐渐从主观评分转向更客观的定量分析（由专家主观评分可能构成基于模糊标准的偏见）。

基于任务解构或分解开发外科技能的客观分析是严格客观技能评估方法的一个重要组成部分。通过暴露和分析任务的内部等级，同时提供量化培训和技能获取的客观手段，实现更广泛的理解。主要有三种方法或模型用于任务分解及其相关的技能评估和训练应用：①黑盒子模型；②灰盒子模型；③白盒子模型。在黑盒子方法中，模型及其状态是抽象的并且与现实中的具体事件不相关；例如，外科缝合由具有抽象状态和模型架构的单个模型表示。在白盒子模型中，模型的每个状态表示现实中的具体和明确定义的事件；例如，每次工具与组织相互作用（抓紧推动等）由具有力，扭矩和速度的唯一状态表示。中间方法将操作的步骤分解为更基本的任务，并且每个任务由单个黑盒子模型表示。在这种中间的方法，所谓的灰盒子方法中是高于黑盒方法，但是低于白盒子方法。

以髌骨关节成形术为例，这些程序遵循三个步骤：

1. 术前规划　术前 CT 扫描以及重建扫描以获得解剖结构的三维视图，使用植入物的 3D CAD 模型进行初始术前规划。术前计划基于四个主要参数：部件校准度量；3D 可视化虚拟植入位置；术中间隙运动学和动态学下肢校准评估。基于 CT 扫描的术前规划是有限的且 CT 扫描不能成像软组织。因此，必须在手术中修改计划以实现精确的间隙平衡和图像匹配。骨切除体积由系统自动定义，并且设置切割器械的边界以防止对这些预定区域之外的区域进行无意手术。

2. 术中手术操作　在设置机器人系统初始化后，使用标准的腿矫形器来约束腿。在切开皮肤之前匹配解剖表面标记。在皮肤切开后，将小关节精度检查点销插入胫骨和股骨，并且在这些点处匹配两个骨表面，将它们与 CT 模型匹配。膝关节的虚拟运动学建模和术中跟踪允许进行实时调整以获得正确的膝关节运动学和软组织平衡。外科医师在预定义边界内引导其尖端来移动臂。机器人在去毛刺期间给外科医师主动的触觉，视觉和听觉反馈。在骨头准备完成后，放入植入物。

3. 术后评估　经常用 24 小时住院、抗生素和抗凝治疗疼痛。病人在同一天接受连续被动运动，使膝盖弯曲并延伸运动并且确定舒适度。

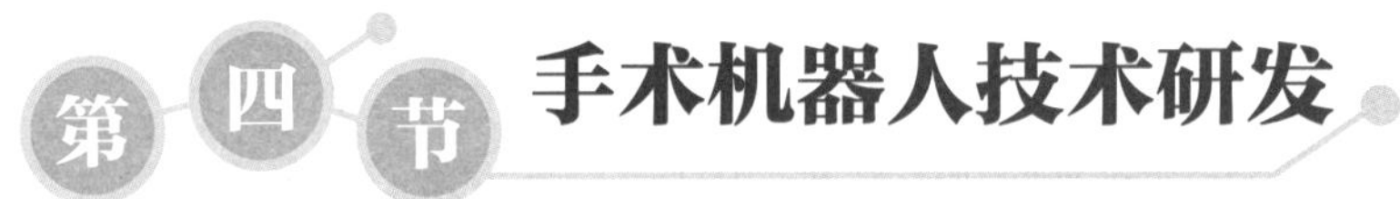

第四节　手术机器人技术研发

一、图像手术导航技术

（一）图像获取

所有类型的图像导航需要两个步骤：采集医学成像数据以及将该数据呈现给外科医师。图像采集可以是手术前或手术中，图像可以是功能性的（提供生理信息）或结构/解剖学的（仅提供关于病人的解剖结构的信息）。图像还可以由一种成像模态的获得或者从多个成像模态的组合构建。所使用的成像模态（或多个模态）可对随后的图像导航工作产生重要的影响。每种成像方法都有优点和缺点，一些模式可能适合于一般手术，但不适合显微外科手术。我们将在下面的部分依次讨论每种模式。

计算机断层摄影（CT）是最常用于图像导航的成像模式（图 9-17），特别是用于显微外科手术的图像导航。CT 图像具有许多优点：高空间精度，高分辨率，良好的图像质量和无噪声以及系统的广泛可用性；但是 CT 也有许多问题，其中最主要的就是电离辐射。这也排除了使用 CT 作为实时术中模态。此外，相对较差的软组织对比度也使 CT 不能用于某些程序或某些解剖区域。

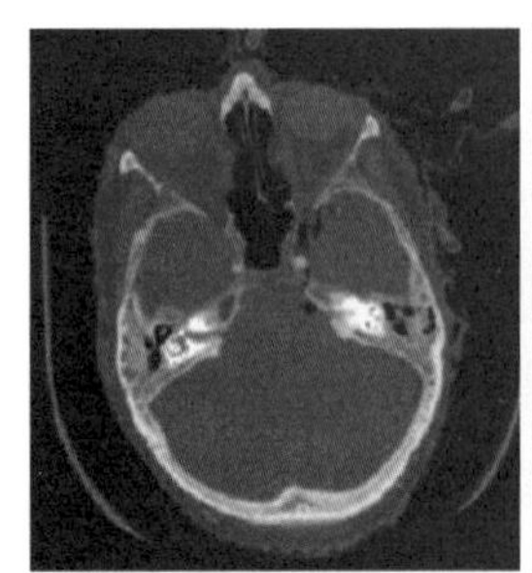 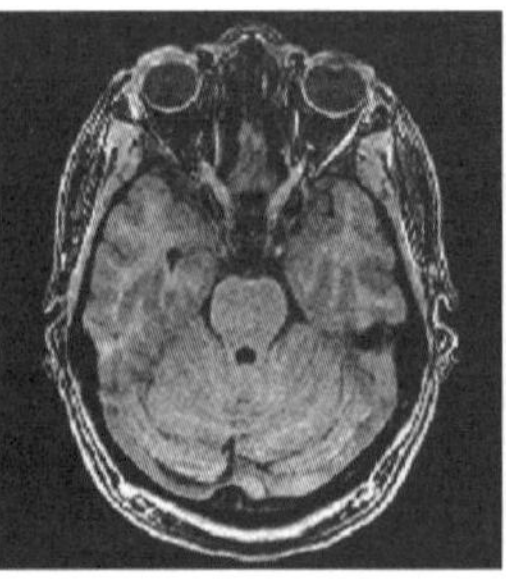 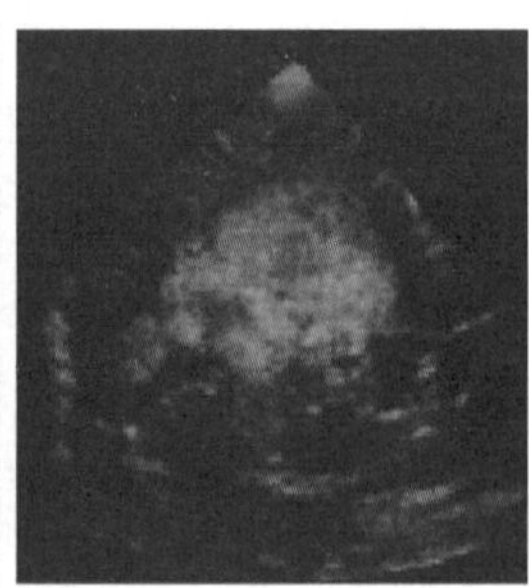 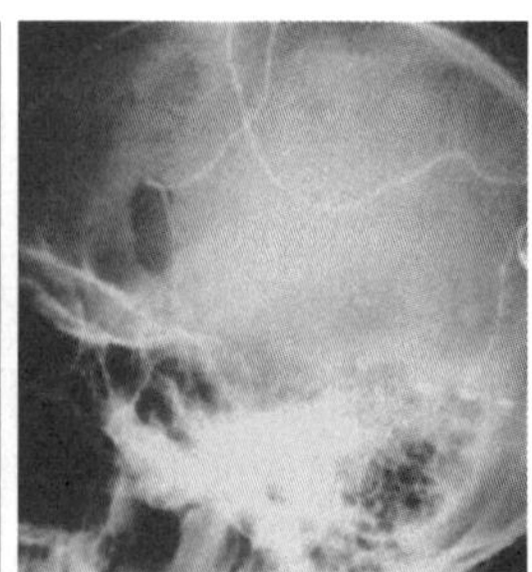

图 9-17　各种用于图像导航的成像技术

CBCT（数字体积断层摄影）在图像采集期间使用锥形束，从所采集的体积重建病人解剖结构，且仅需要单次旋转就能完全重建解剖结构。然而，重建过程中复杂性可能导致潜在伪像的形成。此外，虽然 CT 通过 Hounsfield 标度提供关于结构密度的绝对信息，但是这不适用于 CBCT 图像，因为其强度取决于到 X 射线源的距离。CBCT 广泛用于牙科手术，各种技术进步意味着它在其他领域特别是耳鼻咽喉科越来越受欢迎。最近的研究显示锥形束 CT 可以提供比标准 CT 更高的分辨率。

超声具有许多优点：它相对便宜，便携，安全和使用简单，并且可以实时成像。高频声波可以有效地穿透软组织，然而骨或气袋通常屏蔽其内部或后面的解剖结构却不能成像。超声的空间分辨率受所使用频率的限制。较高的频率可以增加分辨率但以穿透深度为代价，与频率成反比。由于许多显微外科手术涉及附属或嵌入骨中的结构，所以超声波在手术中使用通常与其他高分辨率的模式组合使用。

磁共振成像（MRI）仍然是最新的主要成像方式。它通过使用强大的磁场与身体内的氢原子相互作用，匹配粒子场。然后通过电磁脉冲使粒子脱离对准。最终粒子以特定组织类型的速率与场重新匹配。MRI 不需要电离辐射，可提供优异的软组织对比度，并且使用各种协议来实现特定的成像需要。它的缺点包括比 CT 可用的分辨率低以及长扫描和重建时间。所涉及的大磁场还意味着使用 MRI 作为标准（金属）手术工具的术中模式是不可能的。此外，还需要在术中成像下减少手术通路。专门的手术 MRI 机器通常具有在低光谱的场强度以及专门设计以允许增加的手术通路，但通常以牺牲图像质量为代价。

当获取显微外科手术图像时，必须满足一些具体要求。图像的分辨率必须足够高，使得可以感知微小的结构，可能小于 1mm。在组织类型之间还必须有足够的对比度以获得适当的诊断或定义目标。准确的空间重建对于有效目标的导航也是至关重要的。

（二）手术规划

导航的概念在现代图像导航中是重要的一种。通常类比技术如 GPS 系统，通过图像数据，手术计划和外科手术工具的跟踪组合引导外科医师到正确的手术部位或远离精密组织结构。成像数据类似 GPS 中的地图可以从任何适当的成像技术获得。在获得图像之后，外科医师可以计划到目标的路线。

规划阶段可以在术前或术中完成，并且通常涉及解剖结构的分割和目标位置或回避区域的定义。分割是图像数据内的特定解剖结构的描绘。最简单的方法是手动分割，需要用户（通常是外科医师，放射科医师或其他合格的人）跟踪每个可用切片或图像上的结构的边界。这可能是耗时的、冗长的，并且在选择或解释中容易出错。因此，在自动或半自动分割方法的开发方面存在大量研究。例如，统计或主动形状建模技术依赖于大量数据的获取，从中可以提取期望群体内的统计变化并且用于新的未知数据集的分割。半自动方法可能需要来自用户的初始化，例如点击要分割区域内的点。随后，利用这一点初始化诸如主动轮廓和水平集算法的算法。此外，还有综合讨论医学图像分割的方法。

显微外科的规划过程与其他类型的外科手术的规划过程没有显著差异，只有图像数据的规模是不同的。然而，合适选择成像模态十分关键，这成功地分割和规划结构。

（三）图像匹配

为了成功地执行图像导航程序，外科医师需要关于工具位置的反馈。在这之前，需要一个称为匹配的过程。匹配包括将解剖或计划数据从图像传输到手术室中的病人。也就是说，该处理表示在手术室台上图像数据和病人之间的 3D 变换计算。

第一次导航的手术过程包括使用基于框架的立体定向，其中框架本身提供了参考方法和基本坐标系统的程序。由于现代导航已经远离使用立体定位框架，因此需要一种替代的参考方法。虽然存在各种技术，但是所有技术都很难将将图像中的 3D 坐标变换到病人上的等效位置。我们可以基于使用的过程将这些方法分成三个单独的类别：基于点，基于模板和基于表面。

基于点的配准表示对应点在图像和病人上的匹配（无论是人工的还是解剖学的）。这些方法的准确性仅取决于系统（有或没有用户误差）在两个坐标系中精确识别相同点的能力。这个误差通常被称为基准定位误差。基于表面的配准涉及在图像内分割的表面的匹配以及手术中在病人身上测量的相同表面。基于表面的配准精度涉及许多因素，且容易受到与基于点的匹配中存在的相同误差源的影响。最后，使用基于模板的匹配方法的图像导航系统在附着之后基本上是自动匹配的。基于模板的方法涉及创建直接拟合到解剖结构上的病人特异性模板，而这些依赖于图像的精确分割，精确制造以及精确的术中定位。

手术导航期间，匹配过程通常会出现较大误差。实现高精度对于在显微外科手术图像导航是至关重要的，所使用的配准程序也是至关重要的。“金标准”，即能够提供尽可能高精度的方法，通过使用骨固定基准标记来表示，所述标记可以实现在图像中和病人身上的高精度定位。

（四）光学跟踪系统

光学跟踪系统需要跟踪系统和跟踪工具之间的直接视野，并且跟踪工具必须作改变，使得它们可以被跟踪。通常通过附加至少三个可跟踪点或其他特征的标记框架，例如边缘，角或定义的图案。为了定位外科手术工具，在已知配置中固定坐标系中同时用至少两个照相机拍摄图像，并且通过三角测量提取 3D 坐标。跟踪的特征必须相对于该坐标框架校准仪器创建坐标系统，以便有效地导航手术工具。由于相对高的应用精度，光学跟踪是用于显微外科手术的最常用的跟踪方法；单个特征的错误检测会导致坐标系统的定义误差。当跟踪长的工具尖端处位置时被放大时，校准过程中也可能引入误差。

光学跟踪是基于对象、特征或照明源的重复检测，通常用光作为信息载体。有很多用于光学跟踪的具体方法，包括视频或摄影测量，飞行时间和干涉测量。在图像导航的外科领域中，最常用的系统是基于视频或摄影测量方法。这些方法利用已知固有参数的成像系统，基于针孔照相机模型，从与照相机中心相交的光线重建图像。可以根据 3D 空间中相对于成像系统的位置来重建由多个相交射线成像的空间中的任何点。跟踪特征 3D 位置的提取是基于称为三角测量的过程。

三角测量的原理如图 9-18 所示：二维（或在线性传感器的情况下为一维）的点的位置可以在 3D 中恢复，通过在至少两个单独的成像系统中的检测，其中变换矩阵是精确已知的。通过偏离成像装置之间的真实变换来引入误差。此外，由实际成像装置与理想针孔照相机模型的偏差引起的误差导致图像失真和重建误差。每个跟踪装置必须被单独校准以确定导致这些失真的外部成像参数。这样可以精确恢复图像并且精确地重建 3D 场景。

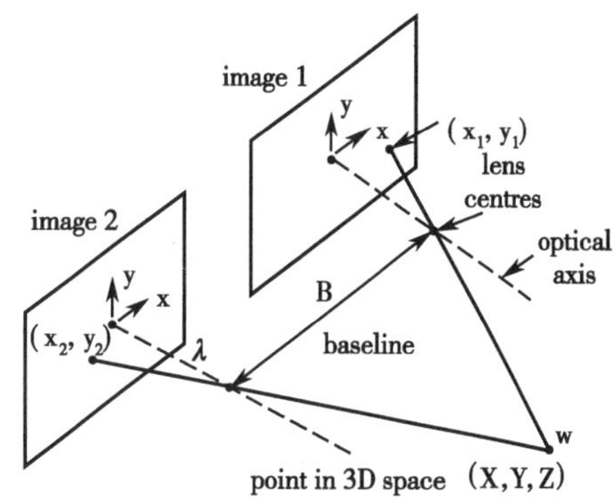

图 9-18　光学跟踪基于特征位置提取的三角测量原理

二、手术机器人

在传统图像导航的情况下，外科医师或外科手术团队负责使用来自图像导航系统的反馈执行手术术前计划。最简单的情况涉及使用者自由使用被跟踪的手术工具。如果在成像之前固定立体定位框架，这可以用于监测工具位置。机器人辅助也可用于监测工具。大多数系统是远程操纵器，其中操纵器仅充当外科医师手臂的延伸部，并且模拟外科医师的运动装置。此外，还存在不主动完成任务的被动装置，这可以限制外科医师的运动，例如在安全区域内沿着轨迹钻孔。

（一）主从机器人设计

目前手术机器人系统的构建以主从式为主，医师通过操控主动机器人间接操作从动机器人进行手术。在主从式微创手术机器人系统结构中，主手与从手既有同构的情况亦存在异构情况。

所谓同构，是指主动机器人的结构与从动机器人的结构完全一样，至多是在尺寸大小上存在差异。同构的优点是主从运动的一致性强，无论是在虚拟手术训练还是实际手术操作中操作者容易上手，同时运动控制系统极为简单甚至不需要轨迹解算仅需要相应运动自由度彼此对应即可。但是，由于需要同时兼顾主动机器人和从动机器人的使用特点，因此极可能需要牺牲两者的某些性能，这样同构主从手术机器人的设计便很难完全满足主、从动机器人的所有要求，不能充分满足两者的使用需要。从这个角度上看，主、从动机器人便不具备通用性，大大增加了研制、使用和维护成本，不利于手术机器人的推广。

所谓异构形式，即主手与从手的结构不同，根据主从式微创机器人手术的特点，主、从动机器人可依据自身的使用要求进行单独设计，这样便能够同时充分满足两者的设计使用需要。异构型主动机器人的结构、尺寸不仅与从动机器人不同，而且两者的自由度数目也有可能不同。异构型主从式微创手术机器人，对主手而言，其采用了以满足操作者操控要求为目标的设计思路，满足了人机工程学等要求，使操作者能够方便顺畅地使用主动机器人；对从动机器人而言，同样采用了单独设计的思路，以满足实际微创手术操作需要为目的进行了从动机器人的结构优化设计，使从动机器人无论在灵活性还是精确性上都能满足微创手术的技术要求。当然，由于主、从动机器人的结构迥异，因此设计两者间的对应控制策略以满足顺利进行主从操作的技术要求便成为了一个技术难点。但即便存在这样一个技术难点，由于异构型微创手术机器人能够做到满足方便操作者使用的要求和满足实际微创手术中灵活性、精确性等技术要求之间的完美平衡，因此将主从式微创手术机器人设计成异构型的方案成为了国际上相关研究的主流趋势。

在异构型主从式微创手术机器人系统构建中，主动机器人已有较多的且已相当成熟的商业化产品，因此目前的相关研究中往往将从动机器人的设计作为研究的热点之一。由于主从式微创手术机器人中的数个从动机器人具有几近一致的结构和使用要求，仅仅在于末端执行器是否为手术器械或是内镜的不同，因此，为简化设计，只需设计一个从动机器人作为样机进行研究。当然，日后的多机器人协同控制需要多机器人存在，只需复制多个从动机器人作为硬件环境研究即可。

手术机器人的设计应当遵循下面这些原则：

1. 机器人的机构自由度与构型设计应根据微创手术的特点保证末端执行器能够满足微创手术的灵活性、精确性和工作空间等要求，同时还需考虑诸如运动不动点等特殊要求。

2. 结构紧凑，重量轻，有效惯量小，摩擦小，自重平衡。

3. 具有力感知单元，能给操作者提供真实的力感觉。

4. 驱动控制简单，便于维护。

（二）机械手臂的形式及优缺点

机械手臂由关节组成，关节结构有多种形式，但最基本的关节类型主要有两种：转动关节和移动关节。以三关节构型为例，目前机器人的结构形式有如下五种：

1. 直角坐标式（PPP） 运动关节都是移动关节，关节轴线相互垂直，各关节相互独立互不影响，将上述关节运动轨迹复合便得出立方体形状的工作空间如图 9-19（a）所示。

2. 圆柱坐标式（RPP） 其由前端一个旋转关节和后面两个直线运动关节构成，因此此种构型的运动轨迹结合了旋转关节与直线运动关节的特点，将上述关节运动轨迹复合便得出圆柱体形状的工作空间，如图 9-19（b）所示。

3. 球坐标式（RRP） 其由前面两个旋转运动关节和后面一个直线运动关节构成，将上述关节运动轨迹复合便得出空心球体形状的运动空间，如图 9-19（c）所示。

4. 关节坐标式（RRR） 其所有的运动关节都由旋转运动关节构成，将所有的旋转运动关节运动轨迹复合便得出呈空心椭球体状的工作空间，如图 9-19（d）所示。

5. SCARA 式（PRR） 其由前面一个直线移动关节和后面两个旋转运动关节构成，将上述运动关节运动轨迹复合便得出截面为椭圆的柱体的工作空间，如图 9-19（e）所示。

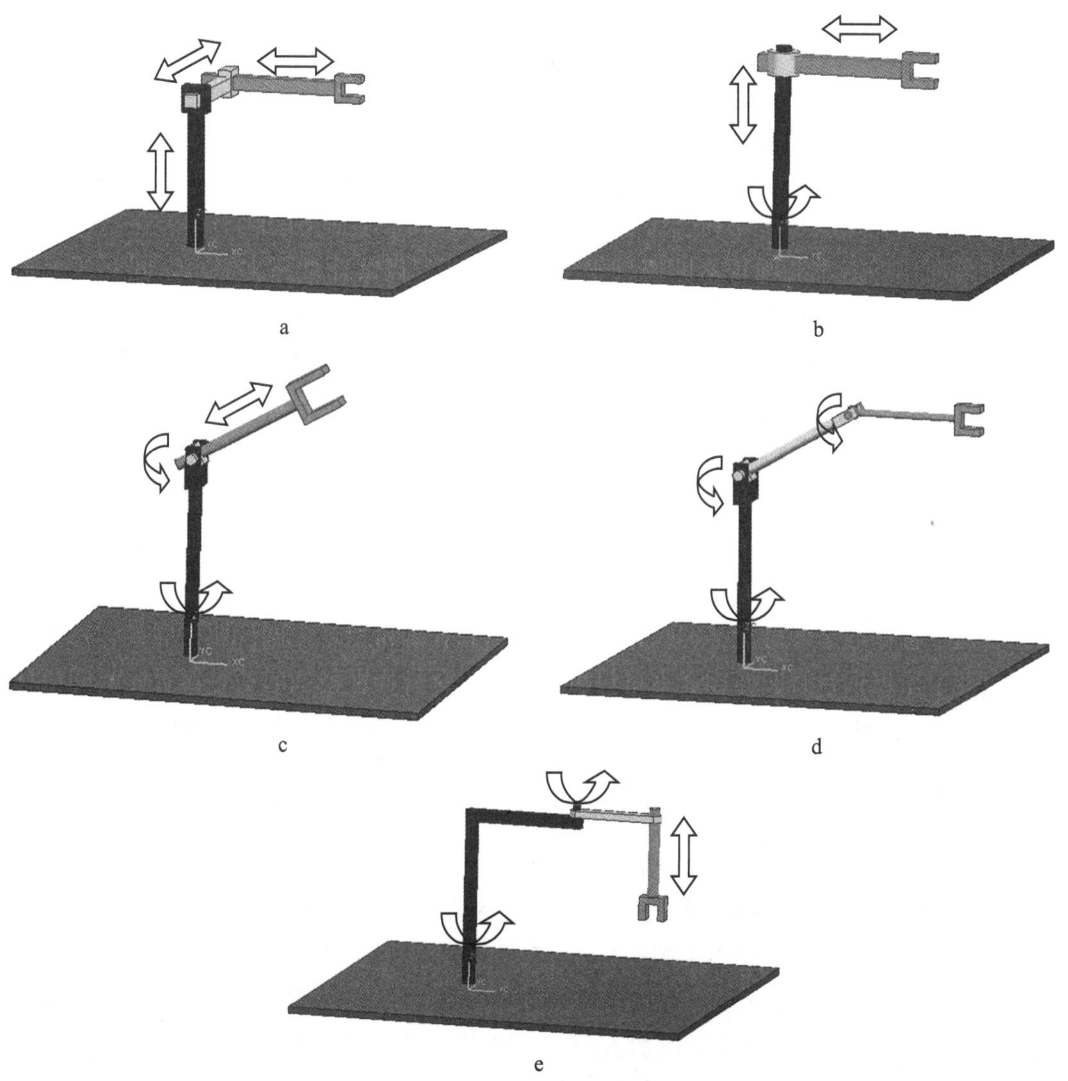

图 9-19 机器人结构形式

a. 直角坐标式；b. 圆柱坐标式；c. 球坐标式；d. 关节坐标式；e. SCARA 式

（三）手术机器人构型技术参数

自由度数是指手术机器人所具有的独立坐标轴运动的数目，有时同轴自由度亦会单独计算在内。在无障碍情况下，往往需要六个自由度才能清晰描述描述运动体在空间中的位置和姿态。机器人的自由度是通过不同的关节结构实现的。由于机器人的应用环境的差异，手术机器人自由度的设计数目并不只限于六个，若手术要求不需到达三维空间中的任意一点，则可能少于六自由度。当然也有可能多于六个自由度，多余的自由度称为冗余自由度。冗余自由度有利于提高机器人的灵活性，有利于优化机器人的运动性能，譬如具有避障功能和改善动力性能。避障功能的存在对于机器人来说具有较大的实用意义，例如具有七个自由度的人体手臂就是一个具有冗余自由度的运动物体，其可以让手部在同一起点从不同路径到达目的点，这样便能避开某一运动路径上可能存在的障碍物。但必须指出，自由度越多，运动解可能会存在多解情况不利于运动控制，同时多余的自由度势必会存在多余的运动关节，从而使机械结构复杂化；而运动关节越多，则机构的结构刚度相对来说也更低，并会影响机器人的运动精度。

在满足运动特性情况下，手术机器人末端执行器所能到达的所有空间的集合称为工作范围。对腹腔镜微创手术机器人而言，工作范围的形状和大小直接影响着手术机器人是否适用于相关手术操作。例如手术机器人在进行手术操作时，由于工作范围有限，手术末端执行器可能存在运动盲点而不能顺利进行手术。不仅如此，手术本身的特点亦会影响手术机器人的工作范围，比如由于微创切口的限制，传统微创手术中，手术器械在病患体内手术区域的工作范围呈锥体形，所以微创手术从动机器人的工作范围至少要满足微创手术所需的工作空间。

（四）手术机器人传动系统

微创手术机器人中，驱动元件有两方面的功能，即同向驱动与相向驱动。同向驱动指的是操作者给驱动元件发出驱动指令，输出驱动力驱动从动机器人上的相应自由度按着驱动指令进行运动；相向驱动主要用于力感知功能的实现。在进行主从式机器人手术时，由于医师不直接接触病患身体，因此不能直接感受到手术操作时的力觉信息，需要设置力觉感知模块对从动机器人手术末端执行器与病灶组织处的力觉信息进行力觉感知，并将感知到的力觉信息将其转化为相应的反向驱动信号，反向驱动信号可反向驱动主手相应的自由度进行与操作者手部操作方向相反的运动或运动趋势，这样便可使操作者产生真实的力觉感受。根据驱动力来源的不同，常见的手术机器人驱动执行单元主要有电机、液压缸或液压马达以及气缸。现在已有研究者开始尝试磁性驱动机器人的研究，但目前相关技术还不成熟。对手术机器人而言，既可以采用同种驱动执行元件亦可采用多种驱动执行元件组合成驱动单元，选择的考量因素应包括手术环境对驱动来源物理量的影响，所需的驱动负载，手术末端执行器的运动精度等。从便于主从控制和腹腔镜微创手术中负载较小等方面考虑。

手术机器人的关节大都是采用间接驱动方式。若直接将驱动元件安装在相应的自由度会使末端执行器的负荷加大从而影响运动精度和效率，同时由于手术环境限制，末端执行器尺寸较小亦很难找到能直接驱动末端执行器相应自由度的小尺寸驱动元件，因此通常采用间接机械传动单元来驱动相应的自由度。

目前，成熟的机械传动方式主要有以下几种：

1. 齿轮传动 多个齿轮通过啮合方式将运动传递出去，但是齿轮啮合时会产生啮合间隙，不能应用于运动精度要求高的自由度。另外，由于使用环境的要求，齿轮往往自重较大，这样便会增加机器人的运动惯量，因此只能应用于低运动惯量要求不高的自由度。

2. 链条-齿轮传动 与齿轮传动类似，由于链条与齿轮存在的啮合间隙的原因，链条-齿轮传动机构亦存在运动精度低的缺点，因此不能将链条-齿轮机构应用于精度要求很高的自由度。另外链条与齿轮摩擦容易使链条松弛、齿轮磨损、噪声大。

3. 带传动 作为带传动的主要形式，平带传动和同步带传动的应用很广，但这两种带传动方式都由于带轮廓和传动结构尺寸过大的原因，不能用于空间要求苛刻的机构自由度，此外带传动的传动效率也较低。

4. 连杆机构传动 连杆机构传动指通过多种机械连杆彼此间的铰接构成传动的方式，但是此种机构的构件较多且彼此之间存在铰接间隙从而不利于传动机构的精确传动，另外采用多杆件铰接势必增加了整个机构的占用空间，不利于从手末端执行器内部对微小空间的苛刻要求。

5. 丝杆传动 丝杆传动可以将旋转运动转化为直线运动，目前市面上已有小型化产品存在，因此可以应用于微创手术机器人的直线运动中。

6. 线传动 采用线传动方式可以将执行元件和自由度关节分置，从而避免了执行元件直接安装在自由度关节处，可以满足一些自由度微型设计的要求。执行元件的驱动力通过传动线缆传递至关节处驱动自由度关节运动。这种方式分牵拉软管方式和钢丝绳-导轮方式两种。前一种方式将层层内套的多级软性金属软管作为机械臂本体，这样通过牵拉采用多级软管结构可构成多自由度运动机构，但因内套的软管之间存在比较大摩擦，且牵引软管达到驱动目的需要复杂的运动学计算，另外软管的存在，在一定程度上亦降低了结构的刚度。而钢丝绳-导轮非线性因素少，如果优化导轮的装配方式及钢丝绳的路径将适用于微创外科手术机器人手术器械小尺寸空间中。

三、机器人控制

自主的手术操纵器必须完成一些任务。操纵器配备有允许其移动通过空间并影响周围环境的控制器，传感器向操纵器提供关于操纵器和任务的当前状态的反馈。为了实现这个高层次的任务，它应该被分解成更小的组件：如果期望的任务是磨掉颅骨上特定的骨部分，可以将其分解成单独的运动任务，然后将其进一步分解成在单个关节层上的任务，然后最终分解为电机所需的电流。随后，机器人控制的问题可以被形式化为有效最小化误差的问题。在任务的每个级别上，在操纵器的期望状态之间存在与当前状态不匹配。

最常用的控制类型是基于改变系统状态与传感器检测到的误差成比例，因此称为比例（P）控制。通过向标准 P 控制器（创建 PI 控制器）添加积分（I）项，可以增加额外的复杂性。积分项增加了对误差源的依赖程度，即误差的大小和误差的持续时间。最后，可以添加导数（D）项来创建典型的 PID 控制器。D 项基于误差的当前变化率，并且倾向于影响系统稳定性和稳定特性。在数学上，这种系统可以描述如下，其中 p 表示比例增益，d 表示微分增益，i 表示积分增益值，e 是观测到的状态误差，u 是控制器的输出。

$$u(t) = k_p e(t) + k_i \int e(t)\,dt + k_d \frac{de(t)}{dt}$$

这些系统的误差输入由传感器提供。在同等水平上，编码器提供关于关节位置的信息，可以利用跟踪系统来提供相对于病人的更准确或冗余的位置。在力控制结构中，操纵器将试图通过基本上远离干扰源而使施加到传感器的力归零。在实践中，这导致用户能够通过在期望运动的方向上施加力来移动操纵器。如前所述，力信息还可以用于调整其他参数，例如钻孔速度。视觉伺服（或基于视觉的控制）表示使用视觉数据来控制机器人操纵器相对于其环境的位置，速度和加速度。该传感器数据提供状态中的测量误差，从而通过向控制器提供反馈来控制回路的关闭。

大多数对视觉控制的研究集中在视觉伺服算法的特定领域。存在多种处理相机与视觉系统获得的二维信息以便控制机器人的方式。视觉伺服算法指的是如何定义到控制系统的输入。操纵器所需的最简单，最常见的任务是定位。以特定方向移动到 3D 空间中的特定位置。定位任务的成功或失败由与期望位置相比的最终 3D 操纵器位置和姿态限定。可以在 2D 图像空间中定义误差，或者从图像重建 3D 场景并且在重建的 3D 任务空间中定义误差，或者使用这两者的某种组合。这些分别被称为“基于图像的”“基于位置”和“混合”视觉伺服。

四、手术机器人力觉

（一）测量姿势

机器人系统的一个基本问题涉及系统回答问题的能力。“在哪里，确切地说，我是？”机器人，以与任何生物有机体大致相同的方式，依赖于来自其环境和来自内部源，以传感器输入的形式的反馈，以试图明确的表达答案。该输入可以采取多种形式，并且通常使用多于一种的方法。

相对于操纵器的基部机器人系统的机械和运动结构是定位端部执行器的基本方法之一。大多数机器人系统利用刚性运动结构，通常具有旋转和移动关节的组合。为了获得端部执行器的位置，系统必须具有计算各个关节位置的方法，通常使用两种编码器类型中的一种。增量编码器在计算系统启动时变化旋转角度或位置。绝对编码器返回关节的绝对位置（或角度），它的分辨率通常比相对编码器低。但是如果突然断电，绝对编码器则不需要额外的硬件来维持先前存储器的位置。从编码器值到末端执行器的欧拉位（正向运动）的计算被很好地理解并且被定义用于许多标准化的机器人配置。逆运动学（其中从欧拉位置提取关节角度）趋向于比串联操纵器的正向运动学更难计算，但是解决方案已经被全面研究并且被很好地理解。随后，任何机器人应该从根本上能够在空间内定位自身（具有一定程度的误差，取决于运动学模型的精度）。运动学模型还可以扩展为包括质量，惯性，刚度和其他因素在机械手在整个环境中移动时对机械手的影响。这通常被称为机器人系统动力学的研究。

与任何的姿势检测一样，这些过程通常导致末端执行器位置的错误估计，通常由于模型中的误差以及编码器的限制。此外，这些模型不考虑工作场所位置的变化。由于工业机器人良好地控制条件，其工作环境可以预期保持不变。在手术室中不一定是这种情况，其中病人相对于机器人的刚性固定是一个非一般的问题，并且情况通常更加多变。

随后，姿势识别的替代方法通常与运动学或动态模型结合使用。任何前述跟踪方法可以用于定位末端执行器，在实践中视觉导航是最常用的方法。当直接引入机器人控制回路时，这个过程称为视觉伺服。在远程操作系统中，外科医师使用视觉通过内镜或照相机来定位系统在外科部位内的位置。

（二）力、扭矩和触觉传感

除了视觉，触觉是外科医师高效、有效地完成许多外科手术的基本感觉之一。相比之下，味道和气味相对很少使用。外科医师即使在缺乏视觉也能够触诊以确定组织类型，并且这种触觉反馈在铣削和磨削任务时至关重要。它有效地确保精确的切割以及最小地增加温度。

大致类似于触觉反馈的力和扭矩（FT）数据通常在机器人系统内使用，以便获得关于环境或任务的状态的进一步信息。例如，FT 数据可被用于检测毛刺穿过耳蜗的骨外部的点并且在钻穿透膜前停止钻孔。FT 还表示测量控制铣削参数，当切割材料产生高应力时减速，并且当观察到较小的力时加速。在相同的工作中，提出了触觉搜索算法中使用 FT 数据。FT 数据允许检测圆柱体的位置和取向以及圆锥体的中心。FT 数据的使用也可以用于改善机器人程序的安全性，例如通过检测碰撞。

（三）环境（医疗）传感

还存在可以由机器人系统利用的各种各样的其他传感器源，理论上可在当前在手术室环境中使用的任何传感器，只要所提供的信息与操纵器所需的任务相关。在铣削任务的情况下可以利用温度测量，如果位置的温度增加到安全水平，则可以停止进度。组织的密度和弹性可以提供关于工具在体内位置的信息，并且可以使用各种方法获得。弹性可以间接地作为力或扭矩信息测量，它被用于确保内镜保持机器人在特定区域内的安全放置。或者诸如弹性成像的专门技术，其提供实时绝对弹性信息并且可用于使血管和肿瘤可视化，并且为远程操作者系统提供定位反馈。压力和流量的测量早已被临床医师用于评估病人的当前健康和状态。具体来说，外周血管或心脏内，眼内液体和脑室内的压力测量都为临床医师提供重要信息。

第五节 未来发展趋势与展望

随着科学技术的发展，机器人将向医疗行业的各个领域渗透，将涵盖包括外科手术、医院服务、助残、家庭看护和康复等的所有层面，开创临床医学的新天地，如各种类型的手术机器人、机器人手术专用工具、医院服务自助车辆系统、虚拟培训系统、智能轮椅、智能康复设备等。另外，随着微型机电技术（MEMS）的不断深入发展，微小型机器人的发展也具有很好的应用前景，它可以直接进入人体器官内部进行手术和其他工作，如完成组织取样、疏通血管、检测药物放置、细胞捕捉等工作。随着仿生机器人的发展，通过模仿自然界中软体生物的软体机器人也得到了很高的关注，国内外越来越多的研究学者开始开展软体机器人的研究，其在医学方面也必将发挥不可替代的作用。此外，纳米级机器人和生物机器人也将成为现实，在生物科技上发挥重要的作用。

一、手术机器人

目前全球有许多医院在应用达芬奇手术机器人，其精准、微创的手术效果广受外科医师和病人欢迎。利用机器人进行微创手术，使得21世纪的外科成为微创的外科、无创的外科，机器人让外科从“切除时代”进入了“修复时代”。但其也存在手术过程无反馈、价格高、时间长等缺陷。随着技术的发展，这些缺陷将会逐渐改进。并且达芬奇机器人现有的手术器械仍有一些僵硬，灵活性还不够，一旦实现了机器人灵活性的突破，其适应证范围必将会进一步扩大。如何让机器人更精准，柔性更好，如何让其与诊断结合，可能是医用机器人下一步的发展方向。

另外，目前在用的医用外科机器人更多的是模拟医师完成手术，未来手术机器人在操作方式上可能会有重大改变，机器人也许可以代替医师直接为病人做手术。未来的手术机器人不单是一台机器，而是一个信息系统，可以作为一个平台与其他信息融合，如利用外科导航-机器人手术系统，外科医师可以将实时三维扫描图像融合显示于手术屏幕上，或者说人体组织将透明化，使得操作时可避免损伤内部结构。同时，随着大数据外科时代的到来，未来手术将预先程序化。

手术机器人在国内外的应用已充分表明其技术的先进性，但同时也存在一些不足之处。主要表现为手术机器人自身的缺陷和使用成本的昂贵，需要引起足够的重视。

1. 自身缺陷

（1）手术机器人触觉反馈体系的缺失，医师只能通过视觉信息的反馈进行弥补。

（2）整套设备的体积过于庞大，安装、调试比较复杂。

（3）系统的技术复杂，在使用过程中可能发生各种机械故障。
（4）系统的学习曲线较长。
（5）手术前准备及手术中更换器械等操作耗时较长等。
2. 使用成本昂贵
（1）手术机器人设备购置费用高。
（2）手术成本高，机器人手术中专用的操作器械需强制性更换。
（3）维修费用高。

二、康复机器人

目前，上肢、下肢、辅助机器人的产品非常多，这个产业的发展速度十分迅速，但是目前一些康复机器人的产品与临床需求还存在一定差距。有时候需要做康复理疗的病人情况非常复杂，特别是一些瘫痪的病人，如何从康复原理方面设计这个机器人是很重要的。要做康复机器人，一定要与康复医学专家结合，真正把专家的思路、理疗师的经验放入康复机器人中，从康复医学的原理设计康复机器人，才能更好地为老人或者失能残障者服务。

康复机器人会朝着智能化、人性化、模块化、轻量化的方向发展。进一步提高智能水平，简化用户的控制，使机器人能体察用户意图，在简单质量下自主完成操作。康复机器人应根据病人的生理和心理特点，使机器人颜色、形态、行为方式更能为人接受，使用更舒适、安全、可靠。康复应该达到两个最终目的：一是功能训练的目的，即将被训练者的功能恢复到一定正常的水平；二是功能替代的目的，康复机器人应该具备这两个能力。另外随着各种先进的机器人控制技术、人机接口技术、电子产品集成技术、遥控操作技术、微驱动与微操作技术等引入到康复领域，康复机器人的技术水平会迅速得到提高。中国在康复这个领域起步比较晚，技术上会有更大的提升空间。

三、护理机器人

护理机器人能够大幅减少护士、护工等服务人员的工作量、时间以及精力等，是医用机器人中重要的发展方向。现在已有投入使用的护理机器人产品，但是目前的护理机器人与人相比并没有优势，其发展仍存在诸多难点。首先，不同的护理类型机器人需要具备不同的护理功能，而具备很多护理功能，则意味着价格非常高。其次，若护理机器人没有在医师的指导下使用，安全性会是一个很大的问题。因此如何提高护理机器人的认知系统、人机交互、安全性，并且降低成本将是未来其发展的主要方向。

从护理机器人当前的主要研究热点来看，为了满足护理机器人复杂环境下的适应性、可靠性，护理机器人将朝着智能化、自主化方向发展；为了降低护理机器人开发门槛，加速其发展，则需要护理机器人有统一开源的软硬件平台。

四、软体机器人

软体机器人（soft robot）是一种全新的机器人，是仿生机器人研究的延续。其通过模仿自然界中的软体动物，由可承受大应变的柔软材料制成，且可在大范围内任意改变自身形状和尺寸，有无限构型使其末端执行器具有到达工作空间内的任意一点的能力。软体机器人与传统刚性机器人相比，具有一些明显的优势：①软体机器人的身体变形是连续和分布的，理论上具有无限自由度；②通过身体的主动变形与被动变形相结合，软体机器人对非结构环境具有极强的适应性；③软体机器人的柔顺性使其可操作易碎及柔软对象；④软体机器人的身体可进行大变形从而挤过狭窄的空间。这些优势使其可以应用于家庭服务、手术医疗、救灾以及军事等多种用途。

近年来对软体动物特别是毛虫、蠕虫、章鱼臂的研究极大促进了软体机器人技术的发展，包括新型机器人结构、驱动技术、建模方法、控制算法等。但是作为一种全新的机器人，软体机器人的研究才刚刚起步。这种机器人的研究涉及材料、化学、机械、控制等多学科，从材料选择、结构设计、到控制与感知均存在许多问题需要深入研究。软体机器人的研究手段、研究方法以及研究内容都极大地丰富了现在机器人的研究，无论是对现有传统机器人的改进还是对机器人研究领域的扩展，软体机器人作为未来机器人的发展方向都具有极其重要的研究价值。

五、研究趋势

目前，计算机辅助技术与机器人技术相结合，在国外很多领域已被应用于临床，并取得了很好的效果。但在国内，实际临床应用成功的范例相对较少。因而随着科学技术的发展，还需在以下领域作深入研究：

1. 多模图像信息的综合与配准　术前图像（如来自 CT 和 MRI 等）自身的匹配，术前图像和术中信息（如定位器数据、X 射线投影和超声波图像等）的匹配，不同图像及信号与手术系统的匹配等。

2. 高精度定位系统的发展　目前无论是机械臂定位系统，还是基于光学导航的定位系统，都存在着精度不足、装置笨重、体积较大、价格昂贵等不足，高精度定位系统的开发对于提高手术质量、改进外科机器人有着积极意义。

3. 精确医疗理念进一步发展　精准医疗作为下一代诊疗技术，较传统诊疗方法有很大的技术优势。相比传统诊疗手段，精准医疗具有精准性和便捷性，一方面通过基因测序可以找出癌症的突变基因，从而迅速确定对症药物，省去病人尝试各种治疗方法的时间，提升治疗效果；另一方面，基因测序只需要病人的血液甚至唾液，无需传统的病理切片，可以减少诊断过程中对病人身体的损伤。可以预见，精准医疗技术的出现，将显著改善癌症病人的诊疗体验和诊疗效果，发展潜力大。

4. 虚拟现实技术的应用，使医师更有身临其境的真实感觉，应用于外科医师的培训。

5. 远程操作外科机器人的开发，将图像存档和通信系统技术与计算机辅助外科相结合，实现远程外科手术，远程操作外科机器人的开发和应用将成为解决现实医疗问题的重要手段。

6. 医用机器人的安全问题，包括硬件和软件的安全。

7. 医用机器人标准化和产业化，不管是手术机器人、康复机器人还是医院服务机器人，就它们的发展而言，最重要的一个问题就是政策环境。如果没有一个全链条的政策支持，很难形成一个好的产业格局。随着国家政策的扶持，医用机器人产业研发包括平台的建设和标准的研究越来越受到重视。

其他还包括智能材料、医疗大数据、精密操作等技术的发展，智能化、个性化医疗技术将成为发展趋势。另外，新型外科机器人机构、新型手术工具、智能传感器等相关技术的开发仍将是未来外科机器人研究的热点和重点。

本章小结

医用机器人的应用极大地推动了现代医疗技术的发展，是现代医疗卫生装备的发展方向之一。手术机器人具有高准确性、高可靠性和高精确性，提高了手术的成功率；康复 / 护理机器人具有智能化，可为伤员、病人与老年人提供康复护理和服务。随着科学技术的不断更新、社会老龄化以及医疗技术的发展，各医用机器人及其辅助医疗技术将得到更深入而广泛的研究和应用，各种新型的医用机器人机构、新型手术工具、医学图像采集和处理技术、远程系统传输技术、智能传感器、智能轮椅及其他相关技术仍是研究热点。

（谢　叻）

思考题

1. 目前医用机器人有哪些需要改进的地方？
2. 将来还可以发展哪种新的医用机器人？
3. 医用手术机器人的分类以及有哪些方面的应用？请举例说明。
4. 手术机器人由哪几部分组成以及各部分的功能？机器人设计的原则有哪些？

第十章

数字化医疗设备

20世纪末21世纪初，由于信息科学、电子学、计算机技术、网络技术以及医学信息技术（PACS系统、远程传输和网络影像学）的飞速发展以及它们在医药卫生各领域行业中越来越广泛的应用，世界正进入一个数字医学时代。随着数字医学技术的发展，世界各国对数字化医疗设备的需求量越来越大，大型数字化医疗设备市场持续发展，在计算机软件下工作的数字化医疗设备，已逐渐取代常规医疗设备成为临床设备的主流，其中数字医学影像诊断设备，如X线计算机断层成像（X-ray computed tomography，CT）、磁共振成像（magnetic resonance imaging，MRI）、超声成像（ultrasonography，USG）、计算机X线成像（computed radiography，CR）、数字X线成像（digital radiography，DR）、发射型计算机断层成像（emission computed tomography，ECT）等以及它们的辅助系统-图像存储与通信系统（picture archiving and communication system，PACS）等，是构成数字化医疗设备的主要部分。数字化医疗设备为人类打开了更宽的医疗视野，为提高人类健康水平的医学研究提供了更好的平台。

数字化医疗设备出现的典型代表应该是X线计算机断层成像设备，X-CT把数字化的计算技术引入常规的放射成像，从此人类开始进入“数字化医疗”时代。此后，X线摄影、心电图和脑电图都开始数字化，MRI、数字减影血管造影技术（digital subtraction angiography，DSA）、单光子发射型计算机断层（single photon emission computed tomography，SPECT）及正电子发射型计算机断层（positron emission computed tomography，PET）等都是目前临床重要的数字化医疗诊断设备，是数字化医疗发展的结晶。通常数字化医疗设备是指设备本身集成了数字系统的大型设备，输出往往是数字影像。目前，较为常用的数字医学影像诊断设备主要有以下四种：

1. X线成像（X-ray imaging） 主要反映人体组织的密度变化、提供人体解剖结构方面的信息，对脏器功能和动态方面的检测较弱。此类设备主要有普通X线机、CR、DR和X-CT等。其中，X-CT是数字化医疗设备出现的典型代表，X-CT把数字化的计算技术引入常规的放射成像，从此人类开始进入“数字化医疗”时代。

2. 磁共振成像 可对人体各部位进行多参数、多平面成像，空间分辨率较高，能够对病灶更好地定位和定性，在颅脑、脊髓、心脏大血管、关节骨骼、软组织及盆腔检测中效果最佳。与其他成像技术相比，MRI具有能够早期发现病变、确切显示病变大小和范围、定性诊断准确率高等优点。

3. 超声成像 在临床上应用范围较广，相关设备包括A、M、B、D等多种型号，现已发展到三维、四维彩超，具有测量、诊断、监测与治疗四大基本功能。超声诊断设备是目前医院中使用较频繁的诊断设备，具有简便、经济、可普查等优点。

4. 核医学影像（nuclear medical imaging，NMI） 属于功能性的显像，即放射性核素显像。此类设备主要包括γ照相机、SPECT、PET。与CT、MRI等成像技术相比，放射性核素具有特异性聚集的功能，可显示肿瘤、神经受体、炎症、转移灶等不同类型组织器官的影像。

目前X-CT、磁共振、超声成像和核医学成像设备各有其优缺点，互相补充，共同组成现代四大医学影像设备。

本章首先对数字化医疗设备的定义及主要特点作简单介绍，然后着重介绍目前在临床中广泛使用的四大类数字医疗影像诊断设备：X线成像设备、磁共振成像设备、核医学影像设备（SPECT和PET）及超声成像设备的基本原理与系统构成。最后对医疗可穿戴设备（wearable medical devices）的发展及数字化医疗设备的发展趋势进行介绍。

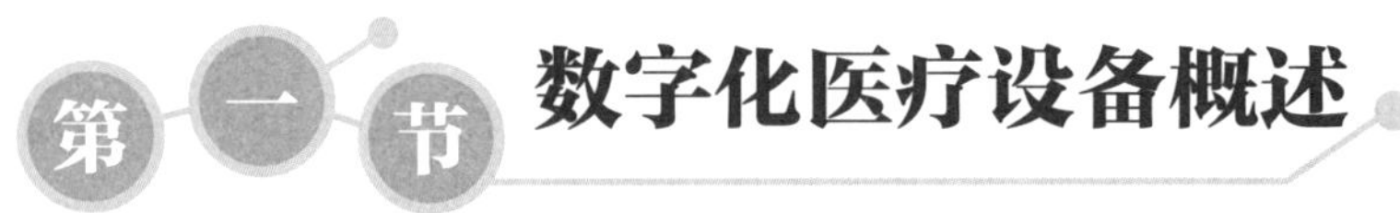

第一节 数字化医疗设备概述

一、数字化医疗设备的发展、定义和优势

（一）数字化医疗设备的发展

目前应用于临床的医学影像诊断设备按成像方式可分为两大类，模拟医疗设备和数字化医疗设备，常规 X 线胶片摄影属于模拟成像设备，数字化的成像设备，如 CT、MRI、CR、DR、USG、SPECT 和 PET 等，是构成数字医疗设备的主要部分。自 1895 年 X 线发现以来，数字化医疗设备已经发展了 100 多年，其中诞生了无数的标志性发明。1972 年，英国工程师汉斯菲尔德（G.N.Hounsfield）首次研制成功世界上第一台用于颅脑的 CT 扫描机。这是电子技术、计算机技术和 X 线技术相结合的产物；它的问世，是 1895 年 X 线发现以来医疗数字化医疗设备的一个革命性进展，为现代医学影像设备学奠定了基础。CT 机以横断面体层成像，无前后影像重叠，不受层面上下组织的干扰；同时由于密度分辨率显著提高，能分辨出 0.1%~0.5%X 线衰减系数的差异，比传统的 X 线检查高 10~20 倍；还能以数字形式（CT 值）做定量分析。近 30 年来，CT 设备更新了四代，扫描时间由最初的 3~5 分钟缩短至 1~5 秒，空间分辨率也提高到 0.1mm 量级。CT 设备对颅脑、腹部的肝、胆、胰和后腹膜腔肾、肾上腺等病变的诊断在医学影像诊断学上占主导地位。20 世纪 80 年代先后研制开发的超高速 CT、螺旋型 CT，使其临床应用范围和诊断效果进一步扩大和提高，CT 机的诞生，标志着数字化医疗设备的革命性进展。X-CT 的开发，使医学影像设备与技术进入了一个以计算机和体层成像相结合、以图像重建为基础的新阶段。从此，数字 X 线成像设备与技术逐步兴起，并应用于临床。DSA 具有少创、实时成像、对比分辨率高、安全、简便等特点，扩大了血管造影的应用范围。CR 具有减少曝光量和宽容度大等优点，将模拟 X 线图像间接转换为数字化图像，从而使输出图像可以纳入 PACS。而 DR 是继 CR 之后的又一数字化 X 线摄影技术，实现了直接曝光输出数字化的 X 线图像。20 世纪 80 年代初用于临床的磁共振成像设备，是一种崭新的非电离辐射式成像设备。MRI 设备的密度分辨率高，调整梯度磁场的方向和方式，可直接摄取横、冠、矢状断面和斜位等不同体位的体层图像，是其优于 CT 的特点之一。迄今，MRI 已广泛用于全身各系统，其中以中枢神经、心血管系统、肢体关节和盆腔等效果最好；近年来，腹部诊断效果已接近和达到 CT 水平，脑影像的分辨率在常规扫描时间下提高了数千倍，显微成像的分辨率达到 50~10μm，现已成为医学影像诊断设备中最重要的组成部分。生物体磁共振波谱分析（magnetic resonance spectroscopy，MRS）具有研究机体物质代谢的功能和潜力，今后如能实现 MRI 与 MRS 结合的临床应用，将会引起医疗诊

断学上的一个新的突破。

（二）数字化医疗设备的定义

随着计算机技术和现代电子技术的快速发展，医疗设备和计算机技术结合愈加紧密，形成一种全新的以计算机数字化处理为特征的医疗设备，即“数字化医疗设备”或称“智能医疗设备”，所谓数字化医疗设备实际上就是将传统医疗设备输出的模拟信号数字化，也就是把连续变化的模拟信号转化成离散而非连续的数字信号，即数据采集、处理、存储、传输与显示等过程均以计算机技术为基础，在计算机软件下工作的医疗设备。随着科学技术的飞速发展，数字化医疗设备已逐渐取代常规医疗设备成为临床医疗设备的主流。目前在医院广泛使用的大型数字医疗设备包括：CR、DR、X-CT，MRI，USG，PET，SPECT 以及它们的辅助系统 PACS。

（三）数字化医疗设备的优势

1. 实现全球资源的共享，缓解医疗资源短缺的问题 数字化医疗设备可以将所采集的信息进行存储、处理及传送，因此数字化医疗设备可以实现影像及文档资料的远程传输，缩短病人挂号、交费、取药、看病的时间以及电子开单、电子处方，减少错误发生的概率。在远程医疗方面，数字医疗设备可以实现远程教学及电视会议、远程会诊及手术、网上查询及求助以及网上挂号、预约，从而实现全球资源的共享，缓解医疗资源短缺的问题。

2. 节约社会资源，免除病人的奔波之苦 通过数字化医疗设备病人不再需要在检查部门等候检查结果，各种诊疗影像和数据可以通过网络直接传送到主治医师的面前，医师可以及时、准确地对病人做出诊治。基于医疗可穿戴设备和互联网技术的远程医疗，可以在家收集消费者的各种体征信息，通过后台的大数据分析和医疗服务监测大众的健康状态、疾病发生预警并为消费者提供个性化的诊疗服务，使消费者可以足不出户享受优质的医疗保健服务。

二、数字化医疗设备的典型结构与主要特点

（一）数字化医疗设备的典型结构

数字化医疗设备结构的核心是专用的微机系统，由硬件和软件两大部分组成（图 10-1）。

1. 硬件部分 包括主机电路、模拟量输入输出通道（input/output，I/O）、人机交互部件与接口电路、标准通信接口等（图 10-1）。

2. 主机电路 用于存储程序、数据、进行运算和处理，通常由微处理器、程序存储器、I/O 接口电路等组成。

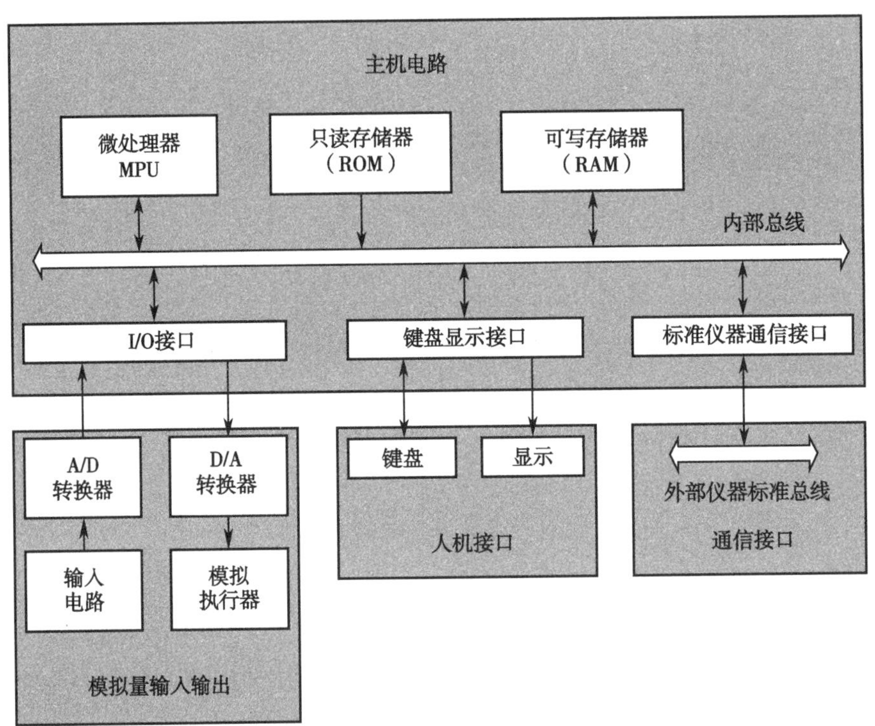

图 10-1　数字化医疗设备结构框图

3. 模拟量输入输出通道　模拟量输入输出通道用来输入输出模拟量信号，主要由模拟 / 数字（analog/digital，A/D）转换器、数字 / 模拟（digital/analog，D/A）转换器和有关的模拟信号处理电路等组成。

4. 人机交互部件　主要由仪器面板中的键盘和显示器等组成。

5. 通信接口电路　用于实现仪器与计算机的联系，数字化仪器一般都配有并行或串行等标准通信接口。

6. 软件部分　包括监控程序和接口管理程序两部分。

7. 监控程序　对象是仪器面板键盘和显示器，通过键盘操作输入并存储所设置的功能、操作方式与工作参数；通过控制 I/O 接口电路进行数据采集，对仪器进行预订的设置；对数据存储器所记录的数据和状态进行各种处理；以数字、字符、图形等形式显示各种状态信息以及测量数据的处理结果。

8. 接口管理程序　主要面向通信接口，其内容是接受并分析来自通信接口总线的各种有关功能、操作方式与工作参数的程控操作码，并通过通信接口输出仪器的现行工作状态及测量数据的处理结果，以响应计算机的远控命令。

（二）数字化医疗设备的主要特点

数字化医疗设备是传统医疗设备技术与现代电子信息、生物工程、精密制造及新材料等技术有机结合的产物，与传统医疗设备相比，结构上更复杂，价格也更昂贵，其主要特点有：

1. 智能化和操作简便性 数字化医疗设备通过人机交互部件（键盘和显示器等）代替传统医疗设备中的旋转式或琴键式切换开关来操作和控制设备，使仪器面板的布置和仪器内部有关部件的安排不再相互限制和牵连，提高了设备的可操作性和智能化。

2. 高精度和快速性 微处理器的运用极大地提高了仪器的数据采集、处理和图像显示性能。例如智能仪器利用微处理器的运算和逻辑判断功能，按照一定的算法可以方便地消除由于漂移、增益的变化和干扰等因素所引起的误差，大大提高了设备的测量精度和速度。

3. 多功能和便捷性 数字医疗设备可以实现医院内部资源的共享，实现远程化医疗。数字化医疗设备可以在医院内部和医院之间实现病人影像及文档资料的传输，缩短病人挂号、交费、取药、看病的时间以及电子开单、电子处方，减少错误发生的概率。在远程医疗方面，数字医疗设备可以实现远程教学及电视会议、远程会诊及手术、网上查询及求助以及网上挂号、预约，从而实现全球资源的共享。

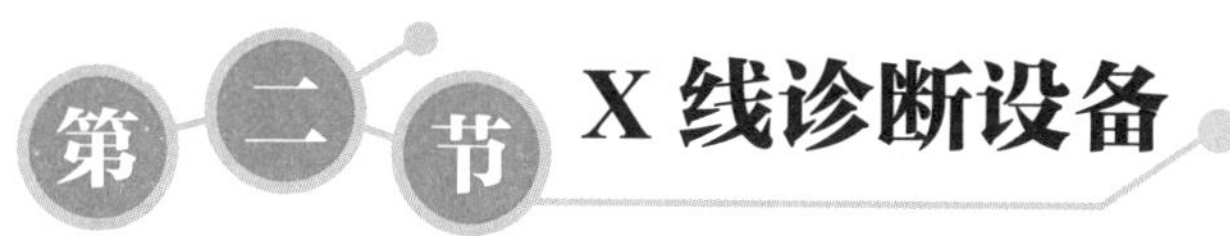

第二节 X 线诊断设备

在现代医学中，医疗影像诊断设备已经成为辅助临床诊断、治疗及开展医学基础研究的重要手段。目前常用的 X 射线诊断设备包括普通 X 线机、数字 X 线成像设备（CR、DR、DSA）和 X 线计算机断层成像设备（X-CT）。普通 X 线机属于模拟成像设备，尽管新型的数字医学成像诊断设备不断出现，采用增感屏 - 胶片方式的普通 X 线摄影还是胸部常规检查的主流方式，模拟 X 线成像最大的缺点是影像密度和对比的动态范围有限，影像信息为模拟量，不能纳入 PACS。数字 X 线摄影设备是计算机数字图像处理技术与 X 射线放射技术相结合而形成的一种先进的数字医疗设备。它在原有的普通 X 线机直接胶片成像的基础之上，通过 A/D 转换和 D/A 转换，进行实时数字图像处理，从而使图像实现了数字化。它的出现打破了传统 X 线机的概念，实现了人们梦寐以求的模拟 X 线机向数字 X 线机的转变。本节先简单介绍普通 X 线机的成像原理及系统构成，然后重点介绍 CR、DR、DSA 和 X-CT 的成像原理及系统构成。

一、普通 X 线机

（一）X 射线成像原理

1. X 线的产生及特性

（1）X 线的产生：1895 年，德国科学家伦琴发现了具有很高能量，肉眼看不见，但能穿透不同物质，能使荧光物质发光的射线。因为当时对这个射线的性质还不了解，因此称之为X射线，也称为伦琴射线，现简称X线（X-ray）。X线是在真空管内高速行进的成束电子流撞击钨（或钼）靶时而产生的。因此，X线发生装置，主要包括X线管、高压电源及低压电源。具体来说，X线的产生过程是接通电源，经过降压变压器，供X线管灯丝加热，产生自由电子并云集在阴极附近。当升压变压器向X线管两极提供高压电时，阴极与阳极间的电势差陡增，处于活跃状态的自由电子，受强有力的吸引，使成束的电子，以高速由阴极向阳极行进，撞击阳极钨靶原子结构（图10-2）。此时发生了能量转换，其中约1%以下的能量形成了X线，其余99%以上则转换为热能。前者主要由X线管窗口发射，后者由散热设施散发。

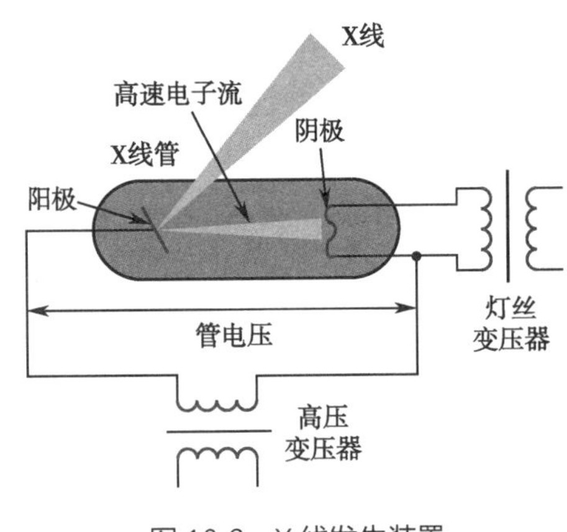

图10-2　X线发生装置

（2）X线的基本特性：X线是一种波长很短的电磁波。波长范围为0.0006~50nm。目前X线诊断常用的X线波长范围为0.008~0.031nm。在电磁辐射谱中，居γ射线与紫外线之间，比可见光的波长要短得多，肉眼看不见。除上述一般物理性质外，X线还具有以下几方面与X线成像相关的特性：

穿透性：X线波长很短，具有很强的穿透力，能穿透一般可见光不能穿透的各种不同密度的物质，并在穿透过程中受到一定程度的吸收即衰减。X线的穿透力与X线管电压密切相关，电压愈高，所产生的X线的波长愈短，穿透力也愈强；反之，电压低，所产生的X线波长愈长，其穿透力也弱。另一方面，X线的穿透力还与被照体的密度和厚度相关。X线穿透性是X线成像的基础。

1）荧光效应：X线能激发荧光物质（如钨酸钙及铂氰化钡等），使产生肉眼可见的荧光。即X线作用于荧光物质，使波长短的X线转换成波长长的荧光，这种转换叫做荧光效应。这个特性是进行透视检查的基础。

2）摄影效应：涂有溴化银的胶片，经X线照射后，可以感光，产生潜影，经显、定影处理，感光的溴化银中的银离子（Ag+）被还原成金属银（Ag），并沉淀于胶片的胶膜内。此金属银的微粒，在胶片上呈黑色。而未感光的溴化银，在定影及冲洗过程中，从X线胶片上被洗掉，因而显出胶片片基的透明本色。依金属银沉淀的多少，便产生了黑和白的影像。所以，摄影效应是X线成像的基础。

3）电离效应：X线通过任何物质都可产生电离效应。空气的电离程度与空气所吸收X线的量成正比，因而通过测量空气电离的程度可计算出X线的量。X线进入人体，也产生电离作用，使人体产生生物学方面的改变，即生物效应。它是放射防护学和放射治疗学的基础。

2. X线成像的基本原理　X线之所以能使人体在荧屏上或胶片上形成影像，一方面是基于 X 线的特性，即其穿透性、荧光效应和摄影效应；另一方面是基于人体组织有密度和厚度的差别。当一束强度大致均匀的 X 射线投照到人体上时，X 射线一部分被吸收和散射，另一部分透过人体沿原方向传播。由于人体各种组织、器官在密度、厚度等方面存在差异，对投照在其上的 X 射线的吸收量各不相同，从而使透过人体的 X 射线强度分布发生变化并携带人体信息，最终在荧屏或胶片上就形成黑白对比不同的影像，形成 X 射线信息影像。由此可见，密度和厚度的差别是产生影像对比的基础，是 X 线成像的基本条件。人体组织结构，是由不同元素所组成的，依各种组织单位体积内各元素量总和的大小而有不同的密度。X 线对人体不同组织的穿透性可归纳为表 10-1 所示。

表 10-1　X 线对人体不同组织的穿透性

易透性组织	中等透射性组织	不易透射性组织
气体	结缔组织	骨骼
脂肪组织	肌肉组织	牙齿
	软骨	体内金属异物
	血液	

因此，X 线影像的形成，应具备以下三个基本条件：① X 线应具有一定的穿透力，这样才能穿透照射的组织结构；②被穿透的组织结构，必须存在着密度和厚度的差异，这样，在穿透过程中被吸收后剩余下来的 X 线量，才会是有差别的；③这个有差别的剩余 X 线，仍是不可见的，还必须经过显像这一过程，例如经 X 线片、荧屏或电视屏显示才能获得具有黑白对比、层次差异的 X 线影像。

3. X 线透视原理　应用荧光屏来观察 X 射线穿透人体影像的检查方法称为 X 线透视（X-ray fluoroscopy）。其工作原理如下：人体各组织、器官在密度、厚度等方面存在差异，因此对 X 射线的衰减也不同，可在荧光屏上形成由明暗不同的点构成的影像。如果投照厚度一定，则荧光屏上暗的地方表明对应人体组织器官密度高，X 射线吸收多，反之亮的地方表示组织器官密度低，X 射线吸收少。医师根据解剖学和病理学知识，分析影像，判断该组织器官的形态和功能。基本结构：X 射线管和荧光屏装在一个 C 形臂的两端。荧光屏由荧光纸、铅玻璃和薄胶合板组成，装于一个框架中。薄胶合板在荧光纸之前，保护荧光纸；铅玻璃防止 X 射线对工作人员的伤害；荧光纸在二者之间，纸面涂有荧光物质。

4. X 线摄影诊断基础　X 线穿透低密度组织时，被吸收少，剩余 X 线多，使 X 线胶片感光多，经光化学反应还原的金属银也多，故 X 线胶片呈黑影；使荧光屏所生荧光多，故荧光屏上也就明亮。高密度组织则恰相反。所以在人体结构中，胸部的肋骨密度高，对 X 线吸收多，胶片上呈白影；肺部含气体密度低，X 线吸收少，胶片上呈黑影，如图 10-3 所示。病理变化也可使人体组织密度发生改变。例如，肺结核病变可在原属低密度的肺组织内产生中等密度的纤维性改变和高密度的钙化灶。因此在胸片肺影的背景上出会现代表病变的白影。因此，不同组织密度的病理变化可产生相应的病理X线影像。

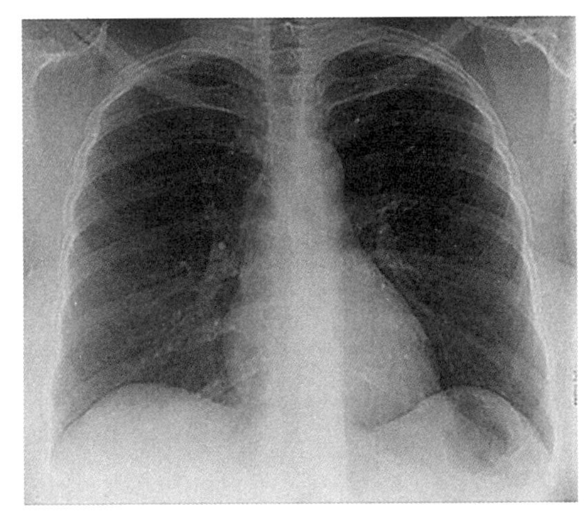

图 10-3　人体胸部的 X 线影像

（二）普通X线机设备构成

普通X线机包括电气和机械两大部分，X线管及支架、变压器、控制台、检查床及其附属机件等部分，X线机基本组成框图如图10-4所示。

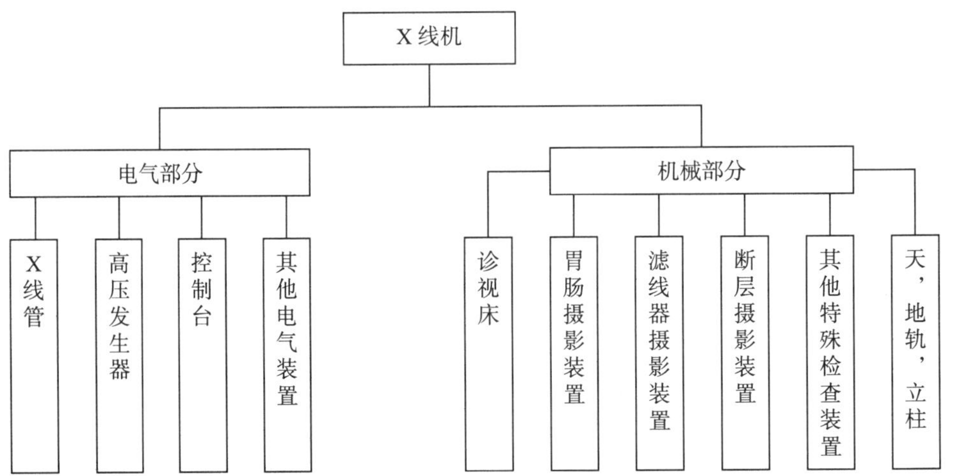

图 10-4　X 线机基本组成框图

1. X 线机的组成　电气部分包括X线管、高压发生器、控制台和其他电器装置，其中X线管和高压发生装置是X线机的核心部件。高压发生器，通常需几万伏以上。除上述主要机件外，根据用途尚有附属机件，包括天轨、地轨，立柱、诊断床，透视、胃肠摄影机械装置，滤线器摄影机机械装置，断层、记波、荧光摄影机械装置及其他机械装置等，X线机各部件的相互关系框图如图10-5所示。

2. 普通 X 射线检查的缺点　普通X射线检查简单、方便、费用低廉，但是存在一些局限和不足：

（1）病人和医师不可避免地受到X射线的剂量辐射。

（2）不能留下客观记载。

（3）两次影像转换（X射线→荧光屏→人眼），容易使图像不清楚。

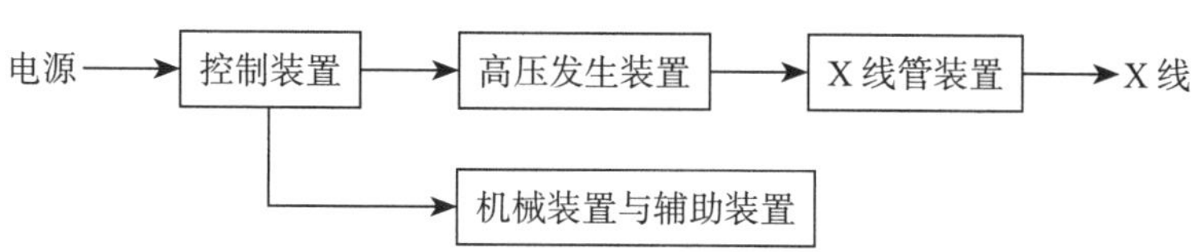

图 10-5　X 线机各部件的相互关系框图

二、计算机 X 线成像设备

上面已经介绍过的普通 X 线成像是经 X 线摄照，将影像信息记录在胶片上，在显影定影处理后，影像才能于照片上显示。1982 年日本富士公司首先推出了计算机 X 线摄影设备（CR）。1997 年数字 X 线摄影（DR）设备问世。CR 是将 X 线摄照的影像信息记录在成像板（image plate，IP）上，经读取装置读取，由计算机计算出一个数字化图像，再经数字 / 模拟转换器转换，在荧屏上显示出灰阶图像。CR 与下面要提到的 DR 和 DSA 同属 X 线数字化成像设备，数字化 X 线成像设备的系统框架如图 10-6 所示。

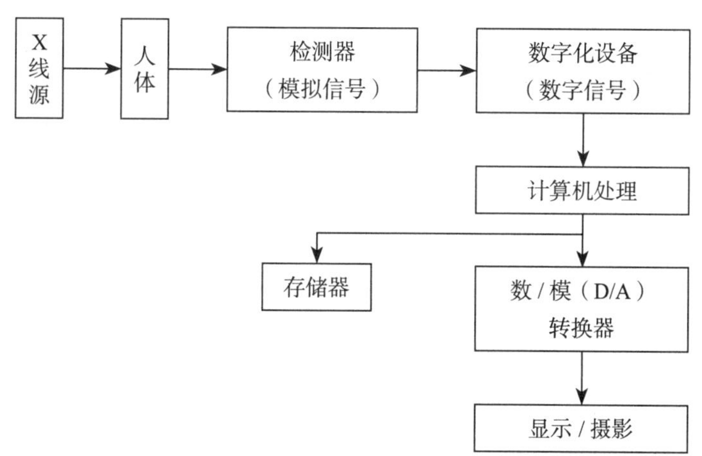

图 10-6　数字化 X 线成像设备系统框架

（一）CR 的成像原理与设备

CR 的成像要经过影像信息的采集、读取、处理和显示等步骤。数字化 X 线成像系统框架其如图 10-6 所示，其中检测器是 X 线影像数字技术的重要组成部分。图 10-7 为 CR 设备构成示意图，图 10-8 为实际的 CR 设备。

1. 影像信息采集　CR 影像是用一种含有光激励发光物质（photostimulatedluminescencesubstance，PSL）的成像板（IP）代替传统 X 线胶片，通过涂在 IP 上的光激励发光物质来完成影像信息的采集。CR 系统中入射到 IP 的 X 线量子被 IP 的成像层内的荧光颗粒吸收，释放出电子，其中一部分电子散布在成像层内呈半稳定状态，形成潜影，X

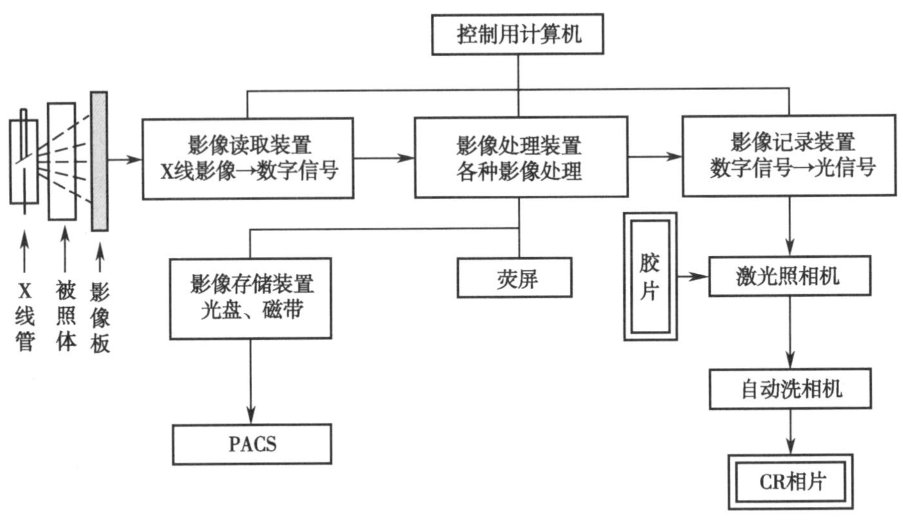

图 10-7　CR 设备构成示意图

线影像信息由 IP 记录。IP 可重复使用达千次。

2. 影像信息读取　IP 上的潜影用激光扫描系统读取，并转换成数字信号。激光束对匀速移动的 IP 整体进行精确而均匀的扫描。IP 上已形成的潜影经激光照射后，半稳定状态的电子释放出光量子，光量子随即由光电倍增管检测到，并被转化为电信号（模拟信息），放大后，由模拟 / 数字转换器转换成数字化影像信息。IP 整体扫描完后，则可得到一个数字化图像。

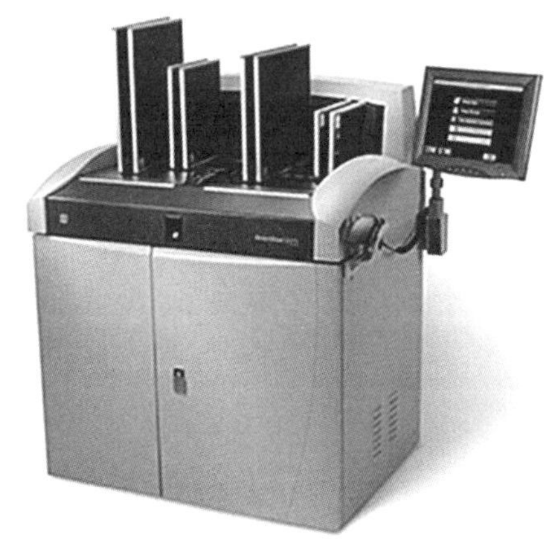

图 10-8　多槽 CR

3. 影像信息的处理　数字化图像被传送到存储元件经影像处理处理装置进行处理，可以在一定范围内任意改变图像的特性。这是 CR 优于传统 X 线照片之处，传统 X 线照片上的影像特性是不能改变的。经图像处理系统处理后就可显示出适用于临床诊断的影像。主要的图像处理功能有动态范围压缩处理、谐调处理、频率处理和减影处理等。

4. 影像的显示与存储　数字化图像经数字 / 模拟转换器转换，于荧屏上显示出人眼可见的灰阶图像。荧屏上的图像可供观察分析，还可用多帧光学照相机摄于胶片上，用激光照相机可把影像的数字化信号直接记录在胶片上，可提高图像质量。激光照相机同自动洗片机联成一体，可减少操作程序。CR 的数字化图像信息还可用磁带、磁盘和光盘作长期保存。

（二）CR 的优缺点和临床应用

1. CR 的优点 与普通胶片 X 线机比较，CR 设备的优势在于：

（1）CR 系统获取 X 线影像所需 X 线剂量更小，约小一个数量级。

（2）影像一致性、稳定性好，不需要重照，突破常规 X 线摄影局限性。

（3）可实施各种图像后处理，获得高质量的影像。

（4）可实现 PACS 及远程医疗。

（5）CR 的数字化图像信息还可用磁带、磁盘和光盘作长期保存储存，并进行传输。

2. CR 的缺点

（1）时间分辨率较差，不能显示体内的运动信息。

（2）空间分辨率不如常规 X 线照片。

3. CR 的临床应用 CR 对骨结构、关节软骨及软组织的显示优于传统的 X 线成像，还可进行矿物盐含量的定量分析。CR 易于显示纵隔结构如血管和气管。对结节性病变的检出率高于传统的 X 线成像，但显示肺间质与肺泡病变则不及传统的 X 线图像。CR 在用于观察肠管积气、气腹和结石等含钙病变方面的诊断效果优于传统 X 线图像。

用 CR 行体层成像优于 X 线体层摄影。在胃肠双对比造影显示胃小区、微小病变和肠黏膜皱襞时，CR 优于传统的 X 线造影。

CR 是一种新的成像技术，在不少方面优于传统的 X 线成像，但考虑到效益 - 价格比方面，CR 尚难于替换普通的 X 线成像。在临床应用上，CR 也不像 CT 与 MRI 那样不可代替。

三、数字 X 线摄影系统

DR 是继 CR 之后的又一数字化 X 线摄影技术，指在具有图像处理功能的计算机控制下，采用一维或二维的 X 线探测器直接把 X 线影像信息转化为数字图像信号的技术。DR 与 CR 的成像过程大致相同，主要区别在于影像接收器不同，CR 的影像接收器为影像板，而 DR 的影像接收器为平板探测器（flatpaneldetector，FPD）。CR 是一种 X 线间接转换技术，必须要借助成像板（IP）形成 X 线潜影，在经过激光束读出后通过 A/D 转换得到数字 X 线影像，成像环节比 DR 多；而 DR 是一种 X 线直接转换技术，X 线通过探测器后直接得到数字 X 线影像，成像环节相对较少。

（一）DR 成像原理

DR 是以平板探测器为影像接收器，将 X 线信息转换为数字信号，实现了直接曝光输出数字图像信号的 X 线成像。其时间分辨率高于普通 X 线胶片和 CR 成像。根据平板探测器的不同，DR 的成像原理也不同，可以分为两种：直接转换平板探测器和间接（非直接）转换平板探测器。DR 设备外形与普通 X 线设备并无区别，平板探测器呈板状，固定于立式胸片架或检查床的滤线器下。

1. 直接转换 FPD- 非晶硒平板探测器工作原理 非晶硒平板探测器利用非晶硒的光电导特性，把入射的X射线直接转换为电信号，形成全数字化动态或静态影像。主要由集电矩阵、硒层、电介层、顶层电极和保护层等构成。集电矩阵由薄膜晶体管（thin film transistor，TFT）阵列组成，薄膜晶体管阵列上涂覆非晶态硒。入射的X射线光子在硒层中产生电子 - 空穴对，在外加偏压电场的作用下，电子与空穴朝相反的方向移动形成电流，电流在TFT中的电容积分成为贮存电荷。每一个TFT的贮存电荷量与入射的X射线光子的能量与数量相对应，这样每个TFT就成了一个采集影像信息的最小单元，即像素。每个像素内还有一个起“开关”作用的场效应管，在读出信号的控制下，开关导通，把储存于电容内的像素信号逐一按顺序读出、放大、A/D转换成数字信号，经信号处理单元处理后，数字信号被重建成数字图像，具体的工作流程如图10-9所示。

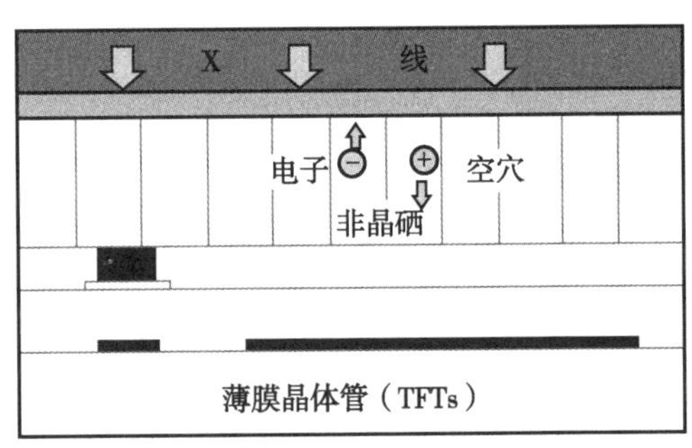

图10-9 直接转换平板探测器结构示意图

2. 间接转换 FPD- 非晶态硅平板探测器工作原理 间接FPD- 非晶态硅平板探测器是由薄膜非晶态氢化硅制成的，以光电二极管阵列为核心的X线影像间接型探测器。主要由荧光材料层、光电二极管阵列、信号读取和图像处理单元构成。当有X射线入射到荧光材料层时，X线光子能量转化为可见光光子发射，可见光激发光电二极管产生电流，该电流就在光电二极管自身的电容上积分形成贮存电荷。每个光电二极管（像素）贮存的电荷量和与之对应范围内的入射X线光子能量和数量成正比。探测器矩阵在行和列方向都与外电路相连，并被编上地址。在信号读取单元控制下按一定规律把各个像素贮存的电荷读出，由A/D转换器转换成二进制的数字信号，经通信接口电路传送给工作站的图像处理单元获得数字图像，具体的工作流程如图10-10所示。由于经历X线→可见光→电荷→数字图像的成像过程，称作间接转换型FPD。间接FPD成像具有速度快、有良好的空间及密度分辨率、高信噪比等优点。

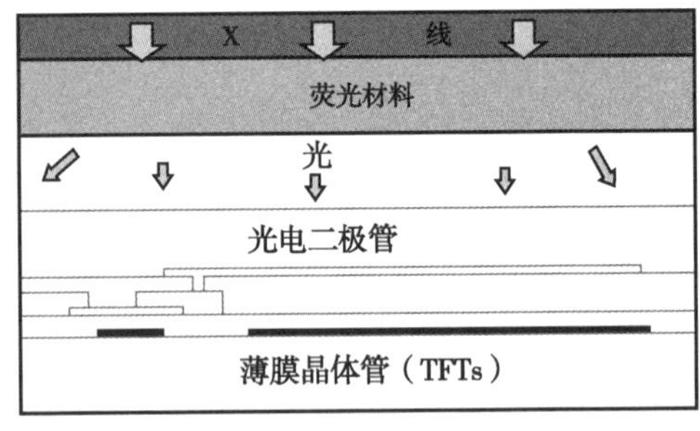

图10-10 间接转换平板探测器结构示意图

（二）DR与CR成像设备比较

DR设备和CR设备在成像原理、图像分辨率等方面具有不同的特点，其具体特点见表10-2。

表 10-2 DR 与 CR 成像设备比较

比较项目	CR 成像设备	DR 成像设备
成像原理	X 射线间接转换，利用 IP 板作为 X 射线检测器，成像环节较多	X 射线直接转换，直接创建数字格式的图像，成像环节少
工作效率	与 DR 相比操作复杂，效率低	曝光时间比 CR 更短，效率更高
X 射线剂量	低	提高了 X 线光子转化效率，剂量更低
图像分辨率	存在光学散射，使图像模糊，降低了图像分辨率，时间分辨率较差	无光学散射引起的图像模糊，比 CR 系统有更好的空间分辨率、时间分辨率和对比度，图像层次丰富，影像边缘锐利清晰，细微结构表现出色，成像质量更高

（三）DR 设备

DR 设备外形与普通 X 线设备并无区别，包括 X 线发生装置、平板探测器、数据采集器、图像处理器、系统控制台等部分（图 10-11）。

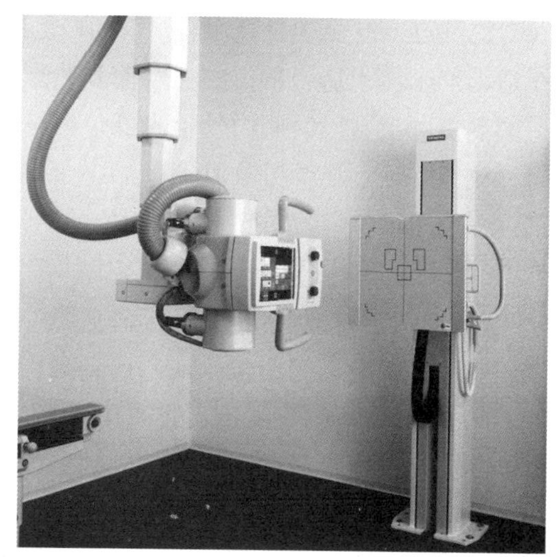

图 10-11 DR 设备

1. **平板探测器** 呈板状，固定于立式胸片架或检查床的滤线器下，把入射的 X 线转换成光信号再转换成电信号，或者直接把入射的 X 线转换为电信号。

2. **数据采集器** 把模拟信号转换为数字信号，主要由 A/D 转换器组成。

3. **图像处理器** 对数字图像信号进行存储和常规处理，主要包括丢失像素校正、放大增益校正等，根据需要进行各种图像处理，如灰阶变换、黑白反转、图像滤波、数字减影等。

4. **系统控制台** 由计算机主机和其他控制电路组成。可输入病人资料，提供打印、网络管理等功能，使数字图像符合 DICOM3.0 标准，能直接传输到医院 PACS 上。

四、数字减影血管造影设备

DSA 是数字 X 线成像的一个组成部分，是电子计算机与 X 线常规血管造影相结合的新一代血管造影的成像技术。Nudelman 于 1977 年获得第一张 DSA 的图像。20 世纪 80 年代，DSA 开始应用于临床。

（一）DSA 成像原理

DSA 成像是从静脉或动脉注入造影剂，在注入造影剂的前后分别摄取某一部位的 X 射线图像，分别称为蒙片和造影图像，然后将这两幅图像分别经影像增强器增强，再用高分辨率的摄像机对增强后的图像作系列扫描而矩阵化，所获得的图像信息经 A/D 转换器转换后，再将造影剂注入前所摄蒙片像与注入后所采集的造影图像相应部分的数字信息相减获得数字化减影图像，最后经 D/A 转换器转换并显示成我们所需的只含造影剂的血管图像，从而消除了造影血管以外的结构（骨骼和软组织）。

（二）时间减影法成像原理

根据成像过程中所涉及的物理学变量（时间、能量、角度等）的不同，DSA 减影方法有四种：时间减影、能量减影、混合减影和 DSA 体层摄影。目前常用的是时间减影法（temporal subtraction method），其方法简单介绍如下：从静脉或动脉注入有机碘水造影剂，在对比剂进入欲显示血管区前，用计算机采集一帧图像存贮于存储器内作为蒙片（mask）。在造影剂未注入造影部位的血管前和造影剂逐渐扩散到血管内造影剂浓度处于最大值及造影剂被廓清这段时间内使检查部位连续成像，得到一系列连续间隔的减影图像。比如每秒成像一帧，共得图像 10 帧。在这系列图像中，取血管内不含造影剂的图像和含造影剂最多的图像各一帧，将这同一部位的两帧图像的数字矩阵，经计算机行数字减影处理，使两个数字矩阵中代表骨骼及软组织的数字被抵消，而代表血管的数字不被抵消。这样，这个经计算机减影处理的数字矩阵经数字 / 模拟转换器转换为图像，其中没有骨骼和软组织影像，只有血管影像，从而达到减影的目的。这两帧图像称为减影对，因为它们是在不同的时间得到的，故称为时间减影法。时间减影法的各帧图像是在造影过程中得到的，易受病人运动或动脉搏动等慢运动的影响造成减影对不能精确重合，即配准不良，致使血管影像模糊。

（三）DSA 设备

DSA 设备主要由 X 线管、影像增强器、摄像机、A/D 和 D/A 转换器、存储器、影像处理机、图像显示等部分组成，图 10-12 为移动式 DSA 设备，DSA 系统结构示意图如图 10-13 所示。

1. 影像增强 - 摄像机 把透过人体 X 线经影像增强转变为可见荧光，亮度增强 5000~10 000 倍，再由摄像机变为电信号供数字处理。

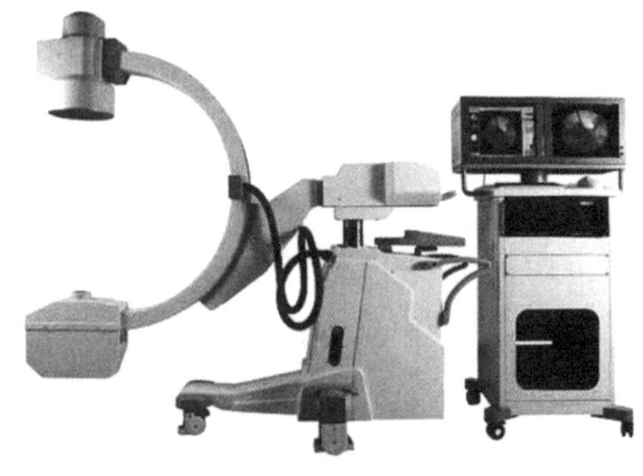

图 10-12 移动式 DSA 设备

2. 对数放大 - 模数变换 把摄像机

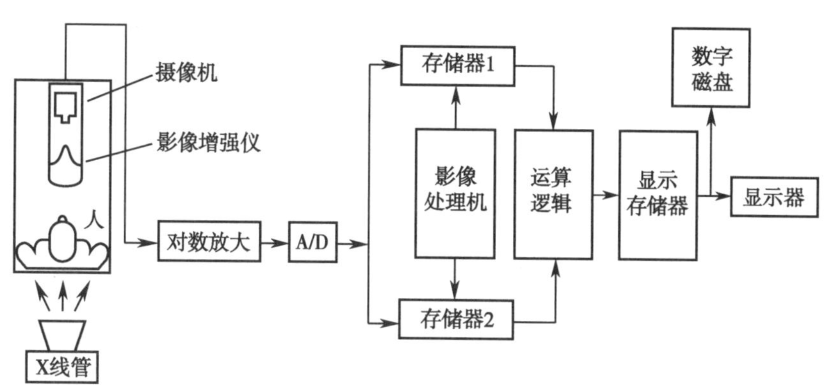

图 10-13　DSA 系统结构示意图

的输出信号转换为数字图像矩阵。对数放大器的目的是形成线性灰阶。

3. **存储器**　未注入对比剂的数字图像矩阵存于存储器 1 内作为蒙片，注入对比剂后的数字图像矩阵存于存储器 2 中。经运算逻辑电路使两图像对应部分数字相减，得出减影图像矩阵，存于显示存储器中。

4. **影像处理机**　用来实时处理图像系列和摄像曝光控制，能校正各种伪影，最大限度保留或利用有用信息，删除无用信息。

五、X 线计算机断层成像设备

X 线计算机断层成像（X-ray computed tomography，CT），又称 X-CT，简称 CT。一般临床上所指的 CT，都是 X-CT。事实上，目前临床上除 X-CT 外，还有超声波 CT（ultrasonic CT），电阻抗 CT（electrical impedance CT，EICT），以及磁共振 CT（magnetic resonant imaging CT，MRICT）等，超声波 CT 与 EICT 尚属发展阶段。因篇幅所限，本书只对 X-CT 的成像原理和设备进行介绍，以下简称 CT。

CT 实质是一种 X 射线断层图像，是运用物理技术，以测定 X 射线在人体内的衰减系数为基础，采用数学方法，经计算机处理，求解出衰减系数值在人体某剖面上的二维分布矩阵，转变为图像画面上的灰度分布，从而实现重新建立断面图像的现代医学成像技术。1972 年英国 EMI 实验中心的工程师豪斯菲尔德（G.N Hounsfield）研制成功了第一台头颅 CT，并获得了清晰的头部截面图像。CT 使临床医师能分层观察病人的横断面图像，开创了数字成像的先河。CT 所显示的断层解剖图像，其密度分辨率（density resolution）明显优于 X 线图像，使 X 线成像不能显示的解剖结构及其病变得以显影，从而显著扩大了人体的检查范围，提高了病变检出率和诊断的准确率。目前，CT 技术已经成为医院广泛使用的成像诊断技术之一。CT 作为最先出现的数字成像设备大大促进了医学影像技术的发展。

（一）CT 成像基本原理

传统 X 射线成像得到的影像是 X 射线从单一方向穿透不同密度和厚度组织结构后的总和投影，因此深度方向上的信息重叠在一起，无法区分叠加在一起的多个组织结构；而且传统 X 射线成像由于密度分辨率低导致对软组织的分辨能力差。而 CT 成像是从多个方向上对人体某一部位一定厚度的层面进行 X 光照射，CT 扫描仪可以围绕人体的身体旋转扫描，这样能得到多个角度的投影，可以区分叠加在一起的结构；由于密度分辨率高还可以分辨软组织的细节。

X-CT 成像的具体过程涉及衰减系数、影像重建、反投影重建法等概念，此处不再具体介绍，下面仅根据不同的扫描模式对 CT 的成像原理作一简单介绍。

1. 断层扫描 CT 的 X 线球管发出的 X 射线与常规 X 线摄影的不同，在准直器的作用下，X 射线呈有一定厚度的笔形或扇形束穿过相同厚度的人体断层，到达对面替代常规 X 线摄影中胶片感光颗粒和荧光屏作用的检测器（detector），检测器的作用是将穿过人体不同组织后衰减的 X 线的强度转换成不同电流强度的电信号再通过输送电缆送入计算机。这个 X 线束用不同的运动方式（直线或旋转）以脉冲形式依次从不同投射角度穿过人体的同一解剖断层，检测器将所得数据依次送入计算机，由计算机计算出这一断层矩阵中每一个像素的密度值（CT 值）并组成数字矩阵，然后把数字矩阵中的每个数字转为由黑到白不等灰度的小方块，即像素（pixel），并按矩阵排列，即构成 CT 图像。所以，CT 图像是重建图像。每个体素的 X 线吸收系数可以通过不同的数学方法算出。一个断层扫描完毕，扫描床移动使另一个断层对准 X 线束再进行扫描。为了与螺旋扫描相区分，临床上将这种断层扫描方式称为常规 CT 扫描。

断层扫描主要有以下三种运算方法：

（1）反投影法（back projection），也称作求和法（summation method）或线性叠加法（method of linear superposition）。

（2）迭代重建法（interactive methods），包括代数重建法（algebraic reconstruction）、逐线校正法（ray-by-ray correction）、逐点校正法（point-by-point correction）。

（3）重建分析法（analytic methods of construction），包括二维傅立叶转换法（two-dimensional fourier analysis）、滤波反投影法（filtered back-projection）和卷积反投影法（convoluted back-projection ）。

在上述三种重建方法中，重建分析法由于运算量较小、图像质量较高，使用的最多。

2. 螺旋扫描滑环技术是 20 世纪 70 年代末开始采用的新技术。滑环时代之前，含有 X 线球管的旋转部分与静止部分之间的馈电和信号传输是靠电缆来完成的，电缆的有限长度限制了球管的旋转运动，使球管的运动只能是双向往返式，无法向一个方向进行连续扫描。所谓滑环装置，就是用类似发电机上碳刷作为旋转部分，带有凹槽的滑环作为固定部分，代替电缆来进行固定部分与旋转部分之间的馈电和信号传输，省却了电缆，从而使球管可以向一个方向连续旋转。

螺旋扫描是在滑环技术应用的基础上发展起来的一项新的扫描方式。扫描过程中，X线球管围绕机架连续旋转曝光，曝光的同时检查床同步匀速移动，探测器同时采集数据，由于扫描轨迹呈螺旋线，故称螺旋扫描。螺旋扫描的特点是将传统常规CT的二维采集数据发展为三维采样。这种采样完全不同于常规CT的采样，常规CT中采样时病人（检查床）静止不动，因而是一次二维采样。采样完成后检查床运动一段距离，再进行另一层面的二维采样。两次采样之间存在间隔。螺旋扫描则不同，球管连续旋转曝光的同时，检查床也在匀速运动，直至扫描完预定范围，由于扫描的轨迹呈螺旋状，所以称之为螺旋扫描。螺旋扫描是整个扫描区域连续不间断的三维采样，又称为容积或体积采样，然后自三维数据中再重建出二维断层图像。所以螺旋扫描又称体积或容积扫描（volume scanning），这种采样为数据的后处理带来了更大的灵活性。由于螺旋扫描的轨迹呈螺旋状，与常规CT的扫描方式不同，扫描一周的起点与终点不在同一点上，这样在图像重建时采用的方法亦不同，它采用的是内插法，又称差补法（interpolation）。X-CT成像就是用X线束对人体某部一定厚度的层面进行扫描，由探测器接收透过该层面的X线，将测量到的位于X线源和探测器之间的反映人体组织衰减特性的X线强度转变为可见光后，由光电转换成电信号。探测系统所产生的电信号与输入的X线强度呈线性关系，再经模拟/数字转换器将电信号转化为数字，由电子计算机进行信息处理—计算出与透过病人某一层面上每个体素相关的线性吸收系数，并将该层面的2D吸收系数矩阵贮存在计算机的存储器内。数字矩阵可存贮于磁盘或光盘中。经D/A转换器把数字矩阵中的每个数字转为由黑到白不等灰度的小方块，即像素，并按矩阵排列，即构成CT图像。所以，CT图像是重建图像。每个体素的X线吸收系数可以通过不同的数学方法算出。

（二）CT设备

CT设备（图10-14）主要由扫描系统、计算机系统和图像显示和存储系统三部分组成，CT成像装置与流程如图10-15所示。

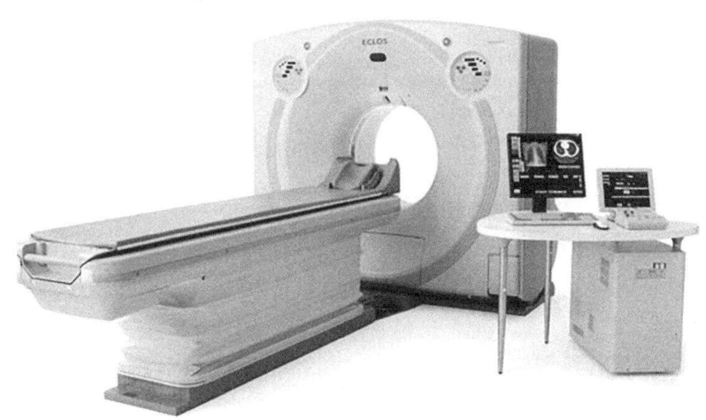

图10-14　CT设备

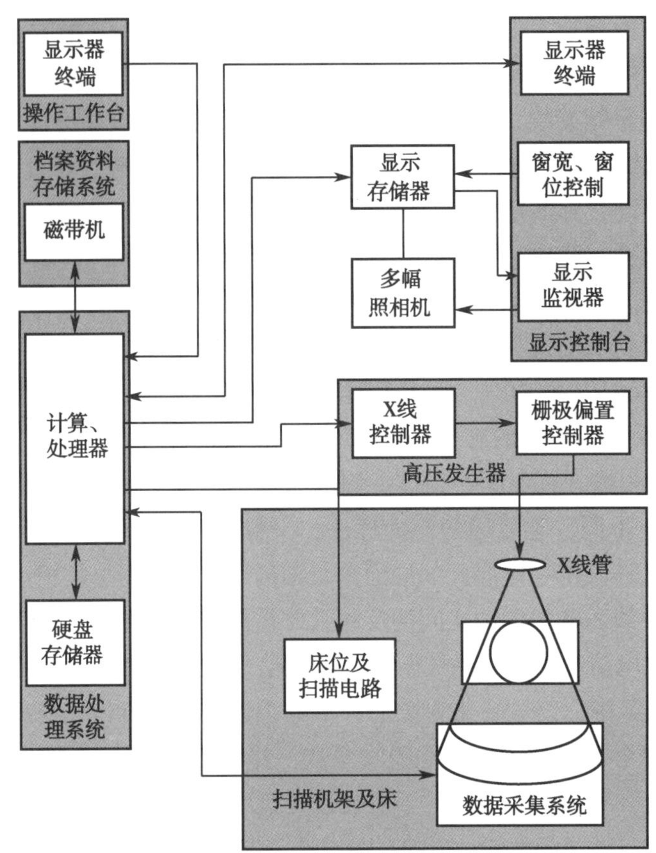

图 10-15　CT 成像装置与流程

1. 扫描系统　由高压发生器、X 线管、准直器、探测器和扫描架组成。

（1）高压发生器：它的作用是为 X 球管产生 X 线提供稳定的直流高压，CT、球管大约需要 120~140kV 的直流高压。随着各种技术的发展，高压发生器的性能越加稳定，体积亦越来越小。早些时候的常规 X-CT、及高压滑环 CT 的高压发生器位于扫描架之外，对其体积的要求不是很高。而具备螺旋扫描功能的低压滑环 CT 则需配备放置在扫描架之内的小巧的高频高压发生器。

（2）X 线球管：作用是发射 X 线。

（3）准直器：准直器是位于球管前方，通过可调节窗口决定 X 线宽度的装置，使 X 线呈有一定厚度的扇形束状，调节窗口的宽度可变换 X 线束的厚度，决定扫描的层厚。

（4）探测器：它的作用是接收衰减后的 X 线并将其转化成为电信号。目前，已经开发出了新一代的固体探测器。如稀土陶瓷探测器转换率高达 99.99%，余辉也非常短，适合高速扫描的要求。

（5）扫描架和扫描床：扫描架内装沿轨迹运动的 X 线球管，球管对面是成排的探测器（或与球管同时运动，或固定在扫描架上），二者之间是扫描孔，球管（或与探测器一起）围绕扫描孔旋转并发射 X 线，对位于扫描孔内的被扫描物体进行扫描。常规

CT 及高压滑环 CT、扫描架内不装备高压发生器，而低压滑环 CT 则要将小巧的高压发生器安装在扫描架内的旋转部分。扫描床上载有被扫描物体，可作垂直和平行两种运动，扫描时调整好高度，并将被扫描物体送入扫描孔，到达预定扫描位置。断层扫描时，扫描床固定不动，扫描间隙扫描架移动到下一层扫描位置。螺旋扫描时，扫描床匀速前进或后退。

2. 计算机系统　作用是将扫描收集到的信息数据进行贮存运算。

CT 机具有两个计算机系统，一个是主计算机系统，一个是阵列处理器。计算机系统是 CT 的“心脏”，主要负责：①扫描程序的控制；②信号的接收和处理；③图像的重建以及图像的后处理。硬件的配置要求尽量快的计算速度和尽量大的容量，以便用最快的速度计算出高质量的图像。

3. 图像显示和存储系统作用是将经过计算机处理、重建的图像显示在电视屏上或用多幅照相机或激光照相机拍摄图像。

（1）显示器：用于 CT 图像的显示，目前已采用高分辨率的大屏幕彩色监视器，以适应高分辨率图像，很多新的 CT 已经采用高质量的液晶显示屏幕，使得监视器变得更薄、更轻便。

（2）存储器：重建图像的暂时存储一直是硬盘存储，有利于随时调阅及图像后处理。现在多用磁光盘作为永久存储。

（三）CT 机的类型

CT 机可分为普通 CT、螺旋 CT、双源 CT 与能谱 CT。下面仅对普通 CT 机的基本类型与特点进行介绍。由于使用的探测器数量和扫描方式的不同，普通 CT 机的发展又分为以下五代：

1. 第一代单束平移 - 旋转方式（translate-rotate，T-R）　第一代 CT 扫描机的扫描装置由一个 X 线管和一个检测器组成，X 线束被准直成笔直单线束形式，X 线管和检测器围绕受检体作同步平移 - 旋转扫描运动。平移是指这种扫描方式先进行同步平移直线扫描：X 线经过准直器，沿着焦点和探测器之间的直线辐射线穿过被检者，然后再以一定的速度在与辐射线垂直的方向上移动扫描机架，获得一组透射测量数据。旋转是指平移扫描完一个指定体层后，同步扫描系统旋转一个小角度（一般为 1°），然后再对同一指定体层进行同步平移直线扫描后，再旋转一个小角度，如此下去，直到扫描系统旋转到与初始位置成 180°角停止，完成全部数据集合读取过程。

这种扫描方式的缺点是 X 线利用率低，扫描速度慢，做一个体层扫描大约需要 5 分钟时间，故只适用于无相对运动器官的扫描。

2. 第二代窄扇形束平移—旋转方式　第二代 CT 扫描机在第一代 CT 扫描机的基础上进行了改进，在 1 个扇形角度内安放几个探测器代替一个探测器，扫描装置由一个 X 线管和 6~30 个检测器组成同步扫描系统。扫描时，X 线管发出一张角为 3° ~15°的扇形 X 线束，多个检测器同时采样，仍采用平移 - 旋转扫描方式。在 1 次平移扫描时间内，X 线投照的扇形束同时被多个检测器检测，故一次扫描能同时获取多个扫描数据，加快了采样速度，而且每次机架平移以后的旋转角不再是第一代 CT 机那样小的角度，而是转过与包括探测器阵列的 X 线扇形顶角一样大的角度，从而提高了图象重建的速度。

这种扫描方式扫完一个体层的时间为 10 秒左右，能实现对人体除心脏器官以外各器官的扫描成像，但是容易产生伪影，需要校正。

3. 第三代宽扇形束旋转—旋转方式（rotate-rotate，R-R） 在第二代 CT 扫描机的基础上，第三代 CT 扫描机将安装探测器的扇形角度扩大到全身横面，并将 250~700 个探测器排成一个彼此无空隙并可在扫描架内滑动的紧密圆弧形，X 线管发出一张角为 30° ~40°能覆盖整个受检体的宽扇形 X 线束。宽束扫描一次能覆盖整个受检体，采集到一个方向上的全部数据，所以不再需要作直线的平移，而只需 X 线管和检测器做同步旋转运动即可。

宽扇形束扫描的扫描速度更快，扫完一个体层的时间只需 1 秒左右。缺点是要校正相邻检测器的灵敏度差异，否则会产生环形伪影。

4. 第四代宽扇形束静止 - 旋转扫描方式（still-rotate，S-R） 第四代 CT 扫描机的扫描装置由一个 X 线管和 600~2000 个检测器组成。探测器形成一个环形阵列，扫描时探测器静止不动，X 线球管在探测器阵列圈内发出 30° ~50°宽扇形 X 线束进行旋转扫描，这种结构消除了第三代 CT 机宽扇束 - 旋转扫描中由于探测器故障引起的环形伪影。

5. 第五代：电子束扫描 第五代 CT 机由一个特殊的钟形 X 线管和静止平行排列的两排探测器组成。X 线管主要包括电子枪、聚焦线圈、偏转线圈和靶环等。第五代 CT 机的探测器组由两组平行排列的探测器组成，因此一次扫描可获得 8 幅图像。扫描时间缩短到 10 毫秒左右，可用于心肺等动态器官的检查，心、脑血流灌注等。缺点是造价昂贵，维修费用高。

（四）CT 影像技术与 X 线影像技术比较

1. 相同点 都使用大致相同的方法产生 X 光，都属于放射线类成像。

2. 不同点

（1） 在 CT 中使用的 X 光探测系统比普通 X 线机用的胶片敏感，一般使用晶体探测器，并利用计算机处理探测器所得到的资料。

（2）CT 图像的空间分辨率不如 X 线图像高：CT 图像是由一定数目由黑到白不同灰度的像素按矩阵排列所构成。这些像素反映的是相应体素的 X 线吸收系数。不同 CT 装置所得图像的像素大小及数目不同。大小可以是 1.0mm × 1.0mm，0.5mm × 0.5mm 不等;数目可以是 256 × 256 或 512 × 512，显然，像素越小，数目越多，构成图像越细致，即空间分辨率（spatial resolution）高。

（3）CT 图像密度分辨率比 X 线图像高：CT 图像是以不同的灰度来表示，反映器官和组织对 X 线的吸收程度。因此，与 X 线图像所示的黑白影像一样，黑影表示低吸收区，即低密度区，如含气体多的肺部；白影表示高吸收区，即高密度区，如骨骼。但是CT与X线图像相比，CT的密度分辨率高。因此，人体软组织的密度差别虽小，吸收系数虽多接近于水，也能形成对比而成像。这是CT的突出优点。所以，CT不仅能区分脂肪与其他软组织，也能分辨软组织的密度等级，例如能区分脑脊液和脑组织及区分肿瘤与其周围的正常组织。CT影像技术的出现使许多疾病尤其是脑部病变的诊断方式发生了革命性的进步。

（4）CT图像可以定量和多角度显示器官和病变的关系：X线图像可反映正常与病变组织的密度，如高密度和低密度，但没有量的概念。CT图像不仅以不同灰度显示其密度的高低，还可用组织对X线的吸收系数说明其密度高低的程度，具有一个量的概念。在实际工作中，不使用吸收系数，而是换算成CT值，用CT值来代表密度，单位为Hu。水的吸收系数为10，CT值定为0Hu，人体中密度最高的骨皮质吸收系数最高，CT值定为+1000Hu，而空气密度最低，定为−1000Hu。人体中不同密度的各种组织的CT值则居于−1000Hu到+1000Hu的2000个分度之间。CT图像是层面图像，常用的是横断面。为了显示整个器官，需要多个连续的层面图像。通过CT设备上图像的重建程序的使用，还可重建冠状面和矢状面的层面图像，因此可以多角度的查看器官和病变的关系。

（五）CT影像技术的优缺点

1. 优点

（1）CT为无创性检查，检查方便、迅速，易为病人接受。

（2）有很高的密度分辨率，密度相差仅为5~6H的不同组织也能被区分出来。因而能测出各种组织的CT值。

（3）CT图像清晰，解剖关系明确。

（4）CT能提供没有组织重叠的横断面图像，并可进行冠状和矢状面图像的重建。

（5）还可以用造影剂进行增强扫描，不仅提高了病变的发现率，而且对有些疾病能做定性诊断。

2. 缺点

（1）CT设备比较昂贵，检查费用偏高，在某些部位的定性诊断上仍有很大的限制。

（2）由于CT机测定的是物理参数，即人体组织对X线的衰减值或物理密度。医师根据正常组织和异常组织呈现的衰减值差异作为诊断的依据，如果衰减值无差异，再大的肿瘤也无法鉴别。

（3）CT的辐射剂量比普通X线机大。

总之，尽管CT设备有其特殊的诊断价值，但也有其局限性，只有与其他设备，其他诊断手段相配合，才能充分发挥其作用。

第三节 磁共振成像设备

磁共振成像（MRI）是利用磁场与射频脉冲使人体组织内运动的氢核发生磁共振，产生射频信号，再经计算机技术处理而成像的一种影像诊断技术。1946 年瑞士物理学家 Block 与法国物理学家 Purcell 报道了磁共振现象并应用于波谱学。1973 年美国科学家 Lauterbur 与英国科学家 Mansfield 提出了磁共振成像技术，使磁共振不仅用于物理学和化学，也开始应用于临床医学领域。早期这项技术被称为核磁共振成像（nuclear magnetic resonance imaging，NMRI），近年来，随着磁共振成像技术的发展及在世界范围内的推广应用，为了准确反映该成像技术的成像基础，同时与使用放射性元素的核医学相区别，将其改称为磁共振成像。磁共振成像与其他成像技术相比，最大的优点是它对人体没有任何伤害，在临床上几乎适用于全身各系统的不同疾病的检查。

一、磁共振成像基本原理

（一）磁共振现象与 MRI 成像原理

含单数质子的原子核（如人体内广泛存在的氢原子核），其质子有自旋运动，带正电，产生磁矩，有如一个小磁体。通常情况下，小磁体自旋轴的排列杂乱无章，没有规律。但当把它们放入一个外强磁场中，则小磁体的自旋轴将按磁场磁力线的方向重新排列，它们仅在平行或反平行于外磁场两个方向上排列（图 10-16），即可以吸收频率与其旋进频率相同的电磁波，在这种状态下，用与质子群的旋进频率相同的射频脉冲（radio frequency，RF）激发原子核，生物组织的氢原子核吸收一定量的能而产生共振，这种现象称为磁共振现象（magnetic resonance，MR）。当停止射频脉冲发射后，被激发的氢原子

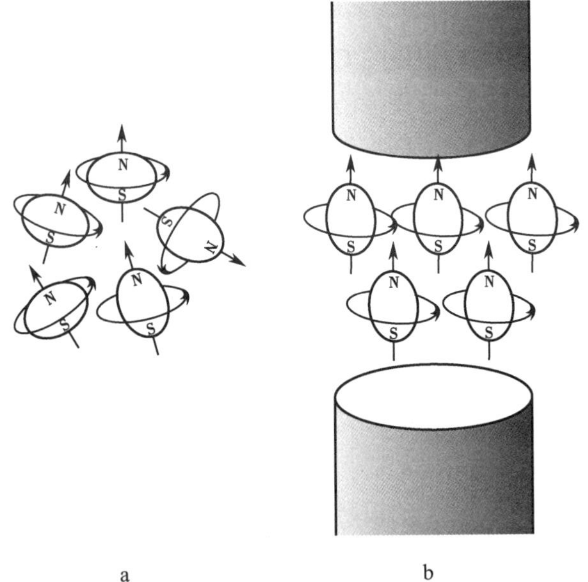

图 10-16　氢原子运动特性

a. 无外加磁场时氢原子核的自旋运动；b. 在外磁场的作用下，氢原子核按磁场磁力线的方向重新排列

核就把所吸收的能量逐步释放出来，其相位和能级又都恢复到激发前的状态。这一恢复过程称为弛豫过程（relaxation process，RP），而恢复到原来平衡状态所需的时间则称之为弛豫时间（relaxation time，RT）。弛豫时间共有两种，一种纵向弛豫时间（longitudinal relaxation time），反映自旋核把吸收的能传给周围晶格所需要的时间，即 90°射频脉冲质子由纵向磁化转到横向磁化之后再恢复到纵向磁化激发前状态所需时间，称为 T_1。另一种是横向弛豫时间（transverse telaxation time）反映横向磁化衰减、丧失的过程，也即是横向磁化所维持的时间，称为 T_2。T_2 衰减产生相位的变化，与 T_1 衰减不同，是由共振质子之间相互磁化作用所引起的。

当 MRI 应用于人体成像时，人体组织的 MR 信号强度取决于该组织中的氢核密度及其氢核周围的环境。而 T_1、T_2 反映了氢核周围环境的信息。换句话说，人体不同组织之间、正常组织与该组织中的病变组织之间氢核密度 ρ、T_1 和 T_2 三个参数的差异及变化，正是 MRI 用于临床诊断最主要的物理学依据。

这一点和组织间吸收系数（CT 值）的差别是 CT 的成像基础类似。但 CT 成像只有一个参数，即吸收系数，而 MRI 是多参数成像，有 T_1、T_2 和自旋核密度（ρ）等几个参数，其中 T_1 与 T_2 尤为重要。

（二）MRI 成像方法

MRI 成像的指导思想是利用外磁场值来标定受检体共振核的空间位置。将检查层面分成一定数量的体素信息，用接收器收集信息，数字化后输入计算机处理，同时获得每个体素的 T_1 值（或 T_2 值），进行空间编码，用转换器将每个 T 值转为模拟灰度，就可获得该层面中包括各种组织影像的图像。

1. 层面的选择 将待测物体置于一均匀外磁场 B_0 中，设磁场方向是 Z 轴方向，在均匀磁场的基础上，再叠加一相同方向的线性梯度场 G_Z，使磁感应强度沿 Z 轴方向由小到大均匀改变（图 10-17）。

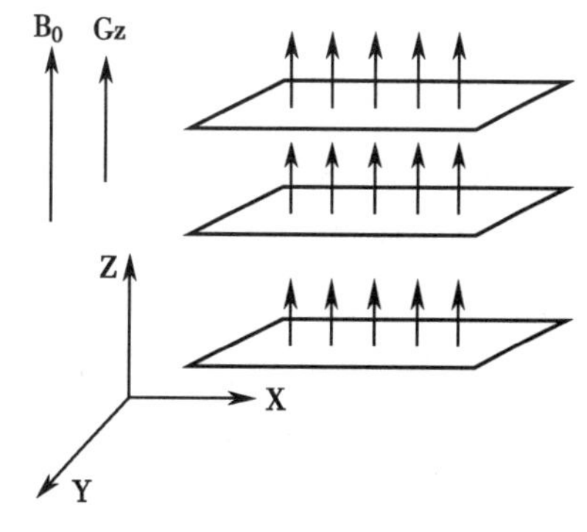

图 10-17 层面的选择

2. 空间编码 编码是将研究的物体断层分为若干个体素，对每个体素标定一个记号，常用 Nx，Ny，Nz 来标记层面每个体素的标号。经过选片后取出层面的若干个体素，由于整个层面处于相同的磁场中，故每个体素中的磁矩在磁场中旋进的频率和相位均相同。目前 MRI 使用的是频率与相位两种编码方法。

3. 图像重建 经过选片、相位编码和频率编码，可以对整个层面的体素进行标定。由于观测层面中的磁矩是在 RF 脉冲激励下旋进，因此停止 RF 脉冲照射时，各体素的磁矩在回到平衡态的过程中，磁矩的方向发生变化，在接收线圈中可以感应出这种由于磁矩取向变化所产生的信号。这种感应信号是各个体素带有相位和频率特征的 MR 信号的总和。为取得层面各体素 MR 信号的大小，需要根据信号所携带的相位编码和频率编码的特征把各体素的信号分离出来，这一过程称为解码，由计算机完成。

二、磁共振成像设备

磁共振成像设备主要由磁场系统、射频系统、图像重建系统三大部分组成。磁场系统和射频系统负责产生 MR 信号、探测与编码、接收 MR 信号，图像重建和显示系统则负责数据处理、图像重建、显示与存储，磁共振成像设备如图 10-18 所示。

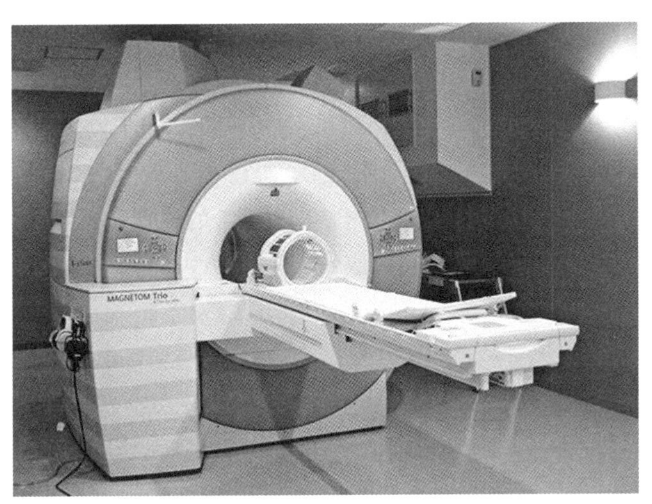

图 10-18 磁共振成像设备

（一）磁场系统

用来产生静磁场和梯度磁场，主要包括主磁体、梯度线圈和供电部分。

1. 主磁体 用来产生稳定的静磁场，用以磁化病人体内的质子，使之以拉莫频率旋进。主磁体直接关系到磁场强度、磁场均匀度和稳定性等重要技术指标，并影响 MRI 的图像质量，因此主磁体是 MRI 系统最基本也是成本最高的部件。通常用磁体类型来说明 MRI 设备的类型。主磁体有永磁型、常导型和超导型三种。永磁型的主磁体实际上就是用磁性物质制成的大块磁铁，较重，磁场强度偏低，目前绝大多数的低场强开放式磁共振成像系统都采用永磁型主磁体。常导型主磁体的线圈导线采用普通导电材料（铜、铝线）绕成，需要持续通电，目前已经逐渐淘汰。超导型的主磁体线圈导线采用超导材料（铌 - 钛合金线）绕成，置于液氦的超低温环境中，导线内的电阻抗几乎消失，一旦通电后在无继续供电情况下导线内的电流一直存在，并产生稳定的磁场，目前中高场强的磁共振成像系统均采用超导磁体。

2. 梯度磁场 由三个独立的梯度线圈产生，每个线圈均有独立的电源，并由计算机控制。梯度线圈用来修改主磁场，产生梯度磁场，层面选择及 MRI 图像所需要的空间定位，是 MRI 系统最重要的硬件之一。其磁场强度虽只有主磁场的几百分之一。但梯度磁场为人体 MR 信号提供了空间定位的三维编码的可能，梯度场由 X、Y、Z 三个方向的梯度磁场线圈组成，在扫描过程中通过驱动器快速改变磁场的方向与强度，迅速完成三维编码。

（二）射频系统

射频系统是 MRI 成像设备的关键部件，用来产生射频信号以及接收 MR 信号，主要包括：

1. 射频发射器　由发射线圈和发射通道组成，用来发射射频脉冲序列，以激发人体内氢原子核产生 MR 信号。射频发射器就如一个短波发射台，向人体发射脉冲，人体内氢原子核相当于一台收音机接收脉冲。

2. 射频接收器　由接收线圈和接收通道组成，用来接收 MR 信号。接收线圈就如一个接收天线，当射频发射器停止发射脉冲后，人体氢原子核变成一个短波发射台，而此时接收线圈接收到的 MR 信号是一种微弱信号，必须经过接收通道放大、混频、滤波、检波、A/D 转换等一系列处理后才能送到图像重建和显示系统。

（三）计算机处理系统

计算机处理系统就像 MRI 设备的中枢神经，控制着脉冲激发、信号采集、数据运算、图像重建和显示等功能。主要包括计算机、射频放大器、梯度放大器、存储器、模数转换器、数模转换器及显示仪等。

三、磁共振成像技术的优缺点及临床应用

（一）MRI 成像技术与 CT 成像技术的比较

1. 与 CT 成像技术相比，MRI 成像技术的优点

（1）无放射性：对人体无任何伤害：适用于年老体弱或过敏性体质不能做 CT 增强扫描者；此外在不改变体位的情况下，MRI 可做横断、矢状、冠状和任意切面的成像，而 CT 只能做人体横断面的扫描成像。

（2）空间分辨率高：能清晰地显示不同的解剖组织：能清楚地区别脑和脊髓的白质和灰质组织，并且能发现直径仅为 1mm 的病灶（CT 仅能辨别 5mm 以上的病灶），且能诊断出 CT 不能分辨的血管组织、后颅凹肿瘤、脑干病变、脊髓空洞症、蛛网膜肿瘤和多发性硬化等疾患，大大提高了诊断准确率。

（3）对软组织有较好的分辨率：为神经源性疾病与肌源性疾病的鉴别提供了依据：CT 只能辨别有密度差的组织，对软组织分辨率不高，而 MRI 对软组织有较好的分辨率，如肌肉、脂肪、软骨、筋膜等。

2. 与 CT 成像技术相比，MRI 成像技术的缺点

（1）对肿瘤内部结构的显示，有时不及 CT 增强扫描；对钙化灶和骨密度的辨认，也不如 CT 敏感。

（2）体内安装有金属异物者不能行 MRI 检查，因为体内的金属物有可能对病人造成伤害，比如动脉瘤术后的金属夹可能因为磁体的磁性吸引造成脱落。

（二）MRI 的临床应用

MRI 成像技术出现时间虽短，但因为它在临床诊断上的独特价值，在临床应用方面显示出强大的优势，并得到广泛的应用。目前 MRI 成像技术在神经系统疾病诊断上较为成熟。三维成像和流空效应使病变定位诊断更为准确，并可观察病变与血管的关系。

因为在 MRI 上可显示心脏大血管内腔，所以，心脏大血管的形态学与动力学的研究可在无创伤的检查中完成。

对腹部与盆部器官，如肝、肾、膀胱，前列腺和子宫，颈部和乳腺，MRI 检查也有相当价值。在恶性肿瘤的早期显示，对血管的侵犯以及肿瘤的分期方面优于 CT。

骨髓在 MRI 上表现为高信号区，侵及骨髓的病变，如肿瘤、感染及代谢疾病，MRI 上可清楚的显示出来。另外，MRI 在显示关节内病变及软组织方面也有其优势。

除了常规的成像方法以外，MR 成像新技术如 MR 弥散成像（diffusion MRI，dMRI）、MR 灌注加权成像（perfusion-weighted imaging，PWI）、功能磁共振成像（functional magnetic resonance imaging，fMRI）、磁共振波谱（magnetic resonance spectroscopy，MRS）被不断研发出来，有望用于对血流量、生物化学和代谢功能等方面进行研究，给恶性肿瘤的早期诊断带来了希望。

但是，MRI 设备昂贵，检查费用较高，检查所需的时间也较长，对某些器官和疾病的检查能力还有限，因此，需要严格掌握使用 MRI 的临床适应证。

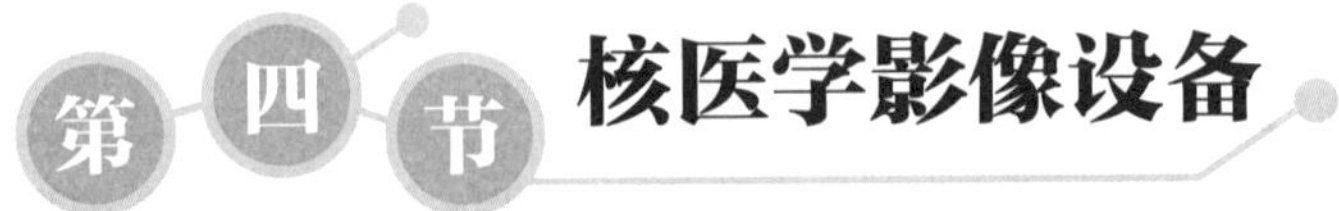

第四节 核医学影像设备

核医学是一门利用放射性核素及核辐射诊断和治疗疾病的学科。

核医学影像设备则是向人体注射放射性核素示踪剂，使带有放射性核素的示踪原子进入人体内要成像的脏器或组织，使它们变成射线源，然后通过测量放射性核素在人体内的分布来成像的设备。核医学影像设备主要有 γ 照相、单光子发射型计算机断层（single photon emission computed tomography，SPECT）及正电子发射型计算机断层（positron emission computed tomography，PET）。SPECT 与 PET 都是通过探测病人体内放射性药物发出的 γ 光子进行成像，所以统称为发射型计算机断层成像（ECT）。目前，SPECT 已成为最常用的核医学影像设备（图 10-19），实现了全身立体显像和断层显像；PET 是

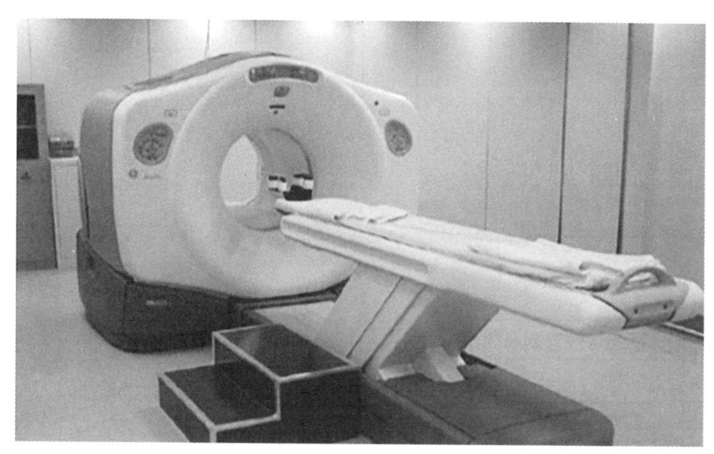

图 10-19　SPECT 成像设备

近年来核医学中发展迅速且重要的医疗诊断设备，能比 SPECT 提供更为精确的人体特定组织的生理、生化和代谢活动方面的信息，是当前医学界公认的最先进的大型数字医疗诊断成像设备之一。

本节主要介绍 SPECT 和 PET 两种核医学影像设备的成像原理和设备构成。

一、SPECT 成像设备

单光子发射型计算机断层（single photon emission computed tomography，SPECT）是在伽马照相机的基础上发展起来的核医学影像设备，是继扫描机和 γ 相机问世后核医学成像技术的又一突破。SPECT 通过对特定组织或器官做 360°、三维空间静态的造影扫描，实现了全身立体及三个断层切面的影像，能够提供人体特定组织或器官功能的生理、生化和代谢活动及定量分析的信息。

（一）SPECT 成像原理

SPECT 是将具有选择性聚集在特定脏器或病变部位的放射性同位素（如 ^{99m}TC、^{201}TI 等）或其标记化合物作为示踪剂，将这种示踪剂注入人体内（吸入、静脉注射或口服），随着人体内的新陈代谢，根据注射的放射性核素的生理生化特性，会被一些器官吸收，比如能聚集在心肌的放射性药物就用于心脏 SPECT 成像，从而使这些器官成为 γ 射线源，会在图像中呈现亮块，如果吸收异常会导致异常的偏亮或偏暗，表明可能处于有病的状态，通过这种方法来了解人体器官的功能和生理生化方面的变化。

SPECT 在体外用绕人体旋转的探测器记录示踪剂在脏器组织发射到体表的光子（γ 射线）密度，探测器旋转一个角度可得到一组数据，旋转一周可得到若干组投影数据，通过数学运算，利用滤波反投影方法，可以从这些投影数据重建出为反映人体某一器官生理状况的断面或三维图像。

（二）SPECT 设备

SPECT 设备主要由探头、机架与检查床、电子线路、计算机系统及图像显示和存储系统四大部分构成，如图 10-20 所示。

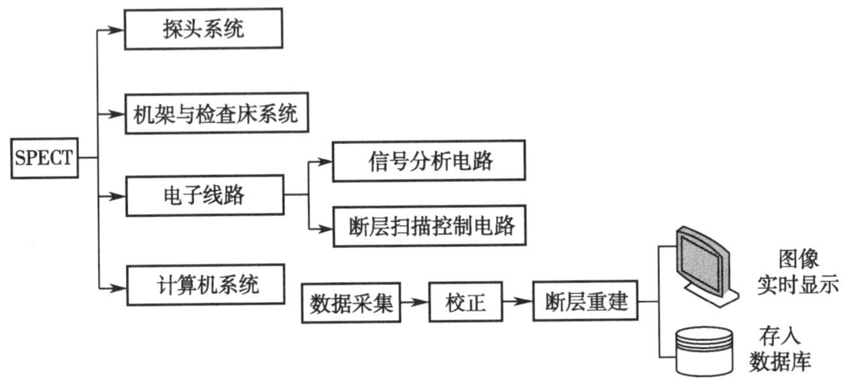

图 10-20　SPECT 设备构成

1. 探头　SPECT 的探头是图像采集的关键部件，主要功能是将检测到的 γ 射线转换成电信号。探头是在体表检测放射性 γ 射线分布状态的传感器，是可以围绕病人某一脏器进行 360°旋转的 γ 相机，在旋转时每隔一定角度（3°或 6°）采集一帧图片。从数量上可分为单探头、双探头和三探头等型式，由准直器、晶体、光导、光电倍增管、预放大器和线性放大器等部件组成。

（1）准直器：由于放射性核素是任意地向各个方向呈立体空间发射 γ 射线，因而要准确地探测 γ 光子的空间位置分布，就必须使用准直器。准直器是由具有单孔或多孔的铅或铅合金块构成，安装在探头的最外层，其作用是让一定视野范围内的一定角度方向上的 γ 射线通过准直器小孔进入晶体，而视野外的与准直器孔角不符的射线则被准直器所屏蔽，也就是起到空间定位选择器的作用。

（2）晶体和光导：晶体的作用是将 γ 射线转化为荧光光子。γ 射线进入晶体后，与之发生相互作用，闪烁晶体吸收带电粒子的能量发射荧光光子，荧光光子的数目、能量、输出的光脉冲幅度与入射 γ 射线的能量成正比。光导是装在晶体和光电倍增管之间的薄层有机玻璃片，其作用是把晶体受 γ 射线照射后产生的闪烁光子有效地传送到光电倍增管的光阴极上。

（3）光电倍增管：光电倍增管是一种光电转换器件，作用是闪烁晶体在 γ 射线作用下发出的荧光光子按比例转换成光电子并倍增放大成易于测量的电信号，其放大倍数可高达 10^6~10^9。

2. 机架和检查床部分　SPECT 的环形机架由机械运动组件、机架运动控制电路、电源保障系统、机架操纵器及其运动状态显示器等组成。SPECT 做全身扫描时有两种扫描形式，一种是检查床固定，机架带动探头沿病人检查床作水平或旋转扫描；另一种为机架固定，检查床移动。新一代 SPECT 采用了扫描自动跟踪系统，可以自动完成全身扫描或断层扫描。

3. 电子线路 电子线路对探头输出的脉冲信号进行放大、分析、扫描控制和数据处理，包括信号分析电路和扫描控制电路两部分。

（1）信号分析电路：主要包括预放大器和线性放大器、模拟定位计算电路、脉冲分析电路等。预放大器对光电倍增管的输出脉冲作初步放大，线性放大器进一步放大来自预放大器的信号，并输入到模拟定位计算电路，将光电倍增管输出的电脉冲信号转换为确定晶体闪烁点位置的 X、Y 信号和确定入射 γ 射线的能量信号。

（2）扫描控制电路：主要控制断层与全身两种扫描形式。断层扫描控制电路使探头按圆形、椭圆形或人体轮廓运动，以一定的步进角度采集各方向的投影图像。全身扫描控制电路可根据扫描参数发出扫描信号，驱动机架或扫描床运动，完成全身视野的扫描工作。

4. 计算机系统 计算机系统是 SPECT 设备的“大脑”，负责对扫描收集到的信息数据进行存储、重建以及图像的各种后处理，使它成为一张可读的反映病人体内三维活性分布的图像。计算机的中央处理器（CPU）在操作者的指令下完成数据采集、信号处理和分析及数据存储，通过图像重建算法完成断层图像重建，比如滤波反投影算法、卷积反投影法或迭代重建算法，完成图像的各种后处理，比如动态显像分析和全身扫描图像的对接等。最后通过图像显示和存储系统将重建的图像在显示器上显示成像并存入数据库。

（三）SPECT 的特点

1. 兼具 CT 和核医学两种优势，示踪剂具有适应面广、特异性高、放射性小以及不干扰体内环境的稳定等优点，有独到的诊断价值。

2. 分层脏器功能观察到脏器功能动态变化、化学物质在脏器内代谢分布、血管量的变化、肿瘤免疫及受体定位等，明显提高了病变的检测率。

3. 与 PET 设备相比，设备造价低廉，检查费用也低。

4. 放射性核素的等离子放射物可能对孩子和孕妇有危险性。

二、PET 成像设备

正电子发射型计算机断层（positron emission computed tomography，PET）是 20 世纪 70 年代中期发展起来的一种重要的核医学成像技术，已成为肿瘤、心、脑疾病诊断的重要方法。它可以从分子水平洞察人体内代谢物的活动及生理、生化变化，可以更早期、灵敏、准确地诊断和指导治疗多种疾病。许多疾病在解剖结构发生改变之前早已出现功能变化，例如代谢紊乱、血流变化、血容积的变化等。但以解剖结构形态改变为诊断基础的 X-CT 或 MRI 设备此时不可能对其进行早期诊断，而 PET 采用了一些有特殊物理和生化特性的同位素，这些同位素能够释放正电子，与体内代谢产物结合，与生命过程密切相关，半衰期短、代谢快、对人体无损伤。PET 将这些发射正电子的放射性同位素标记在示踪化合物上，再注射到研究对象体内，这些示踪化合物就可以对活体进行生理和生化过程的示踪，显示生物物质相应生物活动的分布、数量及时间变化，以达到在组织发生解剖结构形态改变之前研究人体病理和生化过程的目的，是临床检查和研究脑功能和脑新陈代谢、心脏病及肿瘤治疗方案的最优成像设备。

（一）PET 成像原理

PET 将人体代谢所必需的物质如：葡萄糖、蛋白质、核酸、脂肪酸等标记上具有正电子放射性的短寿命核素，制成显像剂注入人体后进行扫描成像。因为人体不同组织的代谢状态不同，所以这些被核素标记了的物质在人体的各种组织中的分布也不同。如在高代谢的恶性肿瘤组织中分布较多，这些特点能通过图像反映出来，从而可对病变进行诊断和分析。

把标记了正电子放射性核素的药物注射入人体后，它衰变时产生的正电子在人体组织中运动很短距离后（一般小于 1mm）和电子相遇而湮没，产生两个具有大约 511keV 的光子（γ 射线），它们基本上是共线以相反方向射出的。根据人体不同部位吸收标记化合物能力的不同，同位素在人体内各部位的浓聚程度不同，湮没反应产生光子的强度也不同，测量两个 γ 光子就可以确定电子对湮没的位置、时间和能量信息。由于恶性肿瘤组织新陈代谢旺盛，吸收放射性药物比一般组织多，PET 通过测量放射性药物的密度分布就可以确定恶性肿瘤组织的分布情况。

（二）PET 成像设备

PET 的基本结构主要由探测器、电子装置和计算机影像处理系统组成，PET 设备如图 10-21 所示。

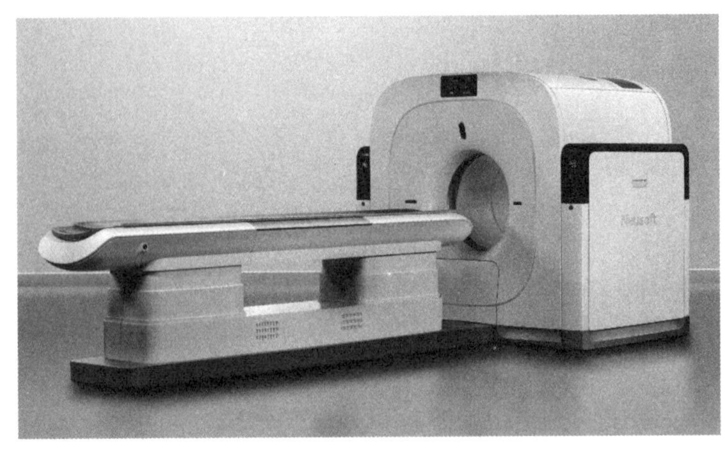

图 10-21　PET 设备

1. 探测器 PET的探测器由闪烁晶体和光电倍增管组成，其中闪烁晶体的性能好坏决定了探测器的性能好坏，LSO晶体对511keV的γ光子有很大的阻止能力，而且光输出量很大，衰减时间最短，非常适合于作PET探测器。LSO晶体还能与多通道光电倍增管组成光纤耦合PET探测器，主要用在高分辨率的PET上。

2. 电子装置 放射性核素衰变产生的正电子在体内运行很短距离（<1mm）后与人体组织发生湮没作用，每次湮没产生一对运动方向相反的511keV的γ光子，当标记有发射正电子的放射性核素的示踪化合物注射到病人体内后，就可以在PET的探测器中探测到一对511keV的γ射线的“符合事例”。PET的探测器在探测一个γ光子事件时会产生一个定时脉冲，这些脉冲被结合到符合电路中，如果脉冲落在一个很短的时间窗口之内就认为符合，每个“符合事件”都被赋予一个连接两个相关探头的响应线。通过这种方式可从探测的射线得到位置信息而无需物理准值器，它通常被称为电子准直。符合电路确认进入同一时间窗口内的“符合事件”来自一次湮没。这些“符合事件”按各个规定投影面储存，然后经过断层重建技术重建，重建的图像显示了示踪剂在人体内的分布。

3. 计算机影像处理系统 PET采用围绕人体周围的探测器系统获取数据。通过数学运算，从这些投影数据重建出物体内选定层面的图像。计算机及相应各个软件包完成数据采集、衰减校正、图像重建和图像处理，并实现临床的各种诊断要求。

（三）PET与SPECT的比较

PET由于采用了电子准直器使其检测光子的效率比SPECT高达100倍；PET使用的反射性核素比SPECT所使用的放射性核素在生理上更重要，但因为这些放射性核素不是现成的，必须临时制备，因此设备附近需建立正电子类放射性药物制备系统，导致PET设备昂贵、复杂，而SPECT使用现成的放射性核素，因此设备较廉价，更灵活；SPECT的价格只有PET的1/10左右，随着核医学影像设备的不断发展和完善，现在已生产出双探头和三探头的SPECT，使得病人的检查时间缩短，减少了病人射入核素的剂量，进一步减小了放射性核素给人体带来的危害，故目前SPECT在临床得到广泛的应用。

第五节 超声成像设备

超声（ultrasound）是超过正常人耳能听到的声波，通常是指频率高于20 000赫兹的机械振动波。超声检查是利用超声的物理特性和人体器官组织声学性质上的差异，以波形、曲线或图像的形式显示和记录，借以进行疾病诊断的检查方法。超声成像技术可获得器官的任意断面图像，还可观察运动器官的活动情况，成像快，诊断及时，无痛苦与危险，属于非损伤性检查，此外超声诊断设备不像CT或MRI设备那样昂贵，具有价格便宜的优点，不足之处在于图像的对比分辨率和空间分辨率不如CT和MRI高。20世纪50年代商业化的超声成像设备问世；70年代初出现的实时超声技术，可观察心脏及胎儿活动；随着数字技术、电子技术的发展和各种数字集成芯片的出现及应用，90年代推出了全数字化的超声成像系统。从最开始的数字扫描转换器到现在的超声发射、接收和成像，已经实现了超声诊断全过程的数字化。临床应用方面，随着超声成像技术的不断发展和成熟，超声成像技术已经由早期的单纯临床诊断发展到具备测量、诊断、监测与治疗四大基本功能，目前超声成像是医学影像诊断学中的重要组成部分，已成为继X线成像设备之后的第二大类医学影像设备。本节主要简单介绍临床中常见的A型、B型、M型和D型超声诊断设备的成像原理及数字化B超诊断设备的系统结构和优势。

一、超声成像基本原理

（一）超声的物理特性

超声是机械波，由物体机械振动产生。具有波长、频率和传播速度等物理量。用于医学上的超声频率为2.5~10MHz，常用的是2.5~5MHz，称为高频超声波。医用高频超声波是由超声诊断仪上的压电换能器产生的，能将电能转换为声能，发射超声波，同时它也能接收返回的超声波并把它转换成电信号。超声需在介质中传播，其速度因介质不同而异，在固体中最快，液体中次之，气体中最慢。介质有一定的声阻抗，声阻抗等于该介质密度与超声速度的乘积。超声在介质中以直线传播，有良好的指向性。这是可以用超声对人体器官进行探测的基础。当超声传经两种声阻抗不同相邻介质的界面时其声阻抗差大于0.1%，而界面又明显大于波长，即大界面时，则发生反射，一部分声能在界面后方的相邻介质中产生折射，超声继续传播，遇到另一个界面再产生反射，直至声能耗竭。反射回来的超声为回声。声阻抗差越大，则反射越强，如果界面比波长小，即小界面时，则发生散射。超声在介质中传播还发生衰减，即振幅与强度减小。衰减与介质的衰减系数成正比，与距离平方成反比，还与介质的吸收及散射有关。超声还有多普勒效应（doppler effect），活动的界面对声源作相对运动可改变反射回声的频率。这种效应使超声能探查心脏活动和胎儿活动以及血流状态。

（二）超声成像基本原理

人体结构对超声而言是一个复杂的介质，各种器官与组织，包括病理组织有它特定的声阻抗和衰减特性。因而构成声阻抗上的差别和衰减上的差异。超声射入体内，由表面到深部，将经过不同声阻抗和不同衰减特性的器官与组织，从而产生不同的反射与衰减。这种不同的反射与衰减是构成超声图像的基础。将接收到的回声，根据回声强弱，用明暗不同的光点依次显示在影屏上，则可显出人体的断面超声图像，称这为声像图（sonogram）。

（三）超声成像的优缺点

1. 超声成像的优点 无痛苦、无损害、安全性高，特别适合于产科与婴幼儿的检查；方法简便，能方便地进行动态连续实时观察；费用低；适合反复检查；诊断准确性高。是许多内脏、软组织器官检查的首选方法，尤其对肝、肾等实质性脏器内局限性病变的诊断及胆囊内微小的隆起性病变和结石的诊断有很高的敏感性。在早期妊娠诊断、体检和防癌普查等方面也被广泛使用。

2. 超声成像的缺点 由于超声的物理性质，使其对骨骼、肺和肠管的检查受到限制，而且超声成像中的伪像较多，图像质量易受气体和皮下脂肪的干扰。分辨率较差，存在许多斑点，显示范围较小。

二、超声成像设备

超声成像诊断设备分类

超声波探测技术可以分为基于回波扫描的超声探测技术和基于多普勒效应的超声探测技术两大类。基于回波扫描的超声探测技术主要用于检测和了解器官的组织形态学方面的状况和变化。基于多普勒效应的超声探测技术主要用于了解组织器官的功能状况和血流动力学方面的生理病理状况，如观测血流状态、心脏的运动状况和检查血管是否栓塞等方面。按照显示方式的不同，常用的超声诊断设备可分为以下四大类：

1. A 型超声诊断仪 是最早应用于临床的超声诊断设备，是利用回波幅度变化来获取组织信息的超声诊断仪，因振幅（amplitude）一词的第一个字母为 A，所以称为 A 型超声诊断设备。A 型超声的探头以固定位置和方向对人体发射并接受声波，声束不进行扫查。超声在人体内传播时，遇到声特性阻抗不同的界面，便产生反射，探头接收到反射回波，将其转换为电信号，经处理后送示波器显示。回声波强度在显示器上以脉冲振幅显示，显示器上横坐标表示超声波的传播时间（探测深度）；纵坐标表示回波脉冲的振幅，根据回波出现的位置，会波幅度的高低、形状、多少和有无，可确定被检体病变或解剖部位的信息。A 型超声在厚度或距离地测量上由很高的精度，常用于眼科诊断。但 A 型回波对某些病变反映的特异性不突出，又缺乏解剖特性，随着实时 B 型断层显像技术的广泛应用，A 型超声已退居次要地位。

2. M 型超声诊断仪 是在 A 型超声诊断仪基础上发展起来的，和 A 型超声成像的原理基本相同，只是为了避免运动脏器造成的回波不稳定的问题，显示方式改用辉度调制，即以辉度的明暗来反映回声的强弱，检查时探头以固定位置和方向发射和接收声波。发射的超声遇到处于不同距离上的运动界面就形成不同强度的回声信号，显示光点的亮度与回声振幅的大小成比例，同时在时间轴上展开显示这些光点的运动轨迹，不动的界面则显示成一条直线。M 型超声显示的是运动回波信号按时间顺序展开的一维空间多点运动时序图。可以反映心脏一维空间组织结构的运动情况，所以称为 M 型（motion mode）。

M 型超声主要用于心脏疾病的诊断，使用时把探头固定在心脏某一部位，由于心脏有节律地搏动，心脏各层组织与探头的距离也随之改变，在屏幕上仅出现随心脏搏动而上下摆动的一系列光点。在水平慢扫描电压下，上下摆动的光点自左向右移动，屏幕上就显示出心脏各层组织在心脏搏动过程中的活动曲线，称之为超声心动图（echocardiography）。

3. B 型超声诊断仪 是第二代超声诊断仪，也是当今世界使用最广泛的超声诊断仪（图 10-22）。工作时探头不动而发射的超声束不断变动传播方向，即作平行移动或做扇形转动。因其成像方式采用亮度调制（brightness modulation），所以称为 B 型。B 型超声显示的是人体组织或脏器的二维超声断层图（或称剖面图），对于运动脏器，还可实现实时动态显示。它采用回波信号的幅度调制显示器的辉度，故又称辉度调制式。它以明暗不同的光点反映回声变化，在影屏上显示 9~64 个等级的辉度图象强回声光点明亮，弱回声光点黑暗按扫描线逐行显示随深度变换的回波信号即构成一幅二维切面图象。B 型超声诊断仪又可分为如下几类：

（1）扫描 B 型超声诊断仪：包括高速机械扇形扫描、凸阵扇形扫描、相控阵扇形扫描等。

（2）高速电子线形扫描 B 超诊断仪。

（3）复合式 B 型超声诊断仪：它包括线性扫描与扇形扫描的复合以及 A 型、B 型、D 型等工作方式的复合，因而它极大地增强了 B 型超声设备的功能。

（4）多普勒超声诊断仪：多普勒效应的超声探测技术是利用运动物体散射或反射声波时造成的频率偏移现象来获得人体内部器官如心脏、血液等动态检查信息。它在医学临床诊断中用于心脏、血管、血流和胎儿心率的诊断，相应的仪器有超声血流测量仪，超声胎心检测仪、超声血管显像仪以及超声血压计等。

主要分为以下两大类：

1）D 型超声，全名为超声多普勒血流测量仪。

2）彩色多普勒血流显像仪（图 10-23）：提取的信号转变为红色、蓝色、绿色的色彩显示。彩色多普勒血流显像仪（彩超）能用彩色反映出血流的运动状态：红色表示朝向探头的血流，蓝色表示离开探头的血流，而湍流的程度用绿色成分的多少表示，色彩的亮度表示速率大小。

A 型（amplitude）、B 型（brightness）、M 型（motion）及 D 型（doppler）超声诊断仪已经在临床上广泛应用。其他如超声全息、超声 CT 及超声显微镜等目前尚处于研制阶段。总之，随着超声成像技术的不断发展和成熟，多种新型的医用超声设备将不断涌现。

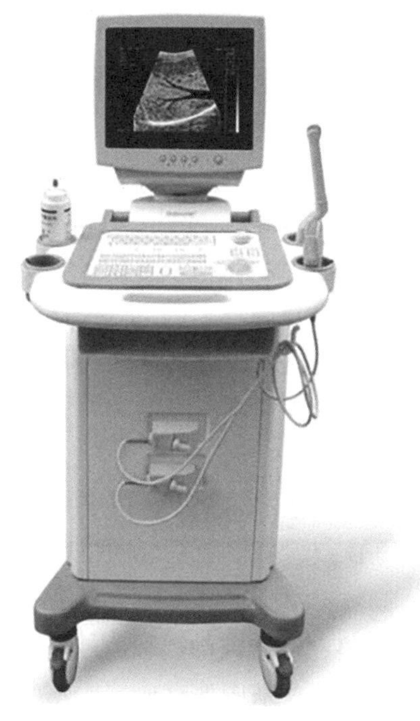

图 10-22　全数字标准型 B 超诊断仪

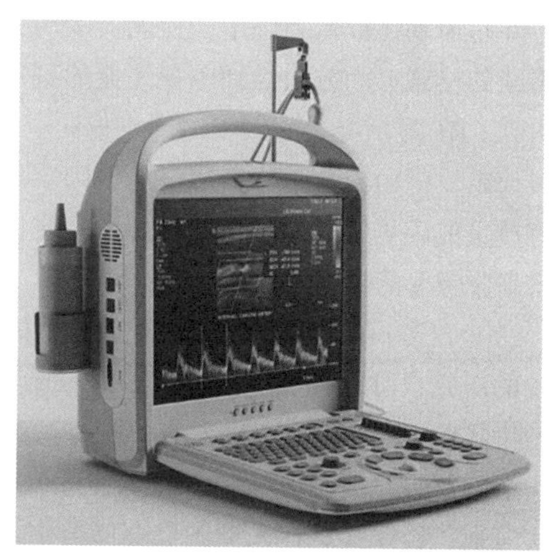

图 10-23　全数字便携式彩色多普勒超声诊断仪

三、数字化技术在超声成像设备中的应用

（一）数字化是超声诊断仪的必然发展趋势

早期的超声动态成像系统直接把处理后的视频信号用显示器显示。但是除了由于超声传播速度的原因导致帧频偏低造成图像闪烁之外，而且由于模拟图像在信息存储技术和处理速度等方面的限制，难以获得高分辨率的超声图像。随着数字计算机和数字图像处理技术的发展，数字超声扫描系统的研究也日趋成熟。1974 年，第一台应用数字扫描变换器（digital scan conversion，DSC）的 B 型超声诊断系统问世，使超声诊断仪器在数字化方面实现了一个新的飞跃。1987 年，世界上第一台全数字化超声诊断系统诞生，经过二十多年的发展、改进、更新，数字 B 型超声诊断仪已经成为现代超声诊断系统的主流。数字 B 型超声诊断仪的基本技术特点是用数字硬件电路来实现数据量极其庞大的超声信息的实时处理，如数字化声束技术、动态电子聚焦、动态孔径技术、数字式延时技术等，同时也对超声影像诊断设备的智能化、高性能和小型化起到一定的促进和带动作用。高性能的数字化超声影像诊断系统除了可以满足临床医学诊断的多种需求以外，还为临床医学研究及相关基础理论的开展提供了准确、可靠的依据。同时也进一步促进了超声影像诊断技术的发展。数字化超声诊断系统可以实现图像的无纸存档、电影回放和网上传输；还可以实现一键操作，即可调节速度标尺、多普勒基线等众多参数，又可调节 TGC、动

态范围、接收增益，体现其一键多功能的优点，同时还能避免检查过程中复杂、繁琐的调节操作。

（二）数字扫描变换技术的基本原理

在超声动态成像系统中，换能器运动方式以及超声波回波方式，决定了输入为极坐标形式的格式，而输出是到电视光栅的直角坐标形式的格式。为了能把回波的信号直接映射到 CRT 显示屏上，CRT 的光点偏向应时刻跟随回波源。从原理上讲，这种直接显示法最简单，但由于超声传播速度的原因会导致帧频偏低，造成人眼观察这种实时图像时会有严重的闪烁感，而且由于模拟图像在信息存储技术和处理速度等方面的限制，难以获得高分辨率的超声图像。

20 世纪 60 年代以后，随着数字计算机和数字图像处理技术的发展，数字超声扫描系统的研究也日趋成熟。1974 年，第一台应用 DSC 的 B 型超声诊断系统问世，使超声诊断仪器在数字化方面实现了一个新的飞跃。

B 超中的 DSC 实质上是一个数字图像处理系统，它将超声回波的视频信号以一种格式实时地、数字式地存入到图像存储器中，同时以另一种格式从图像存储器中不断地读出图像信息并显示到显示器上，存入图像存储器的速度与超声扫查同步，而读出图像信息的速度可以适当提高（通常以 TV 扫描速度读出与显示），这样就可使显示的图像稳定而无闪烁感。这种用数字方式、以不同速率来存入和读出图像信息的方法完成了从超声扫查到显示扫描的变换，通常称之为 DSC。DSC 技术的引入，使超声诊断仪产生了质的飞跃。由于超声扫查与显示扫描之间是互相独立的，不管超声扫查的形式与速度如何，所显示的图像都将是没有闪烁感的，并可保持图像的高质量。DSC 使图像“冻结”成为可能，另外也使图像处理、数据的测量、通过接口与外部进行图像数据的交换成为可能。

（三）数字化超声诊断系统的发展过程

数字 B 超诊断系统可分为前端处理部分（波束合成器）、后端处理部分（数字扫描变换器）和显像部分，其数字化过程分为两个阶段：

1. 第一个阶段 是后端数字化前端部分即包括超声换能器在内的超声波束发射、回收及回波信号提取和处理部分，仍为模拟电压信号通道，而后端部分为以 DSC 为核心的数字信号处理部分。通过在图像的采集和显示之间插入图像存储器，即 DSC，实现了图像冻结、多帧存储、TV 显示和图像的后处理等功能。由于超声扫查与显示扫描之间是相互独立的，无论超声扫查的形式及其速度如何，所显示的图像不会产生闪烁感，并可保持图像的高质量。

2. 第二个阶段 是前端数字化即发射波、接收波束及回波信号提取和处理部分都是数字化形式的超声诊断系统，通常全数字超声诊断仪就是指具有数字化前端的超声诊断仪。全数字超声诊断仪的发射和接收通过数字延迟的方式实现了电子聚焦，使聚焦精度更高，参数调整更为方便，同时也为编码激励、合成孔径成像等新技术的实现提供了硬件平台。前端的数字化可以说是超声诊断仪一次划时代的革命，系统的带宽和图像的质量都有了大幅度的提高。

四、数字超声成像设备的典型结构

超声设备主要由探头（probe）、发射与接收电路、信号处理、显示与记录装置以及电源等部分组成（图 10-24）。

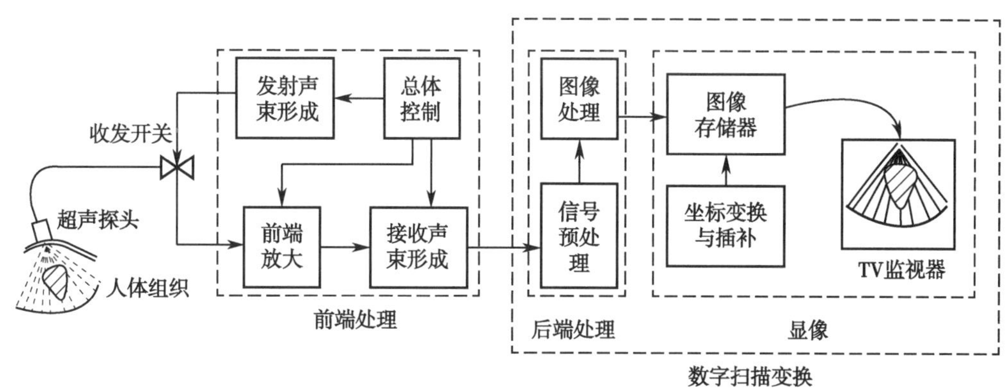

图 10-24　数字超声成像设备的典型结构示意图

（一）超声探头

产生入射超声波（发射波）和接收反射超声波（回波），是超声诊断设备的重要部件，其性能和品质直接影响超声诊断设备的性能。探头利用逆压电效应将发射声束形成模块产生的高压电脉冲转换成超声脉冲，该超声脉冲在人体组织中传播时会产生反射和衰减，然后探头利用正压电效应将反射波转换成电信号（通常称之为回波信号）。探头种类繁多，性能各异。但基本结构都由压电换能器、壳体、电缆和辅助部分组成。

1. 压电换能器（transducer）　是超声探头完成机械能和声能相互转换的部件。由压电晶片组成，晶片受电信号激发发射超声，进入人体组织，遇不同声阻界面产生反射与散射、晶片又接收回声信号，转换成电信号、送入仪器。换能器利用逆压电效应将电能转换成声能，实现超声的发射，又利用正压电效应将声能转换成电能，实现超声的接收。

2. 壳体　其功能主要是支撑、屏蔽、密封和保护换能器。

3. 电缆　其功能是联结换能器和主机。

4. 辅助部分　因探头功能类型而异，主要由机械探头的动力、位置信号检测和传动机构等部分组成。

（二）发射与接收电路

发射电路利用电子开关，对高压电容进行充放电，用于生成高压发射脉冲；接收电路对超声脉冲回波信号进行射频放大、检波、视频放大。

（三）信号处理部分

采集到的回波信号经过视频放大后进入后端处理。后端处理包括信号预处理和图像处理两大部分，具体包括动态滤波器、动态 TGC 补偿、多焦点累加、边缘增强、对数压缩、行相关、帧相关等处理

（四）显示与记录部分

经过后端处理的信号暂存到图像存储器中，这些保存在图像存储器中的信号经过坐标变换和二维插补后显示在显示器上。显示器的选用直接关系到图像的清晰程度、层次是否丰富和逼真。目前常用的显示器有 CRT 式（cathode ray tube）和液晶式（liquid crystal display，LCD）两种。

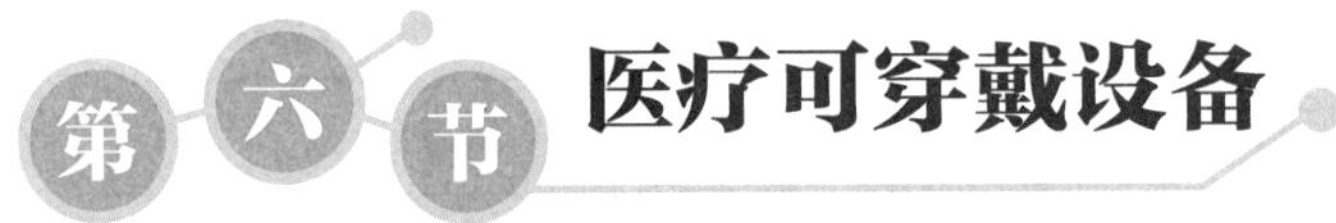

第六节 医疗可穿戴设备

随着医疗技术的进步，人类对于健康的要求也从有病治疗发展到未病防治，可穿戴设备（wearable devices）正是为满足大众的这一健康需求而出现的数字医疗设备的新起之秀。可穿戴设备能够远程随时监控人体的各种生理参数，对人体的健康状态给予监护、报警和干预。目前，可穿戴设备仍处于早期发展阶段，大多数可穿戴式设备只是对个体生理参数进行简单的记录和保存，很多功能还不成熟，缺乏后续的远程数据处理、诊断决策服务和系统支持。这是新兴技术发展的必然，在数字医学快速发展和网络化时代的推动下，具有真正保健和诊疗意义的医疗可穿戴设备，在不远的将来会成为我们日常穿戴的健康日用品而不是奢侈品。

一、医疗可穿戴设备概述

（一）医疗可穿戴设备的概念

可穿戴设备目前在国内外并没有较为准确和完备的定义。通俗来讲，可穿戴设备专指可穿戴于身体上能实现信息智能交互，用于健康和医疗用途的微型电子医疗设备。医疗可穿戴设备（wearable medical devices）概念上目前有广义和狭义之分。广义上的医疗可穿戴设备分为两类：用于健康用途的康体类和医疗用途的诊疗类。康体类医疗可穿戴设备通常具备计步器、睡眠计时、心率计数等功能，而诊疗类医疗可穿戴设备则需要国家有关部门核准（如 CFDA 等），并用于心电监测、血氧监测等关键诊疗信息采集。狭

义上的医疗可穿戴设备只包括后者。本章所指的是广义上的医疗可穿戴设备的概念，将传感器、无线通信、多媒体等技术嵌入眼镜、手表、 手环、服饰及鞋袜等人们日常穿戴物品中，用紧贴人体的佩戴方式实现人体各项生理参数的长时间测量。目前已问世的医疗可穿戴设备包括智能眼镜、智能手表、智能手环等。通过医疗可穿戴设备，可以方便的获取个人实时的体征信息。与基于某一时刻的静态传统医学诊断相比，实时医疗数据的便利获取和积累有助于推动基于动态体征大数据处理和诊断决策的医学研究，对于实现异地病情诊断和个体健康管理的远程医疗意义重大。

（二）医疗可穿戴设备的优势

1. 能够实现长时间的动态监测，全面提升诊疗水平传统的医学诊断，多基于某一时刻的静态体征数据，无法获取疾病发作时的体征数据，医疗可穿戴设备通过传感器采集人体的各项生理参数（如血糖、血压、心率、血氧含量、体温、呼吸频率等），实现对个体的长时间动态监测，实时获取个体大量体征信息，对于病情诊断、治疗和预后评估意义重大。例如在早期心脏病监测中一次心电图难以捕捉到有效的诊断依据，但病人通过穿戴动态心电图仪可连续记录 24 小时心电活动的全过程，包括工作、进餐、运动、休息和睡眠等不同情况下的心电图资料，能够发现常规心电图不易发现的心律失常和心肌缺血，为临床分析病情、确立诊断、判断疗效提供重要的客观依据。医疗可穿戴设备利用医疗大数据分析为消费者提供个性化的诊疗服务，例如在慢病治疗领域，通过关联药物用量和穿戴设备采集的个体指标随时间变化的规律，可摸索针对个体最优的治疗方案，方便医师进行全面、专业、及时的分析和治疗，全面提升诊疗水平，为医师诊断决策提供科学依据。

2. 能够监测各种慢性病，实现疾病预防和早期治疗　近年来，随着世界人口老龄化进程的加快，许多慢性疾病在人群中呈现年轻化的趋势，人们的健康要求和保健意识与日俱增，这一切直接或间接推动了医疗模式从疾病治疗转向疾病预防的模式转变。很多疾病的早期，都是很容易治疗和控制的，但如果在患病初期未能及时诊断并治疗，后期面临的病情恶化风险会很大，花费的医疗费用也更高。医疗可穿戴设备可随时随地监测血糖、血压、心率、血氧含量、体温、呼吸频率等人体的健康指标，全面的生命体征信息监测及后台的数据分析和诊断决策系统，可以帮助病人在疾病初期发现病因，及时治疗或者督促病人改变不良生活习惯或生活环境，以达到促进健康、延缓慢性病进程、预防并降低并发症进而实现延长病人寿命、提高生活质量的目的。

3. 为远程医疗的功能拓展提供了新的技术手段，节约成本和社会资源医疗可穿戴设备的快速发展，为远程医疗的功能拓展提供了新的技术手段。医院可以为病人配备具备远程监护功能的医疗可穿戴设备，病人在家能获得更好的休息环境，医疗可穿戴设备对病人的体征信息进行记录、报警、无线上传等流程，一旦病人出现身体指标异常，医院会在第一时间得到可穿戴设备上报的信息，联系病人及时进行诊治。便捷、优质的远程医疗能够降低医院的床位占用率、延伸医院的服务范围，节约成本和社会资源。

（三）医疗可穿戴设备的分类与功能

根据用户需求的不同，医疗可穿戴设备大致可分为三类：第一类是面向普通大众的运动健康类设备，主要用来记录运动量、消耗热量、心率、睡眠等特征信息，如智能手环、智能眼镜、智能拐杖、智能手表等可穿戴小设备，这类设备测量方便、易于携带，主要面向有保健意识和健康需求的用户，作为生活、运动、健康管理的辅助类产品，用户群体规模大，设备准入门槛较低；第二类是面向慢性病用户的监护类设备，主要功能是用来帮助慢性病病人监测血压、血糖和脑电等生理参数，如手腕式血糖控制仪、腕式血压计和多参数生理监测仪等设备，这类设备的主要用户是有医疗康复需求的慢性病患类用户，医疗可穿戴设备收集的体征信息可以为临床诊疗提供参考；第三类是整合了多种生理信息传感器的衬衣、胸带或者腰带，如智能衣、胸带和腰带等设备，这类设备集监测、诊断、治疗以及通讯等功能为一体，穿在身上可以实现生理信息的实时获取、分析和传输。这类设备常用于特殊人群的体征监测，例如军事、消防等特殊环境里人员的生理状况监测及报警；帕金森病人的体态智能感知和自动扶持。

二、医疗可穿戴设备的关键技术及发展

（一）医疗可穿戴设备的关键技术

医疗可穿戴设备的技术发展是数字医疗设备和信息技术整体的发展和完善，是包含生物传感技术、数字化信号处理与控制技术、信息安全、大数据处理、终端应用以及材料、能源技术等多项技术的综合协同发展。其关键技术包括以下三个方面：

1. 生物传感技术 可穿戴设备主要是通过各种生物医学传感器来进行监测的，分为运动传感器、生物传感器和环境传感器。生物传感技术是慢性病管理类穿戴设备的基础核心技术。生物传感技术采集人体的电生理参数，包括血糖、血压、心率、血氧含量、体温、呼吸频率等指标。运动传感器通过内置的陀螺仪、加速度传感器等感知运动相关指标，是健康运动类应用的基础。环境传感器对周围环境变化进行感知，包括光、温度、湿度等指标。近年来，传感技术始终沿微功耗、微体积、高集成、专业细分的趋势向前发展，满足可穿戴智能化末端信息设备所需的可移动性、可穿戴性、可持续性、简单操作性、可交互性等特性。典型的传感技术包括生物电传感、阻抗传感、温度传感、光敏传感和压力传感等。

2. 无线传输方式 医疗可穿戴设备采集的体征信息数据需要在第一时间传递到业务端。目前运动类和慢病类穿戴设备多采用蓝牙协议，功耗相对较低，待机时间相对较长，但蓝牙方式只能近距离传输，因此必须通过移动设备（一般是客户手机）进行中转才能把数据传递到业务端，脱离中转设备无法直接使用。对于一些老年慢病病人，这种中转方式大大降低了设备的简易可操作性能，为此有部分厂商推出了内置 SIM 卡的血压计和

血糖仪，这种设备能以无线通信的方式直接把数据上报到业务端，无需中转设备，但是内置 SIM 卡的方式导致设备价格较高，功耗较高，而且还需要支付无线通信产生的网络流量费用。目前，新一代的医疗可穿戴设备将使用低功耗广域无线连接技术代替蓝牙协议和 zigbee 技术，有望在节约成本的前提下，大大提高医疗可穿戴设备无限传输的性能。

3. 信号处理与控制技术发展 医疗可穿戴设备需要对采集的个体医疗信息进行数字信号处理，并依据处理结果进入相应的控制流程。例如，通过生物电传感器互获取的心电信号，对信号进行滤波降噪后，提取信号的特征值，识别心电异常参数，执行存储、报警、上传、甚至触发呼叫中心等流程。除了上面提到的系统构架技术、生物传感技术和信号处理与控制技术外，支撑穿戴医疗健康的技术还包含材料技术、云计算、大数据、人机交互等技术，这些技术的发展将推动或改变医疗健康行业现状。

（二）医疗可穿戴设备存在的主要问题

1. 监测数据的准确性和数据分析的可靠性还有待提高，目前尚难代替临床用的专业设备。如何确保监测数据的准确性和数据分析的可靠性，是医疗可穿戴设备面临的技术难题之一。医疗可穿戴设备主要通过生物传感器获取人体体征信息，而目前医疗可穿戴设备传感技术整体有待提高，标准有待统一，采集的数据也只能被临床诊疗当成参考。比如目前已经有厂商推出能测心电图的手机，但是没有任何一个医师敢拿这个心电图结果作为诊断依据，只能供用户娱乐或者提供健康参考。因为医疗行业面向用户的特殊性及对数据准确性的高要求，不准确的数据采集或分析可能会延误宝贵的抢救时间导致严重的医疗事故。此外，在保证数据可靠的基础上，医疗可穿戴设备应该使用更小的元器件以适应有限的电路板空间，如何把产品做得更薄、更小、更便捷，也是需要解决的难题之一。

2. 用户的健康信息容易泄露，用户医疗安全隐私无法保证。随着人们对健康的关注及人口老龄化的影响，医疗可穿戴设备有更加广泛的需求基础，在不远的将来会成为大众的健康必需消费品。但是在医疗可穿戴设备日益风靡的未来，用户的所有健康信息都有可能被有意或无意地泄露，因此如何妥善防止用户的健康信息泄露，加强医疗安全隐私监管是医疗可穿戴设备产业发展必须要考虑的问题之一。如果个人信息和隐私保护不能妥善解决,会在很大程度上降低用户的信任度,阻碍可穿戴医疗设备的普及和快速发展。

3. 大多数医疗可穿戴设备形式大于内容，医学应用价值不高。基于大数据的远程医疗，可分为三个阶段：第一个阶段是通过医疗可穿戴设备采集数据；第二阶段是大数据分析与整合；第三个阶段是医疗服务，医师通过这些设备得到的数据来进行诊疗服务。但是目前多数医疗可穿戴设备形式大于内容，医学应用价值不高，数据不够精确，监测程序不够科学，大部分医疗可穿戴设备功能仍集中在运动测试、健身辅助和病理数据收集等方面，缺乏配套的数据分析和有效的医学专业资源支持专业的医疗服务，无法获得病人的深刻认同。因此目前大部分的医疗可穿戴设备还处在浅层次感官体验阶段，距离深层次的医学应用还需时日。

（三）医疗可穿戴设备的发展趋势

随着社会老龄化的加剧和人们健康需求的提高，医疗可穿戴设备的前景广阔，能够大大缓解我国医疗资源短缺的问题，很可能是一项在根本上改变人类医疗健康的革命性技术。医疗可穿戴设备的重要作用在于其能连接医师、病人等多方医疗主体，推动各方实现共赢；这些重要作用的发挥需要更强大的医师专家团支持，需要更多的医学原理支撑和技术服务支持。目前医疗可穿戴设备正处于快速发展的初级阶段，虽然产品比较多，但同质化比较严重，功能比较单一，距离真正的医用可穿戴设备还有很长的路要走。医疗可穿戴设备不应该只停留于病人的病理数据收集层面，更要强化病人的医学诊断价值功能，体现医疗大数据的应用价值，有理由相信，在不远的未来，心脏病、高血压、糖尿病等慢性疾病的病人将接受包括远程监测、远程治疗方案调整、生活方式管理、可穿戴式给药在内的整体疾病管理方案。

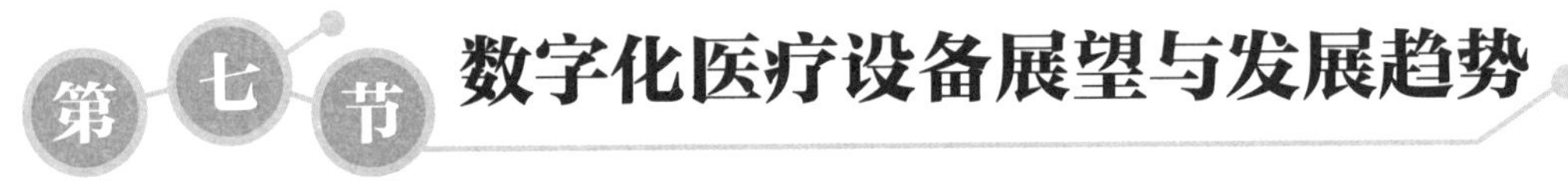

第七节 数字化医疗设备展望与发展趋势

一、数字化医疗设备的未来发展趋势

（一） 小型化、操作简单化、智能化和网络化

高新技术的发展与人口老龄化的加剧使数字化医疗设备向家用诊断设备和远程医疗设备转变，小型化、操作简便和智能化的适合家庭和社区医疗系统的床边诊断和治疗设备将越来越多地投入应用，这将对重症监护、家庭医疗、预防保健等提供快速、准确、可靠的信息，提高医师对病人诊断的及时性和有效性。同时，网络化技术也将加快数字化医疗设备的成像过程、缩短诊断时间，有利于移动医疗的实现和图像的保存和远程传输。

（二）集成化、复合化和诊、疗一体化

随着数字医疗设备小型化进程的加快，数字化医疗设备集成化和复合化的趋势更加明显。数字化医疗设备的研究和发展是医学、生物学、物理学、计算机和工程设计等多学科交叉技术融合的产物，通过对各学科最新技术和方法进行吸收、融合甚至创新，使新的医疗设备不断出现并优化，提高医疗设备的精度和可信度，使广大病人受益。多学科交叉融合技术还将促进医疗设备的诊断和治疗功能一体化。数字医学影像设备所提供的图像信息可分为解剖结构图像和功能图像，但是由于成像原理不同，尽管每一类医学影像设备都有其特殊的临床诊断价值，但也有其局限性，只有与其他设备，其他诊断手

段相配合，才能充分发挥其作用。因此，研制新的图像融合设备和新的影像处理方法，将成为计算机手术仿真或治疗计划中的重要方向。未来，集成化、复合型和诊断、治疗一体化的医疗设备将使多种疾病的诊断更及时、准确，治疗效果更佳。

（三）医疗可穿戴设备的普及

随着WLAN、移动互联网、可穿戴设备、智能手机及App等移动通信技术的迅猛发展，医疗服务、健康监测和健康管理正呈现出移动化趋势。所谓移动医疗，是通过移动终端、移动通信网络、卫星通信等移动通信技术来提供医疗信息和医疗服务，利用移动医疗设备进行健康管理和健康分析的一种医疗模式。通过移动医疗，使用医疗可穿戴设备（如3G血压计、蓝牙血糖仪、智能心电仪）就能检测血压、血脂、血糖、心电等生理参数，并将数据无线上传到信息平台的个人健康数据库，享受实时动态的医疗服务及健康管理。移动医疗有助于以病人为中心理念的实现，缓解我国医疗资源不均衡的矛盾。尽管目前大多数医疗可穿戴设备的形式大于内容，只是简单记录消费者的生理参数，缺乏专业的医学研究支持，没有系统的数据管理和反馈，还处于早期发展阶段。但这是新兴技术发展的必然，可以坚信，未来具有真正保健和诊疗功能的医疗可穿戴设备，会成为我们日常穿戴的健康消费品。

二、数字化医疗设备展望

目前，高性能的数字化医疗设备已经成为临床医学的重要工具之一，医院管理的信息化、数字化、网络化；医疗设备的数字化，远程医疗的普及推广应用，已经成为衡量医院管理、医疗诊断水平和综合实力的重要标志，同时也标志着数字化医疗设备进入了蓬勃发展的新时代，微型化、智能化、多功能集成化、多种可穿戴和远程医疗设备的普及已成为数字医疗设备发展的基本趋势。

展望未来，随着影像医学、数字成像技术、计算机技术、网络技术和信息技术的迅猛发展，医学诊疗方式将越来越多地依赖数字医疗影像设备的检查结果，数字医疗设备将成为临床医疗设备的主流；图像存储与通讯系统将逐步代替传统的模拟医学体系，成为医院信息系统的重要组成部分；功能与结构影像融合设备的研发与应用，将使多种疾病的诊断更准确，治疗效果更佳；人口老龄化的发展趋势和健康需求的提高，使得人们对医疗保健更加注重，所有这些必将促进新一代数字医疗设备技术和市场的快速发展。

本章小结

数字化医疗设备出现的典型代表应该是X线计算断层成像设备（CT），CT把数字化的计算技术引入常规的放射成像，使临床医师能分层观察病人的横断面图像，开创了数字医学成像的先河，从此人类开始进入“数字化医疗”时代。本章首先简单介绍了数字化医疗设备的发展、定义和主要特点。然后着重介绍了目前在临床中广泛使用的现代四大类数字医疗影像诊断设备：X线成像设备（CR、DR、DSA和CT）、磁共振成像设备（MRI）、核医学影像设备（SPECT和PET）及超声成像设备的基本原理、系统构成及临床应用。数字医疗设备中的新起之秀“医疗可穿戴设备”的出现是数字医疗设备和信息技术不断发展和完善，是多项技术综合协同发展的产物，本章简单介绍了医疗可穿戴设备的概念、分类和功能、关键技术、及目前存在的主要问题与发展趋势；最后总结了数字化医疗设备的未来发展趋势。相信在不远的将来，随着影像医学、数字成像技术、计算机技术、网络技术和信息技术的迅猛发展，医学诊疗方式将越来越多地依赖数字医疗影像设备的检查结果，数字医疗设备必将取代常规医疗设备成为临床设备的主流。

（张海燕）

思考题

1. 简述CR与DR成像的区别。
2. 简述DSA的成像原理。DSA的减影方法包括哪几种？
3. 与普通X线平片比较，CT成像有何优缺点？
4. 数字化医疗设备与常规医疗设备的区别在哪里？有何优势？
5. 简述磁共振成像的优缺点及局限性，产生磁共振信号的基本条件。静磁场和射频磁场的作用有哪些？

第十一章

数字化医院建设

21世纪是信息化时代，信息技术在社会经济各个领域广泛应用，有力推动了社会变革、经济发展和人们生活方式的变化。我国医院管理者紧紧把握信息化发展的机遇，将信息技术应用到医疗服务、管理变革以及医院建设的各个方面，努力建设数字化医院。数字化医院成为现代化医院建设的重要标志和必经之路，医院只有充分利用数字信息技术，加快医疗、管理、服务、体制等各方面的创新，才能全面提高医院服务能力和管理水平，才能在市场竞争力立于不败之地，才能适应国家医改政策要求，从而更好地满足人民群众医疗服务需求。本章共四部分内容，第一节数字化医院概述，包括数字化医院内涵、构成、发展阶段及建设意义；第二节数字化医院组成，包括电子病历和基于电子病历的医院信息平台建设；第三节数字化医院主要信息系统及其应用，包括医院管理信息系统、医师工作站、护理信息系统、检验信息系统等功能和应用；第四节数字化医院建设面临的挑战和未来发展趋势。

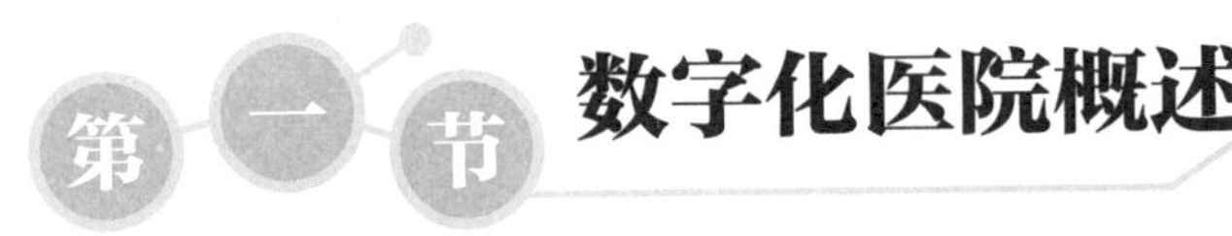

第一节 数字化医院概述

一、数字化医院内涵

数字化医院（digital hospital，DH）的概念最早见于20世纪90年代初，是伴随着医院信息化建设的不断深入而提出的，目前国内外针对数字化医院尚未有一个明确的定义。数字化医院是对现代化医院的一种特征性描述，是医院信息化、智能化建设上的一个相对概念。数字化和信息化两个概念紧密相连，在很多文献和著作上通用，但严格来讲确实存在着区别和差异。数字化医院是医院信息化发展的必然趋势，也是医院信息化过程中的一种必然产物。所谓“信息化”其实是泛指重视信息利用的一种理念，而对承载信息的介质没有特别要求；而“数字化”则强调了信息内容的数字化，并利用“数字化”的信息进行计算机处理，借助网络传输和利用。因此“数字化”是包含在“信息化”之内一个更具体的概念，是在信息化基础上的进一步发展。数字化医院的实质是高度利用计算机、网络通讯等现代化技术实现信息化，但对数字技术应用的要求更高，对数据利用更全面，对信息的共享程度更高。

狭义数字化医院指利用计算机和数字通信网络等信息技术，实现语音、图像、文字、数据、图表等信息的数字化采集、存储、阅读、复制、处理、检索和传输，即数字化医疗设备、医院管理信息系统、医学影像和通信系统和办公自动化系统等，其特征是无纸化、无胶片化、无线网络化。广义数字化医院是基于计算机网络技术发展，应用计算机、通讯、多媒体、网络等其他信息技术，突破传统医学模式的时空限制，实现疾病的预防、保健、诊疗、护理等业务管理和行政管理自动化、数字化运作。其特征：全网络（多系统全面高性能网络化）、全方位（医、教、研等方面）、全关联（医院、社会、银行、社区、家庭全面关联）。

二、数字化医院构成

数字化医院包括以下三个方面：一是数字化临床诊疗过程；二是数字化医院业务管理；三是数字化医疗服务平台。

1. 数字化临床诊疗过程 诊断与医疗是医院的主要职能。数字化临床诊疗过程就是指以病人为中心的数字化诊断、治疗过程。病人从入院开始到离开医院，所涉及的挂号、诊断、检查、诊疗、收费等各个环节通过数字化医疗设备、计算机网络平台和医院信息系统的无缝连接，实现了病人就医“一站式”数字服务流程。

2. 数字化医院业务管理 科学规范的业务管理是数字化医院所不可缺少的。数字化医院业务管理就是指通过对医院财务、临床信息、人事等各种信息的挖掘与分析，为医院各项决策提供依据，以减少决策过程中的不确定性和风险性，提高决策的科学性、客观性，有利于实现医院的科学管理。

3. 数字化医疗服务平台 数字化医疗服务平台是数字化医院的基础。数字化医疗设备、计算机网络平台、医院信息系统等多种信息技术的综合支持，构建数字化医疗服务平台，使病人可以随时享受到高效、便捷、安全的医疗服务，同时也优化了病人就医流程，提高了医院工作效率。

三、数字化医院的发展阶段

我国数字化医院建设起步晚，但发展很快，主要经历了从医院管理向临床业务领域不断渗透的过程，其发展可分为三个阶段：医院管理信息化阶段（hospital management information system，HMIS）、临床管理信息化阶段（clinical information system，CIS）、区域医疗卫生信息化阶段（regional health information network，RHIN）。

1. 医院管理信息化阶段 20 世纪 80 年代初至 2003 年，主要内容是管理流程的计算机化，大型医疗机构是信息化建设的主力军，按照各自的流程设计和开发医院管理信息系统，支持医院的行政管理与事务处理业务，减轻行政管理人员的劳动强度，辅助医院管理，如收费信息系统、医疗统计和病案管理系统、财务管理系统、人事管理系统、住院病人管理系统、药品库存管理系统等。HMIS 是现代化医院运行必备的基础管理和技术环境。

2. 临床管理信息化阶段 2002 年 4 月，原国家卫生部制定了新的《医院信息系统基本功能规范》后，我国医院的数字化建设进入了快速发展时期。2003 年抗击“非典”之后，国家加大卫生信息化方面的投入，对提高信息化发展水平发挥了积极作用。数字化医院建设的重点从管理转移到临床信息系统的建设，如逐步推广的医师工作站、护理信息系统、医学影像存档和通信系统、检验信息系统、放射信息系统、电子病历等，主要作用是支持医护人员的临床活动，收集和处理病人的临床医疗信息，丰富和积累临床医学知识，并提供临床咨询、辅助诊疗、辅助临床决策，提高医护人员的工作效率，为病人提供更多、更快、更好的服务。

3. 区域医疗卫生信息化阶段 2009 年 4 月，《中共中央国务院关于深化医药卫生体制改革的意见》颁布，将卫生信息化作为医药卫生体制改革的八大支撑条件之一，为卫生信息化发展提供了前所未有的历史机遇。各地积极探索建立区域医疗卫生信息平台，努力实现区域内医疗卫生机构互联互通、信息共享。大型医院积极建设以电子病历为核心的数字化医院信息平台，数据采集规范化、信息存储数字化、信息传输网络化、信息应用平台化、医疗服务个性化、管理程序规范化、知识支持系统化和决策依据科学化等基本特征日益明显。

四、数字化医院建设意义和作用

数字化医院建设是实现医院科学管理，提高社会经济效益，改善医疗服务质量的重要途径，是医院适应变革的必然选择，其意义和作用包括以下三个方面：

1. 优化工作流程，提高服务效率 信息技术应用的过程，也是医疗服务优化和再造的过程。利用信息技术，对现有流程的不断重组优化，可以从根本上改变挂号、缴费、取药排队时间长，而就诊时间短的“三长一短”现象，明显改善病人就医体验。利用计算机替代大量手工重复性工作，可以明显降低医务工作者的劳动强度，提高了医疗服务效率。

2. 规范医疗行为，提高医疗质量 医院质量管理涉及医院管理的各个环节，在传统手工管理模式下，医护质量管理难度很大，医疗行为难以得到监控。医院信息化的全过程和全部内容，都直接或间接地服务于医院质量管理。如门诊医师工作站的用药监控系统、通过规范门诊医嘱，监控用药、联机审核等环节，避免人为用药差错，还可以实现对用药数量、药品费用的监控。通过规范医疗行为，可以提高质量管理的执行力，减少医疗差错。

3. 促进管理创新，辅助战略决策 管理创新与信息化相辅相成，管理创新需要信息化支撑，信息化推动管理创新不断深入。在组织与制度创新方面，信息化可以支持组织机构扁平化，提高组织的运行效率；在战略与决策创新方面，全面、准确的数据可以保证决策的科学性，促进组织战略目标的实现；在管理模式与方法创新方面，信息化支持管理流程再造和引入先进的管理技术。

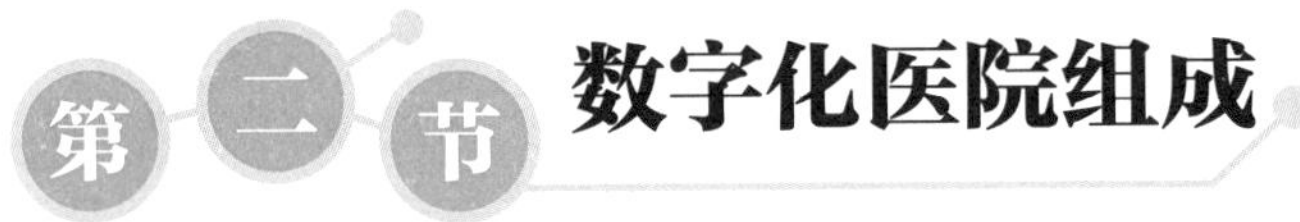

第二节 数字化医院组成

一、电子病历

病历是病人病情、诊断和处理方法的记录，是医护人员进行医疗活动的信息传递媒介和执行依据，是临床教学和科研活动的主要信息源。病历在医疗工作中的基础地位，决定了它对医疗、教学和科研水平的重要影响。传统的病历是以纸张为媒介，完全靠手工记录，工作人员工作量大，容易出错，长期保存需要耗费很多人力和空间资源，纸质病历的利用也很困难。在推进数字化医院建设过程中，如何利用信息和网络技术，实现纸质病历电子化，帮助医护人员更方便地记录、更及时地获取、更完整地掌握病人信息，成为医疗工作对病历信息管理的新要求。此外，医疗保障体系的快速发展，在病人转诊、费用审核、医疗行为监控等方面，也对电子病历提出了迫切需求。

1. 电子病历的定义 电子病历不是简单的纸质病历电子化，也不是指在计算机上完成病历的书写，就像使用 Office Word 或其他电子表单录入病历内容，而是更加关注病历信息的结构和内容，其内容以计算机可以检索和处理的数据形式存在，通过统一的病历结构模型有机地组织起来，形成高度结构化和数字化的病历数据资源库。电子病历在国际上仍处于发展之中，对电子病历尚没有形成一致的定义。根据美国医学研究所（institute of medicine，IOM）的定义，电子病历是指以电子化方式管理的有关个人终生健康状态和医疗保健的信息，它可在医疗服务中作为主要的信息源取代纸质病历，满足所有的诊疗、法律和管理需求。原国家卫生部在 2009 年和 2010 年，先后颁布了《电子病历基本架构和数据标准（试行）》《电子病历基本规范》《电子病历功能规范（试行）》三个规范性文件，其中《电子病历基本规范》对电子病历（electronic medical record，EMR）给出了官方权威的定义，即“电子病历是指医务人员在医疗活动过程中，使用医疗机构信息系统生成的文字、符号、图表、图形、数据、影像等数字化信息，并能实现存储、管理、传输和重现的医疗记录，是病历的一种记录形式。”

电子病历系统是指医院内部支持电子病历信息的采集、存储和访问，并围绕提高医疗质量、保障医疗安全、提高医疗效率而提供信息处理和智能化服务功能的计算机信息系统。虽然电子病历是电子病历系统的产物，但电子病历能够不依赖于电子病历系统而独立存在。

2. 电子病历发展历程 20 世纪 80 年代，欧美、日本等发达国家的大型医院开始研究建立医院信息系统，开展病案系统的研究和实践，这为实现病历电子化奠定了基础。在电子病历发展方面，欧美、日本等发达国家起步早，发展较快，大体上经历了四个发展阶段。

（1）萌芽阶段：这一阶段主要将病历电子化，只是实现了病历的电子化存储，还无法实现进一步的计算机处理。

（2）发展阶段：随着计算机技术的发展，电子病历逐步向结构化发展，旨在解决病历中有用信息的提取与利用。

（3）成熟阶段：基于电子病历实现了辅助临床决策功能，这对于提高医疗质量起到了重要的作用。

（4）高级阶段：这一阶段进一步探索解决电子病历标准化问题，实现电子病历信息共享是这个阶段的主要特征。

3. 电子病历的主要内容

（1）病历概要：病历概要的主要记录内容包括：病人基本信息、基本健康信息、卫生事件摘要、医疗费用记录。

（2）病历记录：按照医疗机构中医疗服务活动的职能域划分，病历记录可分为：门（急）诊病历记录、住院病历记录和健康体检记录。

（3）转诊记录：指医疗机构之间进行病人转诊（转入或转出）的主要工作记录。

（4）法定医学证明及报告：指医疗机构负责向服务对象签发的各类法定医学证明信

息，或必须依法向有关业务部门上报的各类法定医学报告信息。主要包括：出生医学证明、死亡医学证明、传染病报告、出生缺陷儿登记等。

（5）医疗机构信息：主要指负责创建、使用和保存电子病历的医疗机构法人信息。

二、基于电子病历的医院信息平台建设

1. 平台建设基本目标与定位

（1）满足以病人为中心的信息资源整合与利用：随着医院信息化建设的不断发展，软件系统规模变得越来越大，使得一个软件开发商包揽一个医院的所有信息子系统变得越来越困难。这就需要提供一个医院信息平台，以解决医院信息系统所包含的临床信息系统、医院管理信息系统的集成问题。为实现各业务系统信息互联互通，如果采用推倒重建的方法，就会浪费大量的资金，并有可能引起业务瘫痪。建设医院信息平台，可以充分利用现有资源，尽量减少不必要的重复建设。医院原有的各业务系统和信息系统通过医院信息平台提供的接口实现整合，继承已有的数据资源和服务。医院信息平台是一个开放的系统，具有适应各种政策、技术、业务发展的能力，遵循信息标准化的软件系统都可以接入到平台，并通过平台实现数据集成和应用集成，将原先分布在各业务系统中的信息交换整合到医院信息平台，实现医院各个科室之间、医院之间信息的互联互通，最大限度地方便病人就医、方便医护人员服务、方便各类管理人员分析决策。

（2）满足以电子病历为核心的医院数据中心建设：为了促进医疗服务高效运转，医护人员不仅要接收到清晰的医疗指令信息，还需要完整掌握病人信息、记录病人在医疗活动中的情况及结果。电子病历是医院信息系统的核心，也是高度集成共享的医疗数据，使用电子病历可以实现一处采集多处利用的目标，实现医疗数据得到最大限度共享。以病人为主线，将病人在医疗机构中的历次就诊时间、就诊原因、针对性的医疗服务活动以及所记录的相关信息有机地关联起来，并对所记录的海量信息进行科学分类和抽象描述，使之系统化、条理化和结构化。建设以电子病历为核心的医院数据中心，通过数据中心实现不同信息系统、不同医疗机构间信息资源整合，实现业务数据实时更新，满足管理决策、临床决策、科学研究、对外信息共享的需求。

（3）满足以临床路径和知识库为基础的临床决策支持：保障医疗安全、提高医疗质量是医院的中心工作，需要加强对医疗过程的监控，规范诊疗行为。通过医院信息平台，医护人员可以记录病人的生理、病理数据，通过有线或无线的方式查询医院业务系统的数据，出诊医师可以随时记录诊断结果、从业务系统查询病人的历史记录。电子病历是现代医疗机构临床工作开展所必需的业务支撑系统，电子病历在运行过程中逐渐积累了大量的医疗信息，如病人的就诊信息、治疗方案、生命体征记录、检验记录、影像诊断记录等，成为医师从事医疗工作、科学研究的参考依据。

临床路径（clinical pathways，CP）是指由医院各种背景的专家，根据某种疾病或某种手术方法，制定一种大家同意认可的治疗模式，让病人由住院到出院都依此模式来接

受治疗，并依据治疗结果来分析评估及总结每个病人的差异，以避免下一个病人住院时发生同样的失误。临床路径已经成为有效的医院质量管理工具和疾病诊疗及评估标准。统一医院信息平台下标准化的电子病历建设不仅能保证信息“数出有源”，还能有助于推进临床路径，实现医疗过程监管，规范诊疗行为，保证医疗安全，提高医疗质量。

（4）满足以医疗与人财物运营为内容的管理决策要求：医院信息系统结合了先进的医疗管理思想和管理模式，通过医院信息平台整合医院内各业务系统，形成合力，让医疗信息资源充分流转，发挥巨大的社会效益。医院信息平台建设提升医院整体管理水平，满足医院加强管理和提高工作效率的要求，有效控制医疗成本，减轻病人医疗负担，提高病人满意度。建设医院信息平台，规划医疗资源，实现诊疗流程再造，提高医院运作效率，提升医院的整体服务能力，有效解决就诊“三长一短”现象；建立统一的门户信息，为病人的全面医疗健康信息的保存、传递、查询提供有效的数据。

（5）满足以信息交换与共享为支撑的区域医疗协同：区域卫生服务协同基于医院信息平台、区域卫生信息平台，实现医疗机构之间的业务协同，医疗机构、社区及纵向业务联动等。通过医疗业务协同，可以有效利用医疗资源，降低医疗成本，提高医疗质量，可包括专家门诊预约、专家远程咨询会诊、跨医院转诊转检、双向转诊，治疗安全警示、药物过敏警示、辅助检查结果共享等。业务联动主要体现在区域范围内各医院、社区卫生服务中心与疾控、妇幼保健等业务条线的业务联动。由于许多卫生服务的信息源头是二、三级医院，例如产妇在产科医院分娩，病人在二、三级医院手术。产妇出院后，社区可以开展后续的产妇保健工作；同样病人手术出院后，需要康复指导。通过医院信息平台建设，社区卫生服务人员将及时获得二、三级医院的信息，从而开展高效的基本公共卫生服务。

2. 医院信息平台的建设需求 医院信息平台建设的需求，要求以支撑医院信息体系平稳运转，建立一个标准化、集成化的信息平台，实现信息资源广泛共享、互联互通的目标。医院信息平台将形成一个标准化、集成化的信息平台，对内集成临床信息系统、医院管理信息系统、电子病历浏览器，对外连接医疗保险、公共卫生、区域卫生、社区卫生等多个信息系统，实现医院信息的规范化、一体化管理。

（1）系统集成需求：目前，许多医院财务、药品、临床和管理等部门已经分别建立了各自的信息系统，均可独立处理各部门事务。但是，由于早期的医院信息化建设受当时所处的历史因素影响，没有统一规划，这些系统大多数为分散建设，导致系统集成方面遇到困难。

（2）数据继承需求：医院信息系统在建立时并未充分考虑与系统集成，或者当时医院信息系统并不具备集成应用的条件，因此成为孤立的信息系统。随着医院信息化的发展，这些孤立系统不能与医院信息整体集成，或者厂商更迭，导致这些孤立的系统不得不推倒重来。这不仅导致了资金的浪费，而且原来系统中保存的数据很难在新系统中继承下来。需要建立医院信息平台，解决数据继承和历史存储的问题。

（3）互联互通需求：医院信息化不是简单的医院管理流程计算机化，医院信息平台应以病人信息的共享为核心，包括医院各个科室之间、医院之间的互联互通，最大限度地方便病人就医、方便医院一线医护人员工作、方便各类管理人员分析决策。医院信息平台应重点要解决医院信息系统的系统异构集成、数据共享和数据交换传输标准等关键性技术问题，在医院内部可涵盖门诊及住院、检验中心、影像中心、医技科室、行政管理等多个部门，全方位覆盖医院所有业务，使医院内部信息得以互联互通。

（4）安全共享需求：医院信息化面临着医疗体制改革新形势的挑战，面临着与公共卫生信息体系、社会保障管理体系、社区基层医疗体系等方面信息共享的要求。医院信息平台应使医院信息系统能够与区域卫生信息平台及其他外部系统进行信息共享，如与医疗保险、公共卫生、区域健康、社区卫生等有效衔接，安全共享和交换有关数据。

（5）科研需求：医学科学研究活动离不开大量病历的总结、分析、提炼和管理。在日常的医疗服务过程中，通过医院信息平台，将电子病历数据以及医院管理数据及时汇集到医院临床数据中心。通过医院信息平台提供各种服务，为临床医疗活动、医院管理、科学研究提供数据和信息的支撑。

（6）信息综合应用需求：临床和管理活动积累了大量的基础数据，充分整理、挖掘和利用医院信息资源，对于提高临床服务能力，提升医院管理水平都具有重要的意义。对于这些信息资源，最佳的应用模式是通过医院信息平台，针对不同的用户提供不同层次、不同类型的服务。

3. 平台总体架构 医院信息平台的总体架构设计分为九个部分，包括：医院信息平台门户层、医院信息平台应用层、医院信息平台服务层、医院信息平台信息资源层、医院信息平台信息交换层、医院业务应用层、信息基础设施层以及信息标准体系、信息安全体系与系统运维管理。医院信息平台门户层、医院信息平台应用层、医院信息平台服务层、医院信息平台信息资源层、医院信息平台信息交换层属于医院信息平台的软件部分，主要服务于医院信息系统应用整合的需求；医院业务应用层是医院内部的业务应用系统，是医院信息平台的基础；信息基础设施层以及标准规范和信息安全与系统运维管理服务于医院业务应用系统和医院信息平台，信息基础设施层主要服务于医院信息系统基础设施整合的需求。医院信息平台信息交换层，主要用于实现全院级应用系统互联互通的需求；医院信息平台信息资源层，主要服务于建立全院级的病人主索引的需求、建立全院级电子病历的需求，并为医院信息二次利用、为病人提供公众服务、与外部互联奠定数据基础；医院信息平台应用层包含了建立在医院信息平台信息资源层、医院信息平台服务层、医院信息平台信息交换层的基础上的全院级应用（图 11-1）。

4. 基于平台的功能应用

（1）医疗一卡通：医疗一卡通系统，就是用户用同一张IC卡（或其他标识卡），实现多种不同管理、消费功能，例如挂号、收费、就餐、门禁、消费等，使得用户可以只携带一张卡片就实现多种功能，实现一卡通用。医疗一卡通根据用户和使用的性质的不同，可以分为病人一卡通和员工一卡通两种，条件允许的情况下可以将员工一卡通和病人一卡通合二为一，这样可以大大方便员工的使用，也可以避免重复投资和建设。

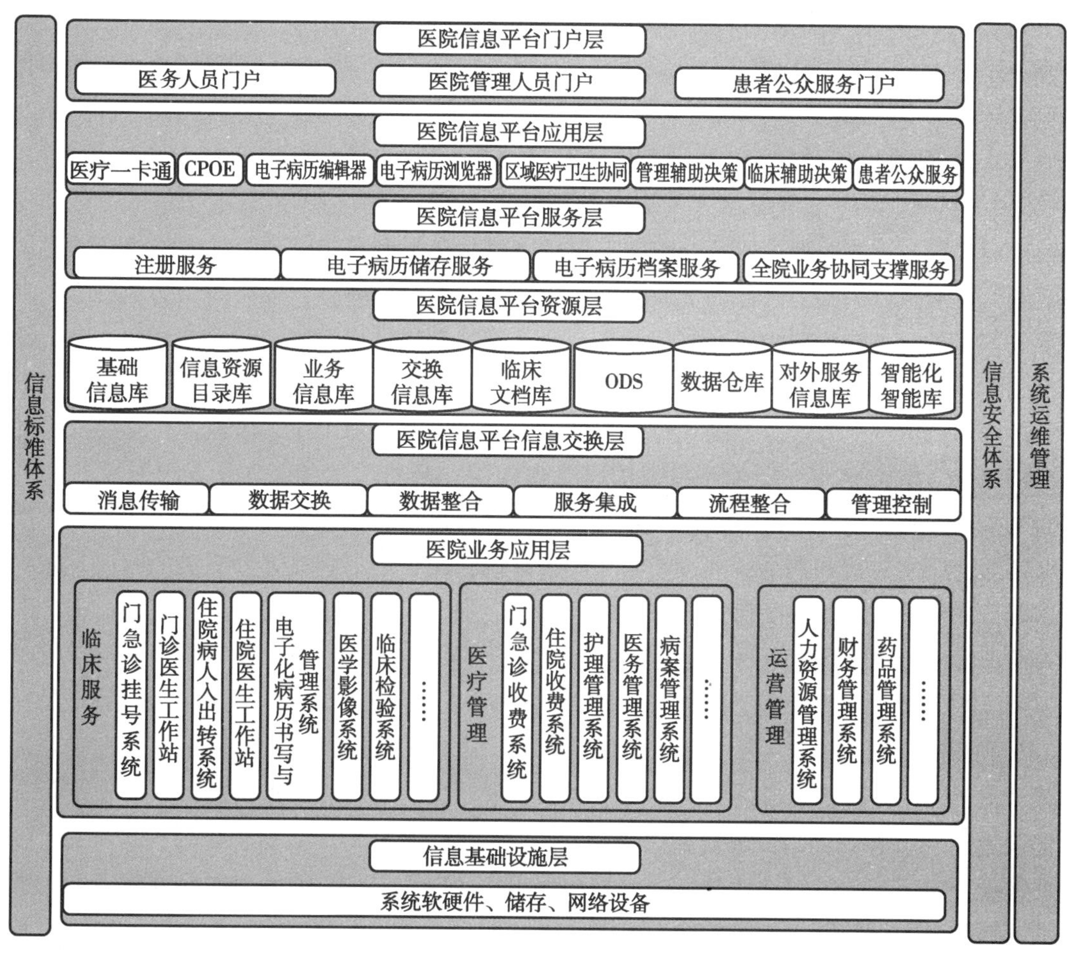

图 11-1　医院信息平台总体架构

病人一卡通系统根据不同用户的具体情况，主要用于满足病人、病人亲属以及其他访客的日常需要，在使用用途上有身份识别、小额电子钱包和通用借记卡三种。大多数医院将一卡通系统作为病人身份识别使用，病人可持卡在院内各信息系统、监控管理系统间作病人身份证明。部分城市还要求医院读卡设备兼容社会保障卡、市民卡、诊疗卡、健康卡等区域内统一发放的第三方身份证明卡。近年来医院与银行等金融机构合作或签署相关互认协议实现费用结算，部分医院还将一卡通系统（存储卡或射频卡）当作电子借记卡，在院内作为消费结算工具。

员工一卡通系统主要完成医院的内部事务管理，系统集中了身份认证、门禁控制、就餐及购物消费等。员工凭一张员工卡，不仅可以作为工作证出入各办公场所，还可到食堂就餐或到超市购物。员工一卡通系统在提高了医院的内部管理水平及工作效率的同时，为员工创造了一种轻松、高效、安全的工作环境。

（2）智能电子病历编辑器：电子病历编辑器是采集、录入并生成电子病历文档的基本工具，是处理电子病历文书的核心组件，也是形成结构化电子病历的关键工具。基于电子病历的医院信息平台中，电子病历编辑器承担着将所有业务系统完成集成以后的信息进行整合，并按照电子病历文档构造与存储要求进行存储与管理的功能。电子病历编辑器包括所有生成电子病历文档的编辑工具，包括病历书写、报告书写及其他动态记录文档的编辑器。

（3）计算机化医嘱录入：计算机化医嘱录入（computerized physician order entry，CPOE）是医师为了诊治病人（尤其是住院病人），对医疗指令进行电子录入、处理及跟踪的过程。这些医嘱内容及当前状态通过医院信息平台发布到全院各相关科室的应用系统，负责执行医嘱的医务人员或相关科室（如药房、检验科、放射科、功能科、手术室等）可随时查询医嘱内容及当前状态，为诊疗活动提供支持。CPOE 需要病人电子病历、临床知识库、相关医疗监管业务规则、相关业务流程的支持，使医师在录入医嘱的时候能够依据统一的业务规则和监管规则。例如基于药品知识库，可以及时了解药品的药理属性、药品剂量、药物不良反应、毒副作用、药物间的相互作用、过敏反应等。CPOE 不仅仅是医师通过计算机录入医嘱，同时通过在医嘱录入过程中的用药检查、用药控制、联机提醒和警示，减少医嘱完成的延误，减少与书写或转抄有关的错误，减少不规范、不合理或错误的医嘱，减少医疗差错，保证医疗安全，提高工作效率，提高医疗质量。通过对医嘱生命周期的全程跟踪和监控，实现对医嘱的闭环管理。

（4）辅助管理决策：医院管理决策贯穿医院经营活动的始终，是整个医院管理的核心。经营决策的正确与否，关系到医院能否健康发展，甚至关系到医院的生死存亡。决策者由于无法及时获取高质量、全面、可靠、个性化的运营和财务信息，因而在制定关键决策时常常感到压力巨大。如何将来自医院的多个数据源的数据整合到一起，支持战略决策制定、推动持续的业务流程改进和促进整个医院协调一致，是医院发展方向上的战略性问题。医院管理决策的数据来源于不同的信息管理系统，有临床诊疗、医疗管理及后台运营管理等，数据以不同的格式保存。通过医院辅助管理决策系统，让医院管理者从各个维度随时了解医院运营情况，评估医院工作目标的实现程度，并及早发现过程中可能发生的问题，及时制定和实施应对措施，增强医院管理决策能力。辅助管理决策主要包括：门诊业务运行分析、住院业务运行分析、手术业务运行分析、成本核算、绩效考核等。

（5）辅助临床决策：基于平台积累的大量的数据，可以为临床业务提供辅助决策。临床辅助决策支持是指能够提供给临床工作者、病人以临床知识或统计信息，并选择适当的时机，智能地过滤并表示这些信息，以提供更好的健康干预过程、更佳的病人个体护理服务，最终实现更高的人群健康目标。基于临床指南的临床辅助决策支持系统（clinical decision support system，CDSS）能够有效地提高医疗质量和效率、减少医疗差错、降低医疗费用。临床辅助决策支持系统建立在数据仓库及知识管理平台的基础上，通过与临床路径、合理用药、专家知识库等系统结合，为临床诊疗提供标准化的诊疗过程，并且能对其实行持续监测和定期评价。总的来说建设临床辅助决策支持系统的目标是：以临床诊疗指南为依据，海量的临床知识库为基础，围绕医疗质量、效率、效益、医疗安全提供数据挖掘与综合统计分析服务。主要包括：

1）临床用药分析：通过及时跟踪并获取临床用药情况，然后对药品医嘱用药适宜性进行审核，判断用药与临床诊断的相符性；针对剂量、用法的审核；剂型与给药途径的审核；是否有重复给药现象，是否有潜在临床意义的药物相互作用和配伍禁忌。

2）治疗效果分析：通过分析知识库数据，比较不同治疗方案对相同疾病的治疗效果和经济效果，对期望成本、成本-效果和治愈成本进行决策分析，从而为临床制定合理用药方案和新药的研究、上市、使用提供科学依据。

3）临床知识挖掘：能够从文本源中提取知识进行文本发掘并能够依据人与信息之间的关系描述知识形成知识地图。

4）临床预警提示：针对临床上容易出现不合理处置、用药的情况提供预警功能，当医师进行药疗开处方时若出现上述情况，系统则会给出警告并要求医师改正，或确因治疗需要则要求进一步确认。

5）临床路径管理过程与效果监测：通过临床路径管理，可以控制医疗成本，提高医疗质量。根据临床路径系统实时获取路径中治疗效果情况、路径变异情况，对治疗过程和路径变异进行分析，最后根据分析结果调整变异症状知识库、路径改造，同时提供变异预警、单病种疗效与超限价影响因素分析等功能。

（6）医院门户应用：门户以统一的方式来组织和展现不同来源的信息，为用户提供个性化和客户化的服务。医疗门户可根据用户对象的不同划分为医务人员门户、医院管理人员门户和病人公众服务门户。通过结合统一用户和权限管理系统，可以实现单点登录到所有应用系统；提供无门槛的用户自定义功能、增强的全文检索功能；通过统一的门户集成标准，快速集成其他应用系统；在一个界面框架中，自由切换和应用不同系统。总之，医疗门户就是指在互联网环境下，把各种应用系统、数据资源和互联网资源统一集成到医疗门户之下，根据每种用户使用特点和角色的不同，形成不同的应用界面，并通过对事件和消息的处理传输把用户有机地联系在一起。它不仅仅局限于建立一个医疗网站，提供一些医疗服务信息，更重要的是要求能实现多业务系统的集成、能对用户的各种要求做出快速响应、并且能对整个医疗服务网点进行统一管理。

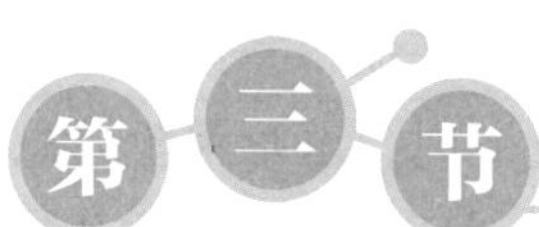

数字化医院主要信息系统及其应用

一、医院管理信息系统

（一）医院管理信息系统概述

医院管理信息系统（hospital management information system，HMIS）是指利用计算机软硬件技术、网络通信技术等现代化手段，对医院以收费为中心的经济管理系统、为医院业务提供全面的支撑及各种服务的信息系统。在数字化医院的发展进程中，医院最先实现的信息化领域即为管理领域，因此医院管理信息系统也是诸多医院信息系统中最为成熟和最为普遍的信息系统。随着医药体制改革的不断深入，如何结合国家医药卫生发展战略、发展模式的需要，制定符合行业特色的发展路径，创造独特优势，加快数字化医院建设进程，是HMIS未来发展的重要任务。

（二）医院管理信息系统的发展历程

早在20世纪50年代，随着计算机技术和信息技术的发展，国外已将计算机应用技术应用于医院财务会计和部分管理事务中。进入20世纪70年代，我国大型医院开始应用计算机技术处理部分日常业务，开启了我国医院管理信息系统的发展史。综合来看，我国HMIS的发展大体上可分为四个阶段：

1. 第一阶段 20 世纪 70 年代末 80 年代初。这一阶段的 HMIS 以单任务应用为主要特点，属于萌芽阶段，主要体现在医院管理中特定任务的数字化，是相对独立的、单机单任务的信息管理阶段。

2. 第二阶段 20 世纪 80 年代中后期。这一阶段的 HMIS 伴随着网络技术的发展呈现出部门级应用的发展趋势，但由于硬件技术所限，其功能仍然局限于管理与收费等业务。但随着国家对信息化工作的重视程度提高，从战略管理和科技发展等多方面加强了 HMIS 的重视。1984 年，原国家卫生部组织了《计算机在我国医院管理中应用的预测研究》课题研究；1986 年 7 月，原卫生部组织研制统计、病案、人事、器械、药品、财务 6 个医院管理软件的任务委托书，同年 12 月，中华医学会医院管理学会成立医院管理计算机应用学组。这一阶段的医院信息系统建设以多个项目的综合信息管理为特点，部门级局域网，计算机网络文件服务器得以应用，在一定程度上提高了医院管理的现代化水平。

3. 第三阶段 20 世纪 80 年代后期至 90 年代中后期。进入上世纪 90 年代，因特网技术快速发展，医院内部业务联系的需求越来越强烈，部门间信息共享成为医院信息系统的重要内容，一体化、完整的大型医院信息系统纷纷出现。1996 年 5 月，原卫生部正式启动“金卫工程”，开发医院信息系统是其主要内容之一。

4. 第四阶段 21 世纪初至今。2002 年 5 月，原卫生部印发了《医院信息系统基本功能规范》，为医院信息系统建设和发展提供了宏观指导。与此同时，医疗保险信息系统和公共卫生信息系统也得到快速发展，对医院信息系统提出了新的要求，尤其是 2009 年中共中央、国务院《关于深化医药卫生体制改革的意见》下发后，我国数字化医院建设迎来了快速发展期。不仅体现在医院信息系统相关子系统的种类不断丰富，普及程度也逐步提高。这一时期，国家加强了信息规范和数据标准制订工作，从技术层面规范了医院管理信息系统建设框架。近年来，随着医改的进一步深化，为了进一步提高医疗效率、减轻医疗负担、解决人民群众“看病难，看病贵”的问题，很多新兴的信息技术已经在医院管理信息系统中得以应用，为促进医院精细化管理提供了源源不断的动力。

（三）医院管理信息系统的主要作用

随着医疗改革的不断深化及科学技术的飞速发展，信息化手段成为提升医院的核心竞争力的重要工具，HMIS作为医院信息化建设的核心组成部分对于提高医院管理效率和优化质量管理起着至关重要的作用：

1. 提高工作效率 医院管理信息系统的主要作用就是缩短就医的非医疗时间。一方面它可以提高各流程间的信息传递效率，另一方面它也有助于避免差错及无价值重复现象的发生。医院信息化通过内部管理统一化、部门业务协作化，费用明细清单化，费用结算精准化，部门收益透明化等手段，有效缓解了病人挂号、划价、收费排队时间长，医师看病时间短的“三长一短”问题，对于促进医院管理模式改革和工作流程的重组提供了有效的信息支撑。

2. 加强业务控制 医院的正常运营既依赖于医疗活动的有序开展，也离不开围绕医疗活动开展的其他管理活动的有效衔接。医院管理信息系统着重解决的就是围绕医疗活动的相关管理活动的规范化和流程化，使得其符合严格的作业标准，保证各项工作的顺利实施和效率的提高。主要包括以诊疗管理为核心的预约、挂号、导诊等业务，以经费管理为核心的划价、收费、结账等业务，以文书管理为核心的处方管理、病历医嘱管理等业务，以物资管理为核心的药品管理、设备管理、耗材管理等业务以及以综合管理为核心的统计分析等业务。

3. 提供辅助决策 医院管理信息系统通过对医院人、财、物的全面掌握，能够及时地反映医院的日常运作情况，为院领导的决策提供了准确依据，真正体现以病人为中心，医师的诊疗为主体的现代化医疗服务。同时，通过医院管理信息系统将各个业务流程的信息进行集成，医师通过操作简单、处理快速的人机交互工具可以及时获取病人的各种信息资源，能够确保全面分析病人病情，做出准确的诊疗决策。

4. 改善就医体验 医院管理信息系统通过连通内部多个业务部门的工作流程和信息交互，实现业务协同，确保诊疗、检验、检查、用药等一系列流程的无缝连接，使医疗过程更加高效、有序、规范，给病人带来新的就诊环境和更完善的医疗服务。

（四）医院管理信息系统的主要应用

医院管理信息系统覆盖医院的各个管理环节，包括诊疗管理、物资管理、病案管理、财务管理、人事管理和综合分析等方面。其应用主要包括以下几个方面：

1. 诊疗管理 主要包括门急诊管理和住院管理两方面。门急诊管理以病人的就诊环节为轴线，以统一身份标识如就诊卡为线索使病人挂号、就诊、交费、取药、治疗等活动紧密联系成为一个整体，实现就诊检查单、治疗单的电子化，解决长期困扰医院管理上存在的“三长一短”现象。系统提供门急诊信息的查询与统计功能，支持医院经济核算的门急诊财务信息查询、统计、分析、报告。住院管理主要包括住院病人入出院和床位管理、住院病人费用核算和医嘱处理等功能。通过对住院病人动态的准确管理、住院费用的及时核算，提高住院系统的医疗服务质量和效率，加速病床的周转，杜绝病人漏费、欠费现象。系统提供住院病人医疗动态统计和各种明细费用信息查询，支持医院经济核算的住院病人费用查询、统计、分析。

2. **经费管理** 主要处理与医院中各个部门产生的费用信息管理，实现医院财务核算和各类应收、应付款的管理，并提供与现有商品化软件的接口，使系统能够方便集成其他财务软件。通过对医院的各类费用进行分析，提供各科室工作量、收入和各类医疗材料支出等统计信息，便于进行成本效益分析，提高医院的经营水平，为实现收支控制提供科学的依据。

3. **病案管理** 主要完成病案资料的信息管理，包括病案的归档、编码管理；病案信息的存储、检索与查询；对归档病案进行出库、借阅管理。

4. **物资管理** 主要实现与医院各种药品、设备、耗材相关的信息管理。药品管理包括各类药品库存管理、门诊药品管理、住院药房管理、中西药房管理、中西药库管理等功能。实行药库、药房二级核算管理，通过物流和资金流的并行管理，实现统一的价格管理和采购分析，提供各类药品的统计数据和实时分析，减少库存药品的资金占用，防止药品的过期、流失等现象，提高医院的经济效益。消耗材料管理、低值易耗品管理、大型仪器及设备管理和固定资产管理等信息管理主要按照财务制度的规范要求和物资管理环节的管理要求监控物资消耗情况，全面替代账务管理；建立完整的医疗设备档案，提供医疗设备的动态分析。

5. **人力资源管理** 医疗服务绩效信息的全面收集对于现代医院人力资源管理意义重大。通过将医院业务信息进行集成，实现自动化的医疗服务绩效指标的数据采集、加工和分析，便于医院根据战略需要分析人力资源管理现状，制定适宜的管理策略。

6. **医疗保险管理** 数字化医院通过计算机管理手段实现医疗保险政策与医院运行业务的整合，使病人的各种信息按要求自动采集、归纳、分类整理和传输，能够较好地实现医保病人的医疗保险受益，提高医疗保险管理质量和效果。

7. **教学科研管理** 医院管理信息系统为医学教学科研提供了大量结构化、规范化 的数据资源，便于教学科研应用。利用医院管理信息系统增强教学科研的信息化管理，有利于教学科研效率的提高。

8. **综合管理** 主要实现面向医院决策者的全面数据分析与查询。包括医疗统计数据的动态管理、查询、统计以及生成上级医疗管理部门需求的各类报表、以图表方式直观地显示医院管理、医疗服务、经济运行等各种统计信息，通过建立数据仓库，借助数据挖掘工具，从大量的历史信息中发现有价值的知识，辅助医院领导做出正确决策。

二、医师工作站

（一）医师工作站概述

医师工作站是医院信息系统中临床诊疗活动的集中体现。最早的医师工作站主要以录入医嘱和书写病历为主要功能，病历书写以非结构化文档形式为主。随着信息技术的发展，医疗数据处理的要求催生了结构化电子病历的发展，以医嘱录入为主线的医师工作站系统逐渐成为临床信息系统的核心组成部分。医师工作站是以病人信息为中心，将病人从挂号开始的病历记录、检查检验申请、用药处方等一系列活动进行一体化集成，通过信息化手段协助医师完成诊疗工作的信息系统。医师通过医师工作站系统能够方便地获取病人既往医疗信息、记录当前病情发展情况、申请各种检验检查并获取结果等，在诊断时遇到疑难杂症还可通过计算机辅助功能进行决策支持，对于提高医院管理和医疗水平具有重要意义。同时，医师工作站与医疗保险信息系统通过医保卡实现对接，为医疗保险管理服务提供详细的诊疗明细。

（二）医师工作站的主要作用

医师工作站的建设体现了医院现代管理思想。完整的医师工作站系统实现了信息的全过程追踪和动态管理，从而做到简化病人的诊疗过程，优化就诊环境，其主要作用表现在以下几个方面：

1. **提高诊疗效率**　病人的诊疗经历围绕着医师的诊疗行为进行，通过医师工作站能够有效地提供病人全面的医疗信息，优化诊疗流程，提高医师诊疗效率，真正实现了将医师时间还给病人。

2. **规范诊疗流程**　医师工作站将常规诊疗流程内置到信息系统中，能够确保操作医师遵循规范的诊疗流程提供服务，减少医疗差错和失误，从而有效提高医疗质量。

3. **建立全面诊疗记录**　通过医师工作站进行诊疗工作，能够全面集成病人的就诊信息，为病人建立健康档案，帮助医师全面了解病人病情，以便于合理制订医疗方案。

4. **支持临床科研**　医师工作站不仅记录了基本的处方和治疗信息，还记录了大量的临床数据，对于临床决策、区域医疗、医疗科研等多个方面提供了有力的支撑。

5. **有助于全面实现无纸化管理**

（三）医师工作站的主要应用

医师工作站系统的首要目标是服务于医师的日常工作，减轻医师手工书写工作，规范医疗文书，合理规划业务流程，从而缩短病人的无效就诊时间，提高医院工作效率。其主要应用如下：

1. **诊断管理**　医师可以根据病人的情况做出相应的疾病诊断，并标明诊疗名称、类型等信息，同时可以调阅历次就诊信息进行参考，并选择是否针对疾病进行鉴别处理。对公共卫生要求上报的疾病，系统能够提供各种报卡。

2. **医嘱管理**　通过医嘱管理功能，医师能够对病人的药品处方、治疗清单、检查检验、手术申请等治疗方案进行录入、修改和删除，并通过与其他信息系统的对接，实现信息的同步，确保病人及时进行下一步治疗流程。

3. **病历管理**　病历是医务人员对病人进行相关检查、诊断、治疗等医疗活动的记录。

医师工作站通过对门诊、住院就诊和随访的病历进行创建、修改和删除，并以电子病历的形式储存在医师工作站中，保证病人就医活动的连续性，便于医务人员及时查看并进行及时的工作对接。

4. 查询统计 主要包括病人资料查询、床位资料查询、病人费用查询以及针对医疗保险、药物占比、费用监控以及感染报疫等方面的数据监控，为医院管理提供精细化的控制手段。

5. 科室会诊 医师工作站通过提供会诊申请、接收、处理等功能实现科室之间的会诊安排。发出会诊的科室可以对会诊记录进行评价，并形成监控报表供质控人员查询，应邀科室可以浏览和书写病人病历，但一般不能直接开具医嘱。

三、护理信息系统

（一）护理信息系统概述

护理信息系统（nursing information system，NIS）对于病人的重要性仅次于医师工作站，是集医嘱处理与执行、病人信息及床位信息管理于一体的临床信息系统。它是指一个由护理人员和计算机组成，能对护理管理和业务技术信息进行收集、存贮和处理的集成平台。在传统医院中，护士信息系统主体上由病人管理以及医师医嘱执行组成。随着临床信息系统建设深入，护士不但是医师医嘱闭环的执行者，也是病人健康信息的重要采集者，护理信息系统应用范围逐步扩展，并与临床工作深度结合起来，发展成为一个专业的临床信息系统。随着移动技术的快速发展，护理信息系统也转变为更快捷灵活的移动护理信息系统。移动护理信息系统以移动手持设备为硬件，配合无线局域网络技术，实现护理信息系统在病房的扩展与延伸到床旁工作终端执行系统，方便数据采集及利用。

（二）护理信息系统的发展历程

我国护理信息系统的建设源于20世纪90年代住院护士工作站系统，通过提供医嘱录入、传递实现护士电子化处理医嘱的功能，避免了重复转抄，并通过收费系统密切关联解决了医嘱的自动计费问题。随着床旁无线移动系统的出现，护士可以通过个人数码助理（personal digital assistant，PDA）、移动计算机实现床旁采集病人生命体征和执行医嘱，解决了手绘体温单等问题。但这一时期NIS主要集中在医疗数据的采集，但与个体服务的对接仍然不足，直至条码技术的成熟和应用，医院开始通过条码身份识别和病人床边信息移动的结合，才实现了医嘱的闭环管理。随着NIS系统的不断完善，近年来基于NIS系统的重症监护系统开始出现并越来越多地应用于临床重症监护，同时无线网络、PDA、移动电脑、平板电脑等移动设备的普及，使我国NIS系统逐渐由基于电子医嘱录入和处理的护士工作站向移动护理信息系统转变。

（三）护理信息系统的主要应用

护理信息系统以病人医嘱、医疗费用信息和病房管理为主要内容，实现临床护理从记录到管理信息与其他信息系统的实时数据共享，主要用于药物治疗、检验标本采集时病人的身份核对，护理基础操作记录。护士工作站能及时、有效、全面、动态地了解整个病区病人的信息、护理工作量，从而实现以病人为中心的全过程护理。其主要应用包括以下几个部分：

1. 病区管理 病区管理主要实现护士对病区范围内的病房、病床、医嘱以及流程信息的数字化管理，包括病房管理、床位管理、医嘱审核、医嘱分解、非药品费用管理、执行单据管理等功能。除此以外，根据医疗管理的相关规定，护理信息系统还需要实现准确的一日清单、欠费清单、病房床位一览表等信息管理功能。

2. 文书管理 通过护理信息系统，能够快速创建、修改护理表单模板，护士按照通用模板或单病种专科模板录入病人的护理记录，根据病人的病情和身体精神状况，进行各项护理评估。同时，上级护士对下级护士的护理记录需要进行质控或修改时，护理组长和护士长可以在系统中进行修改、审核以及电子签名功能，形成三级质控。

3. 任务管理 主要包括定制和维护护理评估模板，建立符合护理诊断术语库，进行护理结局与护理评价管理，执行护理任务的推送、提示、列表功能，对于危急值协同、临时医嘱通知协同、生命体重异常协同、检验报告异常协同、护士交接班协同等进行处理。

4. 行政管理 主要包括对护士信息的管理、绩效考核、质量评估、病人满意度调查、护士排班以及不良事件管理。

5. 移动应用 移动技术的应用改变了传统模式下护士先行手工记录后再到电脑上录入的工作模式，弥补了医嘱执行时间的缺失。运用移动护理应用系统，可以实现护士在床边进行病人接诊、床边护理评估、床边核对、执行医嘱、护理记录、专科表单填写和生命体重数据采集和记录等功能。

四、检验信息系统

（一）检验信息系统概述

检验信息系统（lab information system，LIS）将数据库技术、网络技术、计算机技术、条码技术应用在医学检验领域，实现了医院检验业务的信息化，同时与HIS系统集成，实现电子申请单、检验结果信息的共享和交换，是利用计算机网络将医院检验信息电子化，自动化管理的信息系统（图11-2）。随着信息技术的发展，LIS系统逐步采用了智能辅助功能来处理大信息量的检验工作，通过将检验仪器与医院内网联通，使检验标本能够登记、存取仪器结果，检验报告审核、打印并在后期对检验结果进行分析、统计等操作，实现智能化自动化和规范化管理，极大地提高医护人员的工作效率，减轻医护

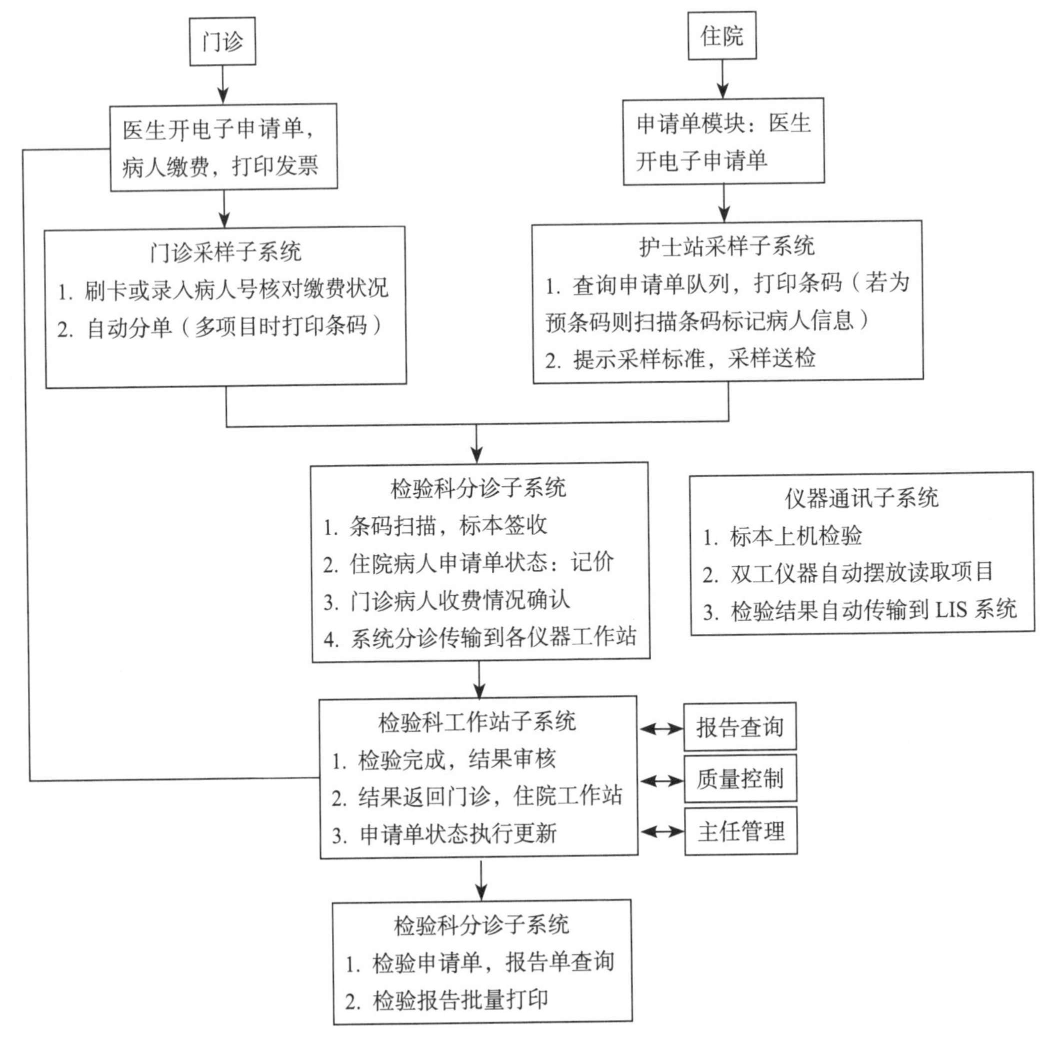

图 11-2　检验信息系统工作流程

人员的工作负担，对于改善服务质量具有重要作用。

（二）检验信息系统的发展历程

1. 20 世纪 70 年代至 80 年代，单机分析阶段　20 世纪 70 年代已有使用微处理器对某些全自动分析仪器进行控制和记录的案例出现。到 20 世纪 80 年代，单机运行的数据处理系统可对仪器的数据进行简单的存储和分析，被称为第一代 LIS。

2. 20 世纪 80 年代末至 90 年代初，部门协同阶段　这一阶段由于关系型数据库的发展，检验数据得以高效存储和管理，由此出现了以 PC 为基础，部门级规模的第二代 LIS，支持部门之间的工作协同。

3. 20 世纪 90 年代中期至今，全院协同阶段　随着局域网技术的成熟，LIS 开始逐渐变成一个以局域网为基础，开放的 C/S（Client/Server）架构模式或 B/S（Browser/

Server）架构模式的软件系统。LIS 与其他医院信息系统之间实现了全院级的工作协同。

（三）检验信息系统的工作流程

1. 门诊病人检验流程 门诊病人在挂号、交费时 HIS 系统产生一个号码，并将该号码和病人的全部信息记录在就诊卡中（医保卡），病人拿着就诊卡到医师处就诊，医师根据病情需要开出检验申请单、到检验科刷卡记费。通过在 LIS 系统的电脑刷卡，将 HIS 系统中该病人的信息与交过费的检验项目信息打印出来，打印出两份完全相同的条形码，一份由病人持有，取报告单时用；另一份条形码由检验科工作人员粘贴到对应的试管上，开始采集标本，然后把标本拿到标本接收处扫描，分类、编号，条形码扫描器通过条形码获取标本试管上条形码标签所带的该病人的基本信息、检验申请信息等。放置好标本后，工作人员操作仪器开始检测，检测完毕后核对检验结果无误后，审核，并贮存数据，完成检验报告单，打印化验单。

2. 住院病人检验流程 住院病人在办理住院手续时，HIS 系统中即产生一个号码（唯一的 ID 号，并记录有该病人全部信息），并将该号码贮存于 LIS 系统中。护士根据医师的检验医嘱，在护士工作站输入 ID 号打印条形码标签，该条形码记录有该病人全部信息，粘贴到条形码对应的真空试管上或其他容器上，然后采集标本（采血或采集体液等）。工作人员把贴有条形码标本的试管集中运送到检验科的标本接收窗口，工作人员通过扫描器，扫描、签收、分类，该标本病人的姓名、性别、年龄、病床信息、申请医师、标本类型、检测项目等并全部呈现在电脑上，经核对、编号、确认，不合格的标本拒收，有“急”字的标本走急诊通道。放置好标本后，工作人员操作仪器开始检测，检测完毕后形成检验报告单，工作人员再对检验结果核对无误（有些标本确需复检的，必须复检）后，审核，发出检验报告。检验结果和该标本的全部信息自动传送到医师、护士工作站，各科室自己打印检验结果。

（四）检验信息系统的主要应用

1. 标本管理 标本管理是 LIS 系统中最大的集成模块，包含了检验科日常大部分工作功能。通过该功能，LIS 可以对标本进行登记、检验结果保存、审核标本、取消标本审核、检验报告打印、标本异常处理、标本分配、工作量统计等功能。并对病人信息浏览、检验结果录入和修改、历史检验结果查询和比较，方便技师对病人一段时期的检验数据进行分析和比较。

2. 质量控制 按照各类不同的仪器分别设定质量控制标准，工作人员能够方便地统计质控监测数据，描绘质量控制图，从而掌握仪器的可靠性和检验结果的准确性，以便适时采取措施。主要包括质控物设置、质控数据浏览、单浓度及多浓度质控图浏览、失控报告等功能，方便检验人员确保仪器一段时期内标本检验数据的真实可靠性，保证检验数据的准确性。

3. 试剂管理 主要任务是协助检验科对实验室试剂实现有效地管理。功能主要包括试剂入库、试剂出库、试剂领用、试剂报损、库存查询和订单等功能。试剂管理系统可提高检验人员的工作效率，并使试剂管理更加科学、规范。

4. 报告管理 门诊病人采用预约时间取报告单，经工作人员核对无误后，数据信息自动贮存于LIS系统中，再打印出检验报告单，分发给病人。住院病人的标本检测完毕后，形成检验报告单，工作人员核对检验结果，包括复检后修正的结果，需要复检的标本一定要复检，并及时与临床沟通，由各专业组长再次检查确认无误后审核，数据信息自动贮存于LIS系统中。检验结果自动传送至医师工作站。

5. 查询统计 根据病人ID号或姓名等信息能够实现检查申请、结果的查询。通过限定查询范围，可以对特定范围内的检验信息进行统计分析，主要包括工作量统计、分类（或分项目）工作量统计、计费统计、上月报表统计、本月报表统计、昨日报表统计和今日报表统计等。

6. 危急值报告 当病人检验结果属于临床定义的危急值时，通过监控系统服务器获取检验数据变化和医务人员联系方式，并通过医务人员工作站发送查看检验结果的通知或控制GSM短信通知等操作手段，及时告知主治医师采取紧急医疗措施。

五、医学影像归档与通信系统

（一）医学影像归档与通信系统概述

医学影像归档与通信系统（picture archiving and communication systems，PACS）是近年来随着数字成像技术、计算机技术和网络技术的进步而迅速发展起来的临床信息系统，其主要作用在于全面解决医学图像的获取、显示、存储、传送和管理，是与医院管理信息化和医学影像网络化密切相关的系统工程，是多学科交叉、计算机网络技术与医学临床相结合的产物。PACS系统主要利用计算机辅助诊断和存储方式替代传统的胶片手段，通过计算机及其外围设备对胶片进行数字化处理，生成某种格式的数字图像，利用先进的存储介质保存图像，并且借助计算机图像处理技术，对图像进行增强变换、局部放缩、旋转平移以及各种滤波分析，得出更为清晰的图像和有关的量化数据，为医疗诊断提供了更客观的依据，在很大程度上减小了主观的因素（图11-3）。经过近几年的发展，PACS已经从简单的几台放射影像设备之间的图像存储与通信，扩展至医院所有影像设备乃至不同医院影像之间的相互操作，因此出现诸多分类叫法，如数台放射设备的联网称为Mini PACS（微型PACS）；放射科内所有影像设备的联网Radiology PACS（放射科PACS）；全院整体化PACS，实现全院影像资源的共享，称为Hospital PACS。PACS和HIS的融合程度已成为衡量功能强大与否的重要标准。PACS的未来将是区域PACS的形成，组建本地区、跨地区广域网的PACS网络，实现全社会医学影像的网络化。

（二）医学影像归档与通信系统的发展历程

PACS最初是从处理放射科的数字图像发展起来的。然而随着PACS标准化的进

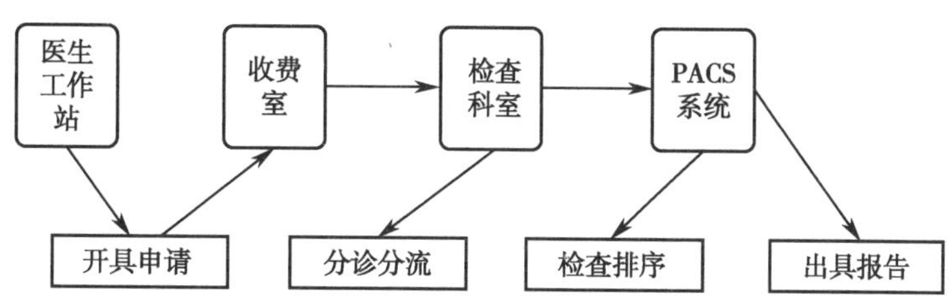

图 11-3 PACS 业务流程

程，尤其是美国放射学会和美国电器制造商学会（American college of radiology national electrical manufactures' association，ACR-NEMA），医学数字成像和通信标准（digital imaging and communications in medicine，DICOM）3.0标准被普遍接受，目前的PACS已扩展到所有的医学图像领域，如心脏病学、病理学、眼科学、皮肤病学、核医学、超声学以及牙科学等。其发展主要分为三个阶段：

1. 人工查询阶段 当数据库进入 PACS 后，终端用户需要给出查询条件才能在系统中查询相应的图像及相关数据，这一阶段需要大量人工参与。

2. 设备定位阶段 这一阶段的 PACS 具有“自动路由”等功能，能够实现根据用户预定的规则将图像自动送达指定工作站点。

3. 用户定位阶段 这一时期的 PACS 数据可根据用户预先设定的规划将图像和文本自动送达指定设备并分配给具体授权用户，从而实现 PACS 的工作流自动化。

（三）医学影像归档与通信系统工作流程

1. 开具申请 通过医师工作站开具检查申请单，门诊病人凭借申请单去收费室交费，再去检查科室检查，住院病人则直接到各自检查科室口放射科、超声科、肠镜室、胃镜室等检查。

2. 分诊分流 登记处医师收到检查申请单后直接根据 PID 号录入 PACS 系统，病人相关资料自动显示出来，进行分诊分流，如超声一室，DR 室、CT 室等，达到 PACS 系统与 HIS 系统资源共享，相关信息自动保存在 PACS 系统中。

3. 检查排序 进入检查室后，检查医师能够在登陆 PACS 系统后了解病人的基本信息。以时间为依据，放射医师就能够按照先后次序，经过对检查项目的细致核对，合理安排顺序检查。

4. 出具报告 检查完毕后，放射科外的检查则直接出具报告，放射检查的则将图片自动传至放射诊断医师处，PACS 系统还直接共享 HIS 相关病人的病历情况，可参阅临床资料再根据图片准确出具放射检查报告。相关的报告则直接转至临床应用系统，临床医师直接查阅图像及报告。

（四）医学影像归档与通信系统的主要作用

PACS系统的临床应用不仅极大地提高了放射科医用影像图片的质量，也优化了医院放射科的工作流程，提高了工作人员的工作效率。在此基础上，病人留院观察的时间相应减少，因而在一定程度上解决了就诊病人多、环境较差的问题，减轻了工作人员和医院的负担。不仅如此，通过PACS系统，还有效地减少了耗材的使用数量，因而缩减了医院的运行成本，提高了经济效益。其主要作用体现在以下几个方面：

1. 简化工作流程 病人到放射科登记，通过刷门诊就诊卡或输入住院号检索 HIS 中的病人基本信息和电子申请单信息，系统服务器把病人的登记信息发送到各设备，减少了检查技师将病人信息录入到检查设备上的时间，当病人检查完成后，设备自动将图像传输到主服务器，报告医师在工作站调阅病人图像，并完成检查报告，缩短了中间的报告时间，提高了科室的工作效率。

2. 扩展合作空间 在实施 PACS 系统以后，各医院可以进行联网合作。通过在任意联网医院的任何一台工作站即可实现远程调阅任何病人的 PACS 影像资料，任何一个终端可以通过 HIS 系统的程序或是在浏览器中进行查询，便可调阅病人的 PACS 影像资料，不同设备间的图像可以互传，实现了信息资源共享，为远程会诊提供重要的信息资源。

3. 减轻存储压力 传统的放射科及其他影像科室工作需要进行大量的影像数据刻盘工作，将历史数据保存到光盘中，以备查阅，造成了数据检索的不便以及需要大量的存储介质的缺点，PACS 系统的采用消除了传统的刻盘工作，技师在检查完成后将图像上传至 PACS 服务器，管理软件将图像进行归档和存储，数据保存在磁盘阵列中，既节省保存空间，又实现永久保存。

（五）医学影像归档与通信系统的主要应用

PACS的主要作用是使医学影像数字化并在网络上存储、检索、调取和使用。其主要应用包括以下几个方面：

1. 图像采集 图像采集是 PACS 对外的接口，负责接纳一台或者多台设备的影像信息，其信息量和计算量都很大，主要任务包括：从成像设备采集图像数据；将图像数据转化成 PACS 的标准格式（DICOM3.0）；将图像数据压缩和传送到 PACS 控制器。

2. 图像传输 医学影像最初保存在设备的操作工作站上，经过归档服务器再传输到阅片工作站、打印工作站等设备。这个过程一般是单向的，但如果阅片工作站需要对影像进行标注，就需要将修改后的文件再传回归档服务器，这种情况下，影像的传输过程就变成双向的。

3. 图像管理与归档 在 PACS 架构中，管理与归档服务器处于中心位置，它是所有影像和报告数据的汇聚点，也是中心服务点。按照 PACS 存储模式和管理流程可将其分为在线、近线和离线三种类型。

4. 图像显示和处理 通过从归档服务器获取调整图像数据，实现对多种医学图像的显示、操作和处理，并提供图文报告书写工具和相关的显示、查询和输出功能。根据原始图像的不同需要选择不同分辨率的显示器。

六、药事管理信息系统

（一）药事管理信息系统概述

传统的医院药事管理主要是指采购、贮存、分发药品的管理，自配制剂的管理，药品的质量管理和经济管理等，即对物的管理。随着现代医药卫生事业的发展，医院药事管理的重心，也从对“物”的管理，逐步转变为重视“人”用药的管理，即以对病人合理用药为中心的系统药事管理。

（二）药事管理系统的作用

1. 规范药品管理 使用医院信息系统后，医师可以即时了解本院药品情况，避免处方本院没有的药品。若某种药品门诊药房断货，调剂师就会和药库联系，药库备有的存货可立即补充至门诊药房；若药库断货，便可以封闭货位号，医师便无法处方该药。避免了因处方问题让病人反复奔走于诊室和领药窗口。

2. 提高药剂科工作效率 在全院联网后，处方同时计算出药品价格，撤销了划价窗口，减少了调剂师，将其调整到复核岗位，从而加强了复核工作，减少了调剂失误，提高了工作效率。

3. 促进合理用药 医师处方超过常规剂量时，医院信息系统会给予提示，要求医师确认。处方药品有相互作用时，医院信息系统会提示医师药品相互作用的情况，提示医师调整剂量。禁忌证和配伍禁忌出现时，信息系统则会拒绝医师的处方。同时，医师处方时可立刻计算出处方的药品价格，病人若所带钱款不足便可让医师减少药量或更换药品。医院信息系统使医师处方更加合理，减少了处方出错，也就减少了门诊退药现象。

4. 加强对医师临床用药的监管 由于医院干预，每个医师所开药的处方比例均可查询到，所以各科医师开药时都从病人实际需要出发，有效制止了开大处方、专开贵药等现象。

5. 提高了药剂科的科研水平 药品采购情况、药品使用情况都具有较强的科研价值，对药物经济学、药物治疗学的研究有较大意义。

（三）药事管理信息系统的主要应用

药事管理信息系统是门诊系统、病房医嘱系统、住院管理系统等多个系统赖以支撑的核心系统之一，主要实现对分布于医院各药库、药房、制剂室、病房等各部门各类药品的物流和相应财流的一体化管理，如图11-4所示。根据其使用的场景不同，应用也存在一定的差异，如不同医院在门诊药事管理中有的采取二、三级药房管理模式，有的只用二级库管理模式；在门诊和住院两个不同的药事管理活动中，药品在包装规格、结算方式上均不同，相应系统应用也差异较大。在此本书只介绍比较常用的数字化医院药事

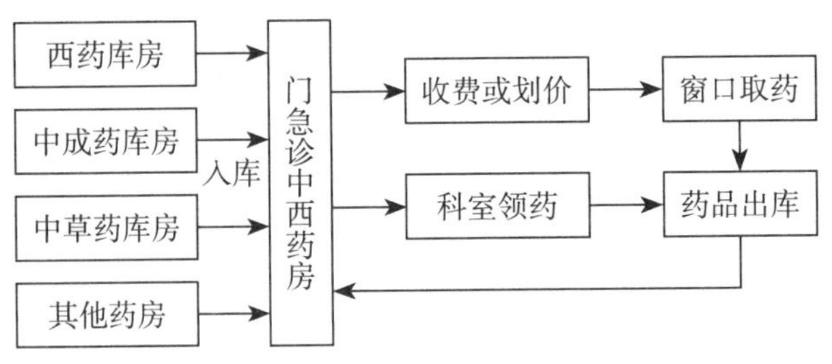

图 11-4　一体化的药品管理流程

管理信息系统的主要应用，实际的应用中可根据需要进行修改、缩减和增加。

1. 入库处理　入库处理主要完成对购进药品验收后入库并记账，自动加库存。对盘存报增、科室退药等情况作相应处理。

2. 出库处理　出库处理主要根据医院科室需要和库存发放药品并自动减库存。对院外调拨、报损、向供应商退货等情况作相应处理。药品库房管理中领药单位主要为下一级药房如：门急诊、住院、制剂等药房和临床科室。在药品出库时一般采用近效期药品先出、先进先出和按批号出库三种处理模式。

3. 库存管　主要包括药品库存上下限管理、积压和临缺报告、有效期监控、采购计划制作等。

4. 静脉药品配制管理　静脉药品配制管理通过药物配制中心的全面数字化信息管理，实现药物规范、准确、高效管理，提高药学部门根据医师用药医嘱，药技人员按照操作程序对静脉用药进行集中调配的效率。

5. 配药发药管理　药房人员通过自动接收收费系统，将已收费的待配药物处方信息进行审核，对药物进行西药、病人提醒、发放药物以及退药操作。

6. 处方点评　通过抽取处方信息和医嘱信息，对医师用药过程中的门诊处方和临床医嘱进行综合统计分析，及时发现临床用药问题，实现事前、事中、事后全过程管理控制。

7. 药物不良反应管理　通过数字化记录药品不良反应事件、原因、病人陈述，实现在线审核与统计分析，支持医院对药品不良反应的监管与应对。

8. 抗菌药物管理　通过对抗菌药物分类、制定规则、明确使用目的，对药物信息进行设置，并对医师开具权限进行控制，有效控制抗菌药物滥用现象。

9. 查询功能　提供批量或单笔药品出、入库以及使用的信息查询，辅助有关领导对药房药品进出和病人用药情况进行管理和控制。

10. 药品会计管理　药品会计系统是对医院药库、各级药房和制剂室等药剂科室的药品进耗存的物流财流以及药价进行全方位的一体化账务管理。它的主要功能是对整体药品统一进行查询和统计，实现有效监督。做到每一种药品自从供应商那里进来，通过在整个医院的消耗，还结余多少，在每个环节的进耗存都能在药品会计子系统中体现出来，从而加强对药品物流的实时监控。

七、手术麻醉信息系统

（一）手术麻醉信息系统概述

麻醉信息主要是指以病人在围术期与麻醉相关的所有医疗信息为核心，同时涉及麻醉工作流程中人员、手术和物品等相关内容。按信息流发生的顺序，可将麻醉信息分为术前信息，如病人术前状态和相关病史资料、麻醉手术耐受性的评估和麻醉计划；术中信息，为麻醉手术过程中的生理数据和临床事件等；术后信息，包括术后复苏的评估、麻醉总结等。手术麻醉信息管理系统（anesthesia information management system，AIMS）是一个以数字形式获取并存储麻醉相关信息的计算机系统，它诞生于20世纪80年代初期，其最初的主要目的是解决麻醉手术中涉及的基本功能，现在用于住院病人手术与麻醉的申请、审批、安排以及术后有关各项数据的记录、管理和应用，实现术前访视、术中管理和术后管理等全程管理。

（二）手术麻醉信息系统的作用

1. 确保数据记录的及时性、准确性和客观性 传统方式下，麻醉医师需要对麻醉过程中病人的体征参数及所采取的措施进行手记笔描，术后根据术中的描记通过主观回忆进行总结，这不仅使麻醉医师的工作量很大，而且也很难保证数据的完整准确。麻醉信息管理系统中，病人生命体征通过计算机网络自动采集记录，比手工记录更加精确、详细，从而确保了数据记录的及时、准确和客观性，避免了传统的手写麻醉记录单的“平滑现象”。一张不准确、不客观的麻醉记录单，在医患关系紧张、医疗纠纷不断增加的今天，必将导致医方在医疗诉讼中的失败。要大大提高在医疗诉讼中的法律效力必须通过麻醉临床系统实现规范的麻醉记录单。

2. 有利于保障病人术中的安全 传统方法是麻醉医师每 5 分钟甚至更短时间记录一次麻醉记录单。麻醉医师常常为了这些记录单而分散了注意力，不能及时发现病人生命体征的变化，这是很多意外产生的原因之一。为了便于他们更加密切的注视病人和手术操作，麻醉信息系统实现各业务的计算机管理，将工作人员从繁重的手工记录和繁琐的手工统计中解脱出来，进而大大地降低麻醉医师的工作压力，提高了病人术中安全。

3. 有利于对麻醉质量进行监控 实现了手术过程的集中管理，上级医师或麻醉科主任可以通过任何一台电脑，实时查看各手术室内术者的手术情况以及术中事件等，这有利于对麻醉质量的监控。可通过在中心监控机在手术室外为手术中的病人进行急会诊时，查看病人术中实时显示所有生命体征数据，并进行表格化和模块化，这将确保危重病人的手术期安全。

4. 提升临床教学、科研水平 建立了大型麻醉信息数据库，麻醉信息管理可以实现多字段、多逻辑关系的检索和分类统计，为了有利于临床科研，麻醉信息管理系统支持将所得数据输出成 EXCEL 表格文件，或打包输出至 SPSS、SAS 等统计软件，尤其适合大样本随机分组的麻醉手术并发症的研究以及临床麻醉指南的制定。

5. 提高科室管理工作效率和管理水平 通过将手术室工作进行量化管理，向管理部门、麻醉科室及医护人员提供及时、准确的麻醉工作质量统计及效率分析。根据病人完整的麻醉记录数据，可以对医师的麻醉质量进行评价，分析生命体征和用药的相关性，对相同手术不同病人的麻醉效果进行比较分析等，极大方便了科室管理，对工作效率和统计准确性的提高是明显的。

（三）手术麻醉信息系统的主要应用

1. 手术预约和排班 有手术需求的科室向手术室及麻醉科提出申请，系统自动生成手术通知单，通过 HIS 手术室同步自动接收手术申请单及病人的基本信息。对已接收的手术申请单进行手术安排，并协调急症手术的安排，确定每台手术的手术日期、开始时间、手术医师、台次、手术护士、上台麻醉师、麻醉方式、手术体位、切口类型、一次性用品准备清单数、手术要求等。同时，还可以取消或编辑手术预约信息，并能够预览打印手术通知单。通过医师信息，由麻醉科主任或者其他相关人员自行进行排班设定。

2. 术前访视和麻醉计划 麻醉医师通过医师工作站获取病人的基本信息和临床诊断结果，并对病人进行全面的体格检查，根据访视结果填写系统自动生成的术前访视单，进而制定完整的手术麻醉计划，签订根据麻醉计划自动生成的麻醉知情同意书。

3. 数据采集及预警提示 通过信息化方式实现手术室人员对进入手术室的病人进行的“三查七对”，系统自动生成对应的核对单，并可对病人手术过程进行全程跟踪。系统自动采集和准确记录病人的多种实时生命体征参数，在抢救模式下实现生命体征数据的密集采集和显示，实时显示麻醉记录单和趋势数据图表。通过定义监护报警范围，以电脑界面提示、醒目颜色和声音提示等方式进行预警。

4. 麻醉及手术记录 根据麻醉单的要求，以时间为轴线，对设备产生的数据进行自动采集、存储和展现。提供病人术中出量和入量自动合计功能，记录用药方式、用药量、补液量、补液时间等手术中全部麻醉用药及麻醉事件等相关信息，包括入室时间、麻醉时间、手术开始和结束时间、送出手术室的时间、药品、手术器材、耗材、手术包、一次性用品清点。

5. 术后护理记录 参照手术麻醉科目前所用格式，提供术后各类护理文书的录入、查询和打印，文书模板，记录用药方式（单次或多次）、用药量、补液量、补液时间等麻醉术后复苏期间的相关信息，自动生成麻醉术后复苏记录单并对恢复情况进行评分。

6. 科研统计 支持常规的分类、分项统计查询和半程序化的查询，如麻醉医师、手术医师、手术室护士在指定时间段内参与实施手术或麻醉例数；也可提供各种统计报表，如手术日报、手术月报、手术麻醉工作量统计、科室工作量统计报表、麻醉效果统计、麻醉方式统计、并发症统计、镇痛治疗统计、手术用药统计报表等，具体格式可随时根据医院的具体情况进行调整。

八、重症监护信息系统

（一）重症监护信息系统概述

ICU是医护人员应用现代化医疗设备和复杂的临床监测技术，将人力、物力和重症或大手术后的病人集中于一处进行精心监测和强有力的治疗与护理的场所，是一个集合专业知识、专业技术以及先进的监测和治疗设备为一体的医疗部门，属于医院的重点科室。ICU收治的多为危重病人，需要对重症病人进行严密观察和及时有效的治疗与护理。重症监护信息系统提供病人生命体征记录和各类护理文档记录功能。对于重症监护病人，可以直接从监护设备实时采集信息，减轻护士记录工作量。可以以图形化方式直观再现病人的生命体征信息以及主要的医疗事件。护理信息系统也包括近两年发展起来的以支持临床医疗为目标的各类床旁移动信息系统，它能够实现医嘱从下达到执行的闭环管理，防止床旁执行差错。重症监护信息系统能全面展示病人的资料，促进资料分析和护理决策，对护理工作有决定性的帮助。重症监护信息系统自动采集监护病人的生命体征，并将其转换到特护记录单上，是医院信息系统的重要组成部分。

（二）重症监护信息系统的作用

1. 促进 ICU 日常工作的标准化 ICU 信息系统能够全面监测重病监护相关的各个临床工作环节，及时将各类监测信息进行整合，规范了信息的采集和使用，为建立标准化、流程化和自动化的工作秩序提供了保障。

2. 实现高效的质量控制 信息系统记录包含了比手工记录更多的内容信息，采样频率更快，其采样数据更为精确。有助于记录问题、分析原因。同时，由于系统提供查询统计功能，有助于搜寻大样本的数据库来寻找特定的意外事件，并从中找出其发生发展的趋势，为临床医师提供必要的指导。

3. 促进以病人为中心的医疗服务 通过对病人各种体重数据和其他过程数据进行汇总、分析，强化医疗服务活动的个性化，并通过流程控制，规范医师的操作，对于促进以病人为中心的医疗服务具有重要意义。

（三）重症监护信息系统的主要应用

病人从入科到出科，形成了一条诊疗工作流，以此为基础，重症监护信息系统主要包括入科、评估、医嘱、护理、文书、质控及出科等应用。

1. 监测设备信息采集 以重症临床信息系统客户端为临床设备数据集成中心，将所有设备的临床数据自动化处理，并自动将临床数据上传至 ICU 临床数据中心，如：心率、有创 / 无创血压、血氧饱和度、中心静脉压等。在遇到紧急情况，如抢救病人时可缩短采集时间、增加采集频率。

2. 信息系统集成 以病人临床数据为中心，整合医院信息系统、检验科信息系统、放射信息系统、影像存档与通讯系统、电子病历等信息系统的临床信息，消除信息孤岛，最大限度地满足医院信息质量管理的目标，保障信息的真实性、准确性、完整性、及时性、可靠性、客观性和信息利用的价值性。

3. 评估分析 根据疾病的一些重要症状、体征和生理参数进行加权或赋值，量化评价危重疾病严重程度，系统支持 APACHE 评分、TISS 评分等多种评分方法，从而确定临床治疗的有效性和优化治疗方案。

4. 医嘱闭环管理 从医嘱开立→核对→分拆→执行→记录→效果评价形成完善的医嘱闭环处理链路，通过采集中心服务器，将医师工作站的医嘱信息按需提取并直接导入护理电子病历，从而有效控制医疗过程。

5. 自动生成护理文书 重症监护临床信息系统自动集成病人基本信息（姓名、性别、科室、住院号等）、病人体征监护信息（血压、血氧、心率等）、用药记录、监护设备参数（呼吸机、血透机等）、观察项、评分等。系统通过对日常护士的工作记录整理，自动生成符合规范的电子病历。

6. 自动评价及报警 通过建立危重疾病评分体系，根据疾病的一些重要症状、体征和生理参数进行加权或赋值，量化评价危重疾病严重程度。根据系统设立的生命体征报警阈值，对异常体征提示报警，并可根据实际情况进行手工确认修正。

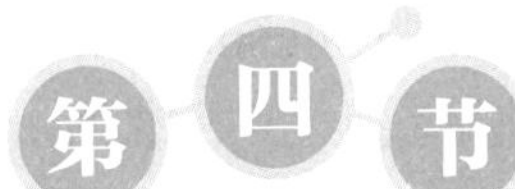

第四节 数字化医院建设面临的挑战和未来发展趋势

一、数字化医院建设面临的挑战

经过近三十年的发展，我国数字化医院建设从早期的单机单用户应用阶段，到部门级和全院级管理信息系统应用；从以财务、药品和管理为中心，开始向以病人信息为中心的临床业务支持和电子病历应用；从局限在医院内部应用，发展到区域医疗信息化应用尝试。从无到有，从满足局部业务需求到院级全面应用，从医院自发建设到行业规范管理，可以说我国数字化医院建设取得了巨大成就，许多医院尤其是大型三级医院相继建立起全院范围的信息系统，在支撑医院临床业务运行和管理决策方面发挥了重要的作用。目前，医院信息系统已经成为医疗活动必不可少的支撑和手段，人们已经很难想象，没有计算机和网络，医院将如何运行。对于一个大型医院，如果发生医院信息系统瘫痪，必将导致全院的混乱，这将给医院带来灾难性的后果，其社会不良影响极其严重。但由于我国医院数字化建设起步较晚，管理体制和机制不健全，初期缺乏整体规划，资金投入不足，数字化医院建设还面临一些挑战。

（一）认识有偏差

数字化医院建设是一把手工程，医院领导的重视和认识至关重要。目前，很多医院领导对数字化医院建设的目标、作用及实施策略仍存在认识不足、理解不深和把握不准的情况，认为“HIS投入很大，经济效益不够明显”、“HIS是形象工程，政绩工程”。在医院信息化建设中的急功冒进和无所作为的想法与做法都是不科学的。要坚决反对不顾国情和院情，违背客观事物发展规律的不正确决策和做法，要坚决纠正理解上的偏差和认识上的不准确，要坚决杜绝医院领导者急功近利、好高骛远的做法。无论是医院的上级管理部门、医院的决策者或具体操作者，都要做到观念更新、思路正确和认识到位，只有这样数字化医院建设才能顺利进行并健康发展。

（二）发展不均衡

数字化医院发展不均衡性表现在三个方面，一是地域上的不均衡，二是机构间的不均衡，三是应用层面的不平衡。我国数字化医院建设按照“满足需求、突出重点、分步实施”的原则，部分经济和社会发达地区发展较快，为全国数字化医院建设树立了较好的示范作用，但欠发达地区起步晚，发展非常缓慢。从全国总体来看，三级医院数字化水平，普遍好于二级医院和基层医疗机构。同时，技术应用层次差异也普遍存在，大多数医院的信息系统包括门诊和住院收费，多数医院建立了医学影像存储和传输系统、医学检验系统、临床信息系统，少部分医院建立了基于电子病历的医院信息平台。

（三）信息共享和利用不足

在数字化医院建设起步阶段，由于缺乏统一规划和行业管理，多数医院财务、管理、医疗等部门相继建立了各自的信息系统。但是，由于缺乏统一规划，这些系统大多数为分散建设，信息不能充分共享和交换，形成大量“信息烟囱”和“信息孤岛”。经过多年的建设与发展，各个医院都积累了大量的信息资源，但对这些资源的利用率普遍不高。虽然医院信息系统也有像综合查询和医务统计等对信息利用的软件模块，但多是一些浅层次的利用，还不能做到深层次的数据挖掘、分析和利用，临床知识库和决策知识库缺乏。因此必须加大信息的应用深度，让信息能为医院的管理和临床决策服务。

（四）标准研制和推广滞后

标准化是信息交换传播和资源共享的根本保障。我国针对医院信息系统的规范、标准起步较晚，覆盖面与成熟度还不能很好地满足数字化医院建设的要求。这主要表现在两个方面：一是医院信息标准体系还不够完善，缺少全国统一的组织保证。医学信息学标准体系是整个卫生信息标准化工作的指南，只有建立了科学的国家医学信息学标准体系，将众多的医疗信息标准在此体系下协调一致，才能充分发挥信息标准的系统规范功能，获得良好的系统效应；二是现行标准的推广力度不够，部分标准在研制过程中，未能充分考虑实际需求，无法在实际应用中推广。

（五）人力资源匮乏

数字化医院建设需要一支强大的、复合型人才队伍。目前，人才短缺严重制约我国卫生信息化发展，主要表现在整体数量少，高级人才短缺，现有人才知识结构不合理，难以满足实践需要。国际医学信息协会（international medical informatics association，IMIA）认为医学信息学知识体系由三部分构成：医学数据处理、信息处理和知识处理技术；医学、卫生学、生物科学与管理科学；计算机、信息科学、数学与生物统计学。在许多发达国家，医学信息学领域已形成了本科生、硕士生、博士生以至博士后的规范教育体系，而在我国只有屈指可数的高等院校有相关专业的设置，至今未能培养出一定规模的复合型医学信息专业人才，导致了医院现有的专业人员知识结构层次低、综合素质不高。然而，目前从事相关工作的人员大多是理工科大学培养的计算机应用专业的学生，他们既没有医学方面的知识，也不懂卫生管理；而医学院校毕业的学生，信息技术知识与专业能力偏低。由于医院信息化人才的严重匮乏，许多医院的信息主管（chief information office，CIO）由行政人员或医务人员担任，严重影响了数字化医院建设进度和水平。

二、未来发展趋势

（一）移动医疗技术促进医疗护理便捷化

根据美国医院信息管理系统协会（healthcare information and management systems society，HIMSS）给出的定义，移动医疗（mobile health，mHealth）是指通过使用移动通信技术，例如智能手机、3G/4G移动网络和卫星通信等，提供医疗服务和信息，包括移动（无线）网络、移动设备和移动医疗应用程序三个方面。无线技术发展日新月异，速度、稳定性和安全性不断完善，网络覆盖面越来越广，为移动医疗的应用提供了良好基础。移动设备包括移动终端和移动医疗设备，移动终端种类很多，各类平板电脑、智能手机以及专门用于移动医疗的护理个人数据终端、医疗推车等。移动医疗应用主要包括：诊疗类：包括移动医师站、护士工作站，主要是服务于医院临床科室的医护人员，协助其实现移动查房、移动护理等日常业务；服务类：包括手机APP、微信、慢性病监测等应用，主要服务于病人，病人可以通过移动设备实现网上预约挂号、检查检验结果查询等诊疗需求；监控类：包括高值耗材、高值药品追踪、冷链系统等应用，主要服务于医院管理部门；具有移动性能的辅助诊疗系统：包括移动心电监护仪、移动CT、移动DR、移动彩超等。

在国内，移动医疗起步较晚，目前仍然处于发展阶段，多数医院应用较多的是移动护理系统。移动护理系统建立在医院HIS数据中心基础上的整合型平台，系统以无线网络为依托，使用移动数据终端，实现护理人员在床旁实时输入、查询、修改病人基本信息、医嘱信息和生命体征信息，以及快速检索病人的护理、营养、检查、化验等临床检查报告信息。移动护理系统功能涵盖病人身份核对、健康教育、医嘱提示、医嘱执行、生命体征采集、药品核对、检验检查信息查询、护理文书处理和工作量统计等功能，有效减轻了医务人员的工作量，显著提高了医疗质量，同时有效改善了医疗服务。

移动医疗可以为人们提供无所不在的医疗和保健服务，利用各种移动通信网络和移动设备，可以定时或不定时地采集个人的体征数据，并传输到医疗中心，实现对个人健康状况的实时监控，并给予及时的指导和治疗。移动医疗在院前急救中同样起到积极的作用，医疗救治GPS的急救资源定位和呼叫病人的定位技术，可以大大缩短急救到达时间，移动生命体征采集设备可以在病人到达医院前将病人信息传输到医院，医院可以为抢救病人做好相关准备。

（二）物联网技术促进医疗护理的泛在化

物联网（internet of things，IOT）最初的含义是指把所有物品通过射频识别等信息传感设备与互联网联系起来，实现智能化识别和管理。2005年，国际电信联盟（international telecommunication union，ITU）发布了一份名为《物联网》的年度报告，对物联网概念进行了扩展，提出了任何时刻、任何地点、任意物体之间互联，无所不在的网络和无处不在的计算的发展愿景，除了RFID技术外，还包括传感器技术、智能终端技术、无限通信技术的广泛应用。物联网应用非常广泛，包括交通、环保、安全、家具等各个社会领域。

物联网技术在医疗卫生领域内拥有巨大的潜力，能够促进医院实现医疗流程的标准化，以及对医疗对象的智能化感知和处理，从而提高医疗安全和精细化管理。通过物联网，系统可实时监测院内、院外的信号，实现对病人位置、生命体征等信息的实时监测。将物联网与现在的互联网整合起来的全新医疗模式，扩展了医院的服务范围，可以实现对疾病的早发现、早预警、早治疗，有效降低发病风险，挽救病人生命。物联网广泛应用于医院管理，提升对“人、财、物”的精细化管理。

目前，物联网技术在医院内应用比较多的是智能健康监测、健康管理领域应用、病人生命体征监测、心电遥测等，还包括消毒物品和手术器械追溯管理、医疗设备物资管理、120急救管理等。一些大型医院住院病人使用条码或RFID腕带来标识病人ID，帮助医护人员确认病人身份；为解决婴儿防盗问题，一些医院使用了有源的RFID技术；很多医院在高值易耗品中使用了条码技术，加强高值易耗品使用过程管理，实现入库-出库-使用的全过程追踪和回溯，加强成本控制；供应消毒管理系统使用条码技术管理消毒包，可以全程追踪，责任到人，提高医院质量管理水平。将物联网、无线通信、地理信息系统和移动定位系统等高新技术与急救中心业务有机整合，建立“院前急救-医院急救-重症监护”三位一体的急诊服务体系，提高危重症病人的救治质量，赢得更多的急救时间。

（三）大数据技术促进医疗护理的智能化

信息技术与经济社会的交汇融合引发了数据迅猛增长，数据已成为国家基础性战略资源，大数据正日益对全球生产、流通、分配、消费活动以及经济运行机制、社会生活方式和国家治理能力产生重要影响。大数据，是指在一定时间范围内无法用常规软件工具进行捕捉、管理和处理的数据集合，是需要新处理模式才能具有更强的决策力、洞察发现力和流程优化能力的海量、高增长率和多样化的信息资产。大数据是由数量巨大、结构复杂、类型众多数据构成的数据集合，是基于云计算的数据处理与应用模式，通过数据的整合共享、交叉复用，形成智力资源和知识服务的能力。大数据具有4V特点：Volume（大量）、Variety（多样）、Velocity（高速）、Veracity（可信）。大数据主要用于预测、决策和分析，对于国家社会经济发展和企业转型升级具有重要的战略价值。

随着医疗和健康数据的急剧扩增，大数据与医疗成为广受关注的话题。如何利用包括影像数据、病历数据、检验检查结果、诊疗费用等在内的各种数据，搭建合理、先进的数据服务平台，为广大病人、医务人员、科研人员及政府决策者提供服务和协助，必将成为未来信息化工作的重要方向。2016年6月，国务院办公厅印发《关于促进和规范健康医疗大数据应用发展的指导意见》，提出："到2017年底，实现国家和省级人口健康信息平台以及全国药品招标采购业务应用平台互联互通，基本形成跨部门健康医疗数据资源共享共用格局。到2020年，建成国家医疗卫生信息分级开放应用平台，实现与人口、法人、空间地理等基础数据资源跨部门、跨区域共享，医疗、医药、医保和健康各相关领域数据融合应用取得明显成效"。健康大数据未来应用领域包括：

1. 健康医疗行业治理大数据应用 加强深化医药卫生体制改革评估监测，加强居民健康状况等重要数据精准统计和预测评价，有力支撑健康中国建设规划和决策。综合运用健康医疗大数据资源和信息技术手段，健全医院评价体系，推动深化公立医院改革，完善现代医院管理制度，优化医疗卫生资源布局。加强医疗机构监管，健全对医疗、药品、耗材等收入构成及变化趋势的监测机制，协同医疗服务价格、医保支付、药品招标采购、药品使用等业务信息，助推医疗、医保、医药联动改革。

2. 健康医疗临床和科研大数据应用 依托现有资源建设一批心脑血管、肿瘤、老年病和儿科等临床医学数据示范中心，集成基因组学、蛋白质组学等国家医学大数据资源，构建临床决策支持系统。推进基因芯片与测序技术在遗传性疾病诊断、癌症早期诊断和疾病预防检测方面的应用，加强人口基因信息安全管理，推动精准医疗技术发展。围绕重大疾病临床用药研制、药物产业化共性关键技术等需求，建立药物副作用预测、创新药物研发数据融合共享机制。充分利用优势资源，优化生物医学大数据布局，依托国家临床医学研究中心和协同研究网络，系统加强临床和科研数据资源整合共享，提升医学科研及应用效能，推动智慧医疗发展。

3. 公共卫生大数据应用 加强公共卫生业务信息系统建设，完善国家免疫规划、网络直报、网络化急救、职业病防控、口岸公共卫生风险预警决策等信息系统以及移动应急业务平台应用功能，推进医疗机构、公共卫生机构和口岸检验检疫机构的信息共享和业务协同，全面提升公共卫生监测评估和决策管理能力。整合社会网络公共信息资源，完善疾病敏感信息预警机制，及时掌握和动态分析全人群疾病发生趋势及全球传染病疫情信息等国际公共卫生风险，提高突发公共卫生事件预警与应急响应能力。整合环境卫生、饮用水、健康危害因素、口岸医学媒介生物和核生化等多方监测数据，有效评价影响健康的社会因素。开展重点传染病、职业病、口岸输入性传染病和医学媒介生物监测，整合传染病、职业病多源监测数据，建立实验室病原检测结果快速识别网络体系，有效预防控制重大疾病。推动疾病危险因素监测评估和妇幼保健、老年保健、国际旅行卫生健康保健等智能应用，普及健康生活方式。

4. 培育健康医疗大数据应用新业态 加强健康医疗海量数据存储清洗、分析挖掘、安全隐私保护等关键技术攻关。积极鼓励社会力量创新发展健康医疗业务，促进健康医疗业务与大数据技术深度融合，加快构建健康医疗大数据产业链，不断推进健康医疗与养生、养老、家政等服务业协同发展。发展居家健康信息服务，规范网上药店和医药物流第三方配送等服务，推动中医药养生、健康养老、健康管理、健康咨询、健康文化、体育健身、健康医疗旅游、健康环境、健康饮食等产业发展。

5. 研制推广数字化健康医疗智能设备 支持研发健康医疗相关的人工智能技术、生物三维（3D）打印技术、医用机器人、大型医疗设备、健康和康复辅助器械、可穿戴设备以及相关微型传感器件。加快研发成果转化，提高数字医疗设备、物联网设备、智能健康产品、中医功能状态检测与养生保健仪器设备的生产制造水平，促进健康医疗智能装备产业升级。

（四）"互联网+"医疗促进医疗服务模式产生深刻变革

信息化技术与医疗服务深度融合，如何高效利用信息资源，打破互联互通沟通壁垒，促进卫生信息共享和服务协同，是数字化医院建设者面临的严峻挑战。当前，互联网正深入与医疗服务相结合。"互联网+"医疗健康是互联网为载体、以信息技术为手段，与传统医疗服务深入融合而形成的一种新型医疗健康服务业态的总称。

发达国家进行了有益探索，"互联网+"医疗也经历了一个从禁止到解禁，从探索到成熟的过程。如美国远程医疗协会（American telemedicine association，ATA）制定了《远程医疗实践规范与指南》，要求医疗服务机构及其专业人员开展与病人的远程互动交流，都必须遵守，以保证医疗诊治行为的程序合法性和实体的安全性。虽然我国目前我国禁止医师通过互联网对病人进行医疗诊治，但随着医改的深入推进，法律制度和法治环境不断完善，"互联网+"新形态在医疗服务领域逐步发展，逐步合法化，成为传统医疗服务的补充，更好地满足人民群众医疗服务需求。

本章小结

本章学习的目标是要了解数字化医院内涵、构成和主要发展阶段，认识基于电子病历的医院信息平台建设需求、设计和功能，掌握数字化医院主要信息系统及功能应用，以及数字化医院发展面临的挑战和未来发展趋势。

数字化医院与医院信息化两个概念容易混淆，既有区别又有联系。数字化医院是医院信息化发展的必然趋势，也是医院信息化过程中的一种必然产物。所谓“信息化”其实是泛指重视信息利用的一种理念，而对承载信息的介质没有特别要求；而“数字化”则强调了信息内容的数字化。数字化医院发展分为三个阶段：医院管理信息化阶段、临床管理信息化阶段、区域医疗卫生信息化阶段。

基于电子病历的医院信息平台建设是重点内容。电子病历是指医务人员在医疗活动过程中，使用医疗机构信息系统生成的文字、符号、图表、图形、数据、影像等数字化信息，并能实现存储、管理、传输和重现的医疗记录，是病历的一种记录形式。基于电子病历的医院信息平台建设主要目标和定位包括五个方面：满足以病人为中心的信息资源整合与利用；满足以电子病历为核心的医院数据中心建设；满足以临床路径和知识库为基础的临床决策支持；满足以医疗与人财物运营为内容的管理决策要求；满足以信息交换与共享为支撑的区域医疗协同。基于医院信息平台的功能应用包括：医疗一卡通、智能电子病历编辑器、计算机化医嘱录入、辅助管理决策、辅助临床决策和医院门户应用。

数字化医院主要信息系统及其应用是本章的核心内容，包括医院管理信息系统、医师工作站、护理信息系统、检验信息系统、医学影像归档与通信系统、药事管理信息系统、手术麻醉信息系统、重症监护信息系统。掌握信息系统的主要功能、相关业务流程和应用。

数字化医院建设面临着认识有偏差、发展不均衡、信息共享和利用不足、标准研制和推广滞后、人力资源匮乏等挑战；其未来发展趋势包括三个方面：移动医疗技术促进医疗护理便捷化、物联网技术促进医疗护理的泛在化和大数据技术促进医疗护理的智能化。

（李新伟）

思考题

1. 简述数字化医院建设与医院信息化的区别和联系。
2. 简述数字化医院三个发展阶段的主要内容和特点。
3. 简述数字化医院主要信息系统及功能。
4. 简述数字化医院未来发展趋势。

第十二章

区域数字化医疗网络建设

本章介绍了区域数字化医疗网络的基本概念、目的、意义，以及电子健康档案、区域医疗影像中心信息系统、区域检查检验信息系统和远程医疗信息系统等主要网络信息系统，并阐述了基于电子健康档案的区域数字化医疗综合管理平台，最后展望了区域数字化医疗网络发展趋势，力图让读者对宏观层面区域数字化医疗网络有更进一步的了解。

第一节 区域数字化医疗网络概述

区域数字化医疗网络联通区域内医疗机构、卫生行政机构、公共卫生机构等信息系统，面向公众与病人提供医疗、公共卫生、医疗保障、计划生育等服务。通过标准规范的建设，共享医疗卫生数据，实现区域内医疗卫生相关业务协同，改善管理绩效水平，为科学决策提供数据支撑。

一、区域数字化医疗网络概念

区域数字化医疗网络是利用通信设备和线路将地理位置分散、功能独立的多个卫生信息系统相互连接起来的网络，实现卫生信息资源的共享与利用，能够促进医疗卫生服务体制变革，在不同程度上满足居民对高质量医疗服务健康的需求。

区域数字化医疗网络可分为狭义和广义两种。狭义的区域数字化医疗网络是指在联通各类医疗卫生服务和行政管理机构信息系统的物理网络和协议标准；广义的区域数字化医疗网络是以实现区域内卫生信息的共享与系统间业务协同为目标，遵循统一的信息标准与功能规范，联通区域内卫生信息网络的一整套卫生信息基础设施和在其基础上建立的卫生信息系统应用。

二、区域数字化医疗网络建设目的与意义

（一）区域数字化医疗网络建设目的

我国的卫生信息化建设在2003年非典爆发后开始受到高度重视，并逐年加大投入，依托互联网，建立“纵向到底”“横向到边”、覆盖全国的公共卫生专网，建立起传染病直报系统、突发公共卫生事件应急指挥与决策系统、卫生监督执法系统等等。各省、市卫生行政部门根据业务需求，从公共卫生领域建立起计划免疫信息系统、妇幼保健信息系统、血液管理信息系统等。

2003年4月原卫生部发布了2003—2010年《全国卫生信息化发展规划纲要》，对全国卫生信息化做出了全面规划，主要目标建立起功能比较完备、标准统一规范、系统安全可靠，与卫生改革与发展相适应的卫生信息化体系，经济发达地区卫生信息化建设和信息技术应用达到中等发达国家水平，其余地区卫生信息化建设要处于发展中国家的前列，并从医疗服务、预防保健、监督、电子政务、区域卫生信息化等8个方面提出具体的目标。《国家卫生计生委　国家中医药管理局关于加快推进人口健康信息化建设的指

导意见》（国卫规划发〔2013〕32号）指出，在“十二五”期间以业务和管理需求为导向，全面建成实用、共享、安全的人口健康信息网络体系，为深化医药卫生体制改革，有效落实计划生育基本国策，促进中医药事业发展，提高卫生计生服务与管理水平，实现人人享有基本医疗卫生服务目标提供有力的信息技术支撑和保障。

（二）区域数字化医疗网络建设意义

区域数字化医疗网络可分为网络硬件、网络软件以及部署在其之上的业务系统。网络硬件是计算机网络系统的物理实现，网络软件是网络系统中的技术支持，两者相互作用，共同完成网络功能。网络硬件系统由计算机（主机、客户端、终端）、通信处理设备（集线器、交换机、路由器）、通信线路、信息转换设备等构成；网络软件系统主要包括网络操作系统、网络协议软件、网络管理软件、网络通信软件和网络应用软件等；业务系统主要包括各级卫生信息平台、卫生业务应用信息系统和数据库管理系统等。区域数字化医疗网络在卫生事业管理中的意义主要体现在以下几个方面：

1. 对医疗服务的作用

（1）有效、合理地利用医疗资源：利用区域数字化医疗网络可以实现双向转诊、远程医疗等业务的协同，实现各级医疗机构的信息资源共享，为实现区域医疗资源的合理配置和利用提供技术支撑。

（2）避免重复检查，控制医疗费用：通过共享居民电子健康档案，病人在不同医疗机构就医，医师都可以直接了解病人病史、用药史、既往诊断以及医学检查结果，避免重复检查。在提高医疗服务效率的同时，又节约了病人医疗费用的支出。

（3）节约诊断时间，提高诊疗质量和效率：通过区域数字化医疗网络，医师可以在第一时间了解病人的病史、药物过敏史，并有针对性地准备医疗诊治，避免因病史不明确或无法询问病情导致救治不力的情况，把握急诊抢救的黄金6小时。

（4）发挥“六位一体”的社区（基层）服务功能：区域数字化医疗网络能够辅助疾控中心、妇幼保健机构等业务部门及时对社区（基层）卫生服务机构进行业务指导；通过共享不同部门的临床诊疗、疾病监测、健康档案等信息，能够充分发挥社区（基层）卫生服务预防、保健、医疗、康复、健康教育及计划生育技术指导等六位一体的服务功能，提高社区（基层）卫生服务的效率和质量。

2. 对公共卫生服务的作用

（1）有针对性的疾病预防与控制管理：疾病预防控制机构通过居民健康档案数据，了解和掌握辖区内居民的基本健康状况及其变化趋势，有效开展针对重点人群、重点疾病的防治工作。

（2）有效控制突发公共卫生事件：通过区域数字化医疗网络完成突发公共卫生事件的即时监测，在事件发生后的短时间内及时进行医务人员、医疗设备、药品等资源调配，提高国家应对突发公共卫生事件的能力，降低突发公共卫生事件带来的损失。

3. 对药品流通的作用：信息化在药物流通方面发挥三个层次的作用，面向临床的药物使用系统，监测处方和医嘱中药物之间的相互作用，从而减少差错；面向公众的药物信息系统，负责向公众宣传安全用药知识，提升安全用药水平等；面向管理与决策的药物信息系统，监督药品生产、流通与使用情况。

4. 对医疗保障的作用：医疗保险信息系统自动化处理所有开支、账单及账户等数据，提高了保险筹资、支出和偿还等业务环节的效率，节省了人力成本。作为医疗保障体制改革的重要内容，国家快速准确地获取医疗保险的信息，可以评估人人享有健康实现的程度。

5. 对计划生育的作用：对已婚育龄妇女、流动人口、扶助服务人群、出生人口、优质服务、人口宏观调控等进行全方位管理，集成计划生育服务、生育药具管理等支撑计划生育发展，发挥对人口社会发展辅助决策作用。

6. 对综合卫生管理的作用：区域数字化医疗网络通过信息数据共享和业务整合，为政府开展卫生事业的宏观管理，宏观调控和决策提供数据支持，增强卫生行政部门的管理能力。

（三）区域数字化业务应用系统

1. 医疗卫生服务系统 部署于各类医疗卫生服务提供机构，既服务于个人和医疗卫生提供者，又能通过区域卫生信息平台实现相互间的联通共享。医疗卫生服务系统为数据中心、基础数据资源库和综合卫生管理系统提供基础数据，是健康档案和电子病历数据的主要产生者。这类系统主要包括医院信息系统（hospital information system，HIS）、社区卫生服务信息系统等。HIS 主要包括业务应用信息系统、医院信息平台和基于信息平台的应用。社区卫生信息系统可分为管理平台和业务平台等。

2. 公共卫生服务信息系统 公共卫生涵盖疾病预防、健康促进、提高生命质量等所有与健康相关的内容，公共卫生信息系统具有跨机构、跨层级和跨业务的特点，纵向分为国家、省、地市、区县、乡镇等多级信息系统；横向可分为疾病预防控制、妇幼保健、卫生监测和卫生突发应急等业务信息系统。疾病预防控制系统主要包括传染病防治、慢性病防治、生命统计、预防接种、实验室样品检验检测等信息系统。妇幼保健信息系统主要包括妇女儿童基础档案管理、妇女保健、儿童保健、妇幼卫生统计等业务信息系统。卫生突发应急信息系统主要包括应急指挥决策、应急处置、应急演练、监测预警管理等业务信息系统。

3. 基本药物管理信息系统 基本药物管理信息系统收集各地基本药物的采购、价格、使用、报销等数据，通过汇总与分析，对基本药物制度实施情况的监测与绩效评估，从而对基本药物目录制定、生产供应、采购配送、合理使用、价格管理、支付报销、质量监管、监测评价等多个环节实施有效管理，改善目前的药品供应保障体系，促进基本药物制度不断完善，保障人民群众的安全用药。

4. 医疗保障信息系统 医疗保障信息系统分为管理系统和业务系统，是通过对医疗保障信息进行采集和处理，为医疗保障工作提供全面的、自动化的管理及各种服务的信息系统。医疗保障信息系统的主要服务对象是卫生行政管理部门、医疗保障业务经办机构、参合人群等，提供资金凑集、分配、支出、监管等经办功能。

5. 综合卫生管理信息系统 综合卫生管理信息系统是为满足卫生行政部门管理需要而建设的以综合和宏观数据为主的管理信息系统，主要包括卫生财务监督管理和综合统计决策支持两部分。前者是通过搭建全国卫生财务报表系统、医疗机构财务运行监督管理系统和大型医疗设备配置与使用管理信息系统，实现对全国各级卫生行政部门及各类医疗机构的财务全过程的实时监控。后者是整合卫生信息平台中的管理数据资源，通过数据挖掘、统计、空间分析、综合分析等方式，形成不同形式和主题的业务视图，为管理者提供直观全面的数据信息。

6. 计划生育信息系统 计划生育信息系统主要解决计划生育部门数据指标多、基础资料多、信息采集慢以及不易监管等问题，用于加强计划生育管理和流动人口管理，提高人口与计划生育管理效能及工作管理水平，为育龄群众开辟新的服务途径，实现人口与计划生育信息资源的全社会共享。系统主要包括流动人口信息管理、育龄妇女信息管理、生殖健康与优质服务信息管理、药具管理、业务查询管理、报表输出管理以及决策支持系统等功能。

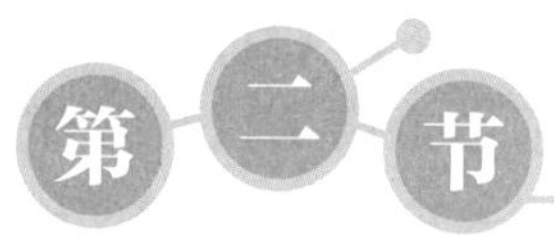

第二节 区域数字化医疗网络信息系统

区域数字化网络信息系统集成区域内产生的医疗健康数据，通过电子健康档案建立居民全生命周期的健康记录。医疗机构和医学检查机构之间共享区域内医疗影像、检查与化验结果，降低治疗成本；通过远程医疗引导优质医疗资源下沉，推进分级诊疗，提升基层医疗机构服务能力。

一、电子健康档案

1. 电子健康档案的概念 电子健康档案即电子化的健康档案，是关于医疗保健对象健康状况的信息资源库，该信息资源库以计算机可处理的形式存在，并且能够安全的存储和传输，各级授权用户均可访问。

由于纸质档案的特点，使用时存在诸多与生俱来的问题与缺陷，如纸质档案内容的可读性差、内容不连贯、档案中的信息不便自动进行比较与分析、更无法实现机构内部或机构之间的信息共享。电子健康档案主要是将纸质档案内容转换为计算机方便处理的形式，从而提高健康档案信息的利用率，提升医疗卫生服务效率、服务质量、医疗服务的可及性，降低医疗成本及医疗风险。

2. 电子健康档案的发展 美国前总统布什 2004 年对众议院的年度国情咨文中提出

加快医疗信息技术建设的步伐。“将健康记录计算机化，可以避免严重的医疗事故，降低费用，提高医疗水平”。要求10年内确保绝大多数美国人拥有共享的电子健康记录，并史无前例地设立一个新的、级别仅低于内阁部长的卫生信息技术协调官员职位。奥巴马政府公布的经济刺激方案中计划在2014年实现每一个美国人都建立自己的电子健康档案，以减少医疗差错、节省数十亿美元医疗保健费用。2005年，英国卫生部签署了一份为期10年、价值55亿英镑的合同，支持发展电子病历、网上预约、电子处方以及用数字图像取代X光片，使远程病情咨询成为可能，将造福于英国全部病人和100万医护人员。加拿大政府计划完成记载每一个加拿大公民医疗卫生档案的信息数据库。电子健康档案不仅包括传统的电子病历，包括与实验室、药店、卫生保健网络等的接口，是更广义的病人健康档案。为此，加拿大于2000年9月建立了卫生信息组织Health Infoway，投资约1.35亿美元用于建设电子健康档案系统中两个关键子系统：药物信息系统和诊断影像系统。加拿大的医疗卫生信息化工作虽然起步比美国晚，但在某些领域已经后来居上。

我国的电子健康档案研究起步较晚，是伴随着卫生信息系统与社区卫生信息化的发展而展开。1986年10月，原卫生部成立了计算机领导小组，1997年初为适应全国信息化建设的新形势，计算机领导小组更名为“卫生部信息化工作领导小组”。2003年底卫生部信息化工作领导小组先后启动了医院基本数据集标准体系、国家卫生信息标准基础框架等课题。2005年又启动电子健康记录和社区卫生信息技术标准化研究等项目，开始认真研究和解决我国不同层次、不同业务领域的卫生信息标准化问题。2009年3月18日，中共中央、国务院发布《医药卫生体制改革近期重点实施方案（2009—2011）》，该实施方案规定，将促进基本公共卫生服务逐步均等化，从2009年开始，逐步在全国统一建立居民健康档案，并实施规范管理。2009年5月15日，原卫生部组织制定了《健康档案基本架构与数据标准（试行）》，并提供标准文本以供下载。这是我国首次发布居民健康档案的基本架构与数据标准，推进了居民健康档案标准化和规范化建设工作，标志着我国在卫生信息化标准建设方面取得重大突破。2009年新标准规定的五类电子健康档案将会实行标准化，它们分别是：个人基本健康信息档案、疾病控制档案、妇幼保健档案、医疗服务档案、社区卫生档案。2016年，国务院颁发《关于促进和规范健康医疗大数据应用发展的指导意见》（国办发〔2016〕47号），计划到2020年，我国将建立国家医疗卫生信息分级开放应用平台，初步建立健康医疗大数据产业体系，我国城乡居民将拥有规范化电子健康档案。

与此同时，针对电子健康档案的发展，我国在实施标准、示范性建设等方面做了很多努力并取得一定成绩。2010年原卫生部制定的《健康档案基本框架与标准》中，数据元字典、卫生服务信息基本数据元集标准、基本卫生服务记录表单参考用表都已经应用于电子健康档案的开发研究当中。目前，我国电子健康档案采集模式及应用模式已在逐步完善中，卫生信息化建设除了在建设广度上不断扩展外，健康档案应用的深度也在不断增加。之前区域卫生信息化是以健康档案数据共享为核心，它是将居民的健康信息史提供给不同医疗机构，这些信息包括居民个人在所有医疗活动和不同医疗机构中形成的有效健康信息和就诊信息。提供给医疗机构是为了给个人在不同医疗机构、卫生管理部门中的信息交换和共享提供充分的数据基础。现在，区域卫生信息化建设不仅以健康数据为核心，逐步将重点放在健康档案数据分析与业务应用上，其目的是推进区域卫生机构的协同作业，“以提高整体医疗服务质量，扩展医疗服务的覆盖范围，降低医疗费用，减少医疗风险”。

3. 电子健康档案的作用 电子健康档案系统记录个人从出生到死亡的所有生命体征的变化，包括个人的生活习惯、以往病史、诊治情况、家族病史、现病史及历次诊疗经过、历次体检结果等信息。电子健康档案系统通过标准数据接口实现与医院 HIS、PACS、LIS、电子病历、社区卫生、新农合等系统的数据共享与交换，可实现健康档案动态更新，实现真正意义上的“活档”。

电子健康档案能够方便快速地融入医疗卫生机构的日常诊疗工作之中，一方录入，多方使用，各种记录的标准化和数字化，实现医疗机构、病人、卫生管理部门之间的信息共享。电子健康档案系统完全建立后，人们的健康信息将更简单更快捷更安全的被计算机管理，减少了物理资源的消耗，扩展了传播途径，提供了更系统的管理方式和查看方式，人们将更好的管理自己的健康。

（1）电子健康档案促进居民健康管理：《健康档案基本框架与数据标准（试行）》中提到电子健康档案的主体是居民，核心是居民健康，建立目的是为了便于居民对自身健康的自我认识和管理。电子健康档案记录的信息，是个人和社区卫生服务机构进行健康管理最直接的参考信息。

电子健康档案对重大疾病的价值，主要在于可以通过对信息数据的分析，开展疾病预防和疾病干预服务，降低疾病发病率和死亡率。在短期疾病预防的服务方面价值主要体现在两个方面，一方面是根据电子健康档案系统里相关信息，可以对病人资料进行积累，这些资料包括居民的个人信息例如年龄，也包括就诊信息例如病史等，通过这些信息的综合集成和循证医学可以提出预防保健的有效措施方案。另一方面是根据电子病历系统里的相关信息，提示医师应该进行哪些常规的预防保健工作，同时提醒病人应该实施哪些有计划的保健。在传染病管理方面来说，主要将重点放在新发传染性疾病的早期发现、干预和治疗上，患病人群的病情详实地记录在电子健康档案中，医疗机构和卫生部门通过数据的分析，可以掌握传染病的发病症状、感染人群等信息，进而采取预防措施，尽可能地在大范围爆发传染性疾病之前进行干预，降低发病率，缩小传染范围，减少受传染人群。

对于慢性病管理来说，主要是将重点放在具有潜在慢性病风险的人群，通过门诊、家访、电话等方式掌握居民平时的用药情况、吸烟饮酒情况、体育锻炼情况等生活行为，分析身体状况，及早发现发病征兆，为他们提供有效地干预措施，通过监测病情和改进生活行为来调整治疗方案，以实现延长生命的目的，同时可以避免疾病急性期的高额费用。

（2）电子健康档案可以促进医疗机构卫生服务水平的提高：电子健康档案系统作

为一个与居民个人健康有关的信息资料库，不仅包括传统意义上的记录，即诊疗记录、个人生活方式记录、心理状态、体力活动状况、工作行为等之外，还包括以人为主体形成个人的完整而连续的健康档案，系统地集成了个人健康信息的采集与查询。这种完整的健康档案，在医疗卫生服务的过程中，体现出了重大的价值，它有助于完善疾病的诊疗，对医疗机构而言，有助于提高它们的医疗服务质量。

首先，通过电子健康档案的实时更新，医师可以及时了解病人的身体和心理状况，从而不断的调整治疗干预计划。可以对生活方式进行追踪，例如吸烟、酗酒、熬夜等不良生活习惯，医师对病人的健康行为进行指导和提示，使医师和病人之间的交流更加容易、更加持续。

其次，通过电子健康档案信息共享的实现，医疗机构可以进行健康管理、健康评估、健康干预和健康效果评价，提供一个连续、全程、综合、方便、高效的网络服务为疾病的预防、诊治、控制和健康保健。建立电子健康档案，也就是建立了一个数据中心，通过这个数据中心，将大医院、社区卫生服务、甚至家庭医疗机构、个人信息全部联系起来，有了这些信息，病人能够找得到医师，医师也能够及时提醒病人注意健康。

再次，电子健康档案的应用，可以保障用药安全。由于药物种类多、剂量不同，医师工作繁忙等因素，用药安全已经成为致病甚至致命的原因。合理有效的利用电子健康档案系统，可以有效地减少因药物错误导致的不良事件。

（3）电子健康档案促进卫生事业发展：电子健康档案是卫生部门“改善就医状况，提高健康水平”的有力手段，通过建立电子健康档案整合不同地区居民健康信息及就诊状况，可以对医疗服务费用情况、医疗服务可及性、医疗资源配置情况、医疗卫生服务质量等进行监控。同时，电子健康档案的建立和利用可以将系统中长达几个月甚至几年的反馈机制缩减到几小时甚至几天。病人与健康干预进行互动后可以得到对应于先前的健康需求的健康结果，这些结果被反馈到政府设想层面上，从而影响健康政策规划的发展和保持。

电子健康档案记录的信息，针对每一个居民来说，是分散的、单一的，但在公共卫生部门的角度来说，则是一个巨大的数据库。通过对这些数据的分析，可以得到卫生部门关于疾病监测、疾病管理方面客观可靠结果，在面对突发卫生事件的时候，可以用电子健康档案的数据库，准确、快速的分析出人群、共同风险因素等信息，采取合适应对策略。

4. 电子健康档案发展困境

（1）成本较高：电子健康档案的应用与发展是一项长期工程，这必然需要投入大量的经费。在《卫生信息技术促进经济和临床健康法案》中，美国投入约200亿美元用于全面推广应用电子健康档案。中国卫生事业发展基金会向闸北区捐赠价值1705万元的设备和软件，用于支持该区健康档案的探索建设。电子健康档案的日常系统、设备维护及软件的更新，都要求后续工作的资金支持。由于卫生服务模式的转变，电子健康档案的应用必然会对卫生机构的日常工作产生一定的影响，在这个转型期，卫生工作人员压力增大，组织机构的服务流程会变得不顺畅，造成对效益的影响等，这类无形成本也是众多卫生管理者在推行电子健康档案过程中很难协调的问题。

（2）互联互通等技术存在挑战：从技术角度来讲，把来自医疗卫生不同系统、不同数据库的海量信息进行集成，通过一定的技术手段，以供实时查询、资源共享，本身就是一项巨大的工程。但是由于各卫生行政部门未将卫生信息化建设纳入统一发展规划中，因此缺乏全国性的信息规范与标准。此外，先行的医院HIS系统，由于软件开发商及软件承建商的问题，使得HIS系统的开发各自为政，令电子健康档案与其他系统的标准化问题难以实现对接，电子健康档案也很难实现资源共享，从而形成一个个信息孤岛。

其次，信息安全是众多专家学者在研究卫生信息化发展中最为关注的问题，电子健康档案将是记录个人健康信息最完整的载体，涉及个人隐私，甚至是一些法律证据。保证准确的使用用户权限，采用针对使用对象的信息屏蔽功能，确保系统信息的绝对安全。另外，平台的操作不便也会阻碍电子健康档案的推广应用，电子健康档案最终是要提高卫生工作人员的工作效率，向居民提供高效、快捷的卫生服务。

（3）组织内部因素缺乏协调性：首先表现在缺乏战略规划，直接导致组织内部人员对新事物缺乏认知，从而不能很好地配合电子健康档案开展工作。同时还存在缺乏卫生信息技术人员的问题。因此，加强人才培训，提供必要的技术支持对信息化未来的发展十分关键。

二、区域医疗影像中心信息系统

1. 区域医疗影像中心信息系统的概念 区域医疗影像中心信息系统是指在一个相对逻辑集中或物理集中的环境中构建一个以集中存储和管理区域内病人或健康人群的医学影像信息为核心，通过建立区域内统一的网络共享和传输平台，面向区域内主要的临床医疗机构、卫生行政主管部门和社会公众的医学影像数据资源共享平台。其主要目标是以病患为中心，使不同层级的医疗机构、卫生行政管理部门以及病人之间能够在影像信息资源共享的条件下，实现跨组织、高效率的网络交流和协调配合。通过统一的信息化平台并结合居民健康档案系统，实现区域内医疗机构的数字化医疗影像及其报告的联网、存储、归档、交换共享和互相调阅，优化医疗资源的合理配置，从而节省医疗资源的重复支出，提升区域医疗质量和管理水平。

2. 区域医疗影像中心信息系统的发展 区域医疗影像中心信息系统的发展经历了从简单到高级、由技术研究到广泛商业应用的过程，可大致分为三个阶段：

第一个阶段是20世纪80-90年代中期，医学影像存储与传输系统（picture archiving and communication system，PACS），是医学影像学、临床医学、数字化图像处理技术、计算机技术及网络通讯技术结合的产物。数字化影像检查设备的产生以及计算机技术的发展，尤其是1982年第一届国际PACS会议和研讨会的召开，标志着PACS系统研究和发展正式开始。PACS系统最初主要用于放射科，仅仅是简单的几台放射影像设备之间的图像存储与通信的小型系统。

第二阶段是20世纪90年代中后期至2000年，随着PACS标准化进程的加快，尤其是医学数字成像和通信（Digital Imaging and Communications in Medicine，DICOM）第三版本的形成，并被普遍接受，这使得局限于放射图像的小型PACS系统扩展到所有医学图像领域，范围也逐步由放射科扩展至超声科、核医学科、内镜科、病历科、介入治疗等科室，实现了PACS与HIS系统的整合，使得全院资源得以共享，形成大型的全院整体性PACS系统。通过计算机大容量存储设备和院内局域网系统，基本能实现院内医学影像资料上传与调阅，大大提高了诊断效率。

第三阶段是2000年至今，伴随着云存储、移动互联等新兴网络技术的发展，PACS系统的服务范围不断扩大，朝着更加安全、稳定、易用、开放以及便于共享的方向发展，而数据互通信息接口的统一，以及区域数字化医疗网络的建立，为建成医疗机构间互联共享影像资源的区域PACS系统提供了基础条件。

3. 区域医疗影像中心信息系统的构成 区域医疗影像中心信息系统架构包括系统数据层、应用层和客户端。区域医疗影像中心端架构基本上分成：索引服务器、热备服务器、PACS 应用服务器、用户认证服务器等。索引服务器提供影像检查及报告资料的索引建立和管理；热备服务器主要负责索引服务器的备份与应急恢复，提高系统的可用性；用户认证服务器提供客户端系统登录的认证与权限管理；PACS 应用服务器主要负责接收来自各医院端上传的影像数据，并对影像进行解密和加密；前置服务器提供各医院上传数据的一致性处理、数据压缩与加密；中心端存储设备针对影像在线存储、近线存储、离线存储三级结构，保存与管理影像的核心库、历史在线库和历史离线库。

4. 区域医疗影像中心信息系统的功能 区域医疗影像中心信息系统主要实现影像资料共享调阅、服务流程同质化、远程预约、远程实时交互、中小医疗机构的影像托管等功能。影像资料共享调阅支持病人在任何一家纳入区域医疗影像中心信息系统的医疗机构进行检查，医师可以通过网络浏览病人在其他医院的影像资料、诊断报告和专家会诊的意见，从而有效避免病人往来奔波与重复检查，减轻群众医疗负担。服务流程同质化实现本地与服务中心业务的统一，在诊疗水平和质量控制水平上，提供区域内同质量化的服务流程。远程实时交互支持图像浏览、图像标记、报告书写和音频视频交流的全面实时同步。中小机构的影像托管主要包括接受影像的上传、浏览和远程诊断，是医疗资源纵向整合的有效体现。

5. 区域医疗影像中心信息系统的作用 区域影像中心信息系统的作用主要包括以下4个方面：

（1）高效利用紧缺的检查诊断医疗资源：随着政府加大对基层医疗机构的投入，卫生服务站等基层医疗机构都配备了相应的大型检查设备，但资深的检查诊断医师则一直处于紧缺状态。通过建立区域PACS平台，就可以利用大医院的优质诊断资源，协助各基层医疗机构完成检查，将基层的影像检查设备有效地利用起来，提高医疗资源的利用效率。

（2）提高诊断质量：在基层医疗机构的检查出现疑点难点时，无需转诊就可以利用大医院的专家进行远程影像诊断，甚至可以由多个专家实现会诊讨论，大大提高基层医疗机构的影像诊断水平和诊断质量。诊断质量和诊断水平的提高能吸引病人去就近的基层医疗机构完成初步检查，从而在一定程度上缓解大医院看病难、排队累的问题。

（3）避免病人重复检查：通过建设区域医疗影像中心信息系统，打破了区域内医疗机构间信息孤岛的局面，实现病人相关影像检查信息的长期保存、共享调阅、查询使用和连贯性应用，也就有效解决了由于无法互联互访而导致同一病人多次检查的问题，避免病人重复检查，降低病人的医疗成本，缓解“看病难、看病贵”矛盾，节约宝贵的医疗资源。

（4）提升区域医疗管理水平：区域医疗影像中心信息系统的建立，实现了区域内各医疗机构的影像设备及医疗资源的整合，以及区域内全部影像资料的统一数字化存储与归档管理，实现对病人历史诊疗资料、医学影像检查资料的跨院调阅，便于掌握病人病历和诊疗的整体情况，为提高医疗服务质量创造条件，减少误诊或错诊的可能性，从而提高整体医疗水平。

6. 区域医疗影像中心信息系统的实现策略 从主要的技术架构来看，目前存在两种模式：

（1）基于分布式医学影像信息处理模式：它的核心思想是用于共享交换的图像数据采用分布式存储，而对其索引信息采用集中式发布和注册。该模式首先由区域内主要参与的医疗机构建立各自的PACS，再由卫生行政主管部门负责建立区域的影像数据中心，并整合各医疗机构的影像信息系统，最终实现区域内各医疗机构医学影像数据的实时调阅和共享。

（2）应用服务提供商（application service provider，ASP）模式下区域PACS实现策略：大集中模式建设方案最初是由金融业提出并实施的，它的核心思路是以客户为中心面向核心业务应用的集中，以区域内某一家医疗机构的原有全院级的PACS系统建设模式为基础，建设区域PACS的数据中心；或者构建一个覆盖区域相关检查的PACS数据中心，通过构建的网络，使得区域内医疗机构的影像设备与数据中心实现实时连接，从而实现远程医学影像信息的共享。其主要特征是对共享的影像数据、索引信息都采用集中式在区域PACS中心，而各分支机构通过网页集中调用影像和报告。

目前，很多地区发展差距、医疗资源分布不均衡、医院信息化程度不相同等因素出发，探索一种集中和分布式相结合的混合模式。该模式建议在经济欠发达的区县级采用基于ASP模式下区域PACS，建立数据中心，连接二、三级医院，实现异地医院的影像设备与数据中心的实时联接。而在医疗资源较为丰富以及信息化程度较高的市级，可采用较为灵活的分布模式，由市级卫生行政主管部门来建设区域的医学影像数据中心，实现各个区县PACS系统的数据整合，并最终实现整个地区各级医院的医学影像信息共享。

7. 云计算技术与区域影像信息系统的结合 区域影像信息系统首要解决的问题是存

储能力。以云计算为基础的区域影像中心通过互联网或者区域网络连接，利用软件动态分配影像中心的硬件资源以实现数据的处理计算。但必须要解决技术和安全等问题。首先是技术问题，区域内的医疗机构需投入大量资源构建完善的硬件平台以保证云计算系统的运行，且云计算的实现需要网络的支持，构建的区域医学影像系统必须保证区域内所有节点具有持久高速以太网接入；其次是安全问题，由于区域内的医院共享云中的数据，如何处理好用户数据的隐私保密以及授权问题也成为一道难题。

【案例12-1】区域医疗影像中心信息系统的实例——东部某省市医联工程医学影像数据中心系统

东部某省市医联工程医学影像数据中心系统建立了市级医院医学影像交换共享与备份存储中心平台，将38家市级医院按照国际IHE制定的流程标准，把数据中心建成为按照制定的流程规范和接口进入联网运作的医疗机构，实现在医联系统数据中心平台上进行影像数据交换共享、归档存储的业务运作；实现对医学影像文件和报告的综合应用，包括在门户网站上实现对医学影像检查报告的调阅；实现与影像类业务相关的功能建设，如远程会诊。

该中心系统对新建成全院级PACS/MIIS的医院，在影像类数据备份存储与归档的设备上与影像数据中心的设备予以合理分配。将数据中心作为这些医院将来进行数据备份归档存储的服务平台；而对原来已建成全院级PACS/MIIS的医院，在数据中心建设这些医院实现数据备份归档的服务平台。

医联工程医学影像数据中心作为整个医联工程PACS/MIIS项目的核心，其整体系统架构采用三层架构的设计原则，保障整个系统数据层和应用层的分离，使系统效能得到提升，确保系统的稳定性、可拓展性和兼容性。同时，整体系统严格遵循DICOM3.0标准、HL7标准及IHE规范等对影像和报告数据进行传输交换。整个PACS/MIIS项目实现了技术、模式和远程会诊方式的创新，实现了医学影像资源合理配置，整合共享，节省了医疗资源的重复支出，提高了整体医疗质量，带来了巨大的社会和经济效益。

三、区域检测检验中心信息系统

1. 区域检测检验中心信息系统的概念 区域检测检验中心信息系统是指在一个相对逻辑集中或物理集中的环境中构建一个以集中存储和管理区域内病人检测检验信息为核心的信息平台。国家卫生计生委颁发的《国家卫生计生委关于印发医学检验实验室基本标准和管理规范（试行）的通知》（国卫医发〔2016〕37号）中要求医学检验实验室等医疗机构具备信息报送和传输功能的网络计算机等设备，以及标本管理、报告管理等信息管理系统。

通过建立区域内统一的网络共享和传输平台，区域内主要的临床医疗机构、卫生行政部门、社会公众可以共享医学检测检验数据资源。其主要目标是以仪器设备、各医疗机构的检验信息系统（Lab information system，LIS）及LIS终端服务器为基础，通过网络技术和数字化技术，全面整合区域内各临床实验室业务信息和管理信息，整合区域内各医院的LIS系统，并与HIS对接即时提取病人相关信息，实现标本的集中检验和检验数据及时集中发布；或则区域内构建大型的检验检测中心，各医疗机构集中送检标本，实现检验资源区域内集中存储、共享和区域内各家医院检验结果共享和互认，提高各医院的检验质量和技术水平。

2. 区域检测检验中心信息系统的组成 区域检测检验中心信息系统通过建立检验中心，并依托信息专用网络和传输平台，实现中心主数据库服务器通过中心前置服务区与区域内各家医院前置机进行数据交换业务，各家医院的数据库与各自医院的前置机进行联系，而中心数据库则包含本地检验中心和各家医院自行完成的数据信息。检验中心根据标本来源发布检验结果，并自动发布到不同医院的前置服务机上，门诊病人的检验数据可以通过检验中心向 Internet 发布，以方便广大病人足不出户查看自己的检验结果，区域卫生行政部门可从检验中心服务器上获取检验数据信息，且所有检验信息自动备份保存，凭密码随时查阅和统计。该系统整体由 4 层构成，即支撑层、数据知识层、应用功能层及用户层。支撑层包括网络、数据可安全访问控制。应用功能层是系统的核心，包括标本物流管理、区域医疗检验协同、健康档案管理、检验自动化、基于消息的综合集成等系统，其中基于消息的综合集成平台实现区域内不同 LIS、HIS 的综合集成；区域检验协同系统实现区域医疗检验标准化管理，支持病人转移的检验数据移交，统筹区域内的检验资源。

3. 区域检测检验中心信息系统的功能 区域检测中心信息系统主要实现医疗服务机构申请和接收报告、中心编码维护、查询统计、检验流程检测控制、检验样本质量管理、客户预约诊疗服务的操作以及系统管理等功能。区域检测中心信息系统为区域医疗卫生机构提供标本集中管理、运送和统一检测，在线查询检验报告、检验项目注册、设备注册、业务管理、病人管理等服务；为病人主要提供身份注册、检验预约、医检结果管理、报告打印、语音服务、短信服务等相关服务；为卫生行政部门提供相关的统计分析服务。

4. 区域检测检验中心信息系统的作用 区域检测检验中心信息系统的建立，有利于实现区域内检验检测信息的统一管理和共享，实现病人的连续性医疗，避免重复检查，提高医疗资源利用效率，实现层次化的医疗服务体系；通过信息化手段让各家医院的检验报告单通过一个集中管理的平台，完成检验信息在各家医院间实时传递共享，实现互联互通；还有利于提高实验室操作人员的工作效率，减轻工作强度，从而提高实验室的管理水平，同时对临床医师提出的申请需求做出快速响应，进而提高医院的服务水平和服务质量，实现医院社会效益和经济效益的同步增长。

5. 区域检测检验中心信息系统的两种数据存储模式 在共享数据的存储上，可以采用两种模式：①集中存储交换共享的数据。该模式是将各异构信息系统归档的可共享信息集中存储在数据中心，并提供各类服务；②集中存储交换共享的数据与分布式存储交换共享的数据相结合的存储方式。这种模式是将必要的、有索引功能的信息集中存储在数据中心上，详细信息分散存储于各前置机或区域内各医疗机构 LIS 系统中，平台只需要在交换数据的时候，通过与其他医院数据库建立通讯，完成数据的提取与存储。

四、远程医疗信息系统

1. 远程医疗信息系统的概念 远程医疗信息系统是采用现代通讯、电子和多媒体计算机技术，实现医学信息的远程采集、传输、处理、存储和查询，对异地病人实施咨询、会诊、监护、查房、协助诊断、指导检查、治疗、手术、教学、信息服务及其他特殊医疗活动的信息系统。其能够指挥完成远程医疗会诊、远程医学教育、多媒体医疗保健咨询等功能，是进行远程医疗的数字化平台。它是现代网络通信技术、计算机多媒体技术和传统医学相结合的产物，在医疗诊断、远程护理和医疗救治过程中发挥越来越重要的作用，同时也对社区数字医疗和家庭保健等领域产生了重要影响。通过远程医疗信息系统可以把大医院同中小医院乃至病人家庭联系起来，形成医学专家与病人之间的一种全新诊疗模式。

2. 远程医疗信息系统的发展 远程医疗的应用范围从高科技领域到后来的军用、民用，最终将走向社区和家庭，普及到每个老百姓，其发展大致经历了三个阶段：

第一个阶段是20世纪60年代初至80年代中期，远程医疗的概念最早由美国提出，上世纪60年代初出现了第一代远程医疗，侧重于研究性探索与局部试点应用。

第二阶段是20世纪80年代后期至2000年，上世纪80年代后期，现代通信技术的不断完善推动了第二代远程医疗的发展，在远程咨询、远程会诊、医学图像的远距离传输、远程会议和军事医学方面取得了较大进展。

第三阶段是2000年至今，移动通信、物联网、云计算、视联网等新技术推动了第三代远程医疗的发展。近几年来，技术研究机构、生产厂商与医疗机构密切合作，具有远程动态监测血压、血糖、心电等功能的众多健康医疗产品逐渐面世。同时他们充分结合移动通信技术和物联网技术，逐步发展了适合家居应用的可穿戴式的健康监测设备，使远程医疗逐步走出医院大门，呈现出走进社区、走向家庭、更多的面向个人，提供定向、个性化服务的发展特点，展现出更加广阔的应用前景。

3. 远程医疗信息系统的组成 从系统架构上讲，远程医疗信息系统由网络通信系统、远程医疗终端、远程医疗支撑平台及远程医疗应用系统组成。网络通信系统由卫星网络、无线网络、电话网络和以光纤通信为基础的宽带网络组成。远程医疗终端包括远程医疗桌面软件和医疗检测设备，它们扮演着医疗数据输入和输出显示的重要角色。其中医疗检测设备包括心血管功能检测仪、心电图监护仪、电子听诊器、脉象检测仪、胎儿监护仪和胃肠电子检测仪等。远程医疗支撑平台包括远程医疗门户网站和远程医疗交互平台等。远程医疗应用系统包括：远程咨询、远程监护、远程专家会诊、远程信息服务、在线检查、远程交流、远程教育中心和管理系统等。其中管理系统是远程医疗应用系统的核心，它负责对其他的子系统的流程、运作和监护等进行统一协调与安排。

从应用服务上讲，远程医疗信息系统包括9大子系统。它的基本子系统包括远程会诊子系统、远程预约子系统、双向转诊子系统、远程影像诊断子系统、远程心电诊断子系统；高端远程医疗服务子系统，包括远程监护子系统、远程手术示教子系统、远程病理诊断子系统。

4. 远程医疗信息系统的功能 主要可分为监管功能、应用功能和运维功能：

监管功能主要包括对基本运行情况、服务质量、财务等方面的监管。运维功能主要包括注册管理（病人、专家、机构等）、业务支撑、运行维护、安全保障等。系统运维功能是整个系统的支撑，用于保障远程医疗业务和远程医疗监管业务的开展。远程医疗信息系统是在统一的数据中心基础上构建的应用服务系统，其应用服务功能包括远程会诊、远程预约、双向转诊、远程专科诊断、远程监护和远程手术示教等功能。远程医疗信息系统可以通过接口与临床信息系统（clinical information system，CIS）、医院信息系统、医院检验系统、放射信息系统（radiology information system，RIS）和基层卫生服务系统（primaryhealth service system，PHSS）等进行信息共享。

（1）远程会诊：远程会诊是申请方向专家端申请远程会诊，受邀方接受申请，开展远程会诊并出具诊断意见及报告的过程。远程会诊是上级医院专家同基层医院病人主管医师，通过远程技术手段共同探讨病人病情，进一步完善并制定更具针对性的诊疗方案。依托远程会诊平台，实现小病社区解决，疑、难、急、重疾病通过远程会诊系统接受专家的服务，以真正达到资源共享的目的。

（2）远程预约：针对基层医院的门诊疑难病人，由门诊医师根据病情需要，判断是否需要上转上一级医院看专家门诊，若病情需要，则门诊医师可以登录系统帮助病人进行挂号预约。支持基层医院完成预约挂号、预约检查、转院申请等操作，支持上级医院完成相关申请受理及信息反馈。

（3）双向转诊：双向转诊主要是指根据病情和人群健康的需要而进行的医院之间的科室合作诊治过程。下级医院将超出本院治疗范围的病人或在本院确诊、治疗困难的病人转至上级医院就诊；反之，上级医院将病情得到控制、情况相对稳定的病人转至下级医院继续治疗、康复。

（4）远程影像诊断：远程影像诊断是利用影像数字化一体机，将医疗机构内现有的检查设备生成的结果，实现数字化转换，然后集中存储在一体机内。通过网络远程访问病历数据，实现远程诊断。

（5）远程心电诊断：远程心电诊断是指申请方在诊断申请模块中新建诊断申请单，输入申请信息和病人病历信息，保存申请单后启动心电诊断系统做检查，心电诊断系统返回检查的报告和诊断意见。

（6）远程教育：远程教育可分为实时交互和课件点播两种培训模式。实时交互式远程培训不仅支持授课专家音视频与课件播放同步，还支持参与方实时交互和对培训课程的录像，并保存为通用文件格式存储在远程会诊中心。另外还支持进行流媒体课件的制作、整理和归类。课件点播式远程培训支持课件点播服务，实现文字、幻灯片、视频等课件网上在线点播学习，具备新增、删除、上传、查询等课件管理功能。

（7）远程重症监护：远程重症监护是指通过通信网络将远端的生理信息和医学信号传送到监护中心进行分析，实时监测人体生理参数，视频监控被监护对象的身体状况，通过数据自动采集、实时分析监护对象的健康状况，若出现异常情况向医疗中心报警以获得及时救助。

（8）远程病理诊断：利用远程病历检查工作站，可把病人的病理切片传到专家端，病理专家为病人分析病理组织，专家在远端控制显微镜，观察显微镜下的组织病理图片，并出具病理诊断报告，为病人端主治医师临床诊断提供重要依据。

（9）远程手术示教：通过远程会诊技术和视频技术的应用，对临床诊断或者手术现场的手术示范画面影像进行全程实时记录和远程传输，使之用于远程手术教学。

5. 远程医疗信息系统的作用 通过远程医疗信息系统的研究和应用，可以实现以下几个作用：

（1）提高基层医院医疗服务质量：依托大医院或专科医疗中心的优质医疗资源，既可避免误诊，提高基层医院诊断准确率，又能使得病人得到早期诊断，早期治疗。

（2）改善获得更好医疗服务的途径：对远程医疗信息系统的研究和应用，使原本需要远处就医的病人不离开本地就能享受到大医院资深专家的诊疗和复诊，改变了病人远道求医难，找著名专家更难的局面，避免了异地求医的盲目性。

（3）缓解社会医疗资源分布不平衡：通过建立远程医疗信息系统，可突破地域、时间的限制，充分有效利用国内重点、权威医院作用，为最大范围内的病人提供权威性的诊疗服务，将优质医疗资源和先进医疗技术向基层医疗机构延伸。

（4）构筑基于临床案例的新型医学教育渠道：远程医疗信息系统的技术特点，改变了传统的医护人员继续教育方式，使得医护人员不用离开工作岗位就能接收到基于临床案例的高质量的培训，使潜移默化的自主学习成为现实，从根本上提高了基层医护人员获得优质继续教育的机会，这不仅是提高在职医护人员素质和技术水平的有效途径之一，也是建立终身教育体制的重要途径。

6. 远程医疗信息系统中的关键技术 远程医疗信息系统建设中用到的关键技术主要包括以下几种：

（1）网络通信技术：网络通信技术是保证远程医疗信息系统能够正常运行的关键技术。由于远程医疗的数据类型复杂，包括文本、静态图形、动态影像、音频等信息，因而需采用不同的网络传输协议。包括：基于TCP/IP协议的超文本传输协议（hypertext transfer protocol，HTTP）、文件传输协议（file transfer protocol，FTP）和实时交互式媒体传输协议（real-time transport protocol，RTP）。多种协议分别传输不同类型的数据，如使用FTP协议传输诊断报告和病历报告等文本信息以及较大规模的图片文件；用RTP协议传输实时的音频和视频数据。

随着卫星通信网络的宽带化，卫星通信在提供传统的语音、视频、数据等交互业务的同时，还发展了远程功能，弥补了基于地基通信设施的传统远程医疗的不足。目前，现代远程医疗通信网络以广播通信卫星作为主要通信信道，而原有的地基通信系统（如移动电话网、IP网络等）作为补充，形成了以卫星、地面光纤、微波以及海底电缆为传输通道的立体多方位的通信整体。

（2）数据压缩技术：远程医疗信息系统需要传送大量图片及音频视频信息，这些信息占用存储空间大，因而在传输之前需对这些信息进行有效压缩，才能有效传递和存储。常用的图像压缩标准——静态图像压缩标准。远程医疗信息系统应用较多的有JPEG2000的静态压缩技术，它由联合图像专家组制定，是JPEG的升级版，且支持有损和无损压缩，具有更高的压缩比。视频压缩标准—MPEG标准和H系列标准，其中MPEG标准有MPEG-1，MPEG-2，MPEG-4；H系列包括H.261，H.263。后来二者联合起来制定了一个统一的图像编码压缩标准—H.264/MPEG－4AVC标准，用于改善图像质量，覆盖所有带宽。

（3）数据库技术：远程医疗信息系统的数据库包含的数据类型有：结构化数据和非结构化数据。结构化数据结构简单、处理方便，如包含数字、符号的病理诊断报告等，这种数据主要采用结构化查询；非结构化数据无法用统一的结构表示，如图片、声音、视频和网页等，其中图片常采用基于内容的图像检索技术。基于内容的图像检索技术，即对图像中的颜色、文理或视频中的场景、片段进行特征提取和分析，将图像按照内容的相似性而非容量大小进行排序，通过建立的图像特征索引，查找匹配与特征相似的图像内容。

可扩展标识语言（extensible markup language，XML）技术由于其灵活性、可拓展性等特点，迅速在医疗行业得到了广泛应用。在数据库中使用XML技术有利于帮助用户整合各种不同的数据源，比较灵活地去应用新的数据库源、复杂的数据库源。而且，基于XML的软件易于维护和修改，成本较低。此外，由于XML的可拓展特性，可以附加很多额外信息，如电子签章，这对于保存数据和查询数据发挥巨大作用。

网格数据库是数据库技术和网络技术的结合，它重点研究三方面的内容：网格数据管理系统、网格数据库集成和新的网格应用。它的未来前景是不可估量的，例如，可以利用网格技术构建基于网格的新一代医学图像归档和传输系统。

（4）数据存储技术：远程医疗信息系统在进行远程医疗应用的过程中会传输并存储大量的医学影像信息，而医学数字化图像不允许使用有损压缩算法，因而即使一定程度压缩后仍然会占用大量存储空间。目前，医院信息系统采用PACS系统存储医学图片，其具有容量大、信息保存时间长、安全性高的特点。未来全院级的PACS系统将向区域医疗影像中心系统发展。

（5）虚拟实现技术：远程医疗信息系统中经常会使用虚拟实现技术实现远程医疗应用，如远程医疗协作。该技术的使用可以使不同区域的病人和医师能在同一时间参与到一个共同的虚拟场景中来，并通过语音和视频交流信息，最终医师完成对病人疾病的诊断。其中涉及的医学虚拟实现的关键技术有：医学图像的三维重建、动态模型、虚拟人体组织器官的物理建模。其中医学图像的三维重建包括：医学图像的可视化技术和医学图像分割技术。

【案例12-2】远程医疗信息系统的实例——某某大学第一附属医院

某某大学第一附属医院于1996年开始建立省内远程医学中心，它是我国最早成立并实际运行的远程医学中心之一。中心面积2800平方米，是集通讯、应急指挥、远程会诊、影像数据传输、视频会议、预约挂号、双向转诊、健康管理、远程教育培训、数字资源共享等多种功能为一体的区域协同医疗综合服务平台。中心采取免费为协作医院提供远程医疗设备、10M光纤专线等基础设施和免费提供远程会诊、电子图书馆、远程继续教育等远程医疗服务模式，建立了覆盖省内118个县级医院的服务网络，与四川省、新疆维吾尔自治区等地部分医疗机构建立了跨区域互联，并正在建设覆盖乡镇卫生院（城市社区卫生服务中心）、村卫生室（城市社区卫生服务点）的“省-县-乡-村”四级联动的远程医疗服务体系。

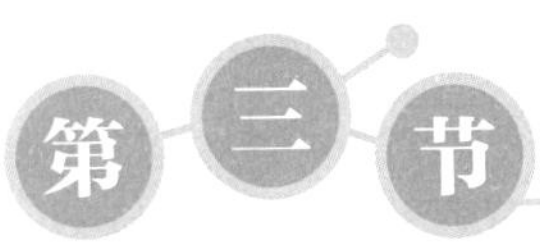

第三节 基于健康档案的区域数字化医疗综合管理平台

区域数字化综合管理平台服务于居民、病人和管理者，国家对基于健康档案的数字化医疗综合管理平台的功能、总体框架和建设的技术路线等提出指导性的意见，利用成熟先进的技术，为居民提供数字化、个性化和智能化的服务。

一、区域数字化医疗综合管理平台的概念

区域数字化医疗综合管理平台是连接区域内的各种数字化医疗数据交换和共享平台，是不同系统间进行信息整合的基础和载体。区域数字化医疗综合管理平台可以将分散在不同机构的数据整合为逻辑完整的信息，开展医院信息系统（数字化医院）与社区卫生信息系统的整合、对接和集成，实现区域医院和卫生服务机构的医疗卫生资源、社区居民的健康信息、医保结算信息、诊疗信息的高度共享和集中管理，为区域内居民提供了全方位的数字化、网络化和智能化服务，并通过相关信息进行更有效的管理，从而满足相关的机构和人员需要。

二、基于电子健康档案的区域数字化医疗综合管理平台的功能与架构

（一）基于电子健康档案的区域数字化医疗综合管理平台的功能

1. 健康记录 为每个居民建立动态的、完整的、全生命周期的健康的医疗服务记录，让经过授权的医务人员在不同的医疗机构即时获取目标病人全面和准确的信息，制定和实施科学合理的诊疗方案，减少重复工作，减少医疗差错，提高医疗服务质量，真正实

现“小病到社区，大病进医院，健康回社区”健康管理目标。

2. 业务管理和辅助决策 区域数字化医疗综合管理平台通过采集辖区内各医疗卫生机构系统内部产生的数据，对各机构的业务数据、卫生资源使用情况、工作量等信息进行汇总分析，为行政管理机构开展绩效考核、财务管理、资源配置等工作提供数据依据和辅助工具。

3. 数据共享 共享健康档案，采集病人就诊信息、实验室检验报告、医学影像检查报告、住院病历等诊疗信息，整合为以单个病人为中心的健康档案，为获得授权的医疗机构和病人提供数据健康档案调阅服务。

（二）综合管理平台体系架构

区域数字化医疗综合管理平台体系架构在《基于健康档案的区域卫生信息平台技术解决方案（试行）》的基础上，对平台组件构成做了进一步的完善和扩展，把全程健康档案服务（logitutinal record service，LRS）细分为健康档案整合服务、健康档案管理服务、健康档案调阅服务和健康档案协同服务，把区域卫生信息共享和协同服务简化为健康档案存储服务。图12-1为综合管理平台体系架构图。

1. 注册服务功能

（1）个人注册服务功能：个人注册服务是在一定区域管辖范围内，用于安全地保存和维护个人的健康标识号、基本信息，提供给区域卫生信息平台其他组件及POS应用所使用，并可为医疗就诊及公共卫生相关的业务系统提供人员身份识别功能的服务组件。个人注册服务形成一个个人注册库，它是唯一的个人基本信息权威信息来源，用于医疗卫生信息系统确认一个人是某个居民或病人。能够解决在跨越多个系统时居民身份唯一性识别的问题。个人注册服务由医院、基层医疗卫生机构和公共卫生机构来使用，完成居民身份的注册。个人注册服务应支持多种电子化的身份识别手段，包括居民健康卡、社会保障卡、第二代居民身份证等。

（2）医疗卫生人员注册服务功能：医疗卫生人员注册库，是一个单一的目录服务，为本区域内所有卫生管理机构的医疗服务提供者，包括全科医师、专科医师、护士、实验室医师、医学影像专业人员、疾病预防控制专业人员、妇幼保健人员及其他从事与居民健康服务相关的从业人员提供注册服务。系统为每一位医疗卫生人员分配一个唯一的标识，并提供给平台以及与平台交互的系统和用户所使用。

（3）医疗卫生机构注册服务功能：通过建立医疗卫生机构注册库，提供本区域内所有医疗机构的综合目录，相关的机构包括二、三级医院、基层医疗卫生机构、疾病预防控制中心、卫生监督所、妇幼保健所等。系统为每个机构分配唯一的标识，可以解决居民所获取的医疗卫生服务场所唯一性识别问题，从而保证在维护居民健康信息的不同系统中使用统一的规范化的标识符，同时也满足区域数字化医疗综合管理平台层与下属医疗卫生机构服务点的互联互通要求。

（4）术语和字典注册服务功能：建立术语和字典注册库，用来规范医疗卫生事件中

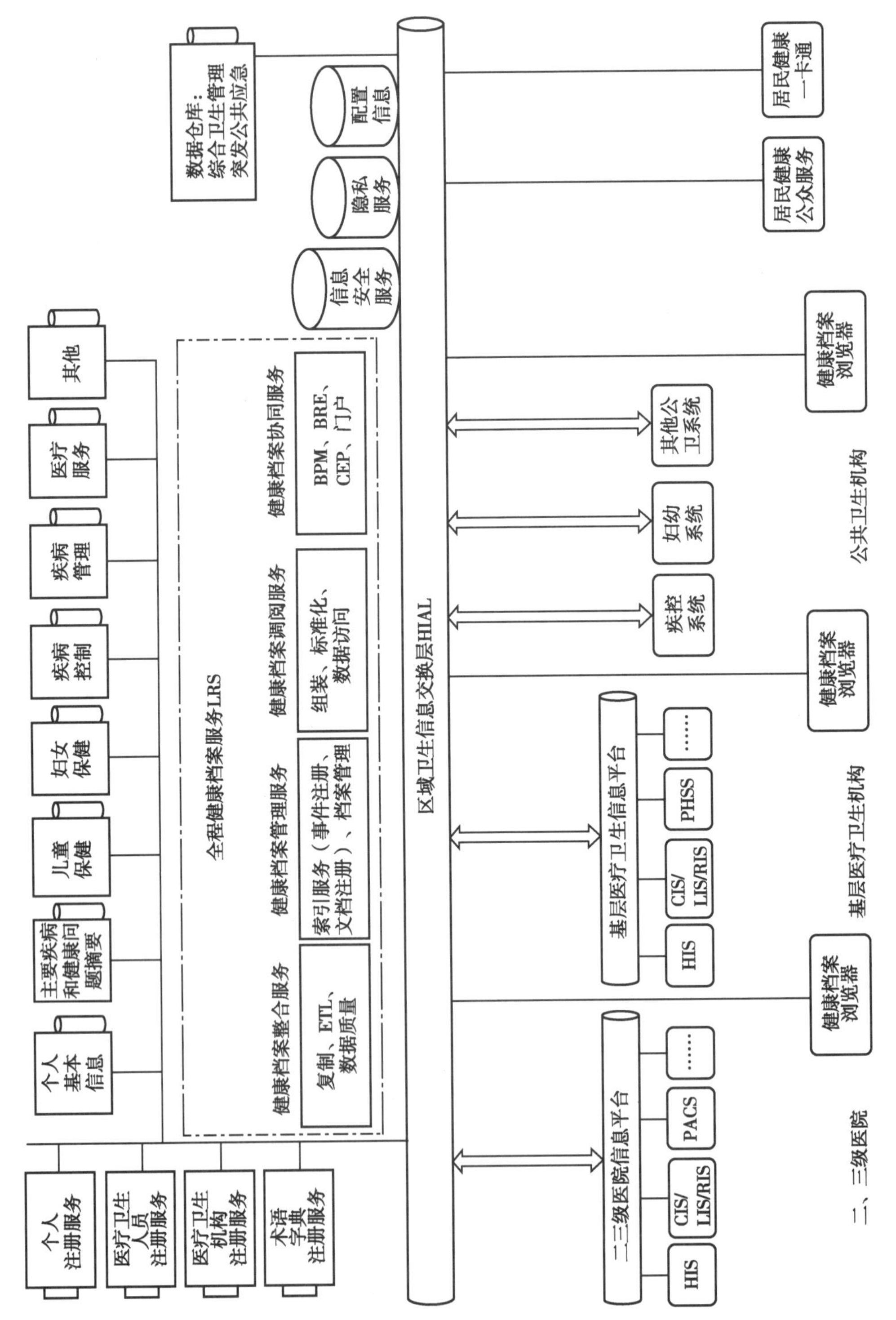

图 12-1 综合管理平台体系架构图

所产生的信息含义的一致性问题。术语可由平台管理者进行注册、更新维护。字典既可由平台管理者又可由机构来提供注册、更新维护。

2. 健康档案整合功能

（1）健康档案整合基本功能：健康档案整合服务可以支持健康档案数据的批量上传和个案数据实时上传。

（2）复制功能：在现有的区域卫生信息平台内的系统或数据库之间提供数据复制功能。

（3）ETL功能：提供从存储库中抽取、转换和装载数据的信息加工转换处理功能，以生成可在区域卫生信息平台范围内分析利用的各种数据资源。

（4）数据质量控制功能：用于跟踪和监控区域卫生信息平台里的数据质量。

3. 健康档案存储服务功能 健康档案存储服务是一系列存储库，用于存储健康档案的信息。根据健康档案信息的分类，健康档案存储服务可包括七个存储库：个人基本信息存储库、主要疾病和健康问题摘要存储库、儿童保健存储库、妇女保健存储库、疾病控制存储库、疾病管理存储库以及医疗服务存储库。

4. 健康档案管理功能

（1）档案管理功能：档案管理对健康档案的全生命周期进行管理，包括建档、注销、属地变更等。

（2）文档注册功能：文档注册根据文档的内容维护每一个注册文档的元数据，并包括在文档库中存储的地址。文档册可根据文档用户的特定查询条件返回文档（集）。

（3）事件注册功能：为实现区域内医疗卫生信息系统之间对健康档案信息的共享和交换，需要在区域内部以居民或病人为单位，对居民获得的卫生服务活动的事件信息进行注册。事件注册本质是建立一个事件目录。目录中的每个条目由描述该事件的关键信息构成，实际操作时，应该提取文档中与事件相关的元数据进行注册，同时，事件信息将被作为病人与文档之间的关联关系，便于使用者可以通过事件的途径获取相关的文档。

（4）索引服务功能：索引服务全面掌握区域卫生信息平台所有关于居民的医疗卫生服务事件信息，包括居民何时、何地、接受过何种医疗卫生服务，并产生了哪些文档。索引服务主要记录两大类的信息，一是医疗卫生事件信息，另一为文档目录信息。区域卫生信息平台用户在被授权的情况下，可以通过索引服务从POS系统查看某居民的健康事件信息，以及事件信息所涉及的文档目录及摘要信息。再结合健康档案存储服务可以实现文档信息的即时展示，使用户更多的了解居民（病人）既往的健康情况。

5. 健康档案调阅服务功能

（1）组装服务功能：组装服务通过调用不同的平台组件生成多个健康档案数据的结果集，并把这些结果集组合成一定输出格式。

（2）标准化服务功能：标准化服务把特定的输入串修改成符合标准化的编码串。数据的格式和实质含义都可以转换。

（3）数据访问服务功能：数据访问服务提供对单个健康档案文档或文档集的数据的检索和访问服务。

6. 健康档案协同服务 区域卫生信息平台应通过企业服务总线、业务流程管理、业务规则管理、事件管理等机制，实现基于健康档案的医疗卫生业务协同服务。

7. 数据仓库 利用平台存储的健康档案数据，向平台应用或POS系统提供数据分析服务，实现管理辅助决策和临床辅助决策。

8. 安全与隐私保护 区域卫生信息平台应该通过提供身份认证、用户管理和权限控制、审计追踪、加密服务、知情同意、匿名服务等手段保证信息安全和隐私保护。

9. 健康档案浏览器 医疗卫生业务人员可使用健康档案浏览器调阅和查询健康档案数据。

10. 居民健康公众服务 区域卫生信息平台可通过门户网站、电子邮件、短信等多种方式为居民提供电子化的健康服务。这些服务包括是预约挂号、健康门户、政策公示、就诊评价、健康咨询等。

11. 居民健康一卡通服务 区域卫生信息平台可以使用包括居民健康卡在内的方式来识别居民身份。

12. 区域卫生信息交换层 区域卫生信息交换层应采用企业服务总线等符合SOA技术路线的产品来搭建。区域卫生信息交换层是区域卫生信息平台与POS应用、基于区域卫生信息平台的应用、外部系统交互的服务总线，为任何授权应用服务访问电子健康记录（electronic health record，EHR）提供统一网关。

（三）基于电子健康档案的区域数字化医疗综合管理平台的技术框架

区域数字化医疗综合管理平台采用面向服务的体系结构（SOA），即组件构成，包括访问服务层、数据服务层、业务服务层、服务组合层、展现服务层以及消息交换和传输、安全与服务管理体系等组件。图12-2为区域数字化医疗综合管理平台面向服务的技术框架图。

第一是展现服务层，由企业信息门户（EIP）中可配置、可重用的门户组件组成，用于支持门户应用的开发。采用人机交互组件、网页组件、报表组件实现对不同需求服务的支持，并提供丰富的客户端展现方式。在基于区域数字化医疗综合管理平台的应用中，健康档案浏览器、居民健康公众服务等主要在展现服务层体现；第二是服务组合层，服务组合层通过对下层的访问服务、数据服务、业务服务的重新整合来实现，流程编排的规则在该层内定义，通过服务的重新整合就可以快速搭建出新的业务应用系统。在区域数字化医疗综合管理平台中，健康档案调阅服务、健康档案协同服务等服务主

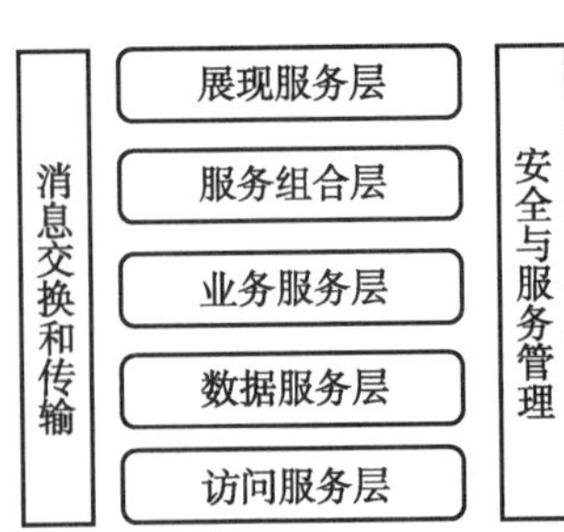

图12-2 区域数字化医疗综合管理平台面向服务的技术框架

要在服务组合层体现；第三是业务服务层，定义那些可重用的业务处理过程，用于支持复合的业务处理需求。这层定义的业务处理过程服务可能是单个原子事务的无状态处理操作服务，也可能是多个业务应用或异步服务之间交互的有状态处理操作服务。业务服务层之上的开发者无需知道具体某项业务的逻辑处理过程。在区域数字化医疗综合管理平台中，注册服务、健康档案存储服务、健康档案管理服务等服务主要在业务服务层体现。第四是数据服务层，定义的服务支持把异构的、孤立的企业数据转变成集成的、双向的、可重复使用的信息资源。数据服务通过访问服务层以统一的方式访问企业的所有数据，数据服务层之上的开发者可以集中精力处理数据的加工问题，而不必关注访问不同来源的数据的实现细节。在区域数字化医疗综合管理平台中，健康档案整合服务、数据仓库等主要在数据服务层体现；第五是访问服务层实现与底层数据资源、应用资源的通信功能，使用通用标准接口，定义整合企业信息资源（数据资源与应用资源）的各种访问服务。

服务间的消息交换和消息传输贯穿的各个服务层。消息交换和传输可以采用企业服务总线ESB。服务间的消息交换需要基于通用的交换标准和行业的交换标准。消息传输层可以提供通用的传输协议支持，如HTTP/HTTPS、SMTP、JMS、FTP等。

安全管理和服务管理贯穿各个服务层。在区域数字化医疗综合管理平台中，信息安全与隐私保护主要在安全与服务管理层体现。

服务安全管理支持认证和授权、不可否认和机密性、安全标准等。基于Web Service的服务的安全管理遵循Web Service服务规范中WS-Security规范，其他形式的服务也需要提供安全保障。服务管理包括服务注册、服务发现、服务监控、服务治理等多方面的内容。

（四）数据采集机制

区域数字化医疗综合管理平台采集的数据主要包括医疗数据、公共卫生数据、影像检查和实验室检验检测等数据。

1. 医疗数据采集机制 对于门急诊业务，在病人接受了诊疗业务服务后，由医院信息系统将相关数据按照标准规范整理汇集后提交区域数字化医疗综合管理平台。

对于住院业务，病人办理登记入院，接受了各种治疗，当办理出院结算或者办理了离院手续时，医院信息系统须汇总全部已产生的诊疗数据填报提交。

门诊手术报告、出院小结等可作为单独的报告上传，不必与诊疗流程中的其他数据汇集后上传。

2. 公共卫生数据采集机制 公共卫生数据采集，应融入到卫生机构的日常业务工作中，随时产生、主动推送，一方采集、多方共享，实现日常卫生服务记录与健康档案之间的动态数据交换和共享利用，避免成为“死档”，并减轻基层卫生人员的负担。

3. 影像检查与实验室检验检测数据采集机制 影像检查报告与实验室检验检测数据等可作为单独报告上传，不必与诊疗流程中的其他数据汇集后上传。

三、综合管理平台标准规范与安全体系

区域数字化医疗综合管理平台建设必然要涵盖类型各异的卫生信息，这些信息如果不采用统一的标准，很难在一个区域内共享互通，也不能够与这个区域以外的信息系统互联互通。区域数字化医疗综合管理平台涉及成千上万病人的就诊信息和个人隐私，因此要求其安全体系具有科学性、严肃性和可操作性。

（一）综合管理平台标准规范

区域数字化医疗综合管理平台建设应具备其他信息系统的基本特征和对外进行数据交换、对内进行不同系统间的业务流程整合与数据整合的需求。

1. 区域数字化医疗综合管理平台标准应用方法

（1）编码标准必须采用："信息系统只认编码"，编码是软件系统交流的语言。采用标准编码是区域数字化医疗综合管理平台建设的基本要求。

（2）元数据与数据集标准是最小子集：元数据与数据集标准属于"结果数据"层面，这些结果常常也是数据交换的主要内容。所以元数据与数据集标准是系统的最小子集，应该在此基础上根据业务需要增加相应数据指标。

（3）交换标准应尽量采用HL7：HL7非常详细，它允许各个医疗机构在异构系统之间，进行数据交互，但是灵活性欠缺。可利用XML的载体形式解决HL7灵活性欠缺的问题。

（4）业务功能标准化并不是唯一的选择：已经制定的各种信息系统功能规范都应严格遵守。但遵守并不是唯一的选择，由于受到业务领域不断变化与发展的客观需求，软件产品应在遵循这类规范的前提下去提供尽可能多的业务流程、业务功能选择。

（5）信息系统程序代码标准化：由于区域数字化医疗综合管理平台不只是某几个软件系统的简单组合，所以软件企业应按照软件工程能力成熟度模型CMM Ⅲ级以上规格来开发和维护区域卫生信息系统。

2. 区域数字化医疗综合管理平台标准内容

（1）卫生机构分类与代码：区域汇总与统计的基础。

（2）药品命名与编码（化学药品分类码与代码）：合理用药监测、药品统计监测、临床路径与临床治疗研究、医保系统数据交换的基础。

（3）全国医疗服务价格项目规范：开展费用监督、医疗成本核算、医保系统数据交换的基础。

（4）中医证候词汇表：与SNOMED类似，描述中医证候的标准、规范用语，对中医特色电子病历系统、健康档案系统开发有重要意义。

（5）医疗设备与机械分类代码：开展区域医疗设备效益分析、单次诊疗成本分析，以便进行收费标准的核定。

（6）基于居民健康档案的区域卫生信息平台技术规范：该规范在2014年5月发布，由国家卫生标准委员会信息标准专业委员会提出，用于规定基于居民健康档案的区域卫生信息平台的技术架构，适用于区域卫生信息平台的建设以及相关医疗卫生机构接入区域卫生信息平台。

（7）电子病历共享文档规范：该规范在2016年8月发布，包含病历概要、门（急）诊病历、急诊留观病历等53个部分，适用于电子病历的采集、传输、存储、共享交换以及信息系统的开发应用。

（二）综合管理平台安全体系

区域数字化医疗综合管理平台安全不仅依赖于安全软硬件系统等技术因素，而且还依赖于除技术因素以外的运行环境、组织管理及人等非技术因素。由于区域数字化医疗综合管理平台具有接入机构多、涉及面广、信息容量大且涉及居民隐私等特点，因此需要在安全设计原则、安全总体框架和技术要求等方面特别注意。

1. 安全设计原则

（1）规范性原则：基于电子健康档案的区域数字化医疗综合管理平台应按照信息系统等级保护三级（或以上）的要求进行安全建设，安全设计应遵循已颁布的相关国家标准。

（2）先进性和适用性原则：安全设计应采用先进的设计思想和方法，尽量采用国内外先进的安全技术。所采用的先进技术应符合实际情况；应合理设置系统功能、恰当进行系统配置和设备选型，保障其具有较高的性价比，满足业务管理需要。

（3）可扩展性原则：安全设计应考虑通用性、灵活性，以便利用现有资源及应用升级。

（4）开放性和兼容性原则：对于安全子系统的升级、扩充、更新以及功能变化应有较强的适应能力。即当这些因素发生变化时，安全子系统可以不做修改或少量修改就能在新环境下运行。

（5）可靠性原则：安全设计应确保系统的正常运行和数据传输的正确性，防止由内在因素和硬件环境造成的错误和灾难性故障，确保系统可靠性。在保证关键技术实现的前提下，尽可能采用成熟安全产品和技术，保证系统的可用性、工程实施的简便快捷。

（6）系统性原则：应综合考虑安全体系的整体性、相关性、目的性、实用性和适应性。另外，与业务系统的结合相对简单且独立。

（7）技术和管理相结合原则：安全体系应遵循技术和管理相结合的原则进行设计和实施，各种安全技术应该与运行管理机制、人员思想教育与技术培训、安全规章制度建设相结合。从社会系统工程的角度综合考虑，最大限度发挥人防、物防、技防相结合的作用。

2. 总体框架总体框架的设计要求包括：

（1）应从安全技术、安全管理为要素进行框架设计。

（2）应从网络安全（基础网络安全和边界安全）、主机安全（终端系统安全、服务端系统安全）、应用安全、数据安全几个层面实现安全技术类要求。

（3）应从安全管理制度、安全管理机构、人员安全管理、系统建设管理和系统运维管理几个层面实现安全管理类要求。

3. 技术要求

（1）物理安全：主要是指区域卫生信息平台所在机房和办公场地的安全性。

（2）网络安全：主要包括基础网络安全（结构安全、网络设备防护）、安全区域边界安全、安全审计。

（3）服务端系统安全：主要包括身份鉴别、访问控制、安全审计、恶意代码防范、剩余信息保护和入侵防范。

（4）终端系统安全：通过使用安全操作系统或相应的系统加固软件进行系统加固实现终端系统安全加固。

（5）应用安全：采取隐私保护、审计追踪、软件容错等应用安全技术。

（6）数据安全及备份恢复：数据安全及备份恢复技术要求包括：①应能检测到系统管理数据、身份鉴别信息、电子健康档案和电子病历等重要业务数据在传输和存储过程中完整性受到破坏，并能够采取必要的恢复措施；②应对身份鉴别信息、电子健康档案和电子病历等重要业务数据在传输和存储过程中对敏感信息字段进行加密，系统应支持基于标准的加密机制；宜采用PKI密码技术或采用具有相当安全性的其他安全机制实现；③应建立数据备份措施，建立备份管理制度，制定数据备份策略，对重要信息进行备份以及对依据备份记录进行数据恢复。

第四节 区域数字化医疗网络发展趋势

现阶段，区域数字化医疗网络业务应用系统以及影像中心等信息系统通过互联互通区域内医疗机构，实现数字资源的共享以及医疗服务和管理等业务的协同。随着大数据、分布式计算、人工智能等技术的发展，通过对区域内海量医疗数据的分析，对医师的诊治、公共卫生的监督预警、医院管理、医疗卫生政策的跟踪评估等，决策制定者希望利用数据作为循证依据的需求成为可能。《国务院关于促进健康服务业发展的若干意见》（国发〔2013〕40号）指出，随着物联网、可穿戴式设备等移动技术的发展，医疗服务将能通过多种方式延伸至家庭，居家养老将成为健康服务业的新业态，区域数字化医疗网络将能连通家庭内部移动设备和医疗机构信息系统，建立居家养老和医疗服务之间的协同业务关系，从而促进健康管理。

一、卫生决策支持系统促进资源优化配置

1. 卫生决策支持系统的概念　卫生决策支持系统（ health decision support system，

HDSS）是决策支持技术在医药卫生领域的具体应用，即利用决策支持的相关理论和技术，面向医疗卫生领域的半结构化和非结构化决策问题，支持医疗卫生人员决策活动的具有智能作用的人机交互式信息系统。卫生决策支持系统是信息化发展的高级阶段，是信息系统和决策支持技术相互融合的结果，同时也是卫生信息化建设的重要组成部分。其最终目标是要将数据转化为知识，帮助研究者、管理者和决策者综合运用数据信息，制定科学的公共卫生管理政策，从而有效控制医疗费用不合理增长、合理配置医疗资源、监测防控疾病、提高医疗服务质量。

2. 卫生决策支持系统的功能 卫生决策支持系统主要实现诊疗导航、智能辅助、监控预警提示、智能培训、综合统计分析、数据多维度分析等功能。诊疗导航为基层医师提供临床路径功能，支持对医嘱的完整性和合理性进行提示。智能辅助能够根据病人情况提供可能的诊断和治疗建议，为全科医师提供参考，可以根据病人的病情发展和特殊情况改进已有的治疗方案从而制定出新的治疗计划。监控预警提示对出现异常值或危急值的数据进行预警提示，在线监测数据质量。智能培训建立医疗专家知识库，对专家经验进行总结，具有自动推理能力，根据疾病的表征自动给出候选的诊疗方案，节省医师时间，提高诊疗的准确性。综合统计分析采用多种形式，提供所有基本功能模块所含信息的综合查询和统计功能。数据多维度分析指对数据进行趋势分析，以了解该区域某时间段内的数据走向，并根据业务管理需要，对数据进行同环比分析，通过多个角度、多个维度进行对比，让管理者从数据分析中找到规律和价值。

3. 卫生决策支持系统的发展

（1）英国卫生决策支持系统的发展：英国临床决策支持系统是在临床指南、临床路径等循证资源的建设与开发的基础上发展起来的。2002年英国提出的国家卫生化项目（National Programme for Information Technology，NPfIT），旨在加强对国家电子病历系统和国家宽带网络（TheNational Network，N3）两项基础设施的建设，其基本框架的完成为英国临床决策支持系统的持续发展奠定了基础。N3是英国国家医疗服务体系（National Health Service，NHS）覆盖整个英国的医疗网络，通过该网络，电子病历可以在不同医院之间传递共享，动态图像也可以实现实时传输。此外，通过对N3收集汇总的群体数据信息进行分析和数据挖掘，可以给公共卫生部门提供很多有帮助的信息，如地区疾病谱、暴发流行病的线索等。NPfIT项目组通过对卫生决策支持系统的研究，将其分为三大类。第一类是知识支持系统，指作为人类记忆的补充和扩展的信息系统。第二类是以计算机为基础的决策支持系统，通过使用两个或多个证据来试图复制或补充临床医师的推理能力。第三类是病人决策辅助系统，该系统基于病人价值观、自身的临床状况和证据的充足性三方面支持医师的临床决策。2007年，英国卫生部发布了临床决策支持报告，系统阐述了英国临床决策支持系统的发展历程。目前，英国决策支持系统的应用包括临床处方决策支持系统、电子处方系统、全科医师支持系统和医学知识地图。

（2）加拿大卫生决策支持系统的发展：加拿大卫生决策支持系统的建立是基于覆盖全体居民的电子健康档案解决方案，以实现数据的共享与可交互性。早在2001年初，加拿大就成立了医疗信息化主管单位Infoway，负责领导全国医疗信息化建设，旨在促进和加速整个国家范围内电子健康档案的研发。其三大核心任务是：推进电子健康信息系统的研发和应用，使用统一的标准和技术在全加拿大普及和推广，在原有的系统上进行改进和升级保证可持续发展，为加拿大卫生决策支持系统的建设提供了有力保障。2002年，Infoway计划投资数十亿加元促进医疗机构和其他相关机构之间的互联互通；建立用户、医疗服务机构的统一识别系统以及基础架构；建立全国性的电子健康档案系统、药品信息系统、实验室系统、影像系统、公共卫生信息系统和远程医疗系统，并计划于2020年为全加拿大人建立电子健康档案。目前，加拿大卫生决策支持系统的应用涵盖临床医疗决策支持系统和公共卫生决策支持系统，前者包括影像诊断系统、药品信息系统和实验室系统；后者包括公共卫生信息系统和公共卫生监测IT应用系统。Infoway还通过与医疗服务提供者、信息技术专家、咨询顾问的集体合作，耗时8年共同研发了一个电子健康档案解决方案的蓝图—电子健康记录蓝图，该蓝图被誉为迄今为止最完善的国家级电子健康档案解决方案和区域卫生信息网络建设规划与实施文档，用以指导和规划全加拿大电子健康系统的创建和实施。

（3）澳大利亚卫生决策支持系统的发展：1993年澳大利亚制定了全国性卫生信息政策与战略规划，旨在从国家层面明确组织机构间信息生产、采集、利用的相关权属和责任。1999年澳大利亚国家卫生信息标准顾问委员会出台国家卫生信息战略行动纲领文件—Health Online计划。在Health Online战略框架的指导下，工作组于2002年发布了电子决策支持报告，它是第一个指导HDSS建设的权威性指南，分析了HDSS的定义、分类及发展HDSS的需求与障碍。在对全国卫生信息的整体发展状况进行评估后，2008年9月，澳大利亚卫生与老龄部公布了澳大利亚国家E-Health战略，它将用药、检验、临床决策支持系统建设作为E-Health解决方案中重要信息工具之一进行实现。在E-Health战略的推动下，2008年澳大利亚卫生信息署出台了卫生决策支持系统建设的国家性规范指导意见—决策支持系统报告，2008年版的报告对HDSS建设有了进一步的认识，并推进了HDSS建设工作的两项重要措施：明确HDSS的用途与规范，将用药决策支持系统纳入到HDSS发展策略中。目前，澳大利亚典型的卫生决策支持系统包括电子处方系统、医疗顾问系统、全科医师决策支持系统和商业智能系统等。

（4）我国卫生决策支持系统的发展：全国卫生信息化发展规划纲要（2003-2010年）明确提出将信息化建设纳入卫生事业发展的总体规划，在政府的引导下发挥市场机制作用，为各级卫生行政部门提供全方位的卫生信息服务，以提高科学管理水平和效率。2006年，我国已经建成了多个区域卫生信息化示范区，实现了区域内各卫生系统信息网上交换、区域内医疗卫生信息集中存储与管理，资源共享等。到2008年，在城市地区基本实现预防保健机构与卫生行政部门之间的互联互通。2010年，三级医院在全面建设和应用管理系统的基础上，重点加强对电子病历、数字化医学影像等临床信息系统的建设应用。2010年原卫生部推出“十二五”卫生信息化建设工程规划，确定了我国卫生信息化建设路线图，简称“3521工程”，其具体内容是在“十二五”期间，我国将建设国家级、省级和地市级三级卫生信息平台，加强公共卫生、医疗服务、新农合、基本药物制度和综合管理等五项业务应用，建设健康档案和电子病历两个基础数据库和一个专用网络。经过几年的实践，目前我国已经建立了疾病报告信息系统、卫生监督信息系统、新农合信息系统和统计直报信息系统，并加快推进区域卫生信息化试点建设工作。在全国性规划纲要的指导下，我国卫生信息化建设取得了一定进展，卫生信息化整体水平有所提升。卫生信息化建设提供了网络设施、数据来源以及广泛、无缝的区域间系统互联和信息交换，这些为决策支持系统的建设奠定了重要基础。目前，国内HDSS 的应用及研究主要集中在医院管理、卫生行政部门管理、应急指挥、医保管理、临床决策等方面。

4. 卫生决策支持系统的应用

（1）临床决策支持系统：临床决策支持系统是指对疾病诊断和治疗过程中相关指标进行数学建模的基础上，利用计算机软件为医务工作者、病人或任何个人提供知识、特定个体或人群信息，在恰当的时间，智能化的过滤和表达信息，以提供更好的健康、诊疗和公共卫生服务。通过建立临床决策支持系统，充分发掘临床数据的应用价值，降低医疗差错，提升医疗质量和保障病人安全。

（2）医学专家咨询系统：医学专家咨询系统是通过运用专家系统的设计原理与方法，模拟医学专家诊断、治疗疾病的思维过程编制的计算机程序，它可以帮助医师解决复杂的医学问题，作为医师诊断、治疗以及预防的辅助工具，同时也有助于医学专家宝贵理论和丰富临床经验的保存、整理和传播。

（3）药物处方系统：药物处方系统是指借助计算机软件技术实现对处方药物配伍反应或药物禁忌证进行自动识别、审查、分析、分类统计的决策模型。通过药物处方信息的电子化录入，消费者历次用药记录的自动整合和个人电子处方数据的汇总，审查药物相互作用和不良反应，为医师提供科学、权威、全面深入的药物相互作用和不良反应信息，帮助医务人员做出正确的给药组合，提高处方质量，促进临床合理用药，减少医师手写差错，杜绝和减少医疗差错或医疗事故的发生；同时可以提供重复用药检验，与医疗保险用药目录匹配和基本药物政策补贴计算，有效降低医疗费用，节约医疗资源。

（4）医院管理决策支持系统：医院管理决策支持系统是决策支持系统在医院的应用，为医院信息系统的高级综合利用，为医院决策者提供分析问题、建立模型、模拟决策过程和方案的环境，通过调用各种信息资源，应用联机分析处理技术和海量数据挖掘技术，为医院管理决策提供可靠依据，帮助医院决策者提高决策水平。系统强大的决策分析功能，能为医院管理者制定医院的发展战略和竞争策略提供技术支持，从而提高医院的科学管理水平。

（5）公共卫生管理决策支持系统：公共卫生管理部门需要制定重大疾病的防治规划，组织对重大疾病的综合防治，并做好突发公共卫生事件的应急指挥。开发公共卫生管理决策支持系统，能有效提升疾病预防控制和公共卫生突发事件应急处理能力。由决策支持系统提供患病人群特征分布报告、患病趋势及对比报告、疾病传播途径及地区感染关联性分析、各类疾病发病率、患病率、治愈率、动态分析仪表板等，可以辅助公共卫生管理部门进行健康相关因素分析，以及实验室检测分析与评价，为保障群众健康提供有效的公共卫生服务。

5. 卫生决策支持系统的作用 在卫生信息系统中引入决策支持功能，有以下几个方面的作用：①在医师诊疗方面，可以提供基于循证医学和临床路径的辅助治疗方案，起到诊疗辅助的作用；②在基本药物方面，加强对医院基本药物采购、价格执行、使用量、诊断下的使用情况等重点环节进行实时监控，保障国家规定的基本药物制度得到严格执行；③在机构管理方面，可实现以绩效考核、监督管理功能为依托强化卫生服务机构的管理，提升卫生服务的管理效率和服务水平；④在卫生行政部门决策方面，通过从多角度、多层次对管理类数据的分析，帮助决策者制定科学管理策略，并为机构制定竞争策略、提供技术支持；⑤在公共卫生服务方面，利用信息技术建立健康管理决策支持平台，能实现对居民身体健康的长期监测与管理，并对区域内疾病流行状况进行预测分析。

6. 基于云计算与大数据的卫生智能决策支持系统为卫生信息化建设提供低碳、节能、高效的超级计算机技术支撑。在云计算的环境下，医疗海量数据处理成本迅速下降，使得对大数据进行挖掘和有效利用成为可能，由此产生的数据更加精准和全面。借助于云平台，大数据分析技术可使卫生决策支持系统更智能。

借助于云平台的卫生决策支持系统，病人可在云上系统中进行国内有名医院与专家的预约挂号，病人可不受地域限制在任何地方看病，只要把病症信息上传到系统中，就可让远程的医学专家进行疾病会诊及联系预约手术室。而对医师而言，可通过系统对病人进行实时远程监测，实现跨地区跨省市进行流动就诊，改变传统的寻医问药方式。此外，医师还可以通过系统的集成平台对医疗方案进行远程专家评估、对病人进行个性化的健康指导与健康服务；对于医院而言，可通过系统实现无线查房、移动护理、药品管理和分发、视频诊断等，在提高医师的诊治质量的同时减少医师的工作强度。

二、居家养老信息系统促进健康管理

1. 居家养老信息系统的概念 居家养老服务就是以家庭为核心、社区为依托，以老年人日间照料、生活护理、家政服务为主要内容，以上门提供服务为主要形式，并引入养老机构专业化服务方式的一种新型养老模式。而居家养老信息系统是指建立在信息网络和通信技术基础上，以系统化为管理思想，为政府以及其他机构做关于居家养老决策提供运行手段的管理平台。其旨在“集信息技术与先进的管理思想于一身，成为现代政府与企业都想拥有的运行模式，反映时代对政府及企业合理调配资源，最大化的创造社会财富的要求”。具体模式是“建立有关老年人居家养老的详细信息库，实现居家养老信息化，提高居家养老的运行效率，从而更好地为老年人服务”。居家养老信息系统的建立，在对居家养老信息即时统计、实现网络化管理的同时，更为政府加强对居家养老服务业的整体规划、进一步加大财政扶持力度、加强养老服务设施建设、积极探索公共财政购买社会化服务新机制等提供了科学翔实的依据。

2. 居家养老信息系统的发展 社会的急剧转型，家庭结构出现了高龄化、小型化趋势，家庭养老功能逐渐减弱，传统家庭养老已经无法单独应对老龄化社会的挑战。此外，老年人口数量的急剧增加和老龄化进程的加快，使得机构和社会养老资源的供给明显不足。在这种形势下，集合全社会的物力人力和财力资源最大限度地发展居家养老服务成为各国政府最为“潮流”的做法。如 2006 年，国务院办公厅转发民政部 10 部委联合制定的《关于加快发展养老服务业的意见》，2008 年，全国老龄办等 10 部委联合下发《关于全面推进居家养老服务工作的意见》，2012 年，十一届全国人大常委会第二十七次会议首次审议老年人权益保障法修订草案，明确“养老以居家为基础”，都说明了居家养老服务作为我国政府应对 21 世纪老龄化问题对策的重要地位。各地区也开始探索由政府主导，联合家庭、社区、专业养老机构、医疗机构、家政公司等，利用现代的网络技术、云计算、物联网等现代技术整合各项资源，逐步形成一个多层次、多形式、覆盖广的智能化、便捷有效的居家养老服务网络，使得居家老人能够获得就近、便捷、专业化、个性化的护理照料和其他服务，从而更好地为广大社区居家养老的老年人服务，不断提高他们的生活品质。如，南通市居家养老信息系统、长春市和谐居家养老服务中心、广州市居家养老信息管理系统。就目前来看，这些系统主要以开发居家养老服务的门户网站和手机第三方应用软件，实现老年人网上购物、订餐、预订家政等基本服务功能，系统的许多其他功能都仍处于探索阶段，如对老人体征进行远程监测功能，通过设置的前置终端，即可对老人的血糖、血压、血氧、体重等指标进行监测；室内安全防控功能；户外活动监控功能；家居生活智控功能等。

3. 居家养老信息系统的组成 居家养老信息系统包括基础数据库与 6 大子系统，即老人体征监测信息系统、呼叫中心子系统、养老服务人员服务管理子系统、家庭信息子系统、社区或托老机构信息子系统、志愿者管理子系统。基础数据库主要指养老机构数据库、老年人数据库、职业和非职业养老人员数据库。基础数据库的建设还包括相关法规和规章制度数据库、养老服务标准数据库、技术标准数据库、老人健康病历数据库的建设。这些基础数据库的建设可有效支持管理决策，整个养老信息系统的资源配置与需求相匹配。

（1）老人体征监测信息系统：通过在失能或者空巢老人身上安装各种便携式体征检测设备以实时采集并向托老机构的医疗护理部传递生理特征信息，从而保证他们的生命安全得到有效监控。此外，老人外出还可携带有支持卫星定位或手机定位的设备以提供位置和报警信息，实时保证老人安全。

（2）呼叫中心子系统：当出现紧急或重大事情时，老人通过呼叫中心系统便能第一时间得到中心人员的救助处理。而对一般性的服务需求，如保洁服务、送餐、采购商品等，老人通过呼叫中心系统表达需求，由中心合理安排服务人员进行处理。

（3）养老服务人员服务管理子系统：为便于实现有效服务管理，为养老服务人员装备一台具有网络通讯、通话、身份标识、老人与居住环境监测设备数据采集、服务日志记录等功能的手持计算平台可大大简化服务监管的难度。

（4）家庭信息子系统：家庭信息子系统作为专门用于养老服务的住所环境系统，该系统可以在老人居室内利用无线网络实现，由以下子系统构成：老人居所的自动环境参数监测（温度、湿度等）子系统、安全防范子系统（如智能卡门锁、门口摄像头、紧急警报装置等）、可视对讲与触摸式信息交互子系统、家庭智能网关。

（5）社区或托老机构信息子系统平台：社区子系统平台主要包括老人生活服务管理系统和医疗护理服务系统、服务人员管理系统和设备设施管理系统、业务管理子系统和应急处理监控子系统。生活服务管理子系统主要实现老人家政服务管理，通过采集老人每天的服务需求和依据托老合约提供服务内容记录而形成家政服务日志，便于管理者监控。医疗护理子系统以老人基础病历数据库和服务记录为基础信息，提供康复服务、应急处理等功能。服务人员管理子系统是对社区养老服务机构所有人员的管理系统，管理证卡信息、资质信息、值班信息。业务管理子系统包括服务标准、服务流程、保险管理、收费管理和家政服务项目管理等养老机构自身的业务内容与流程管理。实时监控子系统是一个24小时在线的对老人居住环境进行实时监测和对体征监测数据实时显示并应急处理的系统。

（6）志愿者管理子系统：志愿者管理子系统用于志愿者注册、开展志愿服务信息收集、记载、保存、建立志愿服务情况查询、证明机制、志愿者星级评定等。志愿者通过平台进行注册，再由平台安排志愿者完成上门服务。

4. 居家养老信息系统的功能 居家养老信息系统的功能主要包括以下几个方面：

（1）老年人健康档案信息化管理：将适合居家养老的老人信息录入系统，包括老人的基本信息、身体状况、健康检测报告、服务信息需求等。信息化的档案管理使老人能享受到平台提供的各项服务，同时也及时对老人获取服务的情况进行更新，政府管理部门可随时查询老人的服务消费项目、养老补贴消费情况等信息，为调整居家养老服务政策提供决策依据。

（2）满足老人生活服务基本需求：通过居家养老信息系统构建的呼叫中心，由养老服务机构结合自身能力建立（或外包）的一支庞大的深入到各个小区的家政服务队伍，呼叫中心平台根据老人呼入需求调度服务人员提供相应的服务，基本能满足老人部分“养”的需求，包括采购商品、保洁送餐、送货上门、医疗保健、日间照料等。

（3）健康监测功能：通过“云终端”（腕表、血压血糖监测仪、健康一体机体检设备等等）来采集老人心率、血压、运动、睡眠等一系列健康数据，并上传到服务器信息库，服务中心及老人子女可以随时通过网页浏览器和手机APP了解到老人的各项健康数据。

（4）安全定位查询功能：通过携带的支持卫星定位或手机定位的设备，系统可随时跟踪老人的位置，亲属也可根据实际需求对老人进行定位。当监护人想了解老人的具体位置时，可经手机第三方软件，实时查询老人的位置信息，确保老人安全。

（5）为政府居家养老服务体系建设提供决策支持：居家养老信息系统具备强大的数据统计和分析功能，每一个居家养老服务事件一旦进入信息系统，其产生的相关信息将会在自动进入数据库。管理部门利用平台可以及时、全面掌握老人服务需求、服务机构的服务质量情况。信息系统强大的管理、统计、分析功能，有助于居家养老服务工作形成长效机制，确保政府的投入，社会的关爱和机构的支持得到有效落实，满足老年人日益增长的物质和精神需求，为老年人提供及时便捷的个性化服务，从而促进公平、高效、开放的居家养老服务体系的形成和完善。

5. 居家养老信息系统的作用 居家养老信息系统的作用主要有以下四个方面：

（1）服务公众：将现代信息技术应用于居家养老和便民服务，将老人和政府、社区、服务者紧密联系起来，有效整合社会资源，形成覆盖范围广，服务全民的居家养老平台，有效解决目前面临的养老问题。

（2）方便政府精准化管理：为政府部门提供一个致力于居家养老工作和社区服务管理工作的方法论，通过透明的管理、监督、评估平台，引导资金和社会资源合理配置、规范使用，使政府有限的投入能惠及更多百姓。

（3）整合服务资源：将“互联网+”扩展到居家养老工作的多个领域，逐步形成政府主导、中介机构组织实施、服务组织具体开展服务的居家养老新模式，不仅整合整个地区的服务企业资源，也带动了开发居家养老信息系统企业的蓬勃发展。

（4）促进社会和谐发展：围绕养老事业和社会服务建设，从科学发展观的高度，有助于打造“数字城市”、“和谐城市”和“幸福城市”的亮点民生工程。

6. 居家养老信息系统的关键技术

（1）基于物联网技术的居家养老信息系统：物联网是指利用局域网络或互联网等通信技术把传感器、控制器、人员和物体等通过新的方式连在一起，实现人与物、物与物相联，从而实现信息化、远程管理控制和智能化的网络。物联网正逐渐应用于经济社会的各个领域，例如工业领域、农业领域、电网领域、物流领域、交通运输领域、医疗卫生领域、公共安全领域和节能环保领域等。物联网应用于医疗卫生领域，即物联网医疗是指利用传感器技术，将一枚大至手机或小到指甲片大小的传感器贴在病人身上，传感器的一端嵌入或装备到医疗检测设备中，医师通过自己的手机或电脑连接到另一终端后，可随时随地实现对病人的诊断、治疗和监测。物联网技术的日益成熟对我国医疗行业的发展和居民享受更高水平的医疗服务具有重大意义，势必在居家养老信息系统中得到广泛应用，并将对实现全球范围的“智慧医疗”起到积极有效的推动作用。

（2）移动医疗：移动医疗是指通过使用移动通信技术和设备（包括移动终端，如手机、移动电脑、便携式医疗数据采集设备等；传感器网络；数据库服务器等）来提供更快捷的医疗服务及信息传递。它是以移动通信技术为平台，以提供各种贴身的医疗服务，提高病人医疗体验为目的的新技术，包括硬件设备、应用软件、通信协议、数据采集模式等多方面内容。任何人通过便携式移动终端（包括智能手机、平板电脑）下载移动医疗APP，通过Wi-Fi、4G等通信方式，方便快捷地进行远程挂号、远程连线专家、远程接受诊疗建议、远程处方等服务。移动医疗实现临床服务的无线化、移动化，使医院管理更加准确、高效、便捷。

由于移动医疗具有便捷性、灵活性和多样性的特性受到了医疗领域的广泛关注，成为医疗领域研究的热点，具有相当大的市场潜力，但目前仍有一些问题亟待解决，例如就移动设备本身而言，它的计算能力较差、存储能力又具有一定的局限性，而且数据的安全性和权限都有一定的限制。此外，在无线传输的模式中，如何实现病患数据的保密传输；在庞大的医疗数据面前，系统如何快速地完成增、删、修、查等操作；如何制定合理的备份机制和方法，防止数据损毁；在系统遭遇攻击或遇到故障面临瘫痪时，如何快速恢复运转，保障病人就诊，以及一旦出现数据错漏导致医疗事故后，如何定责等方面，既有技术层面的问题，也有机制管理层面的问题。

（3）基于云模式的居家养老信息系统：云计算是一种基于网络的计算方式，是在计算量越来越大、越来越动态、数据越来越多的需求下，将网络共享的信息按需提供给计算机和设备。它是一种并行和分布式的计算系统，由一组内部互连的虚拟机组成，具有强大的计算能力和超大容量的存储能力，是一种IT 资源的使用模式。它可以在任何地理位置和使用任何终端设备，通过网络和第三方的基础设施与服务相连接，就可以获得需要的数据和资源。同时能根据用户的需求扩展数据量和服务的内容。基于云计算的服务，可以采用多种措施来确保数据一致性、数据的备份、数据的丢失等问题。云计算技术在移动医疗领域的探索也将为今后区域卫生信息平台建设和医院与社区双向转诊、社区医师到居民家服务提供宝贵的实践经验，为通过技术手段全面提升医疗服务水平开辟新的通道。

本章小结

本章介绍了区域数字化医疗网络的概念、作用、组成部分，详细介绍了电子健康档案、区域医疗影像中心信息系统、区域检测检验中心信息系统以及远程医疗信息系统，共享区域内病人信息，降低医疗成本，优化资源配置方式。并阐述了基于健康档案的区域数字化医疗综合管理平台，提升区域内医疗卫生综合管理水平。最后展望了卫生决策支持系统以及居家养老信息系统促进管理决策和居家护理，适应从医疗向健康管理的发展，以了解新技术、新方法的应用。

（钱　庆）

思考题

1. 简述区域数字化医疗网络的建设意义。
2. 区域性数字化网络信息系统主要有哪些?
3. 电子健康档案发展面临的困境有哪些?
4. 如何理解远程医疗信息系统的诸多功能。
5. 远程医疗信息系统建设的关键技术主要有哪些?
6. 简述卫生决策支持系统的内涵。
7. 居家养老信息系统的实现关键技术有哪些?

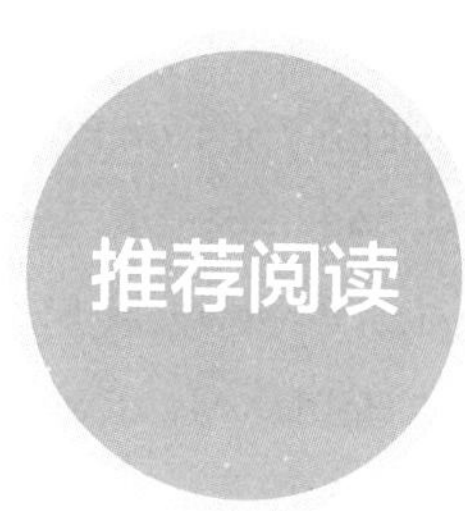

推荐阅读

[1] 张绍祥，谭立文，李兰娟 . 数字医学导论 . 北京：科学出版社，2015.

[2] 钟世镇 . 数字人和数字解剖学 . 济南：山东科学技术出版社 . 2004.

[3] 张绍祥，傅征 . 工程前沿 . 北京：高等教育出版社，2009.

[4] 雍俊海 . 计算机动画算法与编程基础 . 北京： 清华大学出版社 . 2008.

[5] 赵沁平 . 虚拟现实综述 . 中国科学 F 辑：信息科学，2009，39（1）：2-46.

[6] 田捷，包尚联，周明全 . 医学影像处理与分析 . 北京：电子工业出版社 . 2003.

[7] 申宝忠 . 分子影像学原理与实践 . 北京：人民卫生出版社，2013.

[8] 乔斯琳·特罗卡思 . 医疗机器人 . 北京：北京理工大学出版社，2015.

[9] 余晓锷，龚剑 . CT 原理与技术 . 北京：科学出版社，2014.

[10] 陈武凡，康立丽 .MRI 原理与技术 . 北京：科学出版社，2012.

[11] 程贵锋，李慧芳，赵静，等 . 可穿戴设备： 已经到来的智能革命 . 北京：机械工业出版社，2015.

[12] 吴亚杰 . 数字化医院 . 郑州：河南科学技术出版社，2015.

[13] 李包罗，傅征 . 医院管理学信息管理分册 . 2 版 . 北京：人民卫生出版社，2014.

[14] 罗爱静，王伟 . 卫生信息管理学 . 北京：人民卫生出版社，2012.

[15] 姚志洪，周强，陈金雄 . 医院信息系统理论与实践 . 北京：高等教育出版社，2014.

[16] 詹京虎，金龙，王哲 . LIS 系统在医院信息化中的应用 . 硅谷，2014，13：126+119.

[17] 中华人民共和国国家卫生和计划生育委员会 . 基于居民健康档案的区域卫生信息平台技术规范 . http：//www.bzxz.net/bzxz/157357.html. [2014-10-01].

[18] 中华人民共和国国家卫生和计划生育委员会 . 电子病历共享文档规范 . http：//www.csres.com/info/46866.html. [2016-09-12].

[19] 中华人民共和国国家卫生和计划生育委员会 . 电子健康档案与区域卫生信息平台标准符合性测试规范 . http：//www.csres.com/info/46866.html. [2016-09-12].

[20] 王田苗 . 医疗外科机器人 . 北京：科学出版社，2013.

[21] 迈克尔·高瑟，尼古拉斯·安德烈夫，艾蒂安·冬布雷 . 体内机器人：从毫米级至纳米级 . 北京：机械工业出版社，2015.

[22] Zhang SX，Heng PA，Liu ZJ，et al. The Chinese Visible Human （CVH） Datasets incorporate technical and imaging advances on earlier digital humans. J. Anat，2004，204：165-173.

[23] Spitzer VM，Ackerman MJ，Scherzinger AL，et al. The visible human male：a technical report. J. Am. Mede. Inform. Assoc，1996，3：118-130.

[24] Sumengen B，Manjunath BS. Edge flow-driven variational image segmentation： Theory and

performance evaluation. IEEE Trans. on PAMI，2005，1（1）：1-16.

[25] Norouzi A，Rahim MSM，Altameem A，et al. Medical image segmentation methods，algorithms，and applications. IETE Technical Review，2014，31（3）：199-213.

[26] Hill DLG，Batchelor PG，Holden M，et al. Medical image registration. Physics in Medicine and Biology，2001，46：R1-R45.

[27] Wang D，Xiao J，Zhang Y. Haptic rendering for simulation of fine manipulation . Berlin：Springer-Verlag，2014.

[28] Zopf DA，Hollister SJ，Nelson ME，et al. Bioresorbable airway splint created with a three-dimensional printer. N Engl J Med，2013，368（21）：2043-2045.

[29] 第三军医大学数字医学研究所 . 中国数字化人体与数字医学 . http：//cvh.tmmu.edu.cn/. [2017-05-03].

[30] 国际数字医学学会 . 国际数字医学学会网站 . http：//www.isdm.org.cn/. [2017.05.03].

[31] 中华医学会数字医学分会 . 中华医学会数字医学分会学术网站 . http：//www.csdm.org.cn/.[2017-05-03].

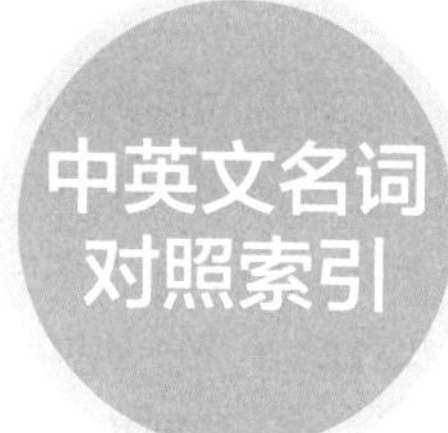

中英文名词对照索引

T